CB003112

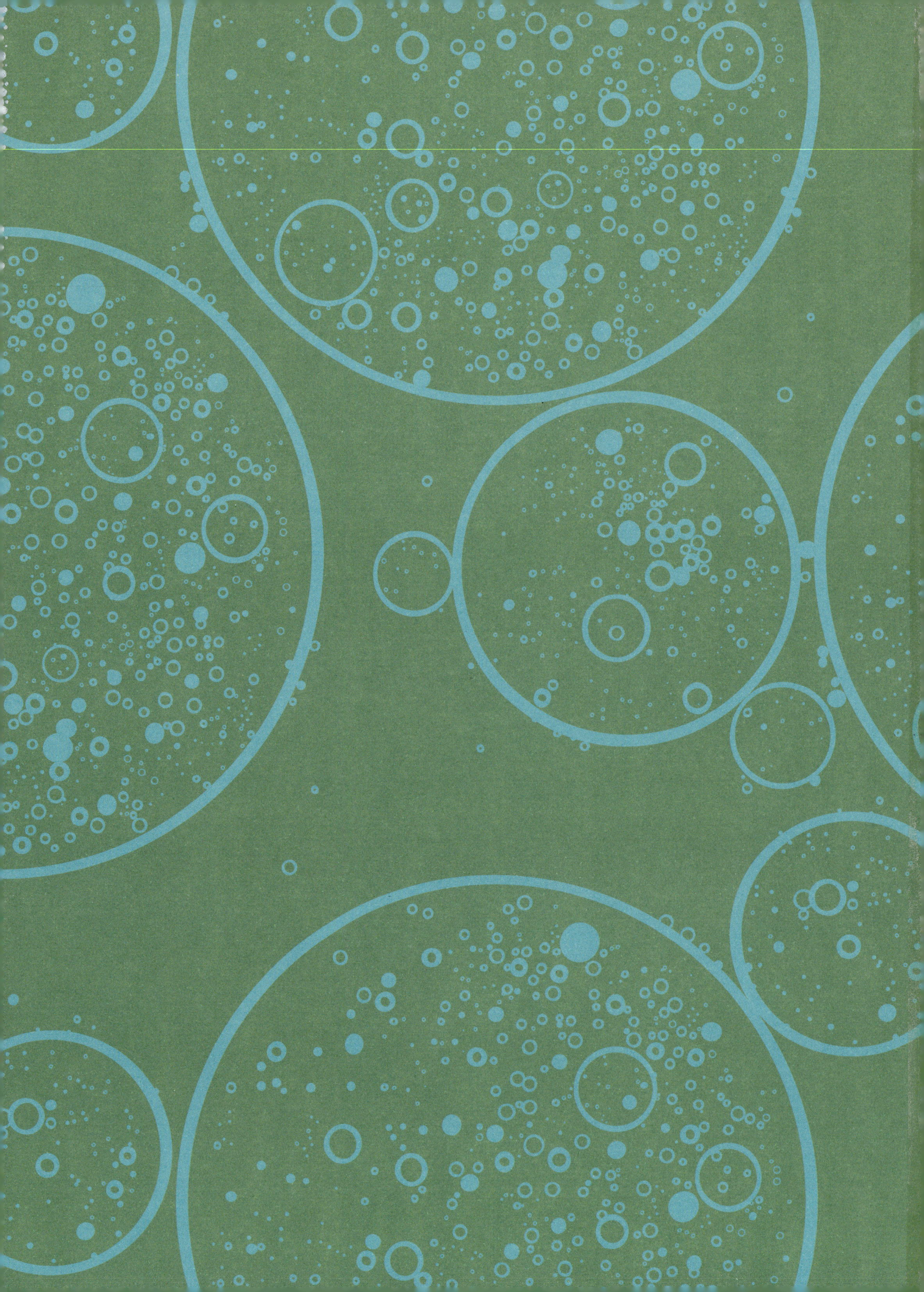

MANUAL SOGIMIG

GRAVIDEZ E PUERPÉRIO DE ALTO RISCO

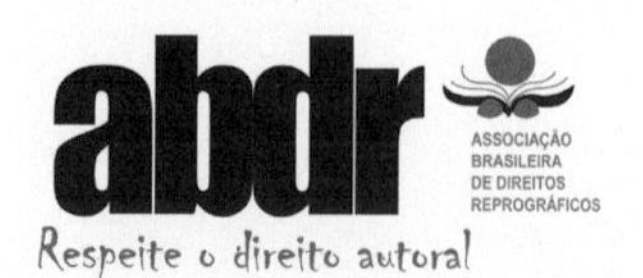
abdr
ASSOCIAÇÃO
BRASILEIRA
DE DIREITOS
REPROGRÁFICOS
Respeite o direito autoral

MANUAL SOGIMIG

GRAVIDEZ E PUERPÉRIO DE ALTO RISCO

Carlos Henrique Mascarenhas Silva

Especialista em Ginecologia e Obstetrícia com áreas de atuação em Medicina Fetal e Ultrassonografia em Ginecologia e Obstetrícia pela Federação Brasileira de Ginecologia e Obstetrícia – FEBRASGO.
Research Fellow em Medicina Fetal no King's College Hospital – London-UK.
Coordenador dos Serviços de Medicina Fetal/Ultrassom e Ginecologia e Obstetrícia do Hospital Mater Dei – Belo Horizonte/Brasil.
Membro da Câmara Técnica em Ginecologia e Obstetrícia do Conselho Federal de Medicina/CFM.
Presidente da SOGIMIG – Associação de Ginecologistas e Obstetras de Minas Gerais.

Inessa Beraldo de Andrade Bonomi

Doutoranda em Bioética pela Faculdade de Medicina da Universidade do Porto, parceria com CFM.
Diretora Técnica e Médica Obstetra do Hospital Júlia Kubitschek da Fundação Hospitalar do Estado de Minas Gerais – FHEMIG.
Professora da Faculdade de Medicina da UNIFENAS-BH.
Diretora da SOGIMIG, triênio 2017-2019.

Gabriel Costa Osanan

Professor de Obstetrícia da Universidade Federal de Minas Gerais – UFMG.
Diretor do Centro de Doenças Trofoblásticas do Hospital das Clínicas da UFMG.
Mestre e Doutor em Obstetrícia pela UFMG.
Diretor da SOGIMIG.
Membro da Associação Brasileira de Doença Trofoblástica Gestacional.

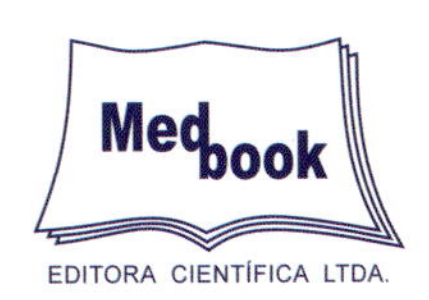

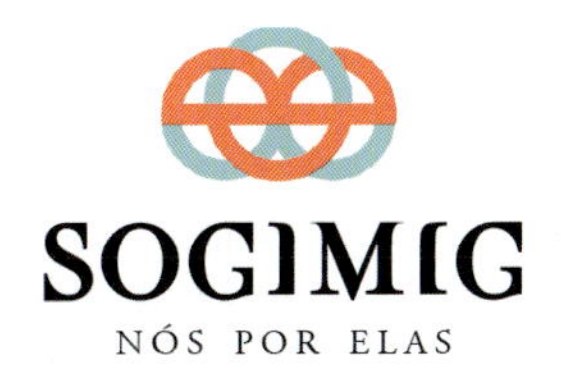

Manual SOGIMIG de Gravidez e Puerpério de Alto Risco

Nota da editora: Os autores desta obra verificaram cuidadosamente os nomes genéricos e comerciais dos medicamentos mencionados, assim como conferiram os dados referentes à posologia, objetivando fornecer informações acuradas e de acordo com os padrões atualmente aceitos. Entretanto, em virtude do dinamismo da área da saúde, os leitores devem prestar atenção às informações fornecidas pelos fabricantes para que possam se certificar de que as doses preconizadas ou as contraindicações não sofreram modificações, principalmente em relação a substâncias novas ou prescritas com pouca frequência.

Os autores e a editora não podem ser responsabilizados pelo uso impróprio nem pela aplicação incorreta de produto apresentado nesta obra. Apesar de terem envidado esforço máximo para localizar os detentores dos direitos autorais de qualquer material utilizado, os autores e a editora estão dispostos a acertos posteriores caso, inadvertidamente, a identificação de algum deles tenha sido omitida.

Editoração Eletrônica: Elza Ramos
Capa: Adielson Anselme

CIP-BRASIL. CATALOGAÇÃO NA PUBLICAÇÃO
SINDICATO NACIONAL DOS EDITORES DE LIVROS, RJ

S579m

Silva, Carlos Henrique Mascarenhas
Manual SOGIMIG de gravidez e puerpério de alto risco / Carlos Henrique Mascarenhas Silva, Inessa Beraldo de Andrade Bonomi, Gabriel Costa Osanan. - 1. ed. - Rio de Janeiro : Medbook, 2019.
504 p. : il. ; 28 cm.

ISBN 978-85-8369-043-6

1. Obstetrícia - Manuais, guias, etc. 2. Gravidez. 3. Cuidado pré-natal. I. Bonomi, Inessa Beraldo de Andrade. II. Osanan, Gabriel Costa. III. Título.

18-53558 CDD: 618.2
CDU: 618.2

Leandra Felix da Cruz - Bibliotecária - CRB-7/6135
31/10/2018 05/11/2018

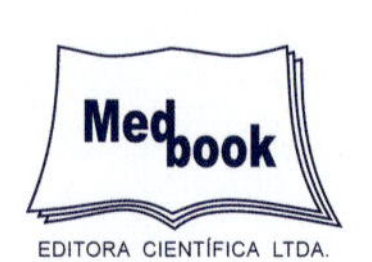

MEDBOOK – Editora Científica Ltda.
Avenida Treze de Maio 41/salas 803 e 804 – Cep 20.031-007 – Rio de Janeiro – RJ
Telefones: (21) 2502-4438 e 2569-2524 – **www.medbookeditora.com.br**
contato@medbookeditora.com.br – vendasrj@medbookeditora.com.br

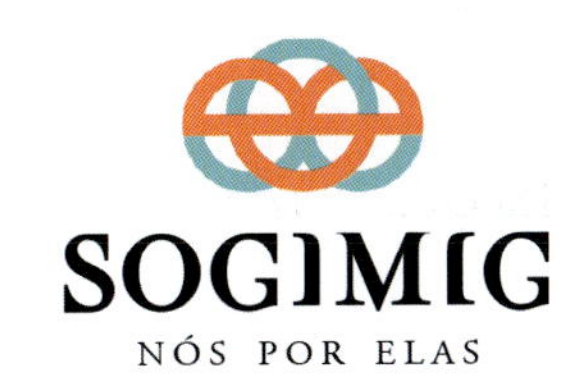

Diretoria 2017–2019

PRESIDENTE: *Carlos Henrique Mascarenhas Silva*

VICE-PRESIDENTE: *Alberto Borges Peixoto*

DIRETORA ADMINISTRATIVA: *Cláudia Lourdes Soares Laranjeira*

DIRETORA ADJUNTA: *Liv Braga de Paula*

DIRETOR COMERCIAL E FINANCEIRO: *Délzio Salgado Bicalho*

DIRETORA SOCIOCULTURAL: *Thelma de Figueiredo e Silva*

DIRETOR CIENTÍFICO: *Sandro Magnavita Sabino*

DIRETORA DE VALORIZAÇÃO E DEFESA PROFISSIONAL: *Inessa Beraldo de Andrade Bonomi*

DIRETOR DE AÇÕES SOCIAIS: *Márcio Alexandre Hipólito Rodrigues*

DIRETORA DE RELAÇÕES INSTITUCIONAIS: *Cláudia Lúcia Barbosa Salomão*

DIRETOR DE ENSINO E RESIDÊNCIA MÉDICA: *Gabriel Costa Osanan*

DIRETOR DE MARKETING E COMUNICAÇÃO: *Eduardo Batista Cândido*

DIRETORA DE TECNOLOGIA DA INFORMAÇÃO E MÍDIAS SOCIAIS: *Ana Lúcia Ribeiro Valadares*

DIRETORA DAS VICE-PRESIDÊNCIAS E DIRETORIAS REGIONAIS: *Ines Katerina Damasceno Cavallo Cruzeiro*

CONSELHO CONSULTIVO

Ataíde Lucindo Ribeiro Jr.
Benito Pio Vitório Ceccato Júnior
Cláudia Navarro Carvalho Duarte Lemos
Frederico José Amedée Péret
Gerson Pereira Lopes
Márcia Salvador Géo
Marco Túlio Vaintraub
Mário Dias Corrêa Júnior
Ricardo Mello Marinho
Silvan Márcio de Oliveira

CONSELHO CONSULTIVO NATO

Agnaldo Lopes da Silva Filho
Maria Inês de Miranda Lima
Marcelo Lopes Cançado
Victor Hugo de Melo
João Pedro Junqueira Caetano

Colaboradores

ADRIANO BUENO TAVARES

Professor-Doutor do Programa de Pós-Graduação Stricto Sensu em Ciências da Saúde – FEPECS – Governo do Distrito Federal. Membro da Comissão Nacional de Urgências Obstétricas da FEBRASGO. Consultor em Planejamento Familiar da Organização Mundial da Saúde (OMS).

ALAMANDA KFOURY PEREIRA

Professora Titular do Departamento de Ginecologia e Obstetrícia da Faculdade de Medicina da UFMG.

ALBERTO BORGES PEIXOTO

Doutorado (em andamento), Disciplina de Medicina Fetal, Departamento de Obstetrícia, Universidade Federal de São Paulo – UNIFESP/EPM. Mestre em Medicina, Universidade Federal do Triângulo Mineiro – UFTM. Research Fellow em Medicina do Fetal King's College Hospital - London-UK. Professor da Disciplina de Ginecologia e Obstetrícia da Universidade de Uberaba – UNIUBE. Professor Assistente da Disciplina de Ginecologia e Obstetrícia da UFTM. Médico do Setor de Medicina Fetal da Clínica Radiológica Uberaba – CRU.

ALEXANDRE SIMÕES BARBOSA

Médico Oftalmologista, Especialista em Neuro-oftalmologia e em Retina. Doutorado em Oftalmologia pela UFMG.

ALIM ALVES DEMIAN

Mestre e Doutor em GOB CPG/FAME/UFMG. Professor da Disciplina de Saúde da Mulher II – FAME/UNIPAC-JF. Coordenador do Internato em Ginecologia e Obstetrícia – FAME/UNIPAC-JF. Médico Ginecologista/Obstetra – Hospital das Clínicas UFMG/EBSERH.

ALUANA REZENDE PAROLA

Graduada pela UNIGRANRIO. Residência em Ginecologia e Obstetrícia pela MOV-FHEMIG. Residência em Medicina Fetal no Hospital das Clínicas. Mestrado e Doutorado em Saúde da Mulher no HC-UFMG. Docente e Coordenadora do Internato na FHEMIG – UNI-BH.

ANAMARIA ROCHA MENDES ANDRADE

Médica Residente de Ginecologia e Obstetrícia do Hospital Municipal de Contagem-MG.

ANA CHRISTINA DE LACERDA LOBATO

Mestre em Saúde da Mulher pela UFMG. Professora da Faculdade de Medicina da UNIFENAS e UNI-BH. Coordenadora da Residência Médica em Ginecologia e Obstetrícia no Hospital Júlia Kubitschek – FHEMIG.

ANA FLÁVIA LEONARDI TIBÚRCIO RIBEIRO

Clínica Médica/Hematologia e Hemoterapia. Professora Adjunta do Departamento de Clínica Médica da Faculdade de Medicina da UFMG. Mestre em Medicina (Infectologia e Medicina Tropical) pela Faculdade de Medicina da UFMG. Doutora em Medicina (Patologia) pela Faculdade de Medicina da UFMG.

ANA LUIZA LUNARDI ROCHA

Doutora em Saúde da Mulher. Professora do Departamento de Ginecologia e Obstetrícia e Coordenadora do Setor de Contracepção e Planejamento Familiar do Hospital das Clínicas da UFMG.

ANA PAULA CALDEIRA BRANT CAMPOS

Mestre em Saúde da Mulher. Membro do Setor de Contracepção e Planejamento Familiar do Hospital das Clínicas da UFMG.

ANA PAULA CAMPOS ROCHA

Especialista em Clínica Médica. Médica Residente do Programa de Radiologia e Diagnóstico por Imagem do Hospital das Clínicas da UFMG.

ANNA CAROLINA PEREIRA JACOME

Médica Residente de Ginecologia e Obstetrícia do Hospital Júlia Kubitschek.

ANGÉLICA LEMOS DEBS DINIZ

Doutora em Ciências pela Universidade Federal de São Paulo – UNIFESP. Professora Associada I do Departamento de Ginecologia e Obstetrícia da Universidade Federal de Uberlândia – UFU. Professora Permanente e Vice-Coordenadora do Programa de Pós-Graduação em Ciências da Saúde – UFU. Título de Especialista em Medicina Fetal pela FEBRASGO. Vice-Presidente Regional da SOGIMIG.

ANTONIO BRAGA

Professor de Obstetrícia da Universidade Federal do Rio de Janeiro – UFRJ e da Universidade Federal Fluminense – UFF. Diretor do Centro de Doença Trofoblástica Gestacional do Rio de Janeiro (Maternidade Escola da UFRJ e Hospital Universitário Antonio Pedro da UFF). Mestre, Doutor, Pós-Doutor e Livre-Docente em Obstetrícia pela Universidade Estadual Paulista. Pós-Doutor pela Harvard Medical School e pelo Imperial College of London. Presidente da Comissão Nacional Especializada em Doença Trofoblástica Gestacional da FEBRASGO. Diretor da Associação Brasileira de Doença Trofoblástica Gestacional. Fellow of the International Society for the Study of Trophoblastic Disease.

ANTONIO CARLOS VIEIRA CABRAL

Professor Titular de Obstetrícia da Faculdade de Medicina da UFMG. Médico do Setor de Gravidez de Alto Risco do Hospital Odilon Behrens. Mestre em Obstetrícia pela Faculdade de Medicina da UFMG. Doutor em Obstetrícia pela UNIFESP. Pos-Doctor pela University of California (San Francisco).

ANTONIO FERNANDES LAGES

Residência Médica em Ginecologia e Obstetrícia. Título de Especialista em Ginecologia e Obstetrícia. Título de Especialista em Mastologia. Mestrado em Ginecologia e Obstetrícia pela UFMG.

AUGUSTO HENRIQUES FULGÊNCIO BRANDÃO

Doutor em Obstetrícia pela UFMG. Professor Adjunto do Departamento de Ginecologia e Obstetrícia da UFMG.

BÁRBARA ÉRIKA CALDEIRA ARAÚJO SOUSA

Mestranda pelo Programa de Saúde do Adulto da Faculdade de Medicina da UFMG. Endocrinologista do Pré-Natal de Alto Risco da Maternidade Odete Valadares.

BERNARDO FREIRE DE MELLO

Médico com Residência em Endocrinologia e Metabologia pela Santa Casa de Misericórdia de Juiz de Fora-MG e Título de Especialista pela Sociedade Brasileira de Endocrinologia e Metabologia. Preceptor da Residência de Clínica Médica do Hospital Júlia Kubitschek – FHEMIG e Médico Endocrinologista do Hospital Socor.

BREMEN DE MÚCIO

Assessor Regional em Saúde Sexual e Reprodutiva – Unidade Saúde da Mulher e Reprodutiva – Centro Latino-Americano de Perinatologia/Organização Pan-Americana de Saúde/Organização Mundial da Saúde.

BRUNO CARVALHO CUNHA DE LEÃO

Título Superior de Anestesia (TSA). Diretor Científico do Centro de Ensino e Treinamento em Anestesiologia da FHEMIG. Anestesista da Maternidade Odete Valadares. Anestesista do Hospital Life Center. Mestre em Perinatologia pela UFMG. Membro da Comissão Elaborada Projeto Diretrizes – CONITEC – Ministério da Saúde.

CARLA CARVALHO

Doutora e Mestre em Direito pela UFMG. Advogada Especialista em Direito Médico e da Saúde.

CARLOS HENRIQUE MASCARENHAS SILVA

Especialista em Ginecologia e Obstetrícia com áreas de atuação em Medicina Fetal e Ultrassonografia em Ginecologia e Obstetrícia pela FEBRASGO. Research Fellow em Medicina Fetal no King's College Hospital – London-UK. Coordenador dos Serviços de Medicina Fetal/Ultrassom e Ginecologia e Obstetrícia do Hospital Mater Dei – Belo Horizonte. Membro da Câmara Técnica em Ginecologia e Obstetrícia do Conselho Federal de Medicina/CFM. Presidente da SOGIMIG – Associação de Ginecologistas e Obstetras de Minas Gerais.

CLÁUDIA LOURDES SOARES LARANJEIRA

Formada em Medicina pela UFMG. Titulada em Ginecologia e Obstetrícia pela FEBRASGO. Mestre em Obstetrícia e Ginecologia pela UFMG. Subcoordenadora do Serviço de Ginecologia e Obstetrícia e Supervisora do Programa de Residência Médica (PRM) em Obstetrícia e Ginecologia da Rede Mater Dei de Saúde em Belo Horizonte-MG. Membro da Uromater/ Mais Saúde da Rede Mater Dei. Diretora Administrativa da

SOGIMIG – Biênio 2017-2019. Membro da Comissão Nacional do TEGO/FEBRASGO.

CLÁUDIA MARIA VILAS FREIRE

Mestre e Doutora em Clínica Médica pela UFMG. Cardiologista e Ecocardiografista pela Sociedade Brasileira de Cardiologia. Ecografista Vascular pelo Colégio Brasileiro de Radiologia.

CONRADO MILANI COUTINHO

Médico Assistente do Hospital das Clínicas da Faculdade de Medicina de Ribeirão Preto da Universidade de São Paulo – HC-FMRP-USP. Doutor em Tocoginecologia pela FMRP-USP.

CRISTIANE ALVES DE OLIVEIRA

Professora Adjunta de Obstetrícia da UFF. Mestre e Doutora em Ciência Médicas pela UFF.

DANIEL DIAS RIBEIRO

Patologia Clínica/Hematologia e Hemoterapia. Coordenador do Setor de Hemostasia do Serviço de Hematologia do Hospital das Clínicas da UFMG. Mestre em Medicina (Gastroenterologia) pela Faculdade de Medicina da UFMG. Doutor em Medicina (Ciências Aplicadas à Saúde do Adulto) pela Faculdade de Medicina da UFMG. Doutor em Epidemiologia Clínica pela Leiden University Medical Center.

DANIEL LORBER ROLNIK

Perinatal Services, Monash Medical Centre and Department of Obstetrics and Gynaecology, Monash University, Melbourne, Austrália.

DANIELLE CUNHA MARTINS

Médica do Serviço de Atenção à Mulher do Hospital Júlia Kubitschek – FHEMIG e do Hospital Metropolitano Odilon Behrens. Especialista em Ginecologia e Obstetrícia e Medicina Fetal. Mestranda em Perinatologia pela Faculdade de Medicina da UFMG.

DANILO EDUARDO ABIB PASTORE

Médico Ginecologista e Obstetra. Especialista em Ultrassonografia em Ginecologia e Obstetrícia e em Medicina Fetal e Imunologia da Reprodução pela Faculdade de Ciências Médicas da Universidade Estadual de Campinas – UNICAMP. Médico Assistente do Ambulatório de Assistência à Mulher do Centro de Saúde da Comunidade – Cecom/UNICAMP.

DÉBORA VIANNA D'ALMEIDA LUCAS MACHARET

Médica Residente de Ginecologia e Obstetrícia do Hospital das Clínicas da UFMG.

EDUARD GRATACÓS

Fetal i+D Fetal Medicine Research Center, BCNatal – Hospital Clínic and Sant Joan de Dèu, IDIBAPS, CIBER-ER, Universitat de Barcelona, Espanha.

EDUARDA MACIEL PIMENTA DE ASSIS

Médica Residente de Ginecologia e Obstetrícia do Serviço da UNIMED-BH.

ELAINE CRISTINA FONTES DE OLIVEIRA

Mestranda em Saúde da Mulher. Ginecologista do Hospital das Clínicas da UFMG. Membro do Setor de Contracepção e Planejamento Familiar do Hospital das Clínicas da UFMG.

ENALDO MELO DE LIMA

Oncologista Clínico. Coordenador Médico do Hospital Integrado do Câncer da Rede Mater Dei de Saúde/Belo Horizonte-MG.

EURA MARTINS LAGE

Professora Adjunta do Departamento de Ginecologia e Obstetrícia da Faculdade de Medicina da UFMG. Doutorado em Saúde da Mulher pela UFMG.

FABRICIO DA SILVA COSTA

Perinatal Services, Monash Medical Centre and Department of Obstetrics and Gynaecology, Monash University, Melbourne, Austrália.

FATIMA CRISPI

Fetal i+D Fetal Medicine Research Center, BCNatal – Hospital Clinic and Sant Joan de Dèu, IDIBAPS, CIBER-ER, Universitat de Barcelona, Espanha.

FERNANDA GARANHANI DE CASTRO SURITA

Professora Livre-Docente do Departamento de Tocoginecologia da Faculdade de Ciências Médicas da UNICAMP. Coordenadora do Grupo de Pesquisa SARHAS – Saúde Reprodutiva e Hábitos Saudáveis.

FERNANDO MACEDO BASTOS

Mestre em Ginecologia e Obstetrícia – UFMG. Doutorando em Saúde da Mulher – Área de Concentração em Perinatologia – UFMG. Título de Especialista em Ginecologia e Obstetrícia – FEBRASGO/AMB. Área de atuação em Ultrassonografia em Ginecologia e Obstetrícia – FEBRASGO/AMB.

FLÁVIA FRANCO FRATTESI

Graduação em Medicina pela UFMG. Residência Médica em Ginecologia e Obstetrícia pelo Hospital das Clínicas da

UFMG. Mestre em Saúde da Mulher pela UFMG. Curso de Endocrinologia e Metabologia pelo IPEMED. Especialização em Obesidade e Emagrecimento na UGF. Curso nacional de Nutrologia pela ABRAN.

FRANCISCO LÁZARO PEREIRA DE SOUSA

Mestre e Doutor em Ciências pela Universidade Federal de São Paulo com estadia de pesquisa na Universidade Friedrich-Schiller de Jena/Alemanha na área de Imunologia da Reprodução. Professor do Departamento de Tocoginecologia do Centro Universitário Lusíada/UNILUS-Santos-SP.

FRANCISCO LÍRIO RAMOS FILHO

Coordenador Médico da Maternidade Hilda Brandão da Santa Casa de Belo Horizonte. Preceptor da Residência Médica de Ginecologia e Obstetrícia da Santa Casa de Belo Horizonte. Professor e Coordenador do Internato Médico Hospitalar de Ginecologia e Obstetrícia da FAMINAS/BH. Mestrando em Ginecologia e Obstetrícia – Instituto de Ensino e Pesquisa da Santa Casa de Belo Horizonte. Supervisor do Internato Médico Hospitalar de Ginecologia e Obstetrícia dos Cursos de Medicina – Instituto de Ensino e Pesquisa da Santa Casa de Belo Horizonte.

FREDERICO JOSÉ AMEDEÉ PÉRET

Mestre em Medicina pela Faculdade de Medicina da UFMG. MBA em Gestão de Serviços de Saúde pela Fundação Getúlio Vargas. Coordenador Médico e da Residência Médica em Ginecologia e Obstetrícia da Maternidade UNIMED-BH. Coordenador do Serviço de Gestação de Alto Risco do Hospital Vila da Serra.

GABRIEL COSTA OSANAN

Professor de Obstetrícia da UFMG. Diretor do Centro de Doenças Trofoblásticas do Hospital das Clínicas da UFMG. Mestre e Doutor em Obstetrícia pela UFMG. Diretor da SOGIMIG. Membro da Associação Brasileira de Doença Trofoblástica Gestacional.

GABRIEL MARTINS CRUZ CAMPOS

Médico Residente de Obstetrícia e Ginecologia do Hospital Júlia Kubitschek – FHEMIG.

GEDIEL CORDEIRO JÚNIOR

Pneumologista do Hospital Júlia Kubitschek – FHEMIG. Coordenador do Serviço de Pneumologia do Hospital Júlia Kubitschek – FHEMIG.

GIOVANA CARVALHO MOL

Mestranda em Neurociência pela UFMG. Psiquiatra de Ligação do Hospital Mater Dei. Preceptora da Residência de Psiquiatria do IPSEMG.

GRAZIELA DAS MERCÊS PIMENTA RIOGA

Médica Residente de Pneumologia do Hospital Júlia Kubitschek – FHEMIG.

HENRI AUGUSTO KORKES

Assistente-Doutor do Departamento de Obstetrícia da Pontifícia Universidade Católica de São Paulo – PUC-SP. Membro da Comissão Nacional de Especialidade da Federação Brasileira das Associações de Ginecologia e Obstetrícia – CNE/Hipertensão/FEBRASGO. Doutor pelo Departamento de Obstetrícia da Escola Paulista de Medicina da Universidade Federal de São Paulo – UNIFESP/EPM e pelo Departamento de Medicina da Harvard Medical School – PhD Program.

HENRIQUE VITOR LEITE

Professor Titular do Departamento de Ginecologia e Obstetrícia da Faculdade de Medicina da UFMG.

INESSA BERALDO DE ANDRADE BONOMI

Doutoranda em Bioética pela Faculdade de Medicina da Universidade do Porto, parceria com o CFM. Diretora Técnica e Médica Obstetra do Hospital Júlia Kubitschek – FHEMIG. Professora da Faculdade de Medicina da UNIFENAS-BH. Diretora da SOGIMIG, triênio 2017-2019.

INGRID ALVES DA SILVA OLIVEIRA

Médica Residente de Ginecologia e Obstetrícia do Hospital das Clínicas da UFMG.

JÉSSICA ALMEIDA HORTA DUARTE

Graduada em Medicina pela Universidade Federal de Ouro Preto. Médica Residente de Ginecologia e Obstetrícia no Hospital Julia Kubitschek – FHEMIG.

JULIANA DUCATTI ALMEIDA

Graduada em Medicina pela Universidade de Uberaba – UNIUBE. Residência Médica em Ginecologia e Obstetrícia pela UFU. Título de Especialista em Ginecologia e Obstetrícia pela FEBRASGO/AMB. Residência Médica em Medicina Fetal pela Universidade Federal do Triângulo Mineiro – UFTM.

JULIANA PINHEIRO DUTRA

Graduada em Medicina pela FASEH-MG. Médica Residente de Ginecologia e Obstetrícia na Rede Mater Dei de Saúde-BH.

JULIANA RODRIGUES SOARES OLIVEIRA

Mestre pelo Programa de Pós-Graduação em Medicina Tropical da Faculdade de Medicina da UFMG. Médica Especialista em Cardiologia e Ecocardiografia. Cardiologista do Hospital Maternidade Odete Valadares – FHEMIG.

JULIANA SILVA BARRA

Mestre e Doutora pela UFMG. Professora Adjunta do Departamento de Ginecologia e Obstetrícia da UFMG.

KAMILLA MARIA ARAÚJO BRANDÃO RAJÃO

Mestre em Saúde do Adulto pela Faculdade de Medicina da UFMG. Endocrinologista do Serviço de Endocrinologia e Metabologia do Hospital das Clínicas da UFMG - Ambulatório de Endocrinopatias da Gestação.

KARLA LIMA NASCIMENTO

Médica Residente de Ginecologia e Obstetrícia do Serviço da UNIMED-BH.

KÊNIA ZIMMERER VIEIRA

Mestre em Promoção da Saúde e Prevenção da Violência - UFMG. Médica Ginecologista e Obstetra - Membro da Equipe do Hospital Júlia Kubitschek - FHEMIG.

KLAUS MORALES

Título Superior de Anestesia (TSA). Anestesista da Maternidade Odete Valadares.

LARISSA MILANI COUTINHO

Professora Assistente de Obstetrícia da Universidade Federal de Juiz de Fora - UFJF. Mestre e Doutoranda do Programa de Saúde da Mulher da UFMG.

LETÍCIA MIRIAM DE ANDRADE GUIMARÃES

Médica Residente de Ginecologia e Obstetrícia no Hospital Júlia Kubitschek - FHEMIG.

LETÍCIA NOGUEIRA RESENDE

Graduada em Medicina pela Universidade Comunitária da Região de Chapecó. Residência Médica em Ginecologia e Obstetrícia pela UFTM. Residência Médica em Medicina Fetal pela UFTM.

LÍDIA DUTRA BARROS

Médica Residente de Psiquiatria no Hospital Instituto Raul Soares - FHEMIG.

LIV BRAGA DE PAULA

Mestre em Saúde da Mulher pela Faculdade de Medicina da UFMG. Professora de Ginecologia e Obstetrícia da FAMINAS. Coordenadora do Curso de Medicina da FAMINAS-BH.

LÍVIA FULGÊNCIO CUNHA MELO

Médica do Centro de Informações Estratégicas de Vigilância em Saúde (CIEVS-BH). Médica do Serviço de Controle de Infecção do Hospital Júlia Kubitschek.

LÍVIA MORAIS DO AMARAL

Médica Residente do Programa de Residência Médica em Ginecologia e Obstetrícia da Maternidade UNIMED-BH.

LORENA COSTA DINIZ MOYSÉS

Médica Residente de Ginecologia e Obstetrícia do Hospital Municipal de Contagem.

LUCIANA CARVALHO MARTINS

Mestre em Ginecologia e Obstetrícia pela Faculdade de Medicina da UFMG. Obstetra do Serviço de Alto Risco da Maternidade Odete Valadares (FHEMIG) e do Hospital Municipal de Contagem.

LUCIANA COSTA-SILVA

Mestre e Doutora em Medicina pela UFMG. Médica Especialista em Radiologia e Diagnóstico pelo Hospital das Clínicas da UFMG com título de Especialista pelo Colégio Brasileiro de Radiologia.

LUCIANA DADALTO

Doutora em Ciências da Saúde pela Faculdade de Medicina da UFMG. Mestre em Direito Privado pela PUC-MG. Advogada Especialista em Direito Médico e da Saúde. Administradora do portal www.testamentovital.com.br.

LUIS GUILHERME NEVES CALDEIRA

Graduado em Medicina pela UFMG. Especialista em Ginecologia e Obstetrícia pela Santa Casa de Belo Horizonte. Mestrando pelo Instituto de Ensino e Pesquisa do Grupo Santa Casa.

LUIZ EDUARDO RIAS CARDOSO

Título Superior de Anestesia (TSA). Anestesista da Maternidade Risoleta Tolentino Neves - Hospital das Clínicas da UFMG.

LUIZA MEELHUYSEN SOUSA AGUIAR

Graduada em Medicina pela UFMG. Título de Ginecologista e Obstetra pela Residência Médica da Rede Mater Dei de Saúde e pela FEBRASGO. Médica Ginecologista e Obstetra da Rede Mater Dei de Saúde-BH. Título de Especialista em Ultrassonografia em Ginecologia e Obstetrícia na Rede Mater Dei de Saúde-BH e no CBR/FEBRASGO.

MARCELO LUÍS NOMURA

Doutor em Obstetrícia pela FCM-UNICAMP. Médico Assistente na área de Obstetrícia do CAISM-UNICAMP. Médico Assistente no Ambulatório de Pré-Natal de Alto Risco da Secretaria de Saúde de Campinas. Especialista em Medicina Fetal pela FEBRASGO.

MÁRCIA AIRES RODRIGUES DE FREITAS

Doutora em Genética e Bioquímica pela UFU. Professora Adjunta I de Ginecologia e Obstetrícia da Faculdade de Medicina da UFU. Chefe do Internato da Faculdade de Medicina da UFU. Título de Especialista em Ginecologia e Obstetrícia pela FEBRASGO.

MARCO ANTÔNIO BITTENCOURT MODENA

Assistente-Mestre do Departamento de Obstetrícia da Pontifícia Universidade Católica de São Paulo – PUC-SP.

MARIA CÉLIA DOS SANTOS

Doutora em Ginecologia e Obstetrícia pela Faculdade de Medicina de Ribeirão Preto – USP. Professora Titular de Ginecologia e Obstetrícia da Faculdade de Medicina da UFU. Chefe do Serviço de Gestação de Alto Risco do Hospital de Clínicas da UFU.

MARIA FERNANDA ESCOBAR VIDARTE

Médica Cirujano de la Universidad del Valle, Cali - Colombia. Ginecóloga y Obstetra de la Universidad del Valle, Cali - Colombia. Maestría en Epidemiologia Clínica de la Universidad de la Frontera, Temuco - Chile. Especialización en Medicina Critica y Cuidado Intensivo de la Universidad del Valle, Cali - Colombia. Jefe del Servicio de Ginecología y Obstetricia y de la Unidad de Alta Complejidad Obstétrica de la Fundación Valle del Lili, Cali - Colombia. Jefe del Departamento de Ginecología y Obstetricia la Universidad ICESI, Cali - Colombia. Representante por América Latina al FIGO Committee for Safe Motherhood and Newborn Health de la Federación Internacional de Ginecología y Obstetricia (FIGO). Fellow ACOG.

MARIA LAURA COSTA DO NASCIMENTO

Graduação na UNICAMP. Residência Médica em Ginecologia e Obstetrícia da UNICAMP. Mestrado em Tocoginecologia – UNICAMP. Doutorado em Tocoginecologia – UNICAMP. Professor Doutor (docente) em Obstetrícia – UNICAMP. Pós-Doutorado no exterior na Washington University in Saint Louis, MO, EUA (FAPESP) 2014/01925-0. Placental Biology and Immunology (supervisor: Dr. DM Nelson).

MARIA PAULA MORAES VASCONCELOS

Mestre e Doutora em Obstetrícia pela Faculdade de Medicina da UFMG. Professora do Curso de Medicina da UEMG – Unidade Passos. Coordenadora da Unidade Materno-Infantil da Santa Casa de Misericórdia de Passos.

MARINA CARVALHO PASCHOINI

Professora Adjunta do Departamento de Ginecologia e Obstetrícia do Hospital de Clínicas da UFTM.

MÁRIO DIAS CORRÊA JUNIOR

Professor Associado da Faculdade de Medicina da UFMG.

MAURO MORAES DE ARAÚJO GONÇALVES

Médico Especialista em Clínica Médica e Medicina Intensiva. Coordenador Médico do Centro de Tratamento Intensivo do Hospital Maternidade Odete Valadares – FHEMIG.

MICHELE CAROLINA DE ARAÚJO

Médica Residente do Programa de Residência Médica em Ginecologia e Obstetrícia do Hospital Vila da Serra.

MICHELLE LUCENA

Anestesiologista do Hospital Municipal Odilon Behrens-BH. Professora de Medicina na UNIFENAS-BH.

MÔNICA IASSANÃ REIS

Consultora Nacional de Saúde da Mulher – Unidade Técnica de Família, Gênero e Curso de Vida – Organização Pan-Americana de Saúde/Organização Mundial da Saúde – Brasil.

NÉLI SUELI TEIXEIRA DE SOUZA

Professora Assistente da Faculdade de Ciências Médicas de Minas Gerais. Mestre em Ginecologia e Obstetrícia pela UFMG.

OLAVO DIAS JÚNIOR

Médico Pneumologista do Hospital Júlia Kubitschek – FHEMIG.

PATRÍCIA GONÇALVES TEIXEIRA

Professora Adjunta do Departamento de Ginecologia e Obstetrícia da Faculdade de Medicina da UFMG. Doutorado em Saúde da Mulher pela UFMG.

PRISCILA FREITAS DAS NEVES GONÇALVES

Especialista em Infectologia pela UFTM. Professora do Curso de Medicina da UEMG – Unidade Passos. Coordenadora do Serviço de Controle de Infecção Hospitalar e Controle de Antibióticos da Santa Casa de Misericórdia de Passos-MG.

RAFAEL CORTÉS CHARRY

Médico-Cirujano Universidad Metropolitana de Barranquilla – Colombia. Obstetra y Ginecólogo Universidad Central de Venezuela. Profesor Asociado del Departamento de Obstetricia y Ginecología, Escuela de Medicina Luis Razetti, Universidad Central de Venezuela. Jefe de Cátedra-Servicio de Obstetricia, Hospital Universitario de Caracas, Universidad Central de Venezuela. Officer para Sur America de la International Society for Study of Trophobastic Disease ISSTD. Provider of Advanced Life Support for Obstetric, ALSO – Venezuela.

RAFAEL LOURENÇO DO CARMO

Médico Especialista em Radiologista e Diagnóstico por Imagem pela Santa Casa de Misericórdia de Belo Horizonte-MG.

RENATO AUGUSTO MOREIRA DE SÁ

Professor Associado de Obstetrícia da UFF. Pesquisador Sênior em Medicina Fetal do IFF/Fiocruz. Mestre em Clínica Obstétrica pela UFRJ. Doutor em Ginecologia e Obstetrícia pela UFMG. Pós-Doutorado em Medicina Fetal pela Universidade de Paris.

RICARDO VILAS FREIRE DE CARVALHO

Médico Hematologista pelo Hospital das Clínicas da UFMG. Especialização em Saúde Pública pela Escola de Saúde Pública/MG. Diretor Clínico da Hematológica – Hematologia e Oncologia – Belo Horizonte-MG.

RODRIGO BARRETO HUGUET

Mestre em Neurociências pela UFMG. Psiquiatra de Ligação dos Hospitais Mater Dei e Socor. Preceptor da Residência de Psiquiatria do IPSEMG.

RODRIGO DIAS CAMBRAIA

Hepatologista. Médico do Hospital das Clínicas da UFMG. Preceptor do Programa de Residência em Gastroenterologia da Santa Casa de Belo Horizonte.

ROGÉRIA ANDRADE WERNECK

Ginecologista e Obstetra – Hospital das Clínicas da UFMG. Membro da Comissão de Residência Médica de Ginecologia e Obstetrícia do Hospital das Clínicas da UFMG. Médica Assistente da Maternidade Hilda Brandão da Santa Casa de Belo Horizonte. Preceptora da Residência Médica de Ginecologia e Obstetrícia da Santa Casa de Belo Horizonte. Mestre em Saúde da Mulher – Faculdade de Medicina da UFMG. Doutoranda em Saúde da Mulher – Faculdade de Medicina da UFMG.

ROSSANA PULCINELI VIEIRA FRANCISCO

Professora Associada da Disciplina de Obstetrícia do Departamento de Obstetrícia e Ginecologia da Faculdade de Medicina da USP. Livre-Docente em Obstetrícia e Ginecologia pela Faculdade de Medicina da USP.

SARA DEL PILAR LOAIZA OSORIO

Médico rural en investigación de la Unidad de Alta Complejidad Obstétrica de la Fundación Valle del Lili, Cali – Colombia.

SUZANA MARIA PIRES DO RIO

Doutora em Obstetrícia pela Faculdade de Medicina da UFMG. Preceptora do Serviço de Gestação de Alto Risco da Maternidade Odete Valadares – FHEMIG. Professora Doutora da Faculdade de Medicina de Barbacena e da Faculdade de Medicina da FASEH.

TADEU COUTINHO

Professor Titular e Chefe do Serviço de Obstetrícia da UFJF. Vice-Diretor da Faculdade de Medicina da UFJF. Doutor em Saúde Coletiva pelo Instituto de Medicina Social/Universidade do Estado do Rio de Janeiro (IMS/UERJ).

TALITA MICHELETTI HELFER

Fetal i+D Fetal Medicine Research Center, BCNatal – Hospital Clinic and Sant Joan de Déu, IDIBAPS, CIBER-ER, Universitat de Barcelona, Espanha.

TAMMY AMARAL FERREIRA

Coordenadora do Ambulatório de Psicogeriatria do IPSEMG. Psiquiatra de Ligação do Hospital Mater Dei. Preceptora da Residência de Psiquiatria do IPSEMG.

TATIANA TEIXEIRA DE SOUZA

Especialista em Ginecologia e Obstetrícia pela FEBRASGO. Especialista em Ultrassonografia em Ginecologia e Obstetrícia pela FEBRASGO.

VANESSA MARIA FENELON DA COSTA

Mestre em Saúde da Mulher – UFMG. Coordenadora do Internato de Ginecologia e Obstetrícia – UNIFENAS-BH. Preceptora do PNAR – HMOB.

Apresentação

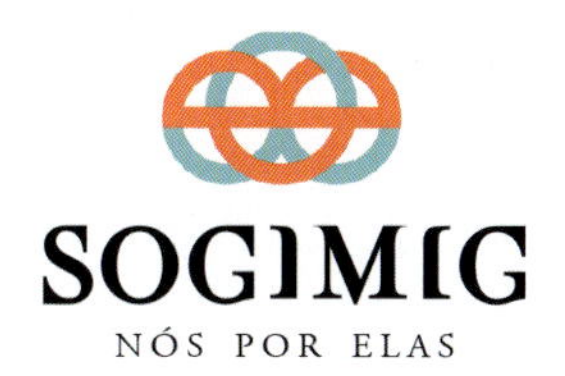

A busca constante pelo aperfeiçoamento científico e pela qualificação de excelência dos médicos ginecologistas e obstetras de Minas Gerais permeia todas as ações promovidas pela Associação de Ginecologistas e Obstetras de Minas Gerais (SOGIMIG) em seu dia a dia. Na verdade, esses pilares motivaram a fundação da entidade – que tem como missão principal o cuidado com a saúde da mulher – há quase 75 anos.

Nesses anos, muitas transformações ocorreram tanto na prática como na formação médica. Transitamos de um período em que o conhecimento científico estava restrito a poucos médicos e sua obtenção era demorada, difícil e dispendiosa, exigindo, muitas vezes, visitas e contatos com os melhores Centros de Ciência do mundo, e chegamos a uma época em que as informações estão ao alcance de nossas mãos nas telas dos modernos dispositivos eletrônicos. Vale ressaltar, no entanto, que a dificuldade para escolher os melhores livros, revistas e artigos científicos tem sido um problema.

Oferecer conteúdos técnicos de excelência: este é um dos objetivos do pilar científico da SOGIMIG. Nossa intenção é auxiliar os ginecologistas, obstetras e demais médicos interessados na especialidade a prestarem assistência de qualidade às mulheres. Nesta "filosofia existencial", a Associação publicou diversos livros, que vão desde as seis edições do *Manual Sogimig de Ginecologia e Obstetrícia* até os *Manuais de Emergências em Ginecologia* e *Emergências em Obstetrícia*.

Nosso intuito agora é oferecer conteúdos ainda mais aprofundados em cada área de atuação e em cada subespecialidade. Para isso recebemos contribuições de especialistas dos mais variados serviços de Ginecologia e Obstetrícia do Brasil e do exterior. Entendemos que existe um grande valor no atendimento que prestamos às nossas pacientes por sermos dignos de suas confidências, seus medos e receios, mas também porque compartilhamos de suas alegrias e conquistas. Temos, entretanto, de oferecer em contrapartida um atendimento de qualidade, e a qualidade tem estreita relação com o conhecimento técnico que cada um de nós conquistamos ao longo dos anos. Somos Nós trabalhando por Elas!

Nossa certeza é que com essa série de manuais SOGIMIG estaremos, sem dúvida, oferecendo uma boa opção de leitura, estudo e qualificação científica. Ajudar as mulheres que nos procuram nos consultórios e hospitais Brasil afora também é a nossa missão.

Agradecemos a cada um dos autores que, com brilhantismo e altruísmo, contribuem para assegurar a qualidade desses manuais com sua maneira singular de apresentar os temas aqui expostos. Recebam todo o nosso reconhecimento. A contribuição de vocês é inestimável!

E muito obrigado, mais uma vez, pela confiança depositada na SOGIMIG. Boa leitura!

Carlos Henrique Mascarenhas Silva
Presidente – SOGIMIG

Prefácio

Apresentar essa importante contribuição para a formação de obstetras é uma satisfação muito grande. Aqui estão, entre os autores, muitos de meus antigos e saudosos alunos e amigos. A alegria de ver discípulos que hoje ensinam ao mestre é a essência da verdadeira Academia.

A obstetrícia como especialidade médica tem apresentado importantes mudanças nas últimas décadas. As gestações se tornaram mais tardias, em menor número e geradas, em grande parte, com técnicas de reprodução assistida. Mulheres que no passado não tinham a possibilidade de conceber e gestar em decorrência de doenças incapacitantes ganharam essa oportunidade.

Outra grande mudança foi observada, nesses anos recentes, nas expectativas de saúde do concepto a longo prazo. Os resultados gestacionais são avaliados com a sobrevida em qualidade preservada do ponto de vista físico e intelectual.

Essa nova realidade da prática obstétrica fez crescerem muito as gestações de alto risco, envolvendo situações maternas e do concepto. A publicação desse importante grupo de obstetras mineiros capta esse novo momento da assistência à gestante e ao feto com risco de sobrevida.

Ampliaram-se significativamente os fatores que determinam a elevação do risco reprodutivo para o binômio mãe-filho. Além das indicações tradicionais para inclusão das gestantes nos setores de alto risco da assistência obstétrica, como hipertensão arterial, endocrinopatias e doenças autoimunes, verificamos as novas indicações das gestações após cirurgia bariátrica, transplante hepático, infecções de transmissão vertical e gravidez após técnicas de reprodução assistida, exposição a drogas e hábitos negativos no desenvolvimento do concepto.

A abordagem neste livro de todas as questões citadas é segura no aspecto técnico, não deixando de ser acolhedora do ponto de vista emocional a essa mulher que vive momento de grande ambivalência: alternância da alegria de estar gestando o filho tão desejado ao mesmo tempo que reprime os sonhos pelo medo e a ansiedade da elevada possibilidade de fracasso reprodutivo determinado pela situação de risco associada à gravidez.

Este é um livro essencial para a prática segura e correta da obstetrícia atual. Deve fazer parte do cotidiano daqueles que cuidam da mulher em seu momento de maior esplendor e responsabilidade.

Antonio Carlos Vieira Cabral
Mestre em Obstetrícia pela UFMG.
Doutor em Obstetrícia pela UNIFESP.
Pos Dosctor in Fetal Medicine – University of California (USA).
Professor Titular de Obstetrícia da Faculdade de Medicina da UFMG.

Sumário

Seção I

Generalidades

CAPÍTULO 1

Aconselhamento Pré-Concepcional

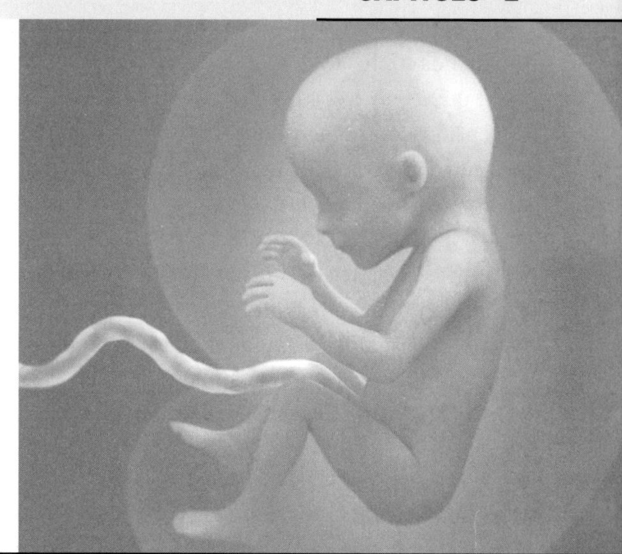

Alamanda Kfoury Pereira
Patrícia Gonçalves Teixeira
Eura Martins Lage

INTRODUÇÃO

O plano de vida reprodutiva faz parte da abordagem geral do indivíduo e deve ser visto como ação que tem impacto nas relações dos casais, na família, na sociedade, na assistência e nas políticas públicas necessárias à inserção social do novo indivíduo. Espera-se também que melhorias nas condições de saúde do casal reduzam a morbimortalidade materna, fetal e infantil.

Na prática clínica e durante a anamnese devem ser elaboradas perguntas de maneira clara sobre a intenção reprodutiva. Há casos em que se quer evitar a gravidez, enquanto em outros há desejo sem planos ou planos de um filho para algum momento específico da vida. São exemplos de perguntas que norteiam a aproximação do plano de vida reprodutiva:

- Você tem filhos?
- Quer ter mais filhos?
- Quantos filhos mais gostaria de ter?
- Gostaria de ter filhos em algum momento determinado?
- Deseja engravidar no próximo ano?
- Quer evitar a gravidez?
- É importante evitar a gravidez?

Diante desse cenário, deve ser patente a importância do preparo da mulher e da consulta pré-concepcional, visando à redução de danos. Todas as mulheres em idade reprodutiva devem estar atentas aos medicamentos com potencial teratogênico e aos hábitos de vida, como a exposição ocupacional a agentes bioquímicos e biológicos de risco. Doenças prévias devem ser controladas e, em alguns casos, a gravidez deve ser desencorajada.

A maioria dos nascimentos no Brasil e em muitas partes do mundo não é planejada. Dados da Pesquisa "Nascer no Brasil" mostram que 55% das gravidezes não são planejadas, e nas adolescentes esse percentual chega a 66%. Nos EUA, quase metade das gestações também não é planejada.

Considerando que o planejamento reprodutivo ainda é prática pouco adotada no mundo, ensaios randomizados são insuficientes para avaliação da real eficácia das intervenções pré-concepcionais de promoção da saúde no desfecho da gravidez. Algumas ações e situações serão comentadas aqui e outras serão abordadas em outros capítulos.

PRINCIPAIS FATORES QUE PODEM INTERFERIR NO CURSO DA GRAVIDEZ

Idade

As mulheres devem ser informadas de que adiar a maternidade até a metade dos 30 ou 40 anos aumenta significativamente o risco de infertilidade por ciclos anovulatórios e de surgimento de doenças crônicas que podem complicar a gravidez. Com o mercado de trabalho cada vez mais exigente, muitas mulheres postergam a gravidez ou mesmo optam pela não concepção. Assim, as falhas em métodos contraceptivos e o aumento da idade materna ampliam o risco de aneuploidia fetal, aborto espontâneo, hipertensão arterial sistêmica, diabetes gestacional, pré-eclâmpsia e prematuridade. Embora não haja consenso universal quanto à definição de idade reprodutiva avançada, considera-se "tardia" a gravidez entre os 35 e os 45 anos de idade. A idade ideal para engravidar é entre os 20 e os 29 anos; no entanto, mulheres de 45 anos ou mais têm bons resultados com a reprodução assistida ou não e são capazes de lidar com as tensões físicas e emocionais desse período.

Problemas reprodutivos relacionados com a idade paterna são menos conhecidos, mas podem estar associados a aumento de mutações autossômicas dominantes. A espermatogênese continua em homens idosos; no entanto, a qualidade se altera e a idade avançada tem sido associada a roturas no DNA do espermatozoide, perda da apoptose e maior frequência de mutações de ponto. Há pequena associação entre idade paterna avançada e risco de autismo e esquizofrenia na prole. Mutações germinativas espontâneas em genes ligados ao X também podem ser mais comuns com o avançar da idade paterna. Essas mutações seriam transmitidas de filhas portadoras para netos afetados no assim chamado "efeito avô", a exemplo da hemofilia A e da distrofia muscular de Duchenne.

Hábitos de vida

A Organização Mundial da Saúde (OMS) divulgou dados que mostram que cerca de 40% das mulheres com 15 anos ou mais fizeram uso de bebida alcoólica em 2010 e que 16% relataram pelo menos um episódio de embriaguez. Uma em cada 20 pessoas consumiu substâncias ilícitas, e o uso irracional de medicamentos em todo o mundo é preocupante. O Brasil ocupa a quinta posição no *ranking* dos países que mais consomem medicamentos no mundo. Pelo menos 35% dos medicamentos adquiridos no Brasil são consumidos sem indicação médica, a reconhecida automedicação. O risco de teratogenicidade humana é indeterminado para 98% dos medicamentos aprovados para uso humano, e apenas cerca de 30 medicamentos são considerados seguros durante a gravidez. A maioria dos aprovados consiste em vitaminas, minerais, eletrólitos e na levotiroxina em doses terapêuticas. Portanto, o risco potencial de uso de medicação deve ser considerado, e o médico deve checar a classificação gratuita fornecida pela Food and Drug Administration (FDA) dos EUA, em caso de dúvida, antes de prescrever medicamento para mulheres em idade fértil.

Com relação ao tabagismo, dados do Instituto Nacional de Câncer (INCA) mostram que 13% das mulheres com mais de 15 anos de idade consomem cigarro no Brasil. Durante a gravidez, o tabagismo aumenta os riscos de abortos espontâneos, malformação fetal, crescimento intrauterino restrito (CIUR), óbito fetal e prematuridade. Esses problemas se devem, principalmente, aos efeitos tóxicos do monóxido de carbono e vasoconstritor da nicotina. Um cigarro é suficiente para acelerar os batimentos cardíacos fetais. Além disso, filhos de mães fumantes adoecem duas vezes mais do que os de não fumantes durante a infância.

As mulheres usuárias ou dependentes de álcool e substâncias ilícitas devem ser encaminhadas para programas de cessação ou substituição de opiáceos. O Sistema Único de Saúde oferece programa gratuito de Controle ao Tabagismo, coordenado pela Secretaria Estadual de Saúde (Disque Saúde 136) nos centros/postos de saúde desde 2014.

Esse panorama mostra que o comportamento social diante da reprodução, como uso de medicamentos, álcool, cigarro e drogas, é mais comum do que muitas outras condições rotineiramente passíveis de rastreamento ou de controle, como hipertensão arterial, diabetes gestacional, anemia, fibrose cística, depressão ou história de pré-eclâmpsia.

Exposições ambientais

Convém avaliar as condições do trabalho da mulher, com atenção especial à exposição às substâncias tóxicas, como mercúrio, chumbo, pesticidas e produtos químicos, e investigar a presença de animais de estimação e viagens às áreas endêmicas. A exposição a fontes comuns de radiação de campo eletromagnético, como monitores de computador, telefones celulares e fornos de micro-ondas, parece não ser prejudicial à saúde.

A hipertermia aumenta em até seis vezes o risco relativo de defeitos do tubo neural durante sua formação. A duração e a intensidade da elevação da temperatura não foram determinadas e têm fisiopatologia desconhecida. Os agentes biológicos com risco potencial teratogênico conhecidos são os vírus da rubéola, o citomegalovírus e o Zika, o *Trypanosoma cruzi* e o *Toxoplasma gondii*, o qual é frequente no país, mas já foram identificadas outras cepas de *Toxoplasma* não triados de rotina. Assim, medidas preventivas e simples, como lavar as mãos, cuidado com alimentos e uso de repelentes e de preservativos, devem ser incentivadas na população-alvo. As mulheres devem ser orientadas quanto à forma de contágio e às maneiras de prevenção da toxoplasmose. Medidas de higiene também protegem contra a contaminação pelo citomegalovírus e devem ser reforçadas para as mulheres que frequentam creches.

Distúrbios nutricionais

Obesidade

A obesidade está associada à infertilidade por anovulação crônica e outros desfechos adversos da gravidez, incluindo defeitos congênitos, hipertensão arterial, diabetes e hipercolesterolemia. Como as mulheres obesas apresentam níveis maiores de homocisteinemia e redução de folato, devem receber suplementação com ácido fólico para prevenção de defeitos do tubo neural.

Baixo peso materno

As mulheres com peso abaixo do normal, especialmente aquelas com transtornos alimentares, correm risco maior de infertilidade anovulatória e complicações da gravidez. O índice de massa corporal (IMC) baixo aumenta em 20% o risco de parto prematuro e em 40% o de recém-nascidos pequenos para a idade gestacional.

Ácido fólico

Os defeitos do tubo neural estão entre as anomalias mais comuns, acometendo cerca de 300.000 crianças a cada ano em todo o mundo. A etiologia é multifatorial e parte está relacionada com a baixa ingestão ou com o aumento da demanda por folato. Ácido fólico, folato ou vitamina B_9 é uma vitamina hidrossolúvel do complexo B, não produzida pelo organismo, essencial na síntese de DNA, *t*RNA e aminoácidos. O folato é a forma natural da vitamina, e o ácido fólico, a sintética.

O folato participa do metabolismo da homocisteína, aminoácido formado a partir da metionina, que se mostra elevado em gestantes cujo feto apresenta alteração do tubo neural. A homocisteinemia sérica está aumentada nas mulheres obesas e em casos de deficiência de folatos.

Há fortes evidências quanto à redução dos defeitos do tubo neural e aos níveis séricos adequados de folatos. No entanto, o tubo neural fecha-se entre 18 e 26 dias após a concepção, e a suplementação de ácido fólico após o diagnóstico da gravidez é tardia. A ingestão de alimentos ricos ou enriquecidos com ácido fólico pode reduzir o risco de defeitos do tubo neural. O uso suplementar de ácido fólico deve anteceder em pelo menos 3 meses a concepção e ser mantido no primeiro trimestre. As mulheres que fazem uso de medicamentos que interferem no metabolismo dos folatos devem receber dose terapêutica. Os anticonvulsivantes, principalmente ácido valproico e carbamazepina, aumentam significativamente o risco de malformação do tubo neural.

Em 1996, a FDA exigiu que todos os produtos enriquecidos à base de cereais fossem fortificados com ácido fólico a partir de janeiro de 1998.

Resolução de abril de 2017 da Agência Nacional de Vigilância Sanitária (Anvisa) dispõe sobre o enriquecimento das farinhas de trigo e de milho com ferro e ácido fólico no Brasil. A quantidade de ferro pode variar de 4 a 9mg por 100g com 140 a 220µg de ácido fólico/100g.

Ômega 3

Não há evidências claras de que os suplementos à base de ácidos graxos poli-insaturados de n-3 e ácidos graxos poli-insaturados durante a gravidez melhorem o desenvolvimento neurológico da criança.

História reprodutiva

As histórias ginecológicas e obstétricas são importantes para identificação de fatores que podem contribuir para a infertilidade ou complicações em futura gravidez. Sabe-se, por exemplo, que a cerclagem do colo do útero na idade gestacional ideal reduz o risco de prematuridade extrema.

Síndromes genéticas associadas a efeitos do tubo neural, como a de Meckel-Gruber, focomelia de Roberts, Jarco-Levin e HARDE (hidrocefalia-agiria-displasia retiniana-encefalocele), são autossômicos recessivos com risco de recorrência de 25%. A trissomias 13 e 18 têm 1% de chance de recorrência.

Exame físico

Na consulta pré-concepção deve ser realizado o exame físico completo com atenção especial aos órgãos mais exigidos durante a gravidez, a exemplo do sistema cardiovascular. Deve-se aferir a pressão arterial, realizar ausculta cardíaca e pulmonar e calcular o IMC. No exame ginecológico completo deve ser incluída a coleta da citologia e avaliados corrimentos relacionados com doenças sexualmente transmissíveis (DST).

Avaliação laboratorial

Nas mulheres de baixo risco os exames sugeridos na consulta pré-concepcional devem levar em consideração as questões epidemiológicas, a anamnese e o exame físico. Os exames laboratoriais básicos devem incluir hemograma, grupo sanguíneo e Rh, glicemia de jejum, testes rápidos para sífilis, HIV e toxoplasmose, além de sorologia para hepatite B e citomegalovírus.

Imunizações

De acordo com a OMS, o Brasil está oficialmente livre da rubéola e da síndrome da rubéola congênita por não registrar casos da transmissão da doença desde 2008 e 2009, respectivamente. Caso existam dúvidas com relação à imunidade da rubéola, deve ser solicitada a sorologia e providenciada a imunização.

Convém avaliar o estado imunológico contra o vírus da hepatite B e vacinar a mulher se necessário. A vacina antitetânica deve ser prescrita se o intervalo da última dose for maior do que 5 anos. A DTpa deverá ser oferecida após a 20ª semana de gravidez para proteção do recém-nascido contra a coqueluche. A vacina de influenza é sazonal, podendo ser administrada em qualquer trimestre da gestação.

Tratamento odontológico

Cárie dentária e outras doenças periodontais devem ser tratadas antes e durante a gravidez, pois podem estar associadas a complicações como prematuridade.

Gravidez pós-cirurgia bariátrica

A taxa de gravidez dobra após cirurgia bariátrica, principalmente em adolescentes. O planejamento da gravidez deve ser discutido com o cirurgião, o nutricionista e o obstetra. De acordo com a técnica cirúrgica usada, pode ocorrer redução de micronutrientes e minerais, particularmente ferro, ácido fólico, vitamina B_{12}, cálcio e vitamina D. Recomenda-se retardar a gravidez por até 1 ano após cirurgia bariátrica. O balão intragástrico é contraindicado na gravidez e deve ser retirado. Além dos exames de rotina, deve-se incluir a dosagem de ferritina, ferro sérico, vitamina B_{12}, tiamina, folato, cálcio e vitamina D.

Mulheres portadoras de doenças crônicas

Hipertensão arterial sistêmica

A hipertensão arterial é a principal doença crônica na gravidez e deve estar controlada antes da concepção. Mulheres que têm hipertensão de longa duração ou mal controlada devem ser avaliadas quanto às lesões em órgãos-alvo, como hipertrofia ventricular esquerda, retinopatia e insuficiência renal. As mulheres com retinopatia proliferativa grave ou creatinina > 1,5mg/dL devem ser desencorajadas a engravidar. Nas mulheres com hipertensão arterial leve e sem lesão de órgãos-alvo, a medicação pode ser retirada desde que haja monitoramento da curva pressórica e acompanhamento otimizado. Inibidores da enzima conversora de angiotensina (ECA) e bloqueadores dos receptores da angiotensina estão associados a efeitos adversos sobre o feto. A troca por medicamentos com perfil maior de segurança fetal, como metildopa, labetalol e bloqueador de canais de cálcio, deve anteceder a concepção.

Diabetes mellitus

Cerca de 10% das mulheres são sabidamente diabéticas antes da gravidez. As mulheres com história de dislipidemia e hipertensão devem ser submetidas à triagem para diabetes tipo 2. O rastreio consiste em glicemia de jejum, hemoglobina glicosilada ou ambas. As mulheres com fatores de risco para diabetes, incluindo idade > 40 anos, IMC > 25kg/m^2 ou diabetes gestacional anterior, óbito fetal de causa indeterminada, macrossomia fetal e polidrâmnio, também devem se submeter ao rastreamento (veja o Capítulo 16).

A American Diabetes Association (ADA) recomenda níveis de hemoglobina glicosilada < 6,5% (48mmol/mol) antes da concepção e, se possível, glicemia normal para reduzir o risco de aborto espontâneo e embriopatia. Os medicamentos hipoglicemiantes orais devem ser trocados pela insulina, mas alguns podem ser mantidos, como gliburida ou metformina. A ADA alerta para a presença de retinopatia em mais de 60% das mulheres com diabetes tipo 1 após 20 anos da doença.

Fenicetonúria

Programas governamentais voltados para atenção e controle de crianças com fenilcetonúria aumentaram a sobrevida e o número de mulheres que atingem a idade reprodutiva. A embriopatia por fenilalanina pode ser prevenida por meio de restrição dietética da proteína antes e durante a gravidez. Consideram-se bom controle níveis de fenilalanina < 6mg/dL durante pelo menos 3 meses antes da concepção e mantidos em 2 a 6mg/dL (120 a 360 μmol/L) durante a gravidez.

Asma

A asma tem comportamento incerto na gravidez. As crises podem piorar ou melhorar, mais o ideal é que estejam sob controle antes da concepção. O uso de esteroides (inalados e sistêmicos) durante a gravidez geralmente é seguro, particularmente quando comparado com o risco de distúrbios ácido-básico na mãe e hipoxemia fetal em caso de broncoespasmo grave de difícil controle.

Tireoide

A conduta diante de disfunções tireoidianas no período pré-concepcional exige considerações especiais, pois tanto o hipotireoidismo como o hipertireoidismo podem causar complicações maternas e fetais e afetar a fertilidade. As mulheres que recebem iodo radioativo devem adiar a gravidez por pelo menos 6 meses.

Convulsão

As mulheres com história de convulsões e aquelas que tomam medicamentos anticonvulsivantes devem receber informações completas sobre os riscos de gravidez tanto para a mãe como para o feto. Os medicamentos devem ser ajustados conforme o risco de teratogenicidade e introduzido o ácido fólico para reduzir os defeitos do tubo neural. O valproato deve ser substituído por ser um potente teratógeno. A grande maioria das mulheres com epilepsia tem uma gravidez normal. No entanto, há risco maior de pré-eclâmpsia, parto prematuro e mortalidade fetal e materna. O planejamento cuidadoso e o gerenciamento da gravidez podem aumentar as chances de um desfecho favorável.

Cardiopatias

As cardiopatia são consideradas a principal causa de morbidade e mortalidade materna não obstétrica. As adaptações fisiológicas, como aumento do débito cardíaco, podem exacerbar cardiopatias ocultas ou representar riscos adicionais para mulheres com doença cardiovascular congênita ou adquirida. O risco de mortalidade materna e morbiletalidade materno-fetal nas cardiopatias de alto risco chegam a 50% a 70%. As cardiopatias mais graves são aquelas que cursam com hipertensão arterial pulmonar grave, síndrome de Marfan com envolvimento aórtico, presença de aneurisma da aorta, cardiopatia congênita cianogênica, cardiomiopatia dilatada ou hipertrófica importante e coarctação de aorta grave.

As cardiopatias de risco intermediário têm taxa de mortalidade materna em torno de 15% e incluem a cardiopatia congênita acianogênica, a estenose mitral (classes III e IV), a estenose aórtica, o infarto antigo do miocárdio, a síndrome de Marfan com aorta normal, a doença de Takayasu, a presença de prótese valvar mecânica com terapêutica anticoagulante, a fibrilação atrial associada à insuficiência cardíaca e a disfunção valvar.

As cardiopatias de risco aceitável na gravidez são prolapso de valva mitral, cardiopatias congênitas sem repercussão hemodinâmica, valvopatia reumática do tipo insuficiência mitral e aórtica, arritmia cardíaca em coração anatomicamente normal e valva biológica com função normal.

Os preditores de complicações na gravidez são:

1. Cardiopatia ≥ classe III ou cianose.
2. História prévia de parada cardíaca, angina, arritmias ou acidente vascular cerebral.

3. Estenose cardíaca à esquerda definida como área da valva mitral < 2cm², área da valva aórtica < 1,5cm² ou pico de gradiente sistólico ≥ 75mmHg.
4. Fração de ejeção ventricular < 40%.

Lúpus eritematoso sistêmico

A fertilidade de mulheres com lúpus é normal, mas a gravidez deve ser planejada. O risco de crise lúpica está aumentado em mulheres com doença em atividade antes da concepção e naquelas que descontinuam a medicação de controle. O risco também é alto nas mulheres com antecedentes de nefrite lúpica e ainda maior naquelas com nefrite em atividade. O prognóstico é melhor quando a doença está inativa nos 6 meses que antecedem a concepção e com função renal estável e normal. Mesmo assim, cerca de 8% apresentam atividade moderada a grave durante a gestação. Mais da metade das mulheres com doença moderada a grave evolui com persistência ou piora da doença durante a gravidez. Os sintomas articulares e cutâneos podem melhorar na gravidez por se tratar de doença autoimune.

Antes da gravidez, é necessário o reajuste de alguns medicamentos com potencial teratogênico. A cloroquina está classificada na categoria C, a azatioprina na D, a prednisona na B e a ciclosfosfamida e o metotrexato na categoria X. Cabe considerar que a ativação da doença tem efeitos mais danosos do que o de alguns medicamentos utilizados para o controle do lúpus.

Artrite reumatoide

A artrite reumatoide melhora em 50% a 80% das mulheres durante a gravidez, e as complicações são raras, incluindo restrição de crescimento fetal e prematuridade.

As recomendações durante o planejamento familiar devem ser discutidas de acordo com a gravidade da doença. Medicamentos como o metotrexato (X) devem ser suspensos 1 a 3 meses antes. Convém interromper a leflunomida 1 ano antes ou utilizar fármacos que aumentem sua eliminação, como a colestiramina. Os níveis séricos da leflunomida devem ser indetectáveis ou < 0,02mg/L.

Em mulheres com doença leve a moderada, devem ser avaliados os benefícios da suspensão dos medicamentos antes da concepção. Em mulheres com doença grave cujo controle exige o uso de antifator de necrose tumoral, deve ser considerado o risco da gravidez.

Doenças hereditárias

Para as mulheres com risco aumentado de terem filhos com doença hereditária é recomendada a referência a um especialista em aconselhamento genético com o objetivo de discutir os riscos de a doença se expressar no feto, as opções de diagnóstico e a intervenção pré-natal.

Doenças psiquiátricas

A doença psiquiátrica materna deve ser identificada e tratada antes de 6 a 12 meses da gravidez com o objetivo de melhorar a adesão ao pré-natal, os cuidados com a nutrição e os medicamentos. É fundamental manter-se atento às relações mãe/bebê no pós-parto e aos distúrbios psiquiátricos que podem surgir nesse momento. Os fármacos usados para o tratamento das doenças psiquiátricas podem afetar o feto. A interrupção dos medicamentos não é recomendada em mulheres com história de transtornos depressivos recorrentes graves, psicose, doença bipolar ou história de ideação suicida.

Insuficiência renal crônica (IRC)

As mulheres com IRC que engravidam estão sob risco de apresentar piora da função renal e mau resultado da gravidez. Nesse grupo, as alterações fisiológicas são diferentes, a taxa de filtração glomerular pode não aumentar e a proteinúria é mais do que o dobro da fisiológica e não é sinal de prognóstico materno e fetal. Os melhores indicadores prognósticos são o grau de lesão renal antes da gravidez e a presença ou não de hipertensão arterial. Na doença renal leve (creatinina < 1,5mg/dL), a gravidez geralmente evolui bem, sem complicações. Em caso de doença renal moderada (creatinina entre 1,5 e 2,9mg/dL), a maioria evolui sem complicações (90%), mas o estado materno pode piorar (> 40%). Na doença grave (creatinina > 3,0mg/dL), as mulheres são geralmente anovulatórias e, em caso de gravidez, os resultados maternos e fetais não são bons.

Gravidez e hemodiálise

Dados da literatura descrevem prognóstico desanimador nas gestantes em hemodiálise. Há também dados que mostram chances de 50% de recém-nascido vivo, com CIUR ou prematuridade, com melhorias no acompanhamento pré-natal de alto risco. A diálise induz hipotensão, contrações uterinas e insuficiência placentária, podendo ser vantajoso atrasar a gravidez nas mulheres em hemodiálise nas quais é provável transplante renal.

Gravidez e transplante renal

Muitos estudos documentam o sucesso da gravidez após o transplante renal. A taxa de gravidez não ajustada nos primeiros 3 anos de transplante é de 33 a cada 1.000 mulheres em relação a 100 a cada 1.000 mulheres na população geral, e a taxa de abortamento não está aumentada. As mulheres com função renal adequada irão experimentar pouca ou nenhuma deterioração da função renal durante a gravidez. A probabilidade de rejeição do aloenxerto é igual à registrada fora desse período. A gravidez deve ocorrer 1 a 2 anos após o transplante com bom controle da função renal: creatinina < 1,5mg/dL, proteinúria < 500mg/24h e sem sinais de rejeição. Convém controlar a hipertensão arterial e avaliar o efeito teratogênico dos medicamentos antes da gravidez. Os efeitos da gravidez sobre o rim transplantado ainda não foram bem definidos.

CONSIDERAÇÕES FINAIS

Infelizmente, no Brasil, a grande maioria das mulheres não realiza a consulta pré-concepcional, provavelmente por nem sequer planejar a gravidez. A ausência de planejamento é decorrente principalmente da falta de orientação com relação aos métodos anticoncepcionais, o que costuma ocorrer com as adolescentes. É necessária, portanto, a implementação da atenção em planejamento familiar com incentivo à dupla proteção (prevenção da gravidez e de DST), nas consultas médicas e de enfermagem, nas visitas domiciliares, durante as consultas de puericultura, puerpério e nas atividades de vacinação.

O planejamento familiar consciente deve incluir avaliação clínica abrangente da mulher com atualização da vacinação, aconselhamento quanto ao estilo de vida e estímulo à adoção de comportamentos mais saudáveis, melhora na alimentação, prática de exercício físico e outras recomendações que promovam o bem-estar e o relaxamento emocional. A atenção em planejamento familiar contribui para a redução da morbimortalidade materna e infantil, uma vez que possibilita, dentre outras, a prevenção e/ou postergação de gravidez em mulheres adolescentes ou com doenças crônicas, como diabetes, cardiopatias, hipertensão, doenças reumáticas e portadoras do HIV, entre outras.

Leitura complementar

Ahrens K, Yazdy MM. Mitchell AA et al. Folic acid intake and spina bifida in the era of dietary folic acid fortification. Epidemiology 2011 Sep; 22(5): 731-7.

American Diabetes Association. Management of diabetes in pregnancy. Diabetes Care 2017; 40:S114.

August P. Pregnancy in women with underlying renal disease: UpToDate, 2017.

Bermas B. Pregnancy in women with systemic lupus erythematosus. Literature review current through. UpToDate, 2017.

Bermas B. Rheumatoid arthritis and pregnancy. UpToDate, 2017.

Brasil. Ministério da Saúde. Secretaria de Atenção à Saúde. Departamento de Ações Programáticas Estratégicas. Área Técnica de Saúde da Mulher. Pré-Natal e Puerpério: atenção qualificada e humanizada – manual técnico/Ministério da Saúde, Secretaria de Atenção à Saúde, Departamento de Ações Programáticas Estratégicas. Brasília: Ministério da Saúde, 2005.

Brasil. Ministério da Saúde. Secretaria de Atenção à Saúde. Departamento de Atenção Básica. Atenção ao pré-natal de baixo risco/Ministério da Saúde. Secretaria de Atenção à Saúde. Departamento de Atenção Básica. Brasília: Editora do Ministério da Saúde, 2012.

Camilo SM, Almeida ACCH, Santos, RP. O uso de medicamentos durante a amamentação. Arquivos de Ciências da Saúde, dez. 2015; [S.l.]22(4):78-81. Disponível em: http://www.cienciasdasaude.famerp.br/index.php/racs/article/view/248. Acesso em: 03 jan. 2018. doi: https://doi.org/10.17696/2318-3691.22.4.2015.248.

Coutinho EC et al. Pregnancy and childbirth: What changes in the lifestyle of women who become mothers [El embarazo y el parto: Qué cambios en el estilo de vida de las mujeres que son madres?]. Revista da Escola de Enfermagem da USP, 2014; 48(2):17-24.

Gill JS, Zalunardo N, Rose C, Tonelli M. The pregnancy rate and live birth rate in kidney transplant recipients. Am J Transplant, 2009; 9:1541.

Ioannides AS. Preconception and prenatal genetic counseling. Best Practice & Research Clinical Obstetrics & Gynaecology, 2017 Jul; 4242:2-10.

Instituto Nacional de Câncer José Alencar Gomes da Silva. A situação do tabagismo no Brasil: dados dos inquéritos do Sistema Internacional de Vigilância, da Organização Mundial da Saúde, realizados no Brasil, entre 2002 e 2009/Instituto Nacional de Câncer José Alencar Gomes da Silva. Rio de Janeiro: INCA, 2011. Disponível em: http://www1.inca.gov.br/inca/Arquivos/situacao_tabagismo.pdf.

Jatlaoui TC, Cordes S, Goedken P, Jamieson DJ, Cwiak C. Family planning knowledge, attitudes and practices among bariatric healthcare providers. Contraception, 2016 May; 93(5):455-62.

Leal MC et al. Prevalence and risk factors related to preterm birth in Brazil. Reproductive Health, 2016; 13:127.

Peyvandi S, Rychik J, Zhang X, Shea JA, Goldmuntz E. Preconceptual folic acid use and recurrence risk counseling for congenital heart disease

Sackey J. The preconception office visit. UpToDate, 2017.

Waksmonski CA, LaSala A, Foley MR. Acquired heart disease and pregnancy. UpToDate, 2017.

Waksmonski CA, LaSala A, Foley MR. Pregnancy in women with congenital heart disease: General principles. UpToDate, 2017.

Winterbottom J, Smyth R, Jacoby A, Baker G. The effectiveness of preconception counseling to reduce adverse pregnancy outcome in women with epilepsy: what's the evidence? Epilepsy Behav, 2009; 14:273.

World Health Organization (WHO) Guidelines for the Identification and Management of Substance Use and Substance Use Disorders in Pregnancy. WHO. Geneva, Switzerland, 2014.

Wright TE et al. The role of screening, brief intervention, and referral to treatment in the perinatal period. Am J Obstetr Gynecol, 2016 Nov; 215(5):539-47.

CAPÍTULO 2

Gestão do Risco Obstétrico

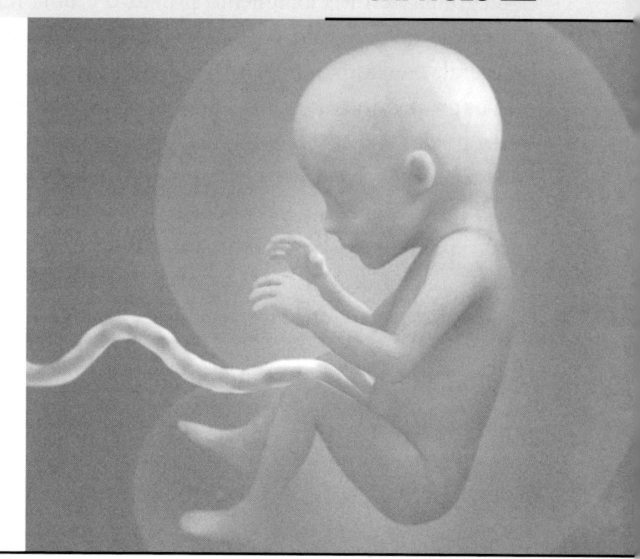

Liv Braga de Paula
Frederico José Amedeé Péret

INTRODUÇÃO

Em todo o mundo, a questão da segurança do paciente vem se tornando parte fundamental dos processos relacionados com a melhoria da qualidade assistencial, e a gestão do risco é uma das estratégias fundamentais neste momento. O gerenciamento consiste na identificação e na avaliação sistemática desses riscos. Executado de maneira correta, melhora a qualidade e desenvolve sistemas de cuidados seguros que, por sua vez, minimizam eventos adversos tanto para o paciente como para a equipe. O gerenciamento de riscos pode ser reativo (p. ex., em resposta a um incidente grave ou a uma reclamação), pró-ativo (p. ex., no estabelecimento de um registro de risco ou na avaliação de uma diretriz ou relatório nacional) ou preventivo (p. ex., garantindo formação adequada e níveis de pessoal).

Na atenção à saúde materna e neonatal, a gestão do risco apresenta um caráter particular relacionado com as peculiaridades intrínsecas desses processos e que devem ser sempre consideradas:

- **Mudanças repentinas:** embora a gravidez e o parto sejam processos fisiológicos normais, intercorrências emergenciais inesperadas podem surgir e mudar completamente o curso do processo.
- **Duas vidas:** a assistência à maternidade significa o cuidado de duas ou mais vidas (a mãe e seu filho ou filhos), e em muitas situações surgem conflitos de interesse entre ambos, quando uma decisão deve ser tomada em detrimento de um para benefício do outro.
- **Duração do cuidado:** a assistência à gravidez, ao parto e ao puerpério, além da assistência neonatal necessária para bebês prematuros ou com outras complicações ou patologias, pode durar um longo período.
- **Diversidade de locais e profissionais:** a assistência materna e neonatal se dá em múltiplos locais e envolve uma multiplicidade de profissionais, incluindo médicos de diversas especialidades, enfermeiros, assistentes sociais, fisioterapeutas, farmacêuticos e psicólogos, entre outros.
- **Expectativa de resultados positivos:** por se tratar de um processo fisiológico e não uma expressão de doença, a gravidez e o parto despertam expectativas positivas quanto a seus resultados. Essa expectativa traz uma dificuldade para as mulheres, para suas famílias e para os profissionais lidarem com os resultados adversos que possam ocorrer.

METODOLOGIAS E FERRAMENTAS NA GESTÃO DO RISCO

Os elementos essenciais para gestão do risco e a melhoria da qualidade são:

- Implementação efetiva de um programa de gestão do risco e qualidade.
- Líderes que entendam e estejam comprometidos com segurança e qualidade (incluindo a alocação de recursos).
- Tempo e compromisso dos membros da equipe da linha de frente para executar a identificação e a gestão do risco.
- Programas de capacitação e difusão de qualidade e gestão de risco.

As ferramentas mais utilizadas tanto na gestão reativa como na pró-ativa e na preventiva do risco são descritas a seguir.

Diagrama de direcionamento primário

O diagrama de direcionamento primário é uma ferramenta qualitativa que enfatiza o pensamento criativo ou intuitivo. Em geral, os dados numéricos são mais fáceis de trabalhar com os grupos, mas as equipes podem se desfocar quando são confrontadas com uma infinidade de ideias ou comentários. Podem ser úteis nas fases iniciais do processo, pois palavras, comentários e ideias gerais podem ser organizados em um quadro para discussão. Podem também ser importantes para definir uma linha geral dos processos de trabalho, bem como para estabelecer mudanças e melhorias.

Diagrama de causa e efeito ou diagrama de Ishikawa

Essa ferramenta destaca e mostra as possíveis causas de um problema de maneira organizada. Os diagramas de causa e efeito ajudam as pessoas a organizarem suas ideias e teorias sobre as causas, sendo caracterizados pelo formato "em espinha de peixe". Um diagrama tem as seguintes características: (1) o problema focado ou o resultado a ser melhorado é indicado na cabeça do diagrama em uma caixa; (2) a espinha dorsal do "peixe" consiste em uma espinha longa com uma flecha apontando para a cabeça (a direção da flecha implica que os itens que se cruzem mais ao longo da coluna podem ser os causadores do problema principal – mostrado na cabeça); (3) os grandes ossos que se ligam à coluna refletem as áreas-chave que a equipe sente que estão contribuindo para o problema; (4) as causas mais detalhadas são descritas pelos ossos menores, os quais se relacionam com a categoria principal (osso) com a qual estão ligados (Figura 2.1).

Essa série de categorias estabelece, por meio de um modelo de causa e efeito, a causa-raiz de um evento/problema. As categorias principais são descritas através do padrão dos 6M:

- **Método:** toda causa que envolva o método com que estava sendo executado o trabalho.
- **Material:** toda causa que envolva o material que estava sendo utilizado no trabalho.
- **Mão de obra**: toda causa que envolva uma atitude do executor (p. ex., procedimento inadequado, pressa, imprudência, ato inseguro etc.).
- **Máquina:** toda causa que envolva a estrutura ou os equipamentos.
- **Medida:** toda causa que envolva os instrumentos de medida, a efetividade de indicadores em mostrar as variações de resultado.
- **Meio ambiente:** toda causa que envolva o meio ambiente em si (no caso da saúde, as condições predisponentes ou de risco já existentes) e o ambiente de trabalho (*layout*, falta de espaço, dimensionamento inadequado, falta de recursos adequados).

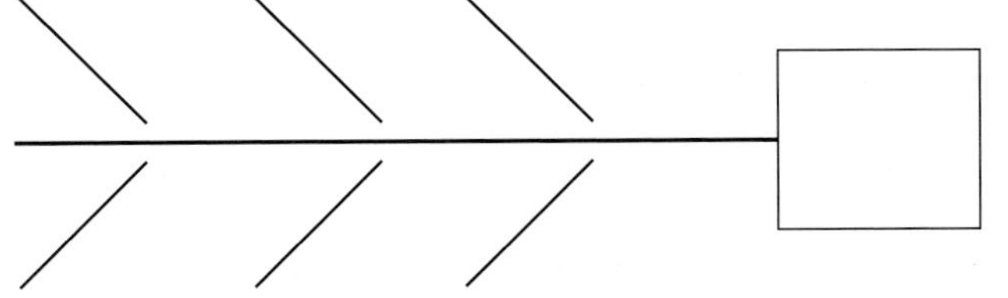

Figura 2.1 Diagrama de causa e efeito.

Mapas de processo e modos de falha e análise de efeitos

Os mapas de processo (também chamados de gráficos de fluxo) são representações gráficas de uma sequência de etapas em ordem cronológica que define um processo e potenciais problemas ao longo do caminho. Caixas ou outros símbolos representam várias ações ou etapas e muitas vezes são usados para descrever de que modo um trabalho ou processo é executado ou para planejar um projeto. Os mapas de processo podem ilustrar o estado atual de um processo específico e também ajudar no projeto de um grupo de maneira a estruturar um processo melhorado ou novo.

Diretrizes, protocolos e listas de verificação (*checklists*)

Listas de verificação, diretrizes e protocolos padronizados são usados comumente em muitas áreas da medicina para melhorar o atendimento dos pacientes. Uma lista de verificação para uma tarefa específica estabelece cada etapa do processo e pode ser usada para rastrear o que foi concluído. As listas de verificação têm sido um componente-chave em algumas das principais histórias de sucesso na segurança do paciente e se baseiam em princípios sólidos da engenharia de fatores humanos, embora em tese pareçam bastante simples. Apesar de úteis em muitas situações, o sucesso de uma lista de verificação depende da escolha de uma intervenção adequada e de uma abordagem bem planejada para implementar seu uso. Assim, as listas podem ser aplicadas em todo o percurso de um paciente (p. ex., na identificação de risco no pré-natal, parto e em atendimento a patologias obstétricas em urgências).

Sistema de alerta e escores de risco

Embora limitadas, as evidências disponíveis sugerem que maiores vigilância e ação por meio de sistemas de alerta precoce podem reduzir a morbidade e a mortalidade maternas graves, identificando, gerenciando e possivelmente evitando eventos adversos maternos.

Recentemente foram desenvolvidos modelos para a população obstétrica considerando os sinais vitais (incluindo a saturação de oxigênio), a escala de dor e o nível de consciência.

Existem três modelos direcionados à população obstétrica geral: *Modified Early Obstetric Warning System* (MEOWS), desenvolvido no Reino Unido, e os sistemas americanos *Maternal Early Warning Criteria* (MEWC) e *Maternal Early Warning Triggers* (MEWTS).

Outro sistema utilizado é o *full PIERS* (*Preeclampsia Integrated Estimate of Risk*), especificamente desenvolvido para gestantes com suspeita de pré-eclâmpsia, e o PREP (*Prediction model for Risks of complications in Early-onset Pre-eclampsia*), que visa rastrear gestantes para definir baixo ou alto risco de hipertensão precoce.

Com a evolução e a aplicação de algoritmos e de inteligência artificial a esses sistemas, é grande a expectativa de que eles se consolidem como importantes ferramentas de gestão do risco em obstetrícia.

CONSIDERAÇÕES FINAIS

A obstetrícia permanece como uma especialidade complexa e sujeita a muitas variáveis. A incorporação das ferramentas de gestão de risco – independentemente do nível de atenção no percurso da gestante/puérpera – é uma estratégia fundamental na melhoria da qualidade assistencial nos cenários clínicos e de governança.

Leitura complementar

Dadelszen PV, Magee L. Maternal outcomes in pregnancy hypertension in low- and middle-income countries. Hypertension 2017; 69:1-7.

Dadelszen PV, Payne B, Li J et al. Lancet prediction of adverse maternal outcomes in pre-eclampsia: development and validation of the full PIERS model. The Lancet 2009; 377(9761):219-22.

Harding K. Risk management in obstetrics. Obstet Gynecol Reprod Med 2011; 1:1-6.

Managing complications in pregnancy and childbirth: a guide for midwives and doctors. 2. ed. World Health Organization, 2017.

Nathan AT, Kaplan HC. Tools and methods for quality improvement and patient safety in perinatal care. Sem Perinatol 2017; 41(3):142-50.

Pettker CM. Systematic approaches to adverse events in obstetrics. Part I: Event identification and classification. Sem Perinatol 2017; 41(3):151-5.

Pettker CM. Systematic approaches to adverse events in obstetrics. Part II: Event analysis and response. Sem Perinatol 2017; 41(3):156-60.

Serviços de atenção materna e neonatal: segurança e qualidade. Brasília: Agência Nacional de Vigilância Sanitária – ANVISA, 2014.

Smith R, Clinical risk management in obstetric practice, Obstetrics, Gynaecology and Reproductive Medicine 2017; 1:1-8.

Thangaratinam S, Allotey J, Marlin N et al. Development and validation of Prediction models for Risks of complications in Early-onset Pre-eclampsia (PREP): a prospective cohort study. Health Technol Assess 2017; 21(18).

Zuckerwise L, Lipkind HS. Maternal early warning systems – Towards reducing preventable maternal mortality and severe maternal morbidity through improved clinical surveillance and responsiveness. Sem Perinatology 2017; 41(3):161-5.

CAPÍTULO **3**

Identificação e Intervenção Precoces em caso de Morbidade Materna Grave

Frederico José Amedeé Péret
Lívia Morais do Amaral
Michele Carolina de Araújo

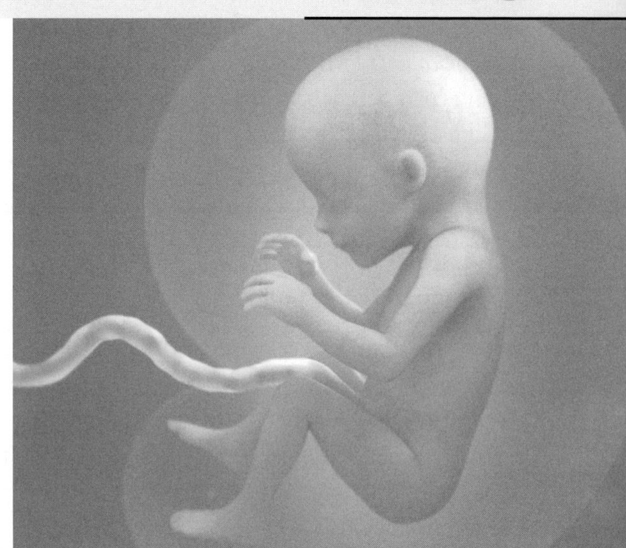

INTRODUÇÃO

A identificação e a aplicação de intervenções precoces nas gestantes ou puérperas em situações clínicas de emergência se destinam a evitar que progridam de morbidade grave *(near-miss)* para a morte. A Organização Mundial da Saúde (OMS), com base em estudos multicêntricos de morbidade grave, estima que, para cada 1.000 partos, 3 a 15 (média de sete) mulheres apresentarão desfechos graves (0,7%) com risco de óbito.

DEFINIÇÃO DE CONDIÇÕES AMEAÇADORAS À VIDA E MORBIDADE MATERNA GRAVE

A partir de 2009, a OMS definiu conceitualmente as condições que ameaçam a vida aplicadas à gestação e ao puerpério. Como resultado, foram estabelecidos critérios clínicos, laboratoriais e de manejo específicos para orientar a identificação precoce de casos com risco de óbito, ou seja, a morbidade materna grave ou *near-miss*. Também foram determinados os critérios para definição dessa morbidade grave, os quais foram validados em estudos multicêntricos. Esses critérios devem ser levados em conta para priorização e indicação precoce de cuidados intensivos e intervenções imediatas.

Os critérios estabelecidos pela OMS se encontram nos Quadros 3.1 e 3.2.

MORBIDADE MATERNA GRAVE COMO EVENTO SENTINELA E INDICADOR DE QUALIDADE DA ASSISTÊNCIA OBSTÉTRICA

A morbidade materna grave está associada a alta taxa de prevenção, à semelhança da mortalidade materna. A identificação de morbidade grave é, portanto, importante para prevenir eventos que levem à morte e para destacar oportunidades para evitar a recorrência desses eventos.

Quadro 3.1 Critérios da OMS para definição de condições potencialmente ameaçadoras à vida

Complicações hemorrágicas	
Descolamento prematuro de placenta Placenta prévia Prenhez ectópica Rotura uterina	Hemorragia grave por aborto Hemorragia pós-parto (atonia, retenção placentária, laceração de trajeto e coagulopatia)
Complicações hipertensivas	
Pré-eclâmpsia grave Eclâmpsia	Hipertensão grave HELLP síndrome
Outras complicações	
Edema pulmonar Convulsões Sepse grave (endometrite pós-parto ou aborto, foco urinário, foco pulmonar) Trombocitopenia < 100.000 Crise tireotóxica Choque Insuficiência respiratória aguda Acidente vascular cerebral	Acidose Cardiopatia Distúrbio de coagulação Tromboembolismo Cetoacidose diabética Icterícia/disfunção hepática Meningite Insuficiência renal aguda
Indicadores de manejo de gravidade	
Transfusão de hemoderivados Acesso venoso central Admissão em UTI Hospitalização prolongada (> 7 dias)	Intubação não relacionada com anestesia Retorno à sala de cirurgia Intervenção cirúrgica maior (histerectomia, laparotomia) Uso de sulfato de magnésio

Fonte: World Health Organization 2011. Evaluating the quality of care for severe pregnancy complications: the WHO near-miss approach for maternal health. Disponível em: www.who.int.

Quadro 3.2 Critérios da OMS para definição de morbidade materna grave

Critérios clínicos	
Cianose aguda	Perda de consciência durante 12h ou mais
Gasping	Ausência de consciência e de pulso/batimento cardíaco
Frequência respiratória > 40 ou < 6irpm	Acidente vascular cerebral
Choque	Convulsão não controlada/paralisia total
Oligúria não responsiva a fluidos e diuréticos	Icterícia na presença de pré-eclâmpsia
Distúrbio de coagulação	
Critérios laboratoriais	
Saturação de oxigênio < 90% por 60min	pH < 7,1
	Lactato > 5
$PaO_2/FiO_2 < 200$	Trombocitopenia aguda (< 50.000 plaquetas)
Creatinina ≥ 300mmol/L ou ≥ 3,5mg/dL	Ausência de consciência
Bilirrubina ≥ 100mmol/L ou ≥ 6,0mg/dL	Presença de glicose e cetoacidose na urina
Critérios de manejo de gravidade	
Uso contínuo de agentes vasoativos	Intubação e ventilação por ≥ 60min, não relacionadas com anestesia
Histerectomia puerperal por infecção ou hemorragia	Diálise para insuficiência renal aguda
Transfusão de ≥ 5 unidades de concentrado de hemácias	Ressuscitação cardiopulmonar (RCP)

Fonte: World Health Organization 2011. Evaluating the quality of care for severe pregnancy complications: the WHO near-miss approach for maternal health. Disponível em: www.who.int.

Em acréscimo aos critérios da OMS, instituições americanas, incluindo a Joint Comission, recomendam o rastreamento para morbidade materna em todas as gestantes admitidas em unidade de terapia intensiva e nas submetidas a transfusão de número igual ou acima de quatro hemoderivados e que todos os casos identificados sejam submetidos a uma auditoria de qualidade.

ATRASOS NA ASSISTÊNCIA OBSTÉTRICA E MORBIDADE/MORTALIDADE MATERNAS

O tempo para obtenção de cuidados adequados é o fator mais importante relacionado com as mortes maternas. Esse conceito foi introduzido na década de 1990 por Thaddeus e Maine ao observarem a relação de óbitos maternos com a demora nas intervenções e/ou a chegada tardia aos serviços de emergência. Essas duas autoras propuseram então o modelo de três demoras, conhecido como *three delays model*, levando em consideração os fatores relacionados com a mulher e a família, o sistema de saúde e a intervenção do professional de saúde.

Esse modelo foi estudado em estudos multicêntricos que mostraram uma associação crescente entre a identificação de alguma demora no atendimento obstétrico e desfechos maternos adversos extremos (*near-miss* materno e óbito). Alguma demora foi identificada em quase 54% dos casos em geral e, não surpreendentemente, em mulheres com condições potencialmente ameaçadoras à vida alguma demora foi identificada em 52% dos casos, em 68,4% no grupo de morbidade materna grave e em 84,1% no grupo de morte materna. Essa foi a primeira vez que esse crescente gradiente de demoras associado ao desfecho materno desfavorável foi adequadamente demonstrado.

Conclui-se que a frequência de demoras na assistência obstétrica está diretamente relacionada com o pior desfecho materno. Elas são significativamente mais prevalentes entre as mulheres que apresentam critérios de morbidade materna grave e têm relação com fatores sociodemográficos adversos.

SISTEMAS DE ALERTA PRECOCE MATERNOS

Os sistemas de alerta precoce constituem um conjunto de sinais ou sintomas clínicos específicos que desencadeiam a consciência do risco e uma avaliação urgente da paciente com o objetivo de reduzir morbidades graves e a mortalidade mediante diagnóstico e tratamento oportunos. Esses sistemas demonstraram eficácia em prever e reduzir a mortalidade e as morbidades graves nas populações de pacientes sob cuidados médicos, cirúrgicos e críticos, e recentemente foram desenvolvidos modelos para a população obstétrica, considerando os sinais vitais (incluindo a saturação de oxigênio), a escala de dor e o nível de consciência.

O primeiro modelo desenvolvido foi o *Modified Early Obstetric Warning System* (MEOWS), no Reino Unido, o qual foi avaliado em uma análise prospectiva, sendo relatada sensibilidade geral de 89%, especificidade de 79%, valor preditivo positivo de 39% e valor preditivo negativo de 98% para a morbidade obstétrica. Como esperado, as morbidades mais comuns nessa população foram hemorragia (43%), doença hipertensiva (31%) e infecção (20%). Os autores não relataram admissões na UTI, prisões cardíacas ou óbitos. Esses resultados sugerem que um *Early Warning System* (EWS), como o MEOWS, pode identificar com sucesso pacientes obstétricas em risco de morbidade, o que proporciona uma oportunidade para avaliação e intervenção de profissionais médicos com o objetivo de prevenir as morbidades graves e a mortalidade.

Em 2014 foram descritos por instituições americanas o *Maternal Early Warning Criteria* (MEWC) e o *Maternal Early Warning Triggers* (MEWTS), utilizando como parâmetros os sinais vitais, bem como alterações do estado mental, testados em estudos retrospectivos.

Embora limitadas, as evidências disponíveis sugerem que maiores vigilância e ação por meio de sistemas de alerta precoce podem reduzir as morbidades maternas graves e a mortalidade, identificando, gerenciando e possivelmente evitando eventos adversos maternos.

CONSIDERAÇÕES FINAIS

O rastreio e a detecção de morbidade materna grave é um passo importante para a promoção de cuidados obstétricos seguros. A identificação das condições que ameaçam a vida como fatores de risco e a busca ativa dos critérios estabelecidos destinam-se a detectar com eficácia a morbidade materna grave nas mulheres e a garantir que cada caso seja submetido a um tratamento oportuno e adequado. Uma auditoria de qualidade de todos os casos deve ser realizada para identificar oportunidades de melhoria no atendimento.

Leitura complementar

American College of Obstetricians and Gynecologists, Association of Women's Health, Obstetric and Neonatal Nurses, The Joint Commission, Society for Maternal-Fetal Medicine. Severe maternal morbidity: clarification of the new Joint Commission sentinel event policy. Washington, DC: American College of Obstetricians and Gynecologists, AWHONN, SMFM; Oakbrook Terrace (IL): Joint Commission. 2015. Available at: http://www.acog.org/About-ACOG/News-Room/Statements/2015/Severe-Maternal-Morbidity-Clarification-of--the-New-Joint-Commission-Sentinel-Event-Policy.

Pacagnella RC, Cecatti JG, Osis MJ, Souza JP. The role of delays in severe maternal morbidity and mortality: expanding the conceptual framework. Reprod Health Matters, 2012 Jun; 20(39):155-63.

Pacagnella RC, Cecatti JG, Parpinelli MA et al. Brazilian Network for the Surveillance of Severe Maternal Morbidity study group. Delays in receiving obstetric care and poor maternal outcomes: results from a national multicentre cross-sectional study. BMC Pregnancy Childbirth, 2014 May 5; 14:159.

Shields LE, Wiesner S, Klein C, Pelletreau B, Hedriana HL. Use of Maternal Early Warning Trigger tool reduces maternal morbidity. Am J Obstet Gynecol, 2016; 214(4):527.e1-6.

Singh S, McGlennan A, England A, Simons R. A validation study of the CEMACH recommended modified early obstetric warning system (MEOWS). Anaesthesia, 2012; 67(1):12-8.

Souza JP, Cecatti JG, Haddad SM et al. The WHO maternal near-miss approach and the Maternal Severity Index Model (MSI): Tools for assessing the management of severe maternal morbidity. PLoS ONE, 2012; 7(8):1-10.

Souza JP, Gulmezoglu AM, Vogel J. Moving beyond essential interventions for reduction of maternal mortality (the WHO Multicountry Survey on Maternal and Newborn Health): a cross-sectional study. The Lancet 2013; 318:1747-55.

World Health Organization 2011. Evaluating the quality of care for severe pregnancy complications: the WHO near-miss approach for maternal health. Disponível em: www.who.int.

Zuckerwise L, Lipkind HS. Maternal early warning systems – Towards reducing preventable maternal mortality and severe maternal morbidity through improved clinical surveillance and responsiveness. Sem Perinatology, 2017; 41(3):161-5.

CAPÍTULO 4

Modelo de Assistência Obstétrica com base no Cuidado Crítico

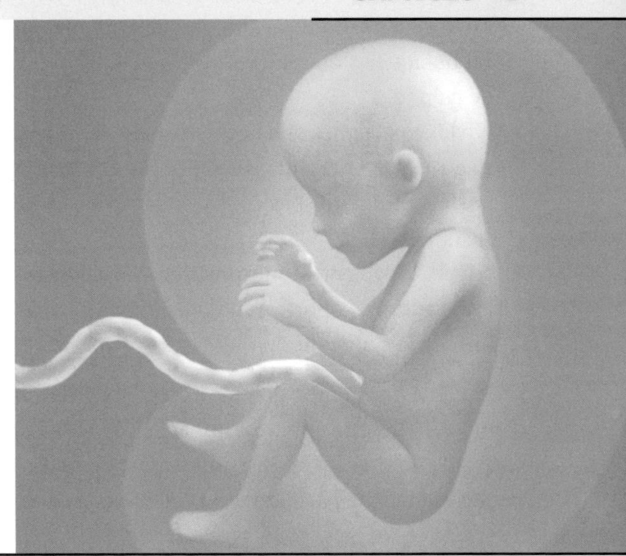

Maria Fernanda Escobar Vidarte
Sara del Pilar Loaiza Osorio

INTRODUÇÃO

O relatório interinstitucional sobre mortalidade materna para o ano de 2015 estabeleceu uma taxa mundial de mortalidade materna de 216 por 100.000 nascidos vivos. Noventa e nove por cento das mortes maternas e 98% das mortes perinatais estimadas ocorrem em países em desenvolvimento. Os óbitos maternos são consequência de hemorragia, distúrbios hipertensivos associados à gravidez, sepse, complicações do aborto e causas indiretas da patologia materna de base. A análise desses óbitos está associada à ausência de protocolos de gestão e de equipes de trabalho com habilidades técnicas e não técnicas para manejo interdisciplinar e à falta de unidades preparadas para o atendimento de gestantes com emergências obstétricas por pessoal treinado em terapia intensiva.

A baixa razão de mortalidade materna (RMM) em países desenvolvidos se deve às políticas nacionais bem definidas de cuidado materno, que incluem o manejo de gestantes em condições críticas em um sistema de saúde efetivo. Os Serviços de Emergências Obstétricas (EmOC) e a organização de unidades privadas apoiadas em termos de terapia intensiva obstétrica (TIO) têm sido propostos como estratégias efetivas para a redução da mortalidade materna (MM).

O conceito de terapia intensiva foi criado em 1960 e difundido a partir de 1988, quando a Sociedade Americana de Terapia Intensiva promulgou definições e estabeleceu diretrizes para adequação e funcionamento de unidades de terapia intensiva (UTI). Em 2000, o Departamento de Saúde do Reino Unido recomendou o uso da expressão terapia intensiva obstétrica (TIO) para incluir os termos de alta dependência e terapia intensiva para mulheres grávidas.

As opções de organização em torno da TIO dependem das condições e do modelo hospitalar de cada país. A conduta pode ser realizada em UTI abertas ou fechadas ou em unidades de alta dependência obstétrica, conceito que vem da iniciativa de alguns hospitais britânicos em potencialmente reduzir a transferência para UTI polivalentes de gestantes críticas. Qualquer que seja o modelo, a filosofia consiste em oferecer atenção médica permanente por meio da relação paciente:enfermeira 1:1 ou 2:1 com o uso de variáveis clínicas e hemodinâmicas rigorosamente controladas. A internação precoce com limiar muito baixo para o atendimento de gestantes críticas em unidades preparadas para monitoramento contínuo materno e fetal diminui o risco de progressão e gravidade da morbidade materna extrema.

NÍVEIS DE CUIDADO OBSTÉTRICO

Estimar o nível de cuidado necessário para uma paciente é essencial para projetar um modelo de cuidado com base em terapia intensiva. Classificar o nível de complexidade não é uma tarefa simples, dependendo de vários fatores, como o tipo de acompanhamento de que a paciente precisa, a presença de disfunção orgânica ou alguma condição clínica básica. Em 2010, a Sociedade Britânica de Terapia Intensiva elaborou o primeiro documento sobre os níveis de atendimento para gestantes, o qual é amplamente utilizado em hospitais do Reino Unido para definir as condições de atendimento. São descritos quatro níveis de atenção:

- **Nível 0:** pacientes cujas necessidades podem ser supridas em enfermaria geral.

- **Nível 1:** pacientes em risco de que sua condição se deteriore em algum momento, aquelas que necessitam de um nível de cuidado mais alto do que em uma enfermaria geral ou aquelas que são realocadas para um nível mais alto de cuidado.
- **Nível 2:** pacientes que necessitam de monitoramento invasivo ou que apresentam falência de órgãos, incluindo suporte ventilatório básico e ventilação mecânica não invasiva (VMNI).
- **Nível 3:** pacientes que precisam de suporte ventilatório avançado ou suporte ventilatório básico mais suporte de um órgão diferente.

Todas as pacientes grávidas com nível de cuidado 1 ou acima dele devem ser encaminhadas para uma sala de parto equipada com todos os instrumentos e pessoal especializado para o manejo de pacientes gravemente enfermas.

EPIDEMIOLOGIA DO CUIDADO CRÍTICO OBSTÉTRICO

A incidência real de gestantes admitidas na UTI é difícil de estimar, pois a maioria dos estudos corresponde a séries retrospectivas em que são utilizados diferentes denominadores (total de internações hospitalares, total de internações em UTI ou total de partos) e diferentes critérios de internação com uma variabilidade acentuada entre os centros de atendimento. A revisão sistemática de Pollock com pacientes na gravidez e até 6 semanas de puerpério na UTI, de 1990 a 2008, indicou uma incidência que varia de 0,7 nos países desenvolvidos a 13,5 por 1.000 nascimentos nos países em desenvolvimento. O artigo de Escobar e cols., durante um período de estudo de 6 anos (até 2015), registrou 10.956 pacientes e é provavelmente a experiência mais assistida em um modelo obstétrico com base em TIO em países em desenvolvimento e na América Latina.

As pacientes obstétricas podem ser admitidas durante todos os períodos da gestação, mas, na maioria das séries relatadas, cerca de 58% a 93% dos casos correspondem a pacientes no puerpério. No relato de Escobar, 91% das pacientes foram internadas durante a gestação e 32% saíram ainda gestantes, o que representa uma grande mudança conceitual para esse tipo de unidade, potencializando o conceito de assistência para pacientes graves mesmo na gravidez.

A revisão sistemática de Pollock relatou que 70% das internações foram decorrentes de condições próprias da gravidez e no estudo ICNARC, sobre as internações em UTI de mulheres entre 16 e 50 anos de idade, essa proporção foi de 61%. Zeeman e cols. relataram suas internações utilizando o conceito de unidades integradas de terapia intensiva e intermediária para o cuidado da gestante gravemente doente. Esse conceito consiste em uma unidade de cuidados especiais que busca impactar a diminuição da morbidade e mortalidade de pacientes com disfunção orgânica aguda que necessitam de maior acompanhamento e vigilância do que aquela oferecida em uma enfermaria geral e cujo caso, se não tratado corretamente, pode levar ao óbito.

MODELO DE ATENDIMENTO APOIADO EM CUIDADO CRÍTICO OBSTÉTRICO

A Fundação Valle del Lili (FVL) em Cáli, na Colômbia, é uma organização privada sem fins lucrativos com orientação acadêmica e com ênfase no atendimento de pacientes de alta complexidade. O serviço de obstetrícia foi criado inicialmente para o atendimento de gestantes de baixo risco e, desde 2005, aumentou a cobertura para gestantes de alto risco. Com a implantação dos sistemas de vigilância epidemiológica (SV) de mortalidade perinatal (MP), MM e morbidade materna extrema (MME), estabeleceu-se a necessidade de organização da Unidade de Alta Complexidade Obstétrica (UACO). Essa unidade implementou um modelo de atenção obstétrica apoiada pela TIO a fim de considerar essa opção dentro do conjunto para redução da mortalidade materna e perinatal em países de baixa e média renda, como a Colômbia.

Esse modelo de atenção obstétrica iniciou seu funcionamento sob o conceito de TIO em julho de 2009, e sua implementação é descrita a seguir.

Uso de sistemas de vigilância epidemiológica

Os SV de conformidade obrigatória na Colômbia constituem o sistema de informação oficial da FVL para a tomada de decisão institucional. O sistema de vigilância do MME utiliza os critérios de entrada definidos pela Federação Latino-Americana de Sociedades de Ginecologia e Obstetrícia (FLASOG). Os resultados permitem estabelecer o ônus da doença das gestantes atendidas e a necessidade de mudanças no modelo de atendimento.

Recursos humanos

Para assumir a liderança acadêmica e diretiva da UACO, seis ginecologistas foram gradualmente se especializando em um programa formal de medicina intensiva e terapia intensiva desde 2007. Essa equipe trabalha com 12 ginecologistas que realizam cobertura presencial 24 horas por dia durante 7 dias por semana. O grupo de ginecologistas recebe treinamento em TIO e emergências obstétricas durante 4 meses, submetendo-se a um processo de recertificação formal a cada 2 anos. As interconsultas pelo serviço de medicina fetal foram estabelecidas 24 horas por dia. A FVL conta com especialistas clínicos e cirúrgicos disponíveis para interconsultas 24 horas por dia, os quais foram informados sobre a criação do serviço.

O grupo de enfermagem, pilar da execução do projeto, é treinado em um curso com dupla modalidade *online* e presencial de 9 meses de evolução para avaliação de temas em obstetrícia básica, alto risco obstétrico e TIO. A seleção dos enfermeiros incluiu pessoal com subespecialidade em medicina materna e fetal e terapia intensiva. Todo o pessoal de apoio foi recapacitado em funcionamento da UACO.

Planta física

A reconstrução da UACO foi realizada durante um período de 2 anos a partir de 2009. O projeto começou com dois leitos com crescimento gradual até um total de 31 leitos. Todos os quartos são individuais, com um grau de sofisticação semelhante ao da UTI, e contam com sistemas contínuos de monitoramento materno e fetal, monitoramento hemodinâmico invasivo, suporte com oxigênio e sucção, bombas de infusão, gasometria arterial, *kit* de medicamentos e suprimentos para emergências obstétricas, monitor de transporte, opção de ventilação mecânica não invasiva e invasiva durante o processo de transferência para a UTI, relatórios laboratoriais e exames radiológicos, opção de desfibrilação e equipamentos de via aérea difícil em situações de parada cardíaca.

Critérios de internação

A partir de 2009, os critérios de entrada na UACO foram estabelecidos com um limite adaptado às necessidades maternas e fetais. Esse processo definiu com as seguradoras de saúde a admissão na unidade sem restrições administrativas. No início do projeto, esses tipos de critérios não estavam padronizados. Em 2014 com o apoio da Sociedade Colombiana de Ginecologia e Obstetrícia, da Sociedade Colombiana de Anestesiologia e Ressuscitação e da Associação Colombiana de Medicina Intensiva e Terapia Intensiva foi realizado o Consenso Colombiano para definir os critérios de internação em UTI de pacientes gravemente doentes, os quais são desde então utilizados como instrumento de apoio à internação de pacientes na UACO.

Protocolos de tratamento

Todos os protocolos de tratamento clínico e cirúrgico de estudantes, residentes, obstetras e enfermeiros foram revisados de acordo com as evidências com ênfase no tratamento de emergências obstétricas. Esses protocolos são reavaliados a cada 2 anos e submetidos a um processo de validação e mensuração da adesão pela gerência clínica da instituição. Foram realizados todos os protocolos dos processos, procedimentos, amostragem e processamento de dados da unidade.

Monitorização fetal e cuidados obstétricos

As modalidades terapêuticas em terapia intensiva podem afetar a perfusão placentária e, por sua vez, o uso de drogas patológicas obstétricas pode ocasionar mudanças nas condições de uma gravidez crítica. A resposta fetal a esse tipo de intervenção deve ser assegurada por testes de bem-estar fetal que, no contexto da TIO, não foram bem definidos. Dentro dos processos de segurança na UACO, implementou-se um sistema contínuo de monitoramento fetal que, embora amplamente utilizado em países desenvolvidos, representou uma mudança no modelo de atendimento colombiano. A monitorização fetal, nesse contexto, é um sistema de alerta precoce para avaliação da placenta como um órgão de perfusão e complementa a vigilância durante a ressuscitação materna e fetal. Além disso, o vínculo permanente de especialistas em medicina materna e fetal dentro do grupo médico tornou possível a unificação no processo de tomada de decisão diante de testes adicionais de bem-estar fetal.

Um dos pontos mais complexos nesse tipo de paciente é o plano de tratamento relacionado com o momento, a maneira de terminar a gravidez e a equipe médica envolvida (intensivista, ginecologista, neonatologista). O cuidado no parto dentro da UTI pode ser a melhor opção em termos de qualidade e segurança, mas a maioria das UTI polivalentes não conta com a infraestrutura necessária ou as salas de parto não têm os sistemas de monitoramento da UTI e, muitas vezes, as decisões dependem da *expertise* das equipes e de sua capacidade resolutiva. No nosso caso, a implantação de espaços físicos com as exigências de uma sala de parto e UTI e a política de entrega humanizada tiveram grande impacto na prática obstétrica.

Padrões de segurança

O modelo de segurança institucional foi implementado a partir de 2009. Em 2014, chegou-se a um acordo sobre o Modelo de Segurança para atendimento de emergência obstétrica em instituições de saúde do Ministério da Saúde da Colômbia. Os componentes usados na UACO foram:

- Implementação de sistemas contínuos de monitoramento materno e fetal.
- Implementação de cuidados do parto com padrões de parto humanizado.
- Avaliação da resposta institucional para atendimento de emergência obstétrica duas vezes por ano, utilizando um instrumento com o qual as possibilidades de melhoria são identificadas.
- Análise individual dos eventos adversos usando o Protocolo de Londres com o Comitê de Segurança Institucional.
- Implementação de protocolos de segurança e listas de verificação no parto vaginal, cesariana e no uso de ocitocina e sulfato de magnésio na bomba de infusão.
- Padronização do *kit* para atendimento de emergências obstétricas, que inclui o processo de reabastecimento e acompanhamento dos medicamentos.
- Implementação de rondas de segurança institucional quatro vezes por ano.
- Implantação de três visitas médicas por dia e de uma visita da equipe com neonatologista, anestesista e enfermeira uma vez ao dia.
- Planejamento estratégico anual em educação continuada, utilizando cenários de simulação em obstetrícia e treinamento em trabalho de equipe com recertificação formal a cada 2 anos.
- Formação permanente dos líderes acadêmicos em competências não técnicas que incluam a realização de estratégias de comunicação (p. ex., SBAR).

- Implantação de equipes de resposta rápida em obstetrícia, código vermelho obstétrico e código azul obstétrico com a elaboração de guias básicos com essa informação que foram entregues a todos os médicos nos serviços de emergência e obstetrícia.

INDICADORES PARA MONITORAMENTO DA SEGURANÇA DAS PACIENTES EM UMA UNIDADE DE CUIDADO CRÍTICO OBSTÉTRICO

A melhoria do sistema de saúde só pode ser mensurada em termos do desempenho dos indicadores de qualidade. As medidas úteis de qualidade possibilitam a contagem de práticas clínicas com métodos reprodutíveis e comparáveis cujos resultados podem ser modificados pela mudança dentro da prática. No nível institucional, os indicadores de qualidade foram implementados para avaliar a estrutura, os processos e os resultados da UACO. Esses indicadores não são definidos pela política nacional, mas pelas diretrizes institucionais de acordo com parâmetros internacionais, sendo validados e comparados anualmente dentro do processo de avaliação da UACO, os quais estão resumidos no Quadro 4.1.

Quadro 4.1 Indicadores de seguimento da UCCO

Indicador	Frequência de análise	Cálculo
Indicadores de qualidade de mortalidade materna e perinatal e morbidade materna extrema		
Razão de mortalidade materna	Mensal	Número de mortes maternas no mês/total de nascimentos na instituição durante o mês por 100.000
Índice de mortalidade perinatal	Mensal	Número de mortes em fetos > 500g ou recém-nascidos nos 7 dias seguintes ao nascer no mês/total de recém-nascidos vivos ao mês por 1.000
Razão de morbidade materna extrema (MME)	Mensal	Número de casos de MME certificados ao mês/total de nascidos vivos no mês por 100.000
Índice de mortalidade materna	Mensal	Número de casos de morte materna ao mês/número de casos de morte materna + número de casos de MME por 100
Relação MME/morte materna	Mensal	Número de casos MME certificados ao mês/número de casos de morte materna no mês
Percentual de gestantes com três ou mais critérios de inclusão	Mensal	Distribuição dos casos de MME de acordo com os critérios de inclusão (um, dois, três ou mais) por 100
Indicadores de cuidado crítico obstétrico		
Número de internações na UTI – Nível 3	Mensal	Número de pacientes com critério de internação na UTI nível 3
Número de internações na UTI – Nível 2 ou unidade de alta dependência	Mensal	Número de pacientes com critério de internação na UTI nível 3
Readmissão na UTI	Mensal	Número de pacientes com critério de internação
Pontuação de APACHE II (*Acute Physiology and Chronic Health Evaluation II*)	Mensal	De acordo com a política institucional para as UTI, que exige a medição da pontuação de APACHE II em todas as pacientes críticas, a medida foi feita nas gestantes críticas nas primeiras 24 horas de internação na UACO
Indicadores de cuidado obstétrico		
Assistência no parto com analgesia	Mensal	Número de partos com analgesia regional/número total de partos por 100
Porcentagem de cesáreas	Mensal	Número de cesáreas/número de procedimentos (partos + cesáreas) totais ao mês
Incidência de eclâmpsia em pacientes com transtorno hipertensivo de gestação (THG) e tempo de internação > 1 hora	Mensal	Número de pacientes com THG que apresentam um ou mais episódios de eclâmpsia após 1 hora de internação ao mês/número de pacientes com THG ao mês por 100
Incidência de roturas perineais de grau IV	Mensal	Número de roturas perineais de grau IV ao mês/total de partos vaginais ao mês por 100
Incidência de hemorragia pós-parto grave	Mensal	
Incidência de endometrite	Mensal	Número de casos com endometrite ao mês/total de partos ou cesáreas ao mês por 100
Indicadores de política de segurança		
Satisfação das pacientes	Mensal	O processo institucional necessita da mensuração da satisfação institucional para 20% das pacientes hospitalizadas no momento da alta
Revisão de eventos adversos	Mensal	Responsável pelo comitê institucional de eventos adversos
Mensuração da adesão às diretrizes médicas de emergências obstétricas	Mensal	Responsável pelo comitê de gestão clínica
Adesão às listas de verificação	Mensal	Todas as listas estão disponíveis de modo informatizado no sistema, e a adesão é medida de acordo com o relatório de estatísticas institucionais
Seguimento do programa de treinamento institucional	Mensal	O grupo de líderes médicos e de enfermagem define um programa de educação e, a cada 6 meses, estabelece a adesão do grupo médico. É dada ênfase especial às habilidades adquiridas na equipe para o gerenciamento da emergência obstétrica

RESULTADOS DO MODELO DE CUIDADO EMBASADO NA TERAPIA INTENSIVA OBSTÉTRICA

As principais características e os diagnósticos no momento da internação das pacientes durante o estudo da FVL estão resumidos na Tabela 4.1.

Cinquenta por cento das pacientes necessitaram de monitorização invasiva, 3,8% de ventilação mecânica, 0,7% de terapia de substituição renal e 10,5% de transfusão de hemoderivados; 814 pacientes (9,3%) foram encaminhadas para intervenções cirúrgicas e 631 pacientes (7,2%) necessitaram de cirurgias de alta complexidade para o manejo da hemorragia obstétrica.

Do total das pacientes internadas, 10% (1.685) preenchiam critérios de extrema morbidade materna de acordo com o sistema de vigilância epidemiológica colombiano; dessas, 100% foram internadas em UTI: 26,4% necessitaram de transfusão de mais de três unidades de hemoderivados, 62,7% apresentaram choque hipovolêmico, 24,5%, choque séptico, e 12,7%, eclâmpsia. As disfunções orgânicas mais comuns foram insuficiência vascular (77%) e insuficiência metabólica (47%). Cem por cento dos casos de MME foram analisados pelo comitê institucional de segurança, e os resultados estão indicadores dos resultados são relatados no Quadro 4.2.

Tabela 4.1 Características das pacientes atendidas na Unidade de Alta Complexidade Obstétrica da Fundação Valle del Lili (UACO/FVL)

Idade materna[a]	27 Intervalo: 11 a 52 anos
Idade gestacional no momento da internação (semanas de gravidez)[a]	35 (29 a 38) Intervalo: 5 a 43 semanas
Controle pré-natal	
Sim	9.984 (99,1%)
Não	972 (8,9%)
Nível de escolaridade	
Nenhum	172 (1,6%)
Fundamental	3.587(32,7%)
Ensino médio	3.985 (36,4%)
Técnico/universitário	3.212 (29,3%)
Número de gravidezes anteriores à internação[a]	2 (1 a 3) Intervalo: 1 a 16 gravidezes
Diagnósticos no momento da internação	
Transtornos hipertensivos	2.727 (24%)
Complicações médicas preexistentes	725 (6,6%)
Hemorragia obstétrica	422 (3,8%)
Sepse não obstétrica	324 (2,9%)
Sepse obstétrica	303 (2,7%)
Complicações do aborto	105 (0,9%)
Outras causas	6.350 (57,9%)
Via de finalização da gravidez	
Aborto	408 (3,7%)
Parto vaginal	3.750 (34,2%)
Parto instrumentado	32 (0,3%)
Cesárea	3.556 (32,5%)
Gravidez ectópica	52 (0,5%)
Grávida no momento da alta	2.780 (32%)
Idade gestacional no momento da conclusão	37 (34 a 39) Intervalo: 10 a 43 semanas
Peso fetal no nascimento (g)[a]	2.900 (2.367 a 3.290) Intervalo: 100 a 4.785
Dias de internação[a]	3 (2 a 5) Intervalo: 1 a 102
Dias na UACO[a]	3 (2 a 5) Intervalo: 1 a 65

[a] Mediana.

Quadro 4.2 Indicadores de qualidade de mortalidade materna e perinatal e morbidade materna extrema

Indicador	Resultados (média anual)	Cálculo
Indicadores de qualidade de mortalidade materna e perinatal e morbidade materna extrema		
Razão de mortalidade materna	287 por 100.000 nascimentos	43 pacientes morreram devido a um índice de mortalidade hospitalar de 0,49%. Com um nível de cuidado IV, o número de pacientes falecidas é pequeno comparado ao total. O padrão internacional para esse tipo de centro não está definido
Índice de mortalidade perinatal	18 por 1.000 nascimentos	A consolidação como centro de referência aumentou o atendimento de neonatos com patologias perinatais muito complexas. Todos os casos de morte foram analisados por um comitê interdisciplinar
Razão de morbidade materna extrema (MME)	134 por 100.000 nascimentos	O alto índice de morbidade materna extrema também foi secundário no referido processo; no início do projeto, a RMME era de 15% e no final do relatório, em 2016, era de 57%
Índice de mortalidade materna	1,6%	Este indicador avalia a qualidade da cidade com uma meta de padrão internacional de menos de 4% para um hospital de alta qualidade, de acordo com o sistema de vigilância colombiano. Quanto mais alto o indicador, mais mulheres em condições graves morrem e o resultado do hospital está em desvantagem; este é o indicador de qualidade mais importante da UACO
Relação MME/morte materna	55	Indicador de qualidade com um objetivo que deve tentar ser superior a uma morte para cada 35 casos de MME. Acima desse valor é um marcador de alta qualidade e segurança de cuidado
Percentual de gestantes com três ou mais critérios de inclusão	97%	Indica a gravidade ou o ônus da doença em mulheres grávidas com MME. A meta para um serviço obstétrico é que menos de 30% das pacientes não reúnam mais de três critérios de MME. Um valor > 30% indica que o serviço obstétrico é altamente complexo
Indicadores de cuidado crítico obstétrico		
Número de internações na UTI – Nível 3	32%	No início do projeto, 100% das pacientes recebiam atendimento de nível 2. Com o aumento de atividades e leitos, o número de internações no nível 3 aumentou
Número de internações na UTI – Nível 2 ou unidade de alta dependência	68%	Número de pacientes com critério de internação na UTI nível 3
Readmissões na UTI	0,4%	Todos os casos de readmissões foram analisados e as famílias das pacientes informadas sobre isso
Pontuação de APACHE II (*Acute Physiology and Chronic Health Evaluation II*)	8,37 (± 4,9)	Os valores da pontuação de APACHE II menor e maior relatados foram de 2 e 43, respectivamente
Indicadores de cuidado obstétrico		
Assistência no parto com analgesia	42%	Na Colômbia, a analgesia obstétrica durante o trabalho de parto não é uma prática institucional universal. A FVL criou um projeto com o serviço de anestesia para implementação em toda a população atendida, independentemente da cobertura de seguro médico. O indicador começa com uma cobertura de 15% até atingir 83% dos partos vaginais atendidos em 2015
Percentual de cesáreas	48%	Na Colômbia, a taxa de cesárea está acima da meta global da Organização Mundial da Saúde, sendo < 15 por 100 nascimentos. A Organização Pan-Americana da Saúde e o Centro Latino-Americano de Perinatologia, Saúde da Mulher e Saúde Reprodutiva (CLAP) e diferentes revisões no ano de 2015 definiram que a meta da taxa institucional dependerá dos fatores de risco das pacientes atendidas e não há estimativas da taxa ideal em instituições de alta complexidade obstétrica. No início do projeto, a taxa de cesárea era de 70% com redução de 44% em 2015, alcançada com o fortalecimento da estratégia humanizada de atendimento e segurança na assistência obstétrica implementada com maior força a partir de 2012
Incidência de eclâmpsia em pacientes com transtorno hipertensivo de gestação (THG) e tempo de internação > 1 hora	0,09%	Houve pouquíssimos casos de eclâmpsia após a primeira hora de internação na instituição, com adesão muito alta ao protocolo de tratamento dos distúrbios hipertensivos da gravidez
Incidência de roturas perineais de grau IV	0,8%	Os diferentes relatórios de indicadores consideram que essa incidência está entre 1% e 8% dos partos vaginais. No nível institucional, a incidência é de 0,8% sem mortalidade associada
Incidência de hemorragia pós-parto grave	1,9%	A incidência de HPP grave deve ser < 4% do total de nascimentos. A UACO consolidou-se como um centro de referência para a gestão de HPP maciça devido à capacidade instalada para implementar todos os tratamentos descritos na literatura
Incidência de endometrite	1%	A incidência de endometrite pós-parto está dentro dos padrões internacionais, segundo os quais não deve exceder 1,5% dos casos atendidos

(*continua*)

Quadro 4.2 Indicadores de qualidade de mortalidade materna e perinatal e morbidade materna extrema (*continuação*)

Indicador	Resultados (média anual)	Cálculo
Indicadores de política de segurança		
Satisfação das pacientes	97%	As pacientes insatisfeitas com a assistência hospitalar foram avaliadas pela equipe de recursos humanos treinada nessa área
Revisão de eventos adversos	152 casos com eventos adversos	5% dos eventos adversos foram definidos como evitáveis. Foram 25 planos de melhoria, os quais foram encerrados no final de 2016 em sua totalidade. Esses planos incluíram a implementação das listas de verificação, a criação de equipes de resposta rápida e o código obstétrico vermelho, além de estratégias de comunicação para as equipes de trabalho em crise
Mensuração da adesão às diretrizes médicas de emergência obstétrica	92%	As informações oficiais são geradas em um escritório institucional independente da UACO e o diretor médico é diretamente informado para gerar o respectivo plano de melhoria
Adesão às listas de verificação	50%	Essa adesão só foi relatada durante o ano de 2016 porque o programa foi implementado a partir desse ano
Seguimento do programa de treinamento institucional	85%	Grande parte (85%) do total do projeto de treinamento para médicos e enfermeiros do grupo médico institucional foi desenvolvida durante o período de implementação do modelo. Um programa de treinamento em simulação formal com avaliação de competência foi realizado a cada 2 anos com um total de 95% de adesão do grupo. Essas avaliações incluíram o grupo ALSO Colombian (*Advanced Life Support in Obstetrics*) no ano de 2014

CONSIDERAÇÕES FINAIS

Cada uma das decisões em torno das pacientes obstétricas críticas exige uma equipe interdisciplinar de especialistas para a difícil compreensão e o gerenciamento de doenças durante a gravidez, o parto e o puerpério. Não existem diretrizes detalhadas para implementação da TIO dentro dos modelos institucionais de segurança, e a experiência mencionada neste capítulo pode ajudar a apoiar a necessidade de estabelecer o modelo dentro da montagem de serviços obstétricos em hospitais de referência. Esse conceito como estratégia para a redução da mortalidade materna pode ser acompanhado pelo desenvolvimento das nações com uma abordagem coordenada de todos os níveis nos países em desenvolvimento.

Leitura complementar

ACOG Practice Bulletin. Critical care in pregnancy 2009;113(2), part 1:443-50.

Alkema L, Chou D, Hogan D et al. Global, regional, and national levels and trends in maternal mortality between 1990 and 2015, with scenario-based projections to 2030: a systematic analysis by the UN Maternal Mortality Estimation Inter-Agency Group. Lancet 2015; published online Nov: http://www.thelancet.com/article/S0140673615008387/fulltext.

Bajwa SK, Bajwa SJ. Delivering obstetrical critical care in developing nations. Int J Crit Illn Inj Sci 2012; 2:32-9.

Bajwa SS, Kaur J. Critical care challenges in obstetrics: An acute need for dedicated and co-ordinated teamwork. Anesth Essays Res 2014; 8: 267-9.

Baskett TF. Epidemiology of obstetric critical care. Best Pract Res Clin Obstet Gynaecol 2008; 22(5):763-74.

Cantwell R, Clutton-Brock T, Cooper G et al. Saving Mothers' Lives: reviewing maternal deaths to make motherhood safer: 2006–2008. The Eighth Report of the Confidential Enquiries into Maternal Deaths in the United Kingdom. BJOG 2011; 118(suppl 1):1-203.

Davies SM, Geppert J, McClellan M et al. Refinement of the HCUP Quality Indicators. Technical Review Number 4 (Prepared by UCSF-Stanford Evidence-based Practice Center under Contract No. 290-97-0013). AHRQ Publication No. 01-0035. Rockville, MD: Agency for Healthcare Research and Quality, May 2001.

Escobar MF. Cuidado crítico obstétrico: ¿cuál es el concepto? Acta Colombiana de Cuidado Intensivo 2013; 13(3):1-9.

Friedman AM, Ananth CV, Prendergast E, D'Alton ME, Wright JD. Evaluation of third-degree and fourth-degree laceration rates as quality indicators. Obstet Gynecol 2015 Apr; 125(4):927-37.

Gaffney A. Critical care in pregnancy – Is it different? Semin Perinatol 2014 Oct; 38(6):329-40.

Gibson K, Bailit JL. Cesarean delivery as a marker for obstetric quality. Clin Obstet Gynecol 2015 Jun; 58(2):211-6.

Guerrero J, Ortiz EI, Sarria O. Modelo de seguridad para la atención de la emergencia obstétrica en instituciones de salud. Ministerio de Salud y Protección Social de Colombia – Fondo de Población de las Naciones Unidas (UNFPA) SBN: 978 958 8735 66 5.

Guidelines for intensive care unit admission, discharge, and triage. Task Force of the American College of Critical Care Medicine, Society of Critical Care Medicine. Crit Care Med 1999; 27(3):633-8.

Intensive Care and National Audit Research Centre (ICNARC). Female admissions (aged 16–50 years) to adult, general critical care units in England, Wales and Northern Ireland, reported as "currently pregnant" or "recently pregnant." 1 Jan 2007 to 3 Dec 2007. Disponível em: https://www.rcoa.ac.uk/system/files/PUB-ICNARC-ObsReport.pdf; 2009. Acessado em: 17.04.14.

Lichtmacher A. Quality assessment tools: ACOG Voluntary Review of Quality of Care Program, Peer Review Reporting System. Obstet Gynecol Clin North Am 2008 Mar; 35(1):147-62.

Oliveira Neto A, Parpinelli MA, Cecatti JG, Souza JP, Sousa MH. Factors associated with maternal death in women admitted to an intensive care unit with severe maternal morbidity. International Journal of Gynecology and Obstetrics 2009; 105:252-6.

Ortiz EI, Quintero CA, Mejía J, Romero E, Ospino L. Vigilancia de la morbilidad materna externa. Documento técnico y conceptual sobre la metodología de análisis de información para la auditoría de la calidad de la atención materna. Dirección General de Salud Pública, Ministerio de la Protección Social, Fondo de Población de las Naciones Unidas – UNFPA. Línea de gestión del conocimiento – convenio 620.

Patil V, Jigajinni S, Wijayatilake DS. Maternal critical care: "One small step for woman, one giant leap for womankind". Curr Opin Anaesthesiol 2015 Jun; 28(3):290-9.

Pettker CM, Grobman WA. Obstetric safety and quality. Obstet Gynecol 2015 Jul; 126(1):196-206.

Pollock W, Rose L, Dennis CL. Pregnant and postpartum admissions to the intensive care unit: A systematic review. Intensive Care Med 2010; 36:1465-7.

Rojas-Suárez JA, González MV, Monsalve G, Escobar MF, Vasco M. Consenso colombiano para la definición de los criterios de ingreso a unidades de cuidados intensivos en la paciente embarazada críticamente enferma. Revista Colombiana de Obstetricia y Ginecología 2014; (65):1;47-74.

Saravanakumar K et al. High dependency care in an obstetric setting in the UK Anaesthesia. Anaesthesia 2008; 63(10):1081-6.

Say L, Chou D, Gemmill A et al. Global causes of maternal death: a WHO systematic analysis. Lancet Glob Health 2014; 2(6):e323-33.

Say L, Souza JP, Pattinson RC. Maternal near miss – towards a standard tool for monitoring quality of maternal health care. Best Pract Res Clin Obstet Gynecol 2009; 23:287-96.

Say L, Souza JP, Pattinson RC; WHO working group on Maternal Mortality and Morbidity classifications. Maternal near miss – towards a standard tool for monitoring quality of maternal health care. Best Pract Res Clin Obstet Gynecol 2009 Jun; 23(3):287-96.

Sultan P, Arulkumaran N, Rhodes A. Provision of critical care services for the obstetric population. Best Pract Res Clin Obstet Gynaecol 2013 Dec; 27(6):803-9.

The Maternal Critical Care Working Group. Providing equity of critical and maternity care for the critically ill pregnant or recently pregnant woman. London Royal College of Obstetricians and Gynecologists Disponível em: http://www.rcog.org.uk/files/rcog-corp/Prov_Eq_MatandCritCare.pdf. Acesso em: 6 jun 2014.

Wanderer JP, Leffert LR, Mhyre JM et al. Epidemiology of obstetric-related ICU admissions in Maryland: 1999-2008. Crit Care Med 2013; 41:1844-52.

Zeeman GG, Wendel Jr GD, Cunningham FG. A blueprint for obstetric critical care. Am J Obstet Gynecol 2003; 188(2):532-6.

CAPÍTULO 5

Exames de Imagem na Gestação de Alto Risco – Abordagem das Principais Condições Não Obstétricas

Luciana Costa-Silva
Ana Paula Campos Rocha
Rafael Lourenço do Carmo

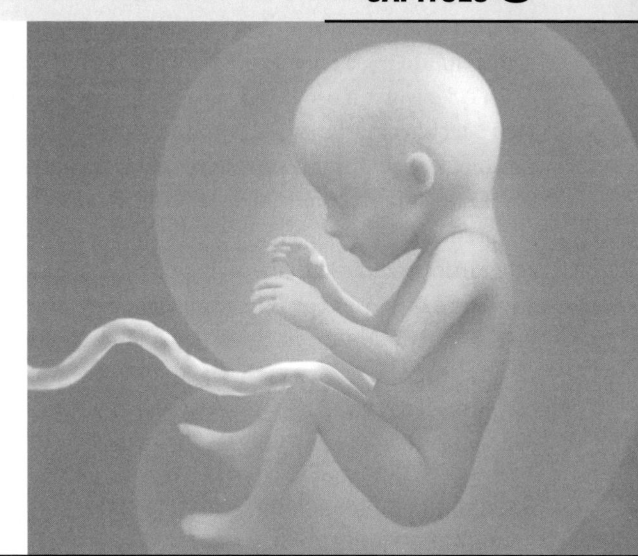

INTRODUÇÃO

A frequência de realização dos exames de imagem durante a gravidez aumentou progressivamente nas últimas décadas e, embora a ultrassonografia (US) seja o principal método utilizado pelas gestantes, a tomografia computadorizada (TC) e a ressonância magnética (RM) são muitas vezes necessárias para a elucidação diagnóstica.

Nesse contexto, surgiram questionamentos e apreensões relacionados com os potenciais prejuízos à saúde do embrião e do feto, notadamente no que se refere ao uso da radiação ionizante e dos meios de contraste. Entretanto, os potenciais efeitos deletérios sobre o feto se contrapõem aos danos causados pela não realização de um exame bem indicado, já que um diagnóstico protelado ou perdido pode ser ainda mais nocivo para a saúde materna e do próprio concepto.

Desse modo, é importante que os médicos obstetras conheçam os principais métodos de imagem indicados para cada situação clínica, tornando possível estimar o valor diagnóstico e os potenciais malefícios de cada um e assim justificar a utilização de exames em benefício da paciente.

Neste capítulo serão discutidas as indicações, contraindicações, principais riscos e situações especiais relacionados com os principais métodos de imagem disponíveis atualmente, com ênfase na US, TC e RM.

MÉTODOS DE IMAGEM

Os métodos de imagem isentos do uso de radiação ionizante são os prefereridos durante o período gestacional. A US e a RM apresentam vantagens sobre a TC. Entretanto, a TC pode fornecer dados importantes, contribuindo para a definição diagnóstica e terapêutica em diversas situações.

É importante que os obstetras estejam familiarizados com alguns princípios fundamentais de radioproteção ao solicitarem exames de imagem, de modo a reduzir os riscos a que serão expostos a gestante e o concepto. O mais importante é o princípio da limitação do uso, especialmente no que concerne às radiações ionizantes. Deve-se utilizar sempre a menor dose necessária para se obter o diagnóstico, princípio reconhecido pela Comissão Internacional de Proteção Radiológica pelo acrônimo ALARA (*As Low As Reasonably Achievable*) que, traduzido para o português, significa tão baixo quanto razoavelmente possível.

Um aspecto legal a ser considerado pelos obstetras e radiologistas antes da realização de estudos por imagem diz respeito à utilização do Termo de Consentimento Livre e Esclarecido (TCLE), sendo considerada uma boa prática médica a obtenção do TCLE das gestantes submetidas a exames por imagem para que seja adequadamente documentada a compreensão da paciente acerca das alternativas diagnósticas, bem como dos potenciais danos e benefícios relacionados com o exame que será realizado. Recomenda-se a obtenção do TCLE de todas as gestantes submetidas a exames seccionais, incluindo RM e TC.

Ultrassonografia

Método de imagem de baixo custo e ampla disponibilidade, a US é o exame de primeira escolha na maioria das situações clínicas durante a gravidez, apresentando como vantagem, ainda, a ausência de exposição a radiações ionizantes e a meios de contraste.

Não há relatos de efeitos biológicos embrionários ou fetais relacionados com o uso desse método. Ainda assim, é desencorajado seu uso indiscriminado sem um propósito médico definido. Essa recomendação é fundamentada no fato de que a US envolve o uso de ondas sonoras que podem interagir com o tecido embrionário e se transformar em energia térmica, com particular preocupação relacionada ao Doppler fetal, em razão do risco potencial de lesão tecidual. Entretanto, não existe contraindicação à realização de qualquer tipo de exame ecográfico materno durante a gravidez.

Dentre as desvantagens relacionadas com o uso da US, destaca-se o fato de ser um exame operador-dependente, além de apresentar reduzida acurácia em algumas situações clínicas, baixa resolução e menor poder de penetração no abdome contendo o útero gravídico.

Radiografia convencional e tomografia computadorizada

A radiografia convencional e a TC assumem atualmente papel de destaque no diagnóstico de muitas condições patológicas. A radiografia convencional é um método de baixo custo, disponível na maioria dos serviços de atenção à saúde, e expõe a paciente a doses de radiação relativamente baixas. Já a TC, apesar da menor disponibilidade e da dose maior de radiação em relação à radiografia convencional, elimina a desvantagem de sobreposição de estruturas, promovendo maior acurácia diagnóstica na maioria das situações clínicas.

Não há estudos bem controlados em gestantes acerca dos riscos da radiação ionizante utilizada por esses métodos de imagem. A maioria das informações disponíveis atualmente é embasada em relatos de casos e extrapolação de dados com base na investigação de sobreviventes de explosões nucleares no Japão e no acidente de Chernobyl.

Para a gestante, os potenciais efeitos biológicos da radiação são os mesmos sofridos por uma mulher que não esteja grávida e não serão discutidos neste capítulo. Por outro lado, os efeitos biológicos indesejáveis para o concepto incluem óbito intrauterino, malformações orgânicas (efeito teratogênico) e alterações de formação e migração do sistema nervoso central, condicionando variados graus de déficit cognitivo.

Esses efeitos são classificados como estocásticos e determinísticos. Os determinísticos são aqueles relacionados com a exposição a altas doses de radiação e dependem diretamente da dose envolvida nessa exposição, como abortamento, possíveis malformações e outros efeitos teratogênicos ou déficits cognitivos no concepto. Os efeitos estocásticos ou aleatórios são aqueles não relacionados com o efeito direto e imediato da radiação, podendo ocorrer meses ou anos após a exposição. Esses efeitos não estão relacionados com a exposição a um limiar específico de dose de radiação; entretanto, a probabilidade de sua ocorrência é proporcional à dose, sendo as manifestações biológicas mais relevantes as mutações e a carcinogênese.

Desse modo, a ocorrência dos efeitos biológicos depende da dose de radiação absorvida e está associada, ainda, à idade gestacional do feto ou embrião (Figura 5.1). Em geral, baixas doses de radiação absorvida podem provocar dano celular transitório e passível de ser reparado pelo organismo. Por outro lado, altas doses de radiação podem interromper o desenvolvimento e a maturação celular, provocando a morte fetal ou malformações.

Desenvolvimento fetal

de modo geral, exposições a doses fetais < 50mGy não estão relacionadas com anormalidades fetais e abortamento. A Tabela 5.1 demonstra que a maioria dos exames de imagem utilizados na prática clínica não expõe o feto a doses próximas a esse limiar, desde que eles sejam realizados com protocolos otimizados para a obtenção dos diagnósticos necessários, utilizando a menor dose de radiação possível (ALARA). Entretanto, a combinação de múltiplos exames durante a gestação pode expor a criança a doses mais elevadas.

Efeitos biológicos da radiação ionizante e idade gestacional

O embrião é mais sensível aos efeitos da radiação ionizante nas primeiras 2 semanas do período embriológico (equivalente à idade gestacional de 3 a 4 semanas), momento no qual o concepto exposto permanecerá intacto ou será reabsorvido ou abortado. Considera-se o risco de óbito nesse período em caso de exposição > 100mGy.

No período embriológico compreendido entre 3 e 15 semanas (idade gestacional de 5 a 17 semanas) ocorre a embriogênese, e o dano ao embrião pode ser decorrente de morte celular induzida pela radiação, além de distúrbios na migração e proliferação celular. Nessa fase podem ocorrer malformações graves, inclusive no sistema nervoso central, que está em formação nesse período. Quando o feto é exposto a doses > 100mGy, pode haver ainda déficit cognitivo e redução no quociente de inteligência (QI). Esses riscos aumentam em frequência e gravidade de acordo com a dose de radiação. Cabe ressaltar, entretanto, que é improvável que o feto seja exposto a essas doses elevadas em exames diagnósticos de rotina, mesmo quando realizados com campo de radiação direto sobre o útero.

Entre 18 e 27 semanas da idade fetal (correspondente à idade gestacional de 16 a 25 semanas) não há detecção de déficits de QI em qualquer dose diagnóstica.

Após a 27ª semana da idade fetal (> 25 semanas de idade gestacional) não há riscos significativos para o feto no que se refere aos efeitos determinísticos (Quadro 5.1).

Meios de contraste iodados

Em relação ao uso de contraste iodado endovenoso em gestantes, os estudos são bastante limitados, e seus efeitos em

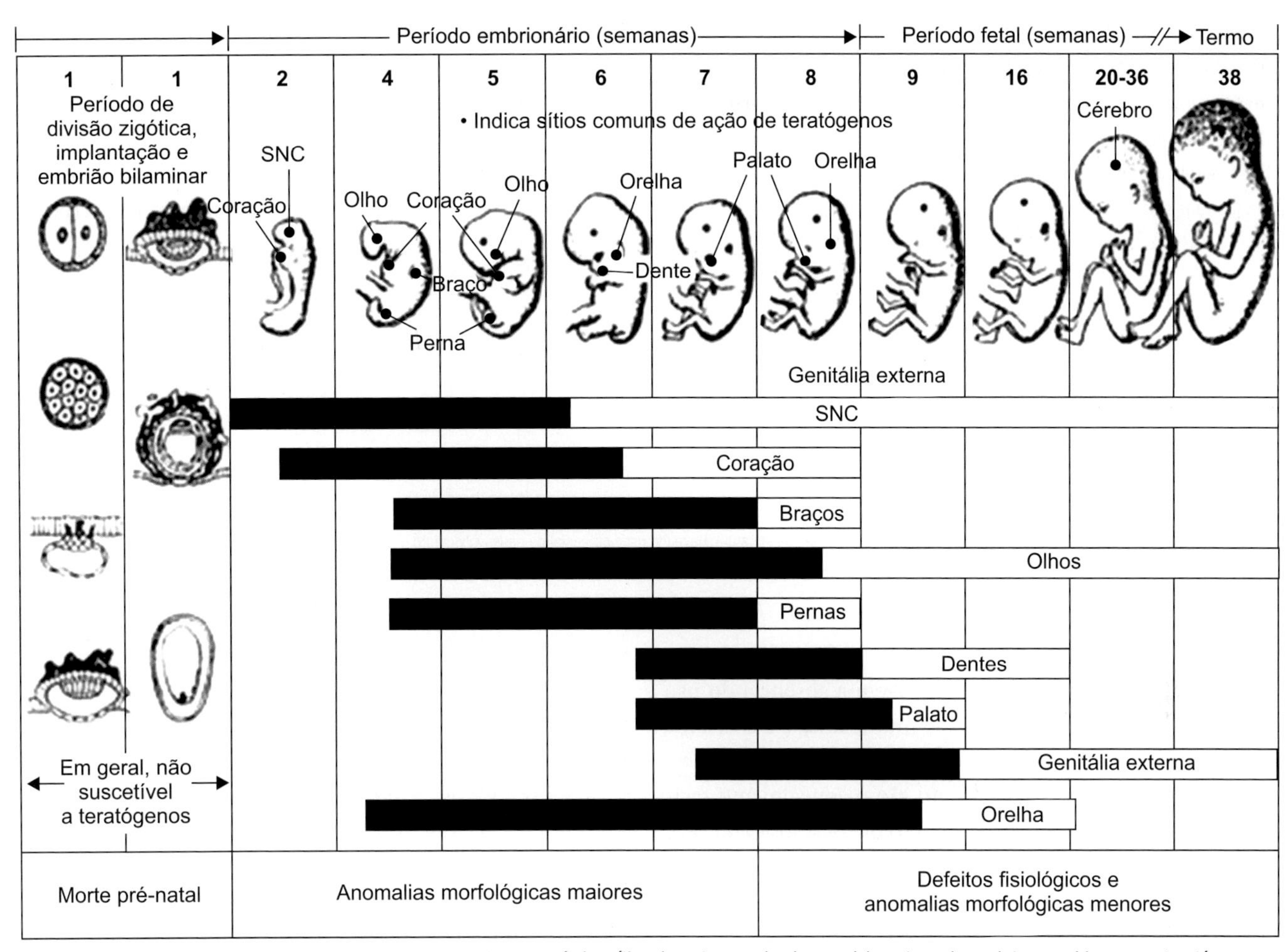

Figura 5.1 Desenvolvimento fetal. As barras pretas representam o período crítico durante o qual o desenvolvimento pode ser interrompido por um teratógeno, resultando em importante malformação estrutural. A diferenciação celular ocorre durante um período mais longo (barras brancas); a exposição durante esse período pode resultar em malformações estruturais menores, restrição ao crescimento ou deficiência funcional. A idade embriológica é contada a partir do momento da fertilização, enquanto a idade gestacional é contada desde o primeiro dia do último período menstrual. Assim, uma idade embriológica de 6 semanas corresponde à idade gestacional de 8 semanas. As semanas embriológicas 1 a 8 são consideradas o período embriológico do desenvolvimento e são seguidas pelo período fetal do desenvolvimento. (Moore K. The developing human: Clinically oriented embryology. Philadelphia: WB Saunders, 1982 – copyright©1982 Elsevier.)

Tabela 5.1 Doses fetais de radiação estimadas para exames de radiografia convencional e tomografia computadorizada

Exame	Dose fetal estimada (mGy)
Radiografia convencional	
Coluna cervical (AP, perfil), extremidades, tórax (PA, perfil), coluna torácica	< 0,003
Coluna lombar (AP, perfil)	1
Abdome (AP)	≤ 3
Tomografia computadorizada	
Crânio	0
Tórax (rotina), tórax (angiotomografia para suspeita de tromboembolismo pulmonar)	0,2
Abdome	4
Abdome e pelve	25
Angiotomografia da aorta	34

AP: anteroposterior; PA: posteroanterior.
Fonte: Raptis et al., 2014.

embriões e fetos humanos ainda não estão completamente compreendidos.

Já foi demonstrado que os meios de contraste atravessam a placenta em quantidades mensuráveis; entretanto, testes em animais não demonstraram efeitos mutagênicos ou teratogênicos. Apesar de ainda não existirem estudos bem controlados realizados em seres humanos, não há casos bem documentados de dano potencial ao embrião ou ao feto humanos decorrente do uso endovenoso materno de meio de contraste iodado.

Assim, o Colégio Americano de Radiologia (ACR) recomenda que a utilização do meio de contraste iodado endovenoso não seja evitada em pacientes gestantes ou potencialmente gestantes quando for necessária para propósitos diagnósticos. Essa recomendação é sustentada pela classificação da Food and Drug Administration (FDA) da maioria dos meios de contraste iodados como categoria B.

Quadro 5.1 Sumário dos efeitos determinísticos potenciais ao feto relacionados com a radiação ionizante

Período		Dose		
Idade menstrual ou gestacional	**Idade concepcional**	**< 50mGy**	**50 a 100mGy**	**> 100mGy**
0 a 2 semanas	Anterior à concepção	Nenhum	Nenhum	Nenhum
3 a 4 semanas	1 a 2 semanas	Nenhum	Provavelmente nenhum	Possível abortamento espontâneo
5 a 10 semanas	3 a 8 semanas	Nenhum	Efeitos potenciais incertos e muito sutis para serem percebidos clinicamente	Possíveis malformações, crescendo em probabilidade com o aumento das doses
11 a 17 semanas	9 a 15 semanas	Nenhum	Efeitos potenciais incertos e muito sutis para serem percebidos clinicamente	Aumento do risco de déficits cognitivos mais frequentes e mais graves com aumento de doses
18 a 27 semanas	16 a 25 semanas	Nenhum	Nenhum	Déficits de inteligência indetectáveis e doses diagnósticas
> 27 semanas	> 25 semanas	Nenhum	Nenhum	Nenhum que se aplique à medicina diagnóstica

mGy: miliGrey.
*Os efeitos estocásticos são suspeitados, mais não há dados consistentes na literatura, havendo risco potencial de desenvolvimento de câncer na infância, especialmente a leucemia.
Fonte: Liebscher et al., 2013.

Ressonância magnética

As principais vantagens da RM envolvem a ausência do uso de radiação ionizante, a capacidade multiplanar e a excelente resolução de contraste na avaliação de partes moles.

Os riscos potenciais ao concepto são o aquecimento tecidual ocasionado pelos pulsos de alta frequência, os danos auditivos derivados dos ruídos de alta intensidade e os defeitos de migração celular durante o primeiro trimestre, secundários ao próprio campo eletromagnético.

Apesar dessas preocupações teóricas, não há relatos de efeitos adversos observados em gestantes ou fetos submetidos a esse exame. Ray e cols. demonstraram ausência de aumento estatisticamente significativo no risco de natimortos ou óbito neonatal, anormalidades congênitas, neoplasias e perda visual ou auditiva, em estudo canadense com 1.737 gestantes submetidas à RM no primeiro trimestre, sendo realizado o seguimento das crianças até os 4 anos de idade.

Desse modo, o uso da RM em aparelhos de até 1,5T é considerado seguro, sendo desaconselhada a realização de exames em aparelhos de 3,0T em virtude do maior potencial de aquecimento tecidual e da inexistência de estudos bem desenhados até o momento.

Recomendam-se exames de RM, em qualquer período gestacional, quando outros métodos que não utilizam a radiação ionizante não esclareceram a situação clínica, desde que o exame seja relevante para definição diagnóstico-terapêutica da gestante e/ou do feto e não seja prudente sua procrastinação até que a paciente não esteja mais grávida.

Meios de contraste paramagnéticos

Com relação ao gadolínio, até o momento não existem relatos de efeitos adversos mutagênicos em fetos humanos com as doses regularmente utilizadas. Entretanto, não há estudos bem controlados acerca dos efeitos teratogênicos dessa droga em conceptos humanos. Não há, igualmente, casos de fibrose nefrogênica sistêmica desencadeados pelo uso de gadolínio durante a gestação, embora exista um risco potencial para a mãe e para a criança.

O estudo de Ray e cols. não evidenciou aumento do risco de anomalias congênitas entre os fetos de pacientes expostas ao gadolínio e os daquelas que não realizaram RM durante a gestação. Entretanto, foi evidenciado aumento estatisticamente significativo do risco de morte intrauterina e morte neonatal, bem como de algumas condições reumatológicas, inflamatórias ou infiltrativas, as quais estão especialmente relacionadas com o uso do gadolínio no primeiro trimestre. Vale ressaltar que se trata de um único estudo retrospectivo com limitações metodológicas e que não há outros estudos robustos disponíveis na literatura.

Em virtude dos efeitos incertos da utilização de meios de contraste paramagnéticos sobre as crianças que tiveram contato intraútero com o gadolínio, recomenda-se que esse agente seja utilizado com cautela durante a gravidez. Segundo as recomendações da ACR, o gadolínio deve ser utilizado somente quando os benefícios justificarem os potenciais riscos ao feto, devendo ser administrado na menor dosagem possível para que sejam alcançados os resultados diagnósticos.

PRINCIPAIS APLICAÇÕES DOS EXAMES DE IMAGEM

Avaliação da gestante com dor abdominal

A decisão sobre o método de imagem a ser utilizado na avaliação abdominal da gestante é complexa, devendo levar em consideração a urgência na confirmação diagnóstica, as principais hipóteses clínicas, os resultados de exames anteriores e o risco-benefício para o binômio gestante-concepto relacionado com a realização do estudo.

As principais entidades clínicas não obstétricas que se apresentam com necessidade de avaliação abdominal por imagem são as que demandam atenção urgente, como as diversas causas de abdome agudo (particularmente a apendicite e as doenças das vias biliares) e as obstruções do trato urinário.

Neste capítulo é feita uma breve discussão sobre algumas das principais condições clínicas com recomendações sobre os métodos de imagem de eleição para investigação de cada uma delas. Ao final de cada discussão encontram-se algoritmos com sugestões de protocolos de avaliação por imagem das principais condições não obstétricas presentes na gestação.

Apendicite aguda

A apendicite aguda é a causa mais frequente de abdome agudo cirúrgico durante a gestação, com prevalência estimada em 50 a 70 a cada 1.000 pacientes. Além disso, a apendicite na gestante aumenta o risco de trabalho de parto prematuro, está associada a índices maiores de mortalidade e morbidade fetal e demonstra risco maior de perfuração, se comparada a pacientes não gestantes. Somado à alta incidência e à gravidade potencialmente maior, o diagnóstico clínico dessa entidade é dificultado, uma vez que várias das alterações clínicas ocasionadas pela doença podem ser achados normais durante a gestação (náuseas, vômitos, leucocitose).

A sensibilidade da US na detecção de apendicite aguda reportada na literatura é muito variável, provavelmente por se tratar de um método examinador-dependente. A especificidade, entretanto, é elevada (em torno de 95%). A US é, portanto, a modalidade de escolha para avaliação inicial, considerando a ausência de radiação fetal e a capacidade de avaliar também o abdome e a pelve à procura de diagnósticos alternativos, ficando a RM e a TC como métodos disponíveis em caso de US não diagnóstica.

Atenção é necessária para o fato de que nas fases finais da gestação há um deslocamento do apêndice pelo útero gravídico, promovendo migração superior e rotação dessa estrutura e reduzindo a sensibilidade do exame. Ainda assim, a maioria dos autores recomenda a US como primeiro estudo de imagem. A RM vem demonstrando taxas elevadas de sensibilidade e especificidade nos estudos mais recentes (respectivamente, 100% e 94%). A alta acurácia leva a RM a ser considerada a principal ferramenta diagnóstica alternativa nos casos em que a US é inconclusiva.

A TC também apresenta elevadas taxas de sensibilidade e especificidade para detecção de apendicite aguda com a vantagem de maior disponibilidade, se comparada à RM, e menor dependência da experiência do examinador. Entretanto, em virtude dos riscos de exposição fetal à radiação, deve ser considerada um método de segunda linha com indicações restritas aos casos que não possam ser resolvidos com os estudos que não utilizam radiação ionizante (Figura 5.2).

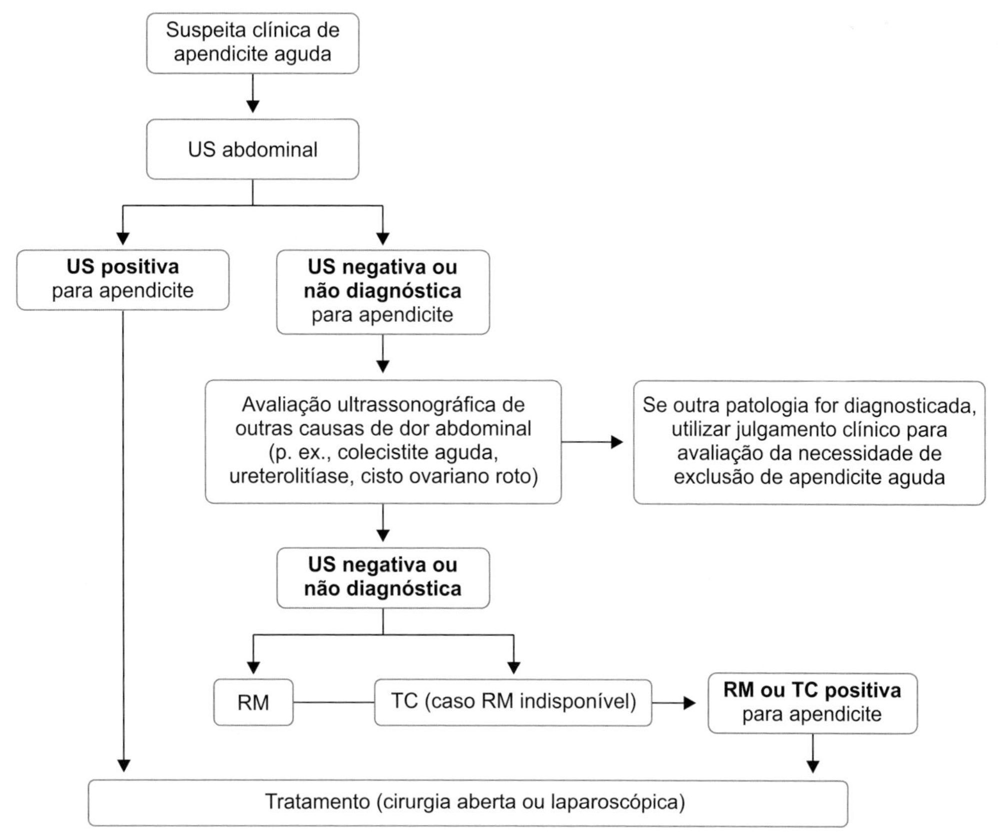

Figura 5.2 Algoritmo para avaliação por imagem de gestantes com suspeita de apendicite.

Doenças das vias biliares

Apesar de o acometimento patológico da vesícula e das vias biliares ser incomum durante a gestação, a colecistite aguda permanece como a segunda causa de intervenção cirúrgica não obstétrica em gestantes, ocorrendo em 1 a cada 1.600 a 10.000 gestações. Outras condições importantes nesse contexto são a coledocolitíase obstrutiva e a pancreatite biliar.

A RM apresenta altas sensibilidade e especificidade para esclarecimento etiológico das doenças das vias biliares (respectivamente, 98% e 84%), mas a US permanece como o primeiro exame a ser indicado nos casos de suspeita de acometimento biliar agudo em pacientes gestantes em função de sua ampla disponibilidade e do baixo custo. A RM fica reservada, então, como alternativa diagnóstica para casos de US inconclusiva (Figura 5.3).

Ureterolitíase

A obstrução do trato urinário é outra potencial causa de dor abdominal durante a gestação. A causa mais comum de obstrução do trato urinário é a ureterolitíase, que ocorre com a mesma frequência nos rins direito e esquerdo. Complicações potenciais dessa condição incluem pielonefrite e sepse urinária, bem como trabalho de parto prematuro induzido por cálculo renal com ou sem infecção concomitante.

Durante a gestação, pode haver uma dilatação fisiológica do ureter e do sistema coletor (hidroureteronefrose) condicionada por dois fatores: relaxamento ureteral relacionado com alterações hormonais e compressão extrínseca do ureter pelo útero gravídico, mais comum à direita (Figura 5.4). O principal desafio do diagnóstico por imagem nesses casos é, portanto, diferenciar uma hidronefrose fisiológica de uma hidronefrose obstrutiva, normalmente secundária à ureterolitíase (Figura 5.5).

Apesar da baixa sensibilidade na identificação de cálculos ureterais em gestantes, a US é o primeiro exame a ser realizado em caso de suspeita de cálculo condicionando obstrução do trato urinário, uma vez que é amplamente disponível, tem custo-benefício favorável e possibilita excelente avaliação da hidroureteronefrose com a possibilidade de diagnóstico de ureterolitíase sem expor o concepto a radiações ionizantes.

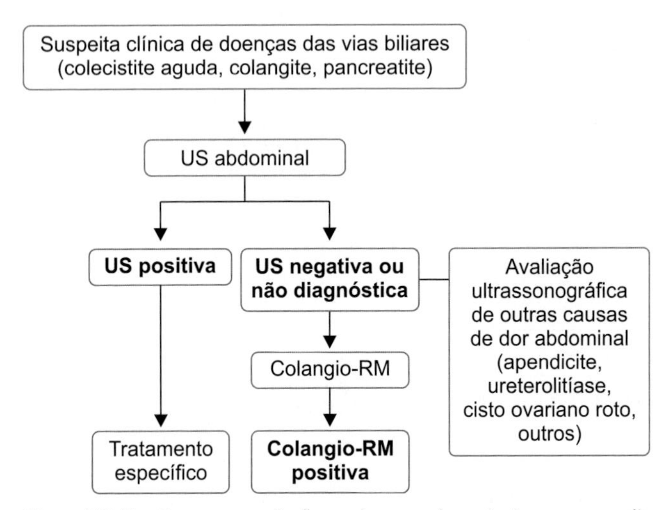

Figura 5.3 Algoritmo para avaliação por imagem de gestantes com suspeita de doença das vias biliares.

A RM permanece como primeira alternativa em caso de US inconclusiva. Apresenta altas sensibilidade e especificidade para detecção de dilatação do sistema coletor urinário e do sítio da obstrução e, apesar de frequentemente não ser capaz de visibilizar o cálculo, demonstra achados indiretos que tornam possível a diferenciação entre a dilatação fisiológica e a de origem obstrutiva, como o aumento das dimensões renais, a presença de fluido perirrenal e a alteração abrupta do calibre ureteral acima ou abaixo do útero, que podem ser identificados nas dilatações obstrutivas.

Caso permaneça a dúvida diagnóstica após a realização de US e RM, deve ser considerada a utilização da TC como método diagnóstico definitivo. Uma vez que o embrião ou o feto se encontra no campo de aquisição de uma tomografia de abdome e pelve, cuidados especiais devem ser tomados para garantir a segurança do concepto. Os protocolos usuais de TC expõem o feto a uma dose de radiação estimada em 25mGy (veja a Tabela 5.1). Protocolos de baixa dose para pesquisa específica de cálculos renais, utilizando baixas correntes de tubo (160mA, 140kVp) em um aparelho *multislice* de pelo menos 16 canais, demonstram doses fetais de radiação limitadas a 11,7mGy, devendo ser preferidos em relação aos protocolos habituais (Figura 5.6).

Outras condições urológicas devem ser lembradas como importantes diagnósticos diferenciais, como a pielonefrite aguda. Nesse contexto, sempre que possível, a US e a RM devem ser utilizadas como métodos de rastreamento e detalhamento anatômico.

AVALIAÇÃO DA GESTANTE COM DISPNEIA

As principais causas de dispneia durante o período gestacional incluem tromboembolismo pulmonar (TEP), pneumonia adquirida na comunidade, edema pulmonar, asma exacerbada e aspiração de líquido amniótico. Dentre as causas citadas destaca-se o TEP, uma importante causa de mortalidade materna e cujo diagnóstico é estabelecido por meio de exames de imagem.

O aumento da estase venosa e as mudanças nos fatores de coagulação nas gestantes (estado de hipercoagulabilidade) determinam aumento do risco de trombose venosa profunda (TVP) na ordem de cinco vezes nessas pacientes. Outros fatores predisponentes associados incluem obesidade, idade materna avançada, trombofilia, síndrome do anticorpo antifosfolípide, trauma, cirurgias e imobilidade.

Os principais comemorativos clínicos do TEP agudo incluem dispneia, dor torácica do tipo pleurítica, tosse, taquipneia, taquicardia, hipoxemia e dor e/ou edema assimétrico

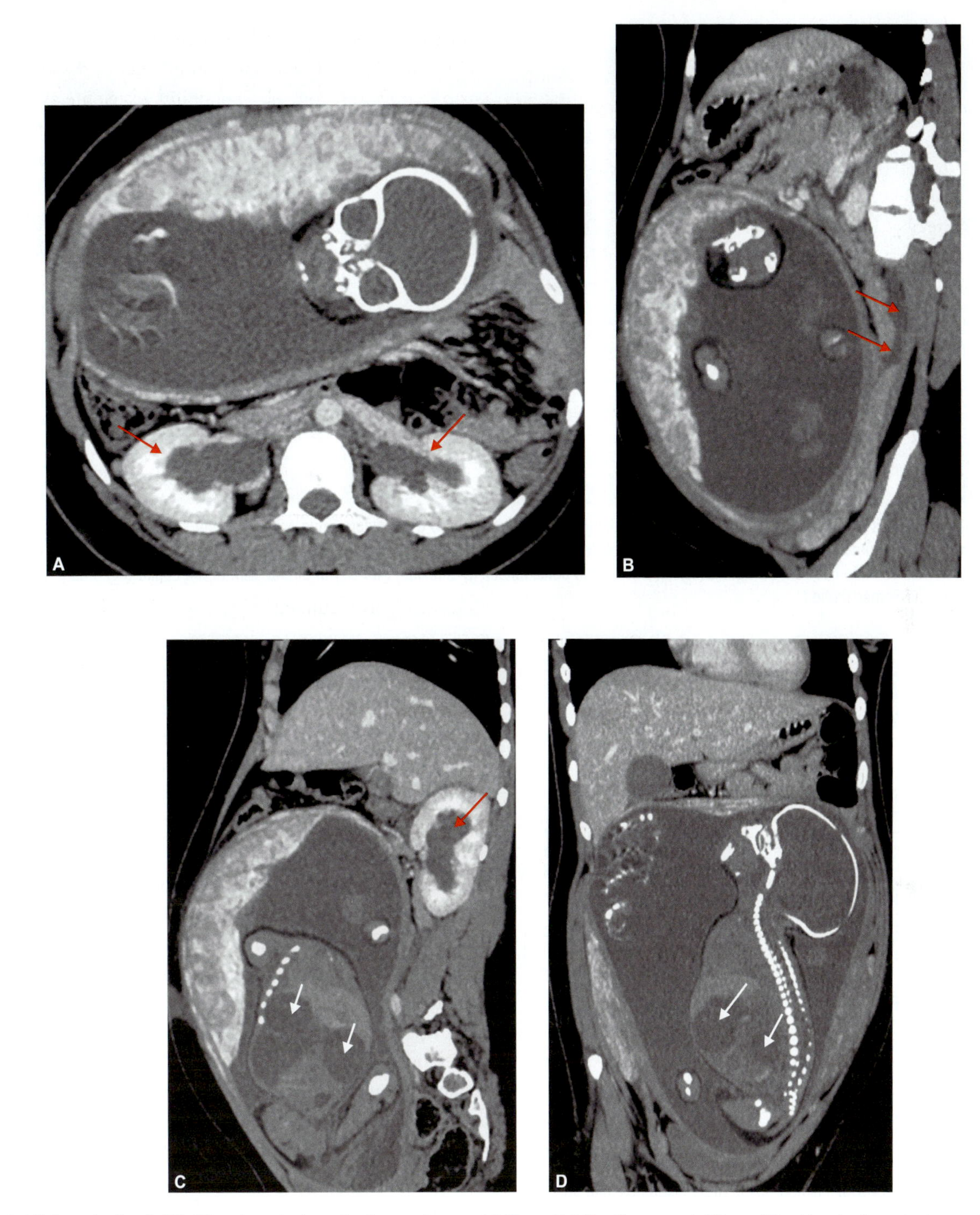

Figura 5.4 Reformatações de TC utilizando meio de contraste nos planos axial (**A**), sagital (**B** e **C**) e coronal oblíquos (**D**) evidenciando paciente com hidroureteronefrose fisiológica da gestação. Em **A**, observa-se leve dilatação pielocalicinal bilateral (*setas*) e em **B** se destaca a compressão extrínseca do ureter esquerdo pelo útero gravídico (*setas*). Em **C**, destaca-se a hidronefrose à direita (*seta vermelha*). Como achado adicional de estudo não direcionado evidencia-se dilatação de alças intestinais do feto associada à presença de polidrâmnio, inferindo obstrução intestinal (*setas brancas*).

de membros inferiores. Diante da suspeita clínica de TEP, é necessária confirmação diagnóstica por meio de exames de imagem.

O exame de escolha é a US compressiva, isenta do uso de contrastes e de radiação ionizante. Caso seja positiva para TVP, o tratamento deve ser instituído, não sendo necessários exames adicionais. Nos casos em que a US compressiva for indisponível, negativa ou não coexistirem sintomas de TVP, a angio-TC das artérias pulmonares ou a cintilografia de ventilação/perfusão (V/Q) são os exames indicados, uma vez que o diagnóstico definitivo dessa patologia é estabelecido mediante a demonstração de alta probabilidade para TEP na cintilografia pulmonar V/Q ou pela visualização direta de trombo arterial através da angio-TC.

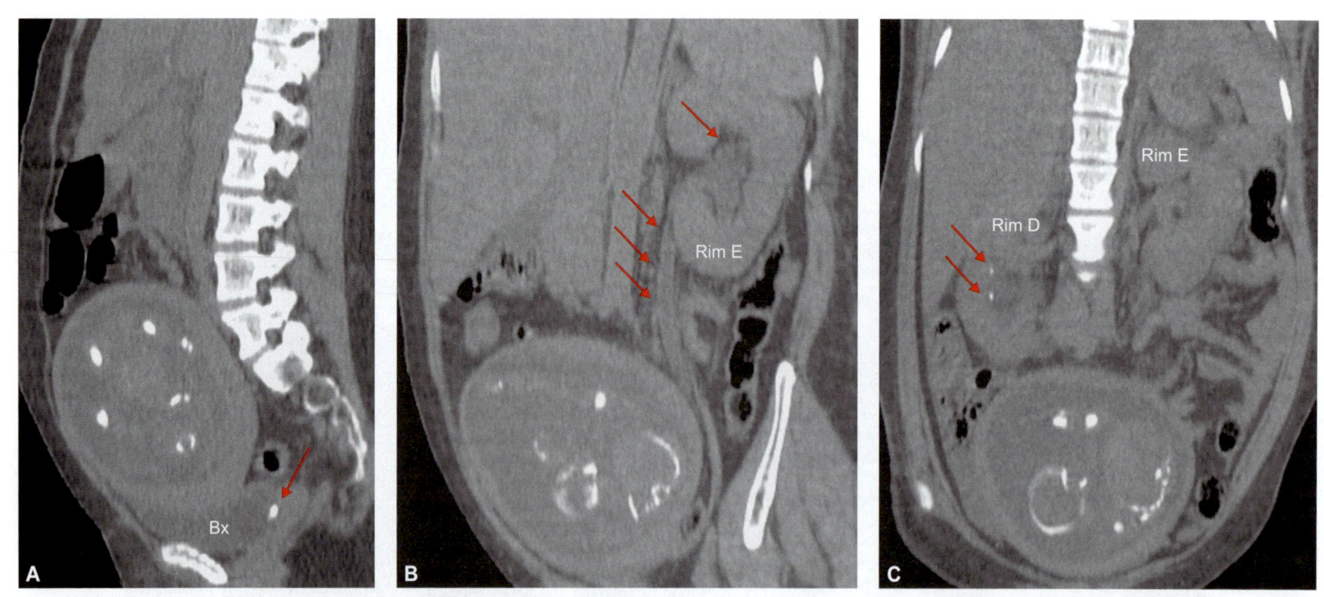

Figura 5.5 Reformatações de TC sem contraste nos planos sagital (**A**) e coronal oblíquo (**B** e **C**) evidenciando paciente gestante com ureterolitíase. Em **A**, nota-se cálculo impactado no ureter distal esquerdo (*seta*) e em **B** se destaca a presença de hidroureteronefrose homolateral a montante (*setas*). Em **C** se destaca a presença de nefrolitíase não obstrutiva à direita (cálculos indicados pelas setas). (Bx: bexiga; Rim D: rim direito; Rim E: rim esquerdo.) (Imagem gentilmente cedida pelo Dr. Lucas Gomes Pinho.)

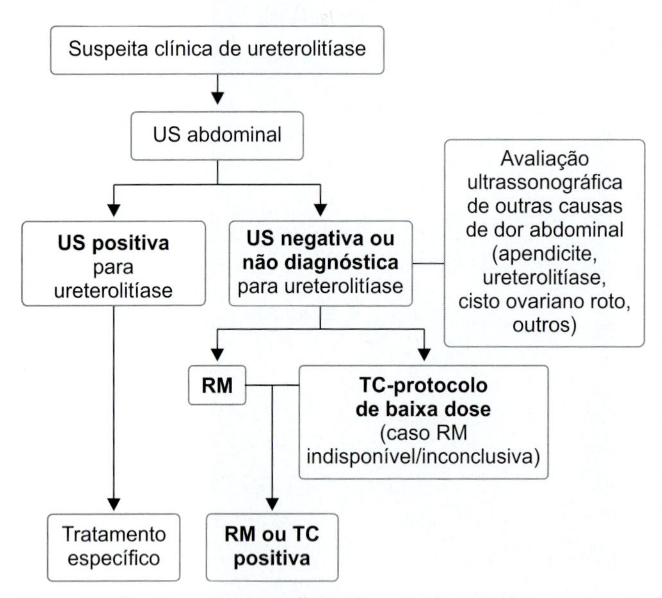

Figura 5.6 Algoritmo para avaliação por imagem de gestantes com suspeita de ureterolitíase.

A escolha entre esses dois métodos diagnósticos é desafiadora, e os dados da literatura são conflitantes, devendo ser lembrado que o diagnóstico e o tratamento não devem ser postergados, priorizando-se o método disponível no serviço e considerando-se, ainda, o julgamento clínico, as preferências individuais da paciente e a presença de comorbidades (em pacientes nefropatas e alérgicas ao contraste iodado é sugerida a realização da cintilografia e em pacientes pneumopatas, a angio-TC).

A cintilografia apresenta como vantagem a menor exposição materna à radiação torácica e do tecido mamário, enquanto a angio-TC possibilita a identificação de diagnósticos alternativos caso seja negativa para TEP.

Recomenda-se atualmente que, caso sejam necessários exames adicionais à US compressiva, deve-se realizar, inicialmente, uma radiografia de tórax. Se nenhuma alteração for observada nessa radiografia, procede-se à realização da cintilografia V/Q. Caso contrário, a angio-TC é preferível, sendo útil também nos casos em que a cintilografia é indeterminada e a suspeita clínica permanece elevada (Figura 5.7).

O edema pulmonar na gestante pode ser cardiogênico (relacionado com cardiopatia prévia ou diagnosticada durante a gestação) ou não cardiogênico, destacando-se, nesse caso, os seguintes fatores predisponentes: uso de tocolíticos, pré-eclâmpsia ou eclâmpsia grave e administração iatrogênica de fluidos em grande quantidade. O diagnóstico usualmente é realizado a partir da história clínica associada a sinais e sintomas sugestivos dessa entidade, incluindo dispneia, tosse e crepitações pulmonares. A radiografia de tórax pode evidenciar sinais de congestão venosa pulmonar (consolidações, opacidades centrais em asa de borboleta, espessamento septal interlobular – linhas B de Kerley, cefalização do fluxo venoso), e a TC não é necessária na maioria dos casos.

A pneumonia adquirida na comunidade (PAC) constitui uma causa relativamente comum de falência respiratória aguda em gestantes, sendo os patógenos envolvidos os mesmos encontrados em pacientes não gestantes (*Streptococcus pneumoniae, Haemophilus influenzae, Mycoplasma pneumoniae, Legionella, Chlamydia pneumoniae* e *Influenza A*). Os achados clínicos característicos incluem tosse com expectoração purulenta, febre, dispneia, taquicardia e taquipneia. Algumas

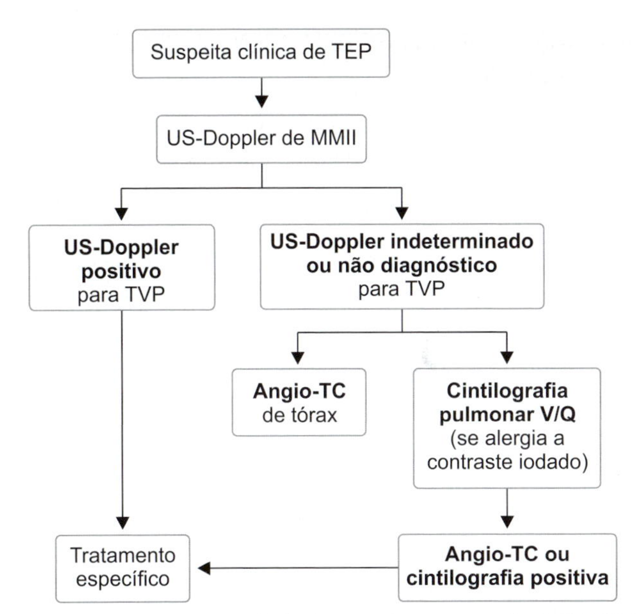

Figura 5.7 Algoritmo para avaliação de gestantes com suspeita de TEP. (TEP: tromboembolismo pulmonar; MMII: membros inferiores; TVP: trombose venosa profunda; V/Q: cintilografia ventilação/perfusão.) (*Se a angio-TC for considerada tecnicamente inadequada, deve-se realizar US-Doppler de MMII ou nova angio-TC. ** Se a V/Q for não diagnóstica, deve-se realizar angio-TC.)

pacientes podem apresentar também hipoxemia, dor torácica pleurítica, sintomas gastrointestinais (náuseas, vômitos e diarreia) e confusão mental. O diagnóstico de PAC é firmado a partir da presença de evidências radiológicas de acometimento focal ou multifocal do espaço aéreo (consolidações, opacidades com atenuação em vidro fosco), além de história clínica compatível e comprovação bacteriológica. Com relação aos métodos de imagem, a radiografia de tórax é o exame de escolha, sendo suficiente para confirmação diagnóstica na maioria dos casos.

As crises de asma e a embolia de fluido amniótico são condições que apresentam diagnóstico essencialmente clínico, prescindindo, habitualmente, do uso de métodos de imagem.

AVALIAÇÃO DA GESTANTE POLITRAUMATIZADA

Acidentes com veículos automotivos e violência doméstica são as principais causas de trauma na gravidez, muitas vezes associados a alta energia. Nesses casos, a avaliação das gestantes se torna desafiadora, uma vez que a presença do feto implica a avaliação de dois pacientes potencialmente em risco.

Inicialmente, é priorizada a sobrevivência materna com condutas voltadas à estabilidade hemodinâmica da gestante. Nesse contexto, exames adicionais que se fizerem necessários não devem ser postergados, já que a ausência do diagnóstico adequado pode implicar o óbito materno e fetal. Assim, os benefícios dos exames de imagem superam os riscos potenciais mesmo quando utilizam radiação ionizante.

A avaliação inicial das gestantes politraumatizadas inclui radiografia de tórax, radiografia da coluna cervical em perfil, US obstétrica e US abdominal. A US abdominal é o método

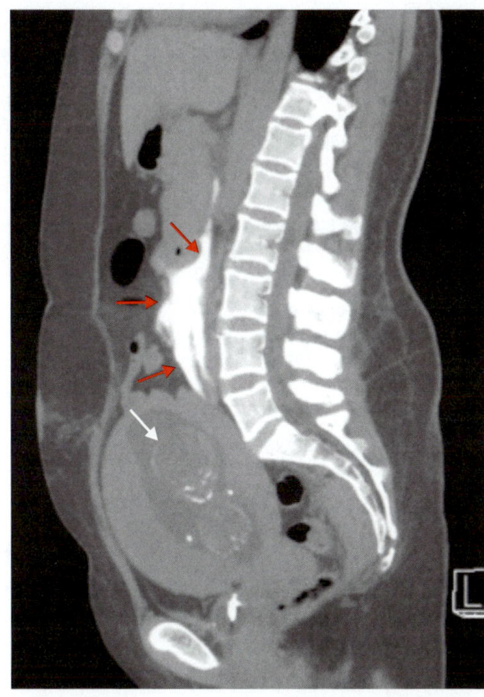

Figura 5.8 Reconstrução sagital de tomografia computadorizada em fase excretora do meio de contraste iodado, demonstrando feto no interior de útero gravídico (*seta branca*) e extravasamento do meio de contraste para o retroperitônio (*setas vermelhas*), causado por laceração da pelve renal direita em consequência de acidente automobilístico. (Imagem gentilmente cedida pelo Dr. Craig Hacking – Royal Brisbane and Women's Hospital – Brisbane, Austrália.)

de imagem de escolha por sua segurança na gestação, além de integrar a avaliação primária dos pacientes politraumatizados de modo geral. Seu principal objetivo é determinar a presença de conteúdo hemático na cavidade abdominal.

Nos casos em que os exames supracitados não forem suficientes para elucidação diagnóstica, estudos adicionais devem ser realizados de acordo com a suspeita clínica relacionada com o mecanismo do trauma. Os exames adicionais incluem TC de crânio, tórax, abdome e pelve, caso se façam necessários (Figura 5.8). A RM também pode ser utilizada, se disponível, assumindo um papel de destaque na avaliação de lesões neurológicas. A angiografia pode ser considerada em casos de sangramento ativo. Nenhum exame diagnóstico ou intervencionista deve ser omitido ou protelado quando necessário para definição de condutas médicas, particularmente no contexto de trauma (Figura 5.9).

AVALIAÇÃO DA GESTANTE COM QUEIXAS NEUROLÓGICAS

As principais condições neurológicas observadas durante a gestação são cefaleia, trombose venosa, pré-eclâmpsia, hemorragia subaracnoide, síndrome da encefalopatia posterior reversível (PRES) e algumas desordens hipofisárias.

Os principais métodos de imagem utilizados no diagnóstico e acompanhamento dessas condições são a TC e a RM. Conforme mencionado anteriormente, a RM é um método

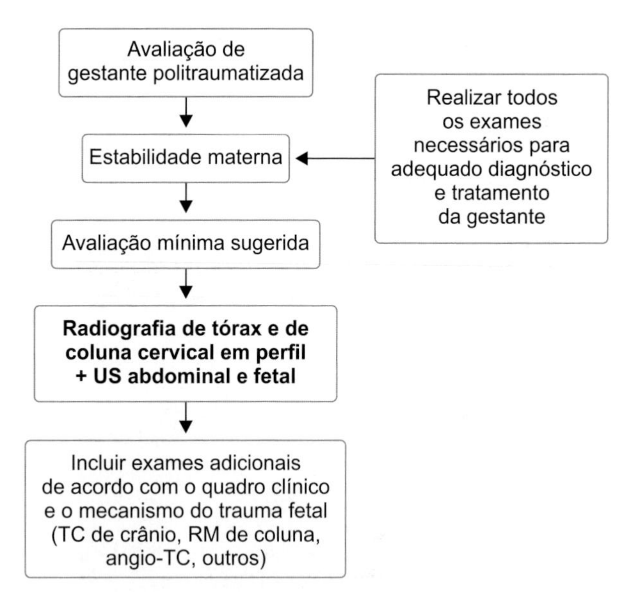

Figura 5.9 Algoritmo para avaliação por imagem de gestantes vítimas de politraumatismo.

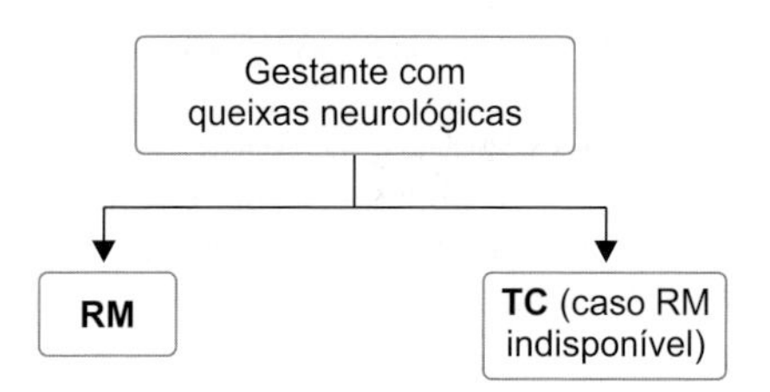

Figura 5.10 Algoritmo para avaliação por imagem de gestantes com queixas neurológicas.

isento de radiações ionizantes, devendo ser preferida para investigação da maioria das patologias neurológicas. A esse fato se soma a melhor definição dos tecidos com densidades de partes moles, promovendo maiores detalhamento e acurácia diagnóstica em quase todas as situações citadas. Cabe lembrar, entretanto, que a TC do crânio, por não incluir o feto no campo de obtenção da imagem, expõe o concepto a doses baixas de radiação (veja a Tabela 5.1), sendo considerada relativamente segura na maioria dos casos, desde que respeitados os princípios de radioproteção e que não sejam realizadas múltiplas aquisições consecutivas.

Quanto ao uso dos meios de contraste na avaliação do sistema nervoso central, valem as mesmas prerrogativas gerais explicitadas previamente tanto para os meios iodados como para o gadolínio. Recomenda-se sua utilização somente nas ocasiões em que forem considerados importantes na avaliação diagnóstica, quando não é recomendável evitar seu uso.

De modo geral, recomenda-se a RM como método de primeira escolha para avaliação por imagem do sistema nervoso central na gestante, caso disponível, sendo a TC considerada alternativa eficiente para o diagnóstico da maioria dos condições clínicas (Figura 5.10).

AVALIAÇÃO DA GESTANTE COM DOENÇAS CRÔNICAS E ONCOLÓGICAS

Com relação às pacientes que apresentam doenças crônicas, como pneumopatias intersticiais e doenças cardíacas, renais ou reumatológicas, os exames de rotina devem ser protelados até o término do período gestacional.

Entretanto, em caso de acutização de algum quadro relacionado, como piora respiratória não explicada nas pacientes cardiopatas ou suspeita de infecções oportunistas sistêmicas em pacientes imunossuprimidas, esses exames devem ser realizados, considerando-se o risco-benefício em cada caso. Se for considerado importante para definição terapêutica, o exame não deve ser retardado e a modalidade diagnóstica deve ser escolhida de acordo com a suspeita clínica. Vale ressaltar que, sempre que possível, deve ser priorizado o uso de métodos isentos de radiação ionizante (US e RM).

Em pacientes oncológicas, as mesmas prerrogativas são verdadeiras, e a escolha dos exames diagnósticos se baseia na patologia de base, no tratamento proposto e na necessidade de estadiamento local e sistêmico.

Em caso de dúvida quanto ao exame indicado, recomenda-se consulta com médico radiologista, e a escolha do método diagnóstico deve ser realizada em conjunto com a paciente, o obstetra e outros especialistas envolvidos na condução do caso, como reumatologistas ou oncologistas (Figura 5.11).

CONSIDERAÇÕES FINAIS

Durante a gestação, os exames de imagem preferidos são a US e a RM. Entretanto, também podem ser adotados os métodos que utilizam radiação ionizante, contribuindo para definição diagnóstica e terapêutica sempre que os benefícios justificarem os potenciais riscos ao feto. Vale destacar que esses riscos são baixos quando são respeitados os protocolos estabelecidos para limitação de dose e quando não são realizadas múltiplas aquisições, já que os exames atualmente disponíveis envolvem doses de radiação ionizante consideradas seguras para o concepto.

Desse modo, na decisão sobre a indicação de exames de imagem em gestantes deve ser considerado o risco-benefício à luz dos conhecimentos atuais sobre os potenciais danos ao concepto, lembrando ainda que protelar ou não realizar um exame pode ser mais nocivo à gestante e ao próprio feto do que os potenciais malefícios causados pelo exame.

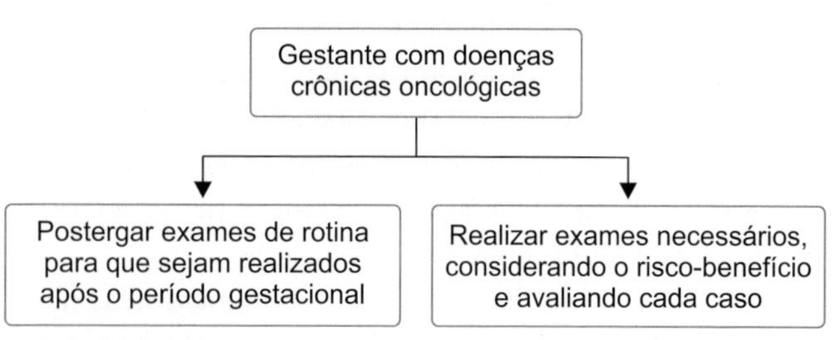

Figura 5.11 Algoritmo para avaliação por imagem de gestantes portadoras de doenças crônicas ou oncológicas.

Leitura complementar

Brent RL. The effect of embryonic and fetal exposure to x-ray, microwaves, and ultrasound: counseling the pregnant and nonpregnant patient about these risks. Semin Oncol 1989; 16(5):347-68.

Clardy PF, Reardon CC. Acute respiratory failure during pregnancy and the peripartum period. UptoDate, 2017. Disponível em: http://www.uptodate.com/online. Acesso em 30/01/2018.

D'Ippolito G, Medeiros RB. Exames radiológicos na gestação. Radiol Bras 2005; 38(6):447-50.

Ellis JH, Davenport MS, Dillman JR et al. American College of Radiology - ACR Manual on Contrast Media – version 10.3/2017.

Kanal E, Barkovich AJ, Bell C et al. ACR guidance document on MR safe practices: 2013. J Magn Reson Imaging 2013; 37(3):501-30.

Kanekar S, Bennett S. Imaging of neurologic conditions in pregnant patients. RadioGraphics 2016; 36(7):2102-22.

Kilpatrick SJ. Initial evaluation and management of pregnant women with major trauma. UptoDate, 2017. Disponível em: http://www.uptodate.com/online. Acesso em 30/01/2018.

Kruskal JB. Diagnostic imaging procedures during pregnancy. UptoDate, 2017. Disponível em: http://www.uptodate.com/online. Acesso em 14/01/2018.

Kruskal JB. Diagnostic imaging procedures during pregnancy. UptoDate, 2017. Disponível em: http://www.uptodate.com/online. Acesso em 14/01/2018.

Lazarus E, Debenedectis C, North D, Spencer PK, Mayo-Smith WW. Utilization of imaging in pregnant patients: 10-year review of 5270 examinations in 3285 patients – 1997-2006. Radiology 2009; 251(2):517-24.

Leung AN, Bull TM, Jaeschke R, et al. American Thoracic Society documents: an official American Thoracic Society/Society of Thoracic Radiology Clinical Practice Guideline – Evaluation of suspected pulmonary embolism in pregnancy. Radiology 2012; 262:635-46.

Liebscher LA, Hernanz-Schuman M, Monticciolo DL et al. ACRSPR practice parameter for imaging pregnant or potentially pregnant adolescents and women with ionizing radiation. 2013.

Patel SJ, Reede DL, Katz DS, Subramaniam R, Amorosa JK. Imaging the pregnant patient for nonobstetric conditions: algorithms and radiation dose considerations. RadioGraphics 2007; 27(6):1705-22.

Raptis CA, Mellnick VM, Raptis DA et al. Imaging of trauma in the pregnant patient. RadioGraphics 2014; 34(3):748-63.

Ray JG, Vermeulen MJ, Bharatha A, Montanera WJ, Park AL. Association between MRI exposure during pregnancy and fetal and childhood outcomes. JAMA 2016; 316(9):952-61.

Schwartz DR, Malhotra A, Weinberger SE. Pulmonary embolism in pregnacy: epidemiology, pathogenesis, en diagnosis. UptoDate, 2018. Disponível em: http://www.uptodate.com/online. Acesso em 07/02/2018.

Spalluto LB, Woodfield CA, DeBenedectis CM, Lazarus E. MR imaging evaluation of abdominal pain during pregnancy: appendicitis and other nonobstetric: causes. RadioGraphics 2012; 32(2):317-34.

The 2007 Recommendations of the International Commission on Radiological Protection. Ann ICRP 2007; 37(2-4):1-332.

Tirada N, Dreizin D, Khati NJ, Akin EA, Zeman RK. Imaging pregnant and lactating patients. RadioGraphics 2015; 35(6):1751-65.

Tremblay E, Thérasse E, Thomassin-Naggara I, Trop I. Quality initiatives: guidelines for use of medical imaging during pregnancy and lactation. RadioGraphics 2012; 32(3):897-911.

van Mens TE, Scheres LJ, de Jong PG et al. Imaging for the exclusion of pulmonary embolism in pregnancy. Cochrane Database Syst Rev. 2017 Jan 26; 1.

Wieseler KM, Bhargava P, Kanal KM, Vaidya S, Stewart BK, Dighe MK. Imaging in pregnant patients: examination appropriateness. RadioGraphics 2010; 30(5):1215-29.

Medicamentos na Gestação

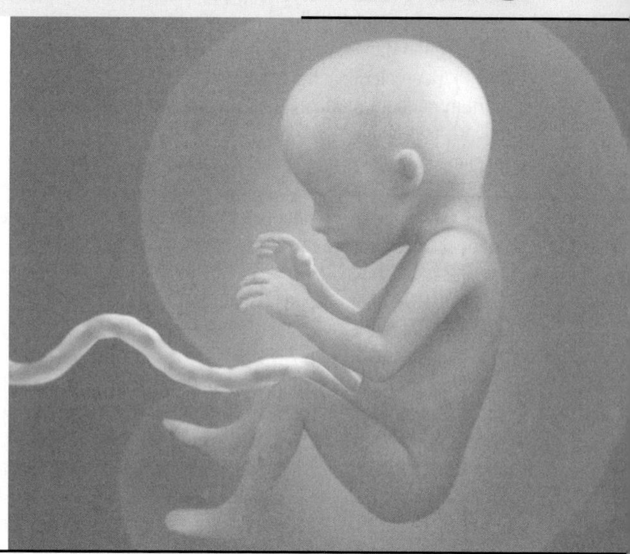

Tadeu Coutinho
Conrado Milani Coutinho
Larissa Milani Coutinho

INTRODUÇÃO

O desejo de conceber filhos saudáveis permeia toda a história da humanidade, notadamente a das mulheres, e a preocupação com o uso de drogas e a ingestão de alimentos na gravidez persiste desde os tempos mais remotos.

Embora a identificação da síndrome da rubéola congênita, em 1941, tenha chamado a atenção para o determinismo dos fatores ambientais (infecções maternas, fármacos e agentes químicos ou físicos) nas malformações fetais, o fato mais marcante com relação à teratogênese foi realmente a tragédia da talidomida, no início da década de 1960. Utilizada para alívio da hiperêmese gravídica por seu efeito sedativo e hipnótico, a talidomida havia se mostrado segura em outras espécies animais, mas foram necessários vários anos e altas taxas de malformações fetais (20% a 30%) para confirmação de seus efeitos adversos na gestação humana.

A partir desse episódio surgiram regulamentações para o uso de medicamentos na gravidez, objetivando não apenas assegurar dados para a adequada prescrição médica, como também uma correta avaliação da relação risco/benefício da indicação proposta.

Cerca de 70% das malformações congênitas não apresentam etiologia evidente e, segundo a Food and Drug Administration (FDA), menos de 1% de todas as anomalias congênitas é causado pelo uso de drogas na gestação. Embora represente uma proporção relativamente pequena, a maioria desses efeitos deletérios pode ser evitada com o uso racional dos medicamentos, o que torna relevantes o estudo e o conhecimento sobre a utilização de fármacos na gravidez.

Estima-se que 94% das grávidas ou lactantes usam no mínimo uma medicação, com uma média de dois a três fármacos em cada gestação, e que 70% delas consomem um medicamento no primeiro trimestre, durante a organogênese. No entanto, apesar dos avanços no campo das informações sobre a segurança farmacológica gestacional, há poucos dados consistentes acerca da maioria das medicações utilizadas na gravidez, em particular no que se refere aos medicamentos de comercialização mais recente.

Desse modo, a ausência de informações necessárias para avaliação da segurança do uso de medicamentos durante a gravidez humana persiste como um sério problema de saúde pública. Existem evidências, em nível mundial, de que frequentemente a omissão e a postergação de tratamentos adequados, além da indicação de interrupções da gestação em virtude do uso de agentes teratogênicos, são decorrentes do desconhecimento ou da má interpretação dos médicos acerca da segurança do uso de medicamentos na gravidez. É também frequente a recusa de tratamento pelas gestantes, mesmo em situações de maior gravidade, devido à desinformação e a percepções errôneas sobre os riscos fetais.

Como consequência, o controle efetivo do uso de medicamentos na gestação representa a medida clínica mais eficaz para diminuição das malformações fetais.

Nesse contexto, as revisões atualizadas sobre o uso de medicamentos na gravidez devem ter ampla e repetitiva divulgação, auxiliando o médico no confronto entre os dois principais pilares do tratamento do binômio materno-fetal: alívio do sofrimento materno e preservação da saúde fetal.

PRINCÍPIOS DA TERATOGÊNESE HUMANA

A teratologia (do grego *teratos* = monstro; *logos* = estudo) é o ramo da ciência que estuda as anomalias congênitas e suas causas. Em termos práticos, quaisquer substâncias, organismos, agentes físicos ou estado de deficiência com capacidade de causar disgenesia irreversível de órgãos fetais são conhecidos como agentes teratogênicos ou teratógenos. As manifestações típicas causadas pelos agentes teratogênicos incluem óbito do concepto, crescimento intrauterino restrito (CIUR), carcinogênese e malformações fetais (definidas como defeitos na estrutura ou na função de órgãos), que podem variar em intensidade.

A ação de agentes teratogênicos sobre o embrião ou o feto depende de diversos fatores. Os princípios gerais de teratologia propostos por Wilson, em 1959, orientam o entendimento do mecanismo de ação de substâncias potencialmente teratogênicas (Quadro 6.1).

O estudo dos medicamentos como agentes teratogênicos merece atenção especial em virtude de seu amplo consumo pela população, o que acarreta um grande impacto na saúde pública, nos aspectos sociais e econômicos, e do fato de que as anomalias causadas por eles são essencialmente evitáveis.

No contexto da teratogênese determinada por medicamentos são relevantes as características próprias dos três compartimentos independentes, porém interagentes, que sofrem alterações profundas durante todo o percurso da gravidez: organismo materno, placenta e organismo fetal.

No organismo materno, as modificações fisiológicas influenciam marcantemente os mecanismos de absorção, distribuição, metabolismo e excreção dos medicamentos. O retardo do esvaziamento gástrico e do trânsito intestinal, os aumentos em volemia, débito cardíaco e fluxo plasmático renal, a diminuição relativa das proteínas plasmáticas, as alterações do metabolismo hepático e o aumento da diurese constituem exemplos de adaptações que modificam a disposição farmacocinética dos medicamentos na gestação.

Quadro 6.1 Princípios gerais de teratologia de Wilson

A suscetibilidade à teratogênese depende do genótipo do concepto e da forma como interage com fatores ambientais adversos
A suscetibilidade a agentes teratogênicos varia com o estágio de desenvolvimento do concepto no momento da exposição a um agente adverso
Os agentes teratogênicos atuam de maneira específica no desenvolvimento de células e tecidos para desencadear a sequência de embriogênese anormal
As manifestações finais do desenvolvimento anormal são a morte, a malformação, a restrição do crescimento e a desordem funcional
O acesso de influências ambientais adversas ao desenvolvimento de tecidos depende da natureza do agente
Manifestações de desenvolvimento anormal aumentam à medida que se incrementa a dose do agente, variando desde a ausência de efeitos até o óbito

No compartimento placentário, a transferência de medicamentos é influenciada principalmente pelas seguintes condições: fluxo sanguíneo placentário, gradiente de concentração do fármaco nos compartimentos materno e fetal, peso molecular (o ritmo de transferência é mais lento a partir de 500Da), pH do sangue materno (influencia o grau de ionização), grau de ionização (quanto maior, mais lenta é a transferência e mais baixas as concentrações fetais), lipossolubilidade (um grau maior de solubilidade em lipídios facilita a transferência), transportadores placentários, metabolismo placentário e fetal dos fármacos e grau de ligação às proteínas (a baixa ligação favorece a transferência). Ademais, quaisquer doenças maternas que induzam menor eficiência da função placentária facilitarão ainda mais que os medicamentos atinjam o ambiente fetal.

Com relação ao organismo fetal, além da suscetibilidade genética, a fase gestacional em que ocorre a exposição aos medicamentos é um fator de maior relevância: (1) período pré-implantação: compreende 2 semanas, desde a fecundação até a implantação, sendo denominado tradicionalmente "período do tudo ou nada"; (2) período embrionário: estende-se da terceira até o final da oitava semana pós-fecundação; (3) período fetal: de 8 semanas completas pós-fertilização até o termo. A fase embrionária corresponde ao período teratogênico clássico porque abrange a organogênese. Antes desse período, a exposição a drogas determina dano definitivo – óbito e reabsorção – ou nenhum efeito. No período fetal, em geral, tanto o risco como a intensidade das malformações morfológicas são menores, porém podem ocorrer alterações orgânicas funcionais, comportamentais, sociais e intelectuais.

AVALIAÇÃO DO POTENCIAL TERATOGÊNICO

A comprovação da teratogenicidade ou da segurança de muitos fármacos é uma tarefa complexa e de difícil interpretação.

O lançamento de um novo medicamento no mercado é tradicionalmente precedido de experimentação humana, excetuando-se o uso em gestantes. Assim, devido à escassez de dados acerca dos efeitos adversos na espécie humana, os estudos experimentais em animais proporcionam a base de triagem para verificação do potencial teratogênico de determinado medicamento.

No entanto, apesar de seu papel fundamental na elucidação dos mecanismos da teratogênese, a pesquisa animal não tem sido bem-sucedida na identificação de teratógenos humanos, principalmente em razão das diferenças genéticas entre as espécies.

Nos seres humanos, os primeiros indícios de teratogenicidade das substâncias aparecem normalmente em relatos de casos, mas apenas os estudos epidemiológicos tornam possível avaliar a associação entre a exposição das gestantes e as malformações de seus fetos. Em geral, os estudos epidemiológicos em teratogênese se enquadram em dois tipos principais: estudos de caso-controle e de coorte.

Nos estudos do tipo caso-controle, uma série de crianças com malformações específicas é comparada com um grupo de igual número de crianças normais no que diz respeito à exposição a medicamentos durante a gestação. Essa abordagem foi importante para identificar a associação do misoprostol – utilizado para indução de aborto – ao alto risco para a síndrome de Möbius, uma rara paralisia congênita de nervos cranianos. Um relevante problema desse tipo de investigação é a grande dependência da memória materna, pois as mães de crianças malformadas e normais tendem a valorizar e relatar de maneiras diferentes as medicações usadas durante o período gestacional.

Nos estudos do tipo coorte, definem-se os grupos pesquisados pela presença ou ausência de exposição a determinado medicamento durante a gestação e observa-se a ocorrência do desfecho de interesse após o nascimento. Essa metodologia é mais adequada e foi bem-sucedida na identificação da carbamazepina como teratógeno humano, porém é de mais difícil execução devido à raridade das malformações congênitas, tornando necessário grande número de mulheres expostas.

Atualmente, vários serviços internacionais de informação sobre teratogênese podem ser consultados por telefone ou via internet. A colaboração entre eles tem possibilitado a realização de importantes estudos prospectivos mediante a obtenção de grandes amostras de eventos considerados raros. Bases de dados como

- REPROTOX (202-293-5137; www.reprotox.org)
- TERIS (206-543-2465; http://depts.washington.edu/terisweb/teris/)
- MOTHERISK (877-439-2744; www.motherisk.org/)
- The Teratology Society (703-438-3104; https://www.teratology.org/)
- Antiretroviral Pregnancy Registry (0800-892-1472; http://www.apregistry.com/)

são constantemente atualizadas e devem ser consultadas com frequência, particularmente quando se torna necessária a prescrição de drogas com risco desconhecido na gravidez.

Quadro 6.2 Categorias de risco para teratogênese segundo a Food and Drug Administration (FDA) – 1979

Categoria (percentual de drogas em cada grupo[1])	Riscos para o embrião/feto
A (0,7%)	Estudos controlados em mulheres não demonstraram risco para o feto no primeiro trimestre (sem evidências de risco nos trimestres posteriores), e a possibilidade de agressão fetal parece remota
B (19%)	Estudos em animais não demonstraram risco fetal, mas não há estudos controlados em mulheres grávidas, ou apresentaram algum efeito adverso em animais (excluindo decréscimo da fertilidade) não confirmado em estudos bem controlados em gestantes humanas no primeiro trimestre (sem evidências de risco nos trimestres posteriores)
C (66%)	Estudos em animais revelaram efeitos adversos no feto e não há pesquisas controladas em mulheres ou elas não são disponíveis em mulheres e em animais. Só devem ser administradas se o benefício esperado justificar o potencial de risco para o feto
D (7%)	Há evidências de risco para o feto humano, mas os benefícios de seu uso podem justificar o risco (p. ex., se a droga for necessária em situação de risco de morte iminente ou, no caso de doença grave, não existirem drogas alternativas mais seguras e eficazes)
X (7%)	Estudos em animais e humanos demonstraram anormalidades fetais ou há risco com base em experimentação humana, ou ambos. O risco de sua utilização pela gestante suplanta claramente qualquer benefício potencial. A droga está contraindicada para gestantes ou mulheres que pretendem engravidar

[1] Dados de Yankowitz J & Niebyl JR, 2001.

CLASSIFICAÇÃO DE RISCO TERATOLÓGICO DA FDA

A partir da década de 1960, em resposta principalmente aos efeitos trágicos da talidomida, surgiram iniciativas para regulamentação da prescrição de drogas na gestação. Em 1979, a FDA elaborou normas gerais e específicas relativas à toxicidade farmacológica na gravidez ao estabelecer um sistema de categorias (A, B, C, D e X) que ainda hoje consiste na classificação mais amplamente divulgada e consultada. Os fármacos de uso seguro na gestação são incluídos na classe A, enquanto a classe X abrange as drogas comprovadamente teratogênicas para o feto humano (Quadro 6.2).

No entanto, ao longo do tempo essa classificação tem sofrido importantes críticas, como a possibilidade de interpretação ambígua, podendo gerar ansiedade materna e profissional; a inclusão de drogas com ampla gama de riscos na mesma categoria; a falha na avaliação da qualidade dos trabalhos originais; a falta de agilidade em sua atualização ante novas evidências; a ausência de estudos exclusivos em mamíferos que utilizem doses e vias de administração usadas em humanos, assim como a falta de correlação com malformações de padrão semelhante às encontradas na espécie humana.

Em 1990, a publicação de uma importante crítica baseou-se em protocolo desenvolvido pelo *Teratogen Information System* (TERIS), um banco informatizado de dados, para avaliar 157 drogas frequentemente prescritas nos EUA, classificando-as conforme seu risco teratogênico em "nenhum", "mínimo", "pequeno", "moderado", "alto" e "indeterminado". Comparando as classificações de risco do TERIS e da FDA de 83 drogas desse grupo, os autores concluíram que a equivalência entre

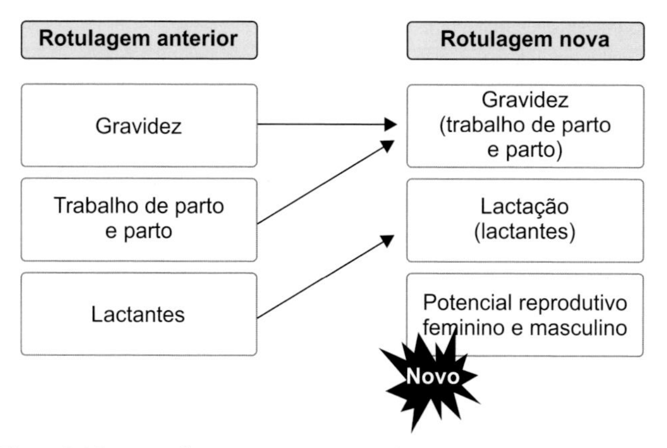

Figura 6.1 Comparação entre as normas anteriores e atuais da Food and Drug Administration (FDA) para a rotulagem de medicamentos.

os dois sistemas não suplantava a esperada pelo acaso e que as categorias da FDA não deveriam ser utilizadas para aconselhamento sobre o uso de drogas na gestação. Mais recentemente, em outra revisão dos medicamentos aprovados pela FDA entre 2000 e 2010, um simpósio de especialistas do TERIS considerou o risco gestacional "indeterminado" para mais de 95% dos medicamentos analisados.

Como reconhecimento dessas limitações, em junho de 2015 a FDA estabeleceu novas normas que atualizaram os requisitos de rotulagem dos medicamentos. Essas novas regras substituíram a classificação com base em letras por um resumo dos riscos dos medicamentos na gravidez e na lactação, discussão das evidências disponíveis e uma síntese dos dados mais importantes para a tomada de decisões nas prescrições. Foram introduzidas três categorias narrativas: "Gravidez", "Lactação" e "Potencial reprodutivo feminino e masculino" (Figura 6.1). A seção "Gravidez" foi subdividida em "Registros de exposição na gravidez" (podem não existir), "Resumo de riscos", "Considerações clínicas" e "Dados" (humanos e animais).

No entanto, a despeito de poder influenciar a escolha de um medicamento sem considerar a plena relação risco/benefício para cada indivíduo, a antiga classificação da FDA ainda é utilizada na maioria dos estudos sobre o uso de fármacos na gravidez disponíveis na literatura científica. Além disso, será apenas gradual a implantação do novo formato nas bulas dos medicamentos aprovados entre 2001 e 2015. Esse contexto justifica a manutenção de citações da classificação com base em letras neste capítulo, acompanhadas do alerta de que devem ser consideradas apenas como informações iniciais e que necessitam de complementações com dados mais completos sobre os efeitos adversos dos medicamentos na gestação, conforme as orientações da própria FDA a partir de 2015.

SELEÇÃO DAS DROGAS PARA USO NA GESTAÇÃO

Em determinadas condições, torna-se necessário o uso de medicamentos para tratar sintomas e patologias intercorrentes ou próprias da gravidez.

Como pode ser observado no Quadro 6.3, há um número relativamente pequeno de fármacos fortemente suspeitos ou confirmados como teratógenos humanos, porém persiste uma preocupação significativa quanto ao uso de medicamentos durante a gestação. Isso se deve à existência de poucos dados a respeito da segurança gestacional da maioria dos medicamentos, incluindo aqueles de uso comum na gravidez, acrescido do fato de que, com poucas exceções, em todas as situações clínicas que exigem a prescrição de um teratógeno podem ser administrados outros medicamentos com segurança relativa. Os seguintes princípios gerais se aplicam ao uso de medicações durante a gravidez: (1) desestimular o uso de medicamentos sem prescrição médica; (2) prescrever medicamentos na gestação apenas se for absolutamente necessário; (3) optar por medicamentos com maior número de estudos sobre o uso na gravidez humana; (4) evitar início de tratamentos no primeiro trimestre de gestação; (5) optar pela monoterapia e pela menor dose efetiva dos medicamentos.

A seguir serão expostas as principais informações sobre a segurança dos medicamentos mais comumente prescritos durante a gestação.

Anti-hipertensivos

A metildopa é a medicação de primeira linha no tratamento das síndromes hipertensivas da gravidez (B). Os betabloqueadores determinam risco de CIUR e de hipoglicemia e letargia neonatal. O pindolol poderia ser prescrito (B), porém deixou de ser comercializado, enquanto o propranolol também pode ser utilizado, por tempo limitado, no controle da taquicardia em pacientes com hipertireoidismo descontrolado (C/D no segundo e terceiro trimestres, respectivamente). A prazosina, por sua ação alfabloqueadora, causa vasodilatação, reduzindo a resistência periférica (C). A nifedipina pode ser prescrita como anti-hipertensivo ou tocolítico (C). A hidralazina resulta em má resposta por via oral (C), porém é útil no tratamento das taquicardias reflexas quando associada a betabloqueadores. Os diuréticos devem ser indicados apenas nos casos de insuficiência cardíaca congestiva: hidroclorotiazida (B), furosemida (C) e espironolactona (C).

Anti-helmínticos

Os benefícios do tratamento das helmintíases em gestantes de países pobres superam os riscos teóricos do uso de albendazol (C), metronidazol (B), praziquantel (C) e mebendazol (C). São prescritos a partir do segundo trimestre e permitidos durante a amamentação.

Anticoagulantes

A varfarina é considerada teratogênica (X). O período mais crítico de seu uso é entre a sexta e a nona semanas de gestação, porém, nos dois últimos trimestres, aumenta o risco de defeitos do sistema nervoso central (SNC). Em mulheres com

Quadro 6.3 Principais medicamentos teratogênicos ou com outros efeitos colaterais significativos sobre o feto

Medicamento	Trimestre de exposição	Efeitos
Ácido valproico	Todos	Malformações do tubo neural, cardíacas e de membros; características faciais dismórficas
Androgênios	Segundo/terceiro	Masculinização de fetos femininos
Anfetaminas	Todos	Suspeita: padrões anormais de desenvolvimento; desempenho escolar deficiente
Barbitúricos	Todos	Dependência neonatal com o uso crônico
Bussulfano	Todos	Diversas malformações congênitas; baixo peso ao nascer
Carbamazepina	Primeiro	Defeitos do tubo neural; defeitos faciais; atraso no desenvolvimento
Ciclofosfamida	Primeiro	Restrição de crescimento intrauterino; malformações congênitas variadas
Citarabina	Primeiro/segundo	Malformações congênitas variadas
Clomipramina	Terceiro	Letargia, hipotonia, cianose e hipotermia do neonato
Clorpropamida	Todos	Hipoglicemia neonatal sintomática prolongada
Diazepam	Todos	Uso crônico pode causar dependência neonatal
Dietilestilbestrol	Todos	Anomalias do trato genital; adenocarcinoma de células claras de vagina; adenose vaginal
Etretinato	Todos	Risco elevado de múltiplas malformações congênitas
Fenciclidina	Todos	Exame neurológico anormal; déficits no reflexo de sucção e na alimentação
Fenitoína	Todos	Síndrome hidantoínica fetal: fenda palatina, lábio leporino, nariz em sela, hipertelorismo, hipoplasia ungueal/digital, deficiência de crescimento e retardo mental
Inibidores da enzima de conversão da angiotensina (IECA)	Todos, principalmente segundo e terceiro	Malformações cardiovasculares e do SNC; lesão renal; insuficiência renal crônica; hipocalvaria
Inibidores da recaptação da serotonina	Terceiro	Síndrome de abstinência neonatal; hipertensão pulmonar persistente no neonato
Iodeto	Todos	Bócio; hipotireoidismo congênito
Isotretinoína	Todos	Risco extremamente elevado de malformações do SNC, craniofaciais e cardiovasculares, entre outras
Lítio	Primeiro/terceiro	Anomalia de Ebstein (anomalia congênita da valva tricúspide); toxicidade neonatal (terceiro trimestre)
Metadona	Todos	Abstinência neonatal com uso crônico
Metimazol	Todos	Bócio; hipotireoidismo; aplasia cútis
Metotrexato	Primeiro	Múltiplas malformações congênitas; atraso do desenvolvimento
Micofenolato de mofetila	Primeiro	Malformações graves na face, nos membros e em outros órgãos
Misoprostol	Primeiro	Sequência de Möbius (malformações faciais relacionadas com paralisia do sexto e sétimo pares de nervos cranianos)
Penicilamina	Primeiro	Cútis *laxa* e outras malformações congênitas
Talidomida	Primeiro	Redução de membros (focomelia) e muitos defeitos de órgãos internos
Tamoxifeno	Todos	Risco aumentado de aborto ou de lesão fetal
Tetraciclinas	Todos	Anomalias de dentes e ossos
Trimetadiona	Todos	Múltiplas anormalidades congênitas
Varfarina	Primeiro	Hipoplasia de ponte nasal; condrodisplasia
	Segundo	Malformações do SNC
	Terceiro	Risco de sangramento (suspensão 1 mês antes do parto)

Fonte: dados adaptados de Koren, 2017.

válvula cardíaca metálica, o uso da varfarina é necessário porque a anticoagulação ideal não é obtida com o uso da heparina. Deve-se evitar apenas no primeiro trimestre e interromper o uso com 36 semanas de gestação, quando a varfarina deve ser substituída pela heparina, anticoagulante de escolha na gravidez (C) por não ultrapassar a placenta. A heparina não fracionada (HNF) apresenta efeitos colaterais, como hemorragia, plaquetopenia e osteoporose, enquanto a heparina de baixo peso molecular (HBPM) exige menos aplicações diárias, porém é mais cara.

Antieméticos e antiácidos

A doxilamina, em associação à piridoxina, tem sido indicada como primeira opção de antiemético na gestação (A). A metoclopramida (B) e o dimenidrinato (B) não estão associados a riscos fetais. A ondansetrona é útil em casos resistentes a outros medicamentos (B), não é embriotóxica ou teratogênica em animais de experimentação e seu uso é aceitável após 12 semanas de gestação.

Os antiácidos que contêm magnésio, cálcio e alumínio são liberados, sem restrições, para uso na gestação (A). Os bloqueadores dos receptores H2 da histamina (ranitidina e cimetidina) devem ser utilizados por pessoas com sintomas mais intensos e que não respondem às medicações usuais e à dieta (B). Estudos controlados sobre o uso na gravidez humana do omeprazol, um inibidor da bomba de prótons, são limitados, mas não foram demonstradas evidências de risco no primeiro e nos outros trimestres gestacionais (C).

Analgésicos e anti-inflamatórios

O paracetamol é considerado o analgésico e antipirético de escolha na gestação (B) porque não afeta a função plaquetária e não aumenta os riscos de hemorragia materna e/ou fetal. Em doses altas, pode ser hepatotóxico para a gestante e o feto. A utilização do ácido acetilsalicílico (AAS) em doses terapêuticas deve ser evitada (D), uma vez que o uso no terceiro trimestre pode causar hemorragia materno-fetal e fechamento do ducto arterial. Existem alguns relatos de associação do uso de AAS no primeiro trimestre à gastrosquise e à atresia do intestino delgado. As doses baixas (≤ 100mg/dia) utilizadas para prevenção da pré-eclâmpsia são consideradas seguras.

A prescrição da dipirona como analgésico e antipirético na gestação deve ser evitada em virtude da falta de estudos controlados e em razão do risco de causar agranulocitose, o que fundamentou sua não comercialização em vários países (C).

A indometacina e o ibuprofeno são inibidores não específicos da cicloxigenase que têm seu uso no primeiro trimestre associado a maior risco de abortamento (ambos B). São medicamentos associados ao risco de fechamento precoce do ducto arterioso, principalmente quando utilizados após 32 semanas de gestação. A indometacina também está associada a risco aumentado de hemorragia intraventricular, enterocolite necrosante e efeitos no rim fetal.

Antimicrobianos

As penicilinas e as cefalosporinas são geralmente consideradas seguras para uso em gestantes não alérgicas (B).

Entre os aminoglicosídeos, por ser a mais vendida e utilizada em todo o mundo, a grande maioria dos estudos avalia os efeitos da gentamicina (D), sendo possível extrapolar os dados aos outros medicamentos do grupo. O uso dos aminoglicosídeos na gravidez costuma ser evitado na gestação em razão do risco teórico de oto e nefrotoxicidades. No entanto, essa precaução não impede o uso dessas drogas quando indicadas para tratamento de infecções graves.

A nitrofurantoína (B) pode ser utilizada para tratamento de infecções do trato urinário (ITU) em gestantes. Entretanto, como pode desencadear anemia hemolítica em fetos portadores da deficiência de glicose-6-fosfato desidrogenase (G6PD), é preferível evitar seu uso no final da gestação.

Os macrolídios azitromicina (B), estearato de eritromicina (B) e claritromicina (C) podem ser prescritos quando não estão disponíveis alternativas adequadas.

As sulfonamidas devem ser evitadas nas fases finais da gravidez devido ao risco de *kernicterus* no neonato (C). A combinação com trimetoprima deve ser evitada no primeiro trimestre em razão da possibilidade de teratogênese (malformações cardiovasculares, do sistema renal e do tubo neural).

O ciprofloxacino (C) e o norfloxacino (C) são evitados na gestação porque os estudos em animais mostraram que as fluoroquinolonas são tóxicas para as cartilagens em desenvolvimento.

Em geral, os antirretrovirais podem ser prescritos na gestação (B/C). Há alguns anos, o efavirenz foi associado a malformações de tubo neural em filhotes de macacos expostos à medicação, mas é inconclusiva a maioria dos estudos em humanos. A partir de 2015, esse medicamento foi liberado para uso em gravidez não planejada e diagnosticada após as 5 semanas de uso por mulheres soropositivas para o HIV. Contudo, foi mantida a restrição quando há planejamento da gravidez, devendo ser substituído pelo raltegravir (C) – em associação ao tenofovir (B) e à lamivudina (C) – como agente de primeira escolha para pacientes virgens de tratamento. A hidroxiureia é contraindicada na gravidez (D).

CONSIDERAÇÕES FINAIS

A educação e a promoção da saúde são componentes essenciais da assistência pré-natal e devem incluir obrigatoriamente a aplicação dos princípios relativos ao uso de medicamentos durante a gravidez.

Os médicos em geral e os obstetras em particular devem desempenhar um papel ativo na prevenção da desinformação sobre a segurança farmacológica na gestação, principalmente em relação aos medicamentos mais recentes. É necessária uma ênfase rotineira sobre a importância de evitar a exposição do concepto às drogas especialmente no primeiro trimestre, porém sempre acompanhada pelo esclarecimento de que o uso de medicamentos sem orientação adequada em fases mais tardias da gestação também pode resultar em malformações morfológicas de menor intensidade, anormalidades funcionais e comprometimento do crescimento.

As alterações introduzidas pelas novas orientações da FDA, datadas de 2015, deverão resultar em um vasto impacto na interpretação da segurança e nas práticas de prescrição dos medicamentos na gravidez. Em função dessas novas normas, informações mais detalhadas estarão disponíveis para auxiliar os médicos a tomar decisões clínicas que afetam gestantes e lactantes. No entanto, a implantação do novo sistema será gradual – principalmente nas bulas dos medicamentos aprovados entre 2001 e 2015 –, demandará uma atualização diuturna e implicará maior responsabilidade profissional na redução dos riscos do uso de medicações no ciclo gravídico-puerperal.

Nesse contexto, além do domínio de todas essas informações de cunho científico, a adequação da relação médico-paciente exige que o médico discuta claramente com a gestante o risco/benefício do uso de medicamentos sobre os quais existem dúvidas quanto à segurança para o feto. Desse modo, a obediência a dois princípios éticos fundamentais – o benefício almejado e a autonomia da paciente – também estará alicerçada pela prevenção contra futuras ações judiciais.

Leitura complementar

Adam MP, Polifka JE, Friedman JM. Evolving knowledge of the teratogenicity of medications in human pregnancy. Am J Med Genet Part C 2011; 157(3):175-82.

Cunningham FG, Leveno KJ, Bloom SL et al. Williams obstetrics. 24. ed. New York: McGraw-Hill, 2014.

Federação Brasileira de Ginecologia e Obstetrícia. Manual de drogas na gravidez. Disponível em: http://www.febrasgo.org.br. Acessado em: 7 dez 2017.

Federação Brasileira de Ginecologia e Obstetrícia. Manual de Teratologia em Humanos. Disponível em: http://www.febrasgo.org.br. Acessado em: 7 dez 2017.

Food and Drug Administration website. Summary of comments from a public hearing and model pregnancy labeling based on recommendations. Disponível em: http://www.fda.gov.ucsf.idm.oclc.org/ohrms/dockets/ac/99/transcpt/3516r1.doc 1999. Acessado em: 7 dez 2017.

Food and Drug Administration, HHS. Content and format of labeling for human prescription drug and biological products; requirements for pregnancy and lactation labeling. Final rule. Fed Regist 2014; 79:72063-103.

Food and Drug Administration. Pregnancy, lactation, and reproductive potential: labeling for human prescription drug and biological products – content and format: guidance for industry. Dec, 2014. Disponível em: www.fda.gov/downloads/Drugs/GuidanceComplianceRegulatoryInformation/Guidances/UCM425398.pdf. Acessado em: 7 dez 2017.

Friedman JM, Little BB, Brent L, Cordero JF, Hanson JW, Shepard TH. Potential human teratogenicity of frequently prescribed drugs. Obstet Gynecol 1990; 75(4):594-9.

Koren G. Aspectos especiais da farmacologia perinatal e pediátrica. In: Katzung BG, Trevor AJ (eds.). Farmacologia básica e clínica. 13. ed. Porto Alegre-RS: AMGH Editora Ltda., 2017:1012-23.

Martin RJ, Fanaroff AA, Walsh MC. Fanaroff & Martin Medicina fetal e neonatal. 10. ed. Rio de Janeiro-RJ: Elsevier Editora Ltda., 2017.

Mitchell AA, Gilboa SM, Werler MM, Kelley KE, Louik C, HernándezDíaz S. National Birth Defects Prevention Study. Medication use during pregnancy, with particular focus on prescription drugs: 1976-2008. Am J Obstet Gynecol 2011; 205(1):51.e1-8.

Mosley JF II, Smith LL, Dezan MD. An overview of upcoming changes in pregnancy and lactation labeling information. Pharmacy Practice 2015; 13(2):605-8.

Ramoz LL, Patel-Shori NM. Recent changes in pregnancy and lactation labeling: Retirement of risk categories. Pharmacotherapy 2014; 34(4):389-95.

Rogers JM, Kavlock RJ. Toxicologia do desenvolvimento. In: Klaassen CD, Watkins III JB (eds.). Fundamentos em toxicologia de Casarett e Doull. 2. ed. Porto Alegre-RS: AMGH Editora Ltda., 2012:137-48.

Temming LA, Cahil AG, Riley LE. Clinical management of medications in pregnancy and lactation. Am J Obstet Gynecol 2016; 214(6):698-702.

Wilson JG. Experimental studies on congenital malformations. Journal of Chronic Diseases 1959; 10(2):111-30.

Yankowitz J, Niebyl JR. Drug therapy in pregnancy. 3. ed. Philadelphia: Lippincott, Williams & Wilkins, 2001.

CAPÍTULO 7

Atividades Físicas na Gestante de Alto Risco

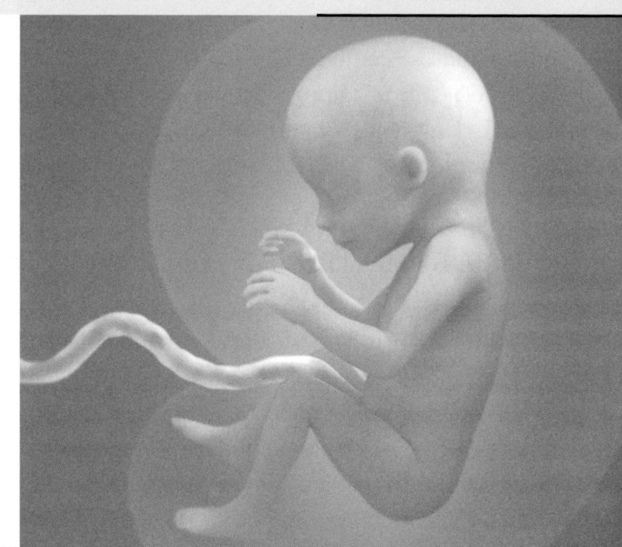

Frederico José Amedeé Péret

INTRODUÇÃO

O exercício contribui significativamente para o bem-estar materno e fetal durante a gravidez, havendo evidências recentes de que pode potencializar bons resultados perinatais.

Uma metanálise recente, que incluiu mais de 2.000 gestantes sem complicações clínicas e/ou obstétricas, mostrou que o exercício aeróbico e o exercício de força e resistência de intensidade moderada na frequência de 3 a 4 dias por semana durante a gravidez não foram associados a risco aumentado de partos prematuros e/ou à ocorrência de restrição do crescimento.

O exercício físico leve a moderado também é considerado seguro em algumas gestações de alto risco, como em casos de hipertensão crônica não complicada e diabetes gestacional.

As contraindicações absolutas ao exercício incluem diagnóstico de placenta prévia, hemorragia do segundo ou terceiro trimestre, rotura prematura de membranas, parto prematuro, doença cardíaca ou pulmonar significativa, pré-eclâmpsia e formas graves de anemia, entre outras. Essas condições serão mais detalhadas adiante.

CONTRAINDICAÇÕES PARA ATIVIDADE FÍSICA EM GESTAÇÕES DE ALTO RISCO

São consideradas contraindicações:

- Hipertensão arterial crônica grave.
- Restrição do crescimento fetal.
- Anemia materna (hemoglobina materna < 10mg/dL).
- Asma moderada a grave.
- Pré-eclâmpsia (PE).
- Diabetes descompensado e/ou com repercussões fetais.
- Cardiopatias maternas com repercussões hemodinâmicas e/ou restrição.
- Hipertensão pulmonar.
- Insuficiência cervical e/ou alto risco de prematuridade.
- Gestação múltipla no terceiro trimestre.
- Placenta prévia.
- Rotura de membranas.
- Obesidade mórbida.
- Hemoglobinopatias.
- Outras doenças clínicas na gravidez com repercussões materno-fetais.

PRESCRIÇÃO DE EXERCÍCIOS

Em um cenário ideal, a atividade física deve ser programada e iniciada no período pré-concepcional. Com a gravidez podem ser necessárias adaptações e a reprogramação da intensidade, bem como a suspensão de atividades que exijam contato e/ou com risco de queda/trauma.

Idealmente, o tempo dedicado à atividade física não deve ultrapassar 150 minutos por semana (30 minutos por dia, durante 5 dias por semana).

As atividades bem toleradas na gestação são musculação (força e resistência), caminhadas, corrida recreativa, ciclismo em bicicleta estacionária, escadas, elípticos, natação (e outras atividades em meio aquático), dança aeróbica e ioga.

Independentemente da atividade e do risco, atenção especial deve ser dada à nutrição antes e após a atividade, além de hidratação adequada e controle da temperatura corporal e ambiental (evitando os riscos fetais associados à hipertermia).

As zonas de treino relacionadas com a frequência cardíaca devem ser adaptadas de acordo com as modificações progressivas dos sistemas cardiovascular e respiratório na gravidez, aceitando-se como regra cerca de 60% a 80% da capacidade aeróbica máxima pré-gestacional ajustada pela idade materna (cerca de 140 a 150bpm). Esses parâmetros devem ser ainda mais restritos em gestantes obesas.

ATIVIDADE FÍSICA NA HIPERTENSÃO ARTERIAL E/OU EM GESTANTES COM RISCO DE PRÉ-ECLÂMPSIA (PE)

Com relação às complicações da gravidez associadas a distúrbios hipertensivos, existem algumas hipóteses sobre os possíveis efeitos positivos do exercício na prevenção de PE. Especificamente, a atividade física estimularia a vascularização e o crescimento placentário e reduziria a concentração de substâncias oxidativas, a disfunção endotelial e a atividade inflamatória; entretanto, não há uma recomendação clara quanto às características do exercício (tipo, frequência, duração e intensidade) para a segurança materno-fetal em gravidezes sob risco.

Portanto, as mulheres em risco de desenvolver PE podem se beneficiar dos efeitos positivos do exercício na disfunção endotelial, uma vez que já foram demonstradas concentrações significativamente mais altas de fatores angiogênicos em gestantes em atividade física regular.

Kasawara e cols. revelaram que o exercício supervisionado uma vez por semana durante a gravidez em mulheres com hipertensão crônica ou PE em gestação anterior não estava relacionado com desfechos maternos e neonatais adversos. Os programas de exercício supervisionados que envolvem bicicleta estacionária não aumentaram a incidência de PE ou qualquer outra morbidade materna nem foi mais provável a hospitalização materna na unidade de terapia intensiva. No que se refere às possíveis repercussões neonatais, como peso fetal, peso adequado para idade gestacional, taxa de prematuridade, pontuação de Apgar ao nascimento e morbidade neonatal, nenhuma foi considerada significativa na comparação dos resultados no grupo de exercícios e no grupo de controle. Nesse contexto, o exercício supervisionado uma vez por semana foi considerado seguro para essas populações de gravidez de alto risco.

ATIVIDADE FÍSICA EM CASO DE DIABETES GESTACIONAL

Evidências crescentes sugerem que a atividade física pode representar uma ferramenta simples, barata e útil para prevenção e tratamento do diabetes gestacional (DMG).

Além disso, estudos observacionais incentivam a prática da atividade física como ferramenta útil para reduzir o risco de DMG, com uma metanálise recente de 10 ensaios de intervenção elegíveis mostrando redução de 28% no risco após a intervenção em comparação com o grupo de controle ao promover um efeito protetor contra o desenvolvimento de DMG. No cuidado prestado às mulheres com DMG há evidências de que o exercício, especialmente o treinamento estruturado de aeróbica e/ou resistência, consiste em uma terapia adjuvante benéfica. Uma metanálise recente de sete ensaios controlados randomizados elegíveis revelou que a prática de exercício como complemento ao atendimento padrão melhorou significativamente o controle pós-prandial da glicemia e diminuiu a glicemia no jejum em mulheres com DMG, em comparação com os cuidados padrões, enquanto não houve aumento nos eventos adversos nos grupos de exercícios.

As mulheres grávidas com DMG não precisam de sugestões ou precauções especiais para a prática de atividade física, exceto as recomendadas àquelas com tolerância normal à glicose, mas, considerando a presença de hiperglicemia, precisam levar em consideração as recomendações para a atividade física delineada para o diabetes pré-gestacional, especialmente quando o DMG exige um tratamento farmacológico que possa causar hipoglicemia. Considerando a falta de grandes estudos de coorte que tenham adotado o exercício como tratamento do DMG, as recomendações sugeridas foram derivadas de diretrizes de exercícios na gravidez e exercícios nas diretrizes de diabetes tipo 2.

Atividade física nas gestantes com obesidade

As mulheres obesas e/ou com sobrepeso com gravidez única podem ser aconselhadas a praticar exercícios aeróbicos por cerca de 30 minutos, três a cinco vezes por semana, durante a gravidez. O exercício aeróbico em mulheres grávidas com sobrepeso e obesidade também está associado à redução do DMG.

Uma metanálise de nove ensaios clínicos, incluindo 1.502 mulheres, mostrou que o exercício aeróbico em gestações de mulheres obesas ou com sobrepeso está associado a risco reduzido de prematuridade. A idade gestacional média no parto e a incidência de cesárea são semelhantes nas mulheres que se exercitaram regularmente e nas de controle. As que participaram do grupo que manteve atividade física apresentaram incidência significativamente menor de DMG. Não houve diferença em aspectos como peso ao nascer, baixo peso ao nascer, macrossomia e natimortalidade.

CONSIDERAÇÕES FINAIS

A atividade física regular na gravidez está relacionada com melhores resultados obstétricos e a longo prazo na saúde das mulheres e em sua descendência. Os prestadores de cuidados obstétricos devem seguir as recomendações atualizadas sobre riscos, benefícios e prescrição de exercícios adaptados a esse período. Estudos recentes sugerem uma importante margem de segurança em gestantes com excesso de peso, com hipertensão leve ou diabetes gestacional. A evidência disponível sugere que um aumento monitorizado e gradual na atividade física diminuirá os resultados adversos nessas condições.

Entretanto, poucos estudos avaliaram a atividade física como uma terapia autônoma, e ainda há questões pouco discutidas por motivos metodológicos. Estudos amplos, comparativos e de alta qualidade com medição objetiva da intensidade, conformidade e adesão à atividade física são necessários para esclarecer o tipo, a frequência, a duração e a intensidade necessária para a obtenção de resultados benéficos para a saúde das mulheres durante a pré-concepção e a gravidez e no pós-parto.

Leitura complementar

ACOG Committee Opinion No. 650: Physical activity and exercise during pregnancy and the postpartum period. Obstet Gynecol 2015 Dec; 126(6):e135-42.

Berghella V, Saccone G. Exercise in pregnancy! Am J Obstet Gynecol 2017 Apr; 216(4):335-7.

Bianchi C, Battini L, Aragona M et al. Prescribing exercise for prevention and treatment of gestational diabetes: review of suggested recommendations. Gynecol Endocrinol 2017; 33(4):254-26.

Chawla S, Anim-Nyame N. Advice on exercise for pregnant women with hypertensive disorders of pregnancy. Int J Gynaecol Obstet 2015 Mar; 128(3):275-9.

Harrison CL, Brown WJ, Hayman M, Moran LJ, Redman LM. The role of physical activity in preconception, pregnancy and postpartum health. Semin Reprod Med 2016; 34(2):e28-37.

Kasawara KT, Burgos CS, do Nascimento SL et al. Maternal and perinatal outcomes of exercise in pregnant women with chronic hypertension and/or previous preeclampsia: A randomized controlled trial. ISRN Obstet Gynecol 2013; 12:857047.

Magro-Malosso ER, Saccone G, Di Mascio D, Di Tommaso M, Berghella V. Exercise during pregnancy and risk of preterm birth in overweight and obese women: A systematic review and meta-analysis of randomized controlled trials. Acta Obstet Gynecol Scand 2017; 96(3):263-73.

Newton ER, May L. Adaptation of maternal-fetal physiology to exercise in pregnancy: The basis of guidelines for physical activity in pregnancy. Clin Med Insights Womens Health 2017 Feb; 23;1-12.

Perales M, Artal R, Lucia A. Exercise during pregnancy. JAMA 2017 Mar 21; 317(11):1113-4.

Weissgerber TL, Davies GAL, Roberts JM. Regular exercise is associated with increased PIGF and reduced sFlt-1 and Seng in pregnancy. Reprod Sci 2010; 17(3 Suppl. 1):153A-4A:1933-7191.

Women's Health Committee (RANZCOG) Statement 2016 – Exercise in pregnancy. Disponível em: www.ranzcog.org.

CAPÍTULO 8

Aspectos Éticos e Jurídicos para Antecipação de Parto na Gestante de Alto Risco

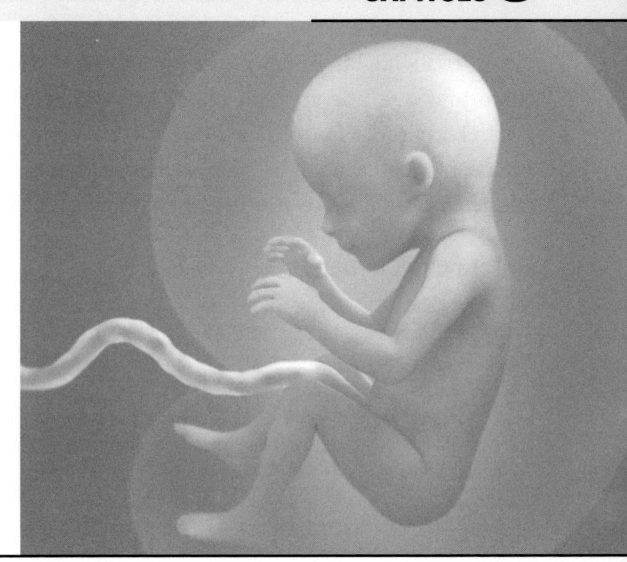

Carla Carvalho
Luciana Dadalto

INTRODUÇÃO

Este capítulo tem por objetivo discutir os aspectos éticos e jurídicos relacionados com a antecipação do parto na gestante de alto risco. Para tanto, estabelece uma visão geral da relação médico-paciente, voltando-se posteriormente para as peculiaridades da relação entre o médico e a gestante, em especial quando esta se enquadra no conceito de alto risco e recebe a recomendação de parto pré-termo.

A partir desse panorama, busca fornecer subsídios para o comportamento ético e juridicamente responsável do médico na relação com a paciente gestante de alto risco.

A RELAÇÃO MÉDICO-PACIENTE

A relação médico-paciente está em constante transformação. Tradicionalmente era vista como uma relação bilateral que se desenvolvia de maneira assimétrica, pois o médico era o detentor do conhecimento e do poder de escolha das medidas e tratamentos a serem realizados, ficando o paciente como um mero objeto da benevolência do cuidador.

O profissional de saúde pautava seu agir no princípio da beneficência, marca do juramento de Hipócrates. Nota-se que a própria palavra *paciente* evoca esse tipo de postura, pois aponta para a passividade daquele que apenas recebe o tratamento ou cuidado dispensado por outrem.

Por outro lado, esse modelo de relação apresentava caráter personalíssimo, uma vez que o paciente se encontrava em contato direto e constante com seu médico e este exercia suas funções em uma proposta holística de cuidado.

A história mostrou o lado perverso desse modelo clássico com os inúmeros relatos de abusos do profissional em detrimento do interesse e da saúde do paciente, muitas vezes escondidos sob o falso pretexto de contribuir para o engrandecimento da ciência ou para a vida da coletividade. Na primeira metade do século XX, e mesmo de maneira esparsa já na segunda metade do mesmo século, foram conhecidos casos de atrocidades cometidas contra pacientes, especialmente os mais vulneráveis, valendo-se os profissionais da passividade e do não questionamento que marcavam a relação.

A Segunda Guerra Mundial estabeleceu um ambiente especialmente profícuo para os excessos dos profissionais em detrimento da dignidade dos pacientes, pois, além da visão clássica da relação, havia uma convicção marcante de que certas pessoas, a depender de sua raça, ostentariam maior valor do que outras, o que conferia uma justificação adicional para experiências e violações em relação aos "seres de segunda linha". Com efeito, as experimentações nazistas em populações semitas, negras e outras minorias eram feitas ao arrepio de todos os valores éticos que hoje inspiram a prática médica, o que ensejou, ao término do conflito, a necessidade de se pensar em regras para a experimentação em seres humanos e a relação médico-paciente de maneira mais ampla. O Código de Nuremberg, documento elaborado no contexto do Tribunal que se desenvolveu na cidade homônima e que sintetizou as regras e imperativos da relação médico-paciente, estabeleceu como princípio ético-jurídico básico a necessidade do consentimento livre e esclarecido para a realização de experimentações e tratamentos em humanos. Sua necessidade foi reiterada posteriormente na Declaração de Helsinque da Associação Médica Mundial sobre os princípios éticos para a pesquisa médica com seres humanos.

Com isso, cunhou-se o modelo de relação médico-paciente vigente, com base na interação de sujeitos autônomos com igual *status* jurídico, permeada de direitos e deveres e inspirada nos princípios bioéticos da autonomia, beneficência, não maleficência e justiça. Trata-se de uma relação horizontal e dialógica, em que o paciente assume uma posição ativa na condução de seu tratamento, que tem por marco fundamental o respeito de sua vontade acerca dos procedimentos que deseja ou não sejam feitos em seu corpo.

A legislação atual reflete tal paradigma, consignando expressamente que "ninguém pode ser constrangido a submeter-se, com risco de vida, a tratamento médico ou a intervenção cirúrgica" (art. 15, Código Civil de 2002). O respeito pela autonomia constitui, portanto, um postulado fundamental da relação médico-paciente, apenas se podendo limitar diante da verificação de circunstâncias excepcionais, como a redução da capacidade individual para compreender e exprimir vontade ou a ofensa à autonomia presente no outro:

> Exemplos típicos são os seguintes: se nossas escolhas ameaçam a saúde pública, potencialmente prejudicam inocentes ou requerem um recurso escasso para o qual não há fundos disponíveis, as outras pessoas podem, justificadamente, restringir o exercício de nossa autonomia. Essa justificação, porém, deve estar fundamentada em princípios morais concorrentes e prioritários (Beauchamp & Childress, 2013).

Desenvolvida em um panorama de extraordinário e crescente avanço tecnocientífico, a relação médico-paciente contemporânea é marcada, contudo, por uma crescente despersonalização. É que os profissionais enfrentam uma cultura da hiperespecialização, em que o profissional virtuoso é muitas vezes identificado como aquele que detém maior profundidade de conhecimento sobre uma questão específica da saúde humana, desprezando-se a figura do médico generalista, que analisa a pessoa como um todo. O acesso à internet e o uso de redes sociais e tecnologias da comunicação diversas contribuem ainda mais para o afastamento ou a despersonalização do vínculo, passando o paciente a reconhecer o médico como um prestador de serviços ao mercado de massa.

As novas e sempre mais sofisticadas técnicas assumiram papel importante no diagnóstico em detrimento da relação pessoal entre o médico e o paciente. A tecnologia foi se incorporando no exercício da profissão, deixando de lado o aspecto subjetivo da relação.

Ainda assim, a relação médico-paciente mantém seu caráter fiduciário, pois se erige em torno da confiança estabelecida entre as partes: por parte do médico, que confia que o paciente lhe referiu as informações adequadas e verdadeiras e seguirá o tratamento proposto; e por parte do paciente, convicto de que o médico lhe indicará o tratamento mais adequado disponível para seu caso com base na diligência e na aptidão técnica.

A relação médico-paciente gestante

A relação entre o médico e a paciente gestante apresenta peculiaridades na comparação com a relação estabelecida com outros pacientes, decorrentes das questões afetivas e sociais inerentes e da necessidade de proteção especial do terceiro sujeito envolvido, o feto. A gravidez "não se limita ao espaço físico do corpo da mulher; insere-se também em seu espaço psíquico, pois o *foetus* não se nutre apenas de elementos físicos, mas também de elementos emocionais, mentais e existenciais" (Berti, 2002).

Em que pese a ausência de consenso acerca do *status* jurídico a ser conferido ao feto – se deve ser considerado pessoa ou ser de outra natureza – estabelece-se na legislação que ele deve ser protegido, o que faz dele no mínimo um titular de interesses moralmente relevantes, não se assimilando a mero objeto de direito.

As decisões autônomas da paciente gestante apresentam um fator de limitação especial pelo potencial de impactar nos interesses do ser que está sendo gestado. As escolhas da gestante deverão, pois, levar em conta seus interesses próprios, não podendo também ofender os interesses do nascituro. Nesse sentido, questiona Silma Berti, a preocupação da ciência médica com o embrião e com o feto, em qualquer fase de seu desenvolvimento, bem se sabe, não é senão a de atribuir-lhe saúde perfeita e garantir-lhe o direito à integridade física e psíquica.

Entretanto, o uso de qualquer técnica de tratamento médico, por mais segura que seja, sem a respectiva autorização do paciente ou de seu representante, implica violação de seus direitos. Caberia, então, à mãe consentir ou não no tratamento. Poderia ela recusar-se, ela própria, a submeter-se a tratamento médico ou a ingerir medicamento que vise à preservação da saúde do *conceptus*?

O médico, no exercício de sua função, pode, assim, deparar-se com o dilema ético presente na situação em que a gestante manifesta uma vontade incompatível com os interesses do feto, em especial no que tange à saúde e ao regular desenvolvimento. Sua profissão exige que busque o bem de ambos os pacientes, feto e gestante, ponderando os riscos e evitando danos a eles, além de respeitar as autonomias respectivas, as quais são essencialmente distintas, ao contrário do que se possa aparentar.

A GESTAÇÃO DE ALTO RISCO

Sobre a incidência de gestações de alto risco, preconiza o Ministério da Saúde:

> A gestação é um fenômeno fisiológico e, por isso mesmo, sua evolução se dá na maior parte dos casos sem intercorrências. Apesar desse fato, há uma parcela pequena de gestantes que, por serem portadoras de alguma doença, sofrerem algum agravo ou desenvolverem problemas, apresentam mais probabilidades de evolução desfavorável, tanto para o feto como para a mãe.

> Essa parcela constitui o grupo chamado de "gestantes de alto risco". Essa visão do processo saúde-doença, denominada enfoque de risco, fundamenta-se no fato de que nem todos os indivíduos têm a mesma probabilidade de adoecer ou morrer, sendo tal probabilidade maior para uns que para outros. Essa diferença estabelece um gradiente de necessidade de cuidados que vai desde o mínimo, para os indivíduos sem problemas ou com poucos riscos de sofrerem danos, até o máximo necessário, para aqueles com alta probabilidade de sofrerem agravos à saúde.

Assim, consideram-se de "alto risco" as gestações em que a presença de doença materna ou a verificação de característica sociobiológica potencialmente prejudicial à evolução da gravidez determinam maior risco para a saúde da gestante e/ou do feto.

Socialmente, a compreensão dos riscos em torno de uma gestação envolve um processo complexo e por vezes doloroso, pois esbarra na noção presente no senso comum de perfeição da vida que vai nascer. Ademais, a perspectiva do nascimento de um novo ser afasta, no raciocínio lógico, o risco da morte, que não é aceita pelos familiares como parte dos fenômenos da natureza, aos quais todos estão sujeitos.

O processo decisório torna-se árduo, pois os sujeitos envolvidos esquivam-se das informações e esclarecimentos, não raramente negando os riscos e eventos adversos. Nesse contexto, crescem o senso de justiça e a ânsia de responsabilização dos profissionais que participaram do atendimento, buscando-se culpados em situações que frequentemente estão além das forças do ser humano.

Nessas situações, a importância de uma relação médico-paciente harmônica e transparente acentua-se, contribuindo para a minimização de riscos e para o alcance do resultado positivo esperado pelos sujeitos, qual seja, uma gestação que chega ao final com controle de intercorrências e sem a produção de danos à mãe ou ao filho. Também permite que se esclareça a paciente acerca da adequação dos cuidados dispensados pela equipe, constituindo um importante mecanismo preventivo de demandas.

A normativa do Ministério da Saúde acerca dos pré-natais de alto risco enfatiza a necessidade de um acompanhamento que atenda às peculiaridades do quadro de cada gestante, em coerência com os princípios da atenção à saúde em geral:

> Art. 5º A atenção ao pré-natal de alto risco será realizada de acordo com as singularidades de cada usuária, com integração à atenção básica, a qual cabe a coordenação do cuidado, com garantia de atenção à saúde progressiva, continuada e acessível a todas as mulheres (Portaria MS 1.020, de 29 de maio de 2013).

Em virtude do risco, frequentemente essas gestações trazem a indicação, com base em evidências, de antecipação do parto. Em outras situações, a própria gestante manifesta seu desejo de antecipá-lo, o que pode suscitar questionamentos éticos e jurídicos a respeito da conduta do profissional.

A ESCOLHA DA VIA E DO MOMENTO DO PARTO

O Brasil destaca-se no cenário internacional como um dos países que apresentam as maiores taxas de parto cesáreo no mundo, o que se confirma nos dados do próprio Ministério da Saúde:

> A taxa de operação cesariana no Brasil situa-se em torno de 56%, com ampla variação entre os serviços públicos e privados. Estudos recentes da Organização Mundial da Saúde (OMS) sugerem que taxas populacionais de operação cesariana superiores a 10% não contribuem para a redução da mortalidade materna, perinatal ou neonatal.

A alta incidência justifica-se pelo respeito da vontade da parturiente em relação à via do parto, com o agendamento de parto cirúrgico eletivo. A escolha da via do parto é vista como uma forma de exercício da autonomia em relação ao próprio corpo, em coerência com toda a evolução da relação médico-paciente acima referenciada.

A autonomia da gestante encontra limites, contudo, no bem-estar e na segurança do feto, o que pode levar à limitação das escolhas da mulher no momento de dar à luz.

A fim de buscar compatibilizar e promover o máximo respeito aos interesses e à autonomia do paciente, do feto e do médico, o Conselho Federal de Medicina editou a Resolução 2.144/2016, estabelecendo regras sobre a realização de parto cesariano de maneira eletiva. A norma trouxe a vedação ao médico de, eticamente, realizar o agendamento de cesarianas, a pedido da gestante, antes de completadas 39 semanas de gestação.

O objetivo da resolução não é combater a realização de cesarianas a qualquer custo, em detrimento da autonomia e da saúde da gestante e do feto, mas apenas restringir sua realização a situações em que se revele segura para ambos (no caso, a partir da 39ª semana), sempre tendo por base o consentimento da parturiente, após informação adequada e suficiente sobre os riscos de cada procedimento.

A elevada incidência de cesarianas promove o aumento da mortalidade materna em virtude de complicações cirúrgicas, bem como do próprio bebê, diante do risco de prematuridade. Em combate a esses riscos, a Comissão Nacional de Incorporação de Tecnologias no SUS (CONITEC) publicou, em março de 2016, novo Protocolo Clínico de Diretrizes Terapêuticas de atenção à gestante, em que estabeleceu que, "na ausência de outras indicações, a operação cesariana não é recomendada como forma rotineira de nascimento no trabalho de parto pré-termo em apresentação cefálica". Listou, ainda, em quais situações, e em qual grau, o parto cesariano se faz recomendado. Diante do panorama apresentado, a resolução do CFM tem por objetivo promover a conciliação das vontades e interesses envolvidos, em busca de uma regulação ética do tema, visando resguardar a saúde do feto e o direito de escolha da parturiente.

Nesse sentido, garante o direito à gestante de escolher a via de parto, devendo, no caso de opção pelo parto cesáreo, respeitar o prazo mínimo de 39 semanas de gestação, momento em que se considera o feto suficientemente maduro para o nascimento, à luz da medicina baseada em evidências. Resguarda o CFM, assim, a saúde do feto que, por ser o elo mais frágil da relação, necessita de proteção especial, ao mesmo tempo que resguarda a autonomia da gestante, sendo fiel aos preceitos da ética médica.

Ainda remanescem situações em que a cesárea poderá ocorrer antes das 39 semanas: quando houver contraindicação clínica à realização de parto vaginal, ou seja, não sendo possível o parto normal, por questões de saúde da mãe e/ou do feto; e quando o trabalho de parto iniciar espontaneamente antes das 39 semanas e a gestante escolher o parto cesáreo. Especificamente com relação à segunda hipótese, a Federação Brasileira de Associações de Ginecologia e Obstetrícia (Febrasgo) editou nota explicativa sobre o texto da resolução, deixando claro que o médico, conduzindo-se eticamente, pode realizar o parto cesariano a pedido da gestante.

A resolução fez menção expressa, ainda, à necessidade de assinatura de termo de consentimento livre e esclarecido (TCLE) para a realização de parto cesáreo por conveniência pessoal da gestante, deixando claro que o exercício da autonomia, notadamente no que se refere ao poder de consentir ou recusar a realização de determinado procedimento médico, deve ser precedido de um adequado esclarecimento sobre seus riscos e efeitos.

A norma refere-se apenas à autonomia para opção pela realização de cesariana em situações eletivas, isto é, de risco habitual, impedindo que se realize, nessas situações, a antecipação do parto em detrimento da completa formação e maturidade fetal.

ANTECIPAÇÃO DO PARTO DA GESTANTE DE ALTO RISCO

A limitação decorrente da Resolução CFM 2.144/2016 não se aplica a casos de gestação de alto risco, em que por vezes se recomenda, com base em evidências científicas, a realização de parto cirúrgico antecipado, representando o parto vaginal um risco elevado para a vida e a saúde da mãe e do filho.

Nesse sentido, o *Manual Técnico do Ministério da Saúde sobre Gestação de Alto Risco* traça recomendações acerca da antecipação de parto, indicando-a, por exemplo, como tratamento definitivo para a pré-eclâmpsia, como conduta a ser tomada em alguns casos de desvio no crescimento fetal e de câncer materno. O manual indica, também, situações de risco gestacional em que não há indicação de antecipação do parto, conforme a ciência.

Atenta, por fim, o manual para situações em que a antecipação eletiva do parto é medida que promove o interesse materno-fetal, diante da existência de riscos elevados para a continuação da gestação até seu termo:

> Na prática clínica, no entanto, apesar das medidas tomadas, permanece uma proporção de casos com algum grau de disfunção que implica risco elevado para a gestante e/ou feto em que não é possível ou não existem tratamentos que possam manter a gravidez. Em certas situações, o risco materno é inaceitável. Em outras, o risco fetal torna-se maior que o risco neonatal. Nesses casos, a antecipação eletiva do parto é medida preventiva conveniente e insubstituível.

Nesses casos, deve o médico, em primeiro lugar, ater-se às evidências científicas e aos protocolos para a recomendação de que o parto seja antecipado, tomando cuidado qualificado no esclarecimento e na posterior coleta do consentimento da gestante. Recomenda-se, ainda, uma descrição completa e minuciosa do quadro, bem como dos procedimentos, no prontuário da paciente. Em caso de dúvidas e insegurança, o quadro deve ser discutido com a equipe, e nas situações de recusa da paciente, com risco para a vida e saúde do feto, devem ser convocados o Comitê de Ética e a Direção Clínica da Instituição de Saúde com possibilidade mesmo de recurso ao departamento jurídico para esclarecimento e auxílio em eventuais medidas judiciais.

CONSIDERAÇÕES FINAIS

O parto constitui um momento muito importante na vida da gestante e de seu filho, e os médicos participam como facilitadores para o sucesso do procedimento. Como em qualquer procedimento ou intervenção de saúde, deve ser precedido do consentimento livre e esclarecido da gestante, que deve levar em conta e se limita, de modo especial, diante dos interesses do feto. Assim, faculta-se à gestante a escolha da via do parto em situações de risco habitual, desde que se aguarde a 39ª semana de gestação, momento em que o feto tem garantido seu completo desenvolvimento, conforme recomendações internacionais com base em evidências científicas.

Em situações de alto risco, deve a equipe médica, também embasada nas melhores evidências científicas, promover o diagnóstico e acompanhamento adequado e prudente com a indicação eventual de antecipação do parto quando a medida se afigure benéfica e recomendável diante dos interesses de vida e saúde da parturiente e do feto. Todo o processo deve ser minuciosamente descrito no prontuário da paciente. Deve-se buscar o consentimento livre e esclarecido da gestante, levando-se eventuais questões conflituosas à análise do Comitê de Ética e da Direção Clínica da Instituição de Saúde, buscando inclusive auxílio jurídico especializado caso se faça necessário.

Desse modo, além de conduzir-se conforme a boa técnica e a ética profissional, respeitando os princípios da bioética, o médico se resguardará da responsabilização disciplinar e jurídica.

Leitura complementar

Beauchamp TL, Childress JF. Princípios de ética biomédica. São Paulo: Edições Loyola, 2013.

Berti SM. Responsabilidade Civil pela conduta da mulher durante a gravidez. Tese (doutorado) – Universidade Federal de Minas Gerais, Faculdade de Direito, 2002.

Brasil. Ministério da Saúde. Secretaria de Atenção à Saúde. Departamento de Ações Programáticas Estratégicas. Gestação de alto risco: manual técnico. 5. ed. Brasília: Ministério da Saúde, 2012.

Caprara A, Rodrigues J. A relação assimétrica médico-paciente: repensando o vínculo terapêutico. Ciência e saúde coletiva. Rio de Janeiro 2004; 9(1):139-46.

Langaro F, Santos AH. Adesão ao tratamento em gestação de alto risco. Psicologia: ciência e profissão 2014; 34(3):625-42.

Ministério da Saúde. Diretrizes de atenção à gestante: a operação cesariana. Anexo à Portaria no 306, de 28 de março de 2016.

The Nuremberg Code. Trials of War Criminals before the Nuremberg Military Tribunals under Control Council Law No. 10. Washington, DC: US Government Printing Office 1949; 2:181-2.

WMA Declaration of Helsinki – Ethical principles for medical research involving human subjects. Disponível em: https://www.wma.net/policies-post/wma-declaration-of-helsinki-ethical-principles-for-medical-research-involving-human-subjects/. Acesso em 06 dez 2017.

CAPÍTULO 9

Contracepção na Mulher de Alto Risco

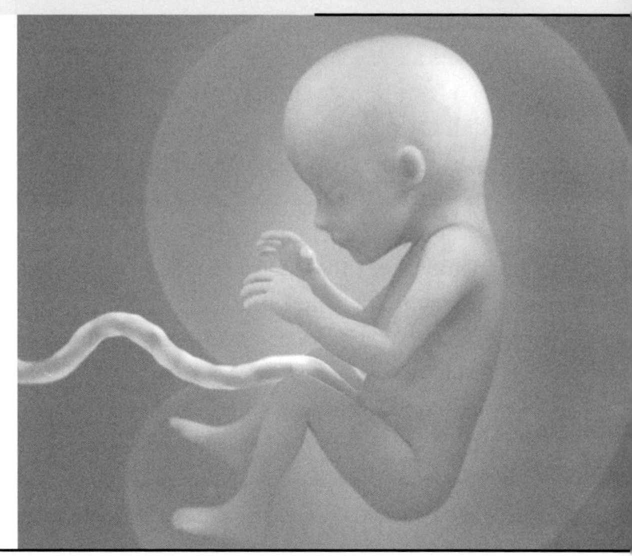

Ana Luiza Lunardi Rocha
Elaine Cristina Fontes de Oliveira
Ana Paula Caldeira Brant Campos

INTRODUÇÃO

Em todo o mundo, mais da metade das gestações não é planejada. No Brasil, cerca de 54% das gestações ocorrem sem nenhum planejamento. A taxa de gravidez inoportuna é ainda mais alta em algumas situações de alto risco, como em mulheres soropositivas para o HIV (70% de gravidez não planejada) e usuárias de *crack* (mais de 90% de gestações não planejadas). Apesar das taxas elevadas de gravidez inoportuna, sabe-se que 48% a 64% dessas mulheres usavam algum método contraceptivo. Não basta ao médico prescrever o método, é necessário que a contracepção seja discutida com a mulher, adequando a escolha com base na segurança, na eficácia, na tolerabilidade e na taxa de continuidade do método.

O uso de métodos contraceptivos possibilita que os casais e indivíduos exerçam o direito básico de decidir de maneira livre e responsável se, quando e quantas crianças terão.

O planejamento familiar representa um dos quatro pilares da *Iniciativa de Maternidade Segura* para redução da morte materna em países em desenvolvimento, em associação ao atendimento pré-natal, ao parto seguro e aos cuidados pós-natais.

A contracepção e o aumento do intervalo entre os partos têm benefícios não contraceptivos para a saúde das mulheres. O uso de métodos contraceptivos promoveu o aumento da escolaridade e dos resultados econômicos, especialmente entre as mulheres, e aumentou as taxas de sobrevida infantil ao ampliar os intervalos entre os nascimentos, reduzindo a competição de irmãos por recursos familiares e maternos escassos.

O planejamento familiar reduz diretamente o número de óbitos maternos, uma vez que diminui a chance de gravidez e as complicações associadas (redução da exposição), minimiza o risco de um aborto inseguro (redução da vulnerabilidade), posterga a primeira gravidez em mulheres jovens e reduz os riscos da fragilidade uterina em mulheres com alta paridade, espaçando o intervalo entre as gestações.

As mulheres em condições de alto risco gestacional devem ter prioridade no planejamento familiar, recebendo contracepção segura e eficaz para que a gravidez ocorra no momento mais oportuno e seguro de suas vidas.

COMO ESCOLHER, COM A PACIENTE, O MÉTODO CONTRACEPTIVO MAIS ADEQUADO E SEGURO?

A prevalência do tipo de contracepção utilizada varia em todo o mundo. A esterilização feminina (19%) e o dispositivo intrauterino (DIU – 14%) são os dois métodos mais utilizados por mulheres casadas ou em relacionamentos estáveis. Métodos de curta duração são menos comuns: anticoncepcionais orais (9%), preservativos masculinos (8%) e injetáveis (5%). Apenas 6% dessas mulheres usam tabela ou coito interrompido. Em geral, o uso de métodos de curta duração e reversíveis, como pílula, preservativo e injetável, é mais comum do que outros métodos na África e Europa, enquanto o de métodos de duração prolongada ou permanentes, como esterilização, implantes e DIU, é mais frequente na Ásia e na América do Norte. A todas as mulheres, especialmente as de alto risco, devem ser oferecidos sempre os métodos mais eficazes, de preferência os de longa duração, e os mais seguros para cada situação vivida pela mulher.

A efetividade (eficácia) dos métodos contraceptivos pode ser medida a partir do "uso perfeito" do método, quando ele é usado corretamente e de maneira consistente, ou do "uso típico", que é a eficácia do método durante o uso real (incluindo o uso inconsistente e incorreto). Entre os métodos reversíveis de contracepção, os DIU e o implante permanecem altamente efetivos durante anos, desde que estejam corretamente inseridos. A eficácia dos injetáveis, contraceptivos orais, adesivos e anéis vaginais irá depender do uso correto e consistente desses métodos, de modo que eles apresentam menor efetividade com o uso típico. A porcentagem de mulheres que apresentam uma gravidez não planejada no primeiro ano de uso típico do método é conhecida como a taxa de falha (Tabela 9.1).

Os critérios utilizados para a escolha do método contraceptivo deverão ser orientados de acordo com os adotados pela Organização Mundial da Saúde (OMS) e levarão em conta o desejo da paciente. Para a escolha de um método contraceptivo devem ser levadas em consideração a segurança, a eficácia, a disponibilidade e a aceitabilidade do método.

Embora a maioria dos métodos contraceptivos seja segura em grande parte das mulheres, os critérios de elegibilidade de métodos contraceptivos da OMS (Quadro 9.1) fornecem recomendações sobre a segurança de métodos contraceptivos específicos para mulheres com certas características e condições médicas. A escolha do método contraceptivo é mais difícil para as mulheres com doenças crônicas/agudas em virtude das alterações fisiológicas e dos efeitos colaterais relacionados com alguns contraceptivos que podem aumentar a morbidade e a mortalidade nessas pacientes. Os riscos do método contraceptivo devem ser balanceados contra as potenciais consequências de uma gravidez não planejada nesse grupo de mulheres.

MULHERES DE ALTO RISCO GESTACIONAL

Mulheres com alto risco de complicações durante a gravidez merecem atenção redobrada no planejamento familiar. Várias comorbidades podem aumentar o risco do binômio mãe-filho durante a gestação: obesidade, *diabetes mellitus*, hipertensão arterial, doenças autoimunes, doença falciforme, epilepsia, doenças hepáticas, cardiopatias e doenças renais, dentre outras. Neste capítulo são abordadas as principais doenças e as melhores opções contraceptivas em cada situação (Quadro 9.2).

Tabela 9.1 Taxa de falha

Método	Risco de gestação em 100 mulheres/ ano (uso típico]	Risco de gestação em 100 mulheres/ ano (uso perfeito)
Nada	65	85
Preservativo	18 a 21	2 a 5
Pílula/anel/adesivo	9	0,3 (3 em 1.000}
Injetáveis	6	0,2 (2 em 1.000)
★ DIU de cobre	0,8 (8 em 1.000)	0,6 (6 em 1 000)
Laqueadura	0,5 (5 em 1,000)	0,5 (5 em 1 000)
Vasectomia	0,15 (1,5 em 1.000)	0,1 (1 em 1.000)
★ SIU-LNG	0,2 (2 em 1.000)	0,2 (2 em 1.000)
★ Implante liberador de etonogestrel	0,05 (5 em 10.000)	0,05 (5 em 10.000)

Fonte: Trussell J. Contraception 2011; 83:397-404.

Quadro 9.1 Critérios de elegibilidade da OMS

Categoria 1	O método pode ser utilizado sem restrição
Categoria 2	O método pode apresentar algum risco; os benefícios do método superam os riscos decorrentes de seu uso
Categoria 3	O método pode apresentar mais riscos do que benefícios decorrentes de seu uso
Categoria 4	O método apresenta alto risco à saúde; constitui uma contraindicação ao emprego do método contraceptivo

Os métodos de longa duração, conhecidos como LARC (*Long Action Reversible Contraceptive*), propiciam a contracepção pelo menos durante 3 anos após uma única aplicação. São eles: DIU de cobre, sistema intrauterino de levonorgestrel (SIU-LNG) e implante subdérmico de etonogestrel.

Sabe-se que o uso de LARC reduz o risco (21 vezes menor) de gravidez não planejada em relação aos métodos de curta duração. A taxa de continuidade dos LARC (métodos intrauterinos e implante subdérmico) é muito mais alta do que a dos de curta duração. A utilização de contraceptivos mais eficazes tem papel importante na diminuição das gestações não planejadas (Quadro 9.3).

A mulher deverá retornar ao serviço de planejamento familiar, conversar com a equipe multidisciplinar e ser escutada e acolhida antes de cessar o uso desses métodos.

Quadro 9.2 Condições que expõem uma mulher ao aumento do risco para a saúde como resultado de uma gravidez indesejada

Câncer de mama
Doença valvar cardíaca complicada
Diabetes: insulino-dependente ou com nefropatia/retinopatia/neuropatia ou outra doença vascular ou mais de 20 anos de duração de doença
Câncer endometrial ou ovariano
Epilepsia
Hipertensão arterial (sistólica > 160mmHg ou diastólica > 100mmHg)
Vírus da imunodeficiência humana (HIV)
Doença isquêmica do coração
Doença trofoblástica gestacional maligna
Esquistossomose com fibrose do fígado
Cirrose severa (descompensada)
Doença falciforme
Infecções sexualmente transmissíveis
Acidente vascular encefálico
Tumores malignos do fígado (hepatoma) e carcinoma hepatocelular do fígado
Lúpus eritematoso sistêmico
Mutações trombogênicas
Tuberculose

Fonte: Medical eligibility criteria for contraception use.5. ed. World Health Organization, 2015.

Quadro 9.3 Vantagens dos LARC (contracepção reversível de longa duração)

São mais eficazes em uso típico do que os contraceptivos de curta duração (ACO)
A eficácia não depende da disciplina de uso da mulher
Maiores taxas de continuidade
Maior custo-efetividade

Outro ponto que deve sempre despertar a atenção com relação às mulheres de alto risco diz respeito ao uso do etinilestradiol ou de outros métodos contraceptivos contendo derivados do estrogênio. O uso de contraceptivos hormonais combinados (CHC) é fator de risco para eventos tromboembólicos. Algumas comorbidades, como hipertensão arterial mal controlada, *diabetes mellitus* mal controlado ou com lesões de órgão-alvo e obesidade, estão associadas a risco trombogênico maior, devendo ser evitado o uso de CHC nessas situações.

O efeito dos CHC sobre o risco de trombose depende tanto do tipo de progesterona utilizada como da dose de etinilestradiol. Os CHC que contêm progestogênios de terceira geração estão associados a risco trombótico maior em comparação com compostos de geração mais avançada. Estrogênios naturais, como o valerato de estradiol, têm menos impacto nos marcadores metabólicos e hemostáticos e podem resultar em um perfil cardiovascular mais seguro comparado com o do etinilestradiol.

O uso dos progestogênios isoladamente não aumenta o risco de tromboembolismo venoso ou arterial. Assim, pacientes com risco elevado de apresentar eventos tromboembólicos poderão utilizar com segurança os seguintes métodos: pílula apenas de progestogênio, injetável apenas com progestogênio, DIU de cobre, SIU-LNG e implante.

CONTRACEPÇÃO NO PÓS-PARTO

No pós-parto, a contracepção deve levar em conta o momento ideal para o início do método contraceptivo, o risco de tromboembolismo venoso, o retorno das ovulações e o impacto sobre a lactação. Em mulheres que não amamentam, a ovulação retorna em média 40 dias após o parto. A primeira ovulação pode ocorrer antes da primeira menstruação. Nas mulheres que amamentam, o retorno da ovulação é influenciado pela frequência e duração do aleitamento.

O início imediato da contracepção tem poucas contraindicações, especialmente para os LARC.

O implante de etonogestrel pode ser realizado em qualquer momento do pós-parto, independentemente de a mulher estar amamentando ou não.

Os DIU podem ser inseridos dentro de até 10 minutos após a dequitação da placenta (inserção imediata ou após o parto da placenta), no pós-parto (inserção tardia) ou várias semanas após o parto (inserção com intervalo). A inserção com intervalo ocorre tipicamente 6 semanas após o parto, mas pode ser realizada com espaços de 2 a 3 semanas. As inserções imediatas e tardias estão relacionadas com taxas mais altas de expulsão dos DIU. A inserção imediata não deve ser realizada em pacientes com infecção uterina, hemorragia uterina ou sepse puerperal.

Os métodos hormonais (progestogênios e combinados) de curta duração podem ser usados de acordo com os critérios de elegibilidade da OMS. Os métodos combinados podem ser iniciados 21 dias após o parto. Não existem contraindicações ao início imediato dos progestogênios isolados imediatamente após o parto em mulheres que não estão amamentando.

Os métodos de barreira, incluindo capuz cervical, esponja e condons, podem ser usados com o retorno da atividade sexual. O diafragma pode ser usado 6 semanas após o parto.

As Figuras 9.1 a 9.8 resumem os critérios de elegibilidade da OMS para o uso de métodos anticoncepcionais em diversas situações.

CONSIDERAÇÕES FINAIS

A contracepção adequada em mulheres de alto risco é extremamente importante para evitar gravidez indesejada e possibilitar intervenções pré-concepcionais de modo a reduzir os riscos de uma gestação. A escolha de um método contraceptivo para mulheres de alto risco deve levar em consideração o perfil de segurança do método, os riscos tromboembólicos e cardiovasculares da mulher e a eficácia, a tolerabilidade, a aceitação e a perspectiva de continuação do método pela paciente. Os anticoncepcionais reversíveis de ação prolongada (que incluem implante de progestogênio, SIU-LNG e DIU de cobre) são excelentes opções para essas pacientes, uma vez que oferecem anticoncepção reversível a longo prazo sem o risco aumentado de eventos adversos vasculares associado ao estrogênio. Além disso, esses métodos têm menores taxas de falha e maiores aceitação e taxas de continuação, diminuindo as chances de uma gravidez inoportuna e todas as complicações que podem acompanhá-las.

SITUAÇÃO CLÍNICA	CONTRACEPTIVOS COMBINADOS	ADESIVO E ANEL VAGINAL	CONTRACEPTIVOS ORAIS COM PROGESTATIVO	INJETÁVEIS SÓ COM PROGESTATIVO	IMPLANTE SUBCUTÂNEO	CONTRACEPÇÃO DE EMERGÊNCIA	DIU COM COBRE	DIU COM LEVONORGESTREL
Características Pessoais e História Reprodutiva								
idade	da menarca até < 40		da menarca até < 18				da menarca até < 20	
	1	1	1	2	1	–	2	2
	>40		dos 18 aos 45				>20	
	2	2	1	1	1	–	1	1
			>45					
			2	1	–	–		
PARIDADE								
nulípara	1	1	1	1	1	–	2	2
multípara	1	1	1	1	1	–	1	1
AMAMENTAÇÃO								
< 6 semana pós-parto	4	4	3(1)	3(5)	3(5)	1	(2)	(6)
≥ 6 semanas até 6 meses pós-parto (amamentação predominante)	3	3	1	1	1	1	(6)	(6)
≥ 6 meses pós-parto	2	2	1	1	1	1	(6)	(6)
PÓS-PARTO (sem amamentação)								
< 21 dias	3	3	1	1	1	–	(6)	(6)
≥ 21 dias	1	1	1	1	1	–	(6)	(6)
PÓS-ABORTO								
1º trimestre	1	1	1	1	1	–	1	1
2º trimestre	1	1	1	1	1	–	2	2
Pós-aborto séptico imediato	1	1	1	1	1	–	4	4
GRAVIDEZ ECTÓPICA ANTERIOR	1	1	2	1	1	1	1	1
CIRURGIA PÉLVICA ANTERIOR	1	1	1	1	1	–	1	1

(1)Quando a possibilidade de uma gravidez induz um risco elevado de morbidade e/ou mortalidade, o método pode ser fornecido à mulher imediatamente após o parto, mesmo que esteja amamentando.

(2)DIU pós-parto e independentemente de a mulher estar ou não a amamentando: a inserção do DIU até 48 horas pertence à categoria 2 para DIU com cobre e à categoria 3 para DIU com levonorgestrel. Para ambos, a inserção entre 48 horas e 4 semanas pós-parto pertence à categoria 3; depois de 4 semanas, categoria 1. Na sepse puerperal, categoria 4.

Figura 9.1 Tabela adaptada pelo Programa Nacional de Saúde Reprodutiva da República Portuguesa com base nos critérios de elegibilidade para o uso de contraceptivo da OMS. (Disponível em: www.saudereprodutiva.dgs.pt.)

SITUAÇÃO CLÍNICA	CONTRACEPTIVOS COMBINADOS	ADESIVO E ANEL VAGINAL	CONTRACEPTIVOS ORAIS COM PROGESTATIVO	INJETÁVEIS SÓ COM PROGESTATIVO	IMPLANTE SUBCUTÂNEO	CONTRACEPÇÃO DE EMERGÊNCIA	DIU COM COBRE	DIU COM LEVONORGESTREL
TABAGISTAS								
idade < 35	2	2	1	1	1	–	1	1
idade & 35								
< 15 cigarros	3	3	1	1	1	–	1	1
≥ 15 cigarros	4	4	1	1	1	–	1	1
OBESIDADE								
Índice de massa corporal (IMC) > 30/kg/m²	2	2	1	1	1	–	1	1
AVALIAÇÃO DA PRESSÃO ARTERIAL (PA) indisponível	NA[3]	NA[7]	NA[7]	NA[7]	NA[7]	–	NA	NA
MÚLTIPLOS FATORES DE RISCO PARA DOENÇAS CARDIOVASCULARES (idade, tabaco, diabetes, hipertensão)	3/4[4]	3/4[8]	2	3	2	–	1	2
HIPERTENSÃO[5]								
história de hipertensão (incluindo hipertensão na gravidez), quando a PA não pode ser avaliada	3	3	2[7]	2[7]	2[7]	–	1	2
hipertensão controlada e possibilidade de avaliação da PA	3	3	1	2	1	–	1	1
PA elevada (medida corretamente)								
sistólica 140 a 159 ou diastólica 90 a 99	3	3	1	2	1	–	1	1
sistólica ≥ 160 ou diastólica ≥ 100[6]	4	4	2	3	2	–	1	2

[3]Quando a possibilidade de uma gravidez induz um risco elevado de morbidade e/ou mortalidade, não deve ser recusada a sua utilização só porque a pressão arterial não pode ser avaliada.
[4]Quando coexistem múltiplos fatores de risco e cada um deles por si só aumenta o risco cardiovascular, o uso do método pode aumentar esse risco para um nível inaceitável.
[5]Desde que não existam mais fatores de risco, uma única medição da PA não é suficiente para classificar uma mulher como hipertensa.
[6]Nesta situação, uma gravidez é um risco inaceitável. A mulher deve ser informada da elevada taxa de gravidez associada à utilização de espermicidas, coito interrompido, métodos naturais, preservativos femininos e masculinos e diafragmas.

Figura 9.2 Tabela adaptada pelo Programa Nacional de Saúde Reprodutiva da República Portuguesa com base nos critérios de elegibilidade para o uso de contraceptivos da OMS. (Disponível em: www.saudereprodutiva.dgs.pt.)

SITUAÇÃO CLÍNICA	CONTRACEPTIVOS COMBINADOS	ADESIVO E ANEL VAGINAL	CONTRACEPTIVOS ORAIS COM PROGESTATIVO	INJETÁVEIS SÓ COM PROGESTATIVO	IMPLANTE SUBCUTÂNEO	CONTRACEPÇÃO DE EMERGÊNCIA	DIU COM COBRE	DIU COM LEVONORGESTREL
DOENÇA VASCULAR ARTERIAL	4	4	2	3	2	–	1	2
HISTÓRIA DE HIPERTENSÃO DURANTE A GRAVIDEZ (avaliação PA possível e normal)	2	2	1	1	1	–	1	1
TROMBOSE VENOSA PROFUNDA (TVP) EMBOLIA PULMONAR (EP)								
história de TVP/EP	4	4	2	2	2	(*)	1	2
TVP/EP em curso	4	4	3	3	3	(*)	1	3
história familiar de **TVP/EP** (familiares em 1º grau)	2	2	1	1	1	(*)	1	1
CIRURGIA *MAJOR*								
com imobilização prolongada	4	4	2	2	2	–	1	2
sem imobilização prolongada	2	2	1	1	1	–	1	1
CIRURGIA *MINOR*								
sem imobilização prolongada	1	1	1	1	1	–	1	1
MUTAÇÕES TROMBOGÊNICAS CONHECIDAS (FATOR V LEIDEN, MUTAÇÃO DA PROTROMBINA; DEFICIÊNCIA DE PROTEÍNA S, PROTEÍNA C, ANTITROMBINA)[10]	4	4	2	2	2	(*)	1	2
TROMBOSE VENOSA SUPERFICIAL								
veias varicosas	1	1	1	1	1	–	1	1
tromboflebite superficial	2	2	1	1	1	–	1	1
DOENÇA CARDÍACA ISQUÊMICA[10]			I C		I C			I C
atual / história de	4	4	2 3	3	2 3	(*)	1	2 3
AVC (história de acidente vascular cerebral)[10]	4	4	2 3	3	2 3	(*)	1	2

[10]Nesta situação uma gravidez é um risco inaceitável. A mulher deve ser informada da elevada taxa de gravidez associada à utilização de espermicidas, coito interrompido, métodos naturais, preservativos femininos e masculinos e diafragmas.(*) História de doença cardiovascular grave (doença cardíaca isquêmica, AVC, tromboembolismo), categoria 2.

Figura 9.3 Tabela adaptada pelo Programa Nacional de Saúde Reprodutiva da República Portuguesa com base nos critérios de elegibilidade para o uso de contraceptivos da OMS. (Disponível em: www.saudereprodutiva.dgs.pt.)

SITUAÇÃO CLÍNICA	CONTRACEPTIVOS ORAIS COMBINADOS		ADESIVO E ANEL VAGINAL		CONTRACEPTIVOS ORAIS COM PROGESTATIVO		INJETÁVEIS SÓ COM PROGESTATIVO		IMPLANTE SUBCUTÂNEO		CONTRACEPÇÃO DE EMERGÊNCIA	DIU COM COBRE		DIU COM LEVONORGESTREL	
HIPERLIPIDEMIA CONHECIDA	2/3[7]		2/3[11]		2		2		2		–	1		2	
DOENÇA VALVAR CARDÍACA															
sem complicações	2		2		1		1		1		–	1		1	
com complicações (hipertensão pulmonar, fibrilação auricular, história de endocardite bacteriana subaguda)[10]	4		4		1		1		1		–	2[8]		2[12]	
PATOLOGIA NEUROLÓGICA															
CEFALEIA[9]	I	C	I	C	I	C	I	C	I	C		I		C	
ligeira ou grave	1	2	1	2	1	1	1	1	1	1	–	1		1	1
ENXAQUECA															
sem aura	I	C	I	C	I	C	I	C	I	C		I		C	
idade < 35	2	3	2	3	1	2	2	2	2	2	–	1		2	2
idade ≥ 35	3	4	3	4	1	2	2	2	2	2	–	1		2	2
com aura, em qualquer idade	4	4	4	4	2	3	2	3	2	3	–	1		2	3
EPILEPSIA	1[10]		1[14]		1[14]		1[14]		1[14]			1		1	1
PERTURBAÇÕES/SITUAÇÕES DEPRESSIVAS															
SITUAÇÕES DEPRESSIVAS	1[11]		1[15]		1[15]		1[15]		1[15]		–	1		1(15)	
INFECÇÕES E ALTERAÇÕES DO TRATO VAGINAL															
PADRÕES DE HEMORRAGIA VAGINAL														I	C
perdas hemáticas irregulares ligeiras	1		1		2		2		2		–	1		1	1
perdas hemáticas abundantes ou prolongadas (com padrão regular ou irregular)	1		1		2		2		2		–	2		1	2
perdas hemáticas vaginais não explicadas e suspeitas de patologia grave, antes de avaliação	2		2		2		3		3		–	I: 4	C: 2	I: 4	C: 2

[10]Nesta situação, uma gravidez é um risco inaceitável. A mulher deve ser informada da elevada taxa de gravidez associada à utilização de espermicidas, coito interrompido, métodos naturais, preservativos femininos e masculinos e diafragmas.
[7] Avaliar de acordo com o tipo e a gravidade da dislipidemia e a existência de outros fatores de risco cardiovasculares.
[8]Está recomendado o uso de antibioticoterapia profilática para a colocação do DIU.
[9]A categoria refere-se exclusivamente à usuária que não apresenta outros fatores de risco para AVC.
[10]Utilização de anticonvulsivantes, ver interações medicamentosas na seção Contracepção Hormonal.
[11]Alguns medicamentos usados nesta situação clínica podem diminuir a eficácia do método.

Figura 9.4 Tabela adaptada pelo Programa Nacional de Saúde Reprodutiva da República Portuguesa com base nos critérios de elegibilidade para o uso de contraceptivos da OMS. (Disponível em: www.saudereprodutiva.dgs.pt.)

SITUAÇÃO CLÍNICA	CONTRACEPTIVOS ORAIS COMBINADOS	ADESIVO E ANEL VAGINAL	CONTRACEPTIVOS ORAIS COM PROGESTATIVO	INJECTÁVEIS SÓ COM PROGESTATIVO	IMPLANTE SUBCUTÂNEO	CONTRACEPÇÃO DE EMERGÊNCIA	DIU COM COBRE	DIU COM LEVONORGESTREL
ENDOMETRIOSE	1	1	1	1	1	–	2	1
TUMORES BENIGNOS DO OVÁRIO (incluindo cistos)	1	1	1	1	1	–	1	1
DISMENORREIA GRAVE	1	1	1	1	1	–	2	1
DOENÇA DO TROFOBLASTO								
benigna	1	1	1	1	1	–	3	3
maligna[10]	1	1	1	1	1	–	4	4
ECTRÓPIO DO COLO DO ÚTERO	1	1	1	1	1	–	1	1
NEOPLASIA CERVICAL INTRAEPITELIAL (NIC)	2	2		2	2	–	1	2
NEOPLASIA DO COLO DO ÚTERO (aguardando tratamento)	2	2	1	2	2	–	I: 4 / C: 2	I: 4 / C: 2
DOENÇA DA MAMA								
massa não diagnosticada	2	2	2	2	2	–	1	2
doença benigna da mama	1	1	1	1	1	–	1	1
história familiar de neoplasia	1	1	1	1	1	–	1	1
NEOPLASIA DA MAMA								
atual[10]	4	4	4	4	4	–	1	4
sem evidência de doença ao fim de 5 anos	3	3	3	3	3	–	1	3
NEOPLASIA DO ENDOMÉTRIO[10]	1	1	1	1	1	–	I: 4 / C: 2	I: 4 / C: 2
CANCRO DO OVÁRIO[10]	1	1	1	1	1	–	I: 3 / C: 2	I: 3 / C: 2
MIOMAS UTERINOS								
sem distorção da cavidade uterina	1	1	1	1	1	–	1	1
com distorção da cavidade uterina	1	1	1	1	1	–	4	4

[10] Nesta situação, uma gravidez é um risco inaceitável. A mulher deve ser informada da elevada taxa de gravidez associada à utilização de espermicidas, coito interrompido, métodos naturais, preservativos femininos e masculinos e diafragmas.

Figura 9.5 Tabela adaptada pelo Programa Nacional de Saúde Reprodutiva da República Portuguesa com base nos critérios de elegibilidade para o uso de contraceptivos da OMS. (Disponível em: www.saudereprodutiva.dgs.pt.)

SITUAÇÃO CLÍNICA	CONTRACEPTIVOS ORAIS COMBINADOS	ADESIVO E ANEL VAGINAL	CONTRACEPTIVOS ORAIS COM PROGESTATIVO	INJETÁVEIS SÓ COM PROGESTATIVO	IMPLANTE SUBCUTÂNEO	CONTRACEPÇÃO DE EMERGÊNCIA	DIU COM COBRE		DIU COM LEVONORGESTREL	
ANOMALIAS ANATÔMICAS										
cavidade uterina distorcida	–	–	–	–	–	–	4		4	
outras anomalias sem alteração da cavidade uterina ou que interfiram com o DIU (incluindo estenose ou laceração cervical)	–	–	–	–	–	–	2		2	
DOENÇA INFLAMATÓRIA PÉLVICA (DIP)										
história de DIP (sem fatores de risco para ITS)							I	C	I	C
seguida de gravidez	1	1	1	1	1	–	1	1	1	1
não seguida de gravidez	1	1	1	1	1	–	2	2	2	2
DIP em curso	1	1	1	1	1	–	4	2[16]	4	2[12]
INFECÇÕES DE TRANSMISSÃO SEXUAL (ITS)[10]							I	C	I	C
cervicite purulenta atual, *Chlamydia* ou gonorreia	1	1	1	1	1	–	4	2	4	2
outras ITS (excluindo HIV e hepatite)	1	1	1	1	1	–	2	2	2	2
vaginites (incluindo *Trichomonas vaginalis* e vaginose bacteriana)	1	1	1	1	1	–	2	2	2	2
risco aumentado para ITS	1	1	1	1	1	–	2/3[13]	2	2/3[17]	2
HIV/AIDS[10]										
							I	C	I	C
alto risco de infecção HIV	1	1	1	1	1	–	2	2	2	2
infectado pelo HIV	1	1	1	1	1	–	2	2	2	2
AIDS	1	1	1	1	1	–	3	2	3	2
sob terapia antirretroviral	2	2	2	2	2	–	2/3[14]	2	2/3[18]	2

[10]Nesta situação, uma gravidez é um risco inaceitável. A mulher deve ser informada da elevada taxa de gravidez associada à utilização de espermicidas, coito interrompido, métodos naturais, preservativos femininos e masculinos e diafragmas.

[12]Tratar DIP com antibioticoterapia adequada. Não há, habitualmente, necessidade de retirar o DIU se a paciente desejar continuar a usar esse método.

[13]Se houver uma probabilidade muito elevada de exposição à *Neisseria gonorrhoeae* ou à *Chlamydia*, categoria 3.

[14]AIDS pertence à categoria 2 para inserção quando em terapia antirretroviral e clinicamente bem; caso contrário, passa para a categoria 3.

Figura 9.6 Tabela adaptada pelo Programa Nacional de Saúde Reprodutiva da República Portuguesa com base nos critérios de elegibilidade para o uso de contraceptivos da OMS. (Disponível em: www.saudereprodutiva.dgs.pt.)

SITUAÇÃO CLÍNICA	CONTRACEPTIVOS ORAIS COMBINADOS	ADESIVO E ANEL VAGINAL	CONTRACEPTIVOS ORAIS COM PROGESTATIVO	INJECTÁVEIS SÓ COM PROGESTATIVO	IMPLANTE SUBCUTÂNEO	CONTRACEPÇÃO DE EMERGÊNCIA	DIU COM COBRE		DIU COM LEVONORGESTREL	
OUTRAS INFECÇÕES										
TUBERCULOSE[10]							I	C	I	C
sem envolvimento pélvico	1	1	1	1	1	–	1	1	1	1
pélvica (conhecida)	1	1	1	1	1	–	4	3	4	3
MALÁRIA	1	1	1	1	1	–	1		1	
PATOLOGIA ENDOCRINOLÓGICA										
DIABETES										
história de DIABETES GESTACIONAL		1	1	1	1	–	1		1	
DIABETES sem doença vascular										
não insulino-dependente	2	2	2	2	2	–	1		2	
insulino-dependente[10]	2	2	2	2	2	–	1		2	
com lesão renal, oftalmológica ou neurológica[10]	3/4[15]	3/4[19]	2	3	2	–	1		2	
outras doenças vasculares ou diabetes com mais de 20 anos de duração[10]	3/4[19]	3/4[19]	2	3	2	–	1		2	
PATOLOGIA DA TIREOIDE										
BÓCIO simples	1	1	1	1	1	–	1		1	
HIPERTIREOIDISMO	1	1	1	1	1	–	1		1	
HIPOTIREOIDISMO	1	1	1	1	1	–	1		1	
PATOLOGIA GASTROINTESTINAL										
DOENÇA DA VESÍCULA										
sintomática										
tratada com colecistectomia	2	2	2	2	2	–	1		2	
tratada com o medicamento	3	3	2	2	2	–	1		2	
em curso	3	3	2	2	2	–	1		2	
assintomática	2	2	2	2	2	–	1		2	

(10) Nesta situação, uma gravidez é um risco inaceitável. A mulher deve ser informada da elevada taxa de gravidez associada à utilização de espermicidas, coito interrompido, métodos naturais, preservativos femininos e masculinos e diafragmas.
(15) Avaliar de acordo com a gravidade da situação.

Figura 9.7 Tabela adaptada pelo Programa Nacional de Saúde Reprodutiva da República Portuguesa com base nos critérios de elegibilidade para o uso de contraceptivos da OMS. (Disponível em: www.saudereprodutiva.dgs.pt.)

SITUAÇÃO CLÍNICA	CONTRACEPTIVOS ORAIS COMBINADOS	ADESIVO E ANEL VAGINAL	CONTRACEPTIVOS ORAIS COM PROGESTATIVO	INJETÁVEIS SÓ COM PROGESTATIVO	IMPLANTE SUBCUTÂNEO	CONTRACEPÇÃO DE EMERGÊNCIA	DIU COM COBRE	DIU COM LEVONORGESTREL
HISTÓRIA DE COLESTASE								
relacionada com a gravidez	2	2	1	1	1	-	1	1
relacionada com o uso de contraceptivos combinados orais	3	3	2	2	2	-	1	2
HEPATITE VIRAL								
ativa	4	4(19,16)	3	3	3	2	1	3
portador	1	1	1	1	1	-	1	1
CIRROSE								
ligeira (compensada)	3	3	2	2	2	-	1	2
grave (descompensada)(10)	4	4	3	3	3	-	1	3
TUMORES DO FÍGADO								
benignos (ADENOMA)	4	4	3	3	3	-	1	3
malignos (HEPATOMA)(10)	4	4	3	3	3	-	1	3
ANEMIA								
TALASSEMIA	1	1	1	1	1	-	2	1
DOENÇA DE CÉLULAS FALCIFORMES(10)	2	2	1	1	1	-	2	1
ANEMIA FERROPÊNICA	1	1	1	1	1	-	2	1
INTERAÇÕES MEDICAMENTOSAS								
DROGAS QUE ALTERAM AS ENZIMAS HEPÁTICAS								
RIFAMPICINA	3(15)	3(15)	3(15)	2	3(15)	-	1	1
alguns anticonvulsivantes (FENITOÍNA, CARBAMAZEPINA, BARBITÚRICOS, PRIMIDONA, TOPIRAMATO, OXICARBAZEPINA)	3(15)	3(15)	3(15)	2	3(15)	-	1	1
ANTIBIÓTICOS								
GRISEOFULVINA	2	2	2	1	2	-	1	1
outros antibióticos	1	1	1	1	1	-	1	1

(10)Nesta situação, uma gravidez é um risco inaceitável. A mulher deve ser informada da elevada taxa de gravidez associada à utilização de espermicidas, coito interrompido, métodos naturais, preservativos femininos e masculinos e diafragmas.
(15)Alguns medicamentos usados nesta situação clínica podem diminuir a eficácia do método.
(19)Avaliar de acordo com a gravidade da situação.
(16)Na mulher com hepatite virai sintomática, não utilizar este método até que a função hepática volte a valores normais ou 3 meses depois de estar assintomática (o que ocorrer primeiro).

Figura 9.7 Tabela adaptada pelo Programa Nacional de Saúde Reprodutiva da República Portuguesa com base nos critérios de elegibilidade para o uso de contraceptivos da OMS. (Disponível em: www.saudereprodutiva.dgs.pt.)

Leitura complementar

Ahmed S, Li Q, Liu L, Tsui AO. Maternal deaths averted by contraceptive use: an analysis of 172 countries. Lancet 2012; 380:111-25.

Center for Disease Control. Summary chart of US medical eligibility criteria for contraceptive use. 2010. Disponível em: http://www.cdc.gov/reproductivehealth/unintendedpregnancy/pdf/legal_summary-chart_english_final_tag508.pdf.

Cleland J, Conde-Agudelo A, Peterson H, Ross J, Tsui A. Contraception and health. Lancet 2012; 380:149-56.

De Bastos M, Stegeman BH, Rosendaal FR et al. Combined oral contraceptives: venous thrombosis. Cochrane Database Syst Rev 2014; CD010813.

Haddad LB, Feldacker C, Jamieson DJ et al. PLoS One 2015; 10(3):e0121039. Disponível em: www.brasil.gov.br/crackepossivelvencer/home/pesquisa-revela-perfil-dos-usuarios-de-crack-no-brasil

Junge W, Mellinger U, Parke S et al. Metabolic and haemostatic effects of estradiol valerate/dienogest, a novel oral contraceptive: A randomized, open-label, single-centre study. Clin Drug Investig 2011; 31:573-84.

Kaunitz AM. Contraceptive counseling and selection. Disponível em: http://www.uptodate.com/contents/contraceptive-couseling-and-selection

Kaunitz AM. Postpartum contraception: Initiation and methods. Disponível em: http://www.uptodate.com/contents/postpartum-contraception-initiation-and-methods.

Lidegaard O, Lokkegaard E, Svendsen AL et al. Hormonal contraception and risk of venous thromboembolism: National follow-up study. BMJ 2009; 339:b2890.

Singh S, Sedgh G, Hussain R. Stud Fam Plan 2010; 41(4):241-50.

United Nations, Department of Economic and Social Affairs, Population Division (2015). Trends in Contraceptive Use Worldwide 2015 (ST/ESA/SER.A/349).

Viellas EF, Domingues RM, Dias MA et al. Cad Saúde Publica 2014; 30(Suppl 1):S1-15.

World Health Organization. 5. ed. Medical eligibility criteria for contraceptive use. Geneva (Switzerland): World Health Organization 2015. Disponível em: http://apps.who.int/iris/bitstream/10665/181468/1/9789241549158_eng.pdf

Seção II

Intercorrências Clínicas

CAPÍTULO **10**

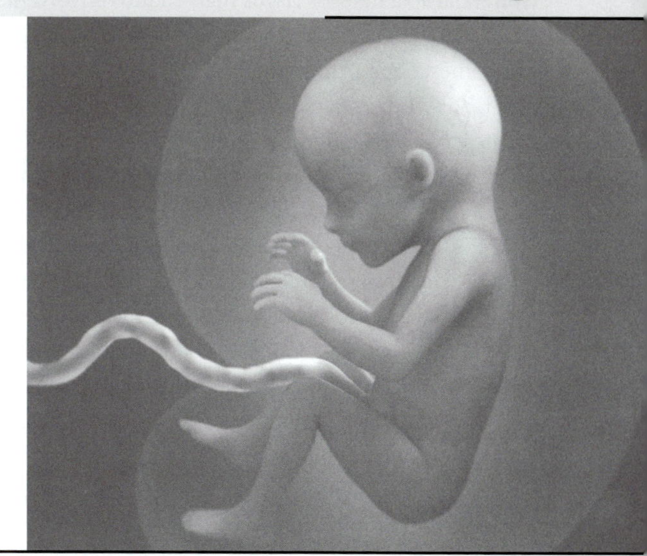

Afecções Respiratórias – Asma, Rinite Alérgica e Tuberculose

Inessa Beraldo de Andrade Bonomi
Gediel Cordeiro Júnior
Graziela das Mercês Pimenta Rioga
Gabriel Martins Cruz Campos

ASMA NA GESTANTE

> Asma é uma doença heterogênea, usualmente caracterizada por inflamação crônica das vias aéreas. É definida por uma história de sintomas respiratórios como sibilos, dispneia, opressão torácica e tosse que variam em frequência e intensidade ao longo do tempo, associada a limitação variável do fluxo aéreo expiratório. (Global Strategy for Asthma Management and Prevention, 2017)

Na fisiopatologia da doença há obstrução reversível das vias respiratórias com infiltração da mucosa por células como eosinófilos, mastócitos e linfócitos T – principalmente Th2 – causando inflamação contínua e aumento da reatividade a diversos fatores irritantes das vias aéreas, como poluição atmosférica, exercício físico, ar frio e alérgenos respiratórios, entre outros. A imunoglobulina E (IgE) também está fortemente associada ao desenvolvimento da doença e se encontra presente em índices elevados nos pacientes alérgicos.

A asma tem alta prevalência na população brasileira, incluindo mulheres jovens, além de apresentar caráter hereditário importante e ser a afecção das vias aéreas mais envolvida nas complicações da gravidez.

A prevalência de asma no mundo varia de 1% a 18%. Nos EUA, 5% a 8% das gestantes são asmáticas, e no mundo inteiro estima-se que 2% a 13% das gestantes sejam afetadas pela doença. De acordo com estudos recentes, esses números tendem a aumentar nos próximos anos.

No Brasil, calcula-se que mais de 20 milhões de brasileiros sejam asmáticos, incluindo homens e mulheres, mas não existem dados precisos quanto à prevalência e às crises de exacerbação da doença em gestantes. Acredita-se que as taxas de gestantes asmáticas no Brasil sejam semelhantes às encontradas na mesma população dos EUA. Infelizmente, o país não conta com um sistema de estatísticas adequado em relação à doença, mas sabe-se que os custos médicos com pacientes com asma mal controlada equivalem ao dobro do que é gasto com os que têm a doença sob controle. São consumidos, em média, 25% da renda familiar com o tratamento, enquanto a Organização Mundial da Saúde (OMS) preconiza que esse gasto não ultrapasse 5%.

A Figura 10.1 mostra as taxas de internação por asma de pacientes do sexo feminino na faixa etária de 10 a 49 anos (idade fértil), a partir de 2013, no estado de Minas Gerais, segundo registros do DATASUS.

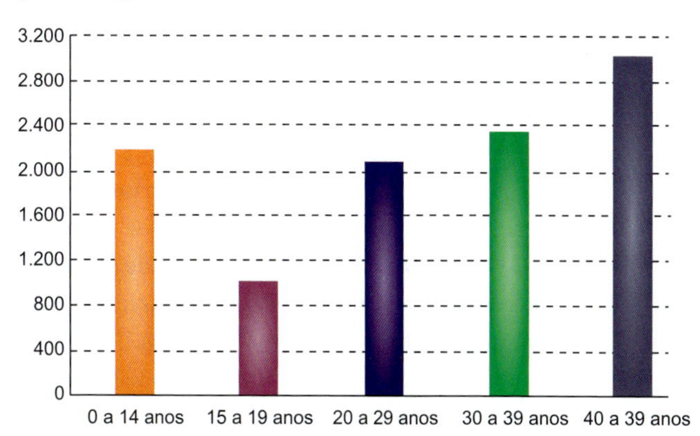

Figura 10.1 Internações por asma, no sexo feminino, por faixa etária, desde 2013 em Minas Gerais. (Fonte: Ministério da Saúde do Brasil. Departamento de Informática do SUS [Internet]. Brasília: DATASUS. Morbidade hospitalar do SUS – por sexo e faixa etária de 12/2013 a 11/2017 – Brasil. Disponível em: http://tabnet.datasus.gov.br/cgi/tabcgi.exe?sih/cnv/niMG.def.)

Riscos associados à mãe e ao concepto

Com relação à mãe, os riscos mais citados envolvem aumento da chance de pré-eclâmpsia, hipertensão arterial gestacional, hiperêmese, hemorragia vaginal, parto prematuro e placenta prévia, além da alta associação a partos cesáreos, principalmente nos casos de asma grave de difícil controle. A morte materna também é um risco potencial, principalmente entre as gestantes com asma grave ou inadequadamente tratada.

Quanto ao concepto, as alterações mais relatadas incluem prematuridade, crescimento intrauterino restrito, corioamnionite, baixo peso ao nascimento e mortalidade perinatal. Lactentes de mães asmáticas não apresentam maior propensão para a doença durante seu desenvolvimento até a fase adulta. Cada criança pode ter manifestações completamente diferentes ou até mesmo não se tornar uma asmática. Não existe consenso na literatura quanto ao risco de o feto de mãe asmática ser no futuro um paciente portador de asma, mas sabe-se que o tabagismo materno é o fator de risco mais prevalente para a ocorrência de asma nos filhos.

Atualmente, acredita-se que haja um aumento discreto na incidência de malformações fetais, como lábio leporino, internações e mortes neonatais de filhos de mães asmáticas. Entretanto, não se verificou significância estatística na apresentação de grandes malformações.

Modificações do organismo materno

Durante a gestação ocorrem várias modificações do organismo materno para preparar o corpo tanto para a gravidez em si como para o trabalho de parto. Inicialmente, essas modificações se devem a alterações hormonais, porém, com o avançar da gestação e o aumento do tamanho do útero gravídico, as alterações físicas também se tornam importantes.

O diafragma se eleva por volta de 4 a 5cm até o final da gestação e, na caixa torácica, o diâmetro anteroposterior e o ângulo subcostal aumentam, diminuindo em torno de 30% a complacência da parede torácica. Essa redução, associada à elevação do diafragma, diminui a capacidade pulmonar total (CPT) em até 5%.

Dentre as diversas alterações produzidas na fisiologia respiratória, sabe-se que há uma redução da capacidade residual funcional (CRF) de cerca de 400 a 700mL (20% a 30%). A CRF é formada pelo volume de reserva expiratório (VRE) e pelo volume residual (VR), e ambos sofrem queda de 200 a 300mL (15% a 20%) e 200 a 400mL (20% a 25%) de seu total, respectivamente. Há aumento da capacidade inspiratória de 200 a 250mL, o que significa, em termos relativos, 5% a 10% de ganho. Além disso, observa-se um aumento do volume minuto de cerca de 50%, secundário a efeitos dos progestogênios atuantes no organismo materno, associado ao aumento do volume corrente.

Hormônio mais envolvido na remodelação do mecanismo respiratório, a progesterona começa a se elevar no primeiro trimestre e se mantém alta até o parto, estimulando o centro respiratório. Além das alterações citadas, ela aumenta a condutância das vias aéreas ao mesmo tempo que reduz a resistência pulmonar total. Apesar do declínio na CRF de cerca de 18%, não se observam variações espirométricas nessas pacientes.

O consumo de oxigênio (O_2) tem aumento de 20% a 30% durante a gestação e é 10% maior nas gestações de gêmeos. Isso significa um aumento de 20 a 40mL/min durante todo o processo. Em virtude desse aumento na exigência de oxigênio pelo organismo, recomenda-se a manutenção de uma saturação basal na gestante sempre > 95%. No trabalho de parto, essa demanda por oxigênio pode variar entre 40% e 60%. Parece não existir diferença significativa entre as alterações pulmonares que ocorrem em mães de feto único ou gemelares. Como efeito compensador, o organismo acaba produzindo uma hiperventilação que estimula o centro respiratório, provocando uma alcalose respiratória que é equilibrada pelo aumento da excreção renal de bicarbonato.

Todas as variações citadas podem ser encontradas no Quadro 10.1.

Sintomas e diagnóstico

Muitas vezes, a dispneia na gestante não se traduz em doença. Definir a presença ou a ausência de alguma patologia é um desafio diário na prática médica, principalmente no que se refere às pacientes asmáticas. É essencial excluir outras causas de dispneia, como anemia, hipotireoidismo ou ganho excessivo de peso, por exemplo. Outros diagnósticos diferenciais

Quadro 10.1 Alterações da fisiologia pulmonar na gravidez

Parede e volume pulmonares	Variação na gravidez
Diafragma	Aumenta 4 a 5cm
Caixa torácica	Aumenta
Diâmetro anteroposterior	Aumenta
Ângulo subcostal	Aumenta
Complacência da parede torácica	Diminui 30%
Complacência pulmonar	Não se altera ou diminui 5%
Capacidade pulmonar total	Diminui
Capacidade residual funcional	Diminui 20% a 30%
Volume de reserva expiratório	Diminui 15% a 20%
Volume residual	Diminui 20% a 25%
Capacidade inspiratória	Aumenta 5% a 10%
Consumo de oxigênio	Aumenta 20%
Consumo de O_2 no trabalho de parto	Aumenta 40% a 60%
pH	7,40 a 7,45
pCO_2	28 a 32mmHg
pO_2	106 a 110mmHg
Excreção renal de bicarbonato	Aumenta
Espirometria	Não se altera

também devem ser sempre considerados, como insuficiência cardíaca, tromboembolismo pulmonar e disfunção das cordas vocais.

O diagnóstico clínico da asma na gestante segue os mesmos critérios adotados para outros pacientes, sendo embasado nos sintomas e, sempre que possível, confirmado por espirometria.

É essencial atentar para a história de dispneia, chieira torácica, sensação de opressão no peito e tosse, principalmente à noite ou com piora no período noturno.

Uma característica marcante da doença é a apresentação variável dos sintomas, principalmente se a paciente é exposta a fatores alergênicos que possam desencadear as crises. A asma é uma doença que provoca obstrução reversível das vias aéreas, o que explica sua apresentação variável na maioria absoluta das vezes. A espirometria é o método de eleição para confirmação do diagnóstico e avaliação da gravidade da obstrução dos pacientes asmáticos; caracteristicamente, deverá mostrar obstrução ao fluxo aéreo responsiva ao uso de broncodilatadores. De acordo com os valores encontrados na espirometria, pode ser confirmado o diagnóstico da doença.

Segundo as Diretrizes Brasileiras de Manejo da Asma, as variações espirométricas que definem um diagnóstico de asma, aliado à sintomatologia clínica, estão presentes no Quadro 10.2.

A suspeição clínica é um divisor de águas no acompanhamento pré-natal da gestante, uma vez que por meio de uma anamnese bem-feita o obstetra poderá nortear todo seu atendimento. É essencial uma boa relação médico-paciente para que a gestante se sinta confortável e segura. O estresse e a ansiedade, tão naturais nesse período, podem ser determinantes no andamento gestacional e até mesmo influenciar a via de parto.

Em algumas situações de dúvida diagnóstica podem ser utilizados outros testes de função pulmonar para melhor elucidação do caso. A medida domiciliar do pico de fluxo expiratório (PFE) é uma alternativa importante, especialmente para as pacientes com espirometria normal. A variabilidade do PFE >20% medido duas vezes ao dia, pela manhã e à tarde, também confirma o diagnóstico.

Cabe ressaltar que o diagnóstico da asma é essencialmente clínico e, diante de sintomas característicos da doença, o tratamento pode e deve ser iniciado, uma vez que os riscos para a mãe e o feto são maiores na asma descontrolada e nas exacerbações.

Outro procedimento que pode confirmar o diagnóstico de asma é o teste de broncoprovocação, que consiste na inalação de doses crescentes de uma substância capaz de provocar broncoespasmo em asmáticos (histamina, metacolina etc.), o qual não é recomendado durante a gestação em razão dos riscos associados ao procedimento.

Quadro 10.2 Resposta broncodilatadora positiva na espirometria

VEF1	Aumento de 200mL **E** 12% do valor pré-broncodilatador **OU** Aumento de 200mL **E** 7% do seu valor previsto

Controle da asma

O comportamento da asma durante a gestação apresenta grande variação, havendo pacientes que melhoram e aquelas que têm seus sintomas agravados durante a gravidez. No tratamento da asma é essencial que a paciente se mantenha bem controlada durante todo o período gestacional para um bom desfecho da gravidez tanto para a mãe como para a criança.

Quando se fala em controle da asma, vêm à mente dois domínios: o controle dos sintomas, ou seja, o controle clínico da doença, e a redução de riscos futuros de desfechos indesejáveis (p. ex., exacerbações, efeitos adversos dos medicamentos e perda progressiva da função pulmonar). Uma paciente pode estar bem controlada e ter risco alto para novas exacerbações se teve uma recentemente, se é tabagista ou se mostra má adesão ao tratamento. Essas pacientes devem ser acompanhadas com mais atenção e com visitas mais frequentes ao ambulatório.

A medida da função pulmonar por espirometria também tem importante papel na avaliação do risco futuro, pois aquelas pacientes com função pulmonar muito ruim apresentam risco maior de evoluírem com exacerbações. A espirometria deve ser sempre feita no diagnóstico, após alguns meses de tratamento, para avaliar a resposta, e a seguir periodicamente. Cabe lembrar que alguns pacientes com história de asma de longa evolução e sintomas crônicos de dispneia aos esforços podem ter a função pulmonar persistentemente comprometida (obstrução crônica de fluxo aéreo) em decorrência do remodelamento das vias aéreas, que não respondem completamente aos broncodilatadores. Essa perda da função pulmonar pode ser ainda mais acentuada quando há histórico de tabagismo.

Existem vários questionários validados para avaliar o controle da asma. A diretriz internacional GINA (Global Initiative for Asthma) recomenda uma ferramenta simples com cinco perguntas sobre as últimas 4 semanas da vida da paciente:

1. Apresentou sintomas diurnos durante o dia mais de duas vezes na semana?
2. Alguma vez foi acordada por sintomas de asma durante a noite?
3. Usou medicação de alívio por mais de 2 dias na semana?
4. Apresentou alguma limitação das atividades por causa da asma?
5. Apresentou alguma exacerbação (com uma visita ao pronto-socorro ou uso de corticoide) de asma?

Grau de controle da asma:

- **Bem controlada:** nenhuma resposta *sim*.
- **Parcialmente controlada:** uma ou duas respostas *sim*.
- **Não controlada:** três ou quatro respostas *sim* ou *sim* para a pergunta 5 isoladamente.

Convém dar particular atenção à adesão ao tratamento e à técnica inalatória adequada das pacientes. Grande parte das pacientes asmáticas abandona suas medicações quando se sente bem, comprometendo o bom controle da asma. Existem inúmeros tipos de dispositivos inalatórios disponíveis, e o médico assistente deve estar familiarizado com todos eles para poder checar periodicamente a correção de seu uso pelas pacientes. O uso incorreto desses dispositivos é muito comum e tem grande impacto na quantidade de medicamento que chega às vias aéreas inferiores, comprometendo o controle clínico da asma.

Convém prestar atenção à presença de comorbidades que também terão impacto sobre os sintomas e o grau de controle da asma. Com frequência, nessas pacientes, incluindo as gestantes, estão presentes rinite alérgica, sinusite, doença do refluxo gastroesofágico, síndrome de apneia obstrutiva do sono, obesidade mórbida, depressão e ansiedade. O tratamento apropriado dessas condições é parte essencial do tratamento bem-sucedido da asma, especialmente nas gestantes, que muitas vezes também apresentam agravamento dessas doenças durante a gestação.

Controle é diferente de gravidade da asma. A gravidade da doença está relacionada com a quantidade de medicamentos necessários para manter o controle dos sintomas. Assim, uma paciente com asma grave necessitará de mais fármacos para se manter estável do que uma com asma leve. Somente após vários meses de tratamento será possível avaliar a gravidade da asma. Pacientes muito sintomáticas na primeira visita frequentemente apresentam apenas mau controle de sua doença e geralmente melhoram com baixas doses de corticoides inalatórios.

A asma pode ser classificada em três tipos:

- **Asma leve:** aquela que se mantém controlada apenas com medicação de resgate (broncodilatador inalatório de ação rápida) para pacientes com sintomas ocasionais e função pulmonar normal (asma leve intermitente) ou que necessitam apenas de doses baixas de medicação de controle, como corticoide inalatório ou antileucotrieno (asma leve persistente).
- **Asma moderada:** necessita da associação de dois fármacos para se manter controlada: em geral, um corticoide inalatório mais um broncodilatador beta-2-agonista de longa ação (ICS/LABA – I*nhaled Corticosteroids/Long Acting Beta 2 Agonists*) ou um corticoide inalatório mais um antileucotrieno, por exemplo.
- **Asma grave:** necessita de corticoide inalatório em altas doses associado a um broncodilatador beta-2-agonista de longa ação (ICS/LABA) para se manter controlada ou se mantém não controlada mesmo com esses fármacos. Essas pacientes geralmente necessitam do uso de um terceiro medicamento: um anticolinérgico (brometo de tiotrópio), corticoides orais ou imunobiológicos (p. ex., agentes anti-IgE ou anti-interleucinas [IL] 5) para controle.

As pacientes com asma realmente grave constituem um grupo muito pequeno, sendo mais comum que a doença esteja mal controlada. Nesses casos, deve ser sempre considerado se de fato o diagnóstico é de asma e avaliadas a adesão aos medicamentos e a técnica inalatória, exposições ambientais, fatores psicossociais e comorbidades, antes da definição de um diagnóstico de asma grave. As pacientes com asma grave devem preferencialmente ser conduzidas a um especialista ou a centros de referência.

Tratamento

O tratamento da asma na gravidez segue os mesmos princípios gerais, sendo considerados seguros os medicamentos convencionais (broncodilatadores beta-2-agonistas e corticosteroides).

A relação médico-paciente é essencial para o sucesso do tratamento. Sugere-se uma orientação familiar direcionada para que todos que convivam com a gestante possam identificar precocemente os sintomas que caracterizam o descontrole da doença e iniciem de imediato o tratamento adequado. Convém sempre levar em conta as características da paciente (p. ex., asma alérgica, obesidade, tabagismo) que possam antecipar a resposta esperada do tratamento. As preferências das pacientes devem ser atendidas, assim como verificadas sempre a adesão e a técnica inalatória e considerado o custo do tratamento. Todas as pacientes com asma, incluindo as gestantes, devem ser educadas quanto à natureza inflamatória crônica de sua doença e à importância do uso regular da medicação de controle, e todas devem portar um broncodilatador inalatório de ação rápida para alívio dos sintomas, bem como um plano de ação por escrito sobre como agir em caso de descontrole da doença.

Os passos relacionados a seguir são considerados os pilares do tratamento:

1. Identificar e controlar os fatores desencadeantes das crises: por exemplo, infecções de vias aéreas superiores (resfriado comum – rinovírus), alérgenos e irritantes inalatórios, tabagismo e ansiedade.
2. Uso correto dos medicamentos inalatórios.
3. Plano de ação para o controle da doença e das crises: é fundamental que tanto a gestante como aqueles próximos a ela reconheçam as diferenças entre as medicações de controle e de resgate e seus efeitos colaterais.
4. Avaliar tanto a função pulmonar como o bem-estar fetal.

Deve-se evitar, tanto quanto possível, a exposição aos fatores desencadeantes das crises de asma, mais comumente o tabagismo, os poluentes e os aeroalérgenos. A higiene ambiental adequada, especialmente no quarto da gestante, é outra prática importante, pois é no domicílio que a paciente fica mais exposta aos aeroalergênicos. A cessação do tabagismo durante a gravidez deve ser persistentemente estimulada, já que o tabaco não está relacionado somente com a piora da asma em si, mas pode acarretar complicações para a gestante e para o bebê. Os conviventes tabagistas também devem ser instruídos a não fumar no domicílio da gestante ou em sua presença.

O exercício físico não deve ser excluído da vida da paciente asmática, mas, ao contrário, deve ser orientado de maneira racional, já que, embora geralmente benéfico, pode ser um fator desencadeante de crises em algumas dessas pacientes. Não existem estudos que determinem a superioridade da natação em relação a qualquer outra atividade física na asma.

O tratamento adequado das comorbidades é essencial, em especial da rinite e das sinusites, da obesidade, da apneia obstrutiva do sono, da ansiedade e da depressão, pois todas contribuem para a piora dos sintomas e da qualidade de vida da paciente. O refluxo gastroesofágico é bastante comum nas gestantes e pode piorar com o aumento do útero gravídico.

Um dos maiores temores das grávidas e dos profissionais de saúde é o de que o uso de medicamentos para a asma possa afetar o desenvolvimento natural da gravidez; entretanto, no que diz respeito à asma, os corticoides inalatórios e os broncodilatadores inalatórios demonstraram muito segurança. Deixar de tratar uma paciente asmática grávida está associado a mais riscos do que benefícios tanto para a mãe como para o concepto.

O tratamento da asma deve se basear em um ciclo contínuo de *avaliação*, *ajuste* do tratamento e *revisão* da resposta conforme proposto pelo GINA, devendo ser feito periodicamente a cada visita e fundamentado no grau de controle da doença.

Há três categorias de medicamentos disponíveis para o tratamento da asma:

1. **Agentes de controle:** são os fármacos anti-inflamatórios para uso regular, particularmente os corticoides inalatórios, mas também os antileucotrienos (montelucaste) e as cromonas (muito pouco usadas no Brasil e pouco efetivas).
2. **Agentes de resgate:** são aqueles medicamentos utilizados para o alívio dos sintomas agudos, como os broncodilatadores de ação rápida, a exemplo dos agentes beta-2-agonistas de ação curta (p. ex., salbutamol e fenoterol).
3. **Agentes aditivos:** usados como terapia adicional ao corticoide inalatório na asma moderada a grave para auxiliar o controle da doença: broncodilatadores beta-2-agonistas de longa ação (LABA – p. ex., salmeterol, formoterol e vilanterol), teofilina, antileucotrienos (montelucaste) e anticolinérgicos (brometo de tiotrópio).

O fármaco de escolha é o corticoide inalatório, que será iniciado na dose necessária para controle dos sintomas. O uso regular de corticoide inalatório está associado à melhora dos sintomas, da função pulmonar e da qualidade de vida e à redução do risco de exacerbações, hospitalizações e morte.

A intensidade do tratamento inicial dependerá da história clínica da paciente (intensidade e cronicidade dos sintomas, tabagismo, risco de exacerbações). Pode-se, por exemplo, começar com corticoide inalatório em doses médias ou altas, combinações corticoide/broncodilatadores beta-2-agonistas de longa ação (ICS/LABA) ou até mesmo haver a necessidade de prescrever um curso curto de corticoide sistêmico quando a paciente se encontra em fase de exacerbação. Tratar a crise de asma com intensidade é prioritário no cuidado à gestante.

Toda gestante com asma deve receber pelo menos corticoide inalatório em baixas doses se apresentar sintomas diurnos mais de duas vezes por mês, despertares por asma mais de uma vez por mês ou história de exacerbação nos últimos 12 meses. O uso de corticoide inalatório em baixas doses (200 a 400μg/dia de budesonida ou equivalente) será suficiente para controlar a imensa maioria das gestantes asmáticas.

Deve-se sempre prescrever um broncodilatador de ação rápida para o alívio de sintomas e fornecer um plano de ação por escrito para o caso de descontrole dos sintomas ou crises de asma. A paciente de ser orientada a iniciar o uso frequente de brondilatadores (p. ex., salbutamol *spray* – 4 jatos a cada 4 horas) e, se necessário, iniciar o uso de corticoide oral (prednisona, 30 a 40mg/dia) em caso de resposta incompleta ao broncodilatador, até poder contatar o médico assistente, o que pode evitar uma crise grave da asma e a ida a um pronto-socorro. A Tabela 10.1 exibe a equivalência relativa das doses dos principais corticoides inalatórios para adultos.

Se a terapia com corticoide inalatório em baixas dosagens não alcançou o objetivo de controlar a asma, pode ser necessário um aumento no tratamento (*step up*). Em geral, a adição de um segundo agente de controle é mais efetiva no controle dos sintomas e na redução das exacerbações do que o aumento da dose do corticoide inalatório, que também pode ser uma opção. Os broncodilatadores beta-2-agonistas de longa ação são os preferidos, havendo no mercado vários disponíveis em associação fixa aos corticoides inalatórios (ICS/LABA). Outros agentes adicionais aos corticoides inalatórios que podem ser utilizados são os antileucotrienos (montelucaste), cuja segurança na gestante ainda não está bem estudada, e a

Tabela 10.1 Equivalência de doses dos principais corticoides inalatórios

Corticoide/dose (μg)	Baixa	Média	Alta
Beclometasona	250 a 500	500 a 1000	> 1.000
Beclometasona extrafina	100 a 200	200 a 400	> 400
Budesonida*	200 a 400	400 a 800	> 800
Fluticasona propionato	100 a 250	250 a 500	> 500
Ciclesonida	80 a 160	160 a 320	> 320

*O uso de medicamentos nas gestantes é regulado pela classificação da agência norte-americana Food and Drug Administration (FDA): os corticoides inalatórios constituem a primeira opção e a budesonida, considerada categoria B pela FDA, é o corticoide preferencial na gestante, inclusive no período de lactação. Entretanto, os outros corticoides inalatórios parecem ser bastante seguros e não tem sido recomendada sua troca caso a paciente já esteja em uso bem-sucedido de algum deles.

teofilina oral. Em ambos os casos, os resultados são inferiores à associação ICS/LABA por outras causas, como ansiedade e depressão, por exemplo.

Antes do aumento da dose dos medicamentos, deve ser sempre avaliado se não há má adesão, má técnica inalatória, exposições ambientais e se os sintomas não decorrem de comorbidades, como ansiedade e depressão, refluxo gastroesofágico, rinossinusites etc.

Para as pacientes com boa percepção de seus sintomas, uma estratégia que pode funcionar bem (embora ainda não tenha sido testada em gestantes) consiste no uso da associação formoterol 6μg/budesonida 200μg ou formoterol 6μg/beclometasona 100μg, para terapia de manutenção e alívio com um único inalador. Em geral, a paciente usa uma dose fixa do medicamento a cada 12 horas e tem a liberdade de administrar doses extras do mesmo medicamento para alívio dos sintomas. Essa estratégia, quando bem indicada, está comprovadamente associada à redução das exacerbações e ao uso menor de corticoide sistêmico, por permitir intervenção terapêutica precoce com o aumento da dose do corticoide inalatório antes da instalação da crise de asma propriamente dita. O uso de um único inalador facilita a adesão ao tratamento e o aprendizado da técnica inalatória, além de possibilitar a ação rápida da paciente quando do descontrole dos sintomas.

As pacientes com asma grave devem ser acompanhadas por especialistas, preferencialmente em centros de referência, porque necessitarão associar fármacos ainda pouco estudados, de difícil acesso e de custo muito elevado. Além disso, precisarão de avaliação mais detalhada na tentativa de identificar os motivos do descontrole da doença e por vezes são pacientes que têm fenotipicamente uma doença mais grave. O Quadro 10.3 apresenta esquematicamente o tratamento da asma com base no GINA 2017.

Uma vez alcançado o controle dos sintomas, normalmente após 2 a 3 meses de estabilidade da asma, avalia-se a redução gradual dos fármacos (*step down*). Entretanto, nas gestantes, deve ser feito um acompanhamento mais próximo e evitar o *step down* em função do risco que as exacerbações representam, postergando-o para o pós-parto. Convém levar sempre em conta o risco de essas pacientes apresentarem novas exacerbações (tabagistas, exacerbações recentes, função pulmonar ruim).

Vale ressaltar que o medo que de que os medicamentos para asma possam fazer mal ao bebê deve ser substituído pela certeza de que tanto a mãe como a criança vão se beneficiar muito mais de uma doença devidamente controlada. O médico precisa se sentir seguro ao prescrever e se porventura tiver alguma dúvida orienta-se encaminhar a paciente a um pneumologista para que trabalhem em conjunto.

Quanto ao parto, raramente existem relatos de exacerbações durante o trabalho de parto; entretanto, se ocorrerem em função da hiperventilação, o controle da exacerbação deve ser feito com agentes beta-2-agonistas inalatórios de curta ação em doses altas e cumulativas, associadas a corticoide sistêmico precoce e oxigenoterapia para correção da hipoxemia, como habitual. Para as pacientes em uso crônico de corticoide ou que necessitem de doses altas de beta-2-agonistas para o tratamento de uma exacerbação, cabe atentar para o risco de insuficiência suprarrenal na mãe e de hipoglicemia no bebê.

RINITE NA GESTANTE

Definida como uma inflamação da mucosa rinossinusal, a rinite pode ser classificada, de acordo com a duração de seus sintomas, em aguda, com menos de 12 semanas dos sintomas, ou crônica, quando os sintomas persistem por mais de 12 semanas.

A presença de rinite na gestante é muito comum: aproximadamente 20% a 40% das mulheres relatam sintomas de rinite na infância e 10% a 30% apresentam piora desses sintomas durante a gestação. A prevalência de rinite durante a gestação varia de 18% a 30%.

Quadro 10.3 Tratamento da asma com base na gravidade

	Asma leve intermitente	Asma leve persistente	Asma moderada	Asma grave	Asma grave (refratária)
Agente controlador de primeira escolha	Nenhuma*	CI baixa dose	CI/LABA baixa dose	CI dose média/alta + LABA	Adicionar: tiotrópio anti-IgE anti-IL-5
Agente controlador de segunda escolha	CI baixa dose	Antileucotrieno teofilina	CI dose média/alta CI baixa dose + antileucotrieno ou teofilina	Adicionar: tiotrópio ou CI alta dose + antileucotrieno ou teofilina	Corticoide oral
Agente de alívio	Beta-2-agonista de ação curta, se necessário		Beta-2-agonista de ação curta ou CI/formoterol para manutenção e alívio		

*Na asma leve, com sintomas esporádicos (menos de duas vezes por mês, de curta duração e sem despertares noturnos no mês), pode ser usado apenas agente de alívio. Em qualquer outra situação, iniciar corticoide inalatório (CI).

Etiologicamente, a rinite pode ser classificada em alérgica, infecciosa, não alérgica, vasomotora e por outras causas. Nesses casos, as pacientes apresentam histórico de sintomas de rinite que precedem ao início da gravidez e que persistem após o parto. Há ainda a rinite gestacional, em decorrência das alterações hormonais presentes na gravidez e cujos sintomas surgem caracteristicamente no segundo ou terceiro trimestre da gestação, duram mais de 6 semanas e regridem após o parto. Não há dados nacionais sobre a prevalência da rinite gestacional, mas alguns estudos internacionais sugerem uma prevalência de 9% a 22%.

Fisiopatologia

Os mecanismos fisiopatológicos no desenvolvimento da rinite alérgica são ainda pouco compreendidos, mas estão relacionados com fatores genéticos e com a sensibilização antigênica a alérgenos inalatórios, como dermatofagoides, pólen, fungos e animais de estimação, com resposta alérgica do tipo 1 e produção de anticorpos IgE. Nos indivíduos sensibilizados, os antígenos inalados invadem a mucosa e se ligam aos anticorpos IgE dos mastócitos locais, desencadeando uma resposta inflamatória que envolve uma série de mediadores, incluindo histamina e leucotrienos. Após essa reação mais imediata, várias outras células inflamatórias, como os eosinófilos, são atraídas à mucosa nasal, perpetuando o edema local. Essa é uma reação mais tardia, encontrada de 6 a 10 horas após a exposição ao antígeno.

Durante a gestação ocorre hipertrofia da mucosa nasal decorrente das alterações hormonais presentes nesse período com a participação tanto do estrogênio (aumento dos receptores de histamina) como da progesterona (vasodilatação e aumento do volume sanguíneo circulante), que serão presumivelmente responsáveis pelo surgimento da rinite gestacional, bem como pelo agravamento da rinite alérgica pregressa.

Diagnóstico

O diagnóstico de rinite se baseia em quatro sintomas: obstrução nasal, rinorreia, espirros e prurido. A presença de eosinófilos no esfregaço de mucosa nasal e a identificação de um alérgeno por teste cutâneo ou IgE específica aumentada confirmam a etiologia alérgica. Além desses sintomas, a história familiar de atopia (urticária, rinite e asma) também dá suporte ao diagnóstico. Se os sintomas de obstrução nasal surgem pela primeira vez após o primeiro trimestre de gestação, é provável que se trate de rinite gestacional, e seu desaparecimento após o parto confirmará o diagnóstico.

Embora a rinite não seja considerada uma doença grave ou de risco para a mãe ou para a criança, pode haver grande impacto na qualidade de vida em decorrência de respiração oral, coriza volumosa, qualidade do sono, roncos e apneia obstrutiva do sono (também em razão do ganho de peso na gestação). A rinite alérgica aumenta os riscos de complicações infecciosas, como sinusites, e está associada à deflagração de crises de asma na gestante. Cerca de 30% das pacientes com rinite alérgica têm asma associada. Grande parte das pacientes asmáticas, alérgicas ou não, tem rinite alérgica. A rinite alérgica parece ser um fator de risco para a asma.

Não há evidências seguras que confirmem que a rinite se associe a desfechos desfavoráveis na gravidez.

Tratamento

Estudos sobre o comportamento e o tratamento da rinite alérgica nas gestantes são escassos e nem mesmo o programa ARIA (*Allergic Rhinitis and its Impact on Asthma*) apresenta orientações específicas para essa população.

Os anti-histamínicos de primeira geração (dexclorfeniramina) excercem efeito imediato na melhora dos espirros e da coriza, mas têm forte efeito sobre o sistema nervoso central (SNC), produzindo sonolência. Os anti-histamínicos de segunda geração (fexofenadina, loratadina) talvez sejam menos efetivos em melhorar esses sintomas, mas apresentam menos efeitos adversos sobre o SNC, sendo uma boa opção para a fase aguda dos sintomas e devendo ser combinados com corticoides tópicos para a produção de um efeito mais duradouro. A dexclorfeniramina e a loratadina são seguras para a gestante e estão classificadas na categoria B da FDA.

Os corticoides nasais, como a beclometasona, a budesonida, a fluticasona e a mometasona, são os medicamentos de escolha para o tratamento de manutenção da rinite alérgica. Todos têm efeito tópico potente em pequenas quantidades e são mal absorvidos e rapidamente degradados pelo metabolismo. Apresentam, portanto, poucos efeitos adversos sistêmicos. São bastante efetivos na melhora dos espirros, da coriza e do edema da mucosa nasal, sendo seu benefício mais perceptível após 1 a 3 dias de uso. Podem produzir ocasionalmente leve irritação nasal, sensação de secura nasal e epistaxe leve.

A budesonida é o agente mais indicado para a gestante por estar na categoria B da FDA, mas a maioria dos estudos aponta para a segurança dos outros corticoides inalatórios na gestante, e as sociedades de especialistas e as diretrizes de tratamento da rinite alérgica não recomendam sua troca se a paciente já estiver em tratamento prévio bem-sucedido.

O uso de corticoides orais deve ser restrito ao tratamento das crises agudas graves e ser utilizado por curtos períodos para melhora dos sintomas. A preferência deve ser dada a formulações orais, como prednisona ou prednisolona, evitando fármacos de depósito. Seu uso por períodos prolongados ou em altas doses pode causar insuficiência suprarrenal, criança com baixo peso e malformações congênitas, especialmente lábio leporino.

O cromoglicato dissódico e os antileucotrienos são outras opções terapêuticas adequadas para o controle dos sintomas da rinite alérgica durante a gestação, embora sejam menos eficazes do que os corticoides inalatórios. O cromoglicato dissódico age por meio da estabilização da membrana dos mastócitos. Seu efeito é muito suave e necessita de várias semanas para apresentar efeito terapêutico clinicamente significativo. Os antileucotrienos (montelucaste), agentes orais de uma só tomada diária, são efetivos no tratamento da obstrução nasal alérgica, dos espirros e da rinorreia e também necessitam de mais tempo para exercer efeito terapêutico satisfatório. Os antileucotrienos não são recomendados com muita frequência na rinite durante a gestação em virtude da disponibilidade de fármacos mais efetivos.

Descongestionantes tópicos e orais devem ser evitados no primeiro trimestre da gestação, pois estão associados a aumento na incidência de distúrbios vasculares na placenta e no feto. Se seu uso for essencial, deverão ser utilizados por curto período, após o primeiro trimestre, sendo a pseudoefedrina a principal opção. O uso de poucas doses de oximetazolina tópica parece ser seguro após o primeiro trimestre da gestação. Seu efeito decorre da vasoconstrição e redução temporária do edema da mucosa nasal. O uso prolongado causa rinite medicamentosa. Esses fármacos são considerados da categoria C pela FDA.

Medidas educativas são importantes e podem ser as únicas necessárias na rinite gestacional, que cessará após o parto. Além do mais, a rinite gestacional não responde tão bem aos corticoides inalatórios e anti-histamínicos quanto a rinite alérgica. Para a obstrução nasal, banho quente, vapor e solução salina tópica e o posicionamento mais elevado da cabeceira da cama em 30 a 45 graus podem ser parcialmente efetivos. O uso de solução salina tópica deve ser estimulado por produzir benefício no alívio parcial dos sintomas e ser destituído de efeitos adversos.

Os estudos sobre o tratamento da rinite na gravidez são raros, tornando essencial que o médico prescreva as menores doses possíveis dos medicamentos citados, além de sempre se nortear pelas publicações sobre a segurança de medicamentos da FDA para os mais indicados na gestação.

O tratamento da rinite na gestação deve ser indicado apenas quando os benefícios superarem os riscos, sempre considerando o impacto da medicação para a mulher grávida ou que esteja amamentando e para a criança. Quando é necessário o uso de medicamentos, deve ser dada preferência aos agentes tópicos, como corticoides nasais, em especial no primeiro trimestre da gestação.

TUBERCULOSE

Doença infecciosa causada pelo bacilo *Mycobacterium tuberculosis*, a tuberculose (TB) afeta habitualmente os pulmões (TB pulmonar) por ser o sítio de entrada do patógeno no organismo, mas também pode comprometer virtualmente qualquer outra parte do corpo (TB extrapulmonar) por disseminação linfática/hematogênica.

Epidemiologia

A TB está documentada na história da humanidade há milênios e continua sendo um grande problema de saúde global. Em 2015 foi uma das 10 principais causas de morte no mundo, superando o HIV/AIDS (vírus da imunodeficiência humana/síndrome da imunodeficiência adquirida) como uma das maiores causas de mortes por doença infecciosa. A incidência e a mortalidade da TB no Brasil (2015) foram de 41 e 2,2 casos para cada 100.000 habitantes, respectivamente. Esses números são maiores em algumas populações, especialmente nos pacientes HIV-positivos.

Atenção especial deve ser dada a grupos populacionais com risco maior de adquirir a doença sob os seguintes mecanismos:

1. **Imunodeficiência grave ou relativa:** HIV (considerado o principal fator de risco), uso de imunossupressores e agentes biológicos (p. ex., inibidores do fator de necrose tumoral alfa [TNF-α]), portadores de neoplasias de cabeça e pescoço, *diabetes mellitus* mal controlado, desnutrição e insuficiência renal em diálise.
2. **Tabagismo e exposições a outros tipos de fumaça/poeira** (p. ex., silicose).
3. **Exposição ambiental mais acentuada:** populações privadas de liberdade, populações em situação de rua, povos indígenas e profissionais de saúde.

Fisiopatologia

A transmissão da TB ocorre da seguinte maneira:

- O *M. tuberculosis* é carreado em aerossóis gerados por pessoas com formas respiratórias de TB (p. ex., pulmonar, laríngea) através de tosse, espirros, riso ou fala. O risco de transmissão a partir do paciente doente é influenciado pela forma de manifestação da doença (pulmonar, laríngea ou de vias aéreas), presença de tosse ou outras manobras expiratórias forçadas, presença de bacilos no escarro, presença e extensão de cavitações na radiografia de tórax e falha do paciente ao cobrir boca/nariz ao tossir e espirrar.
- As partículas eliminadas contendo os bacilos (também chamadas de núcleos de Wells) têm 1 a 5 mícrons de diâmetro e podem permanecer viáveis por dias em suspensão no ambiente. Os fatores ambientais que determinam a infecção passam pela concentração dos aerossóis no ar (a qual é influenciada pelo número de organismos expelidos pelo paciente doente e pela quantidade de ventilação na área de exposição), pela iluminação por luz solar (a radiação ultravioleta mata os bacilos) e pela duração da exposição.
- A infecção, geralmente assintomática, ocorre quando um indivíduo suscetível inala esses núcleos e os bacilos atingem os alvéolos pulmonares.
- Uma vez nos pulmões, os bacilos são capturados por macrófagos alveolares e podem se espalhar pelo organismo.

A doença, geralmente acompanhada por sintomas locais e gerais, pode desenvolver-se logo após a infecção. Contudo, na maioria das pessoas, uma resposta imune é obtida entre 2 e 10 semanas após a infecção, o que limita as posteriores multiplicação e disseminação da microbactéria. O risco de progressão para doença ativa é de modo geral de aproximadamente 10%, sendo maior nos primeiros 2 anos após a infecção.

Alguns bacilos podem permanecer dormentes e viáveis por anos (a chamada infecção latente por *M. tuberculosis*). Pessoas com infecção latente não têm sintomas de TB doença ativa e não transmitem a doença.

A TB primária acontece quando a pessoa desenvolve a doença logo na primeira infecção. Quando a doença se desenvolve a partir de foco previamente latente ou de reinfecção exógena, é chamada de forma pós-primária.

Pessoas previamente infectadas pelo *M. tuberculosis* apresentam menor suscetibilidade para infecções subsequentes (mas não estão imunizadas).

Nos países de alta prevalência, quando o risco de infecção é pequeno, a maioria dos casos novos em adultos é originada de reativação de infecção adquirida de longa data (reinfecção endógena). Quando o risco de infecção se eleva, o papel da reinfecção exógena e da progressão de infecção recente também aumenta.

Quadro clínico

Os sintomas clássicos da TB pulmonar em sua forma pós-primária (a mais comum no adulto) são:

- Tosse persistente, produtiva ou não (com muco e eventualmente sangue).
- Febre vespertina.
- Sudorese noturna.
- Emagrecimento.

Todo paciente que se apresentar com algum desses sintomas, especialmente com duração > 2 semanas em região de alta prevalência de TB, deverá ser investigado.

O exame físico pode demonstrar emagrecimento, e a ausculta pulmonar pode apresentar diminuição dos sons respiratórios, som bronquial ou ser normal.

São outras formas de TB pulmonar:

- **TB pulmonar primária**: mais comum em crianças, apresenta-se na maior parte das vezes de maneira insidiosa. O paciente se apresenta irritadiço com febre baixa, sudorese noturna e inapetência, e o exame físico pode ser inexpressivo.
- **TB miliar:** recebe esse nome em razão da apresentação radiológica (micronódulos difusos bilateralmente). Trata-se de forma grave de doença, que ocorre por disseminação hematogênica dos bacilos, mais frequentemente em pacientes HIV-positivos, crianças e adultos jovens. Os sintomas são agudos e consistem principalmente em febre, astenia, emagrecimento e tosse (80% dos casos). O exame físico mostra hepatomegalia (35% dos casos), alterações do SNC (30% dos casos) e alterações cutâneas do tipo eritematomaculopapulovesiculosas.

Já as formas extrapulmonares da TB têm seus sinais e sintomas dependentes dos órgãos e/ou sistemas acometidos. Sua ocorrência aumenta entre os pacientes com AIDS, especialmente entre aqueles com imunocomprometimento grave. A forma mais comum em pacientes soronegativos é a pleural; nos pacientes soropositivos e nas crianças, a forma ganglionar é a mais prevalente.

Diagnóstico radiológico

A radiografia de tórax é método diagnóstico de grande importância na investigação de TB, devendo ser solicitada para todos os pacientes com suspeita clínica, auxiliando a confirmação diagnóstica o estabelecimento de diagnósticos diferenciais (p. ex., câncer de pulmão, especialmente em tabagistas com idade > 40 anos) e no seguimento para avaliar a resposta terapêutica. Em até 15% dos casos de TB pulmonar não há alterações radiológicas, principalmente em pacientes imunodeprimidos.

Conforme a apresentação da doença, é possível esperar as seguintes alterações:

- **TB primária:**
  - **Foco pulmonar**: pequena opacidade parenquimatosa, frequentemente unifocal, acometendo mais os lobos superiores na infância e os lobos médios e inferiores nos adultos, com aparente preferência pelo pulmão direito. Podem também ocorrer cavitação e disseminação broncogênica e hematogênica (miliar).
  - **Foco linfonodal:** observada na maioria das crianças e em até metade dos adultos, é mais comumente unilateral, em região hilar e paratraqueal direita. Pode ocorrer compressão extrínseca de via aérea com consequente atelectasia.
- **TB pós-primária:** inicialmente são vistas pequenas consolidações de limites imprecisos, imagens segmentares ou lobares de aspecto heterogêneo e pequenos nódulos e/ou estrias, que evoluem (geralmente de maneira lenta) com aumento de tamanho e profusão e surgimento de cavitações (geralmente sem nível hidroaéreo). Localizam-se tipicamente nos segmentos posteriores dos lobos superiores e nos segmentos superiores dos lobos inferiores de um ou de ambos os pulmões.
- **TB miliar:** pode ocorrer tanto na TB primária como na TB pós-primária e corresponde a um quadro de disseminação hematogênica da doença. Apresenta-se como pequenas opacidades nodulares, medindo de 1 a 3mm de diâmetro,

simetricamente distribuídas em até 90% dos casos. Pode haver associação a opacidades parenquimatosas em até 40% dos casos em crianças. Linfonodomegalias são mais comuns em crianças do que em adultos (95% e 10% dos casos, respectivamente).

- **Sequela de TB:** nódulos pulmonares densos, com calcificação visível ou não, são geralmente vistos nos lobos superiores e na região hilar, podendo estar acompanhados de cicatriz fibrótica que cursa com perda volumétrica do lobo (fibroatelectasia). Pode ser visto espessamento pleural (paquipleurite), uni ou bilateral.

Vale também lembrar a TB pleural, considerada uma forma extrapulmonar, que isoladamente se manifesta como derrame pleural de moderado a grande volume, em geral unilateral, habitualmente em pacientes jovens (sendo, nesse grupo, uma das principais causas de derrame pleural em países de alta prevalência da doença).

Diagnóstico laboratorial

1. **Métodos microbiológicos:** demonstram a presença do bacilo por visualização:

- **Baciloscopia:** as micobactérias são consideradas bacilos álcool-acidorresistentes (BAAR), cuja pesquisa é feita pelo método de coloração de Ziehl-Nielsen com leitura por microscópio óptico convencional, a qual é amplamente difundida em todo o país, apresentando bom rendimento para amostras obtidas de vias respiratórias com baixo custo. Seu resultado, quando positivo, é expresso quantitativamente em cruzes (de + a +++) conforme a quantidade de bacilos encontrados por campo avaliado. Tem boa especificidade, mas sensibilidade apenas satisfatória (maior nas formas cavitárias da doença), sendo ferramenta fundamental tanto no diagnóstico como no acompanhamento dos casos.
- **Cultura:** é considerado o método padrão-ouro para o diagnóstico de TB. O cultivo é feito em meio sólido (mais comum, mais lento – cultura positiva liberada a partir de 21 a 28 dias e negativa após 60 dias) ou líquido (permite crescimento mais rápido: positiva em 14 dias e negativa após 42 dias). Mais sensível que a baciloscopia, infelizmente pode ser de difícil acesso e é mais cara (especialmente em meio líquido).
- **Identificação:** necessária para confirmar a espécie em questão – se *M. tuberculosis* ou espécies de micobactérias não tuberculosas ou ainda outros agentes geradores de exames de BAAR falso-positivos (p. ex., *Nocardia*).
- **Teste de sensibilidade (TS):** testa a sensibilidade do bacilo aos diferentes agentes antituberculosos. Para *M. tuberculosis*, consideram-se confiáveis atualmente as provas para rifampicina, isoniazida, fluoroquinolonas e aminoglicosídeos (principalmente para as duas primeiras) (Quadro 10.4).

Quadro 10.4 Principais indicações para identificação e TS

Contatos de casos de tuberculose resistente
Antecedentes de tratamento prévio independentemente do tempo decorrido
Imunodeprimidos, principalmente HIV+
Paciente com BAAR+ no final do segundo mês de tratamento (fase intensiva)
Falência do tratamento
Populações com risco maior de albergarem cepa de *M. tuberculosis* resistente (profissionais de saúde, população de rua, privados de liberdade, indígenas)

2. **Métodos moleculares:** detectam o DNA do bacilo por técnicas de reação em cadeia de polimerase (PCR):

- **Teste rápido molecular – TRM (GeneXpert – Cepheid):** técnica de PCR em tempo real, atualmente disponibilizada via OPAS/MS aos municípios com maior carga bacilar no país, possibilita não só a rápida detecção do DNA do bacilo do *M. tuberculosis* (processamento em máquina de 2 horas) como também a constatação de resistência à rifampicina (R) em razão da presença de mutação ou não no gene rpoB. Mais sensível do que a baciloscopia de maneira geral, é também altamente específica, além de promover rapidamente a detecção de resistência à rifampicina.
- ***Fita Hain* (GenoType MTBDRplus/sl – Life Science):** outro método molecular para detecção de TB, tem a vantagem de conseguir detectar também mutações geradoras de resistência a fármacos como isoniazida, etambutol, flouroquinolonas e aminoglicosídeos. Contudo, é mais demorado que o TRM (no mínimo 2 dias em caso de amostra com alta carga bacilar) e no momento restrito a centros de pesquisa no Brasil.

3. **Métodos "imunológicos":** são métodos que se prestam a avaliar se o paciente já teve exposição ao bacilo da TB mediante o reconhecimento de antígenos pelo seu sistema imune. Não servem como métodos de escolha para diagnosticar TB (doença ativa), mas podem ser indicados nas seguintes circunstâncias:
   - Indicação de tratamento de infecção latente pelo *M. tuberculosis*.
   - Auxiliar em caso de situações de diagnóstico difícil: crianças, formas extrapulmonares ou falha nos outros métodos laboratoriais.
   - Detecção de infecção recente (especialmente para profissionais de saúde).
   - Fins epidemiológicos.

Para esse fim, existem no mercado dois métodos disponíveis:

- **Prova tuberculínica (PT):** técnica mais clássica e antiga, consiste na inoculação intradérmica no antebraço de um derivado proteico purificado do *M. tuberculosis* (PPD-Rt 23-2UT – Derivado Proteico Purificado). Isso desencadeia resposta imune celular a esses antígenos, gerando uma reação inflamatória em indivíduos sensibilizados que é mensurada pela formação de enduração no local de aplicação do teste 72 horas após a aplicação – mede-se o diâmetro em milímetros. Considera-se reação significativa quando ≥ 10mm (em indivíduos HIV-positivos, reação de 5mm já é considerada significativa). Infelizmente, a partir de 2014, a produção do *kit* de PPD caiu drasticamente, coincidindo com a privatização da empresa fabricante. Com isso, a disponibilidade do exame via SUS ficou bastante restrita, sendo limitada hoje por nota técnica do MS para os seguintes casos: diagnóstico de tuberculose em crianças < 10 anos, avaliação de contatos menores de 15 anos e pessoas que vivem com HIV/AIDS.

- ***Interferon-Gamma Release Assay*** **(IGRA):** técnica mais nova, mensura a resposta imune mediante a coleta de exame de sangue do paciente, que é colocado em uma máquina (Quantiferon ou T-spot são as tecnologias mais usadas) que expõe a amostra a antígenos do *M. tuberculosis* e quantifica o interferon-gama liberado pelos linfócitos T presentes, indicando se já foram previamente sensibilizados ou não. Atualmente, esse exame só está disponível na rede privada, tendo custo bem mais elevado do que a prova tuberculínica.

Tratamento

Princípios bacteriológicos do tratamento

Antes de comentar acerca dos diferentes esquemas de tratamento para TB, é necessário entender algumas noções básicas de como eles são montados:

ASSOCIAÇÃO DE FÁRMACOS

Dentro da população bacilar que produz doença existem mutantes naturalmente resistentes, variando conforme o fármaco. A população bacilar em si varia de acordo com a apresentação da doença (sendo bem maior nas formas cavitárias). Para exemplificar, estima-se para a rifampicina um bacilo naturalmente resistente para cada 10^8 bacilos de uma amostra de escarro, enquanto para a isoniazida é estimado um bacilo resistente a cada 10^6 bacilos. Em uma forma cavitária da doença, a população estimada é de cerca 10^9 bacilos, ou seja, certamente já existe a presença de mutantes naturalmente resistentes aos dois principais fármacos antituberculose. Contudo, a multirresistência estimada é dada pela soma dos expoentes (ou seja, resistência a R+H ocorreria em 1 bacilo a cada 10^{14} bacilos). Portanto, uma combinação adequada de fármacos pode superar esse problema.

TRATAMENTO PROLONGADO

Além da preocupação com a resistência, a população bacilar também engloba bacilos que vivem em diferentes situações, promovendo respostas variáveis aos fármacos (Quadro 10.5).

Quadro 10.5 Populações bacilares na tuberculose e fármacos ativos

Situação do bacilo	Efeito necessário	Fármacos ativos
Bacilos de multiplicação rápida: meio extracelular, pH = 6,5 a 7, máxima oxigenação (parede da caverna); grande quantidade de bacilos – alta probabilidade de mutações	Bactericida	R H S E
Bacilos de multiplicação lenta: localização intramacrofágica, pH ácido e população < 10^5	Esterilizante	R H Z E
Bacilos de crescimento intermitente: condições desfavoráveis, cáseo sólido, extracelulares e população < 10^5; capacidade de recidivar	Esterilizante	R H Z
Bacilos de estado latente: não suscetíveis a fármacos. Recidiva	Fármacos são ineficazes	

Por esse princípio recomenda-se que os esquemas sejam montados segundo as diretrizes apontadas no Quadro 10.6.

Quadro 10.6 Princípios gerais do esquema terapêutico básico

Fase intensiva	Fase de manutenção
Pelo menos quatro fármacos Atividade bactericida e esterilizante Duração: 2 meses no esquema básico	Pelo menos dois ou três fármacos Atividade esterilizante Duração: mínimo de 4 meses no esquema básico

ADMINISTRAÇÃO EM DOSE ÚNICA

Atualmente, o esquema básico é administrado por meio de comprimidos que agregam todos os fármacos simultaneamente. Isso garante picos séricos mais uniformes, facilita as tomadas e consequentemente melhora a adesão. Recomenda-se a administração matinal (1 hora antes ou 2 horas após o café da manhã).

Fármacos antituberculose disponíveis (Quadro 10.7)

Quadro 10.7 Classificação dos medicamentos anti-TB

Grupo 1 (orais de primeira linha)	Isoniazida, rifampicina, etambutol e pirazinamida
Grupo 2 (fluoroquinolonas)	Ofloxacino, levofloxacino e moxifloxacino
Grupo 3 (injetáveis)	Estreptomicina, amicacina, canamicina e capreomicina
Grupo 4 (orais de segunda linha)	Etionamida ou protionamida, terizidona ou cicloserina e PAS
Grupo 5 (eficácia menor ou não recomendados de rotina)	Clofazimina, linezolida, tiacetazona, amoxicilina/clavulanato, imipenem ou meropenem, isoniazida em altas doses, claritromicina
Fármacos novos	Bedaquilina, delamanid, pretomanid

Esquema básico (EB)

Seguindo essa linha de raciocínio foi construído o esquema básico (EB), que engloba os fármacos do grupo 1: rifampicina (R), isoniazida (H), pirazinamida (Z) e etambutol (E). Neste

Tabela 10.2 Esquema básico – apresentação e posologia dos fármacos

Regime	Fármaco	Faixa de peso (kg)	Unidade/dose (comprimidos)	Meses
2RHZE	RHZE 150/75/400/275mg (comprimido único em dose fixa combinada)	20 a 3	2	2
		36 a 50	3	
		> 50	4	
4RH*	RH 150/75mg (comprimido único em dose fixa combinada)	20 a 35	2	4*
		36 a 50	3	
		> 50	4	

*Considerar a extensão da fase de manutenção para 7 meses (9 no total) se:

- Doença cavitária com BAAR positivo no segundo mês, BAAR positivo no quinto mês com boa evolução clínica, evolução clínica/radiológica ruim ou insatisfatória, diabetes, HIV/AIDS, silicose, uso de imunossupressores, monorresistência R/H.
- Meningoencefalite: deve ser associado corticoide – prednisona oral (1 a 2mg/kg por dia) por 4 semanas ou dexametasona endovenosa nos casos graves (0,3 a 0,4mg/kg por dia), por 4 a 8 semanas com redução gradual da dose nas 4 semanas subsequentes. Iniciar fisioterapia precocemente.

capítulo será comentado apenas esse esquema, que é o usado na maioria dos casos, desde que não ocorram eventos adversos maiores (veja adiante) ou a constatação de resistência por meio dos métodos diagnósticos anteriormente mencionados. Nesses casos é necessário encaminhar o paciente para um centro de referência secundária ou terciária no tratamento de tuberculose, conforme preconizado pelo Ministério da Saúde (Tabela 10.2).

As doses desses fármacos devem ser corrigidas na presença de insuficiência renal, levando-se em conta o *clearance* de creatinina e tabelas específicas. Pacientes em hemodiálise também terão seu esquema terapêutico modificado e serão tratados em centros de referência.

EFEITOS ADVERSOS MENORES

Efeitos adversos menores são os efeitos provocados pelos fármacos do EB que *não exigem* substituição por esquemas especiais (Quadro 10.8).

Quadro 10.8 Efeitos adversos menores

Efeito adverso	Provável(is) fármaco(s) responsável(is)	Conduta
Náusea, vômito, dor abdominal	Rifampicina Isoniazida Pirazinamida Etambutol	Reformular o horário da administração da medicação (2 horas após o café da manhã ou com o café da manhã), considerar o uso de medicação sintomática e avaliar a função hepática
Suor/urina de cor avermelhada	Rifampicina	Efeito esperado; orientar
Prurido ou exantema leve	Isoniazida Rifampicina	Medicar com anti-histamínico
Dor articular	Pirazinamida Isoniazida	Medicar com analgésicos ou anti-inflamatórios não esteroides
Neuropatia periférica	Isoniazida (comum) Etambutol (incomum)	Medicar com piridoxina (vitamina B_6) na dosagem de 50mg/dia
Hiperuricemia sem sintomas	Pirazinamida	Orientar dieta hipopurínica
Hiperuricemia com artralgia	Pirazinamida Etambutol	Orientar dieta hipopurínica e medicar com alopurinol e colchicina, se necessário
Cefaleia, ansiedade, euforia, insônia	Isoniazida	Efeito esperado; orientar

EFEITOS ADVERSOS MAIORES

Efeitos adversos maiores são aqueles que exigem a suspensão do tratamento vigente e a posterior substituição do fármaco suspeito. A maioria deles, felizmente, é rara. Esses pacientes devem ser conduzidos em centros de referência e por vezes em regime hospitalar. São exemplos desse tipo de efeito:

- Exantema ou reação de hipersensibilidade moderada a grave.
- Psicose, crise convulsiva, encefalopatia tóxica ou coma.
- Neurite óptica.
- Hepatotoxicidade.
- Trombocitopenia, leucopenia, eosinofilia, anemia hemolítica, agranulocitose e vasculite.
- Nefrite intersticial.
- Rabdomiólise com mioglobinúria e insuficiência renal.
- Hipoacusia, vertigem e nistagmo.

INTERAÇÕES MEDICAMENTOSAS

Os fármacos anti-TB podem interagir com vários medicamentos, em especial a rifampicina, em razão de seu efeito indutor sobre a via do citocromo P450, elevando a metabolização hepática de uma ampla gama de fármacos. No caso da mulher em idade fértil, cabe ressaltar a interação com anticoncepcionais orais, reduzindo seu efeito – nessa situação deve-se necessariamente recomendar o uso de outro método anticoncepcional.

Controle de tratamento

O Quadro 10.9 apresenta um resumo das medidas necessárias para o tratamento com o EB:

Quadro 10.9 Resumo de condutas no controle de tratamento

Acompanhamento clínico	Mensal, no mínimo. Atenção especial para controle de peso (aferir), adesão ao tratamento, eventos adversos e condições socioeconômicas
Baciloscopias	Bimestrais, no mínimo
Radiografia de tórax	Ao menos uma a partir do segundo mês (realizar com maior frequência em caso de ausência de expectoração)
Cultura	Realizar se baciloscopia positiva ao término da fase intensiva de EB (segundo mês)
Teste rápido molecular	Não deve ser usado para acompanhamento de casos, apenas para diagnóstico
Sinais de alerta	Baciloscopia positiva após o término da fase intensiva do EB; repositivação da baciloscopia após o terceiro mês de tratamento
Critério de cura	Ao menos dois exames de baciloscopia negativos (de preferência um durante e o outro ao final do tratamento)
Crianças (peculiaridades)	Maior atenção à evolução clínica e radiológica dada a dificuldade para obter amostras para baciloscopia. Recomenda-se radiografia já no primeiro mês de tratamento
Avaliação de contatos	Devem ser encaminhados para avaliação clínica todas as pessoas que tenham tido contato prolongado com o doente bacilífero (domicílio, trabalho, escola, creche), com atenção especial aos sintomáticos respiratórios, crianças com menos de 10 anos e HIV-positivos. Assintomáticos > 10 anos de idade devem ser submetidos à prova tuberculínica e avaliados para tratamento de TB latente

Peculiaridades da TB em pacientes gestantes

Os seguintes pontos acerca do tratamento de TB em pacientes gestantes devem ser ressaltados:

1. A gravidez em si não afeta a evolução e a gravidade da tuberculose.
2. O valor da prova tuberculínica, assim como a possibilidade de anergia, é idêntico ao da mulher não gestante.
3. O risco de adoecimento (seja por nova infecção ou recidiva) não varia devido à gravidez.
4. A presença de TB doença ativa não serve como indicação para aborto terapêutico.
5. Aconselha-se a mulher com TB doença ativa a evitar engravidar. Lembrar que existe interação entre anticoncepcionais orais e a rifampicina por aumento do metabolismo hepático ou inativação direta do estrogênio, reduzindo a eficácia do primeiro. Recomendar método contraceptivo adicional.
6. A radiografia de tórax continua sendo exame de grande utilidade, especialmente nos casos de baciloscopias negativas e para diagnóstico diferencial com outras condições respiratórias. Devem ser tomadas as devidas medidas de proteção para o feto, como o uso de veste de chumbo sobre o abdome e a colimação adequada da radiação para a área em foco. Quanto menor a idade gestacional, maior é o risco para o feto. A exposição a doses de radiação < 50mGy (acumuladamente) não tem sido associada a aumento do risco de aborto, anomalias congênitas, retardo mental ou mortalidade neonatal. A dose média de radiação absorvida pelo feto durante uma radiografia de tórax em posteroanterior e perfil é < 0,01mGy, enquanto uma tomografia axial do tórax geraria uma absorção de 0,30mGy.
7. O esquema básico de tratamento não muda. São considerados teratogênicos apenas os fármacos de segunda linha, etionamida e os aminoglicosídeos (estes últimos podem ser usados, mas com mais cautela em virtude do risco de ototoxicidade fetal).
8. Toda gestante deve receber piridoxina (50mg/dia) em razão do risco de toxicidade neurológica pela isoniazida ao recém-nascido.
9. O controle de tratamento não muda (exceto pelo controle radiológico, que pode ser feito apenas ao final do tratamento se a evolução for favorável).
10. TB não influencia a via de parto.
11. TB não traz em si nenhum risco teratogênico.
12. Merece consideração à parte a TB congênita. Trata-se de doença extremamente rara, cujos critérios diagnósticos são: positividade bacteriológica (lavado gástrico, biópsia de fígado, aspirado de medula ou punção liquórica), complexo primário no fígado, presença de doença nos primeiros dias de vida extrauterina e afastamento de infecção extrauterina. As vias de contágio possíveis são por ingestão, aspiração de líquido amniótico, secreções vaginais, colostro infectado ou infecção hematogênica através do cordão umbilical. Os sinais mais comuns são febre, linfadenopatia e hepatoesplenomegalia. O PPD habitualmente é não reator. O pulmão, quando acometido, tem apresentação radiológica miliar associada à disseminação hematogênica materna, envolvendo o endométrio, com mortalidade materna alta. O tratamento deve ser instituído o mais precocemente possível com o uso associado de piridoxina. A letalidade é alta (> 50%).
13. O aleitamento em si não afeta, para a mãe, a evolução da doença ou os riscos de recaída.
14. A amamentação só está formalmente contraindicada nos casos de mastite tuberculosa. Maior cuidado deve ser adotado na avaliação clínica do lactente se houver diagnóstico materno de TB com disseminação hematogênica no momento do parto. Para todos os outros casos deve ser incentivado o aleitamento conforme habitualmente.

Assim como durante a gravidez, o EB é considerado seguro.

15. Recomenda-se à lactante o uso de máscara cirúrgica durante a amamentação e no cuidado prestado à criança (pelo menos enquanto for comprovadamente bacilífera).
16. O recém-nascido de mãe bacilífera (ou com contato intradomiciliar bacilífero) deve receber tratamento para TB latente com isoniazida (5 a 10mg/kg por dia) por 3 meses e então ser submetido à PT: se reação < 5mm, vacinar com BCG; caso contrário, estender o uso de isoniazida por mais 3 meses e não vacinar.
17. No caso de gestante com indicação de tratamento de TB latente, recomenda-se postergá-lo para após o parto, visto que não se trata de situação de urgência, a não ser que seja HIV-positiva – nesse caso, tratar a partir do terceiro mês de gestação.

Prognóstico

A resposta ao tratamento para as formas de TB pulmonar não complicadas costuma ser excelente, desde que a adesão ao tratamento seja adequada. Infelizmente, o Brasil ainda está abaixo da meta de cura de 85% para casos novos e recidivas estipulada pela OMS, atingindo, em 2015, 71% de sucesso. Para a melhora desses índices deve ser adotada uma ampla gama de ações (veja *StopTB* mais adiante).

Prevenção

A vacinação pelo BCG (bacilo de Calmette-Guérin) não reduz o risco de infecção, mas diminui a chance de progressão da forma latente para a doença ativa, especialmente doença disseminada ou forma meníngea em crianças. Tem maior eficácia especialmente no primeiro ano de vida, com redução importante de eficácia após o quinto ano. Está indicada para todos os recém-nascidos com peso > 2.000g e deve ser aplicada o quanto antes.

Infelizmente não há vacinas atualmente capazes de prevenir TB doença ativa em adultos. Contudo, há linhas de pesquisa em atividade: no momento há 13 vacinas para TB em ensaios de fase I, II ou III.

Os pacientes com TB geralmente deixam de transmitir a doença pouco tempo após iniciado o tratamento. Consequentemente, os profissionais de saúde podem contribuir para a transmissão da TB ao protelarem o início da terapia específica, ao se utilizarem de terapêutica inadequada e ao realizarem procedimentos que podem induzir a formação de aerossóis (p. ex., indução de escarro). Portanto, o rastreio e o tratamento adequado dos sintomáticos respiratórios são fundamentais para o controle epidemiológico da doença.

Em 2001, a OMS lançou um ambicioso programa com o objetivo de erradicar a TB em nível mundial, chamado de *StopTB*. Sua meta principal é reduzir a mortalidade por TB em 95% e a incidência global em 90% até 2035. Para isso, são centradas ações nos seguintes pilares:

Cuidado e prevenção integrados e centrados no paciente

- Diagnóstico precoce de TB, incluindo teste de sensibilidade universal e rastreamento sistemático dos contatos e grupos de alto risco.
- Tratamento de todas as pessoas com TB, incluindo portadores de resistências, além de suporte ao paciente.
- Atividades colaborativas TB/HIV e manejo de comorbidades.
- Tratamento preventivo de pessoas em alto risco e vacinação contra TB.

Políticas arrojadas e sistemas de apoio

- Comprometimento político com recursos adequados para o cuidado e a prevenção da TB.
- Engajamento das comunidades, organizações da sociedade civil e instituições privadas.
- Cobertura de saúde universal e estruturas regulatórias para notificação de casos, registros vitais, uso racional e de qualidade de medicamentos e controle de infecções.
- Proteção social, combate à miséria e ações em outros determinantes de TB.

Intensificação da pesquisa e inovação

- Descoberta, desenvolvimento e rápida implantação de novas ferramentas, intervenções e estratégias.
- Pesquisa para otimizar a implementação, o impacto e a promoção de inovações.

Leitura complementar

Allergic Rhinitis and its Impact on Asthma (ARIA) – GUIDELINES 2010. J Allergy Clin Immunol 2010 Sep; 126(3):466-76.

Almeida MLD et al. Asma e gravidez: repercussões no recém-nascido. J Bras Pneumol, São Paulo June 2010; 36(3):293-300. Disponível em: http://www.scielo.br/scielo.php?script=sci_arttext&pid=S1806-37132010000300005&lng=en&nrm=iso. Acesso: 16 fev 2018. http://dx.doi.org/10.1590/S1806-37132010000300005.

Anselmo-Lima WT, Sakano E. Consenso rinossinusites: evidências e experiências. Braz J Otorhinolaryngol 2015; 81(1 Supl 1):S1-S49.

Bateman ED, Reddel HK, Erickson G et al. Overall asthma control: the relationship between current control and future risk. J Asthma Clinical Immunology 2010; 125:600-8.

Bonham CA et al. Asthma outcomes and management during pregnancy. Chest 2017.08.029

Burril, J. Tuberculosis: a radiologic review. Radiographics, Easton 2007; 27:1255-73.

Caparroz FA, Gregorio LL, Bongiovanni G, Izu SC, Kosugi EM. Rhinitis and pregnancy: literature review. Braz J Otorhinolaryngol 2016; 82:105-11.

Castelo Branco BP et al. Tuberculose e gravidez: mitos e verdades. Revista Brasileira de Ciências da Saúde, Paraíba, 2009; 13(3):55-60.

D'Ippolito G, Medeiros RB. Exames radiológicos na gestação. Radiol Bras [online] 2005; 38(6):447-50.

Dinnes J et al. A systematic review of rapid diagnostic tests for the detection of tuberculosis infection. Health Technology Assessment, Rockville, 2007; 11(3):1-196.

Diretrizes da Sociedade Brasileira de Pneumologia e Tisiologia para o Controle da Asma. Jornal Brasileiro de Pneumologia, 2012.

Federal Register. Proposed rules. May 29 2008; 73(104). Disponível em: http://www.fda.gov.

Florin DM, Sabina AA, Ruxandra U. Asthma and pregnancy: therapeutic challenges. Arch Gynecol Obstet 2014; 290:621-7.

Global Initiative for Asthma – GINA [homepage on the internet]. Bethesda: Global Initiative for Asthma (cited 2011 Apr 1). Global Strategy for Asthma Management and Prevention, 2017. Disponível em: http://www.ginasthma.org/pdf/GINA_Report_2017.pdf.

Global Tuberculosis Report 2016. Suíça: OMS, 2016, 214p.

Guidelines for the prevention of tuberculosis in health care facilities in resource-limited settings. Suíça: OMS, 1999.

Guy ES et al. Acute asthma in pregnancy. Crit Care Clin 20, 2004:731-5.

III Consenso Brasileiro sobre Rinites 2012. Brazilian Journal of Otorhinolaringology. Disponível em: www.bjorl.org.br.

Leopércio W, Gigliotti A. Tabagismo e suas peculiaridades durante a gestação: uma revisão crítica. J Bras Pneumol 2004; 30(2):176-85.

Manual de Recomendações para o Controle da Tuberculose no Brasil/Ministério da Saúde, Secretaria de Vigilância em Saúde, Departamento de Vigilância Epidemiológica. Brasília: Ministério da Saúde, 2011.

Mehta N et al. Respiratory disease in pregnancy. Best Practice & Research Clinical Obstetrics and Gynecology 2015. Disponível em: http://dx.doi.org/10.1016/j.bpobgyn.2015.04.005.

Mello PRB, Pinto GR, Botelho C. Influência do tabagismo na fertilidade, gestação e lactação. Jornal de Pediatria 2001; 77(4).

Mendes RFP et al. Asma na gestação: efeitos na vitalidade fetal, complicações maternas e perinatais. Rev Assoc Med Bras, São Paulo, Apr. 2013; 59(2):113-9. Disponível em: http://www.scielo.br/scielo.php?script=sci_arttext&pid=S0104-42302013000200009&lng=en&nrm=iso. Accesso: 16 Feb 2018. http://dx.doi.org/10.1016/j.ramb.2012.08.001.

Mendes RFP et al. Asthma during pregnancy: effects on fetal well-being, and maternal and perinatal complications. Rev Assoc Méd Bras 2013; 59(2):113-9.

Ministério da Saúde – Nota Informativa Nº 08, de 2014 – CGPNCT/DEVEP/SVS/M: Recomendações para Controle de Contatos e Tratamento da Infecção Latente da Tuberculose na Indisponibilidade Transitória do Derivado Proteico Purificado.

Ministério da Saúde – Nota Técnica N.º 10, de 2010 - DEVEP/SVS/MS: Atualização da Indicação da Vacina BCG-ID.

Ministério da Saúde. Secretaria de Vigilância em Saúde. Manual Nacional de Vigilância Laboratorial da Tuberculose e outras Microbactérias. Brasília, DF, 2008.

Montenegro CAB, Rezende J, Filho JR. Obstetrícia 12. ed. Rio de Janeiro: Guanabara Koogan, 2013

Murphy VE, Namazy JA, Powell H et al. A meta-analysis of adverse perinatal outcomes in women with asthma. BJOG 2011 Oct; 118(11):1314-23.

Murphy VE, Wang G, Namazy JA et al. The risk of congenital malformations, perinatal mortality and neonatal hospitalisation among pregnant women with asthma: a systematic review and meta-analysis. BJOG 2013 Jun; 120(7):812-22.

Narasimhan P, Wood J, Macintyre CR, Mathai D. Risk factors for tuberculosis. Pulmonary Medicine 2013; 828939. Doi:10.1155/2013/828939.

Nurwidya F, Handayani D, Burhan E, Yunus F. Molecular diagnosis of tuberculosis. Chonnam Med J 2018 Jan; 54(1):1-9.

Okubo K, Kurono Y, Ichimura K et al. The Japanese Society of Allergology. Japanese guidelines for allergic rhinitis. Allergology International 2017; 66(Issue 2):205-19.

Rocklin RE. Asthma medications and their effects on maternal/fetal outcomes during pregnancy. Reprod Toxicol 2011; 32:189-97.

Rosa MJ, Lee AG, Wright RJ. Evidence establishing a link between prenatal and early-life stress and asthma development. Curr Opin Allergy Clin Immunol 2018 Jan 23.

Sester M et al. Interferon-α release assays for the diagnosis of active tuberculosis: A systematic review and meta-analysis. European Respiratory Journal Jan 2011; 37(1):100-11.

Viegas AF. Asma na gravidez: estratégias de controle e complicações materno-fetais. Trabalho final do 6º ano médico com vista à atribuição do grau de mestre no âmbito do ciclo de estudos de mestrado integrado em medicina – Artigo de revisão – Universidade de Coimbra. Março 2016.

Williams F, Cunningham G et al. Obstetrícia de Williams. 24. ed. Porto Alegre: AMGH, 2016.

CAPÍTULO 11

Afecções Respiratórias – Gripe e Pneumonia

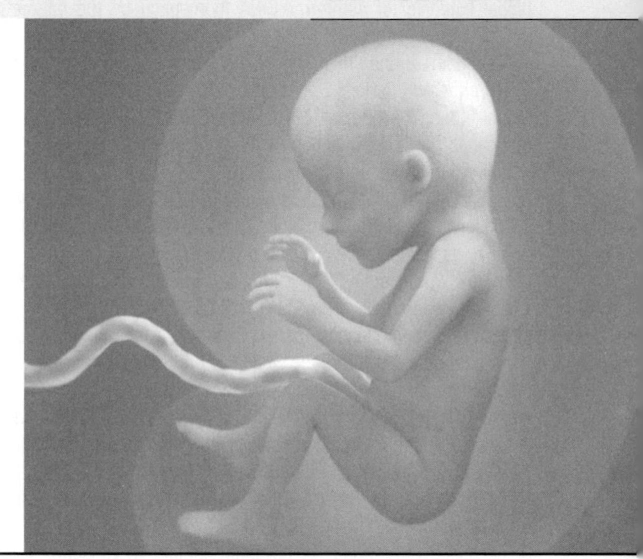

Inessa Beraldo de Andrade Bonomi
Olavo Dias Júnior
Gediel Cordeiro Júnior

GRIPE NA GESTANTE

A gripe ou influenza é uma doença infecciosa viral classificada pela Organização Mundial da Saúde (OMS) entre as doenças transmissíveis e preveníveis. Autolimitada, com duração aproximada de 7 dias, é provocada por vírus diferentes daqueles que causam o resfriado comum, os rinovírus.

O resfriado comum e a gripe têm apresentação clínica semelhante com sintomas de acometimento das vias aéreas superiores, como coriza, espirros, congestão nasal e irritação na garganta, mas as manifestações sistêmicas nas gripes são muito mais intensas e caracterizadas por mialgia difusa, cefaleia e febre. O curso clínico costuma ser benigno com resolução espontânea em cerca de 7 dias, mas pode evoluir com comprometimento do parênquima pulmonar em gravidades variadas, insuficiência respiratória e eventualmente a morte de seu portador.

As viroses respiratórias são mais incidentes nos meses de inverno e outono, especialmente nas regiões Sul e Sudeste do Brasil, mas podem ocorrer em qualquer época do ano.

A transmissão do vírus se dá por contato direto pessoa a pessoa através de gotículas liberadas durante a fala, ao tossir e ao espirrar ou do contato das mãos com objetos ou locais contaminados. A maior aglomeração de pessoas em ambientes fechados durante os meses de inverno aumenta a disseminação dos vírus.

Segundo a OMS, acredita-se que aproximadamente 5% a 15% da população mundial sejam infectados a cada epidemia. Desses, 3 a 5 milhões de pessoas apresentam doença grave, provocando de 250 a 500 mil mortes por ano no mundo, principalmente em idosos.

Existem vários subtipos do vírus que provocam a gripe em humanos. No Brasil, os principais vírus circulantes são o influenza H1N1A e o H1N1B. Em abril de 2009, o mundo entrou em alerta em razão de uma nova variante do vírus H1N1 subtipo A, que provocou uma pandemia que resultou em muitos casos graves e em várias mortes. Foi a primeira pandemia da era atual da medicina e a que dispôs de mais recursos tecnológicos para ser avaliada, e uma grande quantidade de estudos tem sido publicada desde essa época.

No mesmo ano, os EUA publicaram na revista *Lancet* um estudo apresentando resultados impactantes que associavam mulheres grávidas a casos bastante graves da influenza. Além de servir como um chamariz para a vulnerabilidade dessas pacientes perante a doença, esse estudo abriu portas para novas avaliações de partes diferentes do planeta. Diversas publicações têm mostrado que as gestantes, especialmente as que se encontram no segundo ou terceiro trimestre da gestação, podem apresentar casos mais graves da doença, sendo o terceiro trimestre considerado um fator de risco isolado para doença grave. O número de hospitalizações e de casos de pneumonias, doença cardiovascular secundária à gripe, admissões em unidade de tratamento intensivo (UTI) e mortes de gestantes portadoras de influenza é maior do que o de não gestantes no mesmo período. O risco também parece aumentado na primeira semana pós-parto, porém não existem evidências seguras quanto a isso. Nos EUA, estima-se que as hospitalizações por gripe ocorram em 3,4/1.000 nas mulheres grávidas e em 1,8/1.000 nas mulheres não grávidas.

No feto e no neonato, o risco aumentado de complicações também se reproduz em relação aos casos de morte fetal e parece estar aumentado mesmo nas gestantes com doença leve. Há relatos de parto pré-termo, baixo peso ao nascer e associação a malformações congênitas.

Não está clara a fisiopatologia do acometimento do vírus no organismo materno. Especula-se que, em virtude das várias modificações por que passa seu corpo para se adaptar ao concepto, a imunidade da mãe fique alterada e vulnerável ao ataque do vírus. Tanto o feto como a placenta são considerados "corpos estranhos" ao organismo materno, gerando um estado permanente de vigilância imunológica na mãe. A resposta das células *T-helper* e *natural killer* (NK) encontra-se suprimida, em contraste com a imunidade humoral. Entretanto, com relação ao vírus da influenza (no caso, o mais estudado foi o H1N1A), as gestantes produzem uma quantidade maior de NK do que as não gestantes de mesma idade, o que pode ser uma pista para o entendimento dessa resposta nos próximos anos.

A prevenção da doença com a vacinação é a principal arma das autoridades para a redução das complicações geradas pela gripe no mundo. No Brasil, desde 1999 a vacinação contra a influenza vem ganhando campanhas anuais com destaque para os grupos vulneráveis, como idosos, gestantes e portadores de comorbidades graves. Estudos recentes referem que a vacina nas gestantes não oferece riscos de malformações fetais e é efetiva em reduzir as taxas de parto prematuro. A maioria dos pacientes que recebem a vacina desenvolve anticorpos entre 10 e 14 dias após a tomada da dose e ainda desenvolve uma proteção cruzada com outros subtipos do vírus. Além disso, é documentada a transferência transplacentária de anticorpos ao feto durante a gestação, o que lhes confere uma prevenção extra.

O medo e o desconhecimento das mães podem ser uma das barreiras a uma campanha de imunização eficaz, sendo essencial que o profissional de saúde explique os benefícios da vacina em relação a seus riscos.

Durante quase 20 anos de vacinação anti-influenza, os EUA registraram em seu banco de dados apenas 20 casos de efeitos colaterais graves após o uso da vacina trivalente contra influenza em gestantes. A vacinação materna ou das mulheres que pretendem engravidar deverá incluir esforços tanto das instituições de saúde como dos médicos e, principalmente, a disponibilidade de um pré-natal adequado. A gestante pode receber a dose em qualquer período da gestação, sendo reportado benefício maior para ela e para o bebê no segundo e terceiro trimestres.

Quanto ao tratamento específico da doença, os antivirais inibidores da neuraminidase (oseltamivir, zanamivir) são os agentes de escolha e apresentam melhor resposta quando iniciados precocemente (até 2 dias após o início dos sintomas). Quanto mais retardado o início do tratamento, menores serão os efeitos benéficos dos medicamentos. O uso desses medicamentos nas mulheres com sintomas de gripe nas 2 semanas seguintes ao parto é recomendado quando a suspeição clínica é alta mesmo sem evidência laboratorial da doença.

Infelizmente, existem poucas evidências sobre os efeitos colaterais desses medicamentos tanto na mãe como no feto. Em contrapartida, há evidências de que eles não provocam malformações, parto pré-termo ou morte fetal em animais, o que indica certo grau de segurança para sua utilização em gestantes.

Apesar de os estudos apresentarem muitos questionamentos, a vacinação deve ser amplamente estimulada e o tratamento precoce das pacientes com alta suspeição clínica da gripe deve ser sempre instituído precocemente.

PNEUMONIA

Pneumonias são doenças inflamatórias agudas do parênquima pulmonar de causa infecciosa que acometem os espaços aéreos e são causadas por agentes infecciosos, como, vírus, bactérias ou fungos.

Tipos de pneumonia

As pneumonias são classificadas conforme o local de ocorrência, que é a informação fundamental para a decisão correta quanto à terapêutica a ser adotada:

- **Pneumonia adquirida na comunidade (PAC):** quadros iniciados em contexto ambulatorial ou em até 48 horas após internação hospitalar. Inclui pacientes em diálise e asilados em casas de repouso/*home care* (desde que não preencham critérios para as situações descritas adiante).
- **Pneumonia nosocomial:** adquirida após 48 horas de admissão hospitalar ou em pacientes internados nos últimos 3 a 6 meses que necessitaram de antibioticoterapia durante a internação.
- **Pneumonia do paciente imunossuprimido:** paciente portador de imunossupressão grave (p. ex., HIV/AIDS, quimioterapia para tumores hematológicos, uso de terapia imunossupressora).

Neste capítulo será abordada a PAC.

Epidemiologia

Não existem dados históricos precisos sobre a incidência de pneumonia no Brasil. No mundo, estima-se que ocorram 12 casos a cada 1.000 habitantes (Mandell, 2000), variando conforme as condições econômicas de cada país.

A pneumonia é uma das principais causas de morte ao redor do mundo (a quarta causa global, segundo a OMS). No Brasil, embora o número de internações por pneumonia tenha se mantido estável, a mortalidade estimada tem se elevado, sendo maior conforme o aumento da faixa etária (Figuras 11.1 a 11.3).

A mortalidade aumenta de acordo com a gravidade do quadro, sendo estimada em:

- < 1% em pacientes tratados na comunidade;
- 5 a 15% em pacientes hospitalizados;
- até 25% em pacientes em ventilação mecânica;
- até 50% em pacientes que necessitam do uso de aminas vasoativas.

As gestantes são tão suscetíveis às pneumonias quanto as pacientes não grávidas, sendo a causa infecciosa mais comum de óbito nesse grupo (excluindo as infecções obstétricas). Cesarianas são consideradas fatores de risco para pneumonia no período pós-parto. Além disso, as pneumonias podem aumentar o risco de complicações no parto.

Quadro 11.1 Agentes etiológicos conforme sítio de cuidados

Ambulatorial	Enfermaria	Cuidados intensivos
S. pneumoniae *M. pneumoniae* *C. pneumoniae* Vírus respiratórios *H. influenzae*	*S. pneumoniae* *M. pneumoniae* *C. pneumoniae* Vírus respiratórios *H. influenzae* *Legionella* sp.	*S. pneumoniae* Bacilos gram-negativos *H. influenzae* *Legionella* sp. *S. aureus*

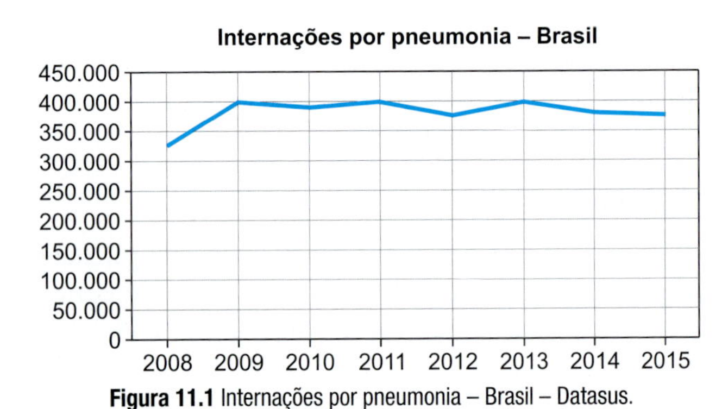

Figura 11.1 Internações por pneumonia – Brasil – Datasus.

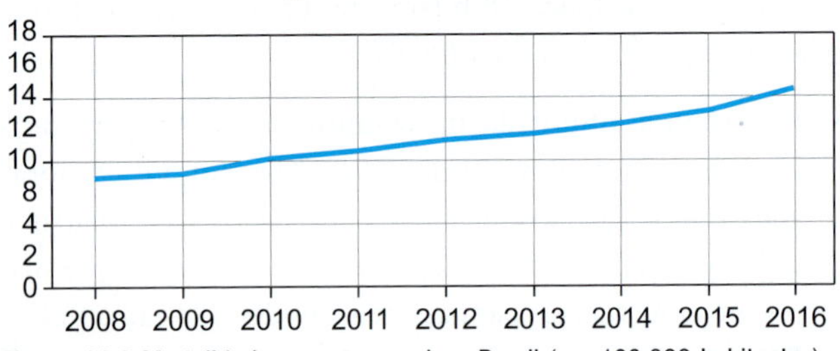

Figura 11.2 Mortalidade por pneumonia – Brasil (por 100.000 habitantes) – Datasus.

Agentes etiológicos

Há grande variabilidade nos agentes causais, mas as bactérias têm papel predominante (Quadro 11.1). A gravidez não costuma influenciar as causas de pneumonia. Em qualquer contexto, o agente mais comum para PAC é o pneumococo (*Streptococcus pneumoniae*).

Contudo, como será discutido adiante, na maioria das vezes a identificação do agente na prática clínica não tem maior relevância para a condução dos casos ambulatoriais, mas é importante nas seguintes circunstâncias:

- Paciente hospitalizado com condição clínica específica, falha no antibiótico de uso ambulatorial, doença pulmonar grave estrutural ou obstrutiva, derrame pleural, presença de cavidades, testes positivos para pneumococo ou *Legionella* e alcoolismo grave.

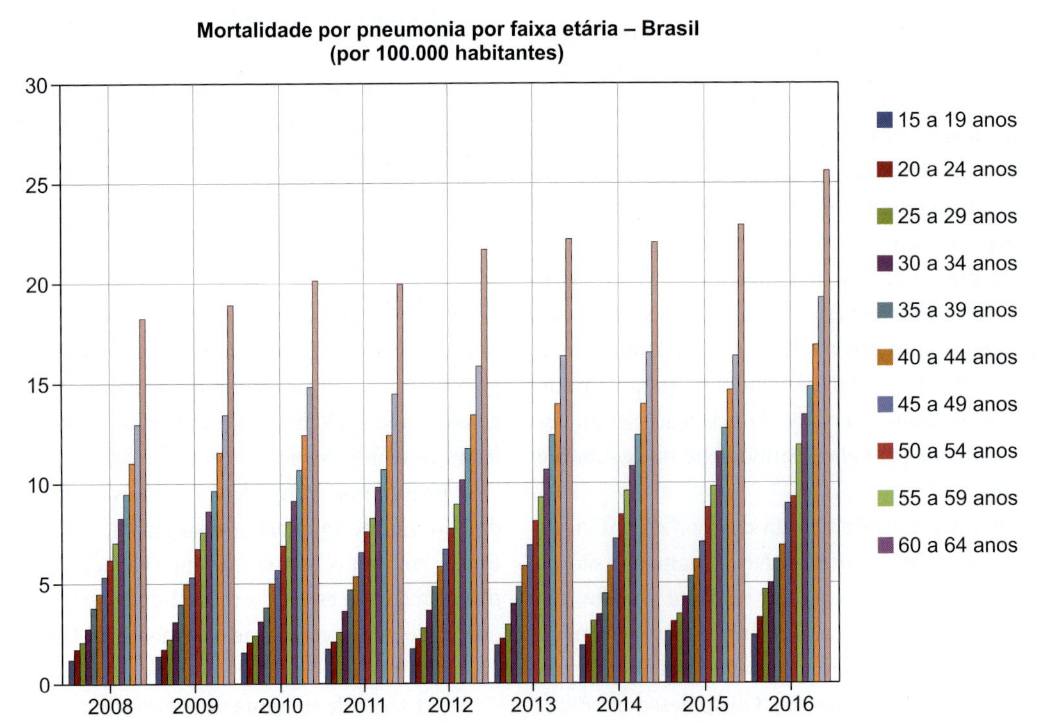

Figura 11.3 Mortalidade por pneumonia por faixa etária – Brasil (por 100.000 habitantes – DATASUS).

- Condições epidemiológicas específicas para determinados agentes: legionelose, estafilococos resistentes (MRSA), influenza e outras viroses (p. ex., hantavírus) e agentes de bioterrorismo (p. ex., antraz).
- Pacientes admitidos em CTI.
- Ausência de resposta ao tratamento ou piora clínica.

Infelizmente, os recursos disponíveis para identificação do agente etiológico na urgência são poucos e de eficácia limitada, e incluem os listados a seguir:

1. **Hemocultura:** sua coleta, em duas amostras em sítios diferentes, é recomendada nos casos de maior gravidade, de falha no tratamento e com complicações associadas, como cavitações e derrame pleural. Raramente é positiva (5%), tem índice significativo de falso-positivos e muitas vezes não tem impacto na condução do caso. Não se deve postergar o início de antibioticoterapia por conta da coleta de hemoculturas se a execução não estiver prontamente disponível.
2. **Bacterioscopia e cultura de escarro:** método amplamente disponível, mas pouco utilizado, depende muito da qualidade na coleta e do processamento adequado da amostra. Para que uma amostra seja considerada de boa qualidade e representativa do trato respiratório inferior, a presença de menos de 10 células epiteliais deve ser observada em pequeno aumento na microscopia óptica com mais de 25 células polimorfonucleares por campo examinado. A habilidade de interpretação varia entre os examinadores, havendo patógenos de difícil detecção ou simplesmente não detectáveis por esse método (p. ex., *Mycoplasma*, *Chlamydophila*). Não existe um padrão-ouro de diagnóstico microbiológico da PAC.
3. **Pesquisa de antígeno urinário para pneumococo e *Legionella* sp.:** tem como grande vantagem ser exame simples, rápido e não influenciável pelo uso de antibióticos. Contudo, é relativamente caro e pouco disponível na maioria dos serviços de urgência. O teste para *Legionella* se torna positivo já a partir do primeiro dia (permanecendo assim por semanas) com sensibilidade entre 70% e 90% e elevada especificidade (próxima de 100%); contudo, só detecta o sorogrupo 1, que é o mais prevalente. Já o teste para pneumoco tem sensibilidade de 50% a 80% e especificidade de 90%. Seu uso tem menor utilidade, uma vez que todos os esquemas terapêuticos devem obrigatoriamente cobrir empiricamente esse patógeno, que é o mais prevalente em todas as PAC.
4. **Testes sorológicos:** têm basicamente valor epidemiológico, pois sua positividade é determinada pela elevação do título de imunoglobulinas (IgG) em quatro vezes entre a amostra obtida na fase aguda e na fase de convalescença (4 a 6 semanas após a defervescência da infecção), sendo útil para agentes de cultivo difícil (p. ex., vírus e agentes "atípicos", como *Mycoplasma* e *Chlamydophila*).
5. **Outros exames:** toracocentese no caso de derrame pleural significativo e pesquisa de bacilos álcool-ácido-resistentes (BAAR) em pacientes com quadro clínico-radiológico compatível com tuberculose pode ser útil nesse contexto. Exames fundamentados em reação em cadeia de polimerase (PCR), especialmente os testes rápidos moleculares, já estão sendo desenvolvidos, mas carecem de maior validação e ainda estão distantes da realidade dos serviços de urgência.

Quadro clínico

O quadro clínico da PAC é tipicamente agudo, sendo os sintomas mais frequentes: tosse (seca ou produtiva), dor pleurítica, dispneia, taquipneia (atenção nos idosos), febre e adinamia. Já os sinais a destacar são os da "síndrome de consolidação": frêmito toracovocal aumentado, macicez/submacicez à percussão, ausculta com crepitações ou som bronquial. Contudo, podem estar presentes sinais de derrame pleural, mudando as alterações semiológicas da consolidação. Convém dar atenção à ocorrência de taquipneia, hipotensão arterial e confusão mental, que são sinais de alerta de gravidade.

Antigamente, o quadro clínico costumava ser dividido em "típico" e "atípico" com o intuito de direcioná-lo para um possível agente etiológico e consequentemente definir a terapêutica. Hoje se sabe que isso não só é irrelevante, como também não é recomendado, uma vez que as manifestações clínicas são muito mais dependentes da resposta clínica do paciente do que do agente etiológico em si.

Radiografia do tórax

A radiografia do tórax pode estar normal (especialmente nas primeiras 24 horas de início dos sintomas), mas se observam tipicamente alterações afetando espaços aéreos com consolidações mais ou menos homogêneas, sem preferência por lado ou lobo, podendo também aparecer como infiltrado intersticial focal mais ou menos definido. A profusão das alterações (especialmente se três ou mais lobos são afetados e a afecção é bilateral) e a presença de cavidades (especialmente se múltiplas e com nível hidroaéreo) e de derrame pleural são consideradas marcadores de gravidade da doença.

Ferramentas de estratificação de risco

Após determinado o diagnóstico de PAC, é fundamental avaliar a gravidade do caso e escolher corretamente o sítio de cuidados ao paciente. Atualmente, existem ferramentas que estratificam os pacientes em grupos de risco, conforme o risco de mortalidade esperada em 30 dias, com base em um conjunto de sinais, sintomas e dados clínicos que, somados, determinam um escore. Há uma grande variedade de mecanismos propostos para essa tarefa – neste capítulo serão descritos os dois escores mais práticos e bem validados para a estratificação, conforme o objetivo:

1. **Definir se o paciente precisa ser internado ou não:** utilizamos o escore CRB-65 (Quadro 11.2), abreviatura mnemônica dos sinais mais relevantes a serem pesquisados. A grande vantagem desse método está no fato de ser extremamente simples (não depende de nada além do exame clínico) e equivalente a outras metodologias mais complexas. No entanto, não tem força suficiente para resolver a próxima questão.
2. **Definir se o paciente precisa de cuidados intensivos:** aqui utilizamos o escore proposto pela ATS/IDSA (American Thoracic Society/Infectious Diseases Society of America) em 2007, que leva em consideração critérios maiores e menores:
   - **Critérios maiores** (apenas um é necessário): uso de ventilação mecânica ou choque séptico com necessidade de aminas vasopressoras.
   - **Critérios menores** (na ausência dos maiores, pelo menos três presentes): frequência respiratória ≥ 30irpm, razão $PaO_2/FiO_2 \geq 250$, infiltrados multilobares, confusão mental, uremia, leucopenia (< 4.000 células/mm^3), trombocitopenia (< 100.000 células/mm^3), hipotermia (< 36ºC) e hipotensão que exige reposição de fluido. O uso dos critérios menores é considerado atualmente o método mais bem validado para definição da necessidade de cuidados intensivos, apresentando boa predição de mortalidade em 30 dias, embora superestime a necessidade de UTI.

Vale destacar que ainda não foi validada nenhuma ferramenta de estratificação de risco que inclua a gravidez como marcador de mau prognóstico (Quadro 11.3). Por outro lado, é importante lembrar que as pacientes gestantes têm predisposição a maiores incidência e risco de complicações, determinadas por vários tipos de mudanças ocasionadas pela gestação:

- **Imunológicas:** imunidade alterada de linfócitos T.
- **Fisiológicas:** maior consumo de O_2 (menor tolerância à hipoxemia), maior retenção hídrica, elevação do diafragma e maior risco de aspiração durante o parto.

Levando em consideração esses aspectos, especialistas advogam que sejam mais flexíveis os critérios de admissão hospitalar e em CTI das gestantes.

Quadro 11.2 Escore de risco de mortalidade na PAC – CRB65

	Definição	Pontos
Confusion	Confusão mental nova (ou rebaixamento de sensório)	1
Respiratory rate	Frequência respiratória ≥ 30 respirações por minuto	1
Blood Pressure	Pressão arterial sistólica < 90mmHg ou diastólica < 60mmHg	1
65	Idade ≥ 65 anos*	1

*A idade ≥ 65 anos é menos relevante se for o único ponto atribuído.

Quadro 11.3 Estratificação do risco

Pontos	Risco de mortalidade em 30 dias	Sítio de tratamento
0	0,9%	Ambulatorial
1 a 2	8%	Internação breve*
3 a 4	31%	Hospitalar

*Nesses casos, recomenda-se o estudo de outras questões para a tomada de decisão, como gravidade das comorbidades (neoplasias, *diabetes mellitus*, doenças estruturais pulmonares, doenças cardiovasculares, cerebrovasculares, hepáticas e renais), presença de hipoxemia (especialmente SpO_2 < 92%), acidose, consolidação multilobar, alteração metabólica ou eletrolítica grave, impossibilidade de medicação por via oral e fatores sociais.

Biomarcadores

A aferição quantitativa de biomarcadores no sangue pode auxiliar os seguintes aspectos:

- Aferir a resposta ao tratamento.
- Avaliar possível deterioração clínica.
- Definir etiologia.
- Auxiliar escores previamente mencionados.

Nesse sentido, destacam-se:

1. **Proteína C reativa (PCR):** proteína de fase aguda produzida no fígado em resposta a citocinas inflamatórias, sem dúvida é o biomarcador mais amplamente disponível nos serviços de urgência em geral. Convém ter cuidado para não hipervalorizá-la, uma vez que seu uso para verificação da gravidade do quadro não demonstra resultados consistentes (não há ponto de corte confiável) e é baixa sua capacidade de prever a mortalidade isoladamente. Contudo, em combinação com escores clínicos, a acurácia para prever a gravidade e a redução dos níveis séricos em ≥ 50% no terceiro ou quarto dia de tratamento indicam melhor prognóstico.
2. **Procalcitonina:** peptídeo precursor da calcitonina, a procalcitonina é baixa ou indetectável em indivíduos saudáveis, elevando-se em estados inflamatórios (infecção bacteriana, sepse, disfunção de múltiplos órgãos). Como vantagem, pode auxiliar a diferenciação entre infecções bacterianas e virais, guiando a necessidade de antibioticoterapia. Pode promover a suspensão precoce e segura de antibióticos quando seus níveis séricos caem. Alguns estudos a consideram superior à PCR na previsão do risco de mortalidade, mas não é uma ferramenta adequada, isoladamente, com esse propósito (pode ser útil em combinação com os escores clínicos). Além disso, não está amplamente disponível e seu custo ainda é muito alto.
3. **Proadrenomedulina (pro-ADM):** expressa no endotélio vascular, na medula suprarrenal, no coração, nos rins e nos pulmões, a pro-ADM tem como efeitos sistêmicos a vasodilatação e a imunomodulação, além da ação bactericida, sendo considerada o melhor biomarcador para prever a mortalidade em 30 dias e melhorando seu desempenho quando combinada a outros escores clínicos. Entretanto, ainda é um método mais restrito a pesquisas e ensaios clínicos.

Tratamento

Antibioticoterapia

Cabe ressaltar que a escolha de antibioticoterapia é empírica pelos seguintes motivos:

1. Não há como distinguir o agente causador a partir do quadro clínico, laboratorial ou radiológico.
2. Testes microbiológicos não são sensíveis, e seus resultados somente estão disponíveis horas ou dias após a chegada da paciente.
3. Atraso no início da antibioticoterapia pode associar-se a aumento de morbidade e mortalidade e a mais tempo de internação.

O Quadro 11.4 apresenta as últimas diretrizes recomendadas pela Sociedade Brasileira de Pneumologia e Tisiologia.

As principais controvérsias em relação à antibioticoterapia empírica dizem respeito aos seguintes temas:

1. **Em relação ao paciente ambulatorial hígido, é preferível o macrolídeo ou o β-lactâmico?** Para responder essa pergunta é necessário contar com dados epidemiológicos consistentes, principalmente sobre o nível de resistência do pneumococo (em especial em relação aos macrolídeos) – o que varia grandemente ao redor do planeta – e sobre a relevância da cobertura de agentes ditos "atípicos", como *Mycoplasma* e *Chlamydophila* sp., que poderiam ter cura espontânea, assim como ocorre em quadros virais leves (o que é defendido especialmente pelos britânicos).
2. **Com relação ao paciente internado em enfermaria, é preferível o tratamento com β-lactâmico isoladamente ou em conjunto com um macrolídeo?** Estudos observacionais mais antigos sugeriram que a combinação β-lactâmico + macrolídeo seria superior ao uso isolado de β-lactâmico. No entanto, vêm surgindo ensaios clínicos de maior qualidade, demonstrando no mínimo a não inferioridade entre as duas opções (desde que não existam forte suspeição epidemiológica ou exames microbiológicos positivos para *Legionella*). Os macrolídeos, além de cobrirem agentes ditos "atípicos", têm propriedades anti-inflamatórias e imunomoduladoras de grande relevância no tratamento de condições respiratórias crônicas, como panbronquiolite difusa, fibrose cística e doença pulmonar obstrutiva crônica (DPOC, exacerbador frequente), mas cujo papel nas infecções agudas, como pneumonias, ainda não está bem estabelecido. Nos casos mais graves, entretanto, não se deve abrir mão da associação.

A duração do tratamento varia conforme a gravidade do quadro e a resposta ao tratamento. Quadros leves a moderados, com boa resposta, podem ser tratados por 5 a 7 dias, desde que a paciente permaneça afebril por pelo menos 48 a 72 horas, sendo essa a circunstância com melhor nível de evidência. Nos casos mais graves e/ou com identificação de patógenos específicos, recomenda-se estender o tratamento por períodos entre 10 e 21 dias (período maior quando identificados *S. aureus* ou bacilos entéricos gram-negativos). Para auxiliar a decisão quanto ao tempo, podem ser usados marcadores de melhora clínica (frequência respiratória, frequência cardíaca, pressão arterial, sensório, ausência de febre, ausência de hipoxemia relevante) e biomarcadores. Se for possível a transição entre agentes parenterais e orais, convém tentar manter a equivalência na cobertura antibiótica previamente ofertada.

Em casos de pneumonia grave pós-influenza, está recomendada a cobertura para estafilococcia (teicoplanina, 400mg a cada 12 horas nas primeiras três doses e depois 400mg/dia – Categoria de risco na gravidez B – Quadro 11.5).

Terapias adjuvantes

Uma grande variedade de medicamentos já foi estudada com o intuito de melhorar a morbimortalidade provocada pelos quadros pneumônicos. No entanto, poucas são as opções que demonstraram algum efeito.

CORTICOIDES

Muitos estudos foram realizados e, até o momento, apenas um demonstrou benefício do uso de corticoides em um subgrupo específico de pacientes – os casos graves que apresentaram choque, necessitando de aminas vasoativas. Nesses casos, o uso de doses baixas de metilprednisolona (0,5 a 2,5mg/kg/dia) com início precoce (até 7 dias da admissão) e duração > 3 dias demonstrou mortalidade significativamente reduzida em 30 dias após admissão. Corticoides sistêmicos geralmente são considerados como risco C na gestação, o que reforça ainda mais seu uso apenas em casos de maior gravidade.

Quadro 11.4 Antibioticoterapia na PAC segundo o sítio de cuidado

Sítio de cuidado	Situação específica	Antibiótico recomendado
Ambulatorial	Previamente hígido	Macrolídeo ou β-lactâmico
	Comorbidades[1] ou uso recente de ATB (< 3 meses)	Quinolona respiratória ou macrolídeo + β-lactâmico
Internados (enfermaria)	Quinolona respiratória ou macrolídeo + β-lactâmico	
Internados (UTI)	Sem risco de *Pseudomonas* sp.	β-lactâmico associado a quinolona respiratória/macrolídeo
	Com risco de *Pseudomonas* sp.[2]	β-lactâmico + quinolona respiratória

[1] Alcoolismo, bronquiectasias/fibrose cística, DPOC, uso de substâncias injetáveis, pós-influenza, asplenia, *diabetes mellitus*, nefropatia, hepatopatia.
[2] Doença pulmonar estrutural e internação hospitalar recente.

Quadro 11.5 Fármacos e posologias recomendadas para PAC

Fármaco	Posologia	Cat. risco
Paciente ambulatorial		
β-lactâmico		
Amoxicilina	500mg a cada 8 horas	B
Amoxicilina/clavulanato	500/125mg a cada 8 horas	B
Macrolídeo		
Azitromicina	500mg ao dia por 3 dias 500mg no primeiro dia e 250mg/dia do segundo ao quinto dia	B
Claritromicina	500mg a cada 12 horas (se UD: 500 a 1.000mg/dia)*	C
Quinolona		
Levofloxacino	500 a 750mg ao dia*	C
Moxifloxacino	400mg ao dia	C
Internado em enfermaria (ou CTI sem risco de pseudomonas)		
β-lactâmico		
Ceftriaxona	1,0g a cada 12 horas	B
Cefuroxima	1,0g a cada 8 horas	B
Amoxicilina/clavulanato	1,2g a cada 8 horas	B
Macrolídeo		
Azitromicina	500mg ao dia	B
Claritromicina	500mg a cada 12 horas	C
Quinolona		
Levofloxacino	500 a 750mg ao dia*	C
Moxifloxacino	400mg ao dia	C
Com risco de pseudomonas		
β-lactâmico		
Piperacilina/tazobactan	4,5g a cada 6 horas	B
Cefepime	2,0g a cada 8 horas	B
Imipenem	500mg a cada 6 horas	C
Meropenem	1,0g a cada 8 horas	B
Quinolona		
Levofloxacino	750mg ao dia	C
Ciprofloxacino	750mg a cada 12 horas	C

*IDSA: Infectious Disease Society of America.

ESTATINAS

Já foi demonstrado em metanálises que pacientes em uso prévio de estatinas têm menor mortalidade em 30 dias. A grande questão a ser respondida é se esse benefício também ocorreria em pacientes que iniciam seu uso em vigência de um quadro pneumônico. Por outro lado, no caso da paciente gestante, não há dados que garantam o uso seguro dessa classe de medicamentos (por inibir a síntese de colesterol e outras substâncias derivadas biologicamente ativas, que poderiam teoricamente causar dano ao feto).

INSUFICIÊNCIA RESPIRATÓRIA AGUDA

Como mencionado previamente, as pacientes gestantes estão mais vulneráveis à hipoxemia, embora, felizmente, não tenha sido demonstrada maior incidência de síndrome de angústia respiratória aguda (SARA) nesse grupo em relação à população geral. Contudo, é fundamental reconhecer essa condição, já que ela acarreta não só alta mortalidade materna, como também maior mortalidade fetal, prematuridade e anormalidades da frequência cardíaca fetal.

É importante reconhecer os sinais e sintomas de insuficiência respiratória aguda: dispneia, taquipneia, cianose, uso de musculatura acessória e movimento abdominal paradoxal. Convém então medir a saturimetria periférica da paciente – sugere-se que, na gestante, procure-se manter a saturação periférica de O_2 (SpO_2) > 95% e a pressão arterial de oxigênio (PaO_2) > 70mmHg. Entre outros exames, a gasometria arterial nessa circunstância é fundamental para direcionar a melhor estratégia ventilatória para a paciente. Nos casos em que a suplementação de O_2 não seja suficiente para corrigir a hipoxemia, pode-se lançar mão de estratégias mais avançadas: a ventilação não invasiva (VNI) pode ser tentada como um recurso inicial e, em caso de contraindicação ou não eficácia, segue-se para a ventilação mecânica invasiva, mais comumente por intubação orotraqueal (IOT – Quadro 11.6).

A contraindicação para o uso de VNI em gestantes vem do argumento teórico de maior risco de aspiração em virtude do menor tônus em repouso do esfíncter gastroesofágico, além do risco de ventilação subótima pelo edema de vias aéreas associado à gravidez. Contudo, já existem evidências (ainda que a maior parte delas seja embasada em relatos de casos) de que a VNI é segura e poderia ser usada com as mesmas indicações preconizadas para pacientes não gestantes.

A IOT também exige cuidados, pois é tecnicamente dificultada por edema de vias aéreas, aumento do consumo de oxigênio, maior risco de aspiração e alterações anatômicas, como aumento de peso e do volume dos seios.

PROFILAXIA

Atualmente, o único modo de prevenção de doença bacteriana é a vacina antipneumocócica, que tem cobertura para alguns sorotipos de pneumococo e proteção contra formas graves e invasivas da doença. Dois tipos de vacina se encontram disponíveis no mercado:

- **Vacinas de polissacarídeos (VPP23 – *Pneumo23*):** contém polissacarídeos da cápsula de 23 sorotipos do *Streptococcus pneumoniae*. Promove cobertura de 90% dos sorotipos dos casos de infecções pneumocócicas que causam doença pulmonar invasiva (DPI), tanto em países da Europa e nos EUA como no Brasil, sendo 20 desses sorotipos responsáveis por mais de 70% dos casos de DPI. Sua efetividade nesses casos é de 82%. É a forma de imunização mais antiga e disponível atualmente no Sistema Único de Saúde (SUS) para grupos populacionais específicos. Contudo, a duração da proteção não é longa em razão da forma de estimulação imunológica proporcionada pelo polissacarídeo, que induz a transformação de

Quadro 11.6 Contraindicações para VNI e indicações para IOT

Contraindicações para VNI	Indicações para IOT
Diminuição da consciência, sonolência, agitação, confusão mental ou recusa do paciente	Parada cardiorrespiratória
Instabilidade hemodinâmica com necessidade de medicamento vasopressor, choque (PAS < 90mmHg), arritmias complexas	Falência respiratória grave com pausas respiratórias com perda de consciência ou *gasping*
Obstrução de via aérea superior ou trauma de face	Agitação psicomotora não controlada com sedação
Tosse ineficaz ou incapacidade de deglutição	Aspiração massiva
Distensão abdominal, náuseas ou vômitos	Dificuldade persistente para retirar secreções
Sangramento digestivo alto	Bradicardia (< 50bpm)
Infarto agudo do miocárdio	Instabilidade hemodinâmica não responsiva a fluidos e agentes vasoativos
Pós-operatório recente de cirurgia de face, via aérea superior ou esôfago	Evidência de exaustão respiratória (contração de musculatura acessória, movimento paradoxal toracoabdominal)
Controverso: pós-operatório de cirurgia gástrica, GRAVIDEZ	Sensório rebaixado por hipertensão intracraniana ou risco de aspiração
	Obstrução ou instabilidade de vias aéreas superiores (VAS)
	Arritmia cardíaca com baixa perfusão

linfócitos B em plasmócitos sem a formação de células de memória e depletando o *pool* de células B, gerando tolerância imunológica. A dose de reforço produz resposta imune subótima, que só melhora 5 anos após a primeira dose.

- **Vacinas conjugadas (VPC10, VPC13):** têm cobertura para menos sorotipos, mas conseguem produzir uma resposta imune teoricamente mais poderosa com a conjugação dos polissacarídeos do pneumococo a uma proteína transportadora. Isso induz uma resposta imunológica T-dependente que é mais robusta, capaz de eliminar o estado de portador são e de gerar resposta *booster* mesmo em pacientes imunocomprometidos. A VPC10 está atualmente disponível na rede pública apenas no calendário vacinal infantil. Já a VPC13 está recomendada para crianças a partir de 6 anos, adolescentes e adultos em grupos de risco e licenciada para uso rotineiro em pacientes com mais de 50 anos, mas não está disponível na rede pública (embora seja a vacina escolhida pela Sociedade Brasileira de Imunizações [SBIm]).

  A SBIm recomenda sua aplicação em pacientes com mais de 60 anos de idade e para aqueles pacientes pertencentes a grupos de risco: *diabetes mellitus*, portadores de cardiopatia, nefropatia, hepatopatia, pneumopatias graves, imunocomprometidos (HIV/AIDS, asplenia anatômica ou funcional, neoplasias hematológicas ou generalizadas, transplantados de órgãos sólidos, imunossupressão medicamentosa). Ambas as formas são aplicadas por via intramuscular. Os esquemas vacinais recomendados estão expostos no Quadro 11.7.

Por se tratar de vacinas inativadas, ambos os tipos de profilaxia são seguros para a criança e para o feto, devendo ser seguidos os esquemas preconizados anteriormente (a gestação não é, *per se*, considerada condição de risco).

Quadro 11.7 Esquema vacinal recomendado

Crianças com menos de 2 anos	
Conjugada (VPC10)	3 doses (2, 4 e 12 meses de idade)
Crianças > 6 anos, adolescentes e adultos < 60 anos (população geral)	
Polissacárides – VPP23	2 doses com intervalo mínimo de 5 anos
ou	
conjugada – VPC 13	Dose única
Adultos a partir de 60 anos e grupos de risco	
Conjugada – VPC13 seguida de polissacárides – VPP23	Dose única 6 a 12 meses após VPC13 (em alguns grupos de risco e recomenda-se reforço após 5 anos)

Leitura complementar

Angus DC, Marrie TJ, Obrosky DS et al. Severe community-acquired pneumonia: use of intensive care services and evaluation of American and British Thoracic Society Diagnostic Criteria. Am J Respir Crit Care Med 2002; 166:717-23.

Correa RA et al. Diretrizes brasileiras para pneumonia adquirida na comunidade em adultos imunocompetentes – 2009. J Bras Pneumol, São Paulo, jun 2009; 35(6):574-601.

Ewig S. The pneumonia triad. In: Chalmers JD, Pletz MW, Aliberti S, eds. Community-acquired pneumonia. Eur Respir Monogr 2014; 63:13-24.

Faverio P, Restrepo MI. Non-antibiotic therapies for CAP. In: Chalmers JD, Pletz MW, Aliberti S, eds. Community-acquired pneumonia. Eur Respir Monogr 2014; 63:219-33.

Ferrer M. Acute respiratory failure due to CAP. In: Chalmers JD, Pletz MW, Aliberti S, eds. Community-acquired pneumonia. Eur Respir Monogr 2014; 63:168-83.

Figueiredo M, Ballalai I. Guia de Imunização SBIm/SBPT – (2014/15). Disponível em: https://sbim.org.br/images/files/guia-pneumo-sbim--140925-141218-bx.pdf.

Global Advisory Committee on Vaccine Safety. Safety of immunization during pregnancy: A review of the evidence. World Health Organization, 2014.

Jamieson DJ et al. H1N1 2009 influenza virus infection during pregnancy in the USA. Lancet 2009; 374:451-58. Disponível em: http://www.paho.org/bra/index.php?option=com_content&view=article&id=2970:boletim-infor-

mativo-svs-influenza-gripe-semana-epidemiologica-se-32&Itemid=463. Disponível em: http://www.who.int/csr/disease/swineflu/notes/h1n1_pregnancy_20090731/es/.

Jamieson DJ et al. Pandemic influenza and pregnancy revisited: lessons learned from 2009 pandemic influenza A (H1N1). Am J Obstet Gynecol 2011 Jun; 204(6 Suppl 1):S1-3.

Klapdor B, Ewig S, Torres A. CAP phenotypes. In: Chalmers JD, Pletz MW, Aliberti S, eds. Community-acquired pneumonia. Eur Respir Monogr 2014; 63:105-16.

Luna EJA, Silva Jr JB. Doenças transmissíveis, endemias, epidemias e pandemias. In Fundação Oswaldo Cruz. A saúde no Brasil em 2030 – Prospecção estratégica do sistema de saúde brasileiro: população e perfil sanitário [online]. Rio de Janeiro: Fiocruz/Ipea/Ministério da Saúde/Secretaria de Assuntos Estratégicos da Presidência da República, 2013. 2:123-76. Disponível em: SciELO Books.

Lung M, Rello J. Microbiology of bacterial CAP using traditional and molecular techniques. In: Chalmers JD, Pletz MW, Aliberti S, eds. Community-acquired pneumonia. Eur Respir Monogr 2014; 63:25-41.

Machado AA. Infecção pelo vírus influenza A (H1N1) de origem suína: como reconhecer, diagnosticar e prevenir. J Bras Pneumol 2009; 35(5):464-9.

Mehta N, Chen K, Hardy E, Powrie R. Respiratory disease in pregnancy. Best Practice & Research Clinical Obstetrics & Gynaecology 2015; 29(5):598-611.

Meijer WJ et al. Influenza virus infection in pregnancy Acta Obstet Gynecol Scand 2015 Aug; 94(8):797-819.

Menendez R, Montull B, Mendez R. Antibiotic choice, route and duration: minimising the harm associated with antibiotics. In: Chalmers JD, Pletz MW, Aliberti S, eds. Community-acquired pneumonia. Eur Respir Monogr 2014; 63:155-67.

Rasmussen SA et al. Effects of influenza on pregnant women and infants Am J Obstet Gynecol 2012 Sep; 207(3 Suppl):S3-8.

Sintes H, Sibila O, Waterer GW, Chalmers JD. Severity assessment tools in CAP. In: Chalmers JD, Pletz MW, Aliberti S, eds. Community-acquired pneumonia. Eur Respir Monogr 2014; 63:88-104.

Somerville, Basile, Dwyer & Kok – The impact of influenza virus infection in pregnancy. Future Microbiol 2018; 13(2):263-74.

Wiley KE, Leask J. Respiratory vaccine uptake during pregnancy. Disponível em: http://www.thelancet.com/journals/lanres/article/PIIS2213-2600(13)70024-9/fulltext.

Woodhead M, Noor M. Empirical antibiotic management of adult CAP. In: Chalmers JD, Pletz MW, Aliberti S, eds. Community-acquired pneumonia. Eur Respir Monogr 2014; 63:140-54.

Zhang C et al. A systematic review and meta-analysis of fetal outcomes following the administration of influenza A/H1N1 vaccination during pregnancy. Int J Gynaecol Obstet 2017 Nov 17.

CAPÍTULO 12

Anemia na Gestação

Vanessa Maria Fenelon da Costa
Michelle Lucena

INTRODUÇÃO

A gravidez induz várias mudanças fisiológicas que afetam o sistema hematológico direta ou indiretamente. Reconhecer e tratar as desordens hematológicas durante a gestação é um desafio em razão da escassez de estudos.

A definição de anemia, segundo o Centers for Disease Control and Prevention (CDC), consiste em níveis de hemoglobina e hematócrito < 11g/dL e 33%, respectivamente, no primeiro e terceiro trimestres. No segundo trimestre, os valores preconizados de hemoglobina são iguais a 10,5g/dL com hematócrito de 33%. As principais causas de anemia na gestação e no puerpério são a deficiência de ferro e a perda aguda de sangue.

A prevalência global de anemia na gravidez é estimada em aproximadamente 41,8%, variando entre 5,7% no EUA e 75% em Gâmbia.

ALTERAÇÕES HEMODINÂMICAS DURANTE A GESTAÇÃO.

Em resposta às mudanças no sistema renina-angiotensina-aldosterona, o volume sanguíneo materno começa a aumentar com 6 semanas de gestação. A retenção de água livre no organismo materno aumenta rapidamente o volume plasmático até o terceiro trimestre. Em torno de 32 a 34 semanas de gestação, a expansão volêmica atinge seu platô. A produção de eritrócitos não acompanha o aumento plasmático. Essa desproporção causa a anemia fisiológica da gravidez. A massa eritrocitária aumenta aproximadamente 25% até o final da gestação.

Os valores de hemoglobina materna caem progressivamente até 35 semanas de gestação e depois começam a subir durante o mês que antecede o parto. Na ausência de suplementação de ferro, a hemoglobina é aproximadamente de 10,5g/dL entre 27 e 30 semanas de gestação.

SUPLEMENTAÇÃO DE FERRO NA GESTAÇÃO

A maioria das mulheres em idade reprodutiva apresenta estoque de ferro no limite inferior da normalidade. Durante a gestação, a necessidade de ferro aumenta em virtude do aumento na produção de células vermelhas. A maioria das diretrizes recomenda um aumento no consumo de ferro elementar no segundo e terceiro trimestres.

O reconhecimento da verdadeira deficiência de ferro é importante, a qual é diagnosticada mediante a avaliação do volume corpuscular médio (VCM) e da hemoglobina corpuscular média (HCM), que não mudam quando o ferro sérico se encontra em níveis normais.

CLASSIFICAÇÃO DAS ANEMIAS

As anemias são classificadas de acordo com sua fisiopatologia (hiporregenerativa e regenerativa), apresentação clínica (aguda e crônica) e pela morfologia das células sanguíneas (normocítica, microcítica e macrocítica).

A anemia hiporregenerativa consiste na falha do aumento dos eritrócitos ou reticulócitos com eritropoetina elevada. A eritropoese está normal e a alteração ocorre nas células-tronco pluripotentes que resultam em pancitopenia.

A anemia regenerativa ocorre em resposta à queda dos eritrócitos seguida por aumento na produção de eritropoetina, que consequentemente aumenta os eritrócitos e os reticulócitos.

A contagem de reticulócitos é útil para diferenciar anemias regenerativas e hiporregenerativas principalmente nas pacientes com anemia normocítica.

A anemia aguda ocorre por perda sanguínea, como hemorragias por trauma e grandes cirurgias e é geralmente normocítica e normocrômica.

A anemia crônica se caracteriza pela perda lenta e constante de sangue, como por lesões ulcerativas do tubo gastrointestinal e distúrbios ginecológicos e doença crônica. Quando não tratada, pode tornar-se microcítica e hipocrômica em virtude da deficiência de ferro.

A Organização Mundial da Saúde (OMS) recomenda a classificação das anemias segundo a morfologia das células vermelhas. O VCM é usado para diferenciá-las.

Classificação das anemias pela morfologia dos eritrócitos (Figura 12.1)

A anemia microcítica (VCM < 82fL) surge como resultado na falha da síntese de hemoglobina ou insuficiência e pode ser causada por:

1. **Deficiência na síntese de HEME:**
   - Deficiência de ferro.
   - Anemia da doença crônica.
2. **Deficiência na síntese de globina:**
   - Alfa e betatalassemia.
   - Doença falciforme.
   - Hemoglobinas variantes.
3. **Defeitos sideroblásticos:**
   - Hereditários ou adquiridos.

A anemia normocítica (VCM de 82 a 98fL) surge quando ocorre a queda dos eritrócitos com índices hematimétricos normais em decorrência do aumento da perda de sangue ou destruição, falha na produção da medula óssea, deficiência nutricional, insuficiência renal ou hemólise. Algumas anemias hereditárias são normocíticas, como as alterações da membrana dos eritrócitos e a deficiência de enzimas dos eritrócitos. A avaliação dos reticulócitos nesse grupo é importante para diferenciar as anemias regenerativas das hiporregenerativas, assim como os marcadores de hemólise: desidrogenase lática (LDH) e bilirrubina indireta (BI).

Anemias macrocíticas (VCM > 98fL) são classificadas em megaloblásticas e não megaloblásticas. A anemia associada à deficiência de vitamina B_{12} e ácido fólico é caracterizada pela hipersegmentação de neutrófilos e macroeritrócitos – ovalocíticos – e é denominada anemia megaloblástica. As anemias sem as características descritas anteriormente são consideradas não megaloblásticas:

1. **Anemias megaloblásticas:**
   - Deficiência nutricional.
   - Uso de anticonvulsivante.
   - Má absorção intestinal.
   - Antirretrovirais.
2. **Anemias não megaloblásticas:**
   - Efeitos colaterais de medicamentos.
   - Hipotireoidismo.
   - Doença hepática.
   - Esplenomegalia.

Anemia ferropriva

A anemia por deficiência de ferro é responsável por 75% das anemias durante a gestação, principalmente no terceiro trimestre, quando o ferro sérico é utilizado para suprir a eritropoese fetal. Os sintomas são fraqueza, baixa tolerância à atividade física, letargia e dor de cabeça. Restrição do crescimento fetal, parto pré-termo, dificuldade na lactação e depressão são consequências relacionadas com a falta de ferro. Dieta pobre em ferro e rica em nutrientes que prejudicam sua absorção (café, chá, soja), doenças mabsortivas, metrorragia, curto intervalo entre as gestações e deficiência das vitaminas A e C e de zinco são fatores de risco para ferropenia.

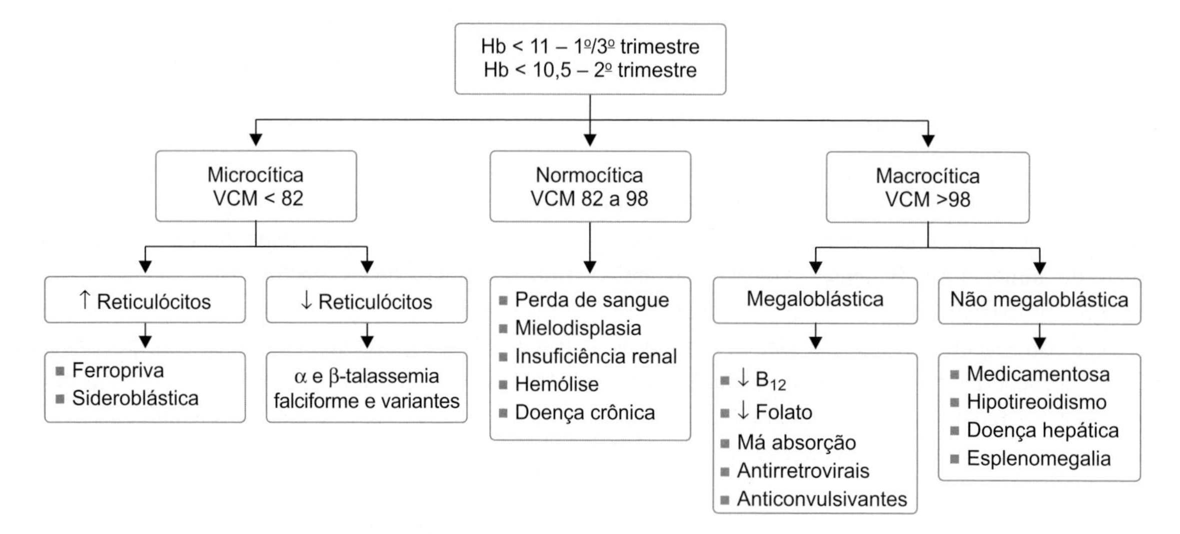

Figura 12.1 Diagnóstico das anemias com base no VCM (fL).

As características laboratoriais da anemia ferropriva são microcitose, hipocromia, ferro sérico baixo, capacidade total de ligação do ferro elevada e ferritina baixa.

Durante a gestação, o consumo de ferro deverá ser de 60mg diariamente. O tratamento da anemia ferropriva é realizado com 60 a 120mg de ferro oral. Nos quadros de anemia grave – Hb < 8,5mg/dL e ferritina < 10µg/L – o ferro endovenoso está indicado, assim como nas pacientes com síndrome mabsortiva e intolerância ao ferro oral. Nas pacientes com ferritina e ferro sérico normais, a suplementação deve ser evitada (Quadros 12.1 e 12.2).

ANEMIA DE DOENÇA CRÔNICA (ADC)

A ADC é a segunda causa de anemia no mundo, sendo classificada em normocrômica, normocítica (em 75% dos casos), hiporregenerativa, multifatorial e geralmente leve. Está relacionada com uma variedade de condições, como doença renal crônica, traumatismo grave, diabetes e doenças autoimunes na fase crônica ou aguda.

A ADC é explicada pelo aumento da hepcidina, proteína de fase aguda que diminui a absorção de ferro no trato gastrointestinal; pela fagocitose de ferro pelos macrófagos, o que diminui o ferro plasmático; pelo aumento da apoptose das células vermelhas na medula óssea; pelo aumento da atividade dos macrófagos, e pela diminuição relativa na produção de eritropoetina.

A ADC surge tipicamente em pacientes com doença inflamatória, neoplasias, infecção pelo HIV, doenças reumatológicas, insuficiência cardíaca e renal e doença pulmonar obstrutiva crônica.

Na avaliação hematimétrica, VCM e HCM estão normais ou diminuídos com RDW (*Red Cell Distribution Width* – variação do tamanho das hemácias/anisocitose) normal ou aumentado. Não existe mudança significativa na concentração corpuscular média de hemoglobina (CHCM). Na cinética de ferro, a capacidade total de ligação do ferro sérico e o ferro plasmático estão diminuídos, ao passo que o índice de saturação da transferrina se encontra normal ou diminuído. Durante a evolução da ADC, ocorrem aumento da transferrina e diminuição do índice de saturação da transferrina, o que auxilia o diagnóstico diferencial da anemia ferropriva. A ferritina está normal ou aumentada, mas não representa a reserva de ferro porque é uma proteína inflamatória. O tratamento da ADC se baseia na conduta diante da doença de base, porém, em alguns casos, são necessárias transfusão de sangue, suplementação de ferro e administração de agente de estimulação da eritropoetina.

Quadro 12.1 Valores normais da cinética de ferro na gestação

Teste	Valor normal
Ferro sérico	40 a 175µg/dL
Capacidade total de ligação do ferro	216 a 400µg/dL
Saturação da transferrina	16% a 60%
Ferritina	> 10µg/dL

Quadro 12.2 Suplementos de ferro disponíveis

Preparação	Via	Dose
Fumarato ferroso	Oral	106mg ferro elementar/325mg
Sulfato ferroso	Oral	65mg ferro elementar/325mg
Glutamato ferroso	Oral	34mg ferro elementar/300mg
Ferro dextran	Intramuscular ou endovenosa	50mg ferro elementar/mL
Glutamato férrico	Endovenosa	12,5mg ferro elementar/mL
Ferro sucrose	Endovenosa	20mg ferro elementar/mL

HEMOGLOBINOPATIAS

Todas as doenças genéticas relacionadas com a hemoglobina são chamadas de hemoglobinopatias, as quais são classificadas em dois grandes grupos:

1. **Síndromes talassêmicas (ST):**
   - Alfatalassemia.
   - Betatalassemia.
2. **Variantes estruturais da hemoglobina:**
   - HbS.
   - HbC.
   - HbE.

Aproximadamente 7% da população mundial são portadores dos genes das hemoglobinopatias. Portanto, trata-se da doença monogênica mais comum no mundo, sendo considerada um sério problema de saúde.

O diagnóstico das hemoglobinopatias envolve a contagem de células vermelhas e reticulócitos, os índices eritrocitários, o teste de hemoglobina, por eletroforese de hemoglobina ou cromatografia, e o teste de DNA.

As hemoglobinopatias são causadas pela mutação e/ou deleção dos genes que codificam a beta e ou alfaglobina. As alterações que cursam com mudança quantitativa na síntese das globinas são definidas como talassemias, e as estruturais com perda da qualidade são chamadas de hemoglobinas variantes. Ambas as alterações podem ocorrer no mesmo indivíduo.

Síndromes talassêmicas (ST)

As ST são doenças autossômicas recessivas. As alfa e betatalassemias são as ST de maior significado clínico. Os portadores heterozigotos não são completamente saudáveis, apresentando sintomas de anemia leve, refratária ao ferro, microcítica e hipocrômica. Os doentes homozigotos apresentam sintomas graves de anemia hemolítica hipocrômica com alterações em vários sistemas (Figura 12.2).

Alfatalassemias

As alfatalassemias são alterações quantitativas na síntese da alfaglobina. Com relação à biologia molecular, ocorre deleção

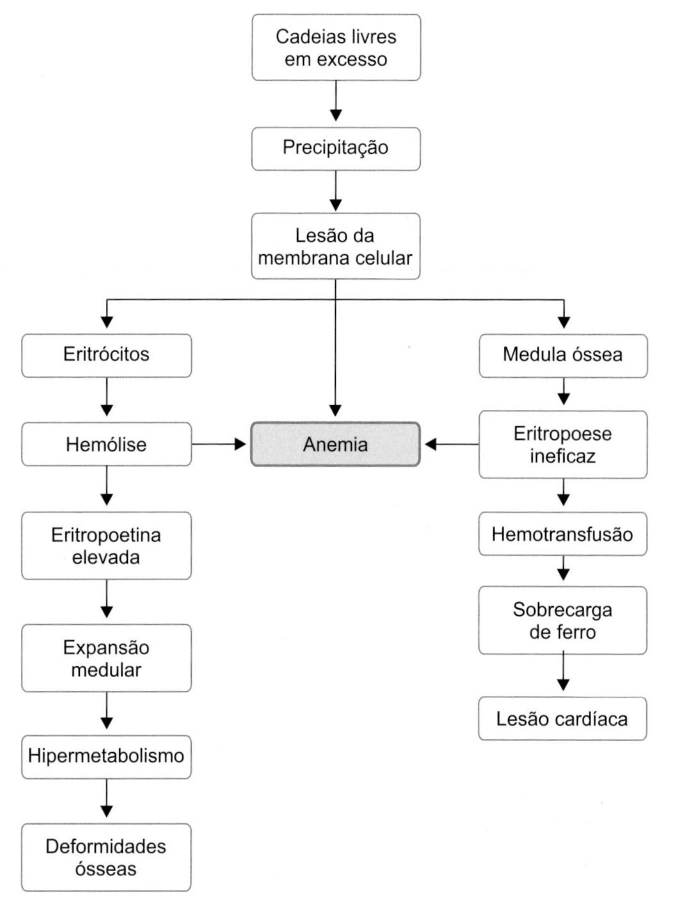

Figura 12.2 Fisiopatologia das alterações sistêmicas nas síndromes talassêmicas.

parcial ou total do gene da alfaglobina ou, mais raramente, mutação de uma ou mais dos quatros genes da alfaglobina. Todas as formas se tornam sintomáticas no período perinatal (Quadro 12.3).

Betatalassemias

A anemia betatalassêmica é resultante da insuficiência da betaglobina ou da ausência causada pela mutação do gene da betaglobina. As manifestações hematológicas ocorrem após os 3 meses de idade (Quadro 12.4).

Os indivíduos com betatalassemia necessitam de acompanhamento hematológico. A transfusão de sangue é realizada a cada 3 semanas quando a hemoglobina está < 8g/dL com o objetivo de manter a hemoglobina entre 13 e 13,5g/dL.

A terapia de quelação de ferro é necessária quando a ferritina está > 1.000ng/dL.

O transplante de medula óssea é o tratamento definitivo.

Variantes estruturais da hemoglobina (VEH)

Hemoglobinopatias autossômicas dominantes causadas pela substituição de um aminoácido no gene que codifica a alfa ou a betaglobina, as VEH são divididas em quatro grupos:

1. **Doença falciforme:** apresenta tendência a hemólise e vasoclusão.
2. **HbE:** anemia leve, hemólise causada por infecções ou medicamentos.
3. **Hb Köln:** hemoglobina instável com tendência a precipitação e hemólise.
4. **Hb Johnstown:** alteração no transporte de oxigênio e policitemia.

As hemoglobinas de Köln e Johnstown são patologias raras e graves na forma heterozigota e fatais na homozigota. As hemoglobinas variantes mais comuns são HbS, HbC e HbE, as quais promovem hemólise, policitemia e cianose.

A expressão doença falciforme inclui todas as manifestações da hemoglobina S (proporção > 50%). A forma homozigota HbSS é chamada de anemia falciforme e as outras

Quadro 12.3. Diagnósticos, genótipos, achados hematológicos, principais sintomas e tratamento das alfatalassemias

Diagnóstico/ Fenótipo	Genes globina	Contagem hemácias	Padrão Hb	Principais sintomas	Tratamento
Achados normais	$\alpha\alpha/\alpha\alpha$	Hb normal HCM normal	Normal	Sem sintomas	Não necessita
Heterozigoto alfatalassemia mínima	$-\alpha/\alpha\alpha$	Hb normal HCM < 27pg	Normal	Sem sintomas Alteração leve na contagem sanguínea	Não necessita Fe se deficiência comprovada
Homozigoto alfatalassemia menor	$-\alpha/-\alpha$	Hb normal ou menor HCM < 26pg	Normal	Anemia leve Alteração significativa na contagem sanguínea	Não necessita Fe se deficiência comprovada
Heterozigoto alfatalassemia menor	$--/\alpha\alpha$	Hb normal ou menor HCM < 24pg	Normal	Anemia leve Alteração significativa na contagem sanguínea	Não necessita Fe se deficiência comprovada
Heterozigose mista α^+/α^0 talassemia = doença HbH	$--/-\alpha$	Hb 8 a 10g/dL HCM < 22pg	HbH ≈ 10% a 20%	Anemia hemolítica crônica variável	Raramente necessita transfusão Depende do grau de hemólise
Homozigoto α^0 talassemia Síndrome de Bart	$--/--$	Hb < 6g/dL HCM < 20pg	Hb Bart 80% a 90% Hb Portland ≈ 10% a 20% HbH < 1%	Anemia fetal que ameaça a vida, hidropisia fetal generalizada	Transfusão intraútero e pós-parto Transplante de medula quando possível

Quadro 12.4 Diagnóstico, genótipos, achados hematológicos e principais sintomas das betatalassemias

Diagnóstico/Fenótipo	Genes globina	Contagem hemácias	Padrão	Principais sintomas
Heterozigoto = betatalassemia menor	β^{++} β^{+} β^{0}	Hb ♂ 9 a 15g/dL Hb ♀ 9 a 13g/dL VCM 55 a 75fL HCM 19 a 25pg	HbA_2 > 3,2% HbF 0,5% a 6%	Anemia leve
Homozigoto = betatalassemia maior Heterozigoto composto = betatalassemia maior	β^{+}/β^{+} β^{0}/β^{0} β^{+}/β^{0}	Hb < 7g/dL VCM 50 a 60fL HCM 14 a 20pg	HbA_2 variável HbF 70% a 90%	Doença grave a longo prazo Anemia dependente de transfusão
Homozigoto leve ou heterozigoto composto = betatalassemia intermediária	β^{+}/β^{+} β^{+}/β^{++} β^{+}/β^{0} β^{0}/β^{0} + fatores de influência	Hb 6 a 10g/dL VCM 55 a 70fL HCM 15 a 23pg	HbA_2 variável HbF > 100%	Doença moderada Dependência de transfusão variável

formas heterozigotas, HbS/talassemia, HbSC, entre outras, são chamadas doença falciforme. Elas causam hipoxemia, anemia, hemólise e vasoclusão em vários órgãos e sistemas.

O diagnóstico geralmente é estabelecido por meio do rastreamento neonatal (teste do pezinho). Os sintomas surgem no primeiro ano de vida. A crise álgica é o sintoma mais frequente, atingindo o tórax, o abdome e os membros inferiores e superiores. Os eventos vasoclusivos e a hemólise são responsáveis por várias complicações, como síndrome torácica aguda, acidente vascular encefálico, sequestro hepático e esplênico e hipertensão pulmonar. A autoesplenectomia funcional torna essas pacientes mais suscetíveis a infecção por pneumococos, hemófilos, salmonela, klebsiela e micoplasma.

Durante a gestação, os eventos vasoclusivos e a hemólise se tornam mais frequentes, sendo necessária uma abordagem cuidadosa com o objetivo de identificar e tratar suas complicações precocemente.

As transfusões profiláticas durante a gestação estão indicadas nas pacientes com passado de acidente vascular encefálico isquêmico (AVEI) e podem ser benéficas nas pacientes com síndrome torácica de repetição, anemia grave < 6g/dL e crise álgica frequente. As pacientes devem ser avaliadas individualmente com o objetivo de identificar os riscos gestacionais e programar, em conjunto com a hematologia, o melhor modo de acompanhamento e tratamento durante a gestação (Quadro 12.5).

O acompanhamento de PNAR deverá ser realizado de acordo com o protocolo obstétrico de doença falciforme (projeto Aninha-NUPAD), disponível em: www.nupad.medicina.ufmg.br/wp-content/uploads/2016/12/manual_gestante.pdf.

Anemia sideroblástica

A anemia sideroblástica compõe um grupo de doenças causadas pela alteração da biossíntese do heme e defeito no uso do ferro, podendo ser adquirida ou hereditária.

A anemia sideroblástica adquirida está associada a neoplasias malignas, doenças inflamatórias e autoimunes, mielodisplasias, medicamentos, toxinas, incluindo o álcool etílico, e idiopática. A principal característica é a presença dos anéis de sideroblastos, depósitos de fosfato de ferro nas mitocôndrias perinucleares não utilizados na síntese do heme. A presença dos anéis de sideroblastos no mielograma confirma o diagnóstico. Sideroblastos são células precursoras dos eritroblastos.

O tratamento inicial recomendado consiste na retirada do fator desencadeante e no tratamento da doença de base. Os pacientes são tratados com transfusões periódicas para manter a hemoglobina entre 9 e 10g/dL associada à suplementação de 100 a 200mg/dia de vitamina B_6 e 1 a 2mg/dia de ácido fólico.

Anemia megaloblástica

A anemia megaloblástica, a segunda causa de anemia na gestação, é decorrente da deficiência de ácido fólico e vitamina B_{12}. Essa deficiência é causada por má nutrição e por síndromes mabsortivas. A anemia megaloblástica tem se tornado cada vez mais frequente com o aumento do número de procedimentos de cirurgia bariátrica.

Deficiência de folato

A deficiência de folato pode ser uma anemia macrocítica, normocítica ou normocrômica com hipersegmentação dos leucócitos polimorfonucleares. Os reticulócitos encontram-se diminuídos ou normais e os leucócitos e as plaquetas podem estar diminuídos. O tratamento recomendado consiste em 1mg de folato diariamente. Os sintomas são anemia, pele áspera e glossite. Em alguns casos de síndrome mabsortiva pode ser necessário o uso de ácido fólico parenteral. O aumento dos reticulócitos surge 2 a 3 dias após o início do tratamento.

Deficiência de vitamina B_{12}

A vitamina B_{12} (cobalamina) é uma vitamina hidrossolúvel e um fator de crescimento vital necessário para a formação de eritrócitos, a síntese de DNA e o funcionamento neurológico. A vitamina B_{12} está naturalmente presente nos alimentos de origem animal, e sua absorção no íleo depende da ligação com fator intrínseco. Este é uma glicoproteína secretada pelas células epiteliais do estômago.

A deficiência de vitamina B_{12} se caracteriza por anemia e alteração neurológica causada por lesão na medula espinhal e nos nervos periféricos. As etiologias mais comuns de

Quadro 12.5 Critérios diagnósticos para hemoglobinas variantes

Diagnóstico/Fenótipo	Genótipo	Contagem hemácias	Padrão Hb	Principais sintomas
Doença falciforme	HbSS	Hb 6 a 9g/dL Normocítica Hemólise presente	HbS = 55% a 90% HbA_2 > 3,5% HbF = < 10% a > 20%	Crises falcêmicas/álgicas Eventos vasoclusivos Anemia hemolítica crônica
HbS heterozigoto Traço falciforme	HbAS	Normal	HbS = 35% a 40% $HbA_2 \geq$ 3,5%	Sem manifestação clínica
Falciforme β^+talassemia	HbS β^+	Hb 9 a 12g/dL Hipocromia Microcitose	HbS > 55% HbF > 20% HbA_2 > 3,5%	Variável Doença falciforme leve
Falciforme β^0talassemia	HbS β^0	Hb 6 a 10g/dL Hipocromia Microcitose	HbS > 80% HbF < 20% HbA_2 > 3,5%	Doença falciforme grave
Doença HbSC	HbSC	Hb 10 a 13g/dL Células-alvo VCM < 75fL	HbS ≈ 50% HbC ≈ 50% HbF < 5%	Sintomas parcos de doença falciforme Anemia hemolítica crônica
Doença HbC	HbCC	Hb 10 a 12g/dL Células-alvo VCM < 75fL CHCM > 35g/dL	HbC > 95% HbA_2 ≈ 2,5% HbF ≈ 0,5%	Crises álgicas Órgãos-alvo Anemia hemolítica crônica
HbC heterozigota	HbAC	Normal	HbC ≈ 50% HbA ≈ 47% HbA_2 = 3%	Sem doença aparente
HbE heterozigota	HbAE	Hb normal ou pouco ↓ Hipocromia	HbE = 25% a 30%	Anemia leve hipocrômica
Doença HbE	HbEE	Hb 10 a 14g/dL ↑ contagem Hm HCM 20pg VCM 65fL Células-alvo	HbE > 95% HbA_2 ≈ 2,5% HbF < 3%	Anemia leve Hemólise causada por infecções e medicamentos
HbE β^+talassemia	HbE β^+talassemia	↓ Hb em vários graus Hipocromia Microcitose	HbE + HbA_2 = 25% a 80% HbF = 6% a 50% HbA = 5% a 60%	Variável, intermediária Anemia hipocrômica
HbE β^0talassemia	HbE β^0talassemia	Hb < 8g/dL VCM < 60fL HCM < 22pg	HbE > 85% HbA_2 < 5% HbF = 15% a 25%	Como a betatalassemia maior
Hemoglobinopatias com Hb instável	HbX = em torno de 50 variantes diferentes HbX/HbA	Hb variável até anemia significativa Corpos de Heinz Hemólise por infecção vírus/medicamentos	HbX ≈ 20% HbA_2 ≈ 3% a 4% HbF < 5%	Variável, anemia hemolítica crônica dependente de transfusões esporádicas
Hemoglobinas anormais com disfunção no transporte de O_2	Múltiplas variações	Policitemia Aumento MetHb	Várias, de acordo com o tipo de anormalidade	Cianose congênita com anormalidades HbM Policitemia congênita com ↑ afinidade O_2

deficiência de vitamina B_{12} são a produção de fator autoimune inibidor do fator intrínseco, a produção inadequada de fator intrínseco secundário à gastrectomia e a síndrome mabsortiva. As características laboratoriais são semelhantes às da deficiência de ácido fólico, exceto pela queda dos níveis de vitamina B_{12}. O tratamento consiste na administração de 1mg de vitamina B_{12} diariamente por 7 dias, passando a uma vez por semana durante 4 semanas e depois mensalmente. O aumento dos reticulócitos acontece 3 a 5 dias após início da terapia.

Leitura complementar

ACOG Practice Bulletin No. 95: Anemia in pregnancy. Obstet Gynecol 2008 Jul; 112(1):201-7.

Centers for Disease Control criteria for anemia in children and childbearing-aged women. MMWR Morb Mortal Wkly Rep 1989; 38:400.

Cullis JO. Diagnosis and management of anaemia of chronic disease: current status. Br J Haematol 2011; 154:289.

Gangat N, Wolanskyj AP. Anemia of chronic disease. Semin Hematol 2013; 50:232.

Goonewardene M, Shehata M, Hamad A. Anaemia in pregnancy. Best Practice & Research Clinical Obstetrics and Gynaecology 2012; 26;3-2.

Higgs DR, Weatherall DJ. SCI. The alfa talassemia. Cell Mol Life 2009; 66:1154-62.

Horowitz KM, Ingardia CJ, Borgida AF. Anemia in pregnancy. Clin Lab Med 2013; 33:281-91.

Institute of Medicine. Iron deficiency anemia: recommended guidelines for the prevention; detection, and management among US children and women of childbearing age. Washington, DC: Institute of Medicine; 1993.

Kohne E. Hemoglobinopathies: Clinical manifestations, diagnosis, and treatment. Dtsch Arztebl Int 2011; 108(31-32):532-40.

Love AL, Billett HH. Obesity, bariatric surgery, and iron deficiency: true, true, true and related. Am J Hematol 2008; 83(5):403-9.

Scholl TO. Iron status during pregnancy: setting the stage for mother and infant. Am J Clin Nutr May 2005; 81(5):1218S-22S.

CAPÍTULO 13

Arboviroses – Dengue, Chikungunya, Febre Amarela e Zika

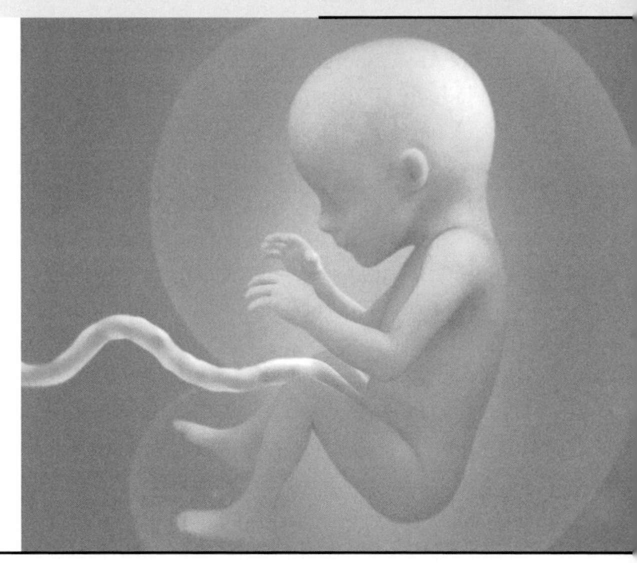

Juliana Silva Barra

INTRODUÇÃO

Os arbovírus (*ARthropod BOrne VIRUS*) têm sido motivo de grande preocupação em saúde pública em todo o mundo. Essas doenças infecciosas emergentes ganharam importância nos últimos 50 anos em virtude de sua capacidade de expansão geográfica e por rapidamente afetarem grandes populações. Os arbovírus, em geral, circulam entre os animais silvestres, com alguma especificidade por hospedeiros e mantendo-se em ciclos enzoóticos em poucas espécies de vertebrados e invertebrados. O ser humano e os animais domésticos costumam ser hospedeiros acidentais. É o que ocorre na circulação da febre amarela, que se apresenta no Brasil em surtos silvestres, sem características cíclicas, associados às epizootias.

Alguns vírus perderam a exigência de amplificação enzoótica e produzem epidemias urbanas, tendo exclusivamente o ser humano como amplificador vertebrado. É o caso dos vírus da dengue (DENV), Chikungunya (CHIKV) e, mais recentemente, Zika (ZIKV). O encontro desse último vetor em matas próximas a áreas urbanas também no Sudeste do Brasil sinaliza o potencial de ocorrência de ciclos periurbanos de febre amarela.

No atual contexto epidemiológico brasileiro, os arbovírus de maior circulação são DENV, CHIKV e ZIKV, além do vírus da febre amarela e de outros arbovírus com potencial de disseminação no país. Já está bem documentada a dramática disseminação de dengue nas Américas nas últimas décadas, com mais de dois milhões de casos notificados em 2015 (até 8 de dezembro), sendo 1,5 milhão no Brasil, com 811 óbitos e taxa de incidência de 763 por 100.000 habitantes.

A propagação dessas doenças na população humana ocorre mediante a introdução do patógeno no meio ambiente, associado a outros fatores, como mudanças ecológicas e comportamento humano. À medida que os vetores de mosquito se reproduzem em águas permanentes, eventos como fortes chuvas com inundações e construção de barragens estão associados ao surgimento de infecções por arbovírus. Além disso, a urbanização, a migração e as viagens internacionais também contribuem para a transmissão dessas doenças.

Os arbovírus são vírus essencialmente transmitidos por artrópodes, predominantemente mosquitos. Pelo menos 135 tipos de arbovírus são capazes de causar infecção humana, sendo a grande maioria vírus de RNA. Esse grupo de RNA vírus apresenta grande plasticidade genética e alta frequência de mutações, o que possibilita adaptações a hospedeiros vertebrados e invertebrados.

As mudanças genéticas entre as linhagens virais tornaram possível uma melhor adaptação ao vetor e à transmissão humana. A cocirculação de infecção por DENV, CHIKV e ZIKV no Brasil dificulta o manejo clínico em razão de similaridades, tem implicações na transmissão em idosos, grávidas e crianças pequenas e apresenta ainda limitada retaguarda laboratorial. O impacto da cocirculação desses vírus ainda é pouco conhecido. Como no caso de reinfecção pelos diferentes sorotipos do DENV, a interação de arboviroses (DENV sorotipos 1-4, CHIKV e ZIKV) poderia teoricamente resultar em viremias mais intensas ou outras alterações imunológicas que, por sua vez, agiriam como gatilho para doenças autoimunes, como a síndrome de Guillain-Barré.

Outros arbovírus da família Flaviviridae constituem ameaça real de circulação epidêmica no Brasil, entre eles o WNV (febre do Nilo Ocidental), a arbovirose de maior dispersão no mundo. Até a emergência do WNV na Romênia, com taxa de letalidade de 10%, as formas neurológicas eram consideradas raras. A partir de 1999, nos EUA, foram notáveis a rápida dispersão do vírus e a associação às maiores epidemias de encefalite do país, com grande impacto na morbidade e mortalidade. Surtos na Europa e nas Américas continuam a ocorrer, sugerindo a expansão geográfica da doença.

A partir de sua introdução em 1999, tem sido registrada uma rápida expansão geográfica nas Américas. No Brasil, indícios sorológicos de circulação viral foram detectados em várias espécies de vertebrados no Pantanal mato-grossense e no Nordeste, alertando para a possibilidade de ocorrência de casos humanos na região. Em 2014, o primeiro caso humano de doença neuroinvasiva pelo WNV no Brasil foi confirmado sorologicamente em morador de área rural do estado do Piauí.

Vírus como o MAYV, do gênero *Alphavirus*, e o vírus Oropouche (OROV), do gênero *Orthobunyavirus* e da família Bunyaviridae, têm sido frequentemente identificados na Região Amazônica em pacientes com quadros febris inespecíficos ou com comprometimento neurológico. Outros arbovírus têm sido isolados em humanos no Brasil, como o vírus da encefalite de Saint Louis, em caso suspeito de dengue no estado de São Paulo, Ilhéus, Rocio e Bussuquara (gênero *Flavivirus*), sugerindo possível emergência.

Recentemente, a epidemia causada pelo ZIKV nas Américas levou a Organização Mundial da Saúde (OMS) a declarar estado de emergência internacional, proporcionando visibilidade global para a questão, que se tornou uma prioridade de saúde pública.

ZIKA

O ZIKV foi inicialmente isolado em 1947 no sangue de macaco Rhesus durante estudos epidemiológicos sobre febre amarela na floresta Zika, em Uganda. Esse vírus foi isolado em humanos em 1954, na Nigéria, e em 1969 foi identificado fora do continente africano, na Malásia, no mosquito *Aedes aegypti*. Ao longo dos anos seguintes, até 2007, o ZIKV era conhecido por causar infecções esporádicas na África e na Ásia.

O primeiro surto importante reconhecido ocorreu em Yap Island, na Micronésia, em 2007, seguido de outro surto em outubro de 2013 a março de 2014 na Polinésia Francesa.

Em 2015, o ZIKV atingiu as Américas e foi inicialmente identificado no Brasil, onde uma análise filogenética indicou que se tratava da cepa asiática do vírus. De acordo com o relatório da Organização Pan-Americana da Saúde (OPAS) de julho de 2017, casos de transmissão autóctone foram relatados pelo menos em outros 50 países ou territórios do continente americano, totalizando mais de 200.000 casos confirmados, com aproximadamente 3.300 casos de síndrome associada à infecção por Zika.

Uma coorte de mulheres grávidas com suspeita de infecção por ZIKV foi realizada no Rio de Janeiro entre setembro de 2015 e maio de 2016. Entre as 125 mulheres grávidas com diagnóstico confirmado, 46,4% apresentaram resultados de gravidez adversos. A infecção aguda ocorreu entre 6 e 39 semanas de gestação, sendo observadas complicações em 55% dos casos quando a infecção ocorreu no primeiro trimestre, em 52% quando no segundo trimestre e em 29% quando as gestantes foram infectadas no último trimestre. Os casos de aborto representaram 25% dos resultados do primeiro trimestre e 3% dos resultados do segundo trimestre, com dois óbitos fetais entre 34 mulheres grávidas com exame positivo no terceiro trimestre.

Dos 117 neonatos, 42% apresentaram achados anormais no primeiro mês de vida, quase todos apresentando anormalidades do sistema nervoso central (SNC). Microcefalia foi diagnosticada em 3,4% dos casos e restrição do crescimento fetal em 9%. As anormalidades neurológicas, à semelhança de outros estudos, incluíram calcificação cerebral, atrofia cerebral, ventriculomegalia, hipoplasia das estruturas cerebrais e hemorragia do parênquima cerebral.

Os achados neurológicos, observados mesmo em infecções tardias, resultam do tropismo do SNC do vírus, levando à ocorrência de microcefalia fetal e síndrome de Guillain-Barré em adultos.

Um estudo de caso-controle anterior já havia estabelecido a associação entre o ZIKV e a ocorrência de anormalidades neurológicas no feto e neonatais. A análise incluiu 32 neonatos com microcefalia, considerados casos, e 62 neonatos sem microcefalia, como controles, nascidos em oito maternidades públicas da região metropolitana do Nordeste do Brasil. De 32 casos, 11 apresentaram microcefalia grave, e proporções significativamente maiores de casos em comparação com os controles nasceram com baixo peso ao nascer e eram pequenas para a idade gestacional. Dos 27 casos investigados por imagens cerebrais, 11 apresentaram uma ou mais anormalidades.

Outro estudo analisou os dados extraídos dos relatórios epidemiológicos publicados pela Secretaria de Vigilância em Saúde do Ministério da Saúde, que monitora casos de microcefalia associados à infecção congênita no Brasil. Considerando os casos confirmados de microcefalia e mortes relacionadas associadas ao ZIKV no Brasil, de novembro de 2015 a outubro de 2016, a taxa de mortalidade estimada é de 8,3%.

A infecção pelo ZIKV era considerada doença exantemática benigna com sintomas leves e autolimitada, uma vez que poucos casos eram conhecidos. No entanto, o quadro se modificou durante a epidemia de outubro de 2013 a março de 2014 na Polinésia Francesa, com 29.000 casos estimados e a notificação de quadros neurológicos (encefalites, mielites e paralisia periférica) associados ao ZIKV. Além disso, houve aumento de oito vezes na ocorrência de síndrome de Guillain-Barré naquela localidade durante o período da epidemia, sugerindo a contribuição desse vírus na etiologia dos casos. Após a emergência do ZIKV no Brasil e no restante das Américas, a infecção foi associada à síndrome de Guillain-Barré, a encefalites fatais em adultos, a óbitos fetais, microcefalia e a outras malformações fetais (síndrome congênita do Zika).

No entanto, desde o início de 2017 a incidência relatada de doença pelo ZIKV diminuiu na região.

A OMS adota um esquema de classificação do país que descreve a epidemiologia da transmissão do ZIKV para auxiliar a avaliação do risco geográfico. Algumas áreas (p. ex., Samoa Americana) foram reclassificadas para indicar que a transmissão do vírus foi interrompida, o que reflete as tendências decrescentes na prevalência da doença do ZIKV. A partir de 23 de julho de 2017, 95 países e territórios foram designados pelo órgão americano Centers for Disease Control and Prevention (CDC) como áreas com possíveis riscos para a transmissão do ZIKV.

Embora a compreensão das consequências da infecção pelo ZIKV esteja melhorando, o diagnóstico preciso da infecção pelo vírus continua a apresentar desafios. Em primeiro lugar, o vírus está presente apenas nos fluidos corporais, o que dificulta a confirmação de sua presença. Em segundo lugar, testes sorológicos com base na resposta imunológica nem sempre podem determinar de maneira confiável quando ocorreu a infecção. Finalmente, os testes sorológicos são propensos a resultados falso-positivos e à reatividade cruzada com outros flavivírus. Com a prevalência decrescente da doença pelo ZIKV, a probabilidade de resultados de testes falso-positivos aumenta. A mudança da epidemiologia limita ainda mais a capacidade de diagnóstico dos testes de ZIKV atualmente disponíveis. Nesse contexto, o CDC atualizou as diretrizes provisórias para os prestadores que cuidam da saúde de mulheres grávidas com possível exposição ao vírus para fornecer novas informações e realçar as atuais limitações dos testes.

Com relação ao ZIKV, são adotadas as seguintes recomendações:

1. Em todas as visitas de cuidados pré-natais, todas as mulheres grávidas devem ser perguntadas sobre a possível exposição ao vírus antes e durante a gravidez atual. O CDC recomenda que as mulheres grávidas não viajem para qualquer área com risco de transmissão do ZIKV. Recomenda-se também que as mulheres grávidas com parceiro sexual que tenha viajado ou viva em área de risco de transmissão do ZIKV usem preservativos ou se abstenham do sexo durante a gravidez.
2. As mulheres grávidas com exposição recente do ZIKV e sintomas da doença devem ser testadas para diagnosticar a causa de seus sintomas. As recomendações atualizadas incluem o teste concomitante de ácido nucleico do ZIKV (NAT) e testes sorológicos o mais rápido possível até 12 semanas após o início dos sintomas.
3. Às mulheres grávidas assintomáticas com exposição ao ZIKV podem ser oferecidos os testes de NAT do vírus três vezes durante a gravidez. O teste de IgM já não é rotineiramente recomendado porque a IgM pode persistir por meses após a infecção; portanto, os resultados não podem determinar de maneira confiável se ocorreu uma infecção durante a gravidez atual. Não são conhecidos o tempo ideal e a frequência do teste em mulheres grávidas assintomáticas com NAT isoladamente. Para mulheres grávidas que receberam diagnóstico confirmado em laboratório de infecção pelo vírus (por NAT ou sorologia [ZIKV positivos/equívocos ou vírus da DENV IgM e teste de neutralização da redução da placa do ZIKV [PRNT] ≥ 10 e PRNT do DENV < 10]) a qualquer momento antes ou durante a gravidez atual, não são recomendados testes de ZIKV adicionais. Para as gestantes sem diagnóstico prévio confirmado em laboratório, o teste de NAT deve ser oferecido no início do pré-natal e, se o RNA do vírus não for detectado em espécimes clínicos, dois testes adicionais deverão ser oferecidos durante a gravidez, coincidindo com as visitas pré-natais.
4. Nas mulheres grávidas assintomáticas com possível exposição ao ZIKV (ou seja, em viagens ou exposição sexual), mas sem exposição permanente possível, o teste não é rotineiramente recomendado. O teste deve ser considerado usando um modelo compartilhado de tomada de decisão do paciente-provedor, em que ambos trabalhem juntos para tomar decisões sobre os planos de testes e cuidados com base nas preferências e nos valores do paciente, no julgamento clínico, na avaliação equilibrada dos riscos e resultados esperados e nas recomendações da jurisdição. Com base na epidemiologia da transmissão do ZIKV e em outras considerações epidemiológicas (p. ex., sazonalidade), as jurisdições podem recomendar o teste para mulheres grávidas assintomáticas, seja para implementar os cuidados clínicos, seja como parte da vigilância do vírus. Com o declínio da prevalência da doença pelo ZIKV, as recomendações atualizadas para avaliação e teste de mulheres grávidas com exposição recente ao vírus, mas sem exposição permanente possível, agora são iguais para todas as áreas com risco de transmissão do vírus.
5. As mulheres grávidas com recente exposição ao vírus e que têm um feto com achados de ecografia pré-natal consistentes com a síndrome congênita do ZIKV devem receber testes do vírus para ajudar a estabelecer a etiologia dos defeitos congênitos, os quais devem incluir testes NAT e IgM.
6. A abordagem abrangente para testar tecidos placentários e fetais foi atualizada. O teste de espécimes de tecido

placentário e fetal pode ser realizado para fins de diagnóstico em certos cenários (p. ex., mulheres sem diagnóstico de infecção por ZIKV confirmada em laboratório e que têm um feto ou bebê com possíveis defeitos congênitos associados ao vírus). No entanto, o teste de tecidos placentários para a infecção por ZIKV não é rotineiramente recomendado para mulheres grávidas assintomáticas que apresentam possível exposição ao vírus, mas sem exposição permanente e que têm um bebê nascido vivo sem evidência de possíveis defeitos de nascimento associados ao vírus.

7. O teste de IgM do ZIKV como parte do aconselhamento pré-concepção para estabelecer resultados de IgM basais em mulheres não grávidas com exposição em curso ao vírus não está garantido porque o teste de IgM do ZIKV já não é rotineiramente recomendado para mulheres grávidas assintomáticas com exposição em curso ao vírus.

A dengue, após sua reemergência no contexto de grandes epidemias, hiperendemicidade e cocirculação de vários sorotipos, também tem sido associada ao aumento de casos graves em várias partes do mundo. A imunidade obtida em infecções anteriores leva à amplificação mediada por anticorpos ADE (*antibody dependent enhancement*), com altas viremias e liberação de marcadores inflamatórios nas reinfecções por sorotipos diferentes, particularmente a partir da segunda infecção.

CHIKUNGUNYA

O vírus Chikungunya foi relatado pela primeira vez na Tanzânia, em 1952. Após a primeira epidemia, o vírus se tornou endêmico na África. Chegou à Ásia em 1958 e foi responsável por vários surtos nos anos subsequentes. Iniciou expansão pandêmica a partir de 2004. O vírus permaneceu restrito aos continentes africano e asiático até 2013, quando foi introduzido no Caribe e estabeleceu o primeiro ciclo humano nas Américas. Posteriormente, casos de transmissão autóctones foram relatados nas Américas do Sul e Central e na Flórida (EUA).

Uma mutação ocorrida em uma linhagem africana do CHIKV permitiu boa adaptação ao vetor *A. albopictus* por meio de alteração em uma proteína do envelope viral E1 (E1-A226V), que foi seguida de outros passos adaptativos. Essa adaptação favoreceu a expansão da virose em áreas urbanas e periurbanas naquele continente e aumentou o risco de epidemias em outras regiões tropicais, subtropicais e mesmo temperadas, como Europa.

No Brasil, foi detectada transmissão autóctone em setembro de 2014 no Amapá, disseminando-se por outros estados brasileiros. Em setembro de 2014, o primeiro caso autóctone foi confirmado no Brasil, na região Norte. Após 7 dias foram identificados novos casos na região Nordeste e, em apenas 1 mês, o Ministério da Saúde do Brasil já havia confirmado 682 casos dessa infecção por vírus.

A transmissão materno-fetal ocorre principalmente quando há viremia materna no momento do parto com início de sintomas neonatais 3 a 9 dias após o nascimento.

As principais manifestações clínicas em recém-nascidos sintomáticos são febre, irritabilidade, exantema, edema inferior ou genérico de membros inferiores, hiperalgesia, dermatose vesiculobolhosa, meningoencefalite e estabilidade hemodinâmica. Alguns casos podem progredir com encefalopatia neonatal e microcefalia. A ocorrência de óbitos em epidemias pelo CHIKV não era conhecida até a epidemia da Ilha Reunião, no Oceano Índico, quando foram registrados quadros neurológicos graves (encefalites com óbitos e sequelas) e transmissão periparto com encefalite e retardo no desenvolvimento neuropsicomotor em crianças.

Um acompanhamento de 2 anos de uma coorte de crianças expostas ao vírus durante o período perinatal mostrou atraso no desenvolvimento neurológico global com baixas taxas de desenvolvimento dos expostos em comparação com controles negativos para infecções.

DENGUE

Embora numerosas epidemias com características semelhantes à dengue tenham sido descritas durante séculos, o DENV foi inicialmente isolado em 1943, no Japão (DENV1), e em 1945, no Havaí (DENV2).

A propagação de seu vetor, o mosquito *Aedes aegypti*, criou um ambiente propício à transmissão do vírus, que atingiu o *status* de pandemia após a Segunda Guerra Mundial.

Nas Américas, a dengue foi controlada por meio de uma campanha realizada pela OPAS em 1947 para eliminar mosquitos. No entanto, na década de 1970 a região foi reinfestada e, desde então, a incidência da doença aumentou nas Américas, bem como em outras regiões.

As mulheres grávidas são consideradas um grupo de risco e são mais propensas a progredir para formas mais graves da doença e para a morte.

Existem quatro sorotipos do DENV: DENV-1, DENV-2, DENV-3 e DENV-4. A infecção primária por um sorotipo confere imunidade contra a reinfecção pelo vírus homólogo, mas quando ocorre a infecção por outro sorotipo, o que é comum nas áreas endêmicas, o risco de doença grave aumenta devido a um fenômeno conhecido como acessório dependente de anticorpos.

O período de incubação varia de 4 a 10 dias. Cerca de 50% das infecções são sintomáticas e podem apresentar um amplo espectro clínico. A classificação quanto à gravidade da dengue é dividida em dengue sem sinais de alerta, dengue com sinais de alerta e dengue grave. Nos pacientes sintomáticos podem ocorrer três fases:

- **Primeira fase:** febril, com duração de 2 a 7 dias. A primeira manifestação é a febre, geralmente alta, associada a dor de cabeça, mialgia, artralgia e dor retrorbitária. A erupção cutânea, predominantemente maculopapular, está presente em 50% dos casos. Podem estar presentes náuseas e vômitos. A maioria dos pacientes apresenta melhora em seu estado geral, mas 5% progridem para a fase crítica.

- **Segunda fase:** é considerada crítica, começando pela diminuição da febre, entre o terceiro e o sétimo dia do início da doença, acompanhada do aparecimento de um ou mais sinais de alerta, incluindo dor abdominal, vômitos persistentes, derrame pleural ou ascite, sangramento mucoso, letargia ou inquietação, aumento hepático (≥ 2cm) e concentração do hematócrito com diminuição da contagem de plaquetas.
- **Terceira fase:** recuperação, com duração de 3 a 5 dias, após o que há melhora clínica progressiva de pacientes que sofreram a fase crítica.

A dengue grave é definida na presença de um dos seguintes critérios: extravasamento importante de plasma, levando a choque ou acúmulo de líquido com dificuldade respiratória, hemorragia grave, acometimento da função hepática (AST ou ALT ≥ 1.000), comprometimento da consciência e falha no coração e em outros órgãos.

O processo que determina a progressão da infecção para as formas graves parece ser multifatorial, dependendo do estado imunológico individual e de fatores relacionados com o vírus.

Dois mecanismos podem ser responsáveis pela morbidade fetal e neonatal em virtude da infecção pelo DENV durante a gravidez: a presença de alterações hemodinâmicas maternas, que podem comprometer a placenta e causar hipoxia fetal, e o efeito direto da infecção no feto.

Paixão e cols. realizaram uma revisão sistemática e metanálise de desfechos fetais adversos resultantes da infecção por dengue durante a gestação. Dezesseis estudos foram incluídos na revisão sistemática e oito foram elegíveis para a metanálise, totalizando 292 mulheres expostas ao DENV durante a gestação. A revisão indicou uma associação entre dengue na gravidez e aborto (OR: 3,51), morte fetal (RR: 6,7), parto prematuro (OR: 1,71) e baixo peso ao nascer (OR: 1,41). Outros estudos verificaram resultados semelhantes, especialmente em relação à prematuridade e ao baixo peso ao nascer.

Ribeiro e cols. estudaram o desfecho fetal de 24 mulheres grávidas com infecções por dengue confirmadas em laboratório e observaram aumento na incidência de abortos (20,8%), morte fetal (8,3%) e prematuridade (12,5%). Depois do nascimento, 29% dos recém-nascidos apresentaram sintomas da doença.

O DENV é endêmico em muitas localidades, e a prevalência de infecção durante a gravidez, com comprometimento fetal consequente, pode variar de acordo com o cenário local e o período acumulado de exposição ao vírus. A análise da prevalência e influência da dengue durante a gravidez em uma grande epidemia na região central do Brasil indicou incidência de 2,8%, diagnosticada a partir da presença de IgM materna, e prevalência de 53,9%, identificada por meio da IgG materna. Quando o sangue do cordão umbilical foi analisado em mulheres grávidas positivas para IgG, observou-se que a transferência de anticorpos maternos para o feto foi de 99,3%.

FEBRE AMARELA

Originária da África e trazida para as Américas no século XVII em consequência do tráfico de escravos, a febre amarela foi responsável pela morte de milhares de pessoas nos séculos XVIII e XIX. Em 1900, foi confirmada a transmissão através do mosquito *Aedes aegypti* e na década de 1930 foram desenvolvidas duas vacinas vivas atenuadas. A combinação de campanhas de vacinação extensivas e controle vetorial reduziu significativamente o número de casos dessa doença.

Ao longo dos anos, os surtos na África e nas Américas do Sul e Central continuaram a ocorrer. Em dezembro de 2015 foi registrada uma epidemia urbana de febre amarela em Angola, a qual se expandiu para outros locais, e em 2017, um surto de doença afetou os estados brasileiros de Minas Gerais, Espírito Santo, São Paulo e Rio de Janeiro.

A febre amarela é uma doença viral aguda causada por infecção pelo vírus da febre amarela, um flavivírus transmitido principalmente aos seres humanos por meio da mordida de um mosquito infectado e endêmico da África subsaariana e da América do Sul tropical. A maioria das pessoas infectadas é assintomática. No entanto, a taxa de mortalidade por caso é de 20% a 50% entre os cerca de 15% de infectados que desenvolvem doença grave. Nos últimos anos, múltiplos surtos de febre amarela em Angola, República Democrática do Congo e, mais recentemente, no Brasil sublinharam o contínuo e substancial fardo global dessa doença.

A doença da febre amarela pode ser prevenida por uma vacina de vírus vivo atenuada que produz anticorpos neutralizantes em 80% a 100% dos vacinados 10 dias após a vacinação. Para a maioria dos viajantes, é necessária apenas uma dose vitalícia. A vacinação é recomendada para viajantes internacionais que visitam áreas com transmissão endêmica ou epidêmica do vírus da febre amarela.

O vírus da febre amarela pode ser exportado por viajantes não imunizados que retornam para países onde o vírus não é endêmico. Há relatos de febre amarela em pelo menos 10 viajantes que retornaram não vacinados dos EUA e da Europa entre 1970 e 2013. Mais recentemente, o vírus da febre amarela foi exportado de Angola durante o surto de 2016 para três países com transmissão local resultante na República Democrática do Congo. O surto de Angola causou 965 casos confirmados de 2015 a 2017. O surto em curso no Brasil resultou em 681 casos confirmados de febre amarela de dezembro de 2016 até 25 de abril de 2017.

Como outras doenças infecciosas, a febre amarela tem um amplo espectro de gravidade, variando de pacientes assintomáticos a casos fatais. O período de incubação da doença varia de 3 a 6 dias. A maioria dos pacientes sintomáticos apresenta febre, dor de cabeça, calafrios, dores musculares e náuseas, geralmente com a duração de 1 semana. Cerca de 10% a 25% desenvolvem manifestações hemorrágicas e comprometimento hepático e renal com mortalidade em 20% a 50% dos casos sintomáticos.

A doença se manifesta em três estágios: infecção, remissão e intoxicação. Em casos mais leves, os pacientes se recuperam sem sequelas dentro de alguns dias. Em casos graves, desenvolvem uma forma mais grave da doença após o período de remissão com duração de 24 a 48 horas, denominado período de intoxicação, e podem apresentar coagulopatia, manifestações hemorrágicas, icterícia, albuminúria e insuficiência renal aguda.

A maioria dos estudos sobre febre amarela analisou os efeitos fetais e neonatais após vacinação inadvertida durante a gravidez. Em 2009, um caso de transmissão perinatal de febre amarela foi descrito durante uma epidemia no estado de São Paulo. A mulher de 30 anos de idade apresentou febre, dor de cabeça e icterícia 3 dias antes do parto vaginal. O recém-nascido, do sexo feminino, foi liberado após 2 dias e no terceiro dia foi readmitido com febre e cianose, progredindo com hemorragia, alterações enzimáticas hepáticas, oligúria e morte com 12 dias de vida. O neonato recebeu terapia antibiótica e suporte intensivo durante a hospitalização. A confirmação da infecção na recém-nascida foi obtida por RT-PCR coletada 5 dias após o início dos sintomas. A infecção materna foi confirmada por IgM positiva para febre amarela e negativa para dengue.

APRESENTAÇÃO CLÍNICA DAS ARBOVIROSES

As manifestações clínicas de infecção por arbovírus podem variar desde a doença febril leve e indiferenciada a síndromes febris neurológicas, articulares e hemorrágicas. Com frequência, os quadros graves são conhecidos somente após circulação viral em extensas epidemias, muitas vezes com impacto imprevisível na morbidade e mortalidade, enquanto a ocorrência até então se restringia a casos isolados ou pequenos surtos. Do mesmo modo, o impacto das arboviroses na morbidade e mortalidade se intensifica à medida que extensas epidemias pressupõem grande número de indivíduos acometidos com implicações sobre os serviços de saúde, principalmente diante da ausência de tratamento, vacinas e outras medidas efetivas de prevenção e controle.

Por outro lado, pressões ambientais levam à seleção de linhagens de vírus que causam viremias mais intensas e, consequentemente, maior patogenicidade da doença, como é o caso do CHIKV e do WNV. Esses vírus têm alta capacidade de adaptação e de emergirem e se estabelecerem em novas áreas geográficas, sugerindo que novos e velhos vírus podem potencialmente ressurgir. Alguns arbovírus com potencial aumentado de circulação no Brasil são o de Saint Louis e o do Nilo Ocidental (família Flaviviridae), o Oropouche (família Bunyaviridae), o vírus da encefalite venezuelana e o Mayaro (família Togaviridae) e todos podem ser associados a quadros graves, especialmente se ocorrerem extensas epidemias. Todos se mostraram capazes de transmissão por artrópodes da ordem Diptera potencialmente urbanos, como *Culicoides paraensis*, *Aedes* spp e Culex spp, os quais têm ampla área de ocorrência no país.

Em virtude da semelhança entre esses sintomas de arbovírus e a possibilidade de rápida evolução para formas graves, recomenda-se que a infecção pelo DENV seja considerada o principal diagnóstico diferencial em pacientes que estiveram em áreas endêmicas. As infecções pelos vírus Zika e Chikungunya também devem ser consideradas, pois apresentam o mesmo vetor, e muitas regiões são endêmicas para diferentes arbovírus.

DIAGNÓSTICO

Testes laboratoriais

Algumas áreas endêmicas exibem arbovírus múltiplos que apresentam os mesmos sintomas, como febre, erupção cutânea, mialgia e artralgia. Portanto, a avaliação laboratorial de DENV, ZIKV e CHIKV, bem como de outras doenças do grupo TORCH (toxoplasmose, rubéola, citomegalovírus e herpes), é recomendada para estabelecer o diagnóstico.

Na fase aguda, que ocorre nos primeiros 7 dias após o início dos sintomas, o RNA do vírus pode ser identificado no soro do paciente com RT-PCR como teste de escolha para o diagnóstico de dengue, Zika e Chikungunya. No caso da infecção por dengue, o antígeno NS1 também pode ser detectado na fase aguda pelo teste ELISA. No entanto, esse teste não está amplamente disponível. Um resultado negativo, contudo, não exclui a infecção e é necessário um teste sorológico para anticorpos IgM.

Na fase de convalescença, o teste ELISA para anticorpos IgM, que geralmente são detectáveis entre 2 e 12 semanas após a infecção, deve ser realizado para dengue, Zika e Chikungunya. No entanto, em decorrência das reações cruzadas, uma sorologia positiva (IgM) para dengue ou Zika indica apenas infecção recente por flavivírus e não é possível distinguir o tipo de vírus em questão. No caso de anticorpos IgM positivos, o teste de neutralização por redução de placas de lise (PRNT), que caracteriza e quantifica os níveis circulantes de anticorpos neutralizantes do vírus antidengue, é necessário para confirmar o diagnóstico. Os pacientes que receberam uma vacina da febre amarela no passado também podem apresentar sorologia de reação cruzada.

O trioplex RT-PCR é um teste de laboratório projetado para detectar o RNA dos vírus Zika, dengue e Chikungunya autorizado pela FDA a ser usado sob uma autorização de uso de emergência (EUA).

O diagnóstico de uma infecção por febre amarela segue o mesmo protocolo com RT-PCR e a detecção do antígeno NS1 com altas sensibilidade e especificidade, possível durante a fase aguda. A identificação dos anticorpos da febre amarela por IgM ELISA também pode ser realizada. Os testes de sorologia, no entanto, apresentam limitações em virtude da possibilidade de reatividade cruzada com outros flavivírus.

Além do soro, a RT-PCR também pode ser realizada em amostras de urina e saliva. Musso e cols. analisaram amostras de saliva de pacientes sintomáticos durante a epidemia na Polinésia Francesa de outubro de 2013 a março de 2014 e, embora não houvesse aumento na janela de detecção de vírus, a amostra de saliva aumentou a taxa de detecção molecular de RNA viral.

TRATAMENTO

Não há medicação específica para infecções causadas por vírus da dengue, Zika, Chikungunya ou da febre amarela. O tratamento consiste em descansar, beber líquidos para prevenir a desidratação e usar analgésicos, como o paracetamol. Na presença de sinais de alerta (veja em *Dengue*), os pacientes devem ser admitidos em um hospital ou unidade de saúde.

O uso de ácido acetilsalicílico ou outros anti-inflamatórios não esteroides deve ser evitado, uma vez que eles podem agravar a condição hemorrágica em caso de infecção pelo vírus da dengue.

PREVENÇÃO

Vacinas

A vacina Dengue CYD-TDV foi recentemente licenciada, mas ainda permanece em grande parte não utilizada. Trata-se de uma vacina tetraviral viva atenuada licenciada para prevenção da doença da dengue causada pelos sorotipos 1, 2, 3 e 4 em indivíduos que vão dos 9 aos 45 anos ou dos 9 aos 60 anos, dependendo da licença, e que vivem em áreas endêmicas. O cronograma de vacinação consiste em três injeções de 0,5mL administradas a intervalos de 6 meses com eficiência média de aproximadamente 60%.

Não há recomendação da vacina CYD-TDV durante a gravidez e a amamentação em razão da falta de dados suficientes nessa população. No entanto, os dados limitados recolhidos durante os ensaios clínicos sobre imunização involuntária na gravidez não produziram evidências de danos ao feto ou às mulheres grávidas. Até o momento, nenhum estudo avaliando os efeitos do uso inadvertido em mulheres grávidas está disponível.

Amplamente utilizada para prevenção da doença nos viajantes, para imunização de rotina em áreas endêmicas e para resposta de emergência durante os surtos, a vacina 17D da febre amarela é administrada em um volume de 0,5mL pela via subcutânea em uma dose de pelo menos 1.000UI. Aproximadamente 90% das vacinas funcionam em 10 dias e 99%, 30 dias após a vacinação.

A vacina contra a febre amarela não é recomendada durante a gestação ou a amamentação, uma vez que é composta por um vírus vivo atenuado, exceto em situações de epidemia grave ou viagem inevitável a locais de alto risco. No entanto, estudos que analisaram a vacinação contra febre amarela em mulheres grávidas não encontraram risco aumentado de eventos adversos na gestação e nos recém-nascidos, exceto em um estudo que apresentava potência estatística insuficiente. O risco de aborto espontâneo, malformações, morte fetal e prematuridade é semelhante ao da população em geral. Vale ressaltar que muitos desses estudos relataram pequenas séries.

Se a vacinação for necessária durante a gravidez, é preferível a administração durante o primeiro trimestre, quando a resposta imune parece ser mais satisfatória. A vacina pode ser administrada durante a amamentação, que deve ser descontinuada por 10 dias na fase de viremia pós-vacina. Quanto ao aleitamento materno, um caso de encefalite induzida por vacina em uma criança foi relatado 8 dias após a vacinação primária da mãe.

No momento não havia vacinas contra Zika e Chikungunya disponíveis. Os futuros programas de vacinas devem considerar a reação cruzada sorológica entre o ZIKV e o DENV e as implicações para a patogênese da doença.

Controle de vetores

A estratégia preventiva considerada mais eficiente consiste no controle vetorial mediante o uso de repelentes e roupas de mangas compridas, colocação de telas em casas, dormir em ambientes com ar condicionado e evitar o acúmulo de água parada, que serve para a reprodução dos mosquitos. A OMS recomenda o uso de repelentes contendo DEET, IR3535, aminopropiônico ou icaridina.

Outras medidas durante a gravidez

O CDC recomenda abstinência sexual ou o uso de preservativo por homens suspeitos de contrair infecção por ZIKV durante um período de 6 meses. Para quem reside ou retorna de uma região com transmissão ativa do vírus, mas que não apresenta sintomas, essas medidas devem ser adotadas por pelo menos 8 semanas após o retorno.

As mulheres que planejam engravidar e as grávidas não devem viajar para áreas com risco de Zika. Se a viagem for inevitável ou para casais grávidos que vivem em áreas de Zika, recomenda-se o uso de preservativos do início ao fim sempre que o sexo for realizado, durante toda a gravidez. Populações em áreas endêmicas ou expostas devem realizar ultrassons iniciais e em série durante a gravidez.

CONSIDERAÇÕES FINAIS

As arboviroses são um crescente problema de saúde pública no mundo, principalmente pelo potencial de dispersão, pela capacidade de adaptação a novos ambientes e hospedeiros (vertebrados e invertebrados), pela possibilidade de causar epidemias extensas, pela suscetibilidade universal e pela ocorrência de grande número de casos graves com acometimento neurológico, articular e hemorrágico. A introdução de qualquer arbovírus em área com a presença do vetor nunca deve ser negligenciada.

O enfrentamento de arboviroses emergentes exige políticas e intervenções de amplo espectro, envolvendo vários setores da sociedade, e não somente a área da saúde. Observa-se o estabelecimento definitivo do *Aedes* nas Américas associado a mudanças climáticas, desmatamentos, urbanização desorganizada, crescimento desordenado das cidades, ausência de água e saneamento básico e deslocamentos populacionais. Esses fatores definem os caminhos das doenças, influenciados pela pressão da mutação viral e de adaptações genéticas dos vírus a hospedeiros, vetores e novos ambientes.

Mesmo diante de dificuldades na atuação sobre fatores socioeconômicos e ambientais, a área da saúde tem responsabilidades, como investimentos na prevenção, no diagnóstico e no tratamento de infecções, como, por exemplo, no caso particularmente crítico do acometimento de grávidas pelo ZIKV. O desenvolvimento de vacinas tem sido um desafio para vários grupos de pesquisa no Brasil e no mundo, considerando sua viabilidade já constatada para vários Flavivírus. Investimentos na qualificação das ações de vigilância epidemiológica, virológica, vetorial e de epizootias são urgentes no país, especialmente em momentos de riscos importantes à saúde pública.

A colaboração internacional é essencial para a identificação precoce. Arboviroses emergentes no Brasil de novos patógenos são desafios políticos e necessidade de ações integradas em virtude das dimensões do Brasil. A perplexidade diante da disseminação de ZIKV e CHIKV e seu impacto no Brasil foram suficientes para estabelecer situação de emergência em saúde pública pelo Ministério da Saúde e pela OMS quase 2 anos após a entrada dos vírus no país. Esse quadro implicou intensa mobilização de recursos e articulações entre estados e municípios para enfrentar a circulação viral, que tomou grandes proporções.

Nesse contexto, a investigação epidemiológica e a suspeita de outros arbovírus devem fazer parte das rotinas da vigilância epidemiológica e das preocupações da saúde pública nacional para prever novas emergências epidemiológicas. Por outro lado, são essenciais os esforços para o desenvolvimento e o aperfeiçoamento de exames diagnósticos ágeis, sensíveis e com pequena reação cruzada com outras arboviroses, imunobiológicos específicos e síntese de medicamentos antivirais, principalmente diante da infecção de gestantes pelo ZIKV. Ações conjuntas em pesquisa e o combate aos vetores podem ter impacto na expansão de vírus emergentes, como a infecção por CHIKV e ZIKV, as maiores preocupações do momento no país.

Apenas com a combinação de estratégias efetivas de prevenção, avanço e suporte na área de pesquisas, infecções maternas e infantis devastadoras serão controladas e erradicadas no Brasil.

Leitura complementar

Abushouk AI, Negida A, Ahmed H. An updated review of zika vírus. J Clinl Virology 2016; 84:53-8.

Adam I, Jumaa AM, Elbashir HM, Karsany MS. Maternal and perinatal outcomes of dengue in Port Sudan, eastern. Sudan Virology J 2010; 7:153.

Alvarenga CF, Silami VG, Brasil P, Boechat MEH, Coelho J, Nogueira RMR. Dengue during pregnancy: a study of thirteen cases. American J Infect Diseases 2009; 5(4):288-93.

Araújo TVB, Rodrigues LC, Ximenes RAA et al. Association between Zika virus infection and microcephaly in Brazil, January to may, 2016: preliminary report of a case-control study. Lancet Infect Dis 2016; 16:1356-63.

Argolo AF, Féres VC, Silveira LA et al. Prevalence and incidence of dengue virus and antibody placental transfer during late pregnancy in central Brazil. BMC Infect Dis 2013; 13:254.

Atkinson B, Hearn P, Afrough B, Lumley S, Carter D, Aarons EJ. Detecção do ZIKV no sêmen. Emerg Infect Dis 2016; 22(5):940. Disponível em: https://dx.doi.org/10. 3201/eid2205.160107.

Bentlin MR, Almeida RA, Coelho KI et al. Transmissão perinatal de febre amarela, Brasil, 2009. Infect Emerg Dis 2011; 17(9):1779-80. Disponível em: https://dx.doi.org/10.3201/eid1709.110242.

Brasil P, Pereira JP Jr, Moreira ME et al. Zika virus infection in pregnant women in Rio de Janeiro. N Engl J Med 2016; 375(24):2321-34. doi: 10.1056/NEJMoa1602412.

Busch MP, Sabino EC, Brambilla D et al. Duration of dengue viremia in blood donors and relationships between donor viremia, infection incidence and clinical case reports during a large 49. epidemic. J Infec Diseases 2016; 214:49-54.

Campos GS, Bandeira AC, Sardi SI. Zika virus outbreak, Bahia, Brazil. Emerg Infect Dis 2015; 21(10):1885-6. Disponível em: https://doi.org/10.3201/eid2110.150847.

Cavalcanti DP, Salomão MA, Lopez-Camelo J, Pessoto MA. Early exposure to yellow fever vaccine during pregnancy. Tropical Med Int Health 2007; 12(7):833-7.

Centers for Disease Control and Prevention (CDC). Dengue laboratory guidance and diagnostic testing. Disponível em: https://www.cdc.gov/dengue/clinicallab/ laboratory.html. Acessado em 08 de abril de 2017.

Centers for Disease Control and Prevention (CDC). Guidance for U.S. laboratories testing for zika virus infection. Disponível em: https://www.cdc.gov/zika/ laboratories/lab-guidance.html. Acessado em 08 de abril de 2017.

Centers for Disease Control and Prevention (CDC). Transfusion-related transmission of yellow fever vaccine vírus – California, 2009. MMWR 2010; 59(2):34-7.

Centers for Disease Control and Prevention. Chikungunya: information for healthcare providers. Disponível em: https://www.cdc.gov/chikungunya/hc/clinicalevaluation.html. Acessado em 23 de março de 2017.

Centers for Disease Control and Prevention. Symptoms and what to do if you think you have dengue. Disponível em: https://www.cdc.gov/dengue/symptoms/. Acessado em 08 de abril de 2017.

Christiane FR, Lopes VGS, Brasil P, Pires ARC, Rohloffe R, Nogueira RMR. Dengue infection in pregnancy and its impact on the placenta. Internat J Infect Diseases 2017; 55:109-12.

Coelho FC, Durovni B, Saraceni V et al. Higher incidence of zika in adult women than adult men in Rio de Janeiro suggests a significant contribution of sexual transmission from men to women. Int J Infect Dis 2016; 51:128-32. doi: 10.1016/j.ijid.2016.08.023.

Cunha AJ, de Magalhães-Barbosa MC, Lima-Setta F, Medronho RA, Prata-Barbosa A. Microcephaly case fatality rate associated with Zika virus infection in Brazil: current estimates. Pediatr Infect Dis J 2017; 36(5):528-30. doi: 10.1097/INF.0000000000001486.

Dejnirattisai W, Supasa P, Wongwiwat W, Rouvinski A, Barba-Spaeth G, Duangchinda T. Dengue virus sero-cross-reactivity drives antibody-dependent enhancement of infection with zika virus. Nat Immunol 2016; 17:1102-8. doi: 10.1038/ni.3515.

Dick GW, Cozinha SF, Haddow AJ. Zika virus. I: isolations and serological specificity. Trans R Soc Trop Med Hyg 1952; 46(5):509-20.

Donalisio MR et al. Arboviroses emergentes no Brasil Disponível em: https://doi.org/10.1590/S1518-8787.2017051006889.

D'Ortenzio E, Matheron S, Yazdanpanah Y et al. Evidence of sexual transmission of zika virus. New Engl J Med 2016; 374(22):2195-8.

Duffy MR, Chen TH, Hancokc WT et al. Zika virus outbreak on Yap Island, Federated States of Micronesia. New Engl J Med 2009; 360:2536-43.

Faria NR, Azevedo RS, Kraemer MU et al. Zika virus in the Americas: early epidemiological and genetic findings. Science 2016; 352(6283):345-9. doi: 10.1126/science.aaf5036.

França GV, Schuler-Faccini L, Oliveira WK et al. Congenital zika virus syndrome in Brazil: a case series of the first 1501 livebirths with complete investigation. Lancet 2016; 388:891-7.

França GV, Schuler-Faccini L, Oliveira WK et al. Livebirths with complete investigation. Lancet 2016; 388(10047):891-7. doi: 10.1016/S0140-6736(16)30902-3.

Freire CCM, Iamarino A, Lima Neto DF, Sall AA, Zanotto PMA. Spread of the pandemic Zika virus lineage is associated with NS1 codon usage adaptation in humans. bioRxiv 2015. Disponível em: https://doi.org/10.1101/032839.

Friedman EE, Dallah F, Harville EW et al. Symptomatic dengue infection during pregnancy and infant outcomes: a retrospective cohort study. PLoS Negl Trop Dis 2014; 8(10):e3226. doi: 10.1371/journal.pntd.0003226.

Gardner CL, Ryman KD. Yellow fever: a reemerging threat. Clin Lab Med 2010; 30:237-60.

Gérardin P, Sampériz S, Ramful D et al. Neurocognitive outcome of children exposed to perinatal mother-to- child chikungunya virus infection: the chimere cohort study on reunion Island. PLoS Negl Trop Dis 2014; 8(7):e2996. doi: 10.1371/journal.pntd.0002996.

Gray TJ, Webb CE. A review of the epidemiological and clinical aspects of West Nile virus. Int J Gen Med 2014; 7:193-203. Disponível em: https://doi.org/10.2147/IJGM.S59902.

Gubler DJ. Human behaviour and cultural context in disease control. Tropical Med Int Health 1997; 2(11):A1-2.

Gubler J. The global emergence/resurgence of arboviral diseases as public health problems. Arch Med Res 2002; 33(4):330-42.

Guzman MG, Alvarez M, Halstead SB. Secondary infection as a risk factor for dengue hemorrhagic fever/dengue shock syndrome: an historical perspective and role of antibody-dependent enhancement of infection. Arch Virol 2013; 158(7):1445-59.

Halstead SB. Dengue antibody-dependent enhancement: knowns and unknowns. Microbiol Spectr 2014; 2(6):1-17. Disponível em: https://doi.org/10.1128/microbiolspec.

Honein MA, Dawson AL, Petersen EE, Jones AM, Lee EH, Yazdy MM. Birth defects among fetuses and infants of US women with evidence of possible Zika virus infection during pregnancy. JAMA 2017; 317(1):59-68. doi: 10.1001/jama.2016.19006.

Imbert P, Moulin F, Mornand P, Mechai F, Rapp C. Should yellow fever vaccination be recommended during pregnancy or breastfeeding? Med Trop 2010; 70(4):321-4.

Kariyawasam S, Senanayake H. Dengue infections during pregnancy: case series from a tertiary care hospital in Sri Lanka. J Infect Dev Ctries 2010; 4(11):767-75.

Lanteri MC, Kleinman SH, Glynn SA et al. Zika virus: a new threat to the safety of the blood supply with worldwide impact and implications. Transfusion 2016; 56:1907-14.

Leparc-Goffart I, Nougairede A, Cassadou S, Prat C, Lamballerie X. Chikungunya in the Americas. Lancet 2014; 383(9916):514.

Lopes N, Nozawa C, Linhares REC. Características gerais e epidemiologia dos arbovírus emergentes no Brasil. Rev Pan Amaz Saude. 2014 [citado 2015 dez 22]; 5(3):55-64. Disponível em: http://scielo.iec.pa.gov.br/pdf/rpas/v5n3/v5n3a07.pdf .

Machado CR, Machado ES, Rohloff RD et al. Is pregnancy associated with severe dengue? A review of data from the Rio de Janeiro surveillance information system. PLoS Negl Trop Dis 2013; 7(5):e2217. doi: 10.1371/journal.pntd.0002217.

Macnamara FN. Zika virus: a report on three cases of human infection during an epidemic of jaundice in Nigeria. Trans R Soc Trop Med Hyg 1954; 48(2):139-45.

Marchette NJ, Garcia R, Rudnick A. Isolation of zika virus from aedes aegypti mosquitoes in Malaysia. Am J Trop Med Hyg 1969; 18(3):411-5.

Martines RB, Bhatnagar J, Ramos AMO, Davi HPF, Iglezias Sd'A, Kanamura CT. Pathology of congenital zika syndrome in Brazil: a case series. Lancet 2016; 388:898-904. Doi: https://doi.org/10.1016/S0140-6736(16)30883-2.

Mayer SV, Robert BT, Nikos V. The emergence of arthropod-borne viral disease: a global prospective on dengue, chikungunya and zika fevers. Acta Trop 2017; 166:155-63.

Messina JP, Brady OJ, Scott TW et al. Global spread of dengue virus types: mapping the 70-year history. Trends Microbiol 2014; 22:138-46.

Mlakar J, Korva M, Tul N et al. Zika virus associated with microcephaly. N Engl J Med 2016; 374:951-8. doi:10.1056/NEJMoa1600651.

Monath TP, Vasconcelos PF. Yellow fever. J Clin Virol 2015; 64:160-73.

Moro ML, Gagliotti C, Silvi G et al. Chikungunya virus in north-eastern Italy: a seroprevalence survey. Am J Trop Med Hyg 2010; 82(3):508-11.

Morse SS. Factors in the emergence of infectious diseases. Emerg Infect Dis 1999; 1(1):7-15.

Motta IJ, Spencer BR, Silva CSG et al. Evidence for transmission of Zika virus by platelet transfusion. N Engl J Med 2016; 375(11):1101-3.

Mourão MPG, Bastos MS, Figueiredo RMP et al. Arboviral diseases in the Western Brazilian Amazon: a perspective and analysis from a tertiary health & research center in Manaus, State of Amazonas. Rev Soc Bras Med Trop 2015; 48(Suppl 1):20-6. Disponível em: https://doi.org/10.1590/0037-8682-0133-2013.

Mussoa D, Rocheb C, Tu-Xuan N, Robina E, Teissierb A, Van-Mai CL. Detection of zika virus in saliva. J Clinical Virology 2015; 68:53-5.

Nasidi A, Monath TP, Vanderberg J. Yellow fever vaccination and pregnancy: a four year prospective study. Trans R Soc Trop Med Hyg 1993; 87:337-9.

Nishioka SA, Nunes-Araújo FR, Pires WP, Silva FA, Costa HL. Yellow fever vaccination and pregnacy and spontaneous abortion: a case-control study. Tropical Med Int Health 1998; 3:29-33.

Nunes MRT, Faria NR, Vasconcelos JM et al. Emergence and potential for spread of Chikungunya virus in Brazil. BMC Med 2015; 13:102.

Oliveira-Szejnfeld PS, Levine D, Melo ASO et al. Congenital brain abnormalities and Zika vírus: what the

Oster AM, Brooks JT, Stryker JE et al. Interim guidelines for prevention of sexual transmission of Zika virus – United States. MMWR Morb Mortal Wkly Rep 2016; 5(5):120-1.

Paixão ES, Teixeira MG, Costa MC, Rodrigues LC. Dengue during pregnancy and adverse fetal outcomes: a systematic review and meta-analysis. Lancet Infect Dis 2016; 16:857-65.

Paules CI, Fauci AS. Yellow fever – once again on the radar screen in the Americas. N Engl J Med 2017; 376(15):1397-9.

Ribeiro CF, Lopes VG, Brasil P, Coelho J, Muniz AG, Nogueira RM. Perinatal transmission of dengue: a report of 7 cases. J Pediat 2013; 163(5):1514-6.

Robert E, Vial T, Schaefer C, Arnon J, Reuvers M. Exposure to yellow fever vaccine in early pregnancy. Vaccine 1999; 17:283-5.

Roth A, Mercier A, Lepers C, Hoy D et al. Concurrent outbreaks of dengue, chikungunya and Zika virus infections: an unprecedented epidemic wave of mosquito-borne viruses in the Pacific 2012-2014. Euro Surveill 2014 [citado 2016 dez 1]; 19(41). Disponível em: http://www.eurosurveillance.org/ViewArticle.aspx?ArticleId=20929.

Sabino EC, Loureiro P, Lopes ME et al. Transfusion-transmitted dengue and associated clinical symptoms during the 2012 epidemic in Brazil. J Infec Diseases 2016; 231:694-702.

Scott LJ. Drugs 2016; 76:1301. doi: 10.1007/s40265-016-0626-8.

Scrag SJ, Wiener P. Emerging infectious disease: what are the relative roles of ecology and evolution? Trends Ecol Evol 1995; 10(8):319-24.

Staples JE, Gershman M, Fischer M. Yellow fever vaccine: recommendations of the Advisory Committee on Immunization Practise (ACIP). MMWR Reccomm Rep 2010; 59:1-279.

Sudeep AB, Parashar D. Chikungunya: an overview. J Biosci 2008; 33:443-9.

Suwanmanee S, Luplertlop N. Dengue and Zika viruses: lessons learned from the similarities between these Aedes Mosquito-vectored arboviruses. J Microbiol 2017; 55(2):81-9. doi: 10.1007/s12275-017-6494-4.

Suzano CE, Amaral E, Sato HK, Papaiordanou PM. The effects of yellow fever immunization (17DD) inadvertently used in early pregnancy during a mass campaign in Brazil. Vaccine 2006; 24:1421-6.

Tan PC, Soe MZ, Si Lay K, Wang SM, Sekaran SD, Omar SZ. Dengue infection and miscarriage: a prospective case control study. PLoS Negl Trop Dis 2012; 6(5):e1637. doi: 10.1371/journal.pntd.0001637.

Torres JR, Falleiros-Arlant LH, Dueñas L, Pleitez-Navarrete J, Salgado DM, Castillo JB. Congenital and perinatal complications of chikungunya fever: a Latin American experience. Int J Infect Dis 2016; 51:85-8. doi:10.1016/j.ijid.2016.09.009.

Vieira MACS, Romano APM, Borba AS et al. West Nile Virus Encephalitis: the first human case recorded in Brazil. Am J Trop Med Hyg 2015; 93(2):377-9. Disponível em: https://doi.org/10.4269/ajtmh.15-0170.26.

Weaver SC, Forrester NL. Chikungunya: evolutionary history and recent epidemic spread. Antivir Res 2015; 120:32-9.

Wilder-Smith A, Gubler DJ, Weaver SC, Monath TP, Heymann DL, Scott TW. Epidemic arboviral disease: priorities for research and public health. Lancet Infect Dis 2017; 17:e101-6.

World Health Organization (WHO) and the Special Programme for Research and Training in Tropical Diseases (TDR). Dengue: guidelines for diagnosis, treatment, prevention and control. 9a ed. Genebra: WHO; 2009. Disponível em: http://apps.who.int/iris/bitstream/10665/44188/1/9789241547871_eng.pdf. Acessado em 08 de abril de 2017.

World Health Organization (WHO). Zika Virus Fact Sheet: World Health Organization; 2016. Disponível em: http://www. who.int/mediacentre/factsheets/zika/en/. Acessado em 08 de abril de 2017.

Xiong X, Harville E, Paz-Soldão V, Tomashek KM, Breart L, Buekens P. Maternal dengue and pregnancy outcomes: a systematic review. Obstet GynecoSurv 2010; 65(2):107-18.

CAPÍTULO 14

Manejo do Câncer durante a Gestação

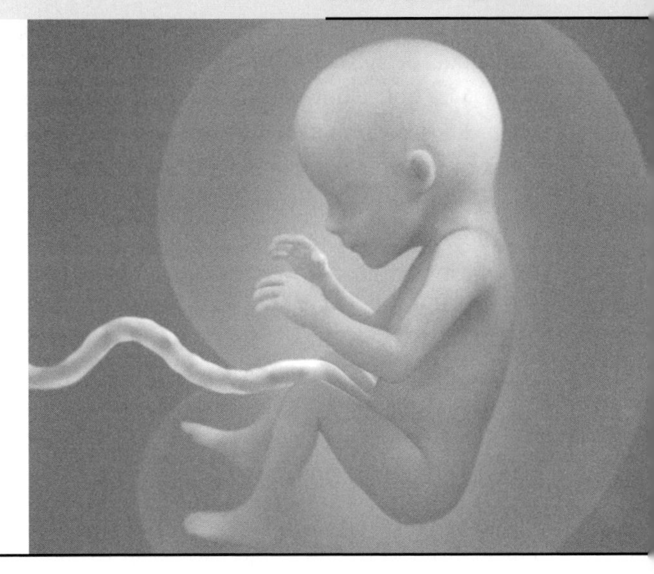

Enaldo Melo de Lima

INTRODUÇÃO

O câncer raramente é diagnosticado durante a gravidez, mas espera-se que essa taxa de detecção aumente nas próximas décadas na medida em que as mulheres optam por engravidar em períodos mais tardios de sua vida reprodutiva. A definição de gravidez associada a câncer varia de estudo para estudo, porém é frequentemente caracterizada como diagnóstico durante a gravidez até 1 ano depois do parto. A incidência de câncer diagnosticado durante a gravidez varia de 17 a 38 casos por 100.000 partos, enquanto a de câncer diagnosticado durante a gestação até 1 ano após o parto oscila entre 94 e 137 casos por 100.000 partos. Entre os anos de 1977 e 2008 foi registrado um aumento significativo na incidência, não somente secundário ao retardo na idade gestacional, mas em decorrência de outros fatores, como o aprimoramento das técnicas diagnósticas e a maior avaliação multidisciplinar durante a gestação, assim como a hipótese de que hormônios e fatores de crescimento para o crescimento fetal podem acelerar o crescimento tumoral.

Os sete tipos de câncer mais diagnosticados durante a gravidez são o de mama, o de colo do útero, o de ovário, o linfoma de Hodgkin e o não Hodgkin, a leucemia e o melanoma, os quais também estão entre os mais frequentemente diagnosticados na idade reprodutiva da mulher, perfazendo cerca de 58% de todos os casos nesse grupo (Tabela 14.1).

CÂNCER DE MAMA E GRAVIDEZ

A incidência de câncer de mama associado à gravidez tem sido relatada em diversos estudos e varia de 1,3 a 7,9 casos por 100.000 partos, e o aumento gradativo dessa incidência é pelo menos parcialmente atribuído à postergação da gravidez.

A gravidez e a lactação aumentam o tamanho e a densidade das mamas, tornando mais difícil a detecção do nódulo ou massa mamária pela paciente e o médico, o que leva ao atraso no diagnóstico de câncer de mama na mulher grávida quando comparada com a mulher não grávida. Uma revisão realizada em 2003 por Petrek e Seltzer avaliou o impacto da gravidez do prognóstico no câncer de mama. Mulheres grávidas com câncer de mama apresentam probabilidade maior de terem linfonodos positivos e tumores > 2cm do que as não grávidas. Mulheres grávidas têm um risco 2,5 vezes maior de apresentarem doença metastática e muito menos chance de terem doença no estádio I. Essas observações são corroboradas por um levantamento realizado em Taiwan com 26 pacientes entre 1984 e 2009.

A maioria dos estudos revela que as pacientes com câncer de mama associado à gravidez têm pior prognóstico do que as não grávidas. No principal levantamento realizado por meio de uma metanálise de 30 estudos retrospectivos com base

Tabela 14.1 Incidência de câncer entre todas as mulheres na idade reprodutiva (15 a 44 anos) nos EUA em 2012

Tipo de câncer	Incidência
Todos	130,4
Mama	41,6
Melanoma	11,9
Colo do útero	6,9
Linfoma não Hodgkin	4,5
Ovário	4,0
Linfoma de Hodgkin	3,5
Leucemia	3,3

populacional e fundamentados em estudos publicados entre 1969 a 2012, Azim e cols. observaram que a gravidez associada ao câncer de mama apresentava pior prognóstico mesmo depois de ajustados fatores como estádio e idade. Nessa metanálise houve um leve aumento dos óbitos nas pacientes diagnosticadas durante a gravidez, somente quando comparadas ao controle das não grávidas, porém os dados obtidos não eram muito heterogêneos. Os autores sugerem que o pior prognóstico se deve ao retardo no diagnóstico e a uma terapia sistêmica subótima.

Outros estudos, incluindo um estudo de coorte com dados de registro internacional, observaram que a sobrevida global e a sobrevida livre de doença são similares em ambas as situações.

CÂNCER DE COLO DO ÚTERO E GRAVIDEZ

O câncer de colo do útero está entre os três mais frequentemente diagnosticados durante a gestação, segundo estudos de base populacional realizados na Dinamarca. A taxa de incidência de câncer de colo do útero diagnosticado durante a gravidez foi de 1,8 a 10,9 casos para cada 100.000 partos. A neoplasia intraepitelial cervical, um precursor do câncer cervical, foi observada em pacientes mais jovens (25 a 34 anos) e o câncer cervical em pacientes mais velhas (> 35 anos).

Impacto da gravidez no prognóstico

Há concordância geral na literatura de que a gravidez não altera o prognóstico de câncer de colo do útero. Mulheres com câncer cervical associado à gravidez são mais provavelmente diagnosticadas no estádio I do que as não grávidas.

LINFOMA E LEUCEMIA NA GRAVIDEZ

Dentre os três tipos de câncer hematopoéticos (linfoma de Hodgkin, linfoma não Hodgkin e leucemias), o de Hodgkin é o mais comumente diagnosticado durante a gravidez, com incidência variando de 0,7 a 8,1 em 100.000 nascimentos. A leucemia foi o segundo tumor mais comum, com taxa de 0,4 a 1,4 em 100.000 nascimentos, seguida pelo linfoma não Hodgkin, com o registro de 0,2 a 5,4 casos em 100.000 nascimentos. Vale destacar que a taxa de incidência do linfoma não Hodgkin diagnosticado durante a gravidez aumentou significativamente de 4,4 em 2003 para 7,7 em 2011 em estudo conduzido nos EUA.

Impacto da gravidez no prognóstico

Um estudo retrospectivo que avaliou o prognóstico dos cânceres hematopoéticos não encontrou nenhuma diferença na taxa de mortes entre as mulheres grávidas e as não grávidas.

Linfoma de Hodgkin

Um estudo de coorte não detectou nenhuma diferença no prognóstico para a doença em mulheres grávidas e não grávidas. Não houve diferença estatística na sobrevida em 20 anos entre as pacientes grávidas e as não grávidas.

Linfoma não Hodgkin

O prognóstico do linfoma não Hodgkin durante a gravidez não está claro em virtude dos poucos dados disponíveis.

Leucemia

Há concordância geral na literatura de que a gravidez não influencia o curso da leucemia, mas poucos dados apresentados embasam essa afirmação. Nenhum dos poucos estudos realizados incluiu uma coorte de pacientes não grávidas.

Um grande desafio na avaliação do prognóstico de leucemia diagnosticada durante a gravidez é o viés de seleção. A leucemia tem um curso rapidamente progressivo e pode ser fatal em poucos dias quando não recebe tratamento imediato. Algumas mulheres diagnosticadas com leucemia no primeiro trimestre podem ser encaminhadas de imediato para aborto terapêutico.

CÂNCER DE OVÁRIO E GRAVIDEZ

O câncer de ovário ocorre em uma incidência de 0,9 a 1,8 por 100.000 nascimentos.

Impacto da gravidez no prognóstico

Apenas um estudo norueguês de caso-controle calculou o impacto do câncer de ovário durante a gestação, não registrando nenhuma diferença no risco de causa de morte específica.

MELANOMA E GRAVIDEZ

A incidência de melanoma diagnosticado durante a gravidez variou de 0,6 a 14,9 para cada 100.000 nascimentos. Um estudo australiano revelou aumento da incidência entre 1994 e 2007, atribuído à idade da mãe: as mulheres entre 40 e 55 anos de idade apresentavam 7,5 vezes mais melanomas do que aquelas entre 15 e 24 anos.

Impacto no prognóstico

Em uma revisão de literatura, o melanoma associado à gravidez é frequentemente relatado como o tumor mais espesso nas pacientes grávidas, embora essa observação não tenha significado estatístico.

CONSIDERAÇÕES EPIDEMIOLÓGICAS SOBRE O CÂNCER DURANTE A GESTAÇÃO

Com base em estudos populacionais, a incidência de câncer atribuído à gestação tem aumentado ao longo do tempo e esse aumento tem sido atribuído, pelo menos em parte, à tendência de as mulheres engravidarem mais tarde durante sua idade reprodutiva.

A gravidez não parece influenciar a progressão dos sete tumores malignos mais frequentes, com exceção do câncer de

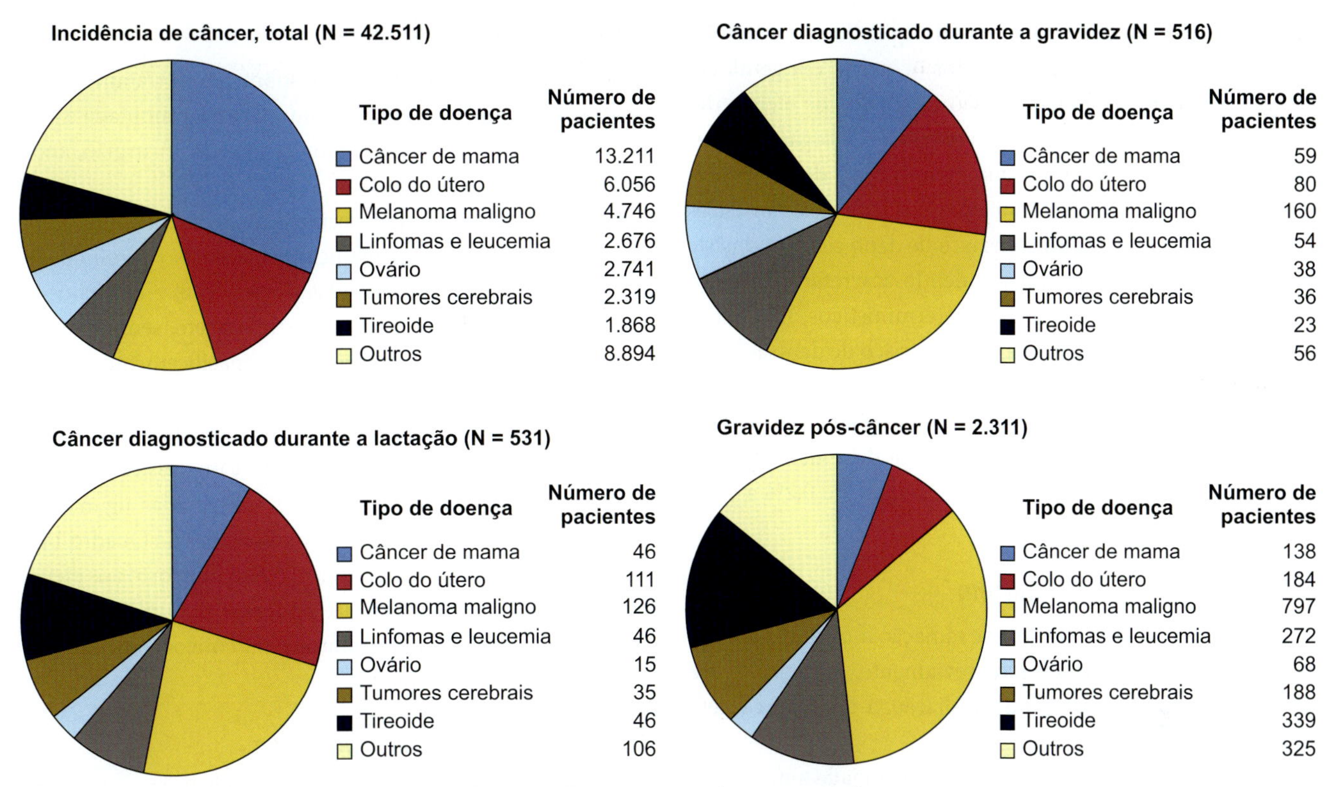

Figura 14.1 Tipos de tumores durante a gestação.

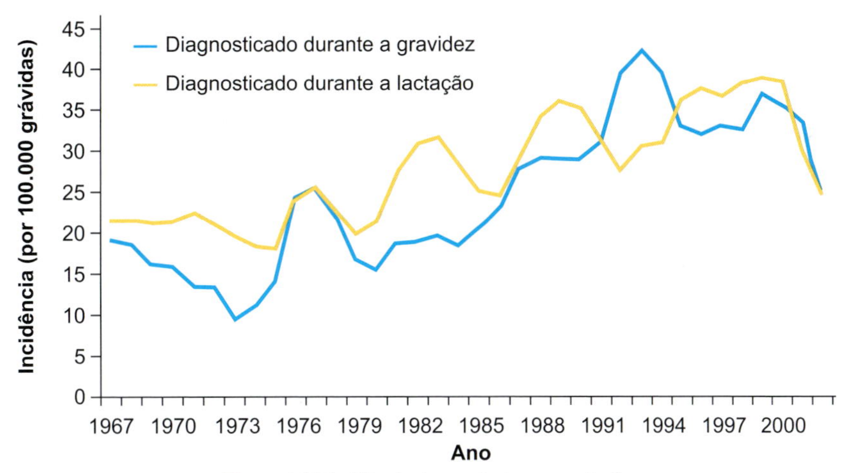

Figura 14.2 Incidência de neoplasias na gestação.

mama. Esse pior prognóstico do câncer de mama pode ser largamente atribuído ao diagnóstico realizado em estádios mais avançados ou mesmo após o parto.

AVALIAÇÃO IMAGINOLÓGICA DURANTE A GESTAÇÃO

Exames de imagem e biópsias guiadas por imagem têm um papel importante no diagnóstico, no estadiamento e no manejo do câncer. Manuais de conduta existem para avaliação radiológica de pacientes diagnosticadas com uma variedade de cânceres. O câncer durante a gestação tem aumentado em frequência e, em razão de um possível aumento do risco para o desenvolvimento do feto, os manuais de conduta não são aplicáveis às situações de gravidez.

Risco de radiação nos exames de imagem

A exposição à radiação ionizante pode ocorrer em exames de imagem comuns, como radiografias e tomografias computadorizadas. A radiação ionizante pode ocorrer acima de determinadas doses, e os riscos podem ser imediatos ou representar danos futuros. Os efeitos no feto incluem malformação, restrição do crescimento, retardo mental e morte. O Comitê Internacional de Proteção Radiológica concluiu em 2007 que nenhum desses efeitos ocorre no feto quando são administradas doses < 100mGy. Esses efeitos ocorrem, em geral, em estágios precoces da gestação e são chamados de efeitos determinísticos. Durante o primeiro trimestre da organogênese, a exposição > 100mGy pode aumentar o risco de efeitos determinísticos com risco menor de toxicidade nos trimestres subsequentes. Outro efeito com risco de dano celular consiste na lesão de uma única célula, podendo acarretar a carcinogênese. Ao contrário dos efeitos determinísticos, não existe uma dose considerada limiar, embora o risco de dano aumente com a escalada da dose de radiação, em um efeito denominado estocástico. O Colégio Americano de Radiologia (ACR) descreve o risco de carcinogênese com a dose de 10mGy, o que aumenta a taxa de risco de malignidade de 0,2% a 0,3% para 0,3 a 0,7%.

Estudos específicos de imagem

As radiografias envolvem o uso de radiação ionizante com riscos associados, como discutido previamente. Entretanto, se a pelve estiver fora do campo de avaliação, a dose para o feto será mínima.

A tomografia computadorizada está associada a níveis elevados de radiação, mas a dose para o feto varia, registrando-se níveis altos quando o campo de radiação está próximo ao útero. O método poderia ser utilizado fora do campo uterino a despeito do trimestre; entretanto, devem ser levados em consideração outros métodos de imagem sem o uso de radiação, como a ressonância magnética.

O ultrassom pode ser utilizado com segurança durante a gravidez sem nenhum efeito adverso para o feto. O ultrassom é muito útil em diversas situações clínicas oncológicas, como na avaliação de massa mamária, massa anexial e metástases hepáticas. No entanto, é evidente a limitação em pacientes obesas. O método depende do operador, e a presença de gases intestinais reduz a sensibilidade no período mais tardio da gravidez em razão do aumento do perímetro abdominal e do efeito de massa do útero gravídico.

A ressonância magnética não usa radiação ionizante, e nenhum efeito adverso para o feto tem sido documentado durante qualquer estágio da gravidez.

A tomografia por emissão de pósitrons (PET-TC) combina a imagem funcional/metabólica do PET com a imagem anatômica da tomografia.

TRATAMENTO DO CÂNCER DURANTE A GESTAÇÃO

O tratamento do câncer durante a gravidez é desafiador. Embora a cirurgia seja segura, poucas medicações são seguras durante a gestação, e muito poucas foram testadas em mulheres grávidas. A maioria está contraindicada durante a gravidez, a menos quando estritamente necessário. Os médicos devem avaliar os benefícios do tratamento da mãe em relação ao risco potencial para o feto.

Tratamento cirúrgico

Quando uma paciente precisa se submeter ao tratamento cirúrgico, uma equipe multidisciplinar deve ser montada e adequadamente coordenada, incluindo obstetra, cirurgião, anestesiologista e neonatologista.

O plano anestésico estabelecido deve levar em conta o tipo de cirurgia, as condições médicas subjacentes (incluindo obviamente as mudanças derivadas da gravidez) e os efeitos da anestesia e da cirurgia para a paciente e o feto, sempre dando preferência à paciente. A laparoscopia especificamente não está contraindicada durante a gravidez, mas suas vantagens, comparadas à laparotomia padrão, devem ser avaliadas no contexto individual e específico. De acordo com o Congresso Americano de Obstetras e Ginecologistas, devem ser seguidas algumas recomendações gerais, as quais são apresentadas no Quadro 14.1.

Durante a abordagem cirúrgica, o feto é exposto aos efeitos transplacentários da anestesia, podendo ser utilizados com segurança enflurano, barbituratos e narcóticos, os quais têm sido extensamente estudados.

Complicações cirúrgicas e gravidez

As estimativas de morte fetal durante a cirurgia no primeiro trimestre sugerem que o risco varia de 8% a 11% em pequenos estudos publicados que não especificam o tipo de cirurgia e sem risco de aumento de risco de malformação fetal.

O principal risco para o feto durante a cirurgia não é a anestesia, e sim complicações intraoperatórias, como hipotensão e hipoxia. Além disso, a redução da perfusão placentária secundária à posição supina a longo prazo da mãe é um problema mecânico na fase final da gravidez. Vale lembrar que há risco de 15% de aborto em qualquer gravidez, o qual não deve ser desconsiderado, e que nem todo abortamento deve ser imputado à cirurgia e/ou à anestesia.

Uma grande análise de 215 pacientes realizada por Van Carsten e cols. mostrou que a cirurgia apresentava a menor taxa de complicações, quando comparada à radioterapia e à quimioterapia (6,1% × 39,4% × 33,3%), sugerindo que a cirurgia durante a gravidez é a modalidade de tratamento preferida.

Considerações sobre o tratamento cirúrgico

A abordagem da mulher grávida com câncer tem sofrido modificações radicais nas últimas décadas. Essas mudanças são

Quadro 14.1 Tratamento cirúrgico – Recomendações do Congresso Americano de Obstetras e Ginecologistas

A mulher grávida nunca deve ter uma cirurgia negada se indicada, a despeito do trimestre
A cirurgia deve ser realizada em instituição com serviço de neonatologia e pediatria
Um obstetra deve estar disponível para realizar cesariana
Deve estar disponível uma equipe que avalie e interprete adequadamente os batimentos fetais

decorrentes do aumento do conhecimento da fisiopatologia de grávida e do aprimoramento dos sistemas de monitorização. Assim, se antes a gravidez era considerada um fator de risco para o bem-estar da paciente e a taxa de abortamento era alta, agora as pacientes grávidas podem ser operadas com segurança.

Radioterapia

A radioterapia tem um papel importante em vários tumores malignos diagnosticados durante a gravidez, incluindo câncer de mama e de colo do útero e linfoma de Hodgkin. Entretanto, frequentemente os médicos hesitam em aplicar a radioterapia na mulher grávida em virtude da preocupação com a segurança fetal.

Consequências e riscos fetais secundários à radioterapia

Na mulher grávida, como em qualquer outro paciente, os benefícios e as desvantagens da radioterapia devem ser cuidadosamente pesados. Contudo, o procedimento é muito mais complicado, uma vez que deve ser considerado o risco fetal.

Além disso, deve ser considerada a distância do volume-alvo do feto, o que oferece uma indicação da exposição esperada do feto. Se o feto está dentro ou muito próximo do volume-alvo,os efeitos são severos e geralmente levam à morte fetal. A radioterapia não deve ser realizada na região pélvica durante a gravidez.

Abortamento terapêutico

Em alguns casos, o abortamento terapêutico deve ser considerado, o qual é, evidentemente, uma decisão individual. Para doses fetais < 0,1Gy, o abortamento terapêutico não é uma medida justificável. Em caso de doses mais altas, o risco fetal aumenta. Dependendo da idade gestacional, há o risco de o feto desenvolver malformação ou redução do quociente de inteligência. Em casos de substancial risco fetal, o abortamento terapêutico deve ser considerado e os pais cuidadosamente informados sobre o significado e a extensão dos riscos.

Tratamento sistêmico

O tratamento sistêmico com quimioterapia tem um papel crucial em pacientes grávidas com tumores malignos por aumentar a sobrevida global, sobretudo em pacientes com câncer de mama, um tópico específico de tratamento discutido neste capítulo. Além disso, o retardo na administração do tratamento sistêmico em virtude da gravidez pode afetar adversamente a sobrevida materna. Dados clínicos recentes indicam que o tratamento sistêmico de pacientes com câncer durante os dois últimos trimestres de gravidez é factível e deve ser administrado o mais próximo possível do adotado em pacientes não grávidas. Por outro lado, alguns agentes sistêmicos, como o trastuzumabe, devem ser evitados em razão da potencial toxicidade fetal.

A despeito desses aspectos gerais, o uso ótimo de fármacos citotóxicos em pacientes grávidas permanece indefinido, particularmente no que diz respeito à seleção molecular, à dose, à intensidade da dose (padrão ou regimes de dose densa) e suas potenciais repercussões na transferência transplacentária.

Mudanças fisiológicas durante a gravidez

As pacientes grávidas exibem uma variação significativa nos parâmetros farmacocinéticos que potencialmente altera o metabolismo do fármaco em comparação com as não grávidas. A grande maioria dos protocolos de quimioterapia pode ser administrada a partir da 14ª semana de gestação. A seguir, será discutido o potencial teratogênico das classes de quimioterapêuticos mais comumente utilizadas na prática oncológica.

Agentes alquilantes

A ciclofosfamida é componente fundamental dos protocolos de tratamento do câncer de mama, do linfoma não Hodgkin, dos sarcomas e de outras neoplasias. O uso desse medicamento no primeiro trimestre de gravidez foi associado a malformações, incluindo ausência de dedos, anormalidades oculares, baixa implantação das orelhas e fenda palatina.

Reynoso e cols. relataram um caso de exposição de gêmeos à ciclofosfamida durante toda a gestação. O menino desenvolveu atresia esofágica, deformidade em braço direito, anormalidade em veia cava inferior e crescimento intrauterino restrito (CIUR), além de evoluir com câncer de tireoide aos 11 anos e neuroblastoma aos 14 anos de idade, enquanto a menina permaneceu hígida.

A utilização segura de alquilantes durante o segundo e terceiro trimestres foi reportada. A dacarbazina é um agente alquilante muito importante no tratamento da doença de Hodgkin, de sarcomas e do melanoma, entre outros. Aviles e cols. reportaram dez casos em que foi utilizado o esquema ABVD (doxorrubicina, bleomicina, vimblastina e dacarbazina) na gravidez, não encontrando malformações ou complicações, exceto por um caso de CIUR.

Em análise de 15 casos em que foi usado bussulfano, oito foram expostos durante o primeiro trimestre e não apresentaram anomalias. Dentre os outros casos, um apresentou estenose pilórica e o outro, agenesia renal unilateral e calcificações hepáticas.

Antimetabólicos

Warkary e cols. descreveram a síndrome da aminopterina, caracterizada por disostose craniana com ossificação retardada, hipertelorismo, ponte nasal larga, micrognatia e anormalidades nas orelhas.

Aviles e Niz relataram casos de teratogenicidade ao metotrexato no primeiro trimestre de gestação, registrando um abortamento espontâneo sem anormalias e cinco recém-nascidos com muito baixo peso ao nascer, um dos quais morreu por pancitopenia e sepse com 3 semanas de idade. Essa criança também havia sido exposta a outros agentes, como ciclofosfamida e vincristina.

Foram relatados 53 casos de exposição ao 5-fluorouracil, cinco dos quais no primeiro trimestre. Houve o registro de um caso de hérnia inguinal, um de abortamento espontâneo, seis casos de CIUR, um caso de alopecia e uma morte fetal. Em alguns casos, as pacientes também estavam sendo tratadas com outros quimioterapêuticos.

Foram descritos quatro casos de malformações de membros após exposição à citarabina no primeiro trimestre, isolada ou em combinação. Em 89 outros casos, a citarabina foi utilizada em todos os trimestres, sendo relatados 5% de citopenia transitória, 6% de morte fetal, 13% de CIUR e dois óbitos neonatais secundários à sepse e à gastroenterite.

Dentre 49 mulheres expostas à mercaptopurina, nenhuma apresentou filhos com anomalias, incluindo 29 que foram expostas durante o primeiro trimestre.

Antracíclicos

Turchi e Villasis reportaram 28 gestações expostas à doxorrubicina e à daunorrubicina para o tratamento de leucemias, linfomas, sarcomas e câncer de mama, todas após o primeiro trimestre. Uma gravidez foi interrompida e duas pacientes abortaram. Todos os fetos eram fisicamente normais. Um recém-nascido teve hipoplasia medular transitória. Duas pacientes morreram ainda grávidas. Vinte e uma gestações chegaram ao fim sem complicações.

Dentre 124 casos de exposição à doxorrubicina, incluindo 25 no primeiro trimestre, foram relatadas três malformações (essas pacientes também estavam em uso de citarabina e radioterapia).

Outro estudo mostrou que, de 38 casos de exposição à doxorrubicina no primeiro trimestre, um apresentou pré-eclâmpsia, um neutropenia transitória, um CIUR e houve um abortamento neonatal.

A daunorrubicina foi utilizada em 43 casos, e uma malformação da íris foi diagnosticada aos 2 anos de idade. Cinco fetos tiveram CIUR e quatro apresentaram mielossupressão transitória. Ocorreram três óbitos fetais: dois por complicações maternas (pré-eclâmpsia e anemia grave) e um após a associação a outros medicamentos.

O efeito cardiotóxico dos antracíclicos sobre o feto é desconhecido. Sabe-se que a idarrubicina é mais lipofílica do que os demais fármacos dessa classe, o que favorece a transferência placentária. Reynoso e Hueta relataram um caso de óbito fetal 2 dias depois que a idarrubicina foi utilizada para terapia de consolidação de leucemia mieloide aguda. Houve complicações em cinco casos em que esse quimioterapêutico foi usado, incluindo CIUR, óbito fetal e dois casos de cardiomiopatia.

Recomenda-se que a doxorrubicina seja o antracíclico preferencial na gestação.

Alcaloides da vinca

Os alcaloides da vinca são considerados menos teratogênicos do que os antimetabólicos. Foram relatados 11 casos de exposição à vincristina e à vimblastina durante a gravidez com o registro de nove casos de CIUR, sete de partos prematuros, dois de pré-eclâmpsias, dois de mortes fetais e dois de mortes neonatais. É importante ressaltar que nos casos de óbito fetal e neonatal as gestantes estavam em uso de outros agentes quimioterápicos.

Taxanos

A utilização de paclitaxel na gravidez humana tem sido pouco relatada. Esse fármaco mostrou-se letal em embriões de galinha, coelhos e ratos. Nos raros casos reportados de exposição após o período de organogênese não houve efeitos fetais em humanos.

Outros agentes

Há na literatura um caso de criança nascida prematuramente após 6 dias de exposição à cisplatina com quadro de leucopenia, alopecia e síndrome do desconforto respiratório.

Há outro relato de exposição fetal à cisplatina, à bleomicina e ao etoposídeo na 25ª semana de gestação. Ventriculomegalia bilateral ocorreu 1 semana após o tratamento. Houve parto pré-termo (28 semanas) com recém-nascido anêmico e neutropênico. Em outros 24 casos de exposição à cisplatina estudados, cinco apresentaram complicações, como CIUR, morte fetal, perda auditiva e ventriculomegalia. A carboplatina não foi associada a malformações nos casos relatados.

Manejo do câncer de mama durante a gravidez

Em virtude de sua importância epidemiológica, será discutido especificamente o tratamento do câncer de mama durante a gravidez.

O câncer de mama durante a gravidez representa aproximadamente 2% de todos os tumores primários da mama. Em geral, as grávidas se encontram em estádios mais avançados quando comparadas às não grávidas, mas todas as evidências sugerem que o prognóstico é similar e que o tratamento deve ser o mais próximo possível das recomendações para a mulher jovem.

Um grupo de especialistas reviu recentemente o consenso sobre essa abordagem. Em geral, em todas as estratégias de tratamento necessitam ser levadas em consideração a eficácia do tratamento materno e a segurança fetal.

Diagnóstico

O rastreamento não é indicado durante a gravidez. Os sinais e sintomas não devem ser negligenciados, e um nódulo mamário deve ser biopsiado se não desaparecer dentro de 1 mês. Um mês de atraso no diagnóstico aumenta em 0,9% a1,8% o risco de envolvimento nodal.

Tratamento local

As pacientes devem ser tratadas com a mesma abordagem cirúrgica que as não grávidas.

De acordo com os manuais de condutas da ASCO de 2014, as pacientes com câncer de mama durante a gravidez não devem ser submetidas à biópsia de linfonodo sentinela com base em estudos de coorte. Entretanto, esse procedimento pode ser realizado com segurança durante a gravidez.

A radioterapia não é recomendada durante a gravidez porque são limitadas as informações disponíveis sobre as consequências da exposição do útero. Em geral, recomenda-se postergar a radioterapia para depois do parto.

Quimioterapia

A quimioterapia está contraindicada durante o primeiro trimestre de gestação em virtude do alto risco de indução de malformação fetal, assim como de aborto. Um recente levantamento mostrou que a prevalência de malformação após quimioterapia no primeiro trimestre foi de 14%, a qual foi reduzida para 3% quando administrada no segundo ou terceiro trimestre, e que é comparável à da população geral nos EUA (3%) e da Alemanha (6,7%).

A quimioterapia deve ser administrada nos dois últimos trimestres, sendo iniciada na 13ª ou 14ª semana. Por outro lado, outros agentes anticâncer usados para o tratamento sistêmico, como trastuzumabe, tamoxifeno e outros agentes endócrinos, devem ser evitados durante a gravidez em razão do potencial de toxicidade fetal.

CONSIDERAÇÕES FINAIS

- Retardar deliberadamente a terapia até que seja alcançada a maturidade fetal parece ser uma opção segura em pacientes com doença em estádio inicial.
- Continuar o tratamento iniciado durante a gravidez é a segunda maneira de prevenir a prematuridade.
- O tratamento deve continuar até a viabilidade fetal ser alcançada.
- A maturidade fetal deve ser o critério adotado para induzir o parto.
- Em equipes multidisciplinares, deve ser feito esforço máximo para retardar o parto até, pelo menos, 35 a 37 semanas.
- É aceitável a interrupção da gravidez em caso de mau prognóstico materno ou quando há a necessidade urgente de quimioterapia no primeiro trimestre.
- Dados atuais confirmam que a quimioterapia durante os dois últimos trimestres de gestação não aumenta a taxa de malformações.
- As pacientes grávidas com câncer devem ser tratadas por equipe multidisciplinar e ter acesso a cuidados intensivos neonatais e maternos. A prevenção de prematuridade iatrogênica deve ser uma medida importante da estratégia do tratamento.

Leitura complementar

Abenhaim HA, Azoulay L, Holcroft CA, Bure LA, Assayag J, Benjamin A. Incidence, risk, factors, and obstetrical outcomes of women with breast cancer in pregnancy. Breast J2012; 18(6):564-8.

ACOG Committee on Obstetric Practice. ACOG Committee Opinion N° 474: Non-obstetric surgery during pregnancy. Obstet Gynecol 2011; 117:420.

ACR-SPR practice parameter for imaging pregnant of potentially pregnant adolescents and women with ionizing radiation. Practice Parameter 2014; Resolution 39. Disponível em: http://www.acr.org/guidelines.

Al-Halal H, Kezouh A, Abenhaim HA. Incidence and obstetrical outcomes of cervical intraepitelial neoplasia and cervical cancer in pregnancy: a population-based study on 8.8 million births. Arch Gynecol Obstet 2013; 287(2):245-50.

Amant F, von Minckwitz G, Han SN et al. Prognosis of women with primary breast cancer diagnosed during pregnancy: results from an international collaborative study. J Clin Oncol 2013; 31(20):2532-9.

Amant R et al. LBA49_PR: long-term neuropsychological and cardiac follow-up of children and adults who were antenatal exposed to radiotherapy. Ann Oncol 2014; 25(suppl4):25.

Aviles A et al. Growth and development of children of mothers treated with chemotherapy during pregnancy: current status of 43 children. Am J Hematol, 1991.

Azim Jr HA, Johansson AL, Hsieh CC, Cnattinguis S, Lambe M. Increasing incidence of pregnancy-associated breast cancer: a meta-analysis of 30 studies. Cancer Treat Rev 2012; 38(7);834-42.

Bannister-Tyrrell M, Roberts CL, Hasovits C, Nippita T, Ford JB. Incidence and outcomes of pregnancy-associated melanoma in New South Wales 1994-2008. Aust N Z J Obstet Gynaecol 2015; 55(2):116-22.

Beadle BM, Woodward WA, Middleton LP et al. The impact of pregnancy on breast cancer outcomes in women < or = 35 years. Cancer 2009; 115(6):1174-84.

Briggs GC, Freeman RK, Yaffee SJ. A reference guide to fetal and neonatal risk: drugs in pregnancy and lactation. 5. ed. Philadelphia: Williams and Wilkins, 1998.

Brosdsky JB, Cohen EN, Brown BW et al. Surgery during pregnancy and fetal outcome. Am J Gynecol 1980; 138:1165-7.

Cardonick E, Lacobucci A. Use of chemotherapy during human pregnancy. Lancet Oncol, 2004.

Eibye S, Kjaer SK, Mellemkjaer L. Incidence of pregnancy-associated cancer in Denmark,1977-2006. Obstet Gynecol 2013; 8(3):203-7.

El-Messidi A, Patenaude V, Abenhaim HA. Incidence and outcomes of women with non-Hodgkin's lymphoma in pregnancy: a population-based study on 7.9 million births. J Obstet Gynaecol Res 2015; 41(4):582-9.

Expert Panel on MRS, Kanal E, Barkovich AJ et al. A CR guidance document on MR safe practices. J Magn Reson Imaging 2013; 37:501-30.

Gentilini O, Cremonesi M, Toesca A et al. Sentinel lymph node biopsy in pregnant patients with breast cancer. Eur J Nucl Med Mol Imaging 2010; 37(1):78-83.

Germann N, Haie-Meder C, Morice P et al. Management and clinical outcomes of pregnant patients with invasive cervical cancer. Ann Oncol 2005; 16(3):397-402.

Greenlund LJ, Letendre L, Tefferi A. Acute leukemia during pregnancy: a single institutional experience with 17 cases. Leuk Lymphoma 2001; 41(5-6):571-7.

Haas JF. Pregnancy in association with a newly diagnosed cancer: a population-based epidemiologic assessment. Int J Cancer1984; 34(2):229-35.

I.C.R.P., Publication 84. Pregnancy and medical irradiation. Ann ICRP 2000; 30:1-43.

Kal HB, Struikmans H. Radiotherapy during pregnancy: fact and fiction. Lancet Oncol 2005; 6(5):328-33.

Leachman SA, Jackson R, Eliason MJ, Larson AA, Bolognia JL. Management of melanoma during pregnancy. Dermatol Nurs 2007; 19(2):145-52,161.

Lee YY, Roberts CL, Dobbins T et al. Incidence and outcomes of pregnancy-associated cancer in Australia,1994-2008: a population-based linkage study. BJOG 2012; 119:1572-82.

Leiserowitz GS, Xing G, Cress R, Brahmbhatt B, Dalrymple JL, Smith LH. Adnexal masses in pregnancy: how often are they malignant? Gynecologic Oncol 2006; 101(2):315-21.

Lishner M, Zemlickis D, Degendorfer P, Panzarella T, Sutcliffe SB, Koren G. Maternal and fetal outcome following Hodgkin's disease in pregnancy. Br J Cancer 1992; 65(1)114-7.

Lishner M, Zemlickis D, Sutcliffe SB, Koren G. Non-Hodgkin's lymphoma and pregnancy. Leuk Lymphoma 1994; 14(5-6):411-3.

Loibl S, Schmidt A, Gentilini O et al. Breast cancer diagnosed during pregnancy: adapting recent advances in breast cancer care for pregnant patients. JAMA Oncol 2015; 1(8):1145-53.

Loibl S, von Minckwitz G, Gwyn K et al. Breast carcinoma during pregnancy. International recommendation from an expert meeting. Cancer 2006; 106(2);237-46.

Mathews TJ, Hamilton BE. First births to older women continue to rise. National Center for Health Statistics, Hyattsville, MD. NCHS Data Brief 2014; 152:1-8.

McCollough CH, Schueler BA, Atwell TD et al. Radiation exposure and pregnancy: when should we be concerned? Radiographics 2007; 27:909-17; discussion 917-18.

Mir O, Berveiller P, Pons G. Trastuzumab-mechanism of action and use. N Engl J Med 2007; 357(16):1664-5; author reply 5-6.

Mir O, Berveiller P. Increased evidence for use of chemotherapy in pregnancy. Lancet Oncol 2012; 13(9):852-4.

National Toxicology Program. NTP monograph: development effects and pregnancy outcomes associated with cancer chemotherapy use during pregnancy: NTP Monogr 2013; (2):i-214. Disponível em: http://ncbi.nlm.gov/pubmed/24736875.

Patel SJ, Reede DL, Katz DS et al. Imaging the pregnant patient for non-obstetric conditions: algorithms and radiation dose considerations. Radiographics 2007; 27:1705-22.

Peres RM et al. Assessment of fetal risk associated with exposure to cancer chemotherapy during pregnancy: a multicenter study. Braz J Med Biol Res, 2001.

Petrek J, Seltzer V. Breast cancer in pregnant and postpartum women. J Obstet Gynaecol Can 2003; 25(11):944-50.

Reynoso EE, Keating A, Baker MA. Acute leukemia occurring 19 years after treatment of acute lymphoblastic leukemia. Cancer, 1987.

Stensheim H, Moller B, van Dijk T, Fossa SD. Cause-specific survival for women diagnosed with cancer during pregnancy or lactation: a registry-based cohort study. J Clin Oncol 2009; 27(1):45-51.

Van Carsten K, Heyns L, De Smet F et al. Cancer during pregnancy: an analysis of 215 patients emphasizing the obstetrical and neonatal outcome. JCO 2010; 28:683-9.

Wrixon AD. New recommendations from the International Commission on Radiological Protection – A review. Phys Med Biol 2008; 53:R41-60.

Yang YL, Chan KA, Hsieh FJ, Chang LY, Wang MY. Pregnancy-associated breast cancer in Taiwanese women: potential treatment delay and impact on survival. Plos One 2014; 9(11):e111934.

CAPÍTULO 15

Cardiopatias

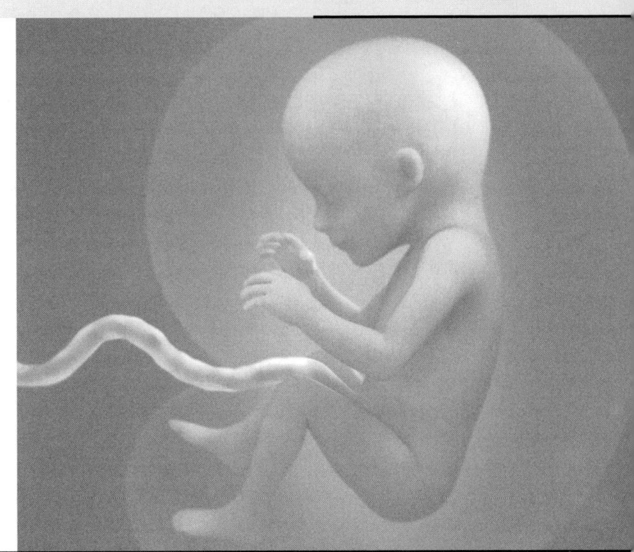

Luciana Carvalho Martins
Anamaria Rocha Mendes Andrade
Lorena Costa Diniz Moysés

INTRODUÇÃO

Atualmente, 0,2% a 4% de todas as gravidezes nos países ocidentais industrializados são complicadas pelas doenças cardiovasculares (DCV), as quais, ainda que raras, constituem a principal causa indireta de morte materna em todo o mundo. O conhecimento dos riscos associados à DCV durante a gravidez e seu manejo são de fundamental importância para o aconselhamento das pacientes, e diretrizes são essenciais para garantir a saúde da mãe e do feto.

EPIDEMIOLOGIA

O espectro de DCV na gravidez vem sofrendo mudanças e difere entre os países. No mundo ocidental, o risco de DCV na gestação se ampliou em virtude do aumento da idade materna na primeira gravidez e da prevalência de fatores de risco cardiovasculares (diabetes, hipertensão e obesidade). Além disso, o tratamento da doença cardíaca congênita avançou, resultando em aumento do número de mulheres cardiopatas que atingem a idade fértil.

Nos países industrializados, a doença cardíaca congênita é a DCV mais frequente durante a gravidez (75% a 82%), predominando as lesões de *shunt* (20% a 65%). A doença cardíaca congênita representa apenas 9% a 19% dos casos fora da Europa e da América do Norte. A doença valvar reumática predomina em países em desenvolvimento, compreendendo 56% a 89% de todas as DCV na gravidez. As cardiomiopatias são raras, mas representam causas de complicações graves. A cardiomiopatia periparto (CMPP) é a causa mais comum dessas complicações.

ALTERAÇÕES HEMODINÂMICAS, HEMOSTÁTICAS E METABÓLICAS DURANTE A GRAVIDEZ

A gravidez induz mudanças no sistema cardiovascular para atender às demandas metabólicas aumentadas da mãe e do feto. Essas mudanças incluem aumento no volume plasmático e no débito cardíaco (DC) e redução na resistência vascular periférica (RVP) e consequentemente na pressão arterial (PA). O volume plasmático aumenta cerca de 40% em relação aos níveis pré-gravídicos, atingindo o pico com 24 semanas. No início da gravidez, o aumento do DC ocorre principalmente em razão do aumento do volume plasmático, e no fim da gestação a frequência cardíaca é a principal responsável.

A frequência cardíaca aumenta entre 20 e 32 semanas e permanece alta até 2 a 5 dias após o parto. A PA sistêmica geralmente cai no início da gestação e a PA diastólica (PAD) apresenta redução mais significativa, de 10mmHg no segundo trimestre. Essa redução é causada por vasodilatação ativa, obtida a partir da ação de mediadores locais, como prostaciclina e óxido nítrico. No terceiro trimestre, a PAD aumenta gradualmente e pode voltar aos valores não gravídicos no parto (Figura 15.1).

Alterações hemodinâmicas significativas ocorrem durante o parto e no pós-parto. Essas alterações são decorrentes de contrações uterinas, posicionamento, dor, ansiedade, esforço, sangramento e involução uterina. A PA e a PAD aumentam 15% a 25% e 10% a 15%, respectivamente, durante as contrações uterinas. O DC aumenta em 15% no trabalho de parto inicial, 25% durante o primeiro período de dilatação e em 50% durante os esforços expulsivos, alcançando um aumento de 80% no pós-parto precoce devido à redistribuição associada à involução

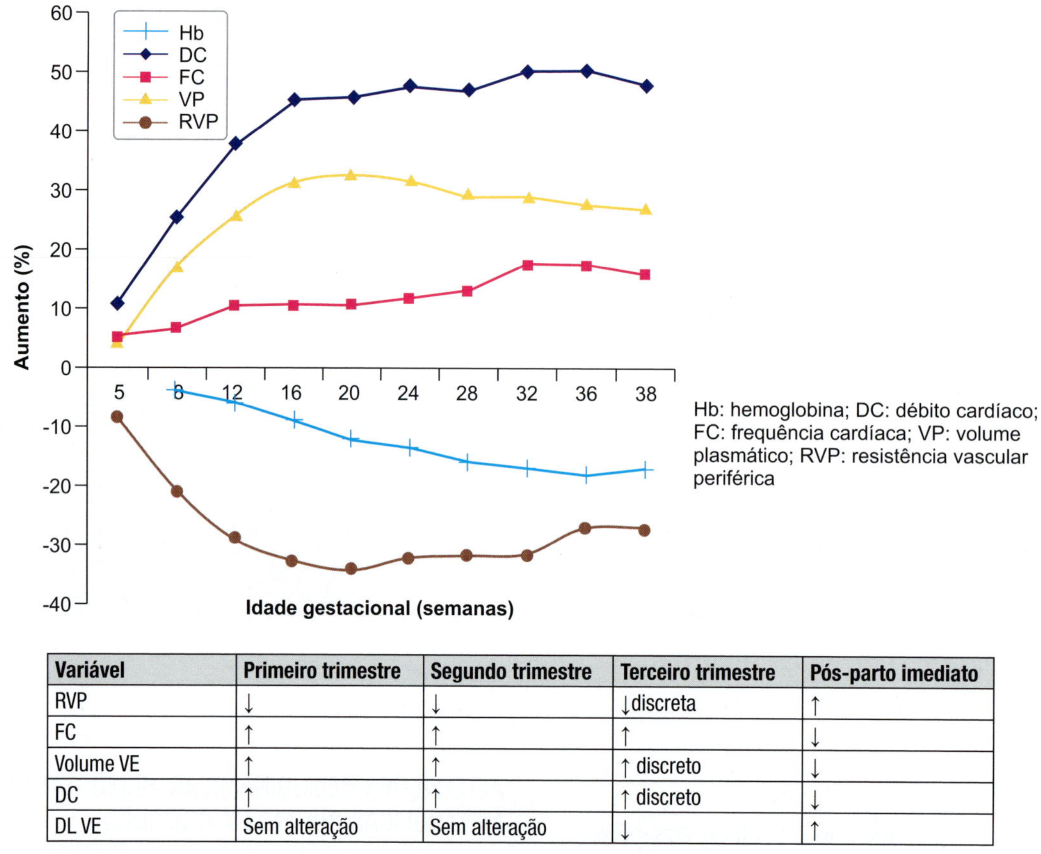

Variável	Primeiro trimestre	Segundo trimestre	Terceiro trimestre	Pós-parto imediato
RVP	↓	↓	↓discreta	↑
FC	↑	↑	↑	↓
Volume VE	↑	↑	↑ discreto	↓
DC	↑	↑	↑ discreto	↓
DL VE	Sem alteração	Sem alteração	↓	↑

RVP: resistência vascular periférica; FC: frequência cardíaca; VE: ventrículo esquerdo; DC: débito cardíaco; DL: diâmetro longitudinal

Figura 15.1 Alterações hemodinâmicas associadas à gravidez.

uterina e à reabsorção do edema periférico. As pacientes com deficiência de função ventricular, portanto, permanecem em risco durante várias semanas após o parto.

A gravidez induz também uma série de alterações hemostáticas com aumento da concentração de fatores de coagulação, fibrinogênio e adesividade plaquetária, além de fibrinólise diminuída, que leva à hipercoagulabilidade e ao aumento do risco de eventos tromboembólicos. Além disso, a obstrução ao retorno venoso pelo útero causa estase e um aumento adicional no risco de tromboembolismo.

Além das mudanças circulatórias, também ocorre uma variedade de alterações hormonais para facilitar o relaxamento tecidual. Essas mudanças também podem contribuir para o risco aumentado de dissecção da aorta e da artéria coronariana.

As alterações fisiológicas que ocorrem durante a gravidez podem afetar também a absorção, a excreção e a biodisponibilidade de todos os medicamentos. O aumento do volume sanguíneo intravascular explica em parte as doses mais elevadas de medicamentos necessárias para atingir as concentrações plasmáticas terapêuticas. Além disso, a perfusão renal aumentada e o metabolismo hepático maior aumentam a depuração do fármaco. A farmacocinética alterada dos fármacos varia em magnitude em diferentes estágios da gravidez, tornando necessária uma monitorização cuidadosa da paciente, além de ajustes das doses.

ACONSELHAMENTO PRÉ-CONCEPCIONAL E AVALIAÇÃO DE RISCOS

Uma avaliação cardiológica e obstétrica pré-concepcional é ideal para abordagem tanto do risco materno como do fetal. Nessa oportunidade é essencial estabelecer a função cardíaca basal usando a classificação da New York Heart Association (NYHA – Quadro 15.1), revisar medicações, determinando sua adequação durante a gravidez, e aconselhar e discutir com o casal um plano de seguimento, visando aos riscos maternos e fetais. As pacientes de alto risco devem ser acompanhadas por equipe multidisciplinar.

O risco materno pode ser estimado por meio de várias ferramentas. A primeira delas é o índice CARPREG, um escore de risco derivado de uma coorte prospectiva de 599 gravidezes em mulheres com doenças congênitas e adquiridas. O

Quadro 15.1 Classificação funcional (NYHA)

Classe	Sintomas
Classe I	Ausência de sintomas durante atividades cotidianas. A limitação para esforços é semelhante à esperada em indivíduos normais
Classe II	Sintomas desencadeados por atividades cotidianas
Classe III	Sintomas desencadeados em atividades menos intensas que as cotidianas ou em pequenos esforços
Classe IV	Sintomas em repouso

CARPREG identifica como os mais importantes preditores de complicações maternas: (1) arritmia ou falência cardíaca prévia, (2) obstrução do coração esquerdo, (3) classe funcional basal (antes da gestação) de NYHA > 2 e (4) fração de ejeção do ventrículo esquerdo < 40%.

Outro escore desenvolvido com base em análise retrospectiva foi o índice de risco de ZAHARA, que incluiu: (1) história de arritmia, (2) uso de medicações antes da gestação, (3) classe funcional basal II ou maior, (4) lesões obstrutivas do coração esquerdo, (5) lesão atrioventricular (AV) grave sistêmica ou regurgitação de valva pulmonar, (6) regurgitação AV pulmonar grave, (7) protéses valvares mecânicas e (8) cardiopatias cianóticas como preditores independentes de complicações cardíacas, obstétricas e neonatais.

Por último, a Organização Mundial da Saúde (OMS) também categoriza as lesões cardíacas como de baixo, médio ou alto risco e como lesões nas quais a gravidez é contraindicada. Dentre os índices disponíveis, a classificação da OMS obteve a maior acurácia na estimativa do risco cardiovascular durante a gestação. As diretrizes da Sociedade Europeia também recomendam que a avaliação do risco materno seja realizada de acordo com a classificação de risco da OMS, que integra todos os fatores de risco conhecidos (Tabela 15.1).

Em mulheres na classe I da OMS, o risco é muito baixo, e o acompanhamento da cardiologia durante a gravidez pode ser limitado a uma ou duas visitas. Aquelas na classe II têm risco baixo ou moderado, sendo recomendado o seguimento a cada trimestre. Para as mulheres na classe III da OMS, existe risco elevado de complicações e são recomendadas a consulta mensal ou bimestral com cardiologista e a revisão obstétrica durante a gravidez. As mulheres classificadas na classe IV da OMS devem ser desestimuladas a engravidar, mas, se a

Tabela 15.1 Sistemas de pontuação CARPREG e ZAHARA para estimativa do risco de complicações cardíacas durante a gestação

Fator de risco CARPREG 1 ponto por cada fator	**Total de pontos**	**Risco de complicação (%)**	
Evento prévio (p. ex., arritmia, AVC, IIC)	0	5	
Classe NYHA > II ou cianose	1	27	
Obstrução cardíaca esquerda	> 1	75	
Disfunção ventricular sistêmica			
Fator de risco ZAHARA	**Pontos marcados**	**Total de pontos**	**Risco de complicação (%)**
Arritmias prévias	1,5	0	2,9
NYHA > II	0,75	0,5 a 1,5	7,5
Obstrução cardíaca esquerda	2,5	1,51 a 2,5	17,5
Medicação cardíaca	1,5	2,51 a 3,5	43,1
Regurgitação sistêmica AV	0,75	> 3,51	70
Regurgitação valvar tricúspide	0,75		
Prótese valvar mecânica	4,5		
Doença cardíaca cianótica	1,0		

gestação ocorrer e elas não considerarem a interrupção, é necessária uma revisão mensal ou bimestral.

Os princípios da classificação modificada da OMS do risco cardiovascular materno são descritos no Quadro 15.2.

Pode ser necessária uma avaliação adicional para determinação do significado hemodinâmico das lesões valvares e da função ventricular, devendo ser considerados testes de exercícios cardiopulmonares, ecocardiografia de estresse, imagens cardíacas especializadas e cateterismo cardíaco.

O ecocardiograma de estresse pode refinar a estratificação de risco para algumas mulheres com doença significativa que

Quadro 15.2 Sistema modificado da Organização Mundial da Saúde (OMS) para avaliação de risco de doenças cardíacas na gravidez

Sistema da OMS para avaliação de risco	**Descrição**
OMS I	Risco não superior à população geral: • Estenose pulmonar pequena ou leve, prolapso da valva mitral, ducto patente • Lesões simples, reparadas com sucesso, como CIA, CIV, veias anômalas, ducto patente • Extrassístoles atriais ou ventriculares isoladas
OMS II	Pequeno risco aumentado de mortalidade e morbidade materna: • CIA e CIV não corrigidos • Tetralogia de Fallot reparada • A maioria dos distúrbios arritmogênicos
OMS II-III	• Disfunção ventricular esquerda com fração FE > 30% e classe NYHA < III • Cardiomiopatia hipertrófica • Doença de valva cardíaca nativa não grave • Próteses biológicas • Coarctação reparada • Síndrome de Marfan sem dilatação aórtica • Aorta < 45mm na doença da valva aórtica bicúspide
OMS III	Risco aumentado de mortalidade e morbidade materna. É necessário monitoramento cardíaco e obstétrico especializado intensivo durante a gravidez, parto e puerpério: • Válvula mecânica • Disfunção ventricular direita • Circulação de Fontan • Doença cardíaca cianótica isolada • Outras doenças cardíacas congênitas complexas • Dilatação aórtica de 40 a 45mm na síndrome de Marfan • Dilatação aórtica de 45 a 50mm na doença da valva bicúspide
OMS IV	Gravidez contraindicada: risco muito alto de mortalidade ou grave morbidade materna. A interrupção da gestação deve ser discutida. Se a gravidez continuar, cuidados como no OMS III: • Hipertensão arterial pulmonar • Disfunção ventricular grave (FE < 30% e NYHA II-IV) • Estenose aórtica ou mitral grave • Cardiomiopatia periparto anterior com comprometimento residual do VE • Síndrome de Marfan com aorta dilatada > 45mm • Dilatação aórtica > 50mm na doença da valva aórtica bicúspide • Coartação de aorta grave

desejam conceber. Essa capacidade pode ser definida pelos seguintes parâmetros: resposta satisfatória da PA ao exercício, ausência de alterações eletrocardiográficas, aumento do gradiente da valva aórtica no pico de exercício < 18mmHg, aumento da fração de ejeção do ventrículo esquerdo no exercício (indicando reserva contrátil) e ausência de hipertensão da artéria pulmonar induzida pelo exercício (PSAP < 60mmHg).

GRAVIDEZ E PRÉ-PARTO

A avaliação e a monitorização cardíaca durante a gestação podem ser dificultadas pelos sintomas e sinais comuns à gravidez, como dispneia, fadiga, edema e sopro sistólico. Sopro diastólico, presença de quarta bulha cardíaca, ingurgitamento de jugular > 2cm e taquicardia persistente > 100bpm devem ser valorizados e exigem avaliação adicional.

Durante a gravidez, as pacientes devem ser avaliadas regularmente quanto a sinais e sintomas de descompensação e à otimização de medicamentos.

O eletrocardiograma (ECG) é uma ferramenta útil em situações de dor torácica ou arritmias. Na gestação são comuns achados como desvio de eixo à esquerda e inversão de onda T em virtude da elevação do diafragma.

O ecocardiograma avalia a função ventricular e as lesões valvares, sendo previsto um aumento nas dimensões do ventrículo esquerdo, que parece ficar mais globoso, acompanhado por queda na função ventricular longitudinal. Por meio do ecocardiograma também é possível avaliar mudanças relacionadas com a gravidez que aumentam a gravidade das lesões valvares. A ressonância magnética cardíaca é segura após o primeiro trimestre de gestação, apesar de a injeção de gadolínio não ser usada por falta de dados quanto à sua segurança.

Na avaliação fetal deve ser incluído o diagnóstico de doença cardíaca congênita, que pode ser avaliada a partir do ultrassom de primeiro trimestre, mas com mais profundidade com o ultrassom morfológico e o ecodopplercardiograma fetal. A dopplervelocimeria identifica o mau desenvolvimento hemodinâmico fetoplacentário e seus resultados adversos.

Em caso de diagnóstico de crescimento intrauterino restrito (CIUR) ou complicações maternas, deve-se dar atenção aos preparos para o parto pré-termo a partir de 30 a 34 semanas.

PLANO DE PARTO E GERENCIAMENTO DO TRABALHO DE PARTO

A indução, o gerenciamento do trabalho de parto e a vigilância pós-parto exigem conhecimentos específicos e o gerenciamento colaborativo de cardiologistas, obstetras e anestesistas especializados em unidades de medicina materno-fetal. Em caso de lesões de alto risco, o parto deve ser realizado em centro terciário com cuidados especializados e equipe multidisciplinar.

O trabalho de parto espontâneo é apropriado para mulheres com função cardíaca normal e é preferível ao trabalho de parto induzido para a maioria das mulheres com doença cardíaca. O momento ideal do parto é individualizado de acordo com o estado cardíaco da grávida, o escore de Bishop, o bem-estar fetal e a maturidade pulmonar. Em virtude da falta de dados prospectivos e da influência das características individuais da paciente, não existe padronização, e o manejo deve, portanto, ser individualizado. Em mulheres com doença cardíaca congênita leve compensada e naquelas que foram submetidas a reparo cirúrgico cardíaco bem-sucedido com resíduos mínimos, o manejo do trabalho de parto e o parto são iguais aos destinados às demais mulheres grávidas.

Indução do parto

A ocitocina e a rotura artificial das membranas estão indicadas quando o escore de Bishop é favorável. Convém evitar um longo tempo de indução se o colo do útero for desfavorável. Embora não exista contraindicação absoluta ao uso de prostaglandinas, há um risco teórico de vasoespasmo coronariano e baixo risco de arritmias. A dinoprostona (prostaglandina E2) também tem efeitos mais profundos sobre a PA do que a prostaglandina E1 e, portanto, está contraindicada em caso de DCV ativa. Os métodos mecânicos, como cateter de Foley, seriam preferíveis aos agentes farmacológicos, particularmente na paciente com cianose, na qual seria prejudicial uma queda da resistência vascular sistêmica e/ou da PA.

Parto vaginal × cesariana

A via preferencial do parto é a vaginal. O parto cesáreo está associado à maior perda sanguínea e ao risco de infecção, trombose venosa e tromboembolismo. Em geral, a cesariana é reservada para indicações obstétricas. Não há consenso quanto às contraindicações absolutas ao parto vaginal, pois isso depende muito do estado materno no momento do parto e da tolerância cardiopulmonar prévia da paciente.

Uma vez no trabalho de parto, a mulher deve ser colocada em decúbito lateral para atenuar o impacto hemodinâmico das contrações uterinas. Para prevenir os efeitos indesejados da manobra de Valsalva, o puxo materno deve ser evitado e é recomendado o uso de fórceps ou vácuo-extrator.

A indicação de cesariana deve ser considerada para pacientes em uso de anticoagulantes orais e em trabalho de parto pré-termo, pacientes com síndrome de Marfan e diâmetro aórtico de 40 a 45mm, pacientes com dissecção aórtica aguda ou crônica e pacientes com insuficiência cardíaca aguda intratável.

Em alguns centros, o nascimento por cesariana é defendido para mulheres com estenose aórtica grave e pacientes com formas graves de hipertensão pulmonar (incluindo a síndrome de Eisenmenger) ou insuficiência cardíaca aguda.

Pacientes com próteses mecânicas de valva cardíaca podem ser beneficiadas com a cesárea eletiva. Nessas pacientes, pode ser necessária uma interrupção prolongada da heparina antes do parto vaginal, o que aumentaria o risco materno.

Anestesia/analgesia

A analgesia peridural é recomendada por reduzir os efeitos da atividade simpática relacionados com a dor, diminuir o desejo de esforço expulsivo *reflexo* e fornecer anestesia para cirurgia. A anestesia regional pode, no entanto, causar hipotensão sistêmica e deve ser usada com precaução em pacientes com lesões valvares obstrutivas.

Parto em mulheres anticoaguladas com próteses valvares

Os anticoagulantes orais devem ser alternados entre heparina de baixo peso molecular (HBPM) e heparina não fracionada (HNF) a partir da 36ª semana. As mulheres tratadas com HBPM devem passar a usar HNF endovenosa (EV) pelo menos 36 horas antes da indução de parto ou cesariana. A HNF deve ser descontinuada 4 a 6 horas antes e reiniciada 4 a 6 horas após o procedimento, se não houver complicações hemorrágicas. Caso seja necessário o nascimento enquanto a paciente ainda esteja em uso de heparina, deve ser considerada a protamina, que apenas reverte parcialmente o efeito anticoagulante da HBPM.

Pode ser necessária a interrupção imediata da gestação em uma paciente com válvula mecânica que usa anticoagulação terapêutica, havendo alto risco de hemorragia materna grave. Plasma fresco congelado deve ser administrado antes da cesariana para atingir RNI ≤ 2,4. A vitamina K oral (0,5 a 1mg) também pode ser administrada, mas demora 4 a 6 horas para alterar o RNI. Nesses casos, a cesariana é preferível por reduzir o risco de hemorragia intracraniana no feto. O recém-nascido anticoagulado pode receber plasma fresco congelado e vitamina K. O feto pode permanecer anticoagulado durante 8 a 10 dias após a descontinuação dos anticoagulantes orais.

Cuidados pós-parto

A infusão lenta de ocitocina EV (2UI/min) é administrada após a dequitação placentária para prevenir hemorragia materna. Os análogos da prostaglandina E são úteis para tratar a hemorragia pós-parto, a menos que não seja desejável um aumento da pressão arterial pulmonar (PAP). A metilergometrina está contraindicada devido ao risco (0,10%) de vasoconstrição e hipertensão.

Nesse período ocorrem mudanças hemodinâmicas importantes em virtude da redistribuição de fluidos, particularmente nas primeiras 12 a 24 horas, o que pode precipitar insuficiência cardíaca em mulheres com doença cardíaca estrutural. O monitoramento hemodinâmico deve, portanto, ser continuado por pelo menos 24 horas após o parto. O uso de meias elásticas compressivas e a deambulação precoce são importantes para reduzir o risco de tromboembolismo.

CARDIOPATIAS CONGÊNITAS

Os defeitos congênitos do coração (DCC) afetam 0,4% a 1,5% da população geral. Atualmente, em virtude dos avanços no tratamento médico e cirúrgico, a sobrevida aumentou nos adultos jovens com lesões cardíacas mais complexas. A maioria das mulheres portadoras de cardiopatias congênitas corrigidas tem gravidez não complicada, apresentando piora da classe funcional durante a gestação. Mais de dois terços dessas pacientes apresentam melhora após o parto. A estratificação do risco vai depender da lesão original, quando não corrigida cirurgicamente, ou da lesão residual após correção.

Os riscos fetais incluem o risco de herança de doença cardíaca congênita, aborto, restrição do crescimento, prematuridade e anormalidades mentais. Na população geral, o risco de doença cardíaca congênita é de aproximadamente 1%, mas alcança 4% a 5% em mães com cardiopatia congênita.

Defeitos septais

Entre as formas mais comuns de cardiopatia congênita estão as lesões septais, as quais incluem defeito do septo atrial ou forame oval patente e do septo ventricular, que também inclui o defeito do septo atrioventricular. Quando corrigidas, são consideradas OMS I, sendo classificadas como OMS II quando não reparadas previamente à gestação.

Originalmente, essas comunicações permitem *shunt* de sangue através do defeito da esquerda para a direita. Como resultado, o coração trabalha com maior volume e com demanda adicional. Com o passar do tempo, isso pode ocasionar disfunção ventricular, distensão do átrio, sobrecarga e hipertensão pulmonar. Como a pressão pulmonar aumenta, o *shunt* pode se inverter e passar a ser da direita para esquerda (síndrome de Eisenmenger).

Defeitos do septo atrial (CIA)

Os defeitos do septo atrial estão associados a uma derivação esquerda-direita através do septo atrial. A dilatação atrial direita pode provocar arritmias, ao passo que a dilatação ventricular direita pode levar à intolerância ao esforço.

Em geral, são suficientes duas avaliações cardiológicas na gestação. Para *ostium secundum*, a oclusão por cateterismo pode ser feita durante a gravidez, mas fica reservada aos casos de deterioração das condições maternas. A anticoagulação profilática não está bem definida e é formalmente indicada apenas nos casos de repouso prolongado ou pós-operatório.

A terapia medicamentosa está indicada nos casos que já têm disfunção ventricular ou arritmias, como sequelas do *shunt*.

Defeito do septo atrioventricular

O defeito do septo atrioventricular é uma lesão mais complexa associada a anormalidades das valvas atrioventriculares. Após correção, gravidezes são bem toleradas (OMS II). Nos casos não corrigidos previamente e que apresentam regurgitação atrioventricular grave e disfunção ventricular, há risco de insuficiência cardíaca e arritmias.

Defeitos do septo ventricular (CIV)

Ao contrário do defeito do septo atrial, o defeito do septo ventricular é frequentemente detectado no exame de rotina, já que é invariavelmente associado a um forte sopro sistólico. Por esse motivo, é diagnosticado e tratado por cirurgia na infância. Portanto, esses defeitos são normalmente classificados como OMS I ou II. Mulheres que não tiveram a CIV corrigida ou cujo reparo foi tardio podem ter hipertensão pulmonar associada, passando a ser classificadas como de alto risco.

Tetralogia de Fallot

Uma das lesões congênitas mais comumente reparadas e observadas na idade adulta, a tetralogia de Fallot é caracterizada por um defeito de septo ventricular grande, estenose pulmonar, hipertrofia ventricular direita e cavalgamento da aorta, que passa a receber sangue tanto do ventrículo direito como do esquerdo.

Após a correção cirúrgica, as pacientes toleram bem a gestação. Entretanto, as que permanecem com evidência de disfunção ventricular direita, regurgitação pulmonar grave, hipertensão pulmonar e hipoxemia têm risco aumentado de complicações na gestação, como arritmias, falência cardíaca, edema pulmonar, piora da cianose e embolia pulmonar. Nesses últimos casos, as avaliações cardiológicas com ecocardiograma devem ser mensais ou bimensais. Em caso de falência do ventrículo direito, deve ser iniciado tratamento com diuréticos, betabloqueadores e repouso no leito.

Coarctação da aorta (CoA)

A coarctação da aorta é raramente encontrada na gravidez porque, em geral, é reparada na infância (OMS II). Quando não corrigida, a CoA pode se apresentar na gravidez com hipertensão grave, aumentando o risco de acidente vascular cerebral ou insuficiência cardíaca.

As grávidas já submetidas à correção cirúrgica permanecem sob risco de recoarctação, aneurisma e hipertensão. Trinta a 40% têm valva aórtica bicúspide e 10%, aneurisma cerebral.

Para essas pacientes, é importante tratar a hipertensão efetivamente e evitar a perda excessiva de sangue, bradicardia, manobra de Valsalva e o uso de agentes depressores do miocárdio.

Defeitos cardíacos cianóticos (sem hipertensão pulmonar)

Uma variedade de defeitos congênitos do coração está associada a um grau de cianose sistêmica. A cianose crônica é associada a eritrocitose, plaquetopenia e coagulopatias. Grávidas portadoras de cardiopatias cianogênicas estão mais propensas a eventos hemorrágicos e trombóticos. A cianose também aumenta o risco de infecções, incluindo infecções atípicas e abscesso cerebral. A terapia com oxigênio pode ser usada para melhorar o crescimento fetal, mas a restrição do crescimento e o parto pré-termo permanecem comuns.

Hipertensão pulmonar e síndrome de Eisenmenger

A síndrome de Eisenmenger (OMS IV) é uma forma de hipertensão pulmonar grave secundária, resultado de um *shunt* crônico da esquerda para a direita comumente causado por CIA, CIV e persistência do ducto arterioso. Com o tempo a resistência vascular pulmonar aumenta e eventualmente se torna igual à pressão sistêmica, invertendo o *shunt*, que passa a ser da direita para a esquerda, levando à cianose. A mortalidade é de aproximadamente 50% no período peri e pós-parto.

Convém evitar hipotensão, já que essa condição agrava o *shunt* direita-esquerda, causando a hipoxemia grave. Terapia medicamentosa com vasodilatadores de artéria pulmonar é recomendada. A anticoagulação deve ser considerada nas pacientes que mantêm a gravidez.

Estenose pulmonar

A estenose pulmonar isolada costuma ser bem tolerada, porém, ao longo do tempo, podem ocorrer hipertrofia ventricular direita progressiva e dilatação do átrio direito, contribuindo para a intolerância aos esforços.

As mulheres com estenose pulmonar tendem a apresentar bom resultado na gravidez. A ecocardiografia e a ressonância magnética do coração podem ser necessárias para avaliação da função do ventrículo direito.

DOENÇA VALVAR

As doenças cardíacas valvares adquiridas e congênitas são causas importantes de morbidade e mortalidade materna e fetal. A doença valvar de causa reumática continua a ser um grande problema nos países em desenvolvimento, ao contrário dos países desenvolvidos, nos quais é maior a prevalência de doença valvar congênita.

As doenças valvares estenóticas apresentam risco maior durante a gravidez do que as lesões regurgitantes, e as doenças valvares do lado esquerdo apresentam taxa maior de complicações do que as lesões do lado direito. Isso se explica pelas alterações hemodinâmicas da gravidez (aumento do volume plasmático e da frequência cardíaca), que são mal toleradas por mulheres com estenose mitral, uma vez que essas mudanças levam ao aumento dos gradientes valvares e a altas pressões do átrio esquerdo. Do mesmo modo, as mulheres com estenose aórtica significativa podem ter ventrículos esquerdos hipertrofiados e que não podem tolerar o aumento do volume plasmático, podendo ocasionar insuficiência cardíaca. As lesões regurgitantes geralmente são mais bem toleradas em virtude da redução da resistência vascular sistêmica que compensa os efeitos prejudiciais do aumento do volume plasmático.

Estenose aórtica

A estenose aórtica (EAo) na gestante é quase sempre congênita (valva aórtica bicúspide) ou adquirida (valvopatia reumática). O risco na gravidez está associado à presença de sintomas e à gravidade da estenose. A maioria dos pacientes com EAo leve (área valvar > 1,5cm^2 e gradiente < 50mmHg) é capaz de tolerar a gravidez sem eventos cardiovasculares adversos (OMS II e III). Entretanto, as que têm área valvar < 1cm^2, gradiente > 75mmHg e fração de ejeção < 55% (estenose moderada e grave) apresentam risco significativo (OMS III e IV), e a correção pré-concepcional é o ideal. As complicações resultam da dificuldade do coração em vencer a estenose e manter o DC, o que pode causar angina, síncope por baixa perfusão cerebral e morte súbita causada por arritmias, e a hipervolemia pode levar ao edema agudo de pulmão.

O tratamento com betabloqueador e/ou diuréticos, para aumentar o tempo de enchimento diastólico, pode ser recomendado para aqueles indivíduos que começam a mostrar sinais ou sintomas de insuficiência cardíaca. Em casos extremos pode ser necessária valvotomia percutânea por balão ou substituição cirúrgica da valva aórtica.

O parto vaginal é bem tolerado e bem-sucedido nas pacientes assintomáticas com desempenho normal no teste de esforço pré-gestacional. É possível minimizar os efeitos hemodinâmicos de Valsalva usando fórceps ou vácuo-extrator no período expulsivo do trabalho de parto. Além disso, o posicionamento da paciente em decúbito lateral aumentará o DC. A antibioticoprofilaxia de rotina para estenose aórtica grave durante o trabalho de parto não costuma ser necessária, embora seja dada atenção cuidadosa a febres inexplicadas. Em gestantes sintomáticas com descompensação hemodinâmica ou dilatação aórtica > 45mm, o parto deve ser por cesariana.

Estenose mitral

A estenose mitral é a lesão valvar mais comum na gravidez e tipicamente é resultado de doença reumática. A estenose mitral impede o fluxo do átrio para o ventículo esquerdo com aumento da pressão intra-atrial esquerda e da pressão venosa pulmonar, edema pulmonar, fibrilação atrial e taquicardia supraventricular. A terapia medicamentosa tem por objetivo evitar a taquicardia e manter o enchimento ventricular. Os betabloqueadores diminuem a frequência cardíaca e, portanto, prolongam o tempo de enchimento diastólico, e o aumento de sua dose pode ser necessário à medida que a frequência cardíaca aumenta fisiologicamente com a evolução da gestação. Os diuréticos reduzem a pressão do átrio esquerdo; no entanto, devem ser usados com cautela para evitar hipoperfusão placentária. A anticoagulação deve ser continuada devido à associação de hipercoagulabilidade, estase venosa e risco de fibrilação atrial.

As pacientes com estenose mitral grave (área valvar < 1,0cm^2) podem descompensar (OMS IV), devendo ser considerada a valvotomia percutânea por balão, idealmente durante o segundo trimestre e antes de 20 semanas de gestação. As pacientes com estenose moderada (área valvar entre 1,0 e 1,5cm^2) devem ser monitorizadas de perto e podem exigir intervenção cirúrgica, principalmente quando se tornam sintomáticas na gestação.

Regurgitação aórtica e mitral

A regurgitação mitral e aórtica em idade fértil pode ser de origem reumática, congênita ou degenerativa. Valvotomia prévia e endocardite infecciosa podem ser fatores associados.

As lesões regurgitantes são beneficiadas pelas alterações hemodinâmicas da gravidez. Mesmo as pacientes com regurgitação grave, quando assintomáticas e com boa função ventricular, provavelmente tolerarão bem a gravidez. Edema agudo de pulmão e arritmias são complicações raras.

O tratamento inclui evitar arritmias e bradicardia, aumento da resistência vascular periférica e agentes depressores do miocárdio. Anticoagulação deve ser considerada em caso de dilatação do átrio esquerdo. Mesmo naquelas parturientes com boa tolerância, o ventrículo esquerdo pode se dilatar no final do terceiro trimestre, e o parto em torno de 37 semanas pode ser benéfico. A cesariana está reservada para as indicações obstétricas.

Próteses valvares

O principal desafio é a prevenção da trombose nas próteses. Próteses biológicas não aumentam significativamente o risco de tromboembolismo e não necessitam de anticoagulação, a menos que estejam presentes fatores como fibrilação atrial. Já as valvas mecânicas exigem anticoagulação ao longo da vida, e a varfarina é tipicamente recomendada nessa população.

A discussão sobre as opções de substituição valvar (mecânica ou biológica) deve ser realizada antes da gravidez e deve incluir o risco de anticoagulação tanto para o feto como para a mãe e a degeneração rápida da válvula biológica em gestantes e/ou mulheres jovens.

O risco de trombose de uma válvula mecânica durante a gravidez é alto, sendo maior com as próteses na posição mitral do que na posição aórtica. O ecocardiograma seriado é importante para documentar gradientes transvalvares. A hipótese de trombose deve ser considerada se os sintomas agudos se desenvolvem juntamente com a evidência ecocardiográfica de aumento no gradiente transvalvar ou redução da mobilidade dos folhetos.

A endocardite infecciosa é sempre uma preocupação em pacientes com válvulas biológicas. No Reino Unido, a maioria dos centros segue as diretrizes do Instituto Nacional de Saúde e Excelência do Cuidado (NICE) e não fornece profilaxia antibiótica. No entanto, o tema permanece controverso com poucos dados úteis, e alguns centros continuam a usar profilaxia antibiótica em situações específicas, como a cesariana e a colonização estreptocócica beta-hemolítica (Quadro 15.3).

Quadro 15.3 Gerenciamento simplificado das lesões valvares específicas

Lesão valvar	Risco materno	Acompanhamento cardiológico	Manejo/Tratamento
EP, PVM	Muito baixo	1 ou 2 visitas	Expectante
Tretralogia de Fallot reparada	Baixo/moderado	Trimestral	Expectante, diuréticos, Holter e betabloqueadores SN
Regurgitação assintomática	Baixo/moderado	Trimestral	Expectante, diuréticos
Estenose leve a moderada	Baixo/moderado	Trimestral	Betabloqueador e diurético SN
VAB com aorta < 45mm	Moderado	Variável	Controle de PA e FC; ecocardiografia (acompanhar tamanho da aorta)
Valva mecânica	Alto	Mensal ou quinzenal	Varfarina no segundo e terceiro trimestres ou HBPM com dosagem de anti-Xa
VAB com aorta de 45 a 50mm	Alto	Mensal ou quinzenal	Considerar reparo aórtico antes da gravidez; controle da PA e da FC
EM grave sintomática ou EA	Proibitivo		Valvoplastia ou cirurgia antes da gravidez
VAB com aorta > 50mm	Proibitivo		Reparo aórtico antes da gravidez

EA: estenose aórtica; EM: estenose mitral; EP: estenose pulmonar; PVM: prolapso da valva mitral; VAB: valva aórtica bicúspide; SN: se necessário.

CARDIOMIOPATIA

A etiologia das cardiomiopatias em associação à gravidez é diversificada, podendo ser decorrente de doença cardíaca congênita, quimioterapia prévia, cardiomiopatia ou doença cardíaca isquêmica. As cardiomiopatias são doenças raras, mas podem causar complicações graves na gravidez.

Como abordado previamente, sintomas de insuficiência ventricular são comuns no período gestacional, sendo necessária uma atenção especial à sua intensidade, como dispneia extrema, derrame pleural, edema periférico importante, taquicardia persistente, sopro diastólico e presença de quarta bulha. Os principais fatores de risco são hipertensão, obesidade, diabetes, idade materna avançada, multiparidade, tabagismo, quimioterapia prévia ou portadoras do vírus HIV.

O risco de grande morbidade e mortalidade aumenta com a gravidade da disfunção ventricular, havendo um risco imprevisível de deterioração permanente. Assim, as mulheres com disfunção ventricular moderada ou grave preexistente devem ser orientadas sobre o alto risco de morbidade e mortalidade imposto pela gravidez.

Cardiomiopatia periparto (CMPP)

De acordo com as definições atuais, a CMPP é uma cardiomiopatia idiopática com insuficiência cardíaca secundária à disfunção sistólica do ventrículo esquerdo que se desenvolve no último trimestre da gravidez ou até 5 meses após o parto. Trata-se de um diagnóstico de exclusão, quando nenhuma outra causa de insuficiência cardíaca é encontrada. O ventrículo esquerdo pode não estar dilatado, mas a fração de ejeção quase sempre está < 45%.

A etiologia não está clara, mas pré-eclâmpsia, multiparidade, idade materna avançada e uso prolongado de beta-agonista são importantes fatores de risco. Os processos autoimunes e a clivagem mediada pelo estresse oxidativo da prolactina foram considerados possíveis causas subjacentes.

A função ventricular pode diminuir rapidamente, e a mortalidade é de 15% a 30%. Há risco de 20% de recidiva quando a função ventricular se recupera completamente e de 44% quando permanece alterada no pós-parto.

As mulheres que apresentam CMPP durante a gravidez necessitam de cuidados cardíacos e obstétricos associados. A interrupção imediata da gestação, independentemente da idade gestacional, pode ser considerada em mulheres que apresentam ou permanecem com instabilidade hemodinâmica.

Tratamento medicamentoso

Os betabloqueadores seletivos (metoprolol) podem ser utilizados com o monitoramento adequado do crescimento fetal, ao passo que o atenolol não deve ser usado. A hidralazina e os nitratos orais podem ser utilizados como agentes vasodilatadores para redução de pós-carga em vez dos inibidores da enzima conversora da angiotensina (IECA) e dos bloqueadores dos receptores da angiotensina (BRA). Estes não são recomendados em virtude da toxicidade fetal, mas podem ser utilizados quando os benefícios maternos superam os riscos fetais. Do mesmo modo, os diuréticos só devem ser usados quando está presente congestão pulmonar, pois podem diminuir o fluxo sanguíneo da placenta. A furosemida e a hidroclorotiazida são os diuréticos mais utilizados.

A terapia anticoagulante deve ser considerada em pacientes com fração de ejeção muito baixa, já que a embolia cerebral e os trombos ventriculares são frequentes em pacientes com CMPP.

O parto vaginal é sempre preferível quando a paciente se encontra hemodinamicamente estável. A analgesia epidural é preferida. Em caso de cesariana, recomenda-se aquela com anestesias espinhal e peridural combinadas.

O uso de IECA durante a amamentação é seguro para os bebês. Um estudo experimental, prospectivo e randomizado recente apoia a hipótese de que a adição de bromocriptina à terapia de insuficiência cardíaca padrão tem efeitos benéficos sobre a fração de ejeção ventricular e o desfecho clínico em mulheres com CMPP grave. Além disso, a prevenção da lactação pode ser considerada em razão da alta demanda metabólica de lactação e amamentação.

Cardiomiopatia dilatada (CMD)

A CMD é definida pela presença de sintomas típicos de insuficiência cardíaca, dilatação do ventrículo esquerdo e disfunção sistólica do ventrículo esquerdo de origem desconhecida. A diferenciação da CMPP é estabelecida pelo momento da manifestação. Se não for conhecida antes da concepção, a condição é muitas vezes desmascarada durante o primeiro ou o segundo trimestre, quando a carga hemodinâmica está aumentada. História familiar de CMD favorece o diagnóstico. Os poucos casos clássico na gravidez descrevem uma deterioração acentuada. O tratamento é o mesmo descrito para CMPP.

Cardiomiopatia hipertrófica (CMH)

A CMH é a doença cardíaca genética mais comum, sendo frequentemente diagnosticada pela primeira vez na gravidez por meio de ecocardiografia. Os sintomas são típicos da insuficiência cardíaca com congestão pulmonar decorrente do aumento da pressão diastólica ou síncope durante a atividade física em resposta à obstrução do trato de saída.

Se a função ventricular sistólica está preservada, a gravidez costuma ser bem tolerada. Pacientes com obstrução significativa do trato de saída, história de arritmias ventriculares e hipertrofia grave apresentam risco aumentado de descompensação. O período de risco mais crítico é o do periparto e nas primeiras 48 horas após o parto, pois as redistribuições de fluido podem precipitar insuficiência cardíaca e arritmias.

O tratamento com betabloqueadores deve ser considerado nas pacientes com obstrução sintomática grave do trato de saída do ventrículo esquerdo. O verapamil pode ser uma segunda escolha, porém pode causar bloqueio AV no feto.

Casos de baixo risco podem ter parto vaginal e aguardar o trabalho de parto espontâneo. No entanto, podem ocorrer complicações. A gravidade da obstrução do trato de saída do ventrículo esquerdo determinará se a anestesia regional é aceitável. A anestesia peridural provoca vasodilatação e hipotensão sistêmica e, portanto, deve ser usada com cautela em pacientes com obstrução grave. Os fluidos devem ser administrados de maneira criteriosa, e a sobrecarga do volume deve ser evitada por ser mal tolerada na presença de disfunção diastólica.

DOENÇAS CORONARIANAS

O infarto agudo do miocárdio (IAM) é um evento raro na idade reprodutiva feminina, porém o risco aumenta na gestação e 80% dos casos ocorrem nos períodos periparto e de puerpério. Os principais fatores de risco são aterosclerose (40%), dissecção de coronária (27%) e trombo coronariano (21%). Contudo, um estudo recente concluiu que em 150 casos de IAM associado à gestação o mecanismo mais frequente foi a dissecção de coronária (56%) e não a doença aterosclerótica (27%), como nas mulheres fora do período gravídico. O estudo sugeriu que a dissecção coronariana pode estar associada a mudanças hormonais e hemodinâmicas da gravidez.

O diagnóstico é estabelecido a partir do aumento dos níveis de troponina e/ou CK e CKMB e achados anormais ao ECG – supradesnivelamento do segmento ST.

As complicações incluem falência cardíaca e possibilidade de cesariana *perimortem*, arritmias ventriculares e angina recorrente. A mortalidade materna é de cerca de 5% a 7%.

Tratamento clinico

- Completar o mnemônico MONA em menos de 10 minutos: morfina, 2 a 4mg EV; oxigênio por cateter nasal ou máscara; nitroglicerina sublingual, 0,5mg a cada 5 minutos × 3; ácido acetilsalicílico, 160 a 325mg mastigados.
- ECG (repetir em 5 a 10 minutos se o primeiro estiver normal): se demonstrar supradesnivelamento de ST ou novo bloqueio de ramo esquerdo, tratar como IAM com auxílio do cardiologista.
- Betabloqueadores; nitroglicerina EV.
- Anticoagulação com heparina EV, terapia antiplaquetária (clopidogrel).
- Considerar terapia de reperfusão para IAM com supra de ST. A conduta conservadora pode ser considerada em caso de síndrome coronariana aguda sem supra de ST, sem critério de risco.

Quanto ao trabalho de parto e ao parto, especialistas recomendam postergar o parto em 1 a 2 semanas após o IAM para minimizar a demanda cardíaca adicional. A via de parto deve ser individualizada. A cesariana está associada a risco maior de mortalidade. Convém evitar hipertensão e taquicardia e o uso de ergometrina e prostaglandinas.

ARRITMIAS

Na gravidez, as arritmias podem ocorrer isoladamente ou estar acompanhadas de doenças cardíacas preexistentes. Essas doenças podem ser diagnosticadas previamente ou durante a gravidez e podem ser congênitas ou adquiridas.

A incidência de arritmia em mulheres em idade reprodutiva aumenta durante a gravidez. Em uma grande coorte de mulheres grávidas, a taquicardia sinusal e a bradicardia sinusal foram as arritmias mais comuns (104 casos por 100.000 gravidezes). A fibrilação atrial, o *flutter* e a taquicardia ventricular foram responsáveis por aproximadamente 1% das internações por arritmias cardíacas maternas. A internação por arritmia cardíaca na gravidez é rara.

Existem vários fatores de risco para a ocorrência de arritmias durante a gravidez. Um dos mais importantes é a história de arritmia prévia à gravidez. O risco de recorrência é maior em mulheres que tiveram fibrilação atrial paroxística ou *flutter* atrial (52%) e taquicardia supraventricular (TPSV

– 50%) e menos para as que apresentaram arritmias ventriculares (27%). As alterações hormonais também podem aumentar o risco de arritmias.

As doenças cardíacas estruturais, tanto congênitas como adquiridas, que por algum mecanismo resultam em dilatação das câmaras estão associadas a arritmias.

Além das doenças estruturais, existem arritmias geneticamente mediadas em corações estruturalmente normais, incluindo síndrome do QT longo, síndrome de Brugada e defeito progressivo da condução cardíaca, entre outras. Mulheres com síndrome do QT longo apresentam risco reduzido de evento cardíaco (síncope, parada cardíaca e morte súbita) durante a gravidez, mas esse número aumenta no pós-parto. O tratamento com betabloqueadores minimiza os riscos.

Os dois principais sintomas sugestivos de arritmia são palpitações e síncope. Pode ser útil pesquisar sintomas associados e identificar gatilhos, particularmente se eles podem ser modificados, como a ingestão de cafeína, por exemplo. Se a paciente consegue alívio com a manobra de Valsalva ou ao beber água gelada, é mais provável tratar-se de TPSV.

No caso de síncopes, a maioria é vasovagal, que é identificada com gatilhos álgicos, momentos de estresse e ansiedade. A síncope ortostática é comum durante a gravidez em razão da vasodilatação periférica e da PA basal mais baixa. As pacientes percebem a tontura ao se mover (p. ex., ao mudar de posição) ou quando há vasodilatação periférica (p. ex., ao tomar um banho quente). A síncope cardiogênica pode ser estrutural ou relacionada com o ritmo cardíaco. A estenose aórtica e a CMH podem causar síncope de esforço em virtude da incapacidade de aumentar o DC. Pacientes com corações estruturalmente normais podem tolerar com menos dificuldade uma bradicardia ou uma taquicardia ventricular.

A avaliação inicial de qualquer arritmia consiste na realização de um ECG de 12 derivações, o qual deve ser analisado por profissional médico apto. Os testes laboratoriais para arritmias estão focados na exclusão das etiologias subjacentes. O potássio e o magnésio anormais podem contribuir para arritmias e devem ser corrigidos.

A monitorização do ritmo cardíaco é importante, sendo encontrados no mercado vários tipos de monitores. Convém atentar para a marcação dos horários no período sintomático.

Tipos de arritmias

Taquicardia sinusal

A taquicardia sinusal é comum durante a gravidez e pode ser resultado de diferentes diagnósticos: infecção, anemia, disfunção tireoidiana, dor, ansiedade, estimulantes, uso de drogas ou de uma causa potencialmente fatal, como a embolia pulmonar. O tratamento deverá ser direcionado para a possível causa da arritmia.

Taquicardia supraventricular (TPSV)

Na TPSV, os batimentos variam de 150 a 250bpm. Em alguns casos, a TPSV pode ser interrompida com Valsalva ou massagem do seio carotídeo. Quando as medidas conservadoras não obtêm êxito, o tratamento agudo na gravidez é mais eficaz com adenosina na dose inicial de 6mg EV. Se a conversão ao ritmo não for bem-sucedida, os medicamentos de manutenção (betabloqueadores) podem ser iniciados para evitar a recorrência. Nos casos de TPSV recorrentes, a ablação da via aberrante pode ser considerada mesmo na gravidez; contudo, deve ser evitada no primeiro trimestre, durante a organogênese, se possível.

Fibrilação/flutter atrial

A fibrilação atrial e *flutter* auriculares são raros na gravidez. Um ecocardiograma está indicado para avaliação das alterações estruturais e/ou da presença de trombos. O tratamento inicial em uma paciente estável consiste no controle dos sintomas e no uso de betabloqueadores EV ou bloqueadores dos canais de cálcio. Quando há comprometimento hemodinâmico, deve-se tratar com cardioversão imediata.

Bradicardia e bloqueio cardíaco

Definida como frequência cardíaca < 60bpm, a bradicardia é incomum na gravidez. Pode ser secundária à geração de ritmo cardíaco lento no nó sinusal ou a distúrbio de condução através do nódulo AV. Na ausência de doença cardíaca estrutural, a bradicardia sinusal é incomum, mas bem tolerada. Na presença de doença cardíaca estrutural, a bradicardia sinusal pode ser causada por disfunção do nó sinusal e pode ser associada a diminuição do DC, tontura e síncope. O tratamento da disfunção do nó sinusal exige marca-passo implantável, mas as configurações padrões dos fabricantes dos marca-passos não são apropriadas para mulheres grávidas, e os valores podem ser ajustados com base nas condições maternas específicas.

Arritmias ventriculares

As arritmias ventriculares necessitam de tratamento urgente. O gerenciamento é focado na avaliação da estabilidade hemodinâmica da paciente. Reverter quaisquer fatores agravantes (p. ex., hipocalemia) ou se preparar para outros episódios com medicação e/ou desfibrilação pode contribuir para melhora clínica. Os medicamentos menos tóxicos ainda são preferidos em relação aos mais tóxicos, como a amiodarona. A cardioversão está indicada em casos de arritmia ventricular associada a comprometimento hemodinâmico e pode ser considerada para arritmias refratárias a medicamentos.

Tratamento

Ao se iniciar ou continuar um medicamento antiarrítmico ou qualquer medicamento durante a gravidez e a lactação, os riscos e benefícios devem ser considerados, lembrando que a otimização do estado materno também otimiza o estado fetal.

A cardioversão pode ser realizada na gravidez. A monitorização fetal durante a cardioversão é recomendada, pois há relatos na literatura de comprometimento fetal após a cardioversão, resultando em morte fetal ou parto cesáreo emergente.

A anticoagulação é tipicamente recomendada antes e depois da cardioversão da fibrilação atrial. Quando os sintomas persistem, a anticoagulação pode ser continuada por 3 a 4 semanas.

DOENÇAS DA AORTA

Vários distúrbios hereditários afetam a aorta torácica, contribuindo para a formação de aneurisma e dissecção aórtica. Dentre as principais alterações se destacam dissecção aórtica, síndrome de Marfan, valva aórtica bicúspide, síndrome de Ehler-Danlos e síndrome de Turner.

A dissecção aórtica durante a gravidez, na maioria das vezes, ocorre no último trimestre da gravidez (50%) ou no início do período pós-parto (33%). Todas as mulheres com doença aórtica conhecida e/ou com diâmetro de raiz aórtica ampliado devem ser orientadas sobre os riscos de dissecção aórtica e de recorrência antes da concepção.

Diversos distúrbios hereditários do tecido conjuntivo e doenças cardíacas congênitas estão associados às patologias aórticas predisponentes à dissecção aórtica. A patologia vascular subjacente consiste em degeneração de colágeno e elastina na camada íntima da aorta. A síndrome de Marfan e a coarctação da aorta representam risco maior de dissecção aórtica para a mulher grávida. O risco geral de dissecção aumenta com a idade materna e com diâmetros aórticos crescentes.

Na maioria dos casos, a dissecção aórtica se manifesta com dor torácica intensa, descrita como em punhalada. A avaliação inicial deve incluir medições de pressão sanguínea de todas as extremidades. A diminuição ou o desaparecimento dos pulsos periféricos de uma ou mais extremidades, em particular devido à regurgitação aórtica, e sopros sobre as artérias carótida ou abdominal são achados fisiológicos importantes.

A avaliação de base deve incluir um ECG com 12 derivações, troponina, dímero-D, lactato, enzimas hepáticas, creatinina e hemograma. Esses parâmetros podem ser úteis no diagnóstico diferencial, que inclui infarto agudo do miocárdio, embolia pulmonar, rotura de valva aórtica e pneumotórax. As modalidades de imagem são obrigatórias.

O tratamento clínico inicial tem por objetivo reduzir a PA. Assim que o diagnóstico for estabelecido, a cirurgia deverá ser realizada, começando com a cesariana, se o feto for viável, e depois com a reparação da dissecção aórtica.

Síndrome de Marfan

A síndrome de Marfan é um distúrbio de tecido conjuntivo herdado como traço autossômico dominante com alto grau de penetrância. Em mulheres grávidas com síndrome de Marfan, um diâmetro da raiz aórtica > 4cm e um aumento no diâmetro da raiz aórtica durante a gravidez são fatores de risco para a dissecção (OMS IV).

A dilatação aórtica progressiva acarreta insuficiência da valva aórtica e aneurisma dissecante, que são anormalidades graves. O risco de dissecção pode ser reduzido com o uso de betabloqueadores durante a gravidez. Recomendam-se analgesia epidural durante a assistência ao parto normal e, em casos de alto risco, parto cesáreo.

Síndrome de Ehlers-Danlos

A síndrome de Ehlers-Dantos é uma síndrome herdada como traço autossômico dominante que apresenta grande envolvimento aórtico. Em virtude do risco de rotura uterina, a gravidez é contraindicada nessas pacientes. A dissecção da aorta pode ocorrer sem dilatação. O papel da cirurgia profilática ainda não está bem estabelecido nessas pacientes.

Síndrome de Turner

A prevalência de malformações cardiovasculares na síndrome de Turner é de 25% a 50%, e a hipertensão também está presente. O risco de dissecção é maior nas pacientes com mais de um fator de risco, como valva aórtica bicúspide, coarctação aórtica e/ou hipertensão arterial.

Leitura complementar

Arany Z, Elkayam U. Peripartum cardiomyopathy. Contemporary Reviews in Cardiovascular Medicine 2016; 133:1397-409.

Ashrafi R, Curtis SL. Heart Disease and pregnancy. Cardiol Ther s40119-017-0096-4.

Bauersachs J, Arrigo M et al. Current management of patients with severe acute peripartum cardiomyopathy: practical guidance from the Heart Failure Association of the European Society of Cardiology Study Group on peripartum cardiomyopathy. European Journal of Heart Failure 2016.

Canobbio MM, Warnes CA et al. Management of pregnancy in patients with complex congenital heart disease. AHA Scientific Statement 2017; 135:e50-e87.

Elkayam U, Jalnapurkar S et al. Cardiovascular management in pregnancy. A review of contemporary experience in 150 cases between 2006 and 201. 2014; 129:1695-702.

Emmanuel Y, Thorne SA. Heart disease in pregnancy. Best Practice & Research Clinical Obstetrics and Gynaecology 2015; 29:579 e 97.

Goldstein SA, Ward CC. Congenital and acquired valvular heart disease in pregnancy. CurrCardiol Rep 2017; 19:96.

Greutmann M, Pieper PG. Pregnancy in women with congenital heart disease. European Heart Journal eurheartj/ehv288.

Lorna Swan. Congenital heart disease in pregnancy. Best Practice & Research Obstetrics and Gynaecology 2014; 28:495-506.

Metz TD, Khanna A. Evaluation and management of maternal cardiac arrhythmias. Article in press ObstetGynecolClin N Am 2016.

Regitz-ZagrosekV, Lundqvist CL et al. ESC Guidelines on the management of cardiovascular diseases during pregnancy. European Heart Journal 2011; 32,3147-97.

Safi LM, Tsiaras SV. Update on valvular heart disease in pregnancy. Curr Treat Options CardioMed 2017; 19:70.

Warnes CA. Pregnancy and delivery in women with congenital heart disease. Official Journal of the Japanese Circulation Society 2015; 79:1416-21.

Westhoff-Bleck M, Podewski E, Hilfiker A, Hilfiker-Kleiner D. Cardiovascular disorders in pregnancy: diagnosis and management. Best Practice & Research Clinical Obstetrics and Gynaecology 2013:1-14.

Windram JD, Colman JM, Wald RM, Udell JA, Siu SC, Silversides CK. Valvular heart disease in pregnancy. Best Practice & Research Clinical Obstetrics and Gynaecology 2014; 28:507-5.

CAPÍTULO 16

Diabetes Mellitus

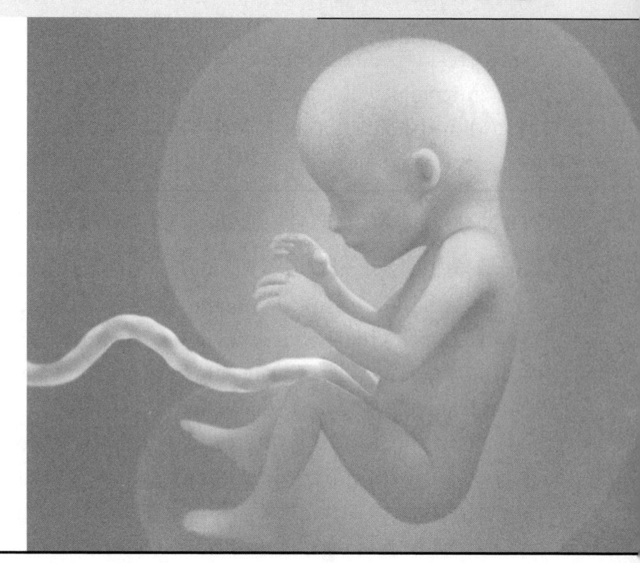

Rossana Pulcineli Vieira Francisco

INTRODUÇÃO

O *diabetes mellitus* (DM) constitui um grupo de distúrbios do metabolismo de carboidratos que apresentam como resultado comum a hiperglicemia, seja esta secundária a defeitos na produção e secreção da insulina, seja na ação desse hormônio ou em ambos.

O diabetes pode ser classificado em quatro categorias:

- **Diabetes do tipo 1:** causado pela destruição da células beta pancreáticas, o que geralmente leva à deficiência absoluta de insulina.
- **Diabetes do tipo 2:** decorrente do aumento da resistência insulínica e de defeito progressivo na secreção de insulina.
- **Outros tipos específicos de diabetes:** ocorrem por outras causas, como defeitos genéticos na função das células beta pancreáticas ou na ação da insulina, doenças do pâncreas ou diabetes induzido por drogas.
- **Diabetes gestacional:** diagnosticado durante a gestação, não atende aos critérios de *overt diabetes* (ou diabetes pré-gestacional não diagnosticado previamente).

Trata-se de doença que pode ter sua manifestação restrita à gestação (diabetes gestacional) e portanto sem lesões sistêmicas ou, no caso do diabetes pré-gestacional (diabetes dos tipos 1 e 2), pode apresentar-se como doença crônica e sistêmica, que pode se associar a alterações em órgãos-alvo, como coração, olhos e rins.

O quadro clínico e a progressão da doença podem variar, muitas vezes dificultando a classificação exata de uma paciente. As crianças com diabetes tipo 1 normalmente apresentam os sintomas clássicos de polidipsia e poliúria e, muitas vezes, também cetoacidose. Os pacientes com diabetes do tipo 2 podem ocasionalmente apresentar cetoacidose, mas, em seu início, a doença frequentemente causa nenhum ou poucos sintomas, dificultando e atrasando o diagnóstico. As dificuldades no diagnóstico do diabetes do tipo 2 acabam favorecendo que um número significativo de pacientes só venha a ser diagnosticado no início da gravidez e, muitas vezes, em condições de hiperglicemia importante com aumento do risco de malformações fetais, o mesmo ocorrendo em pacientes com diabetes do tipo 1 com controle glicêmico inadequado no período periconcepcional.

A importância do diagnóstico e do tratamento correto do diabetes na gestação está em reduzir as complicações perinatais, como polidrâmnio, macrossomia fetal e atraso da maturação pulmonar fetal. Essas intercorrências podem ser prevenidas por meio do bom controle glicêmico durante a gestação, o que justifica o diagnóstico precoce e correto e o acompanhamento adequado do binômio mãe-feto.

DIAGNÓSTICO

No início da gestação é importante identificar, por meio de anamnese, se a gestante já apresenta diagnóstico de diabetes para que possam ser avaliados os riscos maternos e fetais. Idealmente, essa avaliação deveria ocorrer na consulta pré-concepcional para que a decisão da mulher pela gestação e seu planejamento ocorressem de maneira consciente e no melhor momento possível. Infelizmente, a maioria das gestações em pacientes diabéticas ainda não é planejada, o que tem impacto claro nas taxas de malformações fetais.

No aconselhamento pré-concepcional de pacientes diabéticas deve-se:

- Orientar a paciente quanto à importância de que sua hemoglobina glicada esteja < 6%, valor no qual o risco para malformações se iguala ao da população geral.
- Pesquisar as complicações do DM, especialmente a retinopatia proliferativa e a nefropatia, que podem apresentar piora durante a gestação, e tratá-las quando possível.
- Suspender o uso de estatinas e de IECA/ARA2, que não devem ser utilizadas durante a gestação.
- Assegurar a contracepção até que se obtenha melhor controle clínico.
- Reforçar as atitudes capazes de melhorar o controle glicêmico, como automonitoramento glicêmico e uma dieta adequada.

Para todas as demais gestantes, os esforços devem ser concentrados para o diagnóstico da hiperglicemia na gestação, a qual pode ser classificada em:

- ***Diabetes mellitus*** **diagnosticado na gestação:** mulher sem diagnóstico prévio de DM com hiperglicemia detectada na gestação segundo os critérios da Organização Mundial da Saúde (OMS) para DM em não gestantes (glicemia de jejum > 126mg/dL ou glicemia ocasional > 200mg/dL).
- ***Diabetes mellitus*** **gestacional (DMG):** hiperglicemia detectada pela primeira vez durante a gravidez com níveis glicêmicos sanguíneos que não atingem os critérios diagnósticos para DM.

Diagnóstico de diabetes gestacional

O diagnóstico de DMG modificou-se em todo o mundo após a publicação do consenso do IADPSG. A adoção dos novos critérios tem como principal vantagem a predição de resultados neonatais e, como desafio para todas as populações, o aumento significativo do número de mulheres classificadas como portadoras de DMG. Estima-se que aproximadamente 17,8% do total de gestantes, segundo o estudo HAPO, passaria a ter diagnóstico firmado de DMG.

No Brasil, a prevalência estimada pelo *Estudo Brasileiro de Diabetes Gestacional* (EBDG), foi de 7,6 pelos critérios da OMS e de 18% de acordo com os novos critérios para diagnóstico de DMG propostos pelo IADPSG e referendados pela OMS.

Considerando as dificuldades econômicas de cada país, a Federação Internacional de Ginecologia e Obstetrícia (FIGO, 2015) aponta que cada país deverá analisar e propor a melhor maneira possível de diagnosticar DMG de acordo com os recursos disponíveis para tanto.

Assim, no ano de 2016 a Federação de Obstetrícia e Ginecologia do Estado de São Paulo, a Organização Pan-Americana de Saúde/Organização Mundial da Saúde e o Ministério da Saúde uniram esforços para propor um protocolo de diagnóstico de diabetes gestacional capaz de ser aplicado em todo o Brasil. Alguns pontos essenciais foram levados em consideração, como proporcionar a todas as gestantes a possibilidade de diagnóstico de DMG e escolher o melhor método possível dentro da capacidade técnica e econômica da região, levando em consideração que o teste com melhores sensibilidade e especificidade para o diagnóstico de DMG é o teste oral de tolerância à glicose (TOTG) com 75g de glicose, com os valores propostos pela IADPSG e referendados pela OMS (2013) e pela FIGO (2015). Além desses fatores, levou-se em consideração o fato de na reanálise do EBDG, considerando os critérios propostos pelo IADPSG (2010), OMS (2013) e FIGO (2015), 86% dos casos que teriam diagnóstico de DMG pelo TOTG de 75g de glicose poderiam ser identificados apenas pela avaliação da glicemia de jejum do teste, pois apresentavam valor ≥ 92mg/dL.

Assim, foram definidas duas propostas para o diagnóstico, a depender da viabilidade financeira e da disponibilidade técnica.

Idealmente, a glicemia de jejum (até 20 semanas de idade gestacional) deve ser realizada para diagnóstico de DMG e de DM diagnosticado na gestação. Caso a glicemia de jejum apresente valores < 92mg/dL, o TOTG com 75g de glicose deve ser realizado de 24 a 28 semanas. Se o início do pré-natal for tardio, deve-se realizar o TOTG visando ao diagnóstico com a maior brevidade possível. Estima-se que dessa maneira sejam detectados 100% dos casos (Figura 16.1).

Quando a viabilidade financeira e/ou disponibilidade técnica é parcial, a glicemia de jejum deve ser realizada no início do pré-natal para diagnóstico de DMG e de DM diagnosticado na gestação, e caso o resultado do exame apresente valores < 92mg/dL antes de 24 semanas de idade gestacional, a glicemia de jejum deve ser repetida em 24 a 28 semanas (Figura 16.2).

DIABETES MELLITUS PRÉ-GESTACIONAL: CONSULTA PRÉ-CONCEPCIONAL

Como comentado previamente, a consulta pré-concepcional da paciente diabética é de extrema importância por ser um momento em que é possível orientá-la sobre os riscos da gestação, os efeitos da gestação sobre a doença de base e sobre a importância do controle glicêmico adequado. Valores de hemoglobina glicada > 6% no período periconcepcional estão relacionados com risco maior de malformações fetais.

SEGUIMENTO PRÉ-NATAL DA GESTANTE DIABÉTICA

O tratamento da paciente com diabetes gestacional tem como pilares a dieta, orientada por um nutricionista capacitado

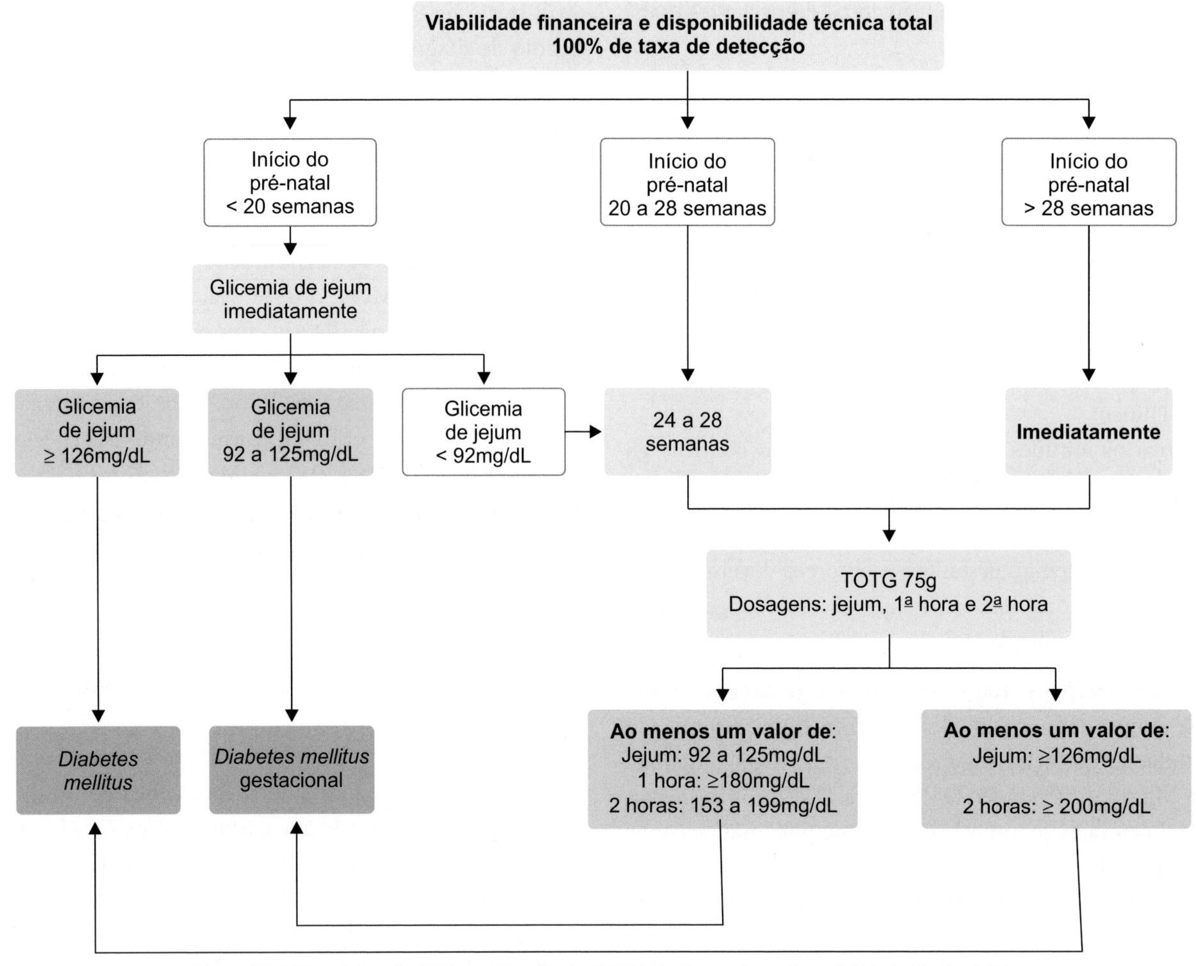

Figura 16.1 Diagnóstico de DMG em situação de viabilidade financeira e disponibilidade técnica total.

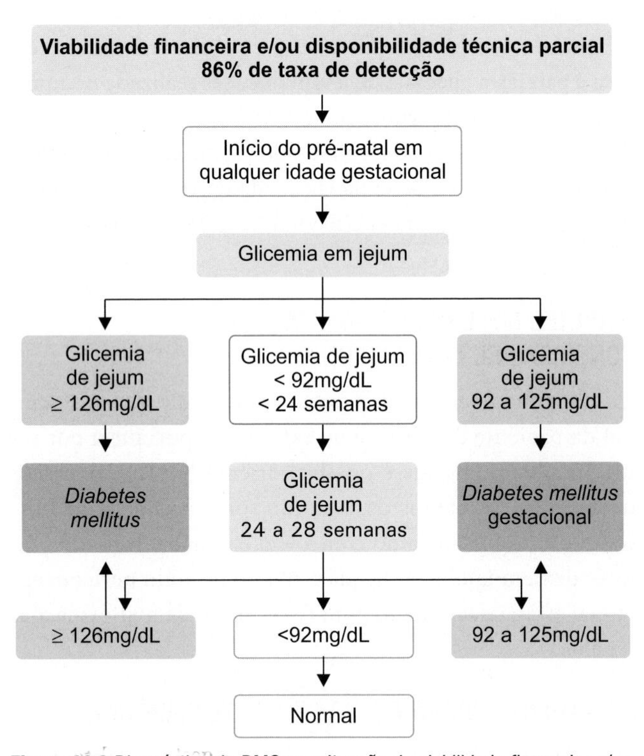

Figura 16.2 Diagnóstico de DMG em situação de viabilidade financeira e/ou disponibilidade técnica parcial.

e habituado ao atendimento a gestantes, o exercício físico e o monitoramento glicêmico diário por meio da glicosimetria capilar.

A dieta deve ser fracionada em seis refeições diárias: café da manhã, lanche da manhã, almoço, lanche da tarde, jantar e ceia, e apresentar em sua composição 50% de carboidratos, preferencialmente de absorção lenta (integrais), 30% a 35% de lipídios e 15% a 20% de proteínas.

Os exercícios físicos aumentam a sensibilidade periférica à insulina e o consumo de glicose, colaborando para o controle glicêmico, e o automonitoramento glicêmico é feito diariamente por meio de aferição da glicemia capilar quatro vezes ao dia: em jejum, 1 hora após o café, 1 hora após o almoço e 1 hora após o jantar. Os valores de referência sugeridos pela American Diabetes Association são ≤ 95mg/dL para as medidas obtidas em jejum e ≤ 140mg/dL para as aferidas 1 hora após as refeições.

Após 1 a 2 semanas, caso o controle glicêmico não esteja adequado, deve ser iniciada a terapêutica medicamentosa. O controle é considerado adequado quando pelo menos 70% dos valores estão de acordo com a meta estabelecida para automonitorização.

Se o controle for considerado inadequado, prescreve-se insulina NPH na dose inicial de 0,5UI/kg de peso atual da paciente. A dose final calculada é fracionada em três aplicações diárias, sendo metade aplicada antes do café da manhã, um quarto aplicado antes do almoço e um quarto aplicado às 22 horas. A insulina NPH não atravessa a barreira hematoplacentária e não causa malformações fetais. Tem início de ação 1 a 3 horas após a aplicação e efeito máximo entre 5 e 7 horas após a aplicação. Após o início do tratamento com insulina, a paciente deverá realizar medidas de glicemia capilar seis vezes ao dia: pré-prandiais (em jejum, antes do almoço e antes do jantar) e 1 hora pós-prandial (depois do café da manhã, almoço e jantar). Em intervalos de 1 a 2 semanas, deve-se avaliar o controle glicêmico e verificar a necessidade de ajuste da dose de insulina NPH.

Se a paciente apresenta valores pré-prandiais adequados e é notada hiperglicemia nas medidas pós-prandiais, deve-se prescrever insulina de ação rápida (insulina regular) apenas para o horário em que o controle está insatisfatório. A insulina regular tem início de ação em 30 minutos e efeito máximo entre 2 e 4 horas após a aplicação.

Sempre que as medidas da glicemia de jejum estiverem anormais, deverá ser incluída a aferição dos valores glicêmicos às 3 horas da madrugada.

No seguimento da gestante diabética, tornam-se ainda importantes a realização de urocultura a cada 2 meses (em razão do risco maior de infecções do trato urinário ou de bacteriúria assintomática), a avaliação da vitalidade fetal a partir da viabilidade fetal e ultrassonografia obstétrica mensal para mensurar o crescimento fetal, que pode ser influenciado pelos níveis glicêmicos maternos.

Em pacientes com DM pré-gestacional é necessário avaliar lesões de órgãos-alvo e a presença de malformações fetais (por meio de ultrassonografia morfológica e ecocardiograma fetal). Considerando a presença de vasculopatia em muitos casos com insuficiência placentária, há necessidade de monitoramento da vitalidade fetal com dopplervelocimetria e perfil biofísico fetal para avaliação da função placentária.

Caso o controle glicêmico permaneça adequado e o peso fetal estimado não seja > 4.000g, a gestação é acompanhada até a idade gestacional de 39 a 40 semanas. Se o controle glicêmico for insatisfatório, a resolução da gestação pode ser considerada entre 37 e 40 semanas. Ocasionalmente, em pacientes com diabetes pré-gestacional pode ser necessária a antecipação do parto por indicação materna (piora clínica de retinopatia ou nefropatia) ou por indicação fetal (anormalidade nos exames de vitalidade fetal). Se o peso fetal estimado for > 4kg em razão de hiperglicemia persistente, o risco de óbito fetal aumenta e o parto está indicado independentemente da idade gestacional. A via de parto é de indicação obstétrica.

Para as pacientes em uso de insulina deve ser orientada, em caso de cesárea eletiva, a aplicação de um terço da dose de insulina NPH da manhã, além da manutenção de soro glicosado a 5% – 60mL/h – se a paciente estiver em jejum por mais de 8 horas. O controle glicêmico deve ser realizado a cada 3 horas em pacientes com DMG e a cada hora em pacientes com diabetes pré-gestacional. Para correção da hipoglicemia aumentam-se a infusão do soro glicosado e a hiperglicemia, diminui-se a infusão de soro glicosado e aplica-se insulina de ação rápida.

No puerpério de pacientes com DMG, suspendem-se a prescrição de insulina e a dieta para diabético. As pacientes com diabetes pré-gestacional podem voltar a usar a dose de insulina administrada antes da gestação ou a metade da dose utilizada no final da gestação. A amamentação deve ser estimulada por beneficiar o recém-nascido e a mãe, diminuindo a incidência de intolerância à glicose e o diabetes do tipo 2 em pacientes com DMG.

Avaliação pós-parto de pacientes com DMG

Na maioria das mulheres que apresentaram DMG, o metabolismo de carboidratos retorna às funções normais após o parto, porém o risco de desenvolvimento de DM do tipo 2 ou de intolerância à glicose permanece, variando de 3% a 65%. Isso justifica a necessidade de reclassificação de todas as mulheres que tiveram DMG 6 semanas após o parto, utilizando os critérios padronizados para a população de não gestantes.

O TOTG com 75g de glicose 6 semanas após o parto é considerado o padrão-ouro para o diagnóstico de diabetes após a gestação. O diagnóstico de DM é estabelecido quando a glicemia em jejum é ≥ 126mg/dL ou ≥ 200mg/dL 2 horas após sobrecarga de 75g de glicose. Em algumas situações, a glicemia de jejum permanece alterada (de 100 a 125mg/dL) e, caso esteja < 126mg/dL em jejum, mas a glicemia na segunda hora após a sobrecarga com 75g alcance valores de 140 a 199mg/dL, é estabelecido o diagnóstico de intolerância à glicose (Figura 16.3).

Convém ressaltar que, caso o TOTG com sobrecarga de 75g de glicose seja normal, a paciente deverá ser avaliada todos os anos por meio de glicemia de jejum, TOTG com 75g de glicose ou pela medida da HbA1c.

Destaque-se aqui a importância das orientações quanto às modificações no estilo de vida como um medida eficaz para evitar ou retardar o aparecimento do diabetes.

CONSIDERAÇÕES FINAIS

O diabetes representa um verdadeiro problema de saúde pública que necessita ser enfrentado da maneira adequada para que sejam reduzidos os riscos perinatais e a longo prazo para o binômio materno-fetal.

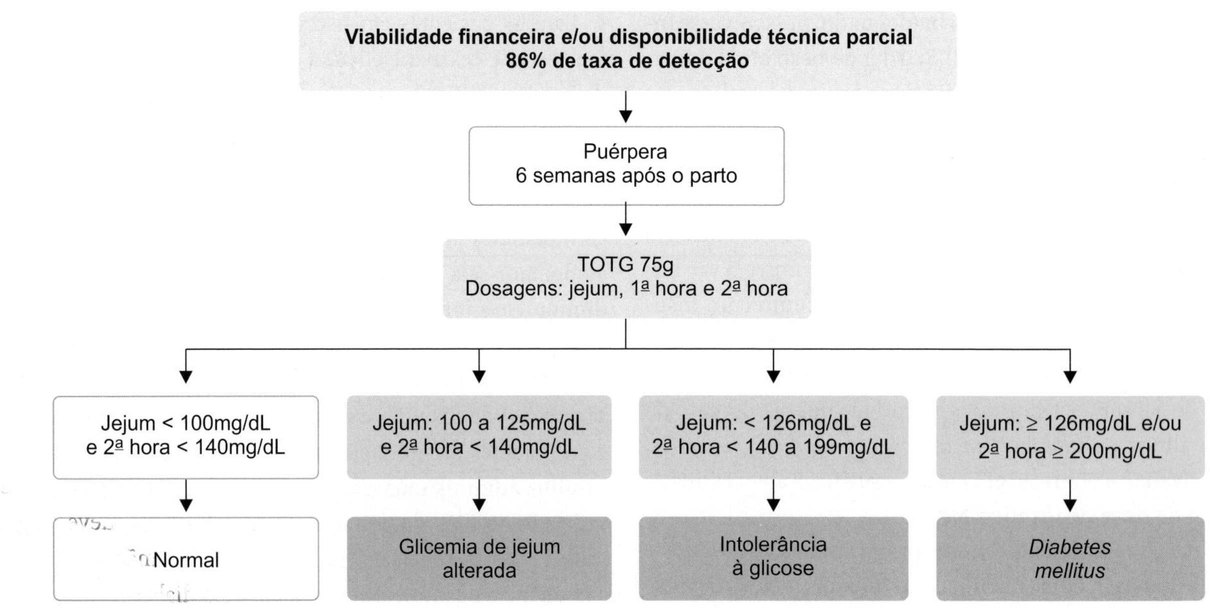

Figura 16.3 Diagnóstico de *diabetes mellitus* (DM), glicemia de jejum alterada e intolerância à glicose em situação de viabilidade financeira e disponibilidade técnica parcial.

Leitura complementar

American Diabetes Association. Standards of medical care in diabetes – 2018. Diabetes Care 2018; 38(1).

Diagnosis and classification of diabetes mellitus. Diabetes Care 2013; 36(Suppl 1):S67-74.

Diagnostic criteria and classification of hyperglycemia first detected in pregnancy: a World Health Organization Guideline. Diabetes Res Clin Pract 2013; 103(3):341-63.

Gabbe SG, Graves CR. Management of diabetes mellitus complicating pregnancy. Obstet Gynecol 2003; 102(4):857-68.

HAPO Study Cooperative Research Group, Metzger BE, Lowe LP, Dyer AR et al. Hyperglycemia and an adverse pregnancy outcome. N Engl J Med 2008; 358:1991-2002.

Hod M, Kapur A, Sacks DA et al. The International Federation of Gynecology and Obstetrics (FIGO) initiative on gestational diabetes mellitus: A pragmatic guide for diagnosis, management, and care. Int J Gynaecol Obstet 2015; 131(Suppl 3):S173-211.

Kim C, Newton KM, Knopp RH. Gestational diabetes and the incidence of type 2 diabetes: a systematic review. Diabetes Care 2002; 25(10):1862-8.

Metzger BE, Gabbe SG, Persson B et al. International association of diabetes and pregnancy study groups recommendations on the diagnosis and classification of hyperglycemia in pregnancy. Diabetes Care Mar; 33(3):676-82.

Much D, Beyerlein A, Roßbauer M, Hummel S, Ziegler AG. Beneficial effects of breastfeeding in women with gestational diabetes mellitus. Mol Metab 2014; 3(3):284-92.

Schmidt MI, Duncan BB, Reichelt AJ et al. Gestational diabetes mellitus diagnosed with a 2-h 75-g oral glucose tolerance test and adverse pregnancy outcomes. Diabetes Care 2001 Jul; 24(7):1151-5.

Trujillo J, Vigo A, Reichelt A, Duncan BB, Schmidt MI. Fasting plasma glucose to avoid a full OGTT in the diagnosis of gestational diabetes. Diabetes Res Clin Pract 2016 Sep; 105(3):322-6.

CAPÍTULO 17

Doenças Parasitárias

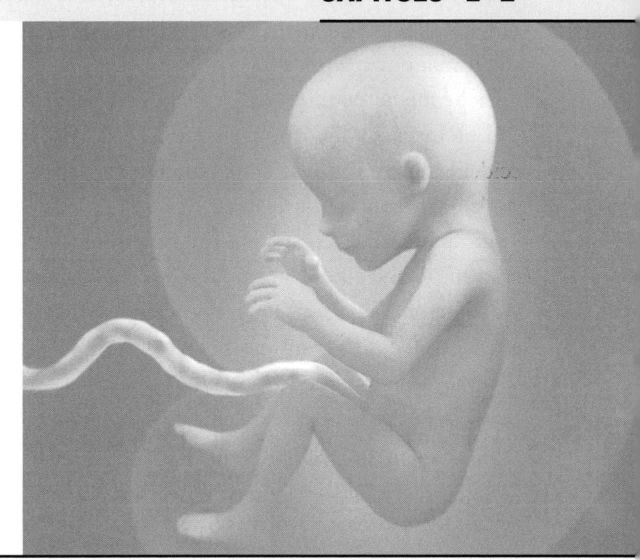

Marina Carvalho Paschoini

INTRODUÇÃO

As doenças parasitárias são causadas por infecção ou infestação por parasitas – protozoários, insetos ou vermes. Essas infecções são consideradas problemas relevantes na saúde pública e apresentam alta prevalência em países economicamente subdesenvolvidos, como é o caso do Brasil.

Como se sabe, o período gestacional exige cuidados que objetivam a promoção da saúde materno-fetal, uma vez que esse binômio é suscetível a ameaças que podem acarretar graves complicações.

As doenças parasitárias representam um risco para esse período. As gestantes em países subdesenvolvidos ou em desenvolvimento apresentam grande risco de infecção. Por vezes, essas afecções são negligenciadas pelo pré-natalista, e o conhecimento, o diagnóstico e o tratamento precoce podem mudar o curso da assistência obstétrica.

Esse é um tema vasto, cabendo ressaltar as doenças parasitárias mais relevantes na prática obstétrica e com grandes impactos na gestação e no parto.

DOENÇAS CAUSADAS POR PARASITAS

Toxoplasmose

O diagnóstico da toxoplasmose é de suma importância em obstetrícia, uma vez que a infecção, em sua forma aguda, pode ser transmitida para o feto (transmissão vertical).

A doença é causada pelo *Toxoplasma gondii* (TG), protozoário intracelular obrigatório identificado em 1908 por Nicolle e Manceaux no norte da África e por Splendore no Brasil. Existem três diferentes formas infectivas do parasita: taquizoíto, bradizoíto e oocisto.

O TG está presente em todos os países; as taxas de soropositividade em nível mundial vão de menos de 10% a mais de 90%. A prevalência em gestantes varia conforme a geografia, o clima, a cultura e os hábitos alimentares. Em geral, países tropicais com clima úmido e quente apresentam soropositividade elevada, ao passo que nos países áridos ou frios a prevalência é baixa.

A toxoplasmose congênita tem incidência de 1,5 a 3,6 a cada 1.000 nascidos vivos na América do Sul. No Brasil, a incidência de toxoplasmose congênita (TC) varia de acordo com a região estudada, sendo, em média, de 0,3 a cada 1.000 nascidos vivos.

O ciclo biológico do TG é heteroxênico – os felídeos são hospedeiros definitivos e os animais homeotérmicos (mamíferos e aves), intermediários – e se inicia com a liberação de oocistos nas fezes dos felídeos (gatos); no meio ambiente, o oocisto sofre divisões nucleares, formando dois esporocistos altamente infectantes.

Quando os oocistos são ingeridos, os esporozoítos presentes em seu interior são liberados, migram e penetram no epitélio intestinal, diferenciando-se em taquizoítos, os quais se multiplicam rapidamente por endodiogenia em diferentes tipos de células, disseminando-se por todo o organismo e desencadeando a fase aguda da toxoplasmose.

Após a invasão tecidual e a pressão exercida pela resposta imune do hospedeiro, os taquizoítos sofrem diferenciação para bradizoítos em 7 a 10 dias após a infecção, gerando cistos teciduais que podem permanecer durante toda a vida dos hospedeiros em tecidos como sistema nervoso central, coração, olhos e tecido musculoesquelético. Em casos de imunodepressão, bradizoítos latentes (interior dos cistos teciduais) podem sofrer alteração metabólica, tornando-se novamente taquizoítos e reativando a infecção em um processo denominado recrudescência.

Os hospedeiros intermediários podem ser infectados mediante a ingestão de carne crua ou mal cozida contendo cistos teciduais que se rompem à medida que passam pelo trato digestório, liberando bradizoítos.

Enquanto nos hospedeiros intermediários ocorre apenas reprodução assexuada, nos definitivos ocorrem a reprodução assexuada e a sexuada. Quando o felídeo ingere cistos presentes nos tecidos de um hospedeiro intermediário, ocorrem a liberação de bradizoítos e a diferenciação desses em taquizoítos, iniciando a fase assexuada. Em seguida ocorre a reprodução sexuada por gametogonia com a formação de gametas masculinos e femininos. Após a fecundação, oocistos são formados dentro dos enterócitos e liberados pela rotura da célula juntamente com as fezes. A eliminação de oocistos começa em 3 a 7 dias após a ingestão de cistos teciduais e pode continuar por até 20 dias; cada felídeo pode eliminar mais de 100 milhões de oocistos em suas fezes.

Convém conhecer todo o ciclo desse protozoário para que seja oferecida a melhor orientação às gestantes.

A transmissão vertical ocorre por meio da passagem transplacentária de taquizoítos; também foram relatadas transmissões nos transplantes de órgãos e em casos de transfusão sanguínea ou agulhas contaminadas em laboratórios, porém trata-se de um modo menos comum de infecção. O TG é um dos parasitas que mais se adaptaram ao ser humano, podendo persistir por longos períodos em seus hospedeiros intermediários.

Durante a gestação, na infecção primária por TG, os taquizoítos podem colonizar tecidos placentários e acessar o compartimento fetal (cerca de 30% dos casos). A placenta exerce papel de barreira natural para proteção do feto e ao mesmo tempo é um tecido-alvo para a multiplicação parasitária. A barreira placentária é mais eficiente no início da gestação, quando ocorre a passagem dos protozoários em até 10% dos casos, porém as consequências para os fetos infectados são mais graves. À medida que avança a gestação, a placenta se torna mais permeável e os riscos de transmissão vertical aumentam para 30% no segundo trimestre e 60% a 70% no terceiro trimestre. A gravidade e o período de transmissão da infecção parasitária são inversamente proporcionais.

A virulência dos diferentes genótipos de TG também contribui para a gravidade da infecção. A multiplicação e a invasão dos parasitas no feto induzem focos de necrose e forte inflamação, causando anormalidades no cérebro e nos tecidos dos olhos. As principais sequelas cerebrais são retardo mental, convulsões, microcefalia, hidrocefalia, surdez e deficiência psicomotora. As lesões oculares mais frequentes são microftalmia, catarata, aumento da pressão intraocular, estrabismo, neurite óptica, necrose da retina, uveíte e retinocoroidite, podendo levar à cegueira quando as lesões da retina afetam a mácula.

Nos anos 1950, foi proposta a tríade de sinais hidrocefalia ou microcefalia-calcificação intracraniana-retinocoroidite, considerada relevante no diagnóstico da transmissão fetal. Na América do Sul, os genótipos I e mistos são comuns e estão associados a sequelas mais graves e frequentes.

Cerca de 80% a 90% das pessoas infectadas com toxoplasmose apresentam infecção assintomática; quando sintomática, os sinais e sintomas mais comuns são apatia, fadiga, cefaleia, sudorese excessiva, dores musculares e articulares, febre ligeira, linfadenopatia na mandíbula, nas regiões pré e pós-auriculares e atrás do músculo esternocleidomastóideo e, às vezes, erupção maculopapular. Em até 30% dos pacientes imunodeprimidos podem ocorrer coriorretinite, encefalite, pneumonia, orquite e outras doenças sistêmicas disseminadas. Logo, o diagnóstico laboratorial é prescindível durante a gestação.

A triagem sorológica, que avalia a produção de anticorpos contra TG, é amplamente utilizada, devendo ser solicitadas a detecção e a quantificação de anticorpos contra esse parasita no soro de gestantes na primeira consulta de pré-natal. Se negativa, deve ser repetida mensal ou até trimestralmente para detecção da soroconversão e início precoce do tratamento.

Uma variedade de testes sorológicos foi desenvolvida para detectar diferentes classes de anticorpos e/ou antígenos; dentre eles, o teste de Sabin-Feldman, o teste de aglutinação modificado (MAT), o ensaio imunoenzimático (ELISA) indireto, detectando imunoglobulina (Ig) das classes M e G ou de captura (IgM e IgA), o *immunosorbent agglutination assay* (ISAGA), a imunofluorescência indireta (IFI) e ensaios indiretos de hemaglutinação.

Vale ressaltar que os resultados positivos para IgM não indicam necessariamente infecção aguda, pois essa imunoglobulina é detectável por vários meses ou até mesmo anos após a infecção aguda. A detecção de IgG sugere a ocorrência de infecção, mas não fornece qualquer informação sobre o momento em que ela ocorreu.

Uma vez que a presença de anticorpos IgM anti-TG não é um marcador preciso de infecção aguda, o teste de avidez de IgG, descrito pela primeira vez em 1989, passou a ser amplamente utilizado para diferenciar o estágio das infecções.

Durante o estágio inicial da infecção, os valores de avidez são baixos e aumentam ao longo do tempo. Segundo o método VIDAS® Biomérieux, a alta avidez exclui infecção primária nas últimas 16 semanas, descartando uma infecção adquirida recentemente nas 16 semanas que antecederam a coleta. No entanto, existem limitações para o teste, pois os anticorpos IgG de baixa avidez específicos podem persistir por meses em gestantes e o tratamento antiparasitário para toxoplasmose pode atrasar a maturação da avidez durante a gestação. O Quadro 17.11 mostra um resumo dos resultados sorológicos.

Quadro 17.1 Resultados sorológicos, análise e conduta em caso de toxoplasmose

Resultados sorológicos	Interpretação	Conduta
IgG (+) IgM (–)	Infecção crônica/imunidade	Orientações
IgG (+) IgM (+)	Infecção recente ou aguda	Solicitar teste de avidez de IgG
IgG (–) IgM (+)	Infecção aguda	Iniciar tratamento
IgG (–) IgM (–)	Suscetível	Orientações – repetir mensal/trimestral

Caso os resultados sejam positivos em testes sorológicos e exista suspeita de infecção recente ou soroconversão confirmada em gestantes, é necessário avaliar a possibilidade de infecção fetal, já que, nesses casos, o tratamento deve ser diferenciado.

O diagnóstico pode ser realizado por amniocentese/cordocentese, em que se pesquisam fragmentos de DNA do parasita através da reação em cadeia da polimerase (PCR). A amniocentese, em especial, demonstrou ser uma técnica facilmente realizada a partir da 15ª semana de gestação e uma alternativa para a investigação da transmissão congênita da toxoplasmose com sensibilidade de 66,7% a 91% e especificidade de 87,1% a 99,9%.

O gene B1 mostrou ser o mais específico para o diagnóstico de infecção fetal no Brasil e teve seu desempenho melhorado após a realização do *nested PCR* (n-PCR).

Outro método consiste no isolamento do parasita por bioensaio, utilizando animais de laboratório; entretanto, em virtude do alto custo e da demora no resultado, tornou-se pouco aplicável na prática médica.

A ultrassonografia também pode inferir a presença da infecção ao revelar anomalias fetais, como hidrocefalia, calcificações hepáticas ou cerebrais, esplenomegalia e ascite. Nesses casos, a infecção fetal já está instalada.

Alguns estudos de diagnóstico neonatal utilizaram a placenta como forma biológica (PCR) para pesquisa de DNA de TG, porém com resultados contraditórios quanto à sensibilidade e à especificidade.

O tratamento pré-natal deve ser oferecido a todas as gestantes com evidência de infecção aguda, embora sua eficácia seja controversa. Em estudos prospectivos com 26 coortes de 1.438 mães infectadas, após triagem pré-natal e o devido tratamento, não houve redução na gravidade clínica da doença.

Dados do *Estudo Multicêntrico Europeu sobre Toxoplasmose Congênita* (EMSCOT), em 2010, com coorte observacional de 293 indivíduos, relatam redução significativa nas sequelas neurológicas graves da toxoplasmose quando é realizado o tratamento pré-natal.

Estudo brasileiro realizado de 2003 a 2011 mostrou redução na gravidade da infecção neonatal com o tratamento pré-natal. A taxa de infecção grave foi de 18,6% (13/70) no grupo tratado contra 60,7% (33/84) no grupo não tratado.

Após o diagnóstico da infecção materna, o tratamento é iniciado com o uso de espiramicina (3g/dia). Esse antibiótico macrolídeo (categoria C), em altas concentrações no tecido placentário, atua na prevenção da transmissão da infecção para o feto. O uso exclusivo dessa medicação não é suficiente para tratar a infecção fetal. A metanálise SYROCOT não demonstrou a eficácia de espiramicina quando comparada à ausência de tratamento (OR = 0,68; IC 95%: 0,31 a 1,52) da infecção fetal. Assim, se não for estabelecido o diagnóstico da infecção fetal, esse tratamento deverá ser mantido até o final da gestação.

Se for diagnosticada infecção fetal, deve-se iniciar o tratamento com duração de 3 a 4 semanas, intercalando a espiramicina com sulfadiazina (1,5g/dia) e pirimetamina (25 a 50mg/dia), ambas da categoria C, prescritas após a 16ª semana de gestação. Essa associação apresenta perfil elevado de efeitos secundários, incluindo toxicidade na medula óssea. Para amenizar esses efeitos, utiliza-se o ácido folínico (leucovorina, 10mg).

Assim, a decisão de tratar é em grande parte clínica, especialmente considerando os efeitos adversos do tratamento. O tratamento deve ser intercalado até o final da gestação e após 36 semanas deve-se utilizar somente espiramicina.

Para o melhor direcionamento do tratamento para toxoplasmose materna e fetal, devem ser projetados ensaios controlados randomizados; todavia, esses estudos apresentam dilemas éticos. Segundo uma revisão da Cochrane, são necessários esforços para a análise do custo-efetividade dos programas de triagem e prevenção para toxoplasmose congênita.

Há uma necessidade premente de novas, efetivas e seguras modalidades terapêuticas para tratar complicações da toxoplasmose e de vacinas efetivas para eliminar o agente infeccioso.

Outros regimes para o tratamento da toxoplasmose em gestantes incluem clindamicina, azitromicina, claritromicina, dapsona e cotrimoxazol (trimetoprima-sulfametoxazol), atovaquona e diclazuril, mas com efeitos ainda não estabelecidos na gestação.

O toxoplasma é transmitido por alimentos contaminados e produtos animais, água, vegetações, frutas e sexualmente, através do sêmen. Segundo o Centers for Disease Control (CDC), as orientações para prevenção da toxoplasmose são:

- Os alimentos devem ser cozidos em temperaturas seguras, utilizando-se de termômetro para assegurar que foram cozidos até o final.
- Frutas e vegetais devem ser descascados ou lavados completamente antes de serem ingeridos.
- Tábuas de corte, pratos, balcões, utensílios e mãos devem ser sempre lavados com água quente e sabão depois de entrarem em contato com carne crua, aves, frutos do mar ou frutas ou legumes não lavados.

- As mulheres grávidas devem usar luvas durante qualquer contato com solo onde possam estar misturadas. Após o contato com solo ou areia, devem lavar bem as mãos.
- As mulheres grávidas devem evitar contato com a caixa de areia de gatos, se possível. Se nenhuma outra pessoa puder manipular a caixa de areia, luvas devem ser utilizadas e em seguida as mãos devem ser lavadas. A caixa de areia deve ser manipulada diariamente para evitar chances de infecção – os oocistos de TG necessitam de vários dias para se tornarem infecciosos.
- As mulheres grávidas devem manter seus gatos dentro de casa e não adotar ou manipular gatos de rua. Os gatos devem ser alimentados apenas com alimentos comerciais enlatados ou secos ou alimentos bem cozidos e nunca com carne crua ou mal cozida.
- Os trabalhadores da saúde devem orientar as grávidas em sua primeira visita pré-natal sobre higiene alimentar e cuidados com gatos.
- Os trabalhadores da saúde que cuidam de mulheres grávidas devem se informar sobre problemas associados aos testes sorológicos.
- Devem ser implementados esforços governamentais e privados para reduzir a infecção por TG na carne.
- Devem ser aumentados os cuidados primários dispensados a todas as mulheres grávidas durante o período pré-natal, e a profilaxia secundária, mediante vigilância epidemiológica em mulheres grávidas soronegativas, deve ser introduzida para diminuir os riscos associados à infecção congênita e à transmissão vertical.

Malária

Em todo o mundo, cerca de 50 milhões de mulheres vivem em áreas endêmicas para malária e até 10.000 mulheres e 200.000 crianças morrem como resultado da infecção por malária durante a gravidez.

A malária humana é causada por cinco espécies de *Plasmodium*: *falciparum*, *vivax*, *ovale*, *malariae* e *knowlesi*. A maioria das infecções em grávidas ou não se deve ao *P. falciparum* ou *vivax*. A transmissão se dá após a picada de um mosquito infectado e esses indivíduos desenvolverão parasitemia, mas a gravidade dos sintomas é limitada. A prevalência da malária na gravidez está relacionada com a frequência de transmissão, sendo de cerca de 28% nas áreas endêmicas (holoendêmicas), onde as mulheres apresentam episódios frequentes, maior imunidade e menos complicações. Nas áreas em que a transmissão é menor (menos exposição ao parasita), o desenvolvimento da imunidade natural é mais lento e as gestantes podem apresentar complicações graves, como edema pulmonar e hipoglicemia.

Após a infecção por malária, têm início as respostas imunes. A gravidez seleciona os clones de parasitas que têm a capacidade de aderir à placenta. Assim, as gestantes que vivem em áreas endêmicas podem desenvolver imunidade parcial à doença após infecções repetidas e apresentar menor prevalência de parasitemia em comparação com indivíduos não imunes, mas essa imunidade parcial não previne a infecção.

A malária por *P. falciparum* associada à gravidez é caracterizada por sequestro e multiplicação de uma população distinta de parasitas da malária na placenta. Esses parasitas expressam uma classe específica de antígenos de superfície variantes que medeiam a adesão de eritrócitos infectados por parasitas ao sulfato de condroitina A no sinciciotrofoblasto que reveste o espaço interviloso e, após aderirem à superfície das vilosidades trofoblásticas, induzem o acúmulo de leucócitos inflamatórios.

A histopatologia das placentas com infecção ativa por malária demonstra adesão de eritrócitos infectados ao sinciciotrofoblasto, degradação sincicial, aumento do nódulo sincicial e, em casos raros, destruição localizada das vilosidades. Esse processo pode ser exacerbado pelo desenvolvimento da neovasculatura em um local imunologicamente privilegiado.

A imunossupressão induzida pela gravidez também pode explicar a doença mais grave experimentada por mulheres primíparas não imunes, as quais têm níveis mais elevados de cortisol quando comparadas às multíparas, o que leva à maior depressão da imunidade mediada por células.

Outro suporte indireto para o papel da imunidade mediada por células deprimidas vem da observação de que anticorpos específicos contra malária não diminuem durante a gravidez, mas, quando linfócitos de mulheres grávidas são desafiados com antígenos de malária, as respostas proliferativas dos linfócitos são deprimidas em comparação com os linfócitos de mulheres não grávidas.

A apresentação clínica varia de acordo com a endemicidade subjacente da região. Em áreas de transmissão estável da malária, a maioria das infecções em mulheres grávidas é assintomática, mas permanece o risco de anemia, e o feto corre o risco de ter baixo peso ao nascer. Para mulheres que residem em áreas mesoendêmicas, a malária tem maior probabilidade de resultar em doença febril, doença sintomática grave, parto prematuro e até mesmo no óbito da mãe e/ou do feto.

A parasitemia atinge o pico no segundo trimestre tanto em primigestas como em multigestas, e o aumento do risco de malária associada à gravidez persiste por 60 dias após o parto. As manifestações clínicas da malária são inespecíficas e variáveis, como febre (periódica ou não), calafrios, suores, dores de cabeça, mialgias, fadiga, náuseas, dor abdominal, vômitos, diarreia, icterícia e tosse. A anemia é complicação comum da malária na gravidez, ou seja, aproximadamente 60% das mulheres grávidas que apresentam infecção por malária são anêmicas. A anemia pode ser um dos poucos sinais específicos da doença. Em gestantes pode ocorrer, também, hipoglicemia.

O diagnóstico de malária deve ser considerado em qualquer mulher febril que tenha residido em região de malária ou viajado para uma região de malária, mesmo que brevemente ou apenas em trânsito. Métodos para detecção da parasitemia incluem esfregaços de sangue periférico densos e/ou finos corados com Giemsa ou teste rápido.

Cabe ressaltar que as mulheres podem ter parasitas placentários, sendo o diagnóstico realizado por exame histológico e PCR pós-parto.

Para as gestantes, três situações devem ser identificadas no pré-natal:

1. As gestantes devem ser encorajadas a adiar viagens para áreas onde é alto o risco de adquirir malária; caso não seja possível, deve-se prescrever quimioprofilaxia (QP – Grau 1A).
2. As gestantes que vivem em áreas endêmicas e que desenvolveram imunidade natural (em virtude da exposição prolongada à malária) também se beneficiam da QP contra a malária (Grau 1A). Os benefícios da QP incluem menor incidência de anemia materna e recém-nascido com menos restrição de crescimento intrauterino. O tratamento preventivo intermitente (IPTp) durante a gravidez é a abordagem preferida por ser efetiva e mais prática do que a profilaxia contínua generalizada. Os agentes de escolha são a cloroquina e a mefloquina. Segundo a Organização Mundial da Saúde (OMS), no TPI devem ser administradas idealmente pelo menos três doses de sulfadoxina-pirimetamina (SP) durante o pré-natal e no segundo e terceiro trimestres (de 24 a 26, 32 e de 36 a 38 semanas de gestação), idealmente; cada dose suprime a infecção assintomática da placenta e fornece até 6 semanas de profilaxia pós-tratamento. Um agente alternativo promissor é a diidroartemisinina-piperaquina. Nessas gestantes deve ser realizado o rastreio intermitente com triagem em cada visita pré-natal, com teste de diagnóstico rápido, e o tratamento deve ser reservado para os casos em que é dentificada a infecção.
3. Nas gestantes com infecção aguda, segundo a OMS, o tratamento varia de acordo com a idade gestacional. Para o tratamento da malária por *P. falciparum* sensível à cloroquina sem complicações, este é o tratamento de escolha em qualquer trimestre (Grau 2C). Para o P. *falciparum* resistente à cloroquina durante o primeiro trimestre, ao tratamento com quinina mais clindamicina, por 7 dias (Grau 2C) no segundo e terceiro trimestres, pode ser associada a artemisinina (ACT) para um curso de 3 dias (Grau 1B). As alternativas aceitáveis incluem artesunato oral mais clindamicina (7 dias). Em caso de infecção grave por malária, recomenda-se avaliação fetal periódica para análise do crescimento e da vitalidade, considerando que o volume do líquido amniótico pode ser reduzido durante os períodos febris.

Os prognósticos materno e perinatal adversos associados à malária durante a gravidez incluem aborto espontâneo, restrição do crescimento fetal, parto pré-termo e baixo peso ao nascer, chegando à morte perinatal e à infecção congênita, e, na mãe, anemia materna e até o óbito.

As principais ferramentas para prevenir a malária em gestantes são a QP e a evasão de mosquitos.

Farmacocinética dos antipalúdicos na gravidez

A farmacocinética dos antipalúdicos na gravidez é amplamente indefinida:

- **Cloroquina:** bem tolerada e sem efeitos nocivos conhecidos na gravidez.
- **Quinina:** segura e eficaz, deve ser utilizada quando necessário. Os níveis de glicose devem ser monitorizados, pois o fármaco pode causar hipoglicemia materna e fetal. A quinina e a quinidina, nas doses terapêuticas recomendadas, não aumentam os resultados adversos na gravidez acima do risco basal associado à própria infecção por malária.
- **Artemisinina**: os dados a respeito da segurança são limitados, mas nenhum estudo demonstrou a associação entre a exposição à artemisinina durante a gravidez e o aumento do risco de eventos adversos.
- **Mefloquina:** durante a gravidez, não foi associada a riscos aumentados de resultados adversos em comparação com outros antimaláricos ou com a população geral.
- **Amodiaquina:** usada na África, onde é comum a presença de *P. falciparum* multirresistente; deve ser ressaltado o risco de agranulocitose.
- **Tetraciclina, doxiciclina, primaquina e halofantrina:** contraindicadas na gravidez.

DOENÇAS PARASITÁRIAS

De acordo com a OMS, as infecções parasitárias intestinais afetam mais de dois milhões de pessoas em todo o mundo. No período gestacional, essas infecções, especialmente quando associadas a má nutrição, anemia ou infecções crônicas, apresentam dificuldade significativa de diagnóstico e tratamento, podendo comprometer o bem-estar materno e fetal.

Apesar de não acontecer a transmissão vertical, essas infecções podem deteriorar as condições maternas, repercutindo em parto pré-termo e baixo peso ao nascimento.

A melhor maneira de prevenção consiste na detecção durante a consulta pré-gestacional, quando as pacientes podem ser tratadas sem restrições, uma vez que nenhum agente antiparasitário é considerado totalmente seguro na gestação. De modo geral, o tratamento no primeiro trimestre de gestação deve ser adiado sempre que possível, avaliando os riscos e benefícios.

Giardíase

Causada pela *Giardia lamblia* (*Giardia duodenalis* ou *Giardia intestinalis*), a giardíase apresenta duas formas morfológicas: os cistos e os trofozoítos. A forma infecciosa do parasita, os cistos são excretados nas fezes e podem sobreviver períodos prolongados em ambientes úmidos. Após a ingestão do cisto ocorre a excisão no intestino delgado proximal com a liberação de trofozoítos capazes de se dividir (fissão binária), os quais se alojam principalmente no intestino delgado proximal e/ou no intestino grosso, onde retornam à forma cística infecciosa e são excretados nas fezes.

Após a ingestão do cisto, a infecção tem um período de incubação de 1 semana ou mais. A transmissão de cistos infecciosos de *Giardia* a humanos pode ocorrer por três caminhos: água, alimentos ou contato oral/fecal. A gravidade das manifestações clínicas associadas a essa infecção é variável; em geral, os indivíduos são assintomáticos; 15% expelem cistos de maneira assintomática e 35% a 45% apresentam infecção sintomática, caracterizada por diarreia (90%), mal-estar (86%), esteatorreia (75%), cólicas abdominais (71%), inchaço, flatulência e náuseas.

Foram desenvolvidos inúmeros imunoensaios utilizando anticorpos contra cisto ou antígenos de trofozoítos. Os *kits* disponíveis incluem ensaios diretos de imunofluorescência (DFA), imunocromatográficos e ELISA. Em geral, esses métodos têm maior sensibilidade e tempo de rotação mais rápido do que os métodos convencionais de microscopia de fezes, mas seu custo é mais elevado. Ensaios de amplificação de ácido nucleico (NAAT) foram desenvolvidos para detectar *Giardia* em amostras de fezes, mas alguns permanecem apenas como ferramentas de pesquisa.

A microscopia de fezes para detecção de *Giardia* também é útil, porém limitada pela possibilidade da excreção intermitente de cistos (necessitando até três exames de fezes).

O tratamento de gestantes com giardíase no primeiro trimestre deve ser evitado, mas sempre avaliando o risco/benefício. Caso não sejam usadas medicações, a paciente deverá ser hidratada e estimulada a adotar uma boa alimentação. Caso o tratamento seja necessário, o uso de paromomicina deve ser considerado em virtude da absorção limitada. Durante o segundo e terceiro trimestres, os agentes antimicrobianos incluem tinidazol, nitazoxanida ou metronidazol.

Amebíase

Infecção causada pelo protozoário *Entamoeba histolytica*, a amebíase é amplamente negligenciada no período gestacional, uma vez que seu rastreamento no pré-natal é exíguo, apesar da indicação de exames parasitológicos de fezes.

Esse parasita apresenta duas formas, o cisto e o trofozoíto, podendo atuar como comensal ou provocar a invasão de tecidos (intestinal ou extraintestinal). Após a infestação, isto é, período de incubação de dias a meses, o quadro clínico pode variar desde a forma branda (desconforto abdominal leve ou moderado com sangue e/ou muco nas fezes, diarreia, febre e calafrios) até a grave (formas trofozoíticas se disseminam pela corrente sanguínea, causando abscesso no fígado, nos pulmões ou no cérebro e, por vezes, evoluindo para o óbito).

Como na maioria das doenças parasitárias, a principal fonte de infecção é a ingestão de alimentos ou água contaminados por fezes contendo cistos amebianos maduros. A transmissão sexual, apesar de rara, pode ocorrer devido ao contato oral-anal.

As complicações mais frequentes são granulomas amebianos (amebomas) na parede do intestino grosso, abscessos hepáticos, pulmonares ou cerebrais, empiema e até mesmo pericardite.

O diagnóstico é estabelecido a partir da presença de trofozoítos ou cistos do parasita nas fezes, em aspirados ou raspados (de acordo com a localização) dos granulomas ou abscessos. A dosagem de anticorpos séricos pode ser utilizada para o diagnóstico dos abscessos. Exames de imagem, como ultrassonografia e tomografia axial computadorizada, podem ser utilizados.

Para o tratamento, deve ser considerado o uso de imidazólicos, como secnidazol e tinidazol (2g em dose única) ou metronidazol (500mg três vezes ao dia, durante 5 dias); nas formas graves: metronidazol, 750mg, VO, três vezes ao dia, durante 10 dias. Assim como nas outras parasitoses, deve ser evitado o tratamento no primeiro trimestre.

Ascaridíase

Doença parasitária causada por um helminto, o *Ascaris lumbricoides*, a ascaridíase é geralmente assintomática, mas pode provocar dor abdominal, diarreia, náuseas, anorexia e até mesmo obstrução intestinal. Apresenta ciclo pulmonar e, em alguns pacientes, leva a manifestações como broncoespasmo, hemoptise e pneumonite (síndrome de Löfler) associada a importante eosinofilia.

Quando há grande número de parasitas, pode ocorrer quadro de obstrução intestinal. A ingestão dos ovos infectantes do parasita, procedentes do solo, da água ou de alimentos contaminados, é responsável pela transmissão. O período de incubação é, em média, de 3 semanas, tempo necessário para o desenvolvimento da larva infectante.

As fêmeas fecundadas no aparelho digestório podem produzir cerca de 200.000 ovos por dia. A duração média de vida dos parasitas adultos é de 12 meses. Quando os ovos embrionados encontram um meio favorável, podem permanecer viáveis e infectantes durante anos.

Obstrução intestinal, volvo, perfuração intestinal, colecistite, colelitíase, pancreatite aguda e abscesso hepático são as complicações mais comuns.

O diagnóstico é estabelecido por meio do exame de fezes, que identifica a larva.

O tratamento consiste no uso de albendazol (400mg/dia em dose única) ou mebendazol (100mg duas vezes ao dia durante 3 dias consecutivos), não sendo, entretanto, recomendado em gestantes no primeiro trimestre (veja adiante). Alternativas como levamisol (150mg, VO, em dose única) e piperazina devem ser consideradas.

Antiparasitários e gestação

- **Tinidazol:** indicado para tratamento da giardíase, amebíase e tricomoníase, disponível na forma de comprimido e com regime de dose única. De modo geral, o tinidazol é mais eficaz e mais bem tolerado do que o metronidazol. Entre os efeitos colaterais são descritos: sabor metálico (1%), náuseas e dor de cabeça (3%). Convém reforçar para a gestante que é vedado o consumo de álcool em razão de sua interação medicamentosa. Não há estudos controlados sobre seu uso na gravidez; entretanto, é potencialmente mutagênico e carcinogênico (Classe C).
- **Metronidazol:** disponível na forma de comprimidos de 250 ou 400mg. Os efeitos secundários associados a esse medicamento são gosto metálico, náuseas, desconforto gastrointestinal e dor de cabeça, que ocorrem em até 27% das pacientes. Outros efeitos colaterais menos comuns incluem leucopenia, urina escura, parestesia e tonturas. Ocorre interação medicamentosa quando ingerido concomitantemente ao álcool. Risco: Classe X/B.
- **Albendazol ou mebendazol:** o albendazol encontra-se disponível em comprimidos e o mebendazol em comprimidos ou suspensão. Ambos os medicamentos devem ser ingeridos com alimentos para aumentar a biodisponibilidade. Apresentam efeitos colaterais semelhantes aos do tinidazol ou do metronidazol, porém menos intensos. Em estudos com animais, foi detectado risco de teratogenicidade; no ser humano, há a necessidade de mais evidências científicas (Classe C – deve ser evitado no primeiro trimestre).
- **Paromomicina:** com eficácia de 55% a 90%, é um agente alternativo razoável para o tratamento da giardíase e da amebíase em situações, como a gravidez, em que são contraindicados outros agentes. Seus efeitos colaterais incluem náuseas, aumento da motilidade gastrointestinal, diarreia e dor abdominal (sem classificação pela FDA).
- **Nitazoxanida:** disponível na forma de líquido e comprimido. Os efeitos secundários incluem náuseas, anorexia, flatulência, aumento do apetite, glândulas salivares aumentadas, olhos amarelos, disúria e urina colorida (amarelo brilhante). Sem estudos no período gestacional.
- **Secnidazol:** pode ser administrado em dose única para tratamento de giardíase (eficácia de 80% a 100%), mas o medicamento tem sido associado a dor abdominal, náuseas, anorexia, glossite e estomatite.

De modo geral, com a terapia os sintomas costumam se resolver em 5 a 7 dias e os parasitas geralmente desaparecem das fezes nesse período.

A resistência antimicrobiana ocorre em até 20% dos casos, e a resistência cruzada entre o tinidazol e o metronidazol (ambos nitroimidazois) também foi observada no tratamento de parasitoses intestinais.

Durante o tratamento de indivíduos sintomáticos, principalmente em caso de giardíase, recomenda-se não frequentar lugares onde possa haver risco de transmissão para outras pessoas, como creches e piscinas, até que estejam assintomáticos por 48 horas.

Orientações epidemiológicas

Mesmo na gestação, os casos devem ser diagnosticados e tratados para impedir a transmissão direta ou indireta da infecção a outras pessoas. Medidas de controle devem ser implantadas para evitar novas contaminações, como:

1. Impedir a contaminação fecal da água e dos alimentos por meio de medidas de saneamento, educação em saúde, destino adequado das fezes e controle dos indivíduos que manipulam alimentos.
2. Lavar as mãos após o uso do sanitário e lavar cuidadosamente os vegetais com água potável, deixando-os imersos em hipoclorito de sódio a 2,5% (uma colher de sopa de hipoclorito em 1 litro de água filtrada), durante meia hora, para eliminar os cistos.
3. Incentivar a utilização de água filtrada.
4. Evitar práticas sexuais que favoreçam o contato fecal-oral.
5. Investigar os contatos e a fonte de infecção, ou seja, realizar exame coproscópico dos membros do grupo familiar e de outros contatos.

PARASITAS TRANSMITIDOS POR PEIXES

Com a crescente popularidade de comidas como sushi, sashimi, carpaccio, tartare, gefilte e ceviche, as infecções parasitárias transmitidas por peixes estão se tornando mais comuns. A ingestão desses parasitas pode causar anemia, má absorção, dor abdominal intensa, náuseas, vômitos, reações alérgicas fortes e úlceras gástricas. Ainda é limitado o conhecimento sobre os parasitas dos peixes e a gravidez, mas, como nas outras parasitoses, o principal impacto dessas infecções consiste na anemia e na alteração da imunidade, o que pode aumentar o risco de infecção materna. Para o feto, as consequências e os prognósticos incluem restrição do crescimento intrauterino e parto pré-termo.

Leitura complementar

Alday PH, Doggett JS. Drugs in development for toxoplasmosis: advances, challenges, and current status. Drug Design Development Jan 25 2017; 2017(11):273-93. DOI: https://doi.org/10.2147/DDDT.S60973.

Blackwell AD, Tamayo MA, Beheim B et al. Helminth infection, fecundity and age of first pregnancy in women. Science Nov 20 2015; 350(6263):970-4.

Chedraui PA, Wylie BJ. Overview of malaria in pregnancy. Literature Review from Uptodate.com. Disponível em: https://www.uptodate.com/contents/overview-of-malaria-in-pregnancy#H1. Acesso em 29 maio 2018.

Goto M, Mizushima Y, Matsuoka T. BMJ Case Rep Published online: 4 jun 2015. DOI:10.1136/ bcr-2014-207909.

Prusa AR, Kasper DC, Sawers L, Walter E, Hayde M, Stillwagon E. Congenital toxoplasmosis in Austria: Prenatal screening for prevention is cost-saving. PLoS Negl Trop Dis; 11(7):e0005648. Disponível em: https://doi.org/10.1371/journal. pntd.0005648.

Senaka R, Praveen W, Chaturaka R, Nipun LS, Sumadhya DF. Prophylaxis of human toxoplasmosis: A systematic review. Pathogens and Global Health 2017. DOI: http://dx.doi.org/10.1080/20477724.2017.1370528.

Villazanakretzer DL, Napolitano PG, Cummings KF, Magann EF. Fish parasites: A growing concern during pregnancy. Obstetrical and Gynecological Survey 2016; 71(4).

CAPÍTULO 18

Tromboembolismo Venoso na Gestação

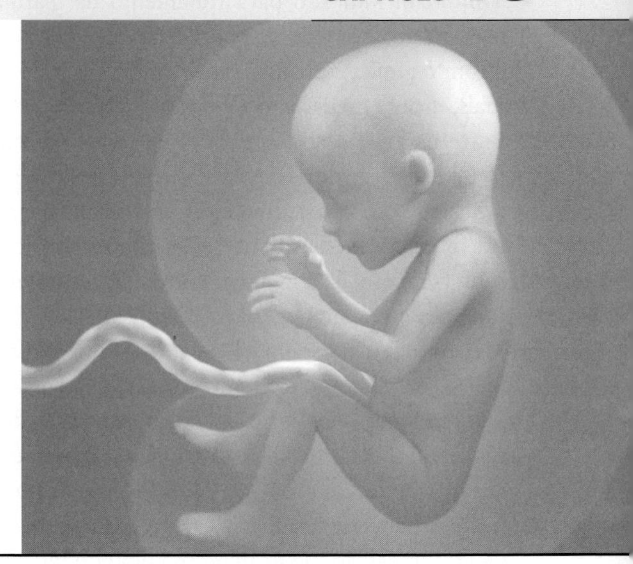

Cláudia Maria Vilas Freire
Ricardo Vilas Freire de Carvalho

INTRODUÇÃO

O tromboembolismo venoso (TEV) é importante causa de morbimortalidade materna e potencialmente passível de prevenção. A principal causa direta de morte materna nos países desenvolvidos, o TEV foi a sexta causa de morte materna em 2013 no Brasil, atrás de hemorragia grave, hipertensão na gestação, infecção, complicações do parto e abortamento. Além disso, é importante causa de morbidade pela síndrome pós-trombótica. O diagnóstico tardio, o tratamento postergado ou inadequado e a profilaxia imprópria são responsáveis por muitas das mortes por TEV, sendo a taxa de morte em torno de 3,5%. Enquete realizada no Reino Unido e na Irlanda apontou que cerca de 80% das pacientes que faleceram por TEV tinham fatores de risco identificáveis, mas que não foram devidamente valorizados. Esses dados indicam a importância da melhora do reconhecimento da doença. Assim, a suspeita de TEV na gravidez necessita de uma avaliação diagnóstica formal.

O TEV compreende tanto a trombose venosa profunda (TVP) como o tromboembolismo pulmonar (TEP); 75% a 80% dos casos de TEV associados à gravidez são de TVP e 20% a 25% de TEP. A verdadeira incidência de TEV associado à gestação é desconhecida, porém parece estar entre 7 e 25 a cada 10.000 gravidezes, e a impressão clínica é que o risco está aumentado de cinco a dez vezes nesse período. Em estudo recente de uma coorte populacional do Reino Unido, incluindo cerca de 280.000 mulheres com 376.000 gestações, a incidência de TEV foi de 0,84 por 1.000 pacientes/ano no período anteparto e de 3,38 por 1.000 pacientes/ano no pós-parto. O risco parece ser maior no terceiro trimestre da gestação, mas está aumentado desde o primeiro trimestre. No puerpério, chega a representar mais de 20 vezes o de uma mulher não grávida e se estende de modo decrescente até 6 semanas de pós-parto. Entretanto, estudos recentes têm demonstrado aumento do risco de TEV até 180 dias pós-parto em grupos de pacientes com alguns fatores de risco obstétricos, entre eles o parto por cesariana e a gestação gemelar.

ETIOPATOGENIA E FATORES DE RISCO

Há mais de um século, o anatomista Virchow identificou três componentes primários fundamentais na formação da trombose venosa: lesão endotelial (trauma), estado de hipercoagulabilidade e estase venosa.

Na gestação, em virtude de fatores anatômicos, fisiológicos e bioquímicos, os três componentes dessa tríade estão presentes e, com essa fisiologia, a gestação por si só constituiria um fator de risco para TEV. Fatores gestacionais que predispõem a TEV:

- **Estase venosa:** em consequência de efeitos hormonais e da redução do retorno venoso dos membros inferiores secundária à compressão pelo útero gravídico.
- **Hipercoagulabilidade:** elevação fisiológica dos fatores da coagulação VII, VIII, IX, X e XII e redução dos níveis de anticoagulantes naturais, como antitrombina III (ATIII) e proteína S, além de redução da fibrinólise secundária ao aumento do inibidor do ativador do plasminogênio 1 e 2 (PAI-1 e PAI-2).
- **Trauma:** o parto é responsável pelo trauma vascular.

A maioria das TVP fora da gestação se inicia na panturrilha e ascende proximalmente; na gravidez, entretanto, a maioria das TVP se origina nas veias proximais (ilíacas e femorais). A TVP envolve o membro inferior esquerdo em 88% dos casos, e 71% de todas as tromboses descritas estavam restritas às veias proximais, sendo 17% isoladamente nas veias ilíacas. A prevalência de trombose pélvica é responsável por cerca de 10% dos casos de TVP na gravidez e no puerpério, sendo muito rara fora da gestação ou após cirurgia pélvica. A principal hipótese para essa "preferência" de acometimento do membro inferior esquerdo é a compressão pelo útero gravídico da veia ilíaca esquerda no ponto em que cruza a artéria ilíaca direita (síndrome de May-Turner); entretanto, não explica as TVP de primeiro trimestre (Figura 18.1).

A maioria dos estudos que avaliaram a TEV na gestação é embasada em registros hospitalares com informações sobre fatores de risco coletadas próximo ao período do parto. O estudo populacional do Reino Unido apontou que, no período anteparto, a idade materna > 35 anos, a obesidade e o tabagismo apresentavam um RR discretamente maior de TEV: 1,42 (1,01 a 1,93), 1,50 (0,99 a 2,28) e 1,15 (0,83 a 1,58), respectivamente. As infecções urinárias e comorbidades como diabetes preexistente, varizes dos membros inferiores e presença de doença inflamatória intestinal foram os fatores de risco que mais elevaram o RR para 3,08 (1,42 a 6,39), 2,69 (1,53 a 4,70) e 3,46 (1,11 a 10,7), respectivamente. No período pós-parto, a obesidade aumentou o RR de modo importante (3,75 – 2,76 a 5,08), ao passo que a idade > 35 anos e o tabagismo mantiveram aumento modesto de risco.

Dos fatores de risco relacionados com a gravidez, parto operatório, paridade ≥ 3, hemorragia obstétrica e parto pré-termo aumentaram significativamente o risco de primeiro episódio de TEV. A ocorrência de natimorto aumentou cerca de seis vezes a taxa de TEV. O Quadro 18.1 lista os fatores de risco associados ao tromboembolismo na gestação, relacionando fatores de risco preexistentes, transitórios e obstétricos.

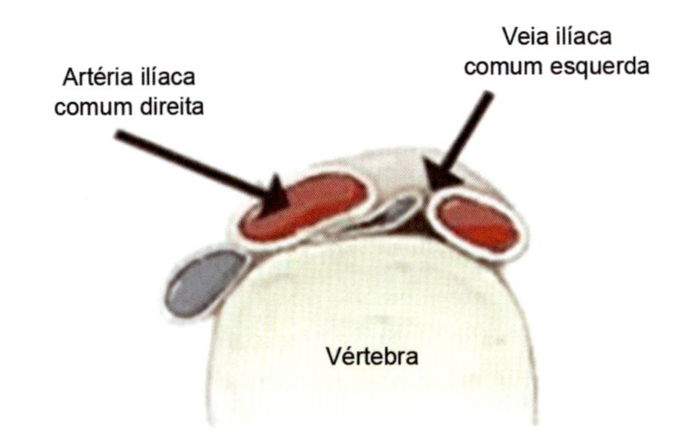

Figura 18.1 Compressão da veia ilíaca comum esquerda pela artéria ilíaca comum direita – síndrome de May-Tuerner.

Sugere-se que a presença de dois ou mais desses fatores de risco aumente ainda mais o risco de TEV; entretanto, a história de trombose prévia é o fator de risco individual mais importante. A recorrência de trombose nesse período está aumentada em três a quatro vezes, correspondendo a 15% a 25% de todos os casos de TEV na gestação.

TROMBOFILIAS

Trombofilias são estados de hipercoagulabilidade congênitos ou adquiridos. A trombofilia isoladamente, mesmo no contexto de uma gravidez, não resulta necessariamente na ocorrência de tromboembolismo. Além disso, em razão da raridade de TEV na gravidez e da elevada incidência de trombofilias hereditárias, não se justifica o rastreamento sistemático dessa doença. A trombose venosa é uma doença poligênica de penetração incompleta, tornando incerto o aconselhamento com base genética. O risco de TEV associado às diferentes trombofilias e suas prevalências na população geral encontram-se na Tabela 18.1.

O rastreamento das trombofilias tem valor limitado em gestantes com TEV agudo, pois não modifica a conduta clínica. Além disso, a pesquisa de trombofilia após gestação complicada por episódio de tromboembolismo também não modifica a conduta em uma próxima gestação, não justificando a pesquisa de trombofilias (nível de evidência 2C).

A pesquisa de trombofilia é controversa. O American College of Obstetricians and Gynecologists (ACOG) e/ou a British Society for Haematology (BSH) recomendam essa pesquisa nas seguintes situações:

1. As mulheres devem ser testadas para trombofilia na gravidez primariamente com base em seu risco clínico (BSH).
2. As mulheres com TEV prévio sem causa aparente devem ser testadas (BSH).
3. As mulheres com TEV relacionado com a terapia hormonal ou com a gestação não deverão ser testadas, pois deverão receber profilaxia tromboembólica independentemente da presença de trombofilia diagnosticada (BSH).
4. As mulheres com história pessoal de TEV com fator de risco transitório maior (fratura, cirurgia, imobilidade prolongada) devem ser testadas, pois a recorrência na gravidez em portadoras de trombofilia é de 16% (ACOG). Por outro lado, a BSH não recomenda testar as mulheres com TEV secundário a fator de risco transitório maior (cirurgia ou trauma).
5. As mulheres com história familiar positiva (parentes de primeiro grau) de TEV, caso o evento não tenha tido causa detectável ou tenha ocorrido durante exposição hormonal ou fatores menores ou em pacientes com menos de 50 anos.
6. As mulheres com TEV com fator de risco transitório menor (viagem etc.) (BSH).

Quadro 18.1 Fatores de risco para tromboembolismo venoso (TEV) na gestação

Fatores preexistentes	Fatores transitórios	Fatores obstétricos
TEV prévio Trombofilias História familiar de TEV Comorbidades: LES, síndrome nefrótica, drepanocitose, câncer, paraplegia *Diabetes mellitus* Doenças inflamatórias (especialmente inflamatória intestinal) Idade > 35 anos Obesidade Tabagismo Varizes dos membros inferiores Paridade ≥ 3 História prévia de natimorto Parto pré-termo	Gestação Hiperêmese gravídica Desidratação Síndrome de hiperestimulação ovariana Infecção Imobilidade Viagem > 4 horas	Antenatal: Reprodução assistida Gravidez múltipla Pré-eclâmpsia Parto: Trabalho de parto prolongado Cirúrgicos: cesariana, esterilização pós-parto Natimorto Fórceps Pós-parto: Hemorragia pós-parto Hemotransfusão

LES: lúpus eritematoso sistêmico.

Tabela 18.1 Risco de tromboembolismo venoso (TEV) com as diferentes trombofilias

	Prevalência na população geral	Risco de TEV/gravidez (sem TEV prévio)	Risco de TEV/gravidez (com TEV prévio)	% de todos os TEV
Fator V de Leiden heterozigoto	1 a 15	< 0,3	10	40
Fator V de Leiden homozigoto	< 1	1,5	17	2
G20210A heterozigoto	2 a 5	< 0,5	> 10	17
G20210A homozigoto	< 1	2,8	> 17	0,5
F V Leiden/G20210A heterozigoto	0,01	4,7	> 20	1 a 3
Atividade de antitrombina (< 60%)	0,02	3 a 7	40	1
Atividade de proteína C (< 50%)	0,2 a 0,4	0,1 a 0,8	4 a 17	14
Proteína S livre (< 55%)	0,03 a 0,13	0,1	0 a 22	3

G20210A: mutação do gene da protrombina.

7. O teste para trombofilias não deve ser realizado rotineiramente em mulheres com placenta prévia, crescimento intrauterino restrito e pré-eclâmpsia. Entretanto, a pesquisa de anticorpos antifosfolípides deve ser realizada em pacientes com perdas fetais recorrentes (ACOG).

DIAGNÓSTICO

Como ressaltado previamente, a necessidade de um diagnóstico preciso, em virtude das graves consequências maternas de uma TEV não diagnosticada, torna bastante desafiador diferenciar os sinais e sintomas do TEV agudo na gravidez dos sinais e sintomas fisiológicos da gravidez normal. O Quadro 18.2 mostra os principais sinais e sintomas da TVP e do TEP. O achado de edema e dor nos membros inferiores mimetiza TVP, enquanto dor torácica, taquicardia e dispneia mimetizam embolia pulmonar. Ainda assim, a suspeita clínica é a chave principal para desencadear a busca diagnóstica. Atualmente, não há um teste de triagem suficientemente sensível. Esses sintomas e sinais na história da paciente são considerados "benignos" e consistentes com as mudanças fisiológicas da gravidez. Além disso, a maioria dos estudos que avaliaram exames de diagnóstico por imagem de TEV e fluxogramas diagnósticos excluiu as gestantes por preocupações com a segurança materno-fetal.

Trombose venosa profunda (TVP)

A busca diagnóstica se inicia com anamnese e exame clínico cuidadosos. A baixa confiabilidade na manifestação clínica e as implicações tanto da terapêutica anticoagulante prolongada desnecessária como da não utilização do anticoagulante demandam exames objetivos para confirmação diagnóstica. Além disso, deve ser lembrado que a morte súbita não é incomum em gestantes com sinais e sintomas compatíveis com TEV. Assim, essas pacientes devem ser objetiva e rapidamente investigadas.

Escores de risco estruturados para classificar uma gestante como de risco baixo, intermediário ou alto para TVP, como o de Wells, não foram validados na gestação. A utilização do escore de predição LEFT (do inglês, L– perna esquerda, E – edema, FT – primeiro trimestre), proposta como específica para a predição da chance de TVP na gravidez, parece promissora. Se nenhuma dessas variáveis estiver presente, parece que

Quadro 18.2 Sinais, sintomas e diagnóstico diferencial de trombose venosa profunda (TVP) e tromboembolismo pulmonar (TEP)

	Tromboembolismo pulmonar	Trombose venosa profunda
Sintomas	Dispneia (80%) Dor torácica (52%) Tosse (20%) Hemoptise (11%) Síncope (19%)	Edema (82%) Eritema (17%)
Sinais	Taquipneia (76%) Taquicardia (26%) Cianose (11%) Sinais de TVP Febre (7%)	Desconforto no membro (76%) Dificuldade de andar (13%)
Diagnóstico diferencial	Refluxo gastroesofágico Doença pulmonar Infecção Dor musculoesquelética Taquicardia benigna	Linfedema Síndrome da pedrada Cisto de Baker Dor lombar

o valor preditivo negativo é de 100% (IC 95%: 92% a 100%), mas essa regra ainda precisa ser validada em estudos prospectivos maiores. As variáveis incluídas são:

1. Apresentação no membro inferior esquerdo.
2. Diferença ≥ 2cm na circunferência da panturrilha (edema).
3. Apresentação no primeiro trimestre.

O Quadro 18.3 lista os exames complementares utilizados para o diagnóstico da TVP, as sensibilidades e especificidades e suas vantagens e desvantagens.

Dímero D

A dosagem do dímero D está cada vez mais presente no algoritmo diagnóstico dos TEV; entretanto, é controversa na gravidez. O dímero D aumenta cerca de 40% a cada trimestre, no puerpério, os casos de pré-eclâmpsia e de descolamento prematuro da placenta. Por isso, é controverso utilizar o mesmo ponto de corte para não grávidas, isto é, uma dosagem < 500μg/L, como tendo 100% de valor preditivo negativo. Assim, muitas entidades não concordam com o uso da dosagem do dímero D no algoritmo diagnóstico dos TEV na gestação e por isso os algoritmos diagnósticos são diferentes. No entanto, o teste do dímero D pode ter um papel mais amplamente aceito na assistência ao diagnóstico de TEV em pacientes grávidas, se forem estabelecidos pontos de corte mais altos, específicos para pacientes grávidas.

Ultrassonografia venosa

Uma abordagem prática diante da suspeita de TVP se inicia com a utilização da ultrassonografia (US) de compressão do membro acometido. A análise da compressibilidade das veias através da US apresenta sensibilidade de 96% e especificidade de 98% para o diagnóstico de trombose venosa acima do joelho e um pouco menores para as tromboses abaixo do joelho, mas, mesmo nessas, a chance de diagnóstico é substancial. O conhecimento de que a TVP frequentemente acontece nas veias proximais, mas que pode ser isolada nas veias ilíacas, pode limitar a capacidade de exclusão da TVP apenas com a US de compressão em pacientes grávidas sintomáticas. Uma vez que as manobras de compressão não podem ser realizadas nas veias ilíacas, um trombo na veia ilíaca é diagnosticado por visibilização direta de massa ecogênica intraluminal ou ausência de fluxo venoso espontâneo usando o Doppler, especialmente com manobras de compressão.

Caso a US seja positiva, confirma-se o diagnóstico e se inicia imediatamente o tratamento; caso seja negativa e a paciente permaneça com sintomas, o exame deve ser repetido a cada 3 a 7 dias e o tratamento iniciado quando houver a confirmação do diagnóstico. A Figura 18.2 mostra dois fluxogramas para o diagnóstico de TVP na gestação:

1. A US venosa de compressão a partir das veias femorais e a utilização do dímero D para avaliação da necessidade de investigação do território ilíaco.
2. A US venosa completa da perna, incluindo a avaliação da veia ilíaca.

Quadro 18.3 Exames utilizados para o diagnóstico de trombose venosa profunda (TVP)

Exames	Acurácia	Vantagens	Desvantagens
Exame físico	S: 25% a 35% E: 30% a 50%	Inócuo/pode sugerir outros diagnósticos	Nenhuma
Dosagem do dímero D	S: 100% E: 60%	Excelente valor preditivo negativo#	Deve ser associado à US
US de compressão/*duplex scan*	S: 96% para veias proximais E: 98%	Baixo custo Fácil repetição	Sem complicações
Angio-RM	S: 91,5%* E: 94,8%*	Trombose pélvica e de veias ilíacas	Custo
Angio-TC venosa (venografia por TC)	S: 95,5%* E: 95,2%*	Pode ser realizado junto com angio-C pulmonar	Custo Uso de contraste/radiação

US: ultrassom; RM: ressonância magnética; TC: tomografia computadorizada; S: sensibilidade; E: especificidade.
* Dados de metanálise de estudos com grande heterogeneidade.
# Não validado na gestação.

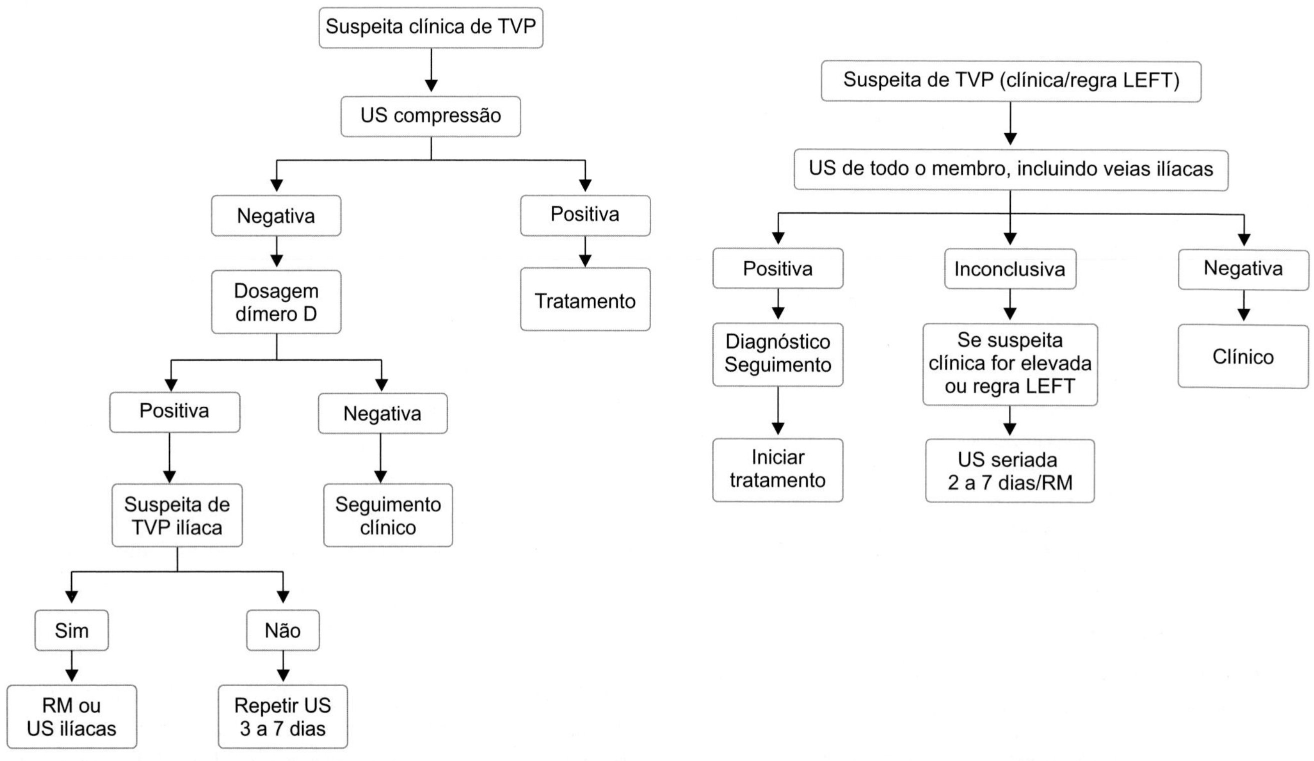

Figura 18.2 Fluxogramas diagnósticos utilizados para pesquisa de trombose venosa profunda (TVP) na gestação.

Ressonância magnética de veias ilíacas

Quando o quadro clínico sugere trombose ilíaca isolada (edema de todo o membro com ou sem dor no flanco, nas nádegas ou lombar), situação em que a US não tenha boa resolução, deve-se utilizar a ressonância magnética (RM). A RM foi usada para diagnosticar TVP envolvendo veias ilíacas durante a gravidez. A escolha entre as duas técnicas de RM utilizadas para detectar trombos (*time of flight vs.* imagem do trombo direto), que evita o uso de gadolínio, ainda é incerta. Os primeiros relatos sugerem que a técnica *time of flight,* que depende do fluxo, pode resultar em falso-positivos. Isso pode ser um problema no exame das veias pélvicas durante a gravidez, onde o fluxo lento pode ocorrer teoricamente e o trombo da veia ilíaca ser diagnosticado incorretamente. Nesse momento, seria prudente considerar a perícia do examinador, se a RM for contemplada para auxiliar o diagnóstico da trombose da veia ilíaca.

No caso de a investigação ser negativa, deve-se procurar outra causa para o quadro clínico da paciente.

Tromboembolismo pulmonar (TEP)

Como apontado anteriormente, a gestante com sintomas sugestivos de TEP representa um desafio para o clínico e o obstetra. A abordagem diagnóstica pode expor o feto à radiação ionizante, que é sempre uma preocupação quando se investiga TEP na gravidez. Entretanto, os danos potenciais de não diagnosticar uma doença potencialmente fatal sobrepujam esse risco. O contrário, isto é, um diagnóstico falsamente positivo, expõe a mãe e o feto aos riscos da anticoagulação com impacto futuro na contracepção, nas próximas gestações e no climatério.

Os escores clínicos para predição de TEP, como o de Genebra e o de Wells, também não foram validados na gravidez. Parece que um escore de Wells < 6 ou Wells modificado < 4 foram potencialmente úteis para excluir TEP em dois estudos retrospectivos. Considerando ser a gestação um fator de risco estabelecido, na ausência de sinais de gravidade, inicialmente a busca diagnóstica poderia consistir na dosagem do dímero D, que parece ter ótimo valor preditivo negativo, e evitaria a exposição do binômio materno-fetal aos riscos da radiação. Entretanto, em virtude da falta de validação de limiares alternativos do dímero D para excluir TEP em pacientes grávidas, os exames de imagem permanecem como a pedra angular do diagnóstico com base em evidência da TEP na gravidez.

Cerca de sete diretrizes abordaram o diagnóstico do TEP na gestação, e as orientações são muito discordantes com relação ao uso de regras de predição de risco (Wells e Genebra) e da dosagem do dímero D pelos mesmos motivos apontados previamente. A maioria não usa a dosagem de dímero D no algoritmo diagnóstico para TEP. Entretanto, quanto à US, algumas diretrizes a utilizam inicialmente em busca do diagnóstico de TVP, porém, como sua positividade é de apenas 20% a 40% na TEP, se o exame for negativo, o diagnóstico precisa ser confirmado por métodos de imagem. Os exames de eleição para o diagnóstico de TEP são a cintilografia pulmonar de ventilação e perfusão (V/Q) ou angiotomografia pulmonar (ATCP). Ambos os testes carreiam risco de exposição materna e fetal à radiação.

A cintilografia pulmonar V/Q expõe o feto a maior dose de radiação do que a ATCP, mas, se o radiografia de tórax for normal, pode ser realizada apenas a cintilografia de perfusão, reduzindo assim a dose de radiação. Enquanto a cintilografia V/Q expõe a criança a risco maior de câncer, a ATCP expõe a mãe a uma dose maior de radiação, levando a aumento pequeno, mas significativo, do risco de câncer de mama (1 caso em 280.000 *vs.* < 1 em 1.000.000). A decisão de realizar um ou outro diverge entre algumas diretrizes. Enquanto a diretriz europeia de cardiopatia na gravidez opta pela ATCP para o diagnóstico de TEP, a maioria das outras diretrizes indica como primeira escolha a cintilografia V/Q, especialmente a de perfusão, na presença da radiografia de tórax normal. Cerca de 80% das cintilografias são diagnósticas, isto é, 70% são normais e 5% a 10% são de alta probabilidade. Na gravidez, a ATCP tem maior proporção de resultados inconclusivos.

A angiografia pulmonar convencional tem um risco elevado de exposição à radiação para o feto e deve ser evitada na gravidez. Na Tabela 18.2 encontra-se a dose de radiação absorvida nos testes diagnósticos para TEP na gravidez.

Caso outros exames não confirmem o diagnóstico de TEP ou haja suspeita clínica de outras doenças, deve ser solicitada radiografia de tórax para descartar diagnósticos alternativos. O fluxograma diagnóstico de TEP durante a gestação sugerido por Maryk e Plante está delineado na Figura 18.3.

Tabela 18.2 Radiação absorvida estimada em procedimentos usados para diagnosticar tromboembolismo pulmonar

Teste	Radiação fetal estimada (mSv)	Radiação materna estimada na mama (mSv)
Radiografia de tórax	< 0,01	0.01
Cintilografia de perfusão pulmonar com tecnécio 99m:		
Baixa dose (40MBq)	0,11 a 0,20	0,28 a 0,50
Alta dose (200MBq)	0,20 a 0,60	1,20
Cintilografia de ventilação pulmonar	0,10 a 0,30	< 0,01
Angiotomografia pulmonar	0,24 a 0,66	10 a70

mSv: milisievert.
Fonte: 2014 ESG Guidelines on the Diagnostic and Management of Acute Pulmonary Embolism.

DIAGNÓSTICO DIFERENCIAL

O diagnóstico diferencial do TEP é muito amplo, pois a embolia pulmonar é uma doença com manifestações clínicas muito variadas. Quando quadros clínicos de pneumonia, insuficiência cardíaca ou infarto não respondem ao tratamento adequado, é prudente descartar a presença de embolia pulmonar coexistente.

Muitas condições osteomusculares mimetizam a TVP, como tendinite, distensão muscular, cisto poplíteo, aneurisma de poplítea, hematoma, celulite, linfangite e síndrome pós-trombótica.

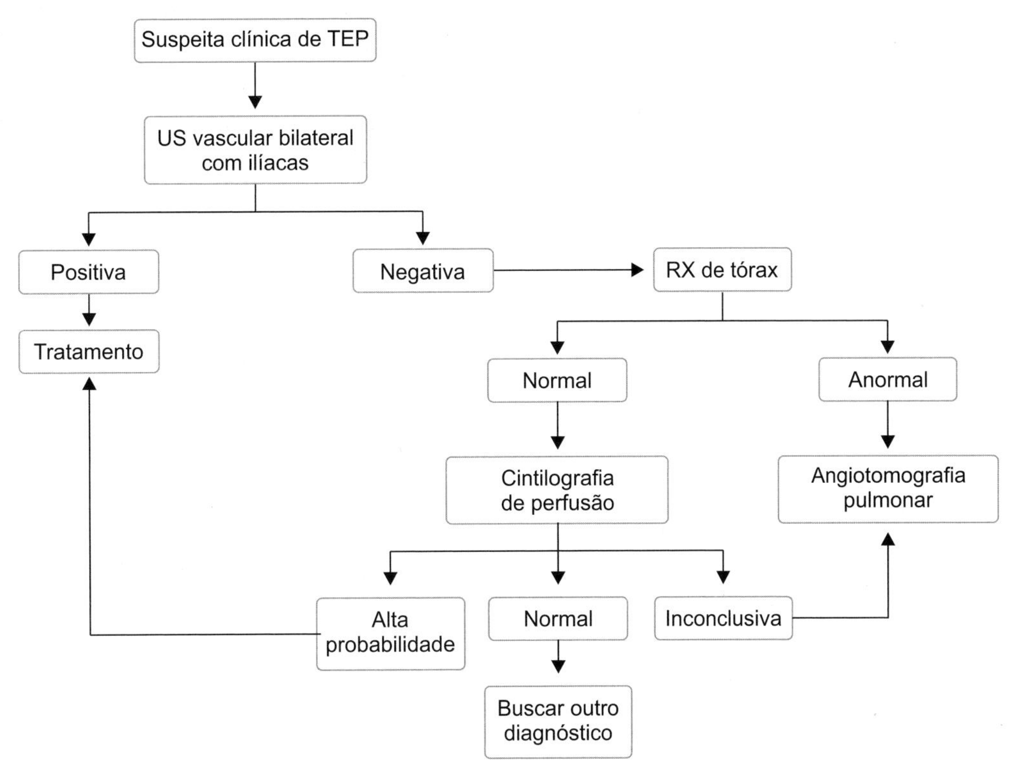

Figura 18.3 Fluxograma para investigação diagnóstica do tromboembolismo pulmonar (TEP) na gestação.

TRATAMENTO

Abordagem geral

Diante de grande suspeita clínica do diagnóstico de TEV, e caso não haja contraindicação à anticoagulação, esta deve ser iniciada antes da confirmação diagnóstica, mas deve ser buscada continuamente. Em alguns casos de suspeita clínica baixa ou moderada, a anticoagulação empírica pode ser iniciada após análise de cada caso.

Uma vez determinado o início da anticoagulação, as heparinas são os medicamentos de eleição, pois não atravessam a barreira placentária, sendo de primeira escolha as de baixo peso molecular (HBPM). Os varfarínicos, anticoagulantes orais, atravessam a barreira placentária e podem ocasionar complicações em todos os trimestres. A embriopatia varfarínica ocorre em cerca de 6,4% dos fetos expostos à varfarina entre 6 e 12 semanas de gestação. A característica mais marcante dessa síndrome é a hipoplasia nasal, além de encurtamento das extremidades e anomalias vertebrais (condrodisplasia *punctata*). Hemorragias intracranianas, microcefalia, retardo mental, atrofia do nervo óptico ou mesmo morte fetal podem ocorrer com a utilização do anticoagulante oral no segundo e terceiro trimestres. Fetos expostos aos cumarínicos têm risco maior de apresentar disfunções neurológicas mínimas e menor coeficiente de inteligência. Assim, o uso dos anticoagulantes orais deve ficar reservado para o período pós-parto, mesmo durante a amamentação, e para as pacientes portadoras de prótese mecânica cardíaca.

Os anticoagulantes orais, como dabigatrana, rivaroxabana e apixabana, não foram testados em gestantes, mas podem cruzar a placenta, devendo ser evitados na gravidez e na amamentação. O fondaparinux é prescrito em casos de alergia grave à heparina ou trombocitopenia induzida pela heparina e, apesar de poucos dados sobre seu uso na gravidez, parece ser seguro no segundo e terceiro trimestres.

Heparinização

As heparinas de baixo peso molecular (HBPM) e a não fracionada (HNF) endovenosa (EV) ou subcutânea (SC) são as opções no tratamento dos TEV na gestação. A HBPM é de fácil utilização e parece ser mais eficaz e segura do que a HNF, segundo dados extrapolados de estudos onde gestantes não foram incluídas. Ao contrário, a HNF EV é a heparina de escolha em pacientes com risco de sangramento aumentado ou hipotensão persistente na vigência de TEP. As heparinas não atravessam a placenta; entretanto, não estão isentas de causar problemas maternos.

A necessidade do uso prolongado de heparina (> 7 semanas) na gestação aumenta o risco de complicações, como osteoporose, hemorragias, reações alérgicas, necrose de pele e trombocitopenia, a qual é menos frequente com o uso das HBPM. Esta afecção induzida pela heparina ocorre em até 3% dos pacientes expostos, sendo rara na gravidez. Há dois tipos de trombocitopenia induzida pela heparina: a do tipo I ocorre com poucos dias de exposição e é autolimitada e benigna; a do tipo II ocorre em 3 a 21 dias após a exposição, é autoimune e está associada a trombose venosa e arterial. O uso da heparina deve ser suspenso quando as plaquetas caírem < 150.000 ou 50% da contagem inicial. Nesse caso, como mencionado previamente, uma alternativa poderia ser o uso de fondaparinux, apesar de algumas diretrizes não recomendarem essa medida.

Há pouca informação sobre as doses apropriadas dos anticoagulantes na gravidez. Portanto, o uso deve ser prudente, incluindo o ajuste de dose pelo peso. Contudo, a despeito da escolha do tipo de heparina, a anticoagulação deve ser continuada durante toda a gravidez e pelo menos nas primeiras 6 semanas pós-parto.

Doses

a. **HBPM SC:** dalteparina 200UI/kg a cada 24 horas (MID) ou 100UI/kg a cada 12 horas (BID); enoxaparina 1mg/kg BID. Idealmente, a dose dessas heparinas deveria ser titulada para manter níveis de anti-Xa entre 0,6 e 1,0UI/mL para as BID e entre 1 e 2UI/mL para as MID; entretanto, poucas instituições brasileiras dispõem desse exame para controle da anticoagulação pelas HBPM e essa monitorização não é necessária na grande maioria das vezes.
b. **HNF EV:** *bolus* de HNF de 80UI/kg seguido de infusão a 18UI/kg/h, ajustada a cada 6 horas para manter o tempo de tromboplastina parcial ativada (PTTa) entre 1,5 e 2,5 vezes o controle. Uma vez que a dose seja estabilizada, esse ajuste pode ser espaçado para uma a duas vezes ao dia.
c. **HNF SC:** é razoável iniciar com 17.500UI BID, ajustada a cada 6 horas para manter PTTa entre 1,5 e 2,5 vezes o controle. Uma vez que a dose se torne estável, esse ajuste pode ser espaçado para uma a duas vezes ao dia.

A contagem de plaquetas deverá ser realizada diariamente na busca de trombocitopenia nos primeiros 3 dias de tratamento e depois semanalmente. Essa complicação ocorre em menos de 1% dos pacientes tratados por 5 a 7 dias e não é comum ao final de 14 dias de uso. Após o tratamento da fase aguda utiliza-se a mesma HNF em injeção SC.

Trabalho de parto e parto

O parto envolve um planejamento de equipe multidisciplinar e deverá ser registrado no prontuário da paciente. Esse planejamento avalia o equilíbrio entre um parto com a paciente plenamente anticoagulada e o risco de recorrência de tromboembolismo por suspensão da anticoagulação. Por essa razão, geralmente é permitido que a paciente evolua para o parto com a orientação de não usar nenhuma dose de heparina ao menor sinal de trabalho de parto. Caso o trabalho de parto se prolongue, é sugerida a indução. Muitas vezes, a indução programada evita um trabalho de parto prolongado e alterações prolongadas do tratamento anticoagulante.

O tratamento com HBPM deve ser suspenso por pelo menos 24 horas antes do parto, quando este for induzido ou por cesariana programada, para possibilitar anestesia neuroaxial. Quando se considera arriscada a suspensão da heparina por 24 a 48 horas, a HBPM pode ser substituída pela HNF EV, que deverá ser interrompida apenas 4 a 6 horas antes do parto, e a anestesia neuroaxial pode ser realizada quando o PTTa retornar ao normal.

O parto pode acontecer inesperadamente em pacientes em anticoagulação plena, e muitas delas não apresentam sangramento excessivo intraparto; entretanto, apresentam risco maior de hematoma espinhal se um cateter for inserido e por isso não deve ser realizada anestesia neuroaxial.

No caso de parto sabidamente prematuro (trigemelaridade, rotura prematura de membranas, dilatação cervical significativa, pré-eclâmpsia, restrição do crescimento), deve-se descontinuar a HBPM ou a HNF SC nas 36 semanas e trocar por HNF EV.

Pós-parto

As heparinas devem ser reiniciadas 12 horas após cesariana ou 6 horas após parto vaginal, depois de ser certificado de que não há sangramento significativo, devendo ser mantida a mesma dose usada antes do parto. Se o varfarínico for escolhido para ser usado no período pós-parto, inicia-se o anticoagulante oral no segundo dia, associado à heparina por cerca de 5 dias, até que o tempo de protrombina chegue ao RNI-alvo, geralmente entre 2 e 3UI, por 2 ou 3 dias consecutivos. Inicia-se com dose diária de 5mg, aumentando-a, na medida do necessário, a cada 3 a 5 dias. Esse esquema é mais lento para a anticoagulação plena, porém reduz o risco de um quadro hemorrágico. É imprescindível que a paciente esteja em uso de heparina ao ser iniciado o anticoagulante oral, pois nos primeiros dias ele pode estimular a coagulação e causar púrpura vascular. O uso do anticoagulante oral não contraindica a amamentação.

Duração da anticoagulação

A duração do tratamento anticoagulante no período gravídico-puerperal deve ser individualizada, tendo sido extrapolada de estudos na população geral; entretanto, deve ter uma duração total entre 3 e 6 meses nas pacientes com fatores de risco apenas transitórios. A anticoagulação deve se estender por pelo menos 6 semanas pós-parto, e nas pacientes com fatores de risco persistentes pode ser necessária uma anticoagulação mais prolongada.

Filtros de veia cava inferior

Os filtros de veia cava inferior temporários e removíveis podem ser utilizados na gestação com indicação semelhante à das pacientes não grávidas, isto é, contraindicação à anticoagulação convencional, como acidente vascular cerebral hemorrágico, sangramento ativo e cirurgia recente, TEV a despeito de anticoagulação plena, necessidade de interrupção da anticoagulação ou quando a vascularização pulmonar estiver significativamente comprometida. Seu uso é limitado em virtude dos riscos associados a sua inserção e remoção, com taxa de fatalidade de 0,12% a 0,3%, migração do filtro em mais de 20% dos casos, fratura do filtro em 5% e perfuração da cava inferior em 5%.

Trombólise

A trombólise é reservada para as pacientes com TEP maciça com hipotensão associada. Apenas estudos observacionais fornecem dados sobre a eficácia e a segurança dos trombolíticos na gestação. Uma revisão sistemática aponta mortalidade materna de 1%, perda fetal de 6% e hemorragia materna em 8% dos casos, principalmente no pós-parto. A HNF EV deve ser iniciada logo após a trombólise, e a HBPM só deve ser iniciada quando o quadro estiver totalmente estável.

PROFILAXIA

Os seguintes regimes profiláticos podem ser usados para profilaxia dos fenômenos tromboembólicos na gestação (Quadro 18.4):

1. **HNF profilática:** 5.000UI de HNF SC a cada 12 horas.
2. **HNF dose intermediária:** 10.000UI de HNF (ou dose suficiente para uma dosagem de fator anti-Xa entre 0,1 e 0,3UI/mL SC a cada 12 horas).
3. **HNF ajustada**: HNF SC a cada 12 horas para chegar a um PTTa ajustado para doses terapêuticas (1,5 a 2,5 vezes o controle).
4. **HBPM profilática:** 5.000UI SC de dalteparina a cada 24 horas ou 40mg SC de enoxaparina a cada 24 horas ou 4.500UI SC de tinzaparina.
5. **HBPM dose intermediária:** 5.000UI SC de dalteparina a cada 12 horas ou 40mg SC de enoxaparina a cada 12 horas.
6. **HBPM dose ajustada:** doses ajustadas terapêuticas das HBPM (dalteparina 200UI/kg ou 100UI/kg BID ou enoxaparina 1mg/kg a cada 12 horas).
7. **Anticoagulante pós-parto:** varfarina por 4 a 6 semanas com RNI entre 2,0 e 3,0 com HNF ou HBPM inicialmente até o RNI chegar a 2,0 ou HBPM profilática.

A paciente com risco aumentado para TEV na gestação deve ser avaliada quanto à possibilidade de recorrência. Os principais fatores de risco para um episódio de trombose venosa na gravidez são a presença de trombofilia e o passado de trombose venosa. Após a avaliação inicial, deve-se classificá-la como se segue:

- TEV recente em tratamento com esquemas de anticoagulação terapêutica ou TEV agudo durante a gravidez.
- Passado de TEV com fator de risco transitório.

Quadro 18.4 Regimes de profilaxia recomendados em gestantes em vários cenários clínicos

História clínica	Conduta anteparto	Conduta pós-parto	Nível de evidência
Passado de TEV com FR transitório não relacionado com o uso de estrogênio e gravidez presente sem trombofilia	Observação clínica	Profilaxia anticoagulante com dose profilática ou intermediária de HNF/HBPM por 6 semanas	C
Passado de TEV com FR transitório relacionado com o uso de estrogênio ou gravidez sem trombofilia# Passado de TEV idiopático Passado de TEV com trombofilia confirmada	Observação clínica ou dose profilática ou intermediária de HNF/HBPM	Profilaxia anticoagulante com dose profilática ou intermediária de HNF/HBPM por 6 semanas	C
Pacientes com trombofilias de alto risco* com passado de TEV	Dose profilática ou intermediária de HNF/HBPM	Dose profilática ou intermediária de HFN/HBPM por 6 semanas	C
≥ 2 TEV	Dose profilática ou intermediária ou ajustada de HNF/HBPM	Dose profilática ou intermediária de HFN/HBPM por 6 semanas	C
Pacientes em uso de anticoagulante contínuo por passado de TEV	Dose ajustada de HNF/HBPM ou 75% da dose ajustada de HBPM ou dose intermediária de HBPM	Anticoagulação plena	C
Todas as gestantes com TEV prévio	Meias elásticas	Meias elásticas	C
Pacientes com trombofilia, exceto deficiência de AT sem TEV prévio	Observação clínica ou dose profilática de HNF/HBPM	Dose profilática de HFN/HBPM por 6 semanas	C
Pacientes com deficiência de AT sem TEV prévio	Profilaxia anticoagulante	Dose profilática ou intermediária de HFN/HBPM por 6 semanas	C

*Trombofilias de alto risco: deficiências de AT, anticorpos antifosfolípides positivos, homozigose ou heterozigose para fator V de Leiden ou mutação do G20210A (gene da protrombina), trombofilias associadas.
A British Society for Haematology recomenda, nessa situação, profilaxia medicamentosa anteparto.
HBPM: heparina de baixo peso molecular; HNF: heparina não fracionada; TEV: fenômenos tromboembólicos; FR: fator de risco; AT: antitrombina.

- Único TEV idiopático prévio sem uso crônico de anticoagulante.
- Único TEV associado a trombofilia sem uso de anticoagulante.
- Presença de trombofilia sem passado de TEV.
- Dois ou mais episódios de TEV e/ou mulher em uso de anticoagulante crônico por TEV idiopático ou associado a trombofilia.

PONTOS CRÍTICOS

1. O TEV é importante causa de morbimortalidade na gestação.
2. A gestação por si só e outros fatores relacionados podem aumentar ainda mais o risco da doença.
3. O diagnóstico do TEV deve ser sempre confirmado para justificar o tratamento da doença, que é prolongado, e as considerações profiláticas e terapêuticas futuras.
4. Na suspeita de TEV na gestação, a US venosa pode ser o primeiro exame complementar a ser solicitado.
5. A dosagem normal do dímero D parece ter alto valor preditivo negativo, ainda não validado na gestação.
6. A cintilografia pulmonar de V/Q ou a angiotomografia pulmonar são os exames de escolha para o diagnóstico de TEP na gestação.
7. O tratamento da TVP ou do TEP de baixo risco na gestação é fundamentado no uso de HBPM ou HNF.
8. O tratamento deve ser mantido por toda a gestação e por pelo menos 6 semanas pós-parto.
9. Deve-se usar a profilaxia tromboembólica em gestantes com passado de TEV, a qual também deve ser considerada na presença de outros fatores de risco.
10. A investigação de trombofilia deve ser discutida caso a caso.

CONSIDERAÇÕES FINAIS

O TEV na gestação é importante causa de mortalidade materna, justificando a necessidade de sua abordagem durante a gravidez e o puerpério. A gestação é um período em que se associam vários fatores que aumentam sua incidência, e o diagnóstico clínico é difícil e traiçoeiro. O diagnóstico definitivo deve ser buscado em razão do impacto sobre a decisão acerca de um tratamento prolongado e de interferências futuras para a mulher. O exame complementar inicial é a US venosa dos membros inferiores e, no caso do TEP, opta-se pela cintilografia de V/Q ou a angiotomografia pulmonar. As heparinas são consideradas o tratamento de escolha durante a gestação, e outros tipos de anticoagulantes podem ser utilizados no puerpério. Em algumas situações, a profilaxia para TEV deve ser oferecida antes e/ou após o parto.

Leitura complementar

2014 ESC guidelines on the diagnosis and management of acute pulmonary embolism: The task force for the diagnosis and management of acute pulmonary embolism of the European Society of Cardiology (ESC). Eur Heart Journal 2014; 35(43):3033-73.
ACOG Practice Bulletin No.138: Inherited thrombophilias in pregnancy.
Baglin T, Gray E, Greaves M et al. Clinical guidelines for teste for heritable thrombophilias. BJH 2010; 149:209-20.

Bates SB, Jaeschke R, Stevens SM et al. Antithrombotic therapy and prevention of thrombosis. 9. Ed. American College of Chest Physicians Evidence-Based Clinical Practice Guidelines: Diagnosis of DVT. Chest 2012; 141:e351S-e418S.

Bates SM, Greer IA, Middeldorp S et al. VTE, thrombophilia, antithrombotic therapy, and pregnancy: Antithrombotic therapy and prevention of thrombosis. 9. ed. American College of Chest Physicians Evidence-Based Clinical Practice Guidelines. Chest 2012; 141(Suppl 2):e691S–e736S.

Becattini C, Cohen AT, Agnelli G et al. Risk stratification of patients with acute symptomatic pulmonary embolism based on presence or absence of lower extremity DVT: Systematic review and meta-analysis. Chest 2016; (1):192-200.

Bremme KA. Haemostatic changes in pregnancy. Best Pract Res Clin Haematol 2003; 16:153-68.

Chan WS, Lee A, Spencer FA et al. D-dimer testing in pregnant patients: towards determining the next "leve"' in the diagnosis of deep vein thrombosis. JTH 2010 May; 8(5):1004-11.

Chan WS, Lee A, Spencer FA et al. Predicting deep venous thrombosis in pregnancy: out in "LEFT" field? Ann Inter Med 2009; 151(2):85-92. Erratum in: Ann Intern Med 2009 Oct 6; 151(7):516.

Chan WS, Spencer FA, Ginsberg JS. Anatomic distribution of deep vein thrombosis in pregnancy. CMAJ 2010 Apr 20; 182(7):657-60.

Chan WS, Van der Pol LM, Mairuhu AT et al. Use of clinical prediction rules and D-dimer tests in the diagnostic management of pregnant patients with suspected acute pulmonary embolism. Blood Rev 2017 Mar; 31(2):31-6.

Chan WS. Diagnosis of venous thromboembolism in pregnancy. Thromb Res. 2017 Sep 5. pii: S0049-3848(17)30482-6. DOI: 10.1016/j.thromres. 2017.09.003.

Ficheur G, Caron A, Beuscart JB et al. Case-crossover study to examine the change in postpartum risk of pulmonary embolism over time. BMC Pregnancy Childbirth 2017 Apr 14; 17(1):119.

Galambosi PJ, Gissler M, Kaaja RJ, Ulander VM. Incidence and risk factors of venous thromboembolism during postpartum period: A population-based cohort-study. Acta Obstet Gynecol Scand 2017 Jul; 96(7):852-61.

Goldhaber SZ, Tapson VF. A prospective registry of 5,451 patients with ultrasound-confirmed deep vein thrombosis. Am J Cardiol 2004; 93(2):259-62.

Groves AM, Yates SJ, Win T et al. CT pulmonary angiography versus ventilation-perfusion scintigraphy in pregnancy: implications from a UK survey of doctors' knowledge of radiation exposure. Radiology 2006; 240: 765-70.

Heit JA, Kobbervig CE, James AH et al. Trends in the incidence of venous thromboembolism during pregnancy or postpartum: a 30-year population-based study. Ann Intern Med 2005; 143:697-706.

Kearon C, Julian JA, Newman TE, Ginsberg JS. Noninvasive diagnosis of deep venous thrombosis: McMaster diagnostic imaging practice guidelines initiative. Ann Intern Med 1998; 128:663-77.

Khalafallah AA, Morse M, Al-Barzan AM et al. D-Dimer levels at different stages of pregnancy in Australian women: a single centre study using two different immune-turbidimetric assays. Thromb Res 2012; 130:e171-e177.

Marik PE, Plante LA. Venous thromboembolic disease and pregnancy. N Eng Med 2008; 359(19):2025-33.

O'Shaughnessy F, Donnelly JC, Cooley SM et al. Thrombocalc: implementation and uptake of personalized postpartum venous thromboembolism risk assessment in a high-through put obstetric environment. Acta Obstet Gynecol Scand 2017 Nov; 96(11):1382-90.

Practice Bulletin Nº 123: Thromboembolism in pregnancy. Obstet Gynecol 2011 Sep; 118(3):718-29.

Quinlan DJ, McQuillan A, Eikelboom JW. Low-molecular-weight heparin compared with intravenous unfractionated heparin for treatment of pulmonary embolism: A meta-analysis of randomized, controlled trials. Ann Intern Med 2004; 140:175-83.

Rabhi Y, Charras-Arthapignet C, Gris JC et al. Lower limb vein enlargement and spontaneous blood flow echogenicity are normal sonographic findings during pregnancy. J Clin Ultrasound 2000; 28:407-13.

Say L, Chou D, Gemmill A et al. Global causes of maternal death: a WHO systematic analysis. Lancet Glob Health 2014; 2(6):e323-33.

Sultan AA; Tata LJ, West J et al. Risk factors for first venous thromboembolism around pregnancy: a population-based cohort study from the United Kingdom. Blood 2013; 121(19):3953-61.

Task force guidelines on diagnosis and management of acute pulmonary embolism – European Society of Cardiology. European Heart Journal 2000; 21:1301-36.

Task force on the management of cardiovascular diseases during pregnancy of the European Society of Cardiology. ESC Guidelines on the management of cardiovascular diseases during pregnancy. Eur Heart J 2011. DOI:10.1093/eurheartj/ehr218.

Wan T, Skeith L, Karovitch A, Rodger M, Le Gal G. Guidance for the diagnosis of pulmonary embolism during pregnancy: Consensus and controversies. Thrombosis Research. 2017. DOI: 10.1016/j.thromres.2017.06.025.

CAPÍTULO 19

Hepatites

Néli Sueli Teixeira de Souza
Tatiana Teixeira de Souza

INTRODUÇÃO

A frequência e a gravidade das hepatites virais em gestantes se assemelham às encontradas na população geral, com exceção das hepatites pelo citomegalovírus e pelo herpes simples, que podem apresentar complicações específicas.

As concentrações elevadas de estrogênios e progesterona durante a gravidez produzem modificações funcionais hepatobiliares e diversas alterações do metabolismo glicídico e lipídico, promovendo um funcionamento hepático pré-colestático, litogênico e protrombótico. Nos últimos trimestres da gravidez, a concentração das transaminases não se modifica, porém a bilirrubinemia e a gama-glutamiltranspeptidase (γ-GT) estão diminuídas de maneira significativa.

A detecção precoce de uma lesão hepática em mulher grávida, portanto, baseia-se no aumento das transaminases. Essa é a alteração bioquímica mais frequente e a mais especificamente associada a uma hepatopatia.

É de conhecimento amplo a existência de doenças hepáticas específicas da gravidez, como a hiperêmese gravídica, a colestase gravídica, a síndrome HELLP e a estatose hepática gravídica. Neste capítulo serão discutidas as doenças hepáticas preexistentes ou coincidentes com a gravidez, sobretudo das hepatites virais.

Existem pelo menos cinco tipos diferentes de vírus causadores de hepatites e que podem acometer gestantes: A, B, C, D e E. No Brasil, os mais comuns são os tipos A, B e C.

O principal risco diz respeito à infecção do feto e do recém-nascido por transmissão vertical.

Ainda não foi demonstrada nenhuma teratogenicidade dos vírus hepáticos no primeiro trimestre da gravidez ou de malformações congênitas, salvo nos casos de infecção pelo citomegalovírus. Portanto, o tratamento dessas pacientes pode depender do término da gravidez e, sobretudo, do tipo de vírus causal.

HEPATITES VIRAIS AGUDAS

As hepatites virais agudas constituem a causa mais frequente de icterícia durante a gravidez. Com exceção da hepatite E e da hepatite herpética, essas doenças não têm pior evolução na gravidez e sua incidência é semelhante à observada na população geral.

Os vírus mais frequentes são os das hepatites A (VHA), B (VHB), C (VHC) e E (VHE). O vírus Epstein-Barr (VEB), o citomegalovírus (CMV), o herpes simples (VHS) e o vírus da febre amarela são ocasionais.

A hepatite D (delta) é considerada crônica, uma vez que há necessidade de infecção prévia pelo vírus B. As principais formas de transmissão são orofecal (VHA e VHE), parenteral, sexual e vertical (VHB e VHC).

A infecção é assintomática em 80% a 90% dos casos. Na doença sintomática, o diagnóstico clínico se baseia em sintomas de síndrome pseudogripal com duração de 3 a 10 dias (fase pré-ictérica), seguida da fase ictérica, especialmente em grupos de risco.

O período de incubação é de 1 mês para o VHA, 2 a 3 meses para o VHB, 1 a 2 meses para o VHC e 3 a 6 semanas para o VHD.

No período pré-ictérico sintomático é comum o consumo de analgésicos e antieméticos de maneira indiscriminada, e particularmente o consumo de paracetamol pode agravar os sintomas da hepatite viral. Caso tenha havido o consumo de

5 a 6g de paracetamol em menos de 2 dias e o índice de protrombina estiver < 50%, deve ser considerada a administração do antídoto (N-acetilcisteína).

Nas gestantes, todas as hepatites virais agudas podem se acompanhar de prurido e aumento dos índices de prematuridade e morbimortalidade fetais.

Não existe indicação de tratamento das hepatites agudas com antivirais, com exceção de alguns casos de hepatite B.

Os exames laboratoriais demonstram citólise importante (30 a 50 vezes o valor máximo considerado normal), elevação das enzimas hepáticas (TGO/TGP) e marcadores séricos virais positivos. O anti-VHC surge apenas 1 a 3 meses após a infecção, e é necessária a detecção do genoma viral por meio da reação em cadeia da polimerase (PCR).

A ultrassonografia auxilia o diagnóstico diferencial, sobretudo nos casos de colestase, e o coagulograma constitui exame importante.

A mortalidade é alta nos casos de hepatite fulminante com encefalopatia, sendo o transplante hepático de urgência o único tratamento possível.

Hepatite A

O VHA é um RNA vírus não teratogênico e de transmissão orofecal. Constituiu a hepatite viral aguda mais frequente no Brasil, e a gravidez não aumenta o risco de hepatite fulminante no adulto com fígado saudável.

Quadro clínico

Em 70% dos casos, a doença se manifesta como icterícia cutaneomucosa que desaparece em 10 a 20 dias. Em alguns casos é possível a ocorrência de evolução mais arrastada ou recaídas, mas não existe uma forma crônica da doença.

Os sinais clínicos da doença são idênticos na mulher grávida e na não grávida.

Transmissão vertical e complicações obstétricas

O risco de transmissão vertical é muito baixo e depende da viremia materna no momento do parto. Nos casos de hepatite aguda no terceiro trimestre da gestação, com o objetivo de se evitar a transmissão materno-fetal, pode ser administrado 1g de imunoglobulina 48 horas antes do nascimento.

As complicações obstétricas são rotura prematura de membranas e prematuridade.

Diagnóstico laboratorial

A presença de IgM anti-VHA marca a infecção aguda, que pode persistir por meses. A IgG aparece mais tardiamente e confere imunidade definitiva. A IgG anti-VHA também é positiva após a imunização contra o VHA.

Tratamento

O tratamento é ambulatorial nos casos de complicações como vômitos incoercíveis e encefalopatia.

Via de parto

A infecção não modifica a via de parto, e a interrupção por indução ou cesariana só está indicada nos quadros graves da doença.

A equipe de atendimento deverá usar óculos de proteção, enluvamento duplo e avental plástico, além da paramentação habitual.

Convém evitar contato do feto com fezes e/ou sangue maternos. Se a mãe evacuar no período expulsivo e/ou houver a necessidade de episiotomia ou lacerações, proteger com compressas embebidas com polivinilpirrolidona-iodo e clampar rapidamente o cordão.

Em caso de cesariana, fórceps ou curagem, deve ser realizada antibioticoprofilaxia com 2g de cefazolina após clampagem do cordão.

Cuidados perinatais

Realizam-se aspirações orotraqueal e nasotraqueal cuidadosas com o objetivo de evitar traumas e se procede à limpeza imediata do recém-nascido e às orientação quanto à vacina.

Amamentação

A amamentação não está contraindicada.

Vacina

A vacina contém vírus atenuados e pode ser administrada durante a gravidez (duas doses com intervalo de 6 meses a 1 ano entre elas), caso a mulher não tenha sido previamente imunizada e exista risco de contaminação por contato com pessoas próximas contaminadas.

Hepatite B

O VHB consiste em um DNA vírus não teratogênico de transmissão parenteral e sexual.

Apesar do risco potencial de formas graves e até de hepatite fulminante em gestantes, existe a preocupação com as portadoras crônicas do VHB, visto que a transmissão vertical é a principal causa de hepatocarcinoma nos filhos dessas mulheres na vida adulta.

A hepatite B é a única hepatite viral em que é possível a profilaxia da transmissão vertical (tanto nas infecções agudas como nas crônicas), mediante a administração de imunoprofilaxia materna e no recém-nascido.

Após o diagnóstico pré-natal de hepatite B, os contatos da gestante infectada (parceiro e filhos) devem ser investigados e os soronegativos devem ser vacinados.

Quadro clínico

A hepatite B se manifesta clinicamente em apenas 10% a 30% dos casos, e os sintomas de febre, astenia, icterícia, dor no hipocôndrio direito, acolia e colúria, entre outros, podem aparecer no período de 30 dias a 6 meses após o início da infecção. O risco durante a gravidez depende sobretudo do padrão sorológico materno (Figura 19.1). A gravidez não aumenta o risco de hepatite fulminante nem modifica a evolução para hepatite crônica, observada em 5% a 10% dos adultos imunocompetentes e em 30% dos adultos imunodeprimidos.

Transmissão vertical e complicações

A transmissão materno-fetal geralmente ocorre durante e após o parto. Os filhos nascidos de mães com HBsAg e anti-HBc positivos têm risco considerável de contaminação. O risco também existe em caso de HBeAg positivo e de infecção materna do terceiro trimestre de gestação (80% a 90%), sobretudo se a carga viral materna estiver elevada. A infecção materno-fetal pode ocorrer em 9% a 19% dos filhos de mães com carga viral elevada, apesar da administração de imunoglobulina e da vacina no momento do parto.

Se a soroprofilaxia não for realizada, o risco de transmissão é de 90% se o DNA viral for positivo (> 100.000 cópias) e de 10% a 20% dos casos quando negativo (< 10.000 cópias). Portanto, o principal fator de risco de transmissão é a carga viral.

A prevenção se baseia no tratamento adequado do recém-nascido, o que permite evitar 80% das infecções e 90% dos estados de portadores crônicos. Consiste na injeção de imunoglobulina hiperimune (HBIG) na dose de 0,5mL intramuscular nas primeiras 12 horas após o nascimento e vacina em até 7 dias após o nascimento com reforços em 1 e 6 meses.

Se a imunoglobulina e a vacina forem administradas concomitantemente, a eficácia da vacina é obtida nas 12 a 24 horas seguintes ao parto em mais de 95% dos casos.

A maioria das crianças que contraem hepatite B ao nascimento permanece anictérica e não desenvolve sinais de hepatite aguda, porém seguirá como HBsAg positiva por muitos anos. Essas crianças poderão desenvolver, a longo prazo, doenças hepáticas crônicas ou hepatocarcinoma.

O risco de progressão da doença para infecção crônica é inversamente proporcional à idade na qual a doença foi adquirida. No recém-nascido não protegido, a evolução para doença crônica é quase sistemática, exigindo atenção especial. Sem imunoprofilaxia, mais de 90% das crianças nascidas de mães HBsAg e HbeAg-positivas se cronificam. Quando a doença é adquirida entre 1 e 5 anos de idade, 20% a 30% dos casos se cronificam.

O índice de parto prematuro é mais elevado nos casos de hepatite materna aguda durante o segundo e terceiro trimestres. Não existe nenhuma recomendação especial para o seguimento clínico ou ecográfico nesses casos. Entretanto, essas pacientes deverão ser encaminhadas a um hepatologista para acompanhamento dos marcadores séricos.

Diagnóstico

O diagnóstico da hepatite B é laboratorial. Não existe nenhuma manifestação clínica que possibilite identificar o agente etiológico. O diagnóstico diferencial da icterícia com os processos colestáticos da gravidez e com os processos obstrutivos mecânicos das vias biliares constitui uma tarefa árdua.

O diagnóstico se fundamenta no padrão sorológico (Quadro 19.1). De início surgem os antígenos HBs e HBe (HBsAg e HBeAg), seguidos dos anticorpos IgM anti-HBc. Essa combinação determina infecção aguda. A presença de IgG anti-HBc (geralmente expressas como anti-HBc totais com a inclusão das IgM anti-HBc e das IgG anti-HBs) indica infecção curada. A presença de IgG anti-HBs pode significar também vacinação prévia. A persistência do HBsAg por mais de 6 meses significa infecção crônica. Portanto, as pacientes portadoras de HBsAg devem ser submetidas à pesquisa de HBeAg e à quantificação da carga viral de VHB:

- **HBsAg:** antígeno da superfície capsular do vírus. Primeiro marcador a surgir na ocasião da infecção. Sua presença por mais de 6 meses indica hepatite crônica.

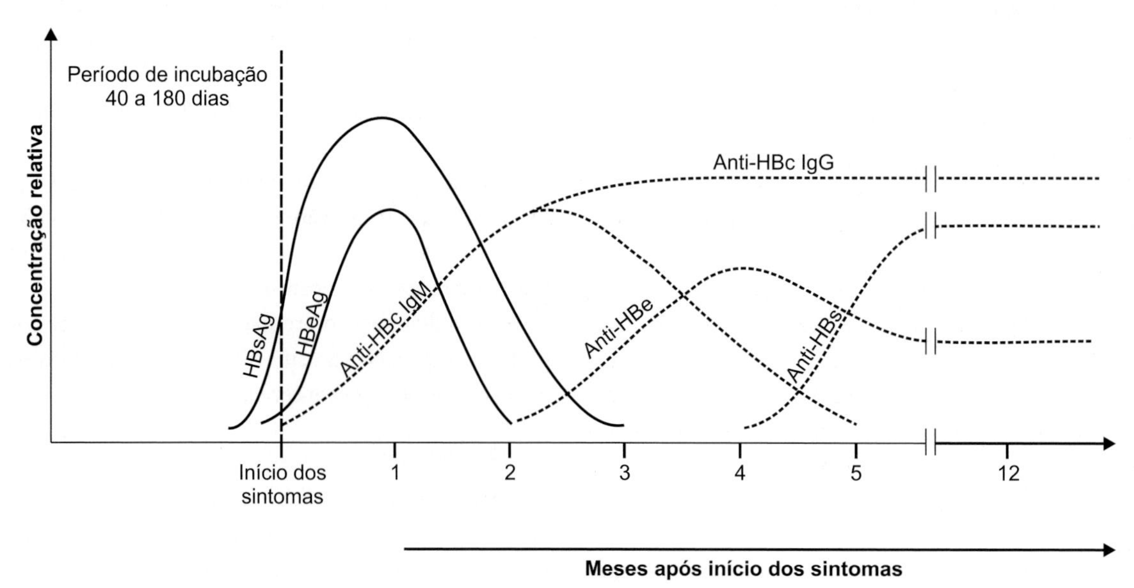

Figura 19.1 Padrão sorológico da hepatite B.

Quadro 19.1 Diferentes perfis sorológicos da hepatite B

Interpretação	HBsAg	HBeAg	Anti-HBc IgM	Anti-HBc totais	Anti-HBe	Anti-HBs
Imunidade pós-vacinal	–	–	–	+	–	+
Imunidade pós-cura	–	–	–	+	+	+
Suscetível	–	–	–	–	–	–
Hepatite aguda (fase inicial)	+	+	+	–	–	–
Hepatite aguda (fase final)	+	+	–	+	–	–

- **Anti-HBs:** se positivo, significa imunidade.
- **HBeAg:** antígeno do *core* viral e que indica replicação viral e, portanto, alta infectividade. Na infecção crônica, estará presente enquanto houver replicação.
- **Anti-HBe:** anticorpo que poderá surgir antes do anti-HBs e indica o final da fase de replicação viral e resposta imune parcial.
- **Anti-HBc-IgG:** anticorpo contra o *core* viral, presente nas fases aguda e crônica. Representa contato prévio com o vírus. O antígeno HBc não é mensurável no soro.
- **Anti-HBc-IgM:** marcador de infecção recente, encontrado no soro até 32 semanas após a infecção.

Tratamento

Um estudo de 2014 demonstrou que a estratégia de detecção, aliada ao tratamento materno em casos de positividade, apresenta resultados relevantes na prevenção da infecção perinatal.

A maioria dos medicamentos utilizados para o tratamento da hepatite B pertence à categoria C da Food and Drug Administration (FDA) e, portanto, está contraindicada durante a gravidez. São eles: entecavir, adefovir e interferon. A lamivudina, embora pertencente à classe C, é muito utilizada no tratamento de grávidas HIV-positivas, constituindo o antiviral mais estudado na gravidez. Estudos demonstraram que, em geral, não apresenta altos índices de complicações. Outros antivirais pertencentes à classe B, como o tenofovir e a telbivudina, podem ser utilizados no terceiro trimestre da gravidez em mulheres com carga viral $\geq 10^6$ cópias/mL.

De acordo com alguns estudos, o uso de antirretrovirais, como lamivudina e tenofovir, no final da gestação (6 a 8 semanas antes do parto) promove benefícios em pacientes com carga viral elevada ou com HBeAg positivo.

Foram descritas mutações do HBV sem o surgimento de HBeAg. Nesses casos, os recém-nascidos apresentam risco aumentado de hepatite fulminante nos primeiros 4 meses de vida.

Via de parto

A indicação da via de parto é obstétrica, uma vez que ainda não existe consenso sobre a indicação da cesariana para diminuir as chances de transmissão vertical.

Os procedimentos invasivos devem ser evitados (eletrodos em couro cabeludo, extração de sangue fetal para medida de pH), assim como o trabalho de parto prolongado.

A equipe deverá se proteger utilizando óculos, avental plástico e enluvamento duplo, além da paramentação habitual.

Em caso de cesariana ou parto operatório, deve ser realizada antibioticoprofilaxia com cefazolina, 2g endovenosa (EV), após clampagem do cordão.

Cuidados perinatais

- Evitar contato do feto com o sangue materno e realizar a clampagem rápida do cordão.
- Aspiração orotraqueal e nasotraqueal cuidadosa, evitando traumas.
- Limpeza imediata do recém-nascido.
- Realizar imunoglobulina e vacina até a 11ª hora de vida em grupos musculares diferentes e repetir vacinação com 1 e 6 meses.

Amamentação

A amamentação não está contraindicada e não parece aumentar o risco de transmissão materno-fetal quando são realizadas a soroprofilaxia e a vacinação.

Vacina

A vacinação na gestante é segura e deve ser realizada após o primeiro trimestre, consistindo em três doses com intervalo de 1 e 6 meses (0, 1 e 6 meses). As gestantes que não tenham recebido o esquema completo precisarão apenas completar as doses sem a necessidade de repetir todo o esquema.

As gestantes ou os profissionais de saúde não imunizados e expostos ao VHB deverão receber imunoglobulina na dose de 0,06mL/kg, preferencialmente nas primeiras 24 horas de exposição, ou até 7 dias após, seguida de vacinação.

Hepatite C

O VHC é um RNA vírus de transmissão sexual e parenteral não teratogênico. A via de transmissão mais frequente é a sanguínea, seguida pela sexual, uma vez que o vírus não é encontrado no sêmen ou nas secreções vaginais.

Seis sorotipos com 80 subtipos foram descritos até o momento. Os genótipos 1, 2 e 3 estão espalhados mundialmente, enquanto os demais apresentam distribuições geográficas variáveis. Os genótipos 1 e 4 são os mais virulentos e os que respondem pior ao tratamento com interferon isolado ou associado à ribavirina (ambos contraindicados durante a gravidez).

Em mulheres portadoras crônicas do VHC sem repercussão laboratorial da função hepática, o prognóstico gestacional não está comprometido. Entretanto, nas formas em que a função hepática está comprometida, o prognóstico fetal está relacionado com o grau de comprometimento materno.

Durante o pré-natal, as condutas invasivas sobre o feto devem ser evitadas e os contatos (parceiro e filhos) devem ser investigados. Se o parceiro for soronegativo, deve ser orientado sobre o risco de infecção horizontal e discutida a atividade sexual protegida, uma vez que não existem evidências precisas sobre a indicação de preservativos.

Quadro clínico

Em geral, a hepatite C aguda é assintomática com presença de icterícia em apenas 20% dos casos. Os sintomas são inespecíficos e similares aos das outras hepatites. O período de incubação é de 30 a 100 dias. Em 10% a 20% dos casos a infecção é transitória, porém os pacientes continuam vulneráveis ao vírus, podendo se reinfectar inclusive com a mesma cepa.

A doença causa grande morbimortalidade. A evolução para hepatite crônica ocorre em 75% dos casos, sendo de progressão lenta e insidiosa por duas ou mais décadas. Após 20 a 30 anos, 10% a 20% das pessoas cronicamente infectadas desenvolvem cirrose e 1% a 5% desenvolvem hepatocarcinoma.

O tratamento com interferon e ribavirina durante 6 a 12 meses pode estar indicado de acordo com o genótipo e as cargas virais.

Transmissão vertical e complicações

A transmissão vertical da hepatite C ocorre particularmente no momento do parto, podendo acontecer durante a gravidez em 5% a 7% dos casos e triplicar nas pacientes coinfectadas com o HIV. A carga viral constitui fator fundamental para a transmissão vertical. Portanto, no momento no parto, a carga viral e a coinfecção pelo HIV são fatores determinantes para a transmissão vertical.

A hepatite C crônica ativa está associada a aumento de desfechos obstétricos adversos, como parto pré-termo, restrição de crescimento intrauterino e colestase.

São complicações descritas em filhos de mulheres infectadas pelo VHC: necessidades de cuidados intensivos, hemorragia intraventricular e sequelas neurológicas.

Diagnóstico

O primeiro marcador viral a surgir após a infecção é a PCR. O anticorpo anti-VHC surgirá várias semanas após a infecção.

A quantificação do RNA viral é necessária, uma vez que a transmissão vertical depende da carga viral. A função hepática materna deve ser investigada, objetivando o diagnóstico de cirrose ou insuficiência hepática para definição do prognóstico.

Tratamento

Os efeitos teratogênicos da ribavirina e do interferon já foram demonstrados; portanto, o tratamento está contraindicado durante a gravidez. Novos agentes inibidores da replicação viral têm sido estudados, porém nenhum foi liberado para uso em gestantes.

Via de parto

Não existe indicação de cesariana eletiva. A indicação da via de parto deve seguir o protocolo das pacientes infectadas pelo HIV. Devem ser evitados trabalho de parto prolongado, rotura de membranas e procedimentos invasivos (eletrodos no couro cabeludo e extração de sangue fetal). Existem evidências de que a rotura prolongada de membranas (> 6 horas) está associada à maior taxa de transmissão vertical.

Amamentação

O VHC é detectado no colostro, mas não há relato de contaminação por essa via. A amamentação poderá ser liberada nas mães com PCR negativa e sem fissuras mamárias. Após os esclarecimentos, a decisão de amamentar caberá à mãe.

Vacina

Até o momento não existe vacina contra a hepatite C. A profilaxia deverá ser realizada, evitando-se a contaminação por via hematogênica e sexual.

Hepatite D (delta)

O VHD é um RNA vírus não teratogênico transmitido por via parenteral e sexual e considerado incompleto, uma vez que não causa infecção sem a coinfecção pelo VHB. Em 70% a 80% dos portadores da infecção crônica existe o risco de evolução para cirrose, que, em 15% dos casos, ocorrerá em 2 anos.

Nas pacientes portadoras do HBsAg devem ser investigados os anticorpos anti-VHD. A presença de HVD-Ag ou o RNA-VHD é indício de hepatite aguda.

A hepatite D aguda raras vezes acontece na gestação. O período de incubação é de 45 a 180 dias. A gravidez não aumenta o risco de complicações, pois em geral a infecção é mais grave em caso de coinfecção VHD-VHB.

A transmissão vertical é possível no parto, mas também necessita da coinfecção.

Até o momento não existe vacina para o VHD, mas a vacina contra o VHB fornece proteção cruzada.

Hepatite E

O VHE é um RNA vírus não teratogênico de transmissão orofecal.

Após a infecção aguda, a cura é total sem evolução para doença crônica. Alguns casos podem evoluir com disfunção hepática grave e encefalopatia.

A hepatite E é transmitida pelo consumo de água não tratada e alimentos crus contaminados ou mal cozidos, sobretudo carne, sendo mais comum no Sudeste Asiático, no México e no Oriente Médio.

A gravidez aumenta o risco de evolução para hepatite sintomática em 25% dos casos, o que se explica pela alteração imunológica e pelos fatores hormonais. A hepatite E é mais grave em gestantes, havendo risco de hepatite fulminante e morte em 15% a 20% das mulheres.

Quadro clínico

Os sintomas surgem em 15 a 60 dias e se assemelham aos das demais hepatites, podendo ser mais intensos.

Transmissão vertical e complicações

O risco de aborto é de 12%, e a possibilidade de prematuridade e mortalidade perinatal é elevada. O risco de transmissão vertical é de 50% a 90% com índices muito elevados de morbimortalidade neonatal.

Diagnóstico

O diagnóstico é estabelecido por meio de PCR e dos anticorpos IgM e IgG anti-VHE. As portadoras do HIV podem apresentar sorologia falso-negativa, tornando necessária a PCR para confirmação diagnóstica.

Tratamento

A hepatite E constitui o único quadro de hepatite em que estaria indicado o tratamento com ribavirina e interferon. A interrupção da gravidez está indicada em caso de risco de morte materna.

Via de parto

Em geral, a via de parto tem indicação obstétrica.

Vacina

Ainda não existe uma vacina para a hepatite E, sendo a profilaxia a única maneira de evitar a doença.

Hepatite herpética

Os vírus do herpes simples (VHS dos tipos 1 e 2) são DNA vírus não teratogênicos e citopatogênicos transmitidos através da saliva, do sangue e por via sexual.

A incidência de hepatite herpética aumenta durante a gravidez, por disseminação hematogênica (viremia), a partir de uma primoinfecção herpética, que pode se iniciar como lesão vulvar ou cervicite necrosante, por vezes assintomática, ou mesmo por reativação viral. O segundo mecanismo da hepatite é a invasão do hepatócito pelo VHS, levando à necrose hemorrágica.

Quadro clínico

O quadro clínico consiste em febre > 38ºC, resistente a antitérmicos, dor epigástrica e lesões cutâneas vesiculares, que podem estar ausentes, assim como a icterícia.

A hepatite herpética geralmente ocorre no terceiro trimestre e no período pós-parto precoce.

Diagnóstico

As transaminases estão elevadas (> 50). Estão presentes leucopenia, trombocitopenia e queda da protrombina (IP < 50%), refletindo coagulação intravascular disseminada (CIVD).

O vírus pode ser isolado das lesões cutâneas, mucosas, sangue e por meio de biópsia hepática.

O diagnóstico clínico é definido pela presença das típicas lesões vesiculares que, entretanto, podem estar ausentes.

A cultura é o padrão-ouro, mas, em virtude de sua baixa sensibilidade, a PCR é mais utilizada. Somente a sorologia possibilita diferenciar a primoinfecção da recidiva, o que é primordial durante a gravidez para definição da via de parto. Para esse diagnóstico são utilizadas a dosagem da glicoproteína G (gG) e a pesquisa da avidez de IgG.

Tratamento

A ocorrência de hepatite aguda febril, anictérica, em mais de 90% dos casos impõe a necessidade de administração empírica (sem aguardar os resultados dos exames virológicos) de aciclovir EV (5 a 10mg/kg a cada 8 horas) durante 7 a 10 dias, que está associado a um índice de sobrevida de 75% a 100%. O atraso no tratamento pode aumentar a mortalidade materna em até 80%.

Via de parto

Em alguns casos é considerada a interrupção da gravidez por cesariana.

Após coleta de sangue do recém-nascido para testes diagnósticos, o tratamento com aciclovir deverá ser iniciado e seguir até a conclusão da investigação.

De acordo com estudo publicado por Stephenson-Famy e Gardelha em 2014, em casos de lesão genital herpética sem lesão hepática, tanto recorrente como primoinfecção, deve-se iniciar profilaxia com aciclovir ou valaciclovir durante a gravidez. É sugerido o uso de 500mg de valaciclovir por via oral a cada 12 horas, iniciando em torno de 36 semanas e seguindo até o parto.

Na recidiva da lesão herpética, o índice de infecção neonatal é de 2%; entretanto, se houver primoinfecção genital, esse índice se eleva para 57%.

O American College of Obstetricians and Gynecologists (ACOG) recomenda o parto por cesariana em caso de lesões genitais por ocasião do parto. As entidades europeias, entretanto, indicam a cesariana para as pacientes que tenham apresentado primoinfecção herpética dentro de 6 semanas antes do parto.

Até o momento, não se recomenda pesquisa sorológica em gestantes.

Amamentação

A amamentação está contraindicada somente na presença de lesões mamárias.

Hepatite por citomegalovírus (CMV)

O CMV é um herpesvírus de DNA de grande importância em razão do risco de transmissão vertical e de seu potencial teratogênico.

Transmissão vertical e complicações

Em virtude do alto potencial citotóxico para o embrião e o feto, as complicações decorrentes da hepatite por CMV lideram as preocupações com essa infecção. A chance de transmissão vertical em caso de primoinfecção é de aproximadamente 30%, enquanto nas gestantes portadoras crônicas com episódios de recorrência da infecção a transmissão vertical poderá ocorrer em 0,2% a 2% dos casos.

O feto acometido pode apresentar restrição de crescimento intrauterino, trombocitopenia, petéquias, icterícia, hepatoesplenomegalia, microcefalia, calcificações intracranianas, coriorretinite e surdez, entre outros.

A infecção congênita pelo CMV é a causa principal de surdez tardia.

Quadro clínico

Em pacientes imunocompetentes, a infecção é assintomática. Quando existe comprometimento imunológico, as manifestações clínicas dependem do órgão ou sistema acometido.

Diagnóstico

O diagnóstico da hepatite por CMV se baseia na presença de IgM e na baixa avidez da IgG. Em decorrência das graves complicações fetais, quando confirmada a infecção materna, está indicada amniocentese para pesquisa do DNA do CMV no líquido amniótico por meio da PCR. Não existem provas sorológicas que possam comprovar com segurança a recorrência ou a reinfecção.

Tratamento

Até o momento não existe nenhum tratamento eficaz, apesar dos dados recentes sobre o uso de imunoglobulinas e de tratamentos com antivirais, como o valaciclovir.

O risco de infecção congênita é maior quando a infecção ocorre no primeiro trimestre. Entretanto, a possibilidade de transmissão vertical é maior no terceiro trimestre da gestação. Nesses casos, deve ser considerada a interrupção da gravidez, avaliando os riscos e benefícios.

A prevenção da infecção é muito difícil, sendo controversas as recomendações. As gestantes não devem comer nos mesmos pratos nem beber nos mesmos copos de seus filhos. A lavagem das mãos deve ser sempre observada. Gestantes que trabalham com crianças (berçários, escolas) devem se proteger de crianças doentes ou mesmo se afastar de suas atividades periodicamente.

Hepatite pelo vírus da varicela-zoster (VVZ)

Assim como o CMV, o VVZ é um herpesvírus de DNA – portanto também teratogênico – transmitido por aerossóis e por contato direto entre as pessoas (saliva).

Quadro clínico

O período de incubação é de aproximadamente 2 semanas e, além da erupção patognomônica da varicela, podem ocorrer febre e perda de apetite. Pneumopatias, neuropatias e, mais raramente, hepatites são as complicações mais comuns.

A incidência de varicela em gestantes é baixa (< 1/1.000).

Transmissão vertical

A varicela congênita é grave e na grande maioria dos casos ocorre quando a infecção materna aconteceu nas primeiras 20 semanas da gestação.

O quadro clínico consiste em cicatrizes cutâneas, crescimento intrauterino restrito, hipoplasia dos membros, coriorretinite, catarata, microftalmia, malformação cerebral e retardo do desenvolvimento, entre outros achados.

Quando a doença ocorre próximo ao parto, é chamada de varicela neonatal, que também pode ser grave, sobretudo se ocorrer até 5 dias antes ou 2 dias após o parto.

O tratamento hepatite por varicela durante a gravidez vai depender de sua gravidade e da idade gestacional. As imunoglobulinas anti-VVZ e o aciclovir são os principais medicamentos disponíveis.

O risco de transmissão vertical é baixo, porém as consequências dependem do término da gravidez.

Diagnóstico

O diagnóstico da hepatite pelo VVZ geralmente é clínico.

O exame citológico de aspirados das vesículas pode revelar a presença de células de Tzank (efeito citopático do vírus). Se necessário, podem ser realizadas as pesquisas de anticorpos por imunofluorescência e de imunoglobulinas (IgM), a cultura e a PCR.

Tratamento

A imunoglobulina específica é recomendada nos casos de exposição para controle do risco de infecção, sendo associada ao tratamento com aciclovir (assim como na hepatite herpética) nos casos de infecção.

Se a paciente não teve a doença e apresenta risco de se infectar, deve receber 1g de imunoglobulina intramuscular, em dose única, preferencialmente até 48 horas após o contato, para prevenir ou reduzir os efeitos da doença materna.

Não existem evidências de que a imunoglobulina reduza os riscos fetais. Entretanto, seu uso está recomendado com o objetivo de atenuar os danos.

Nos casos de varicela materna periparto (5 dias antes e até 2 dias depois), o recém-nascido estará sob risco de ter a doença, o qual pode ser atenuado com a administração de imunoglobulina.

Como a imunoglobulina atenua os efeitos da vacina, não se recomenda a aplicação no mesmo momento.

A prevenção consiste em evitar o contato com crianças infectadas.

Amamentação

A mãe poderá transmitir a doença até a fase de crosta das lesões.

Não foi demonstrada a presença do vírus no colostro e, portanto, o leite poderá ser ordenhado e oferecido ao recém-nascido.

Hepatite pelo vírus Epstein-Barr (VEB)

As primoinfecções pelo VEB costumam ser assintomáticas e não exigem tratamento, a não ser em pacientes imunocomprometidas.

INSUFICIÊNCIA HEPÁTICA FULMINANTE

A hepatite fulminante é definida pela presença de encefalopatia clínica dentro de 3 meses do surgimento de icterícia no transcorrer de uma hepatite aguda.

Os xenobióticos são a principal causa de insuficiência hepática fulminante, e o paracetamol em altas doses (> 3g/dia) é o principal fator agravante nas hepatites virais no Brasil.

A encefalopatia é sempre precedida de hepatite aguda grave com coagulopatia (protrombina < 50%). O diagnóstico precoce, o encaminhamento ao especialista e o suporte adequado podem melhorar o prognóstico. A mortalidade materna é alta (50% a 95%).

A interrupção da gravidez não parece diminuir o dano hepático. O parto nem sempre é hemorrágico, mas o sangramento do parto poderá levar à isquemia hepática e agravar a insuficiência hepática. Nesse caso, o transplante seria a solução.

HEPATITES PARASITÁRIAS

Malária

A infecção é causada por quatro espécies de protozoário hematófogo do gênero *Plasmodium*, denominados *falciparum, vivax, malariae* e *ovale*, encontrados em regiões tropicais e em egressos de regiões endêmicas. A ocorrência é aumentada entre os usuários de substâncias ilícitas.

O mais comum em gestantes e o de pior prognóstico é o *P. falciparum*.

A gravidez é considerada período de alto risco com prevalência mais alta da doença em gestantes do que em mulheres da mesma idade, não grávidas, nas mesmas regiões. É mais comum em primigestas, independentemente da idade, com as lesões mais graves acontecendo no segundo e terceiro trimestres.

Quadro clínico

O período de incubação é de 7 a 20 dias, e a primoinvasão se caracteriza por sintomas inespecíficos, semelhantes à síndrome gripal.

O acesso malárico consiste em quadro que, embora atípico, apresenta três fases: calafrios e tonteiras, febre a cada 48 horas (terçã) e sudorese profusa. Apenas no *P. malariae* a periodicidade dos acessos é de 72 horas.

Transmissão vertical e complicações

Apesar do comprometimento placentário (sítio de parasitas), a taxa de transmissão vertical não é correspondente, ocorrendo em 1% a 4% das gestantes de regiões endêmicas e sendo mais comum nas primoinfecções com o *P. falciparum*.

Como complicações pós-natais, poderão ocorrer anemia megaloblástica, febre, hepatoesplenomegalia, icterícia, hipoglicemia e, eventualmente, edema pulmonar.

Em caso de acessos maláricos graves pode ocorrer insuficiência de múltiplos órgãos com a presença de coma, convulsão, anemia grave, hipoglicemia, insuficiência renal, hemoglobinúria maciça, hemólise, acidose, edema agudo de pulmão e CIVD. O diagnóstico e encaminhamento precoces da paciente para uma unidade de terapia intensiva podem melhorar o prognóstico.

Os órgãos afetados em uma mulher grávida com malária são os mesmos acometidos em caso de pré-eclâmpsia (citólise hepática, anemia hemolítica, trombocitopenia e alteração da função hepática). Além disso, o comprometimento placentário pelo parasita pode ocasionar insuficiência placentária e crescimento intrauterino restrito, à semelhança do que acontece na pré-eclâmpsia, na qual a redução das trocas se deve à hipoperfusão placentária por hipertensão materna.

No fígado, o parasita na forma de merozoítos promove citólise que, por diversos mecanismos, leva à necrose dos hepatócitos. A associação de citólise e hemólise intravascular pode simular um quadro de síndrome HELLP.

Tratamento

O tratamento é semelhante ao da mulher não grávida e consiste em quinidina 8mg/kg EV três vezes ao dia, passando para via oral após 48 horas sem febre e mantida por pelo menos 1 semana.

Outros tratamentos necessitam de mais estudos para definição de sua segurança durante a gestação.

Hidatidose hepática

A hidatidose hepática consiste no desenvolvimento no ser humano de uma forma larvária da tênia do cachorro, *Echinococcus granulosus*, encontrada em áreas rurais. A infestação ocorre por contaminação indireta da água potável e de frutas e vegetais crus contaminados com ovos da tênia. Quando ingeridos, esses ovos penetram o sistema porta e atravessam o fígado, onde são detectados em 50% a 70% dos casos. São formados cistos contendo água e ovos de crescimento lento, mas que se intensifica durante a gravidez.

O sintomas são inespecíficos e incluem hepatomegalia, calafrios e eosinofilia inespecífica.

A rotura do cisto hidático é a principal complicação durante a gestação, podendo também ocorrer a compressão de órgãos e a contaminação tóxica.

Muitas vezes, o diagnóstico é estabelecido ao acaso por ocasião da realização de uma ecografia.

O tratamento com albendazol está contraindicado durante a gravidez, embora alguns estudos tenham demonstrado sua segurança. Portanto, o tratamento é cirúrgico e deverá ser decidido no momento do diagnóstico. O momento ideal seria no segundo trimestre em razão do risco menor de abortamento ou prematuridade. A punção do cisto está contraindicada em virtude do risco de disseminação no trajeto da agulha.

HEPATITE TÓXICA

Existem mais de 1.000 moléculas tóxicas para o fígado, e o risco de toxicidade hepática aumenta nos tratamentos multimedicamentosos. Um estudo demonstrou que 90% das mulheres foram expostas a medicamentos durante a gravidez, 55% das quais usaram paracetamol e 9%, anti-inflamatório não esteroide.

Durante a gravidez, os principais medicamentos responsáveis por hepatites agudas, muitas vezes fulminantes, são: paracetamol, isoniazida, pirazinamida, alguns antirretrovirais (nevirapina), alfametildopa, clorpromazina, isoflurano e algumas ervas medicinais.

Uma dose elevada de paracetamol pode causar hepatite citolítica com necrose centrolobular. O antídoto é a N-acetilcisteína, que pode e deve ser oferecida à gestante em casos de intoxicação pelo paracetamol.

A intoxicação pode ser assintomática nas primeiras 24 horas, mas as transaminases podem se elevar a partir de 12 horas. Durante as primeiras 72 horas podem surgir transtornos digestivos, como náuseas e vômitos. As taxas de transaminases se elevam em 72 a 96 horas com o surgimento de complicações potencialmente fatais, como insuficiência hepática, encefalopatia, coagulopatia e, excepcionalmente, hepatite fulminante.

Na grávida, a hepatoxicidade do paracetamol não está aumentada, mas, como o medicamento atravessa a barreira placentária e é metabolizado no fígado fetal, o atraso terapêutico poderá resultar em necrose hepática fetal.

O tratamento consiste na avaliação do risco, na determinação da paracetamolemia e em evitar a toxicidade hepática e suas consequências. A paracetamolemia deve ser medida 4 horas após a ingestão e a cada 4 horas.

Inicia-se o tratamento com a administração de carvão ativado, sobretudo quando é possível a assistência médica imediata (na primeira hora). O antídoto, N-acetilcisteína, deverá ser administrado dentro das primeiras 8 horas por via oral ou EV, se a dose ingerida for > 8g.

A gravidez não é uma contraindicação ao uso da N-acetilcisteína.

As pacientes com insuficiência de múltiplos órgãos devem ser acompanhadas em centros de terapia intensiva.

HEPATITES AUTOIMUNES

A hepatite autoimune constitui entidade de etiologia desconhecida que avança de modo espontâneo para cirrose e insuficiência hepática. A prevalência é baixa (1/100.000). Basicamente existem dois tipos de hepatite autoimune: o tipo 1 com anticorpos contra o músculo liso, ao passo que o tipo 2 é caracterizado pela presença de anticorpos antimicrossomais hepáticos e renais que reconhecem uma proteína do sistema reticuloendoplasmático: o citocromo P450-2D6 (CYP2D6).

Clinicamente, a doença se apresenta com astenia progressiva e icterícia e, com frequência, hepatite aguda subfulminante em dias ou semanas. O diagnóstico é embasado na ausência de agentes virais ou uso de medicamentos e na presença de anticorpos antimúsculo liso no soro e, com menos frequência, anticorpos antimicrossomais.

Uma vez que nas hepatites crônicas autoimunes ativas o metabolismo do estrogênio está alterado, a fertilidade está diminuída e as taxas de abortamento aumentadas.

Sua evolução na gravidez é imprevisível, sendo observada melhora do quadro em pacientes sem cirrose e possibilitando que a gravidez chegue ao termo. Entretanto, o seguimento pós-natal é importante, pois a paciente pode apresentar um quadro de rebote 3 meses após o parto.

Os riscos na gravidez são de prematuridade e de hipotrofia ou patologia vascular placentária, os quais estão aumentados quando a paciente é portadora de doenças autoimunes sistêmicas (lúpus, síndrome de anticorpo antifosfolípide etc.).

Quando a hepatite autoimune é crônica e está bem controlada com corticoides e azatioprina, a manutenção terapêutica com imunossupressores (incluindo a azatioprina) torna possível uma gravidez normal. Os corticoides promovem diversos efeitos colaterais, como catarata, osteoporose, diabetes gestacional, pré-eclâmpsia, rotura prematura de membranas e CIUR, entre outros. A azatioprina constitui boa opção, uma vez que é bem tolerada pela mãe e pelo feto e não aumenta o risco de malformações.

A cirrose aumenta o risco para a gravidez, sobretudo de prematuridade. As complicações que surgem após o comprometimento da função hepática incluem icterícia, ascite, encefalopatia hepática e piora ou surgimento de hemorragia digestiva alta por rotura de varizes esofágicas. A insuficiência hepática justifica a interrupção da gestação, mesmo na prematuridade, e aumenta o risco de hemorragia no parto.

CONSIDERAÇÕES FINAIS

Segundo o Ministério da Saúde do Brasil, mais de 30.000 novos casos de hepatites são notificados a cada ano, sendo o vírus B o mais prevalente.

As únicas formas de hepatite para as quais se encontram vacinas disponíveis são as formas A e B. As hepatites B e C merecem destaque em virtude da possibilidade de transmissão vertical. A hepatite B representa a principal causa de hepatocarcinoma em filhos de mulheres portadoras crônicas não protegidos no momento do parto.

A mulher infectada pelo VHB na menacme corre o risco de engravidar na fase aguda da doença, a qual pode ser desde assintomática até as formas graves com evolução para hepatite fulminante. Em sua fase crônica, assintomática, muitas vezes o diagnóstico só é estabelecido durante o pré-natal, sem que a paciente tenha recebido aconselhamento prévio.

Cabe ao médico que lida com essas mulheres aconselhar a vacinação e investigar o *status* sorológico antes da gravidez. Todas as mulheres em idade fértil deveriam receber orientação para planejamento familiar antes de iniciar o tratamento da hepatite crônica e deveriam ser informadas sobre os riscos da medicação empregada. Mulheres em idade reprodutiva sem cirrose grave que planejam uma gravidez podem adiar o tratamento.

As mulheres portadoras de cirrose grave devem ser inicialmente desestimuladas a engravidar. Nessas, o tratamento com interferon exige o adiamento da gravidez (por 24 a 48 semanas), que deve ser associado à contracepção segura. Se o tratamento com interferon não for eficaz ou estiver contraindicado, inicia-se o tratamento com nucleosídeos (tenofovir), que deverá ser mantido durante toda a gravidez.

Leitura complementar

ACOG Committee on Practice Bulletins. ACOG Practice Bulletin. Clinical management guidelines for obstetrician-gynecologists. No. 82 June 2007. Management of herpes in pregnancy. Obstet Gynecol 2007; 109:1489-98.

Agboghoroma CO. Current management and prevention of malaria in pregnancy: a review. West Afr J Med 2014; 33:91-9.

Bhattacharyya SK, Bhattacharya S, Alam H, Patua B, Chatto-padhyay P. Dilemmas encountered while dealing a pregnancy complicated by pelvic hydatide disease. Arch Gynecol Obstet 2013; 288:965-6.

Chang M-H. Hepatitis B vírus infection. Semin Fetal Neonatal Med 2007; 12:160.

Dunkelberg JC, Berkley EMF, Thiel KW, Leslie KK. Hepatitis B and C in pregnancy: a review and recommendations for care. J Perinatol 2014; 34: 882-91.

Fagan E. Disorders of the liver, biliary system and pancreas. In: Swiet M, editor. Medical disorders in obstetric practice. Oxford: Blackwell Science 2002:282-345.

Fan L, Owusu-Edusei K, Schillie SF, Murphy TV. Cost-effectiveness of testing hepatitis B-positive pregnant women for hepstite B antigen or viral load. Obstet Gynecol 2014; 123:929-37.

Heininger U, Seward JF. Varicella. Lancet 2006; 368:1365-76.

Jackson V, Ferguson W, Kelleher TB et al. Lamivudine treatment and outcome in pregnant women with high hepatitis B viral loads Eur J Cin Microbiol Infect Dis 2014; 9.

Jacquemard F, Yamamoto M, Costa JM et al. Maternal administration of valaciclovir in symptomatic intrauterine cytomegalovirusinfection. BJOG 2007; 114:113-21.

Jovel JP, Blei AT, Javanovic BD, Levitsky J. Herpes simples virus hepatitis: An analysis of the published literature and institutional cases. Liver transplant 2007; 13:1428-34.

Kaplowitz N, DeLeve L, editors. Drug-induced liver disease. New York: Marcel Dekker Inc; 2003:1-774.

Manns MP, Strassburg CP. Autoimune hepatitis: Clinical challenges. Gastroenterology 2001; 120:1502-17.

Mast EE, Margolis HS, Fiore AE et al. A comprehensive immunization strategy to eliminate transmission of hepatitis B virus infection in the United States:recommendations os the Advisory Comittee on Immunization and adolescents. MMWR Recomm Rep Morb Mortal Wkly 2005; 54:1-31.

Ministério da Saúde. Secretaria da Vigilância em Saúde. Departamento de Vigilância Epidemiológica. Boletim Epidemiológico das Hepatites Virais 2012.

Motte A, Blanc J, Minodier P, Colson P. Acute hepatitis A in a pregnant woman at delivery. Int J Infect Dis 2009; 13:e49-51.

Patel R, Alderson S, Geretti A et al. European guideline for the management of genital herpes, 2010. Int J STD AIDS 2011; 22:1-10.

Schramm C, Herkel J, Beuers U, Kanzler S, Galle PR, Lohse AW. Pregnancy in autoimmune hepatitis: outcome and risk factors. Am J Gastroenterol 2006; 101:556-60.23.

Stephenson-Famy A, Gardella C. Herpes simples virus infection during pregnancy. Obstet Gynecol Clin North Am 2014; 41:601-14.

Workowski KA, Berman S, Centers for Disease Control and Prevention (CDC). Sexually transmitted diseases treatment guidelines, 2010. MMWR Recomm Rep Morb Mortal Wkly 2010; 59:1-110.

CAPÍTULO 20

Hipertensão Arterial Crônica

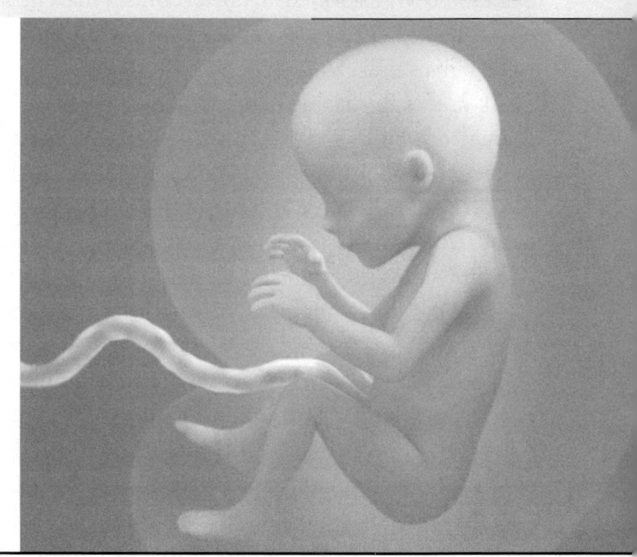

Henri Augusto Korkes
Francisco Lázaro Pereira de Sousa
Marco Antônio Bittencourt Modena

INTRODUÇÃO

As síndromes hipertensivas na gestação, em conjunto com as síndromes hemorrágicas e infecciosas, continuam a ser conhecidas como a "tríade maldita da obstetrícia" e são responsáveis pela grande maioria dos óbitos maternos no mundo. Em países em desenvolvimento, como o Brasil, a maior parte das mortes maternas está relacionada com intercorrências hipertensivas.

Acredita-se que boa parcela dessa alta mortalidade materna relacionada com as síndromes hipertensivas possa estar associada a fatores como falta de identificação de grupos de risco, carência de prevenção adequada, dificuldade em manter um seguimento pré-natal diferenciado, demora em realizar o diagnóstico de complicações, demora na conduta de interrupção da gestação e carência no seguimento puerperal dessas doentes de risco. Embora existam discordâncias em relação ao número exato, estima-se que a hipertensão arterial crônica (HAC) complique cerca de 6% a 8% das gestações, podendo ser agravada pela pré-eclâmpsia (PE) sobreposta em 13% a 40% dos casos.

Define-se a HAC na gestação em caso de pressão arterial sistólica (PAS) $\geq$ 140mmHg ou pressão arterial diastólica (PAD) > 90mmHg, ou ambas, em dois momentos distintos, antes da gestação ou manifestada antes da 20ª semana da gestação, persistindo após a 12ª semana pós-parto. É de extrema importância ressaltar que para o correto diagnóstico da hipertensão devem ser obedecidas as normas e técnicas para aferição correta da pressão arterial (PA).

A aferição da PA deve ser feita com a paciente sentada, aplicando-se o aparelho no membro superior direito e mantendo-o elevado na altura do coração. A posição em decúbito lateral esquerdo é utilizada para o repouso da paciente, mas para a aferição é preferível que ela esteja sentada. Deve-se considerar a PAD pelo quinto ruído de Korotkoff, correspondente ao desaparecimento da bulha. Para correção da PA, segundo a circunferência do braço, recomendações nacionais e internacionais determinam que manguitos com 12 a 13cm de largura são ideais para braços com 30cm de circunferência. De maneira ideal, seria recomendável a utilização de manguitos adequados para circunferências diversas, mas nem sempre isso é possível. Para tanto, devem ser utilizadas tabelas de correção, como a de Maxwell, que se baseia na medida da circunferência braquial (Tabela 20.1).

Atualmente, a utilização de aparelhos eletrônicos facilita sobremaneira o seguimento dessas pacientes no que diz respeito à medida residencial da pressão arterial (MRPA), grande aliado do pré-natalista no controle pressórico. No entanto, ao iniciar o pré-natal a paciente deve ser orientada a levar o aparelho para que o obstetra verifique sua acurácia e possa comparar os resultados com a aferição manual clássica, reduzindo assim as chances de discordância entre eles. Ressalta-se ainda nesse aspecto a possibilidade de diagnóstico diferencial com a síndrome do jaleco branco, na qual a MRPA e o monitoramento ambulatorial da pressão arterial (MAPA) têm papéis importantes.

Em 90% dos casos, a HAC é classificada como hipertensão arterial essencial ou primária, sendo em 10% secundária a outras patologias, como feocromocitoma, coarctação da aorta, doenças do colágeno (lúpus e esclerodermia) e doenças renais (p. ex., estenose de artéria renal,

Tabela 20.1 Fatores de correção da pressão arterial sistólica segundo o diâmetro do braço para manguitos de 13cm

Circunferência do braço (cm)	Correção da PAS (mmHg)	Correção da PAD (mmHg)
20	+11	+7
22	+9	+6
24	+7	+4
26	+5	+3
28	+3	+2
30	0	0
32	−2	−1
34	−4	−3
36	−6	−4
38	−8	−6
40	−10	−7
42	−12	−9
44	−14	−10
46	−16	−11
48	−18	−13
50	−21	−14

Fonte: modificada de Maxwell e cols., 1982.

glomerulonefrite e nefrite lúpica e diabética). Também pode estar relacionada com endocrinopatias, como diabetes, tireotoxicose, doença de Cushing e hiperaldosteronismo primário.

A hipertensão arterial secundária deve ser suspeitada em mulheres com PA de difícil controle, com necessidade de múltiplos hipotensores, jovens e pacientes com alterações laboratoriais e clínicas presentes, como hipocalemia e sopro abdominal, além da presença de danos em órgãos-alvo, como cérebro, rins, coração e vasos periféricos. A hipertensão secundária apresenta risco particularmente elevado de resultados adversos na gravidez.

De acordo com o American College of Obstetricians and Gynecologists (ACOG), a HAC na gestação pode ser classificada em leve a moderada (PAS de 140 a 159mmHg e PAD de 90 a 109mmHg) ou grave (PAS ≥ 160mmHg e PAD ≥ 110mmHg). Outro critério classificatório, o mais utilizado no país, baseia-se no valor da PAD e pode ser assim dividido: leve (PAD de 90 a 99mmHg), moderada (PAD de 100 a 109mmHg) e grave (PAD ≥ 110mmHg).

Nesse contexto, a PAD vem sendo apontada como fator prognóstico mais fiel do que a PAS, principalmente na gravidez, associando-se em proporção direta e exponencial à mortalidade perinatal. A mortalidade perinatal é calculada em aproximadamente 50% quando a gestante portadora de HAC exibe PAD inicial em torno de 120mmHg ou mais. Esse fato é diretamente proporcional aos valores pressóricos antes e durante a gravidez. Estudos também revelam maiores incidências de abortamento (48,7%), natimortalidade (16,9%), prematuridade (12,7%) e baixo peso ao nascimento (23,8%).

PRÉ-NATAL – ASPECTOS GERAIS

Por ser uma doença preexistente, antes de engravidar a paciente deve estar atenta ao controle pressórico, bem como realizar avaliações que auxiliem a caracterização do grau de comprometimento de órgãos-alvo, principalmente aquelas com mais de 10 anos de doença. Gestantes de alto risco em geral também devem ser acolhidas o quanto antes por equipe multidisciplinar que inclua enfermeiros, nutricionistas, psicólogos e orientadores que auxiliarão o seguimento pré-natal.

Desde a primeira consulta o obstetra deve fornecer orientações sobre os diversos aspectos que envolvem essas gestantes, como medidas preventivas para hipertensão, riscos cardiovasculares e PE, exames subsidiários, hábitos alimentares, exercícios físicos e suspensão e/ou adequação de medicações em uso, além da introdução de novos hipotensores, se necessário.

Ao longo do seguimento, o pré-natalista deve conscientizar a paciente sobre os diversos sinais e sintomas de alerta para que ela identifique possíveis complicações e orientá-la sobre o melhor período e as vias de parto, além do puerpério e suas complicações.

Outro aspecto importante sobre as gestantes hipertensas diz respeito à necessidade de internação, seja para interrupção da gestação, seja para controle de situações de risco ao longo do pré-natal. Manter-se atento às complicações e contar com protocolos locais bem definidos e alinhados com a literatura é parte importante do cuidado do obstetra para reduzir a morbimortalidade materna e fetal.

PREVENÇÃO DA PRÉ-ECLÂMPSIA

As melhores evidências disponíveis até o momento apontam para o uso do ácido acetilsalicílico (AAS) em baixas doses (60 a 150mg/dia) e a utilização de cálcio (Ca – 1,5 a 2,0g/dia) como intervenções realmente benéficas em grupos de risco para o desenvolvimento da PE, as quais podem reduzir em mais de 10% as chances do desenvolvimento de PE e outras formas graves de síndromes hipertensivas. O AAS geralmente é prescrito após a 12ª semana e o Ca na 20ª semana, e ambos podem ser mantidos até o parto.

Quadros graves de PE estão relacionados, entre outras alterações, com intensa lesão endotelial, agregação e ativação plaquetárias. Esse talvez seja o mecanismo de ação do AAS nessa prevenção; no entanto, seu mecanismo exato ainda está por ser descoberto. A suplementação com Ca, por sua vez, melhora a disponibilidade desse íon sistemicamente, reduzindo a necessidade de sua mobilização intracelular e evitando a contração da musculatura lisa arteriolar, o que contribui para a homeostase dos níveis pressóricos. Os estudos que avaliaram a redução do risco de PE em gestantes tratadas com Ca encontraram resultados relevantes nas mulheres com baixa ingesta desse elemento. Em pesquisa populacional foi evidenciado que a média diária de ingesta de Ca da população brasileira está muito abaixo dos níveis considerados ideais. Assim, a população de gestantes brasileiras, principalmente aquelas com risco de PE, se beneficiaria com a suplementação rotineira de Ca durante a gestação.

CONSULTAS PRÉ-NATAIS

Nas consultas de pacientes com HAC, deve ser dada atenção especial a aspectos como ganho de peso, altura uterina, edema e aferição correta da PA, uma vez que essas medidas podem levar à suspeição de complicações nesse grupo de pacientes.

As pacientes hipertensas devem ter sua rotina de consultas individualizada. De modo geral, em casos de HAC leve, sem outras complicações, podem ser recomendados retornos mensais até 28 semanas. Entre 28 e 34 semanas, os retornos deverão ser quinzenais e, após a 34ª semana, semanais. Caso seja necessária a introdução ou o aumento da dose de anti-hipertensivos, bem como em quadros suspeitos de PE sobreposta, as pacientes não devem demorar mais do que 7 dias para retornar e devem ser orientadas a procurar um pronto-atendimento se perceberem alguma piora do quadro.

As pacientes que apresentarem qualquer suspeita clínica de PE deverão também realizar exames para afastar essa complicação, de preferência no mesmo dia da consulta. Aquelas que apresentarem evidências importantes de PE, níveis pressóricos > 160/110mmHg ou sintomatologia compatível com a iminência de eclâmpsia, deverão ser encaminhadas imediatamente ao pronto-socorro de um serviço terciário para internação. Caso esteja indicado o uso do sulfato de magnésio, recomenda-se que sua administração seja iniciada ainda no local de atendimento primário para depois encaminhar a paciente a um serviço terciário.

EXAMES PRÉ-NATAIS

Com relação aos exames de rotina, as pacientes com HAC apresentam algumas peculiaridades. Além dos exames de rotina habitualmente solicitados no pré-natal, em pacientes com HAC, principalmente naquelas de longa data, torna-se importante a solicitação de exames de função renal, como proteinúria de 24 horas e creatinina, ainda no primeiro trimestre. Essa informação será útil durante todo o seguimento, bem como no diagnóstico diferencial de possível associação de PE sobreposta.

Cabe ressaltar que a solicitação de exames laboratoriais para diagnóstico e estadiamento de PE antes da 20ª semana não encontra respaldo na literatura e termina por onerar os serviços de saúde desnecessariamente. Outros exames, como fundo de olho, eletrocardiograma, ecocardiograma, radiografia de tórax e ultrassonografias (US) renais, entre outros, devem ser reservados para casos isolados e solicitados de maneira individualizada para essas gestantes.

Exames de US devem ser realizados do modo habitual, acrescidos de exames mensais a partir do terceiro trimestre. Assim, se possível, recomendam-se em geral: US transvaginal até a 10ª semana, US morfológica de primeiro trimestre entre a 11ª e a 13ª semana mais 6 ou 7 dias, e US morfológica de segundo trimestre entre a 20ª e a 24ª semana (se possível com complementação da avaliação do colo por US transvaginal). Após a 24ª semana e mensalmente, recomenda-se US obstétrica para avaliação do crescimento fetal.

Embora não existam recomendações consistentes a respeito da periodicidade de realização de US em pacientes com HAC, estudos menores e opiniões de especialistas demonstram benefícios, como a redução nas taxas de óbitos fetais mediante o rastreamento para o diagnóstico precoce de restrição do crescimento fetal (RCF) por US periódica nesses grupos. Casos com suspeita de RCF tanto por meio da US (peso < percentil 10) como pelo exame físico (altura uterina abaixo do esperado para a idade gestacional) deverão realizar exames de US com Doppler quinzenalmente, além de outros exames de vitalidade fetal.

DIAGNÓSTICO DA PRÉ-ECLÂMPSIA SOBREPOSTA

Por ser a complicação mais prevalente e extremamente grave nas pacientes hipertensas crônicas, o diagnóstico da PE sobreposta sempre deverá fazer parte do raciocínio clínico do obstetra assistente. As pacientes que apresentarem elevação nos níveis tensionais, ganho de peso > 1kg por semana, edema em mãos e face ou outros sintomas, como cefaleia persistente, deverão realizar exames para afastar PE. Incluem-se nesse arsenal testes de proteinúria em fita e/ou proteinúria em 24 horas, além de exames para diagnóstico laboratorial de PE e síndrome HELLP.

Recomenda-se que todos os serviços que prestam assistência às gestantes com risco para PE, como é o caso das pacientes com HAC, construam fluxogramas de atendimento para essas pacientes com suspeita clínica de PE, seja por aumento da PA (Figura 20.1), seja por outros comemorativos (Figura 20.2).

São enormes as dificuldades para a compreensão da PE no que diz respeito a sua etiologia, patogenia e apresentação clínica. Esse aspecto é agravado na medida em que cada país, região e até serviços próximos denominam as síndromes hipertensivas e as classificam de maneiras diferentes. Observa-se um esforço mundial no sentido de padronizar os diagnósticos e as nomenclaturas referentes à PE. Expressões diversas, como DHEG, toxemia gravídica e síndrome HELLP parcial, impedem comparações fidedignas entre os diversos estudos, atrapalham o entendimento entre colegas e confundem os diagnósticos e as condutas em casos de PE.

A definição clássica de PE, representada pelo aumento dos níveis pressóricos acima de 20 semanas associado à proteinúria (> 300mg/24h, 1+ em fita reagente ou ainda relação proteinúria/creatinúria > 0,3), continua sendo um método importante de diagnóstico. No entanto, em virtude

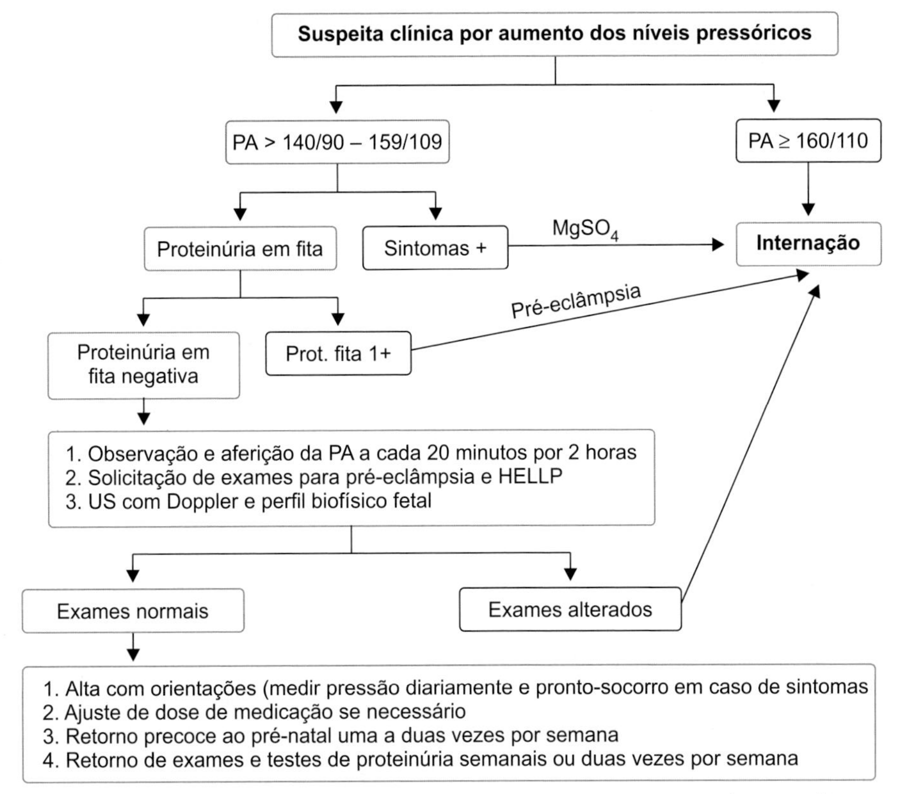

Figura 20.1 Fluxograma de assistência às pacientes com suspeita clínica de PE em virtude do aumento dos níveis pressóricos em pacientes com HAC.

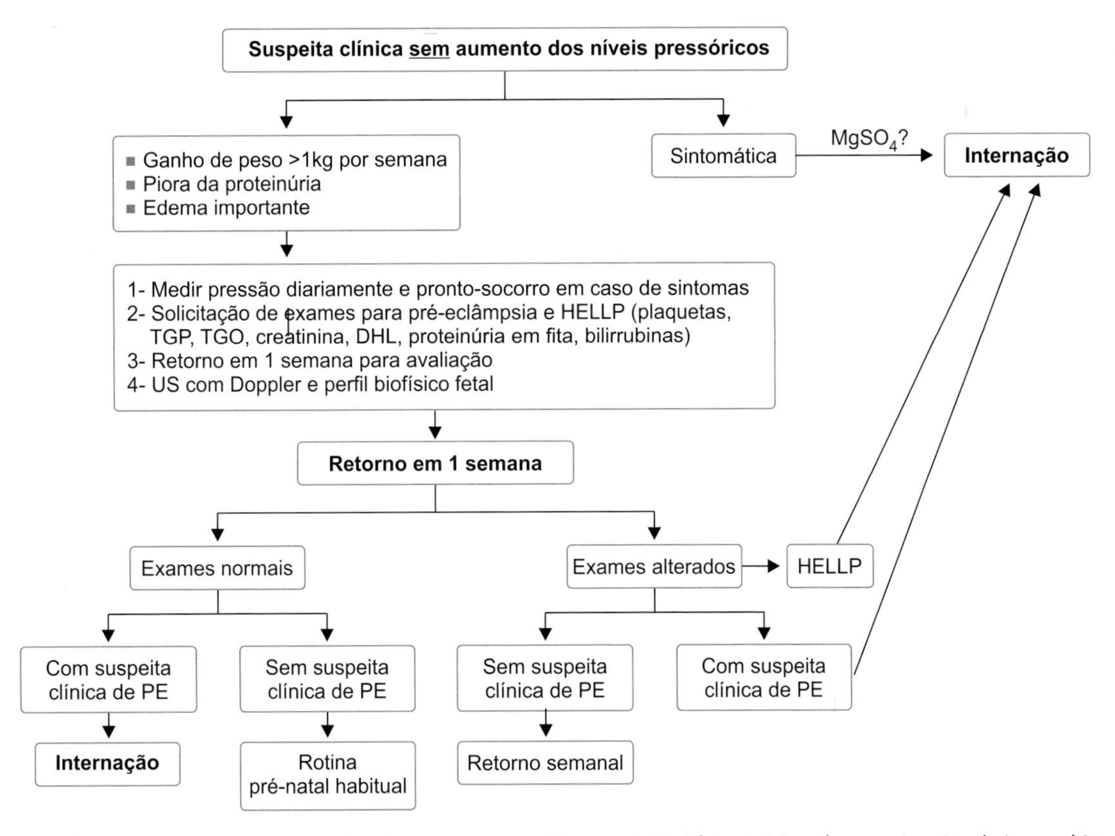

Figura 20.2 Fluxograma de assistência às pacientes com HAC com suspeita clínica de PE, porém sem piora dos níveis pressóricos.

da complexidade da PE e do comportamento heterogêneo observado nessa síndrome, segundo diretrizes recentes adotadas em todo o mundo, deve-se estar atento à chamada "pré-eclâmpsia não proteinúrica", quadro grave que deve fazer parte da investigação rotineira diante de uma paciente com suspeita de PE. Muitas vezes, aguardar a presença da proteinúria, ainda que na presença de outros elementos característicos da PE, é um erro e poderá comprometer o prognóstico materno e fetal.

Orienta-se atualmente que o diagnóstico da PE seja estabelecido mesmo na ausência de proteinúria se a paciente apresentar níveis pressóricos elevados acima de 20 semanas e for observado pelo menos um critério, a saber: plaquetopenia (< 100.000/mm^3), disfunção hepática (aumento de duas vezes ou mais em relação ao valor de normalidade das transaminases, TGO ou TGP > 70UI/L), disfunção renal (creatinina com valor > 1,1mg/dL na ausência de outra doença renal), edema pulmonar e sinais e sintomas que indiquem lesões em órgãos-alvo, como cefaleia, escotomas ou epigastralgia.

Levando em conta o conhecimento atual sobre a PE, admite-se uma estreita relação entre fatores antiangiogênicos e a PE. Sabe-se que as pacientes com pré-eclâmpsia apresentam aumento dos fatores antiangiogênicos e redução de fatores angiogênicos. Entre os fatores antiangiogênicos liberados pela placenta o sFlt-1 (*Soluble Fms-Like Tyrosine Kinase 1*) se destaca como o principal, e entre os fatores angiogênicos o PLGF (*Placental Growth Factor)* assume papel de destaque. Publicação recente de Zeisler e cols. revelou alto valor preditivo negativo para as taxas de sFLT-1/PLGF < 38 em pacientes com suspeita de PE, podendo auxiliar sobremaneira a conduta clínica a ser adotada em pacientes com HAC que se apresentem com suspeita clínica de PE sobreposta.

Tendo em vista que até o momento não existem revisões sistemáticas que apoiem o uso desses biomarcadores, incluí-los na prática clínica rotineira depende das melhores informações disponíveis na literatura, levando em consideração a utilização clínica desses marcadores com seus benefícios para gestantes e seus conceptos, bem como o impacto financeiro que essas medidas acarretariam para os serviços de saúde.

PREDIÇÃO DA PRÉ-ECLÂMPSIA

Infelizmente, os testes para predição da PE ainda não fazem parte da realidade assistencial. Muitos grupos tentam introduzir métodos para a predição da PE, que vão desde alterações precoces em Doppler de artérias uterinas até avaliação de fatores angiogênicos e antiangiogênicos no início da gestação. No entanto, pode-se afirmar que até o momento não se encontram disponíveis métodos eficazes para predizer quais pacientes terão ou não PE. Nesse caso, o seguimento pré-natal diferenciado para grupos de risco continua sendo o método mais eficaz para o diagnóstico precoce e o seguimento adequado.

A atenção às queixas, o ganho de peso, o edema e os níveis pressóricos são armas de grande valia nessa guerra contra a mortalidade materna por PE sobreposta. Testes de proteinúria em fita, extremamente baratos e de grande valia na detecção da proteinúria, deveriam estar disponíveis em todos os serviços de obstetrícia, mas ainda são raramente encontrados nos locais de assistência pré-natal, sejam eles primários ou terciários, e até mesmo em prontos-socorros.

ASPECTOS TERAPÊUTICOS

O tratamento da HAC na gravidez deve ser entendido e planejado como medida essencial na redução de complicações mater nas e fetais. A não utilização de medicações hipotensoras em pacientes com níveis pressóricos que as justifiquem pode acarretar complicações maternas e fetais graves. Por outro lado, o excesso de medicações em pacientes sem níveis pressóricos elevados com intuito de prevenção da PE, por exemplo, é um erro comum e muitas vezes prejudicial para a paciente.

A decisão pela utilização ou não de medicações anti-hipertensivas deve ser norteada principalmente pela real necessidade, ou seja, se os níveis pressóricos justificam essa medida. A decisão a respeito do uso de fármacos em pacientes com níveis pressóricos altos é tão importante quanto a decisão pela redução ou até mesmo sua suspensão em pacientes que se apresentem normotensas ou hipotensas. Essas decisões derivam de um acompanhamento pré-natal zeloso e não devem de maneira alguma ser negligenciadas.

Medidas não farmacológicas para HAC

Dieta

Em hipertensas crônicas, as orientações dietéticas, principalmente no que diz respeito à redução na utilização de sódio, representam boa norma no seguimento pré-natal. Embora dietas pobres em sódio não tenham mostrado associação à melhora dos desfechos perinatais e ensaios clínicos randomizados não tenham evidenciado reduções significativas na incidência de PE e outras comorbidades obstétricas, essas medidas dietéticas podem auxiliar o bom controle pressórico e a redução da necessidade de medicações hipotensoras. Também deve ser levado em consideração que estudos nacionais demonstraram que a ingesta de sal na população brasileira está muito acima da recomendada pela Organização Mundial da Saúde (OMS), tornando essa uma recomendação útil não apenas para hipertensas, mas para todas as pacientes durante a gestação.

Atividade física

Atividade física, perda de peso e redução de outros fatores de risco cardiovasculares, como tabagismo, sempre foram e ainda são recomendações clássicas para as pacientes hipertensas crônicas fora da gestação. Em pacientes gestantes, no entanto, recomendações desse tipo devem ser feitas com cautela em virtude das características peculiares do período gestacional.

Há muito tempo o repouso é considerado uma recomendação clássica em obstetrícia quando a meta é aperfeiçoar a perfusão uteroplacentária; contudo, não existem evidências clínicas claras que contraindiquem atividades físicas leves durante a gestação. Assim, para pacientes com HAC que já praticam alguma atividade física rotineiramente e que estão bem controladas do ponto de vista pressórico, não existem recomendações consistentes que as impeçam de praticá-las, mas devem ser orientadas eventuais adequações na frequência e na intensidade dos exercícios.

Anti-hipertensivos na gestação

A decisão ou não pelo uso de medicações hipotensoras tem sido objeto de discussão entre os especialistas. Talvez pela falta de evidências científicas consistentes, até recentemente diferentes grupos de especialistas dividiam opiniões sobre a necessidade do uso dessas medicações de rotina para pacientes hipertensas mesmo com níveis pressóricos próximos ao normal. Alguns acreditavam que a utilização rotineira de hipotensores por pacientes hipertensas crônicas, mesmo controladas, reduziria a incidência de complicações gestacionais, como a PE. Outro grupo acreditava que medicar pacientes hipertensas crônicas de maneira rotineira, objetivando níveis pressóricos < 120/80mmHg, poderia aumentar consideravelmente a ocorrência de restrição de crescimento fetal em razão do hipofluxo placentário, uma vez que a placenta não conta com mecanismos de autocontrole do fluxo sanguíneo.

Ensaio clínico randomizado, multicêntrico, realizado em 16 países com 987 mulheres gestantes com hipertensão, não demonstrou diferenças significativas com relação aos desfechos perinatais entre os grupos com maior ou menor controle pressórico (*tight* e *less-tight*, respectivamente), também não revelando nenhum fator de proteção com relação à PE no grupo *tight*. No entanto, ficou evidente que o grupo com menor controle – *less-tight* – apresentou taxas maiores de hipertensão grave ao longo da gestação.

Com isso, concluiu-se que a decisão pela utilização ou não de hipotensores deve levar em consideração os níveis pressóricos das pacientes em cada momento da gestação. Em pacientes com HAC que apresentam níveis pressóricos normais, a utilização de fármacos hipotensores aparentemente não traz benefícios para elas ou para seus conceptos. Casos excepcionais de pacientes com múltiplos fatores de risco associados, como cardiopatias, *diabetes mellitus* ou lesões renais graves, poderão se beneficiar de níveis pressóricos mais baixos, sendo necessária nesses casos a prescrição a despeito dos níveis pressóricos.

Existe consenso na literatura mundial sobre o uso de agentes hipotensores em pacientes com hipertensão arterial grave, caracterizada por níveis pressóricos ≥ 160/110mmHg. Quando atingidos níveis de PAD ≥ 110mmHg, existe a possibilidade de dano endotelial com o desencadeamento de uma série de eventos, incluindo rotura da microcirculação, ativação do sistema de coagulação e aumento do risco de acidentes vasculares maternos ou descolamento placentário.

Níveis pressóricos dessa magnitude são considerados como crise hipertensiva e justificam a intervenção medicamentosa. Em pacientes gestantes sintomáticas (iminência de eclâmpsia), o sulfato de magnésio deve ser associado ao anti-hipertensivo. Nesses casos, a administração do sulfato de magnésio deverá preceder o hipotensor e não o contrário.

O ACOG recomenda o início da terapia anti-hipertensiva no pré-natal diante de PAS ≥ 160mmHg ou PAD ≥ 105mmHg. No Brasil, encontram-se recomendações para a utilização de hipotensores em pacientes com HAC moderada (PAD ≥ 100mmHg e < 110mmHg) e até HAC leve (PAD < 100mmHg).

Assim, durante o seguimento pré-natal dessas gestantes, deve-se ter em mente que não é necessária a manutenção de níveis pressóricos muito baixos, porém devem ser iniciadas medidas terapêuticas quando os controles pressóricos se mostrem elevados, principalmente quando a PAD se aproximar de 100mmHg. Cabe ressaltar ainda que a adaptação fisiológica da gestação promove redução da pressão arterial no segundo trimestre, evento que parece traduzir a adequada adaptação circulatória do território uteroplacentário e o consequente prognóstico favorável à evolução gestacional.

Uma vez decidido o uso da medicação, para a escolha do fármaco deve ser levado em consideração o risco para o concepto e para o organismo materno, bem como sua disponibilidade de acesso e preço. Caso a paciente já esteja em uso de medicação anti-hipertensiva ao engravidar e esta não represente risco para o concepto, a medicação poderá ser mantida, uma vez que não existem evidências claras sobre a vantagem de uma medicação sobre outra, devendo sua posologia ser ajustada conforme os níveis pressóricos.

Uma recomendação muito importante para a prática clínica diz respeito à associação de medicamentos, ou seja, uma nova medicação deverá ser introduzida apenas quando a anterior alcançar a dose máxima, evitando assim o excesso de efeitos adversos no organismo materno.

Outro aspecto a ser considerado nos casos em que é necessária a associação de medicamentos é que essa situação clínica traduz um comprometimento próximo ao limite funcional, dificilmente alcançando grande prolongamento da gestação. Diante da opção de associação de três ou mais substâncias, é necessária a internação da paciente a fim de possibilitar o acompanhamento judicioso das condições maternas e fetais com antecipação eletiva do parto quando necessário.

Tipos de anti-hipertensivos

Em razão da falta de evidências concretas sobre o assunto, a escolha do fármaco deverá ser fundamentada em fatores como a experiência do serviço e a facilidade de acesso, respeitando os princípios de segurança materna e fetal. Embora não existam evidências claras sobre as vantagens e desvantagens dos principais agentes hipotensores utilizados na gestação, recomendam-se como a primeira escolha a alfametildopa e o labetalol. Como o labetalol não se encontra disponível no país, a alfametildopa é considerada a primeira opção.

A alfametildopa, um inibidor adrenérgico de ação central, tem sido durante décadas o agente hipotensor mais utilizado na gestação, com larga experiência clínica, ainda que essa experiência não se traduza em grandes ensaios clínicos. Efeitos adversos ou anomalias fetais relevantes não foram relatados. Quanto às complicações maternas, registra-se o risco de hepatite medicamentosa em cerca de 1 a 10 a cada 100.000 pacientes tratadas. Recomendam-se doses de 750 a 2.000mg/dia, divididas em no mínimo três tomadas, não existindo vantagens na utilização de doses menores ou com intervalos de mais de 8 horas entre as tomadas.

Os diuréticos tiazídicos são medicamentos considerados seguros na gestação. Por algum tempo, seu uso sofreu redução no passado, até que novos ensaios clínicos demonstrassem sua segurança. Atualmente, são considerados alternativas de hipotensores na gestação, exceto no período de lactação. Por serem de uso comum na prática clínica dos cardiologistas, as pacientes hipertensas crônicas que já utilizam esses fármacos e engravidam podem ser encorajadas a mantê-los.

Com relação aos betabloqueadores, algumas publicações que compararam desfechos perinatais com o uso desses fármacos verificaram uma tendência preocupante de restrição do crescimento fetal. No entanto, essa tendência não foi comprovada em revisão sistemática recente (Abalos e cols., 2014). Esses eventos não foram relatados com a utilização do metoprolol, pindolol e oxprenolol, embora seja escassa a experiência clínica documentada em ensaios randomizados. Infelizmente, o pindolol, muito usado no país, foi retirado do mercado.

Assim, até que novos ensaios clínicos comprovem sua segurança, os betabloqueadores são mantidos como agentes de segunda ou terceira escolha para o tratamento da hipertensão durante a gestação. Convém salientar que a utilização dessa classe de medicamentos na gestação é observada com certa frequência em outras situações clínicas, e seu uso não deve ser desencorajado quando houver recomendação precisa (p. ex., a prescrição do propranolol na profilaxia de migrânea na gestação e no tratamento da crise tireotóxica ou ainda do metoprolol em cardiopatias maternas).

A hidralazina é uma medicação vasodilatadora que atua relaxando a parede muscular arterial de maneira direta. Seu uso parenteral é bastante difundido na prática clínica, principalmente em situações de urgência e emergência hipertensivas. No entanto, quando utilizada por via oral, apresenta-se como hipotensor fraco e com muitos efeitos colaterais. Estudo recente associou a hidralazina por via oral a complicações fetais, como restrição do crescimento fetal, parto prematuro e baixo peso ao nascer. Na prática clínica atual, a hidralazina é uma medicação raramente prescrita em obstetrícia.

Quanto aos bloqueadores de canais de cálcio, há registros na literatura de que a nifedipina poderia resultar em hipotensão materna e sofrimento fetal. Existem grandes limitações de ensaios randomizados no tocante à segurança materna e fetal, aos possíveis riscos e à efetividade na gestação. Entretanto, em recente publicação do ACOG (2015), com base em estudos bem controlados sobre a segurança e a eficácia dessas medicações, a nifedipina foi recomendada como medicação hipotensora de primeira linha, principalmente em casos de emergência hipertensiva.

No Brasil, alguns autores preconizam a utilização da amlodipina ou da nifedipina de liberação lenta apenas como agentes auxiliares em situações em que precisem ser associados outros fármacos. Havia uma preocupação associada ao possível bloqueio neuromuscular secundário à utilização simultânea da nifedipina e do sulfato de magnésio (p. ex., em casos de iminência de eclâmpsia), porém uma grande revisão recente não comprovou essa associação.

Os fármacos que interferem na ação da angiotensina, como os inibidores da enzima de conversão da angiotensina (captopril, enalapril e ramipril, entre outros) e os bloqueadores do receptor de angiotensina II (losartana e valsartana, entre outros), embora não representem risco materno, têm sido associados a quadros de disfunção renal do feto, oligoâmnio, restrição do crescimento, hipoplasia pulmonar e óbito, não devendo de maneira alguma ser utilizados na gestação, embora não existam restrições ao uso durante a lactação.

As medicações mais utilizadas na gestação, bem como suas apresentações e posologia, encontram-se no Quadro 20.1.

MANEJO DA HIPERTENSÃO NO PUERPÉRIO

O puerpério deve ser interpretado como um momento de extrema vigilância clínico-obstétrica. Nesse período, ocorrem múltiplas modificações no organismo materno, principalmente em pacientes hipertensas e que já apresentam lesões em órgãos-alvo. Essas mulheres não devem ser acompanhadas como puérperas "normais".

Deve-se atentar sempre para as possíveis causas iatrogênicas que possam estar aumentando os níveis pressóricos nesse período, como a utilização de medicações anti-inflamatórias para dor ou agentes ergotamínicos usados frequentemente em casos de hemorragia pós-parto por atonia uterina. Atenção redobrada deve ser dada ao uso de medicações para inibição da lactação, como a bromocriptina e a cabergolina, as quais, além de elevarem os níveis pressóricos, podem facilitar o desenvolvimento de eventos cardiocirculatórios, como hemorragia intracerebral e infarto agudo do miocárdio. Nos casos em que a lactação está proibida, o enfaixamento mamário

Quadro 20.1 Medicações anti-hipertensivas mais utilizadas na gestação

Fármaco	Dose	Comentários
Alfametildopa 250mg/500mg	750 a 2.000mg/dia VO 8/8h ou 6/6h	Inibidor adrenérgico de ação central Considerado o fármaco para tratamento de gestantes com hipertensão arterial crônica ou gestacional
Hidroclorotiazida 12,5mg/25mg	12,5 a 50mg/dia VO 1x ao dia	Diurético tiazídico Uso compatível na gestação, porém deve ser evitado no puerpério. Em geral, é considerada a terceira opção medicamentosa
Nifedipina 10mg/20mg 30mg/60mg	30 a 60mg/dia VO 1x ao dia – 12/12h ou 8/8h	Bloqueador de canal de cálcio Uso seguro na gestação e na lactação
Nifedipina Retard 10mg/20mg	20 a 60mg/dia VO 12/12h	Bloqueador de canal de cálcio Uso seguro na gestação e na lactação
Amlodipina 2,5mg/10mg	2,5 a 10mg/dia VO 1 ou 2x ao dia	Bloqueador de canal de cálcio Uso seguro na gestação e na lactação

VO: via oral.

compressivo deve ser sempre preferido ao uso de medicações, especialmente nas pacientes com HAC.

Após o parto, ao mesmo tempo que a resistência periférica aumenta, a carga de trabalho ventricular esquerda também se exacerba. Essa situação é agravada pela mobilização de líquido intersticial para excreção, o que pode predispor a ocorrência de edema pulmonar e crise hipertensiva repentina. Todas as complicações podem acontecer antes ou após a alta nessas pacientes, as quais devem ser orientadas a respeito dos principais sinais e sintomas e para que retornem aos serviços de urgência para atendimento. Podem ocorrer complicações fatais, como edema pulmonar, edema cerebral, insuficiência cardíaca, infarto agudo do miocárdio, disfunção renal e hemorragia cerebral, além de crises hipertensivas e eclâmpsia puerperal.

Quanto ao uso de medicações anti-hipertensivas nesse período, não existe consenso sobre qual seria o melhor hipotensor ou sobre o melhor momento para administrá-lo no puerpério. Em revisão sistemática, Magee e Sadeghi (2005) encontraram associação positiva entre o uso de furosemida e a redução da necessidade de hipotensores no puerpério. Outras classes de hipotensores podem ser utilizadas com segurança no período puerperal e na amamentação, incluindo antagonistas de canal de cálcio, como nifedipina e amlodipina, inibidores da enzima de conversão da angiotensina, como o captopril, bloqueadores do receptor de angiotensina II, como a losartana, e betabloqueadores, como propranolol, entre outros.

As medicações mais utilizadas no puerpério, bem como suas apresentações e posologia, encontram-se no Quadro 20.2.

CRISE HIPERTENSIVA

Conceitua-se crise hipertensiva como níveis pressóricos elevados, capazes de causar lesões permanentes no sistema nervoso central, sequelas e até mesmo a morte. Caracteriza-se por PAS $\geq$ 160mmHg ou PAD $\geq$ 110mmHg. A crise hipertensiva pode ser dividida em urgência ou emergência, esta última apresentando obrigatoriamente de sintomatologia que representa lesões em órgãos-alvo.

As pacientes em emergência hipertensiva na gestação, no parto ou no puerpério necessitam de rápida identificação e intervenção imediata com medicações de ação rápida. O objetivo do tratamento medicamentoso não é a normalização dos níveis pressóricos, mas a redução da PA a níveis $<$ 160/110mmHg, preservando os mecanismos de autocontrole e evitando danos permanentes ao parênquima cerebral.

As medicações consideradas de primeira linha para o tratamento da emergência hipertensiva na gravidez são a nifedipina, a hidralazina e o labetalol, este último ainda não disponível no Brasil. A hidralazina EV é há muito tempo considerada uma medicação de primeira linha para o tratamento da crise hipertensiva e sem dúvida é a que tem o uso mais difundido na prática clínica. Embora menos utilizada para esse fim, a nifedipina VO é considerada segura e muito eficaz, sendo também selecionada como agente de primeira linha no tratamento da emergência hipertensiva.

Outro fármaco disponível para uso emergencial em gestantes é o nitroprussiato de sódio. Embora não seja considerado de primeira linha nos casos de emergência hipertensiva, deve ser a primeira opção em casos associados a edema agudo de pulmão ou insuficiência cardíaca congestiva.

As medicações mais utilizadas na emergência hipertensiva, bem como suas apresentações e posologias, encontram-se no Quadro 20.3.

ASSISTÊNCIA AO PARTO EM GESTANTES COM HAC

Os fundamentos para o atendimento ao parto de gestantes com HAC se baseiam na expressão clínica materna do agravo e na condição de vitalidade fetal, que, em conjunto, representarão subsídios para a decisão quanto ao tempo oportuno e ao modo de se proceder à parturição. Convém assinalar a necessidade de monitoramento da condição fetal durante o trabalho de parto, pois as contrações uterinas podem

Quadro 20.2 Medicações anti-hipertensivas mais utilizadas no puerpério

Fármaco	Dose	Comentários
Alfametildopa 250mg/500mg	750 a 2.000mg/dia VO 8/8h ou 6/6h	Inibidor adrenérgico de ação central Considerado o fármaco para tratamento de gestantes com hipertensão arterial crônica ou gestacional
Captopril 25mg/50mg	50 a 150mg/dia VO 8/8h ou 12/12h	IECA – inibidor da enzima de conversão da angiotensina Uma das primeiras opções de medicações no puerpério Seu uso é contraindicado na gestação
Nifedipina 10mg/20mg 30mg/60mg	30 a 60mg/dia VO 1x ao dia – 12/12h ou 8/8h	Bloqueador de canal de cálcio Uso seguro na gestação e na lactação
Nifedipina Retard 10mg/20mg	20 a 60mg/dia VO 12/12h	Bloqueador de canal de cálcio Uso seguro na gestação e na lactação
Amlodipina 2,5mg/10mg	2,5 a 10mg/dia VO 1 ou 2x ao dia	Bloqueador de canal de cálcio Uso seguro na gestação e na lactação
Losartana 50mg	50mg/dia VO 1x ao dia	Bloqueadores do receptor de angiotensina II Seu uso é compatível com a lactação, porém, em virtude de suas características farmacocinéticas, não deve ser a primeira escolha medicamentosa

VO: por via oral.

Quadro 20.3 Medicações anti-hipertensivas mais utilizadas em emergência hipertensiva

Fármaco	Dose	Comentários
Hidralazina frasco/ampola 20mg – 1mL	5mg EV de ataque (reavaliar em 20 min), repetir 5 a 10mg EV (reavaliar em 20 min), repetir 5 a 10mg EV (reavaliar em 20 min), mudar de fármaco	Agente de primeira linha no tratamento da emergência hipertensiva na gestação e no puerpério Efeitos colaterais: taquicardia e hipertermia Contraindicado em insuficiência cardíaca congestiva e cardiopatia grave
Nifedipina comprimido 10 a 20mg	10 a 20mg VO de ataque (reavaliar em 20 min), repetir 20mg VO (reavaliar em 20 min), repetir 20mg VO (reavaliar em 20 min), mudar de fármaco	Agente de primeira linha no tratamento da emergência hipertensiva Efeitos colaterais: taquicardia e cefaleia
Nitroprussiato de sódio frasco/ ampola 50mg/2mL	0,25 a 10μg/kg/min em infusão EV contínua	Fármaco de exceção na emergência hipertensiva, porém utilizado com mais frequência em casos de EAP e ICC Monitorização cuidadosa da PA Equipo protegido da luz

EV: via endovenosa; VO: via oral; EAP: edema agudo de pulmão; ICC: insuficiência cardíaca congestiva; PA: pressão arterial.

reduzir ainda mais o fluxo uteroplacentário, por vezes em condição limítrofe. Quanto aos procedimentos anestésicos, os bloqueios regionais (raquidiano ou peridural) podem baixar os valores da PA e prejudicar o equilíbrio hemodinâmico na matriz uterina.

A escolha da via de parto deve seguir princípios obstétricos, não constituindo a HAC condição determinante para indicação de cesariana. A possibilidade de parto por via vaginal pode promover a diminuição de injúrias em situações de instabilidade materna. Atenção especial deve ser dada à utilização de ocitocina, uma vez que volumes acentuados podem expandir seus efeitos antidiuréticos, apresentando potencial de complicações em mulheres com anormalidades cardiovasculares e renais. Deve ser reconhecida a interação entre os agentes indutores e os fármacos utilizados para controle clínico. O uso de sulfato de magnésio não deve ser considerado um elemento que limite o investimento na via vaginal.

Considerando a HAC individualmente, sem representar uma proposta simplista, a Figura 20.3 apresenta uma sugestão de condutas de acordo com parâmetros como idade gestacional e expressão clínica da HAC, segundo critérios previamente apontados neste capítulo.

Em pacientes com HAC leve, tendo em vista a evolução usualmente bem-sucedida da gestação com resultados perinatais semelhantes aos das gestantes normais, é oportuno esperar o início espontâneo do trabalho de parto até a 41ª semana, principalmente se a gestante não estiver usando anti-hipertensivos. Na HAC moderada, quando presente estabilidade materna e fetal, é possível aguardar até 38 semanas. Em pacientes com HAC grave, considerando as taxas elevadas de morbimortalidade materna e perinatal, o parto deve ocorrer na 37ª semana ou antes, se o quadro materno ou fetal assim exigir. Situações peculiares, como instalação de PE, síndrome HELLP e insuficiência placentária, muitas vezes nos limites da viabilidade, deverão seguir os protocolos específicos de

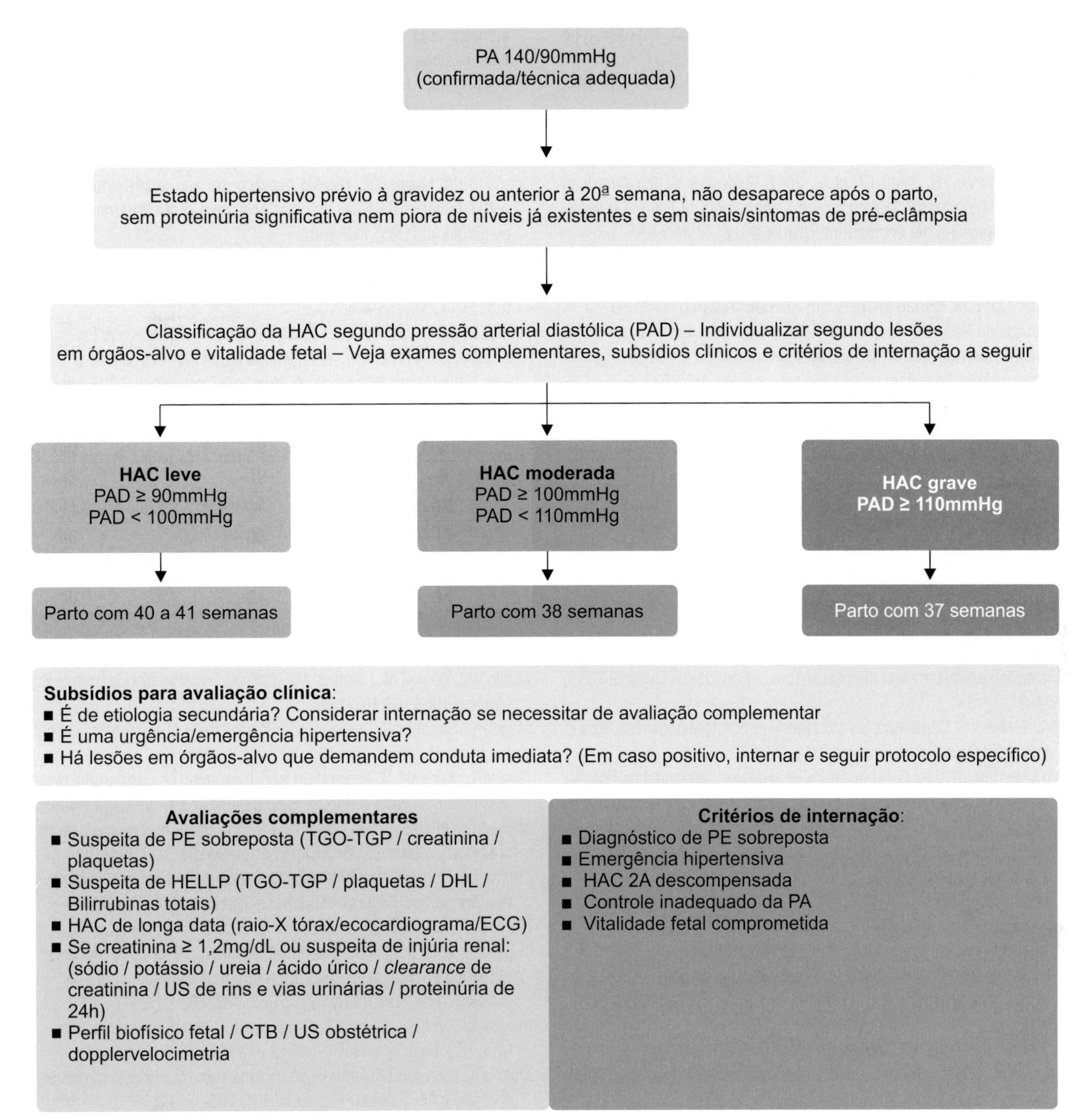

Figura 20.3 Modelo de fluxograma assistencial e sugestões de condutas seguindo parâmetros como idade gestacional e expressão clínica da HAC.

cada tópico, os quais exigirão da equipe a habilidade para reunir informações e atuar de modo integral.

CONSIDERAÇÕES FINAIS

- As gestantes com HAC devem receber um seguimento pré-natal individualizado, sendo imprescindível a prescrição de AAS e Ca, além de orientações claras sobre sinais e sintomas de alerta de PE sobreposta.
- A PA deve ser aferida cuidadosamente e manguitos adequados ou tabelas de correção devem ser utilizados de rotina para uma medição correta.
- A uniformidade de nomenclaturas e classificações é parte importante na luta contra a mortalidade materna por síndromes hipertensivas.
- O puerpério é um período de vigilância, sendo necessário manter-se atento ao diagnóstico de complicações e tomar cuidado com as medidas iatrogênicas.
- Todas a pacientes devem receber orientações sobre planejamento familiar. O uso dos métodos contraceptivos de longa duração deve ser incentivado nesse grupo de pacientes de risco, como o DIU de cobre disponível nos serviços públicos. Vale lembrar a indicação da OMS de possível inserção desse dispositivo no momento do parto ou nas primeiras 48 horas, ainda na maternidade.

Leitura complementar

Abalos E, Duley L, Dw S, Abalos E, Duley L, Steyn DW. Antihypertensive drug therapy for mild to moderate hypertension during pregnancy (Review). 2012 e 2014; 2-4.

ACOG – American College of Obstetricians and Gynecologists' Task Force on Hypertension in pregnancy. Obstet Gynecol 2013; 122:1122-31.

ACOG. Report of the American College of Obstetricians and Gynecologists' Task Force on Hypertension in Pregnancy. Obs Gynecol 2013; 122:1122-31.

Al-Balas M, Bozzo P, Einarson A. Use of diuretics during pregnancy. Can Fam Physician 2009; 55:44-5.

Alexander EK, Pearce EN, Brent GA et al. 2017 Guidelines of the American Thyroid Association for the Diagnosis and Management of Thyroid Disease During Pregnancy and the Postpartum. Thyroid 2017; 27:315-89.

AlSaad D, ElSalem S, Abdulrouf PV et al. A retrospective drug use evaluation of cabergoline for lactation inhibition at a tertiary care teaching hospital in Qatar. Ther Clin Risk Manag 2016; 2:155-60. doi: 10.2147/TCRM.S9.

Brasil. Objetivos de Desenvolvimento do Milênio: Relatório Nacional de Acompanhamento [Internet]. 2014. 208 p. Disponível em: http://www.ipea.gov.br/portal/index.php?option=com_content&view=article&id=22538.

Cameron S. Postabortal and postpartum contraception. Best Pr Res Clin Obs Gynaecol 2014; 28:871-80.

Campos A. O papel da aspirina na prevenção da pré-eclâmpsia: Estado da Arte 2015; 28:517-24.

Cerdeira AS, Agrawal S, Staff AC, Redman CW, Vatish M. Angiogenic factors: potential to change clinical practice in pre-eclampsia? BJOG 2017;

Chesley LC. Hypertensive disorders of pregnancy. New York: Appleton; 1978:627.

Churchill D, Beevers GDG, Meher S, Rhodes C. Diuretics for preventing pre-eclampsia. Cochrane database Syst Rev 2007; CD004451.

Committee Opinion No. 623: Emergent therapy for acute-onset, severe hypertension during pregnancy and the postpartum period. Obstet Gynecol 2015; 125:521-5.

Contag SA, Bushnell C. Contemporary management of migrainous disorders in pregnancy. Curr Opin Obstet Gynecol 2010; 22:437-45.

Cooper WO, Hernandez-Diaz S, Arbogast PG et al. Major congenital malformations after first-trimester exposure to ACE inhibitors. N Engl J Med 2006; 354:2443-51.

Cooper WO. Clinical implications of increased congenital malformations after first trimester exposures to angiotensin-converting enzyme inhibitors. J Cardiovasc Nurs 2008; 23:20-4.

David MLDC, Rahe PS, Campos VAP et al. [144-POS]: Comparative analysis of vaginal delivery among pregnant women with chronic arter.

de Oliveira LG, Karumanchi A, Sass N. Preeclampsia: oxidative stress, inflammation and endothelial dysfunction. Rev Bras Ginecol Obs 2010; 32:609-16.

Duley L, Henderson-Smart D, Meher S. Altered dietary salt for preventing pre-eclampsia, and its complications. Cochrane Database Syst Rev 2005; CD005548.

Duley L, Meher S, Jones L. Drugs for treatment of very high blood pressure during pregnancy. Cochrane Database Syst Rev 2013; CD001449.

Gandhi SK, Powers JC, Nomeir AM et al. The pathogenesis of acute pulmonary edema associated with hypertension. N Engl J Med 2001; 344(1):17-22.

Ghulmiyyah L, Sibai B. Maternal mortality from preeclampsia/eclampsia. Semin Perinatol 2012; 36:56-9.

Ghuman N, Rheiner J, Tendler BE, White WB. Hypertension in the postpartum woman: clinical update for the hypertension specialist. J Clin Hypertens (Greenwich) 2009; 11:726-33.

Han A, Bujold E, Belizán M et al. Preventing pre-eclampsia and its complications. In: The FIGO textbook of pregnancy hypertension. London: The Global Library of Women's Medicine, 2016; 101-22.

Health Canada. Special report on maternal mortality and severe morbidity in Canada-enhanced surveillance: the path to prevention. Ottawa: Minister of Public Works and Government Services Canada, 2004.

Hofmeyr GJ, Lawrie TA, Atallah AN, Duley L, Torloni MR. Calcium supplementation during pregnancy for preventing hypertensive disorders and related problems. Cochrane Database Syst Rev 2014; CD001059.

IBGE. Instituto Brasileiro de Geografia e Estatística, Coordenação de Trabalho e Rendimento. Pesquisa de Orçamentos Familiares: 2008-2009. Análise do Consumo Alimentar Pessoal no Brasil [Internet]. Biblioteca do Ministério do Planejamento, Orçamento e Gestão. 2011. 150 p. Disponível em: http://biblioteca. ibge.gov.br/ visualizacao/livros /liv50063.pdf.

Imdad A, Yakoob MY, Siddiqui S, Bhutta ZA. Screening and triage of intrauterine growth restriction (IUGR) in general population and high risk pregnancies: A systematic review with a focus on reduction of IUGR related stillbirths. BMC Public Health 2011; 11(Suppl 3):S1.

Johnson KA, Mason GC. Severe hypotension and fetal death due to tocolysis with nifedipine. BJOG: an International Journal of Obstetrics and Gynaecology (England) 2005; 112:1583.

Kang E, Sugarman R, Ramadan H et al. Prevalence, risk factors and associated complications of postpartum hypertension in rural Haiti. Pregnancy Hypertens 2017; 10:135-42.

Korkes H, Comissão Nacional de Especialistas – Febrasgo H. PréEclâmpsia Febrasgo No 14 [Internet]. 2017 [citado 6 de janeiro de 2018]. p. 1. Disponível em: https://www.febrasgo.org.br/images/comissoes /Um_ bate_papo_sobre_Hipertensão_Gestacional_Regra_dos_4.pdf.

Korkes H, Oliveira LG, Berlinck L et al. Human fetal malformations associated with the use of angiotensin II receptor antagonist. Pregnancy Hypertens 2012; 2:314-5.

Levine RJ, Maynard SE, Qian C et al. Circulating angiogenic factors and the risk of preeclampsia. N Engl J Med 2004; 350:672-83.

Lindheimer MD, Katz AI. Hypertension in pregnancy. N Engl J Med 1985; 313(11):675-80.

Lyons G. Saving mothers' lives: confidential enquiry into maternal and child health 2003-5. International Journal of Obstetric Anesthesia (Netherlands) 2008; 17:103-5.

Mabie WC, Pernoll ML, Biswas MK. Chronic hypertension in pregnancy. Obstet Gynecol 1986; 67:197-205.

Magee L, Sadeghi S. Prevention and treatment of postpartum hypertension. Cochrane Database Syst Rev 2005; CD004351.

Magee L, Sadeghi S. Prevention and treatment of postpartum hypertension (Review). Cochrane Database Syst Rev 2005 Jan 25; (1):CD004351.

Magee LA, Abalos E, von Dadelszen P et al. How to manage hypertension in pregnancy effectively. Br J Clin Pharmacol 2011; 72:394-401.

Magee LA, Duley L. Oral beta-blockers for mild to moderate hypertension during pregnancy. Cochrane Database Syst Rev 2003; CD002863.

Magee LA, Miremadi S, Li J, Cheng C, Ensom MHH, Carleton B, et al. Therapy with both magnesium sulfate and nifedipine does not increase the risk of serious magnesium-related maternal side effects in women with preeclampsia. Am J Obstet Gynecol 2005; 193:153-63.

Magee LA, von Dadelszen P, Rey E et al. Less-tight versus tight control of hypertension in pregnancy. N Engl J Med 2015; 372:407-17.

Makris A, Thornton C, Hennessy A. Postpartum hypertension and nonsteroidal analgesia. Am J Obstet Gynecol 2004; 190(2):577-8.

Malachias M, Souza W, Plavnik F et al. 7a Diretriz Brasileira de Hipertensão Arterial. Arq Bras Cardiol [Internet] 2016; 107. Disponível em: http://publicacoes.cardiol.br/2014/diretrizes/2016/05_HIPERTENSAO_ARTERIAL.pdf.

Marcus DA. Managing headache during pregnancy and lactation. Expert Rev Neurother 2008; 8:385-95.

Martin CL, Brunner Huber LR. Physical activity and hypertensive complications during pregnancy: Findings from 2004 to 2006 North Carolina Pregnancy Risk Assessment Monitoring System. Birth 2010; 37:202-10.

Maxwell MH, Waks AU, Schroth PC, Karam M, Dornfeld LP. Error in blood-pressure measurement due to incorrect cuff size in obese patients. Lancet 1982; 2:33-6.

Maynard SE, Min JY, Merchan J et al. Excess placental soluble fms-like tyrosine kinase 1 (sFlt1) may contribute to endothelial dysfunction, hypertension, and proteinuria in preeclampsia. J Clin Invest 2003; 111:649-58.

Meher S, Abalos E, Carroli G, Meher S, Abalos E, Carroli G. Bed rest with or without hospitalisation for hypertension during pregnancy (Review). 2010; 2-4.

Moser M, Brown CM, Rose CH, Garovic VD. Hypertension in pregnancy: is it time for a new approach to treatment? J Hypertens 2012; 30:1092-100.

Myatt L, Redman CW, Staff AC et al. Global Pregnancy CoLaboratory. Strategy for standardization of preeclampsia research study design. Hypertension 2014 Jun; 63(6):1293-301.

Nobre F. VI Diretrizes Brasileiras de Hipertensão. Arq Bras Cardiol 2010; 95: 1-51.

Pavan MV, Saura GE, Korkes HA et al. Similarity between blood pressure values assessed by auscultatory method with mercury sphygmomanometer and automated oscillometric digital device. J Bras Nefrol 2012; 34:43-9.

Podymow T, August P. Antihypertensive drugs in pregnancy. Semin Nephrol 2011; 31:70-85.

Poon LC, Nicolaides KH. First-trimester maternal factors and biomarker screening for preeclampsia. Vol. 34, Prenatal Diagnosis, 2014.

Pourrat O. How to manage a patient with chronic arterial hypertension during pregnancy and the postpartum period. La Rev Med Interne 2015; 36:191-7.

Raheem IA, Saaid R, Omar SZ, Tan PC. Oral nifedipine versus intravenous labetalol for acute blood pressure control in hypertensive emergencies of pregnancy: a randomised trial. BJOG 2012; 119:78-85.

Report of the National High Blood Pressure Education Program Working Group on High Blood Pressure in Pregnancy. Am J Obstet Gynecol 2000; 183: S1-22.

Rolnik DL, Wright D, Poon LC et al. Aspirin versus placebo in pregnancies at high risk for preterm preeclampsia. N Engl J Med 2017; 377:613-22.

Sass N, Itamoto CH, Silva MP, Torloni MR, Atallah NA. Does sodium nitroprusside kill babies? A systematic review. Sao Paulo Med J 2007; 125(2):108-11.

Sass N, Moron AF, El-kadre D, Camano L, Almeida PAM. Contribuição ao estudo da gestação em portadores de hipertensão arterial crônica. Rev Paul Med 1990; 108(6):261-5.

Sass N, Sousa FLP, Camano L. Síndromes hipertensivas na gravidez: assistência ao parto. In: Sass N; Carmano L; Moron AF. (Org.). Hipertensão arterial e nefropatias na gravidez. 1. ed. São Paulo: Guanabara Koogan, 2006:280-288.

Sass N. Hipertensão arterial e nefropatias na gestação diretrizes e rotinas assistenciais. 2. ed. São Paulo (SP), 2007.

Sass N. Obstetrícia. 1. ed. In: Sass N, De Oliveira L, organizadores. São Paulo: Guanabara Koogan; 2013.

Say L, Chou D, Gemmill A et al. Global causes of maternal death: a WHO systematic analysis. Lancet Glob Heal 2014; 2:e323-33.

Shekhar S, Sharma C, Thakur S, Verma S. Oral nifedipine or intravenous labetalol for hypertensive emergency in pregnancy: a randomized controlled trial. Obstet Gynecol 2013; 122:1057-63.

Sibai BM, Abdella TN, Anderson GD. Pregnancy outcome in 211 patients with mild chronic hypertension. Obstet Gynecol 1983; 61(5):571-6.

Society of Obstetric medicine of Australia and New Zealand S. Guidelines for the management of hypertensive disorders of pregnancy 2008. 2008.

Staff AC, Redman CWG, Williams D et al. Pregnancy and long-term maternal cardiovascular health: Progress through harmonization of research cohorts and biobanks. Hypertens (Dallas, Tex 1979) 2016; 67:251-60.

Su C-Y, Lin H-C, Cheng H-C, Yen AM-F, Chen Y-H, Kao S. Pregnancy outcomes of anti-hypertensives for women with chronic hypertension: a population-based study. PLoS One 2013; 8:e53844.

Tanaka K, Tanaka H, Kamiya C et al. Beta-blockers and fetal growth restriction in pregnant women with cardiovascular disease. Circ J 2016; 80:2221-6.

Tedesco RP, Parpinelli MA, Amaral E, Surita FGC, Cecatti JG. Hipertensão arterial crônica na gestação: consenso e controvérsias. Rev Cienc Med 2004; 13(2):161-71.

Thorsteinsdottir B, Kane GC, Hogan MJ, Watson WJ, Grande JP, Garovic VD. Adverse outcomes of renovascular hypertension during pregnancy. Nat Clin Pract Nephrol 2006; 2(11):651-656.

Tranquilli AL, Dekker G, Magee L et al. The classification, diagnosis and management of the hypertensive disorders of pregnancy: A revised statement from the ISSHP. Pregnancy Hypertens 2014; 4:97-104.

Ukah UV, De Silva DA, Payne B et al. Prediction of adverse maternal outcomes from pre-eclampsia and other hypertensive disorders of pregnancy: A systematic review. Pregnancy Hypertens 2017;

Valdiviezo C, Garovic VD, Ouyang P. Preeclampsia and hypertensive disease in pregnancy: their contributions to cardiovascular risk. Clin Cardiol 2012; 35:160-5.

Vermillion ST, Scardo JA, Newman RB, Chauhan SP. A randomized, double-blind trial of oral nifedipine and intravenous labetalol in hypertensive emergencies of pregnancy. Am J Obstet Gynecol 1999; 181:858-61.

von Dadelszen P, Ornstein MP, Bull SB, Logan AG, Koren G, Magee LA. Fall in mean arterial pressure and fetal growth restriction in pregnancy hypertension: a meta-analysis. Lancet (London, England) 2000; 355:87-92.

WHO – World Health Organization. Guideline: Calcium supplementation in pregnant women. 2013; 1-35.

WHO. WHO recommendations for prevention and treatment of pre-eclampsia and eclampsia. 2011. 38 p. Disponível em: http://apps.who.int/iris /bitstream/10665 /44703/1/9789241548335_eng.pdf

Witlin AG, Friedman SA, Sibai BM. The effect of magnesium sulfate therapy on duration of labor in women with mild preeclampsia at term: a randomized, double-blind, placebo-controlled trial. Am J Obstet Gynecol 1997; 176(3):623-7.

Zeisler H, Llurba E, Chantraine F et al. Predictive value of the sFlt-1:PIGF ratio in women with suspected preeclampsia. N Engl J Med 2016; 374:13-22.

Zugaib M. Obstetrícia – Zugaib. 3. ed. In: Zugaib M, Francisco RPV, organizadores. São Paulo: Manole, 2016:886-97.

CAPÍTULO 21

Vírus da Imunodeficiência Humana (HIV)

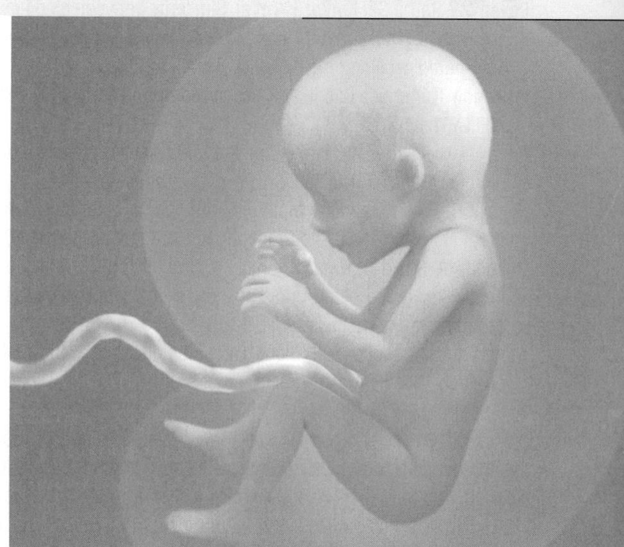

Ana Christina de Lacerda Lobato
Anna Carolina Pereira Jacome
Lívia Fulgêncio Cunha Melo

INTRODUÇÃO

A infecção pelo vírus da imunodeficiência humana (HIV) é uma realidade não pouco frequente no atendimento de pré-natal. Muitas dessas pacientes têm seu diagnóstico estabelecido no teste de rastreamento durante a primeira consulta. Cerca de 80% das mulheres com o HIV se encontram em idade reprodutiva e muitos casais soropositivos e sorodiscordantes planejam suas gestações atualmente. A identificação precoce da infecção é de grande relevância para a adoção de medidas profiláticas que visam diminuir a taxa de transmissão vertical (TV) de 15% a 45% para menos de 2%.

EPIDEMIOLOGIA

A infecção pelo HIV em gestante, parturiente ou puérpera e em criança exposta ao risco de TV é de notificação compulsória desde o ano 2000. No Brasil, no período de 2000 a junho de 2016 foram notificadas 99.804 gestantes infectadas, 39,8% das quais residiam na região Sudeste, seguida pelas regiões Sul (30,8%), Nordeste (16,2%), Norte (7,4%) e Centro-Oeste (5,7%). Em 2015 foram identificadas 7.901 gestantes no país, sendo observada uma tendência de aumento dos casos de 28,6% nos últimos 10 anos.

A taxa de detecção do vírus em menores de 5 anos tem sido utilizada como indicador para o monitoramento da transmissão vertical do HIV e tem sido notada uma tendência de 42,7% de queda nos últimos 10 anos. Essa tendência está relacionada com o aprimoramento das ações de prevenção, diagnóstico, assistência e tratamento das gestantes, parcerias sexuais e crianças. A qualificação da vigilância epidemiológica e dos sistemas de informação, bem como a adoção de políticas públicas voltadas para a eliminação da TV do HIV no Brasil, tem sido fundamental para essa redução.

TRANSMISSÃO

A transmissão do vírus HIV acontece quando há contato com secreções como sangue, esperma, resíduo vaginal e leite materno, onde o vírus aparece em quantidade suficiente para causar a moléstia. A contaminação pode ocorrer por inoculação de material infectado (sangue, fluidos corporais), relações sexuais desprotegidas, transfusão de hemoderivados e transmissão vertical. Alguns fatores podem facilitar a transmissão do vírus, como a presença concomitante de outras doenças sexualmente transmissíveis (DST), ectopias cervicais, multiplicidade de parceiros e o não uso de método de barreira, uso de substâncias ilícitas e tabagismo.

A transmissão perinatal é determinada pela passagem do vírus para a criança durante a gestação, por transmissão intraútero, durante o trabalho de parto (75% dos casos) ou na amamentação (7% a 20% dos casos). Fatores como alta viremia materna, não uso de antirretrovirais (ARV), drogadição, prematuridade e associação de outras comorbidades podem aumentar a transmissibilidade.

A qualificação da atenção ao pré-natal é de fundamental importância. A gestante deve ser orientada sobre a testagem para o HIV e os benefícios do diagnóstico precoce tanto para o controle da infecção materna como para a prevenção da transmissão vertical.

DIAGNÓSTICO

A maioria das infecções pelo HIV-1 ocorre através das mucosas do trato genital ou retal durante a relação sexual. Após

Quadro 21.1 Interpretação do exame de teste rápido

Ensaios realizados		Resultado	Observação
Teste rápido 1	**Teste rápido 2**		
Não reagente	–	Amostra não reagente para HIV	Em caso de suspeita de infecção pelo HIV, uma nova amostra deverá ser coletada 30 dias após a data da coleta dessa amostra
Reagente	Reagente	Amostra reagente para HIV	
Reagente	Não reagente	–	Repetir os dois testes rápidos. Permanecendo a discordância, uma amostra por punção venosa deverá ser coletada e submetida a um dos fluxogramas de laboratório

Fonte: modificado de DIAHV/SVS/MS

a transmissão do vírus, há um período de aproximadamente 10 dias, denominado fase eclipse, antes que o RNA viral seja detectável no plasma. Em virtude do comportamento viral diferente nas fases da doença, encontram-se disponíveis vários fluxogramas para o diagnóstico da infecção.

O diagnóstico pode ser realizado por isolamento em cultura, detecção de RNA viral, anticorpos ou antígenos virais. A detecção sorológica da infecção é a mais frequentemente realizada, sendo a técnica de imunoabsorção enzimática (ELISA), o Western Blot (WB) e a imunofluorescência indireta (IFI) as mais difundidas.

O diagnóstico deve ser realizado com pelo menos dois testes: um para triagem, mais sensível, e outro mais específico, para confirmar o resultado. A combinação mais utilizada consiste na realização de imunoensaio (IE) seguido pelo WB. O resultado não reagente é liberado com base em um único teste. Entretanto, caso persista a suspeita de infecção pelo HIV, uma nova amostra deverá ser coletada 30 dias após a data da coleta da primeira.

O resultado reagente é sempre confirmado com um segundo teste diferente do primeiro. Com base na especificidade dos testes de triagem, dois resultados reagentes são utilizados para o diagnóstico da infecção. Cabe ressaltar que todos os indivíduos recém-diagnosticados devem realizar o exame de carga viral que, na realidade, compõe um terceiro teste e cujo resultado ratifica a presença da infecção.

Caso os resultados dos dois testes sejam discordantes, o fluxo de testagem deve ser repetido e, permanecendo a discordância, a pessoa deve ser testada em uma data posterior para confirmar ou descartar a soroconversão.

Finalmente, é importante selecionar a correta combinação de testes para garantir o diagnóstico preciso.

A testagem para o HIV é recomendada na primeira consulta de pré-natal, no terceiro trimestre de gestação e no momento do parto, podendo ainda ser feita em qualquer outro momento em que haja exposição de risco ou violência, o que reduz consideravelmente a TV.

Apesar de raros, determinados fatores podem predispor a ocorrência de resultados falso-reagentes em ensaios que empregam a detecção de anticorpos para o diagnóstico da infecção pelo HIV em gestantes. São situações que exigem especial atenção: doenças autoimunes, múltiplos partos, transfusões sanguíneas, infecção viral aguda, hemodiálise e vacinação para influenza. Essas condições muitas vezes levam à produção de anticorpos que podem reagir de forma cruzada com os antígenos empregados nos ensaios utilizados para o diagnóstico da infecção pelo HIV.

A realização imediata do teste de carga viral (CV) está indicada após a confirmação da infecção por qualquer um dos métodos de diagnóstico. O teste de genotipagem pré-tratamento está indicado para todas as gestantes e deverá ser solicitado antes de iniciar a terapia antirretroviral (TARV).

Os testes rápidos para HIV são métodos preferenciais para diagnóstico, pois possibilitam o início adequado da TARV e uma resposta virológica mais precoce. A interpretação de seu resultado encontra-se no Quadro 21.1.

Em caso de resultado inválido, o teste deverá ser repetido com o mesmo conjunto diagnóstico, se possível com um lote diferente do utilizado inicialmente. Em caso de discordância entre os exames, nova testagem laboratorial deve ser realizada para confirmação diagnóstica.

ORIENTAÇÕES E ROTINAS

Orientação e rotinas pré-gestacionais

A equipe multiprofissional deve estar disponível para as demandas reprodutivas e as formas de proteção e prevenção viáveis. Assim, de maneira holística e individualizada, deve promover o autocuidado e a autonomia em relação à vida sexual e reprodutiva. O desejo de ter filhos deve ser discutido nos atendimentos, visando oferecer informações sobre os modos mais seguros de concepção e cuidados necessários durante a gestação, o parto e o puerpério.

O aconselhamento pré-concepcional possibilita a implementação precoce de medidas que visam reduzir a CV a níveis indetectáveis, conhecer o *status* sorológico das mulheres diante das principais doenças infecciosas transmissíveis durante o ciclo gravídico-puerperal e realizar o diagnóstico e o tratamento de outras DST.

Convém investigar condições imunológicas, comorbidades (dentre as quais tuberculose e hepatites), vícios, condições psicossociais e uso de ARV. Com planejamento e acompanhamento adequados, é possível que a mulher soropositiva para o HIV tenha uma gestação segura e com menos risco de TV.

As vacinas para hepatite B, pneumococo e tétano (ou seus reforços) devem ser administradas previamente à gestação. A vacina para rubéola deve ser avaliada com cautela por se tratar de vírus vivo atenuado, optando-se por administrá-la, de preferência, quando a contagem de linfócitos T CD4+ (LT-CD4+) for ≥ 350 células/mm^3. Recomenda-se que a mulher não engravide em um período inferior a 3 meses após a administração dessas vacinas em razão da frequente elevação da CV após a vacinação.

Orientações e rotinas pré-natais

Estabelecer uma sólida relação médico-paciente, com o uso de linguagem acessível e a explicação dos aspectos essenciais da infecção, da importância do acompanhamento clínico-laboratorial e da TARV, contribui para a adesão, o seguimento e o tratamento. Os diversos momentos de contato da gestante com o serviço de saúde devem ser aproveitados para individualização e aconselhamento, visando à reflexão da paciente sobre seu quadro, sua saúde sexual e a vulnerabilidade do binômio materno-fetal.

Em caso de diagnóstico da infecção pelo HIV durante a gestação, deve ocorrer a inclusão do parceiro, estável ou não, na rede assistencial. É importante para a gestante o incentivo de compartilhar com ele seu *status* sorológico, encorajando-o a realizar o teste anti-HIV, além de outras sorologias.

A paciente deve ser devidamente orientada quanto à relevância da testagem do parceiro e da prole, se pertinente, do impacto favorável da TARV na qualidade de vida e na sobrevida, particularmente para aquelas com necessidade de TARV, e da importância da abstinência de fumo, álcool e outras substâncias ilícitas. A assistência ideal deve ser multidisciplinar em trabalho conjunto com a psicologia e a nutrição.

Uma abordagem com anamnese completa, identificando individualidades no histórico da paciente, é essencial. Histórico patológico pregresso, ginecobstétrico, e evidências quanto a vícios, apoio social e hábitos de vida são fatores que singularizam o atendimento. A paciente deve ter a oportunidade de compreender a doença no que diz respeito ao risco de transmissão vertical e horizontal, história natural, significado da contagem de LT-CD4+, CV e medidas terapêuticas, além do resguardo quanto ao sigilo, de modo a particularizar o atendimento.

Para a gestante soropositiva, a rotina pré-natal deve constatar documentação do teste anti-HIV, tempo provável de soropositividade, situações de risco para a infecção, presença ou história de doenças oportunistas relacionadas com o HIV, contagem de LT-CD4+ ou CV anterior, imunizações e história de uso anterior de ARV (tratamento ou profilaxia, tempo de uso e adesão).

Os exames complementares que definem a rotina pré-natal da gestante portadora de HIV estão especificados no Quadro 21.2. Dentre eles, merece destaque a CV, que é fator associado ao risco de transmissão vertical, auxilia a definição da via de parto e é utilizada para monitoramento da resposta ao tratamento. Em toda consulta deve haver a disponibilização de preservativos, a orientação quanto a uma dieta rica em cálcio com suplementação de sulfato ferroso e ácido fólico e o reforço da importância do acompanhamento pré-natal.

Considerando o HIV uma doença sistêmica, o exame físico deve atentar para os sinais de dermatite seborreica, foliculite, micose cutânea, molusco contagioso, sarcoma de Kaposi, candidíase oral e/ou leucoplasia pilosa, linfadenopatias, hepatomegalia ou esplenomegalia, massas palpáveis, corrimento ou úlceras vaginais. Uma vez que a tuberculose é a principal causa de óbito definida em portadores do vírus HIV, recomenda-se que seja pesquisada durante o pré-natal. A gestante deve ser devidamente orientada a procurar imediatamente o atendimento médico caso apresente tosse, febre, emagrecimento e/ou sudorese noturna. A presença de qualquer um desses sintomas pode indicar tuberculose ativa e deve ser investigada.

No que diz respeito à imunização, o Quadro 21.3 mostra como deve ser a vacinação da gestante portadora de HIV. Sempre que possível, deve-se adiar a administração de vacinas em pacientes sintomáticas ou com imunodeficiência grave (contagem de LT-CD4+ < 200 células/mm^3), até que um grau satisfatório de reconstituição imune seja obtido com o uso de TARV, o que melhora a resposta vacinal e reduz o risco de complicações pós-vacinais.

Aguardar o início da terapia medicamentosa com TARV para administração de vacinas em qualquer gestante portadora do vírus HIV também é de suma importância, visto que a imunização promove a elevação da viremia, mesmo que transitória, aumentando o risco de transmissão do HIV intraútero. Além disso, em razão da transativação heteróloga, a vacinação deve ser evitada no final da gestação, já que esse é o período de maior risco de transmissão fetal.

As vacinas com vírus vivo atenuado são contraindicadas na gestação. Contudo, a imunização para a febre amarela poderá ser indicada, considerando o risco-benefício, em caso de endemias ou viagens para áreas endêmicas.

Orientações e rotinas para as puérperas

Recomenda-se que toda puérpera vivendo com HIV/AIDS seja orientada a não amamentar, tendo em vista o aumento da taxa de transmissão do vírus.

Esse é um momento de grande conflito devido à pressão social sobre o conhecido benefício da amamentação e os questionamentos de familiares. As orientações quanto ao aleitamento artificial devem ser iniciadas já no pré-natal para adesão ideal da paciente. No Brasil, há o direito ao recebimento

Quadro 21.2 Exames complementares do pré-natal

Exame	1º trimestre 1ª consulta	2º trimestre	3º trimestre	Observação
Grupo sanguíneo/fator Rh	x			
Coombs indireto	x	x		Fazer imunoglobulina anti-D com IG de 28 semanas se negativo
Glicemia de jejum	x	x	x	
Função hepática	x			Se TARV com nevirapina ou raltegravir, solicitar por toda a gestação
Função renal (UR, CR, Cl Cr)	x	x	x	Principalmente antes e 1 mês após TARV
TOTG		24 a 28 semanas		
EAS e UC	x	x	x	
LT-CD4+	x	x	x	Se uso prévio de TARV e CV indetectável apenas no primeiro trimestre e 34 semanas
Carga viral	x		x	2 a 4 semanas após introdução ou modificação de TARV e 34 semanas
VDRL e/ou teste treponêmico	x		x	Admissão à maternidade ou situação de exposição
Toxoplasmose	x	x	x	Orientar fatores de risco
Anti-VHA	x			
Anti-VHC	x			
HbsAg	x			Repetir no momento do parto se esquema vacinal incompleto
Sorologia doença de Chagas	x			Apenas para áreas endêmicas ou pessoas do convívio social contaminadas
Citologia oncótica	x			Se CD4 < 200, rastreamento a cada 6 meses
Swab vaginal e perianal para estreptococo hemolítico do tipo B			35 a 37 semanas	
Genotipagem	x			Antes da TARV em todas as gestantes ou naquelas já em tratamento e com CV detectável
Fundoscopia				Se LT-CD4+ < 200

Fonte: modificado de DIAHV/SVS/MS.

Quadro 21.3 Imunização em gestantes HIV-positivas

Imunização	Recomendação – avaliar contagem de CD4
Vacina para pneumococo	Recomendada. Duas doses com intervalo de 5 anos
Vacina meningocócica conjugada (MncC)	Recomendada
Vacina *Haemophilus influenzae* tipo b (Hib)	Nas mulheres menores de 19 anos não previamente vacinadas
Vacina contra tétano e difteria (dT)	Recomendada. Indicado o reforço durante a gestação caso a última dose tenha sido administrada há mais de 5 anos
Vacina acelular contra difteria, tétano e coqueluche (dTpa)	Se a gestante não for vacinada ou o estado vacinal for desconhecido, indicar três doses (esquema padrão) e considerar uma dose de dTpa. Caso a gestante precise do reforço de dT, poderá realizá-lo entre a 20ª e a 36ª semana (pelo menos 20 dias antes do parto)
Vacina contra hepatite B	Recomendada caso não haja histórico de vacinação completa e se HBsAg não reagente. A dose deve ser o dobro daquela recomendada pelo fabricante, seguindo o esquema de quatro doses (0, 1, 2 e 6 ou 12 meses)
Vacina contra hepatite A	Recomendada para as suscetíveis (anti-VHA IgG-negativas) Realizar duas doses com intervalo de 6 a 12 meses
Febre amarela	Vacinação contraindicada em gestantes, independentemente do estado vacinal. Em situações de emergência epidemiológica, surtos, epidemias ou viagem para área endêmica, avaliar o benefício e o risco
Influenza/H1N1 (INF)	Recomendada anualmente antes do período da influenza Vacina inativada trivalente – uma dose anual
Imunoglobulina para vírus da varicela zoster (VZV)	Recomendada para as gestantes suscetíveis (anti-VZV negativas) após exposição a pessoas com infecção ativa por varicela

Fonte: modificado de DIAHV/SVS/MS.

da fórmula láctea infantil durante 6 meses para as pacientes puérperas portadoras do HIV.

O Ministério da Saúde (MS) recomenda que a inibição da lactação seja realizada imediatamente após o parto, utilizando-se cabergolina, 1mg via oral, em dose única (dois comprimidos de 0,5mg). Essa indicação se deve às vantagens que a cabergolina apresenta em relação a outros medicamentos, como efetividade, comodidade posológica e raros efeitos colaterais (gástricos), devendo ser administrada antes da alta hospitalar. Diante da ocorrência de lactação de rebote, fenômeno pouco comum, pode-se realizar uma nova dose do inibidor.

O enfaixamento das mamas com atadura imediatamente após o parto, com o cuidado de não restringir os movimentos respiratórios ou causar desconforto materno, é recomendado por um período de 10 dias, evitando-se a manipulação e a estimulação das mamas. Esse procedimento pode ser considerado uma medida de exceção, sendo adotado apenas nos casos em que a cabergolina não esteja disponível. Muitas vezes o uso de roupas compressivas (*tops*, sutiãs etc.) e a não sucção, caso não haja estímulo para a descida do leite, já contribuem para a não apojadura.

O planejamento familiar deve ser um dos focos no período puerperal, tendo em vista o tempo menor de amenorreia em virtude da não amamentação. O retorno ao ciclo tende a ocorrer cerca de 6 semanas após o parto. A orientação de contracepção já deve ser discutida nas consultas de pré-natal e aplicada, de preferência, na alta hospitalar após o parto. A combinação do preservativo com outro meio contraceptivo está associada à redução do risco de gravidez não planejada, de transmissão sexual para parcerias sorodiscordantes, de transmissão de vírus resistentes para parcerias sexuais soroconcordantes e de aquisição de outras DST. Mulheres em uso de TARV apresentam risco maior de desenvolver alterações metabólicas, como elevação dos triglicerídeos e do colesterol LDL, se estiverem em uso de medicação hormonal. Por isso, é primordial a avaliação da presença de fatores de risco conhecidos para síndrome metabólica ou doença cardiovascular.

Independentemente do método de esterilização escolhido, seja temporário ou definitivo, o casal deverá ser orientado quanto ao uso regular do preservativo (dupla proteção) masculino ou feminino em todas as relações sexuais. Só assim é possível impedir a transmissão de outras DST e do HIV ou exposições repetitivas ao vírus.

TRATAMENTO DA GESTANTE PORTADORA DE HIV

Manejo no pré-natal

A transmissão vertical pode ter suas taxas reduzidas para menos de 2% quando a gestante com HIV/AIDS é submetida a um tratamento multidisciplinar e complementar que consiste, principalmente, no uso da TARV pela mãe, profilaxia ARV para o bebê, práticas seguras da via do parto e práticas seguras de alimentação dos lactentes. Segundo dados da Organização Mundial da Saúde (OMS) de 2016, 89% das gestantes vivendo com HIV/AIDS no Brasil tiveram acesso à TARV como medida de prevenção contra a TV.

Dessa maneira, é de extrema relevância que a abordagem da gestante com HIV aconteça de maneira conjunta e compartilhada entre a equipe do pré-natal e o serviço de atendimento especializado em tratamento de pacientes portadores de HIV.

A abordagem inicial deve ser pautada na orientação sobre a infecção, a importância do acompanhamento clínico-laboratorial e o uso da TARV tanto para prevenção da TV como para a própria saúde da gestante, contribuindo assim para melhorar a adesão ao tratamento e o seguimento.

Todas as gestantes infectadas pelo HIV devem receber a TARV o mais precocemente possível, independentemente da situação imunológica ou virológica. No entanto, antes de iniciar o tratamento, alguns aspectos deverão ser investigados, como os listados no Quadro 21.4, os quais são essenciais para a escolha do melhor esquema terapêutico e do melhor momento para o início das medicações.

Recomenda-se a realização de um exame físico geral e detalhado em busca de sinais e sintomas sugestivos das manifestações do HIV/AIDS e das doenças oportunistas. Febre recorrente sem etiologia definida, diarreia, tosse persistente, sudorese noturna, perda de peso > 10%, candidíase oral, déficits neurológicos focais ou declínio do estado cognitivo sugerem imunossupressão grave e a possível presença de infecção oportunista (IO) associada.

Em caso de algumas IO, como tuberculose ou criptococose, deve ser avaliado o início de seu tratamento e postergado o início da TARV em virtude do risco elevado de as pacientes desenvolverem síndrome inflamatória da reconstituição imune (SIR).

Antes de iniciar o tratamento do HIV, a gestante deverá realizar, além dos exames habituais do pré-natal, a coleta da contagem de LT-CD4+, genotipagem e CV para identificar o *status* da infecção (situação virológica e imunológica inicial) e a necessidade de uso concomitante de profilaxias para as IO associadas à TARV.

A TARV está recomendada para todas as pessoas com HIV/AIDS, independentemente do estágio clínico e imunológico. No caso das gestantes com HIV, recomenda-se iniciar o mais precocemente possível, antes mesmo dos resultados dos exames específicos, com o intuito de alcançar a supressão da CV materna (50 cópias/mL) já no terceiro trimestre.

Análises recentes da literatura sugerem que o controle precoce da CV materna seria de extrema relevância para prevenir a transmissão perinatal. A coorte multicêntrica prospectiva (*French Perinatal Cohort*) evidenciou que a CV materna no parto e o momento do início da TARV estão associados à taxa de 0,2% de TV entre as mulheres que

Quadro 21.4 Aspectos abordados no atendimento à gestante com HIV

Diagnóstico	Nível de conhecimento sobre o HIV e explicação de dúvidas Rede de apoio familiar e social Assegurar confidencialidade e sigilo
Informações específicas sobre a infecção pelo vírus	Resultado dos testes Tempo provável de soropositividade Situação de risco para infecção Presença ou história de infecções oportunistas Contagem de CD4, carga viral e genotipagem História de uso de TARV: tempo de uso, adesão e efeitos colaterais Cartão vacinal Estímulo à proteção sexual com uso de preservativo
Hábitos sociais e de vida	Comportamento de risco e/ou vulnerabilidade social Uso de tabaco, álcool e outras substâncias ilícitas Rotina diária e atividade laboral Atividade física Hábito nutricional Condições de domicílio e alimentação Rede de apoio social
História patológica pregressa	Pesquisa de outras DST Alergias Comorbidades Hospitalizações e cirurgias prévias
História ginecobstétrica	Infecções ginecológicas Fatores de risco para gestação Menarca e ciclos menstruais Ciclo menstrual Vida sexual Uso de métodos contraceptivos Gestações, detalhamento de pré-natal e desfechos
História social	Rede de apoio Condição de domicílio e alimentação
História familiar	Patologias familiares com destaque para cardiovasculares, dislipidemias, autoimunes e *diabetes mellitus*

Fonte: modificado de DIAHV/SVS/MS.

iniciaram a TARV antes da concepção, subindo para 0,4%, 0,9% e 2,2% entre as mulheres que iniciaram a TARV no primeiro, segundo e terceiro trimestres da gestação, respectivamente. Independentemente de quando a TARV foi iniciada, a transmissão perinatal foi maior quando a CV do parto se encontrava entre 50 e 400 cópias/mL, comparado às que apresentaram CV < 50 cópias/mL.

O momento ideal para início da TARV não está bem definido. O MS recomenda que em mulheres admitidas precocemente no pré-natal (ainda no primeiro trimestre), assintomáticas, sem sinais de infecções oportunistas e com LT-CD4+ > 350 células/mm³, o início deverá ser postergado para 14 semanas, levando em consideração que não há completa segurança quanto à exposição fetal.

Tanto o MS como o consenso americano deixam a decisão quanto ao melhor momento para início da TARV a cargo da equipe assistente, que deverá avaliar os riscos e benefícios.

Alguns estudos observacionais sobre malformações congênitas não mostraram diferenças nas taxas de malformações entre as crianças expostas aos ARV no primeiro trimestre e as expostas tardiamente, no segundo e terceiro trimestres. Além disso, as análises dos dados do comitê americano de registros de antirretrovirais em gestantes demonstrou que não houve diferença estatística significativa na prevalência de malformações congênitas dos nascidos vivos expostos aos ARV no primeiro trimestre comparado aos nascidos vivos expostos aos ARV no segundo ou terceiro trimestre (2,8/100 nascidos vivos × 2,9/100 nascidos vivos – prevalência *ratio* 1,01; IC 95%: 0,85 a 1,21).

Tratamento antirretroviral

A TARV deverá sempre incluir combinações de três ARV, sendo dois inibidores da transcriptase reversa análogos de nucleosídeo ou nucleotídeo (ITRN/ITRNt) associados a uma outra classe de ARV, que pode ser a de inibidores da transcriptase reversa não análogos de nucleosídeo (ITRNN), inibidores da protease com reforço de ritonavir (IP/r) ou inibidores da integrase (INI).

No Brasil, atualmente, para o início de tratamento está definida como esquema preferencial de TARV a associação de dois ITRN/ITRNt a um INI.

Para as gestantes com diagnóstico recente de HIV/AIDS, sem uso prévio de ARV, o esquema preferencial recomendado pelo MS deve ser:

Tenofovir (TDF) + Lamivudina (3TC) + Raltegravir (RAL)

Nas situações especiais de intolerância ou contraindicação, as pacientes podem ter seus esquemas iniciais modificados para esquemas alternativos, conforme demonstrado a seguir:

- **Escolha dos ITRN/ITRNt:**
  - **Esquema preferencial:** TDF (300mg)/3TC (300mg).
  - **Esquema alternativo:** zidovudina (AZT) (300mg)/3TC (150mg) ou ABV (300mg)/3TC (150mg)

A associação do tenofovir com a lamivudina (TDF/3TC) é a escolha preferencial devido à disponibilidade de coformulação associada à comodidade posológica (tomada única diária). Apresenta menor toxicidade hematológica e menor impacto para lipodistrofia, quando comparada ao AZT. Apresenta ainda melhor eficácia virológica, comparada ao ABC, em especial nos pacientes com CV > 100.000 cópias/mL.

A maior desvantagem do tenofovir é a nefrotoxicidade, relatada particularmente em portadores de diabetes, hipertensão arterial, negros, idosos, pacientes com baixo peso corporal, pacientes em uso de outras medicações nefrotóxicas ou com doença renal preexistente. Por isso, recomenda-se que os pacientes renais crônicos façam uso dos esquemas alternativos de ITRN/ITRNt.

As gestantes que apresentarem contraindicação ao uso do TDF devem ter a troca da medicação avaliada inicialmente para o AZT/3TC, porém deverão realizar a coleta da pesquisa do alelo HLA-B*5701 para agilizar a troca para o ABC, caso o AZT não possa ser continuado. Pessoas com o alelo HLA--B*5701 apresentam risco maior de desenvolver reações de hipersensibilidade ao abacavir.

- **Escolha dos INI:**
  - **Esquema preferencial:** raltegravir (400mg).

A recomendação de uso dos INI associados aos ITRN/ITRNt no tratamento das gestantes uniformiza a escolha da TARV no Brasil, que passou a adotá-los, a partir de 2017, como agentes de escolha para o início de tratamento.

O raltegravir (RAL) apresenta a vantagem de promover diminuição rápida da CV (queda de até 2 logs cópias/mL com 2 a 4 semanas de terapia). Apresenta boa tolerabilidade e barreira genética, poucas interações medicamentosas e segurança para uso nas coinfecções, como tuberculose e hepatites virais. Alguns estudos demonstraram aumento das transaminases quando o RAL em iniciado para mulheres com gestação avançada, cenário revertido com a suspensão da medicação. Dessa maneira, a função hepática deve ser monitorizada durante toda a gestação.

O dolutegravir (DTG) é o agente de escolha atual para o tratamento de adultos. Não há evidências de toxicidade fetal, porém é considerado uma medicação nova e insuficientemente estudada para ser liberada para gestantes. Dessa maneira, o MS recomenda a troca pelo RAL nas gestantes admitidas em uso de DTG. A troca da medicação deve ser feita em comum acordo entre a paciente e a equipe médica assistente com base no risco-benefício.

- **Escolha dos esquemas alternativos de IP/r e ITRNN:** na impossibilidade do uso dos esquemas de TARV contendo o RAL, deve-se avaliar primeiro o uso dos inibidores da protease com reforço de ritonavir (IP/r) recomendados pelo MS, atazanavir/ritonavir (ATV/r) ou darunavir/ritonavir (DRV/r) e, por último, esquema incluindo ITRNN, representado pelo EFZ.
  - Atazanavir/ritonavir (ATV/r) ou darunavir/ritonavir (DRV/r).
  - ITRNN: efavirenz (EFZ).

O ATV/r é o IP/r de escolha em virtude de seu perfil de segurança e experiência em gestante e da alta capacidade de supressão virológica, além da comodidade posológica (toma da única diária). As gestantes podem apresentar hiperbilirrubinemia como efeito colateral. Alguns estudos demonstraram aumento discreto da bilirrubina indireta dos recém-nascidos, sem significância clínica, ou *kernicterus* reportado; no entanto, recomenda-se o monitoramento da bilirrubina neonatal.

Em caso de contraindicação ou não tolerância ao ATV/r, o DRV/r deve ser a próxima escolha. Trata-se de uma medicação de larga experiência nas gestações, bem tolerada, porém com o inconveniente de necessitar de duas tomadas diárias.

O efavirenz (EFZ), antes contraindicado para uso nas gestações, teve sua segurança comprovada em revisões sistemáticas e metanálises que excluíram a maior incidência de malformações congênitas em crianças expostas à medicação no primeiro trimestre da gestação. Apesar da coformulação com TDF/3TC, que oferece excelente comodidade posológica (tratamento completo com apenas um comprimido ao dia), deixou de ser considerado mundialmente uma das medicações preferenciais para início de tratamento, principalmente em razão de sua neurotoxicidade e do aumento da incidência mundial de resistência primária aos ITRNN – quando um indivíduo adquire uma cepa de HIV já resistente a ITRNN. Desse modo, o uso do EFZ deverá estar necessariamente associado à realização da genotipagem pré-tratamento com a evidência de manutenção da atividade dessa medicação.

O Quadro 21.5 sintetiza os esquemas preferenciais e alternativos preconizados pelo MS para início de tratamento das gestantes com HIV/AIDS.

Em pacientes com diagnóstico prévio à gestação que já estavam em uso de TARV e apresentam CV indetectável ou < 50 cópias/mL, recomenda-se manter o mesmo esquema de TARV, exceto nas que estão em uso de dolutegravir (DTG), as quais devem discutir a troca para RAL com a equipe assistente. As gestantes que apresentam CV detectável deverão ter a TARV mantida com a investigação das possíveis interações medicamentosas, orientações do uso adequado e melhor adesão ao esquema utilizado.

Quadro 21.5 Esquemas para início de tratamento em gestantes com HIV/AIDS

Esquema preferencial	Medicações alternativas
TDF+3TC+RAL[a,b]	Contraindicação ao TDF: AZT
	Contraindicação ao TDF e ao AZT: ABC[c]
Esquema alternativo	**Medicações alternativas**
TDF+3TC+EFV	Quando estão presentes aspectos de má adesão
	EFV: é mandatória a demonstração de sensibilidade na genotipagem pré-tratamento
	Contraindicação ao TDF: AZT
	Contraindicação ao TDF e ao AZT: ABC[c]
TDF+3TC+ATZ/r	Contraindicação ao ATV/r: DRV/r
	Contraindicação ao TDF: AZT
	Contraindicação ao TDF e ao AZT: ABC[c]

Fonte: DIAHV/SVS/MS.
[a] A partir da 14ª semana de gestação, de acordo com a situação clínica da gestante.
[b] Realizar *switch* do RAL para DTG após o término da gestação.
[c] Autorizada apenas de HLA-B*5701 negativo.

> Recomendam-se a coleta da CV e a genotipagem à admissão, assim como o encaminhamento com urgência ao serviço de atendimento de pacientes com HIV/AIDS.

O reconhecimento precoce da falha terapêutica e a escolha adequada, oportuna e fundamentada na genotipagem do novo esquema terapêutico são fundamentais para que seja alcançada a supressão virológica e minimizada a possibilidade de TV, bem como obtida maior progressão da doença e o acúmulo de mutações de resistência aos ARV.

Manejo dos efeitos adversos da TARV

A incidência de reações adversas em gestantes em uso de TARV é baixa.

Além de pouco frequentes, em geral os efeitos adversos são transitórios, de intensidade leve a moderada, e raramente determinam a suspensão do tratamento. No Quadro 21.6 constam os principais eventos adversos associados aos ARV com o manejo mais adequado em cada situação.

Profilaxia das infecções oportunistas

A profilaxia das infecções oportunistas promove importante redução da morbimortalidade entre os indivíduos imunossuprimidos pela AIDS.

Na profilaxia primária, a medicação é administrada antes de o indivíduo desenvolver uma doença oportunista. O LT-CD4+ é usado como parâmetro para introdução ou suspensão da profilaxia. Na secundária, quando o paciente já teve a infecção oportunista e a tratou, a medicação é iniciada logo após o tratamento como estratégia para impedir a recidiva até que se alcance a completa recuperação do sistema imune.

As recomendações estão resumidas nos Quadros 21.7 e 21.8.

Quadro 21.6 Manejo clínico dos principais efeitos adversos aos ARV recomendados para gestantes vivendo com HIV

ARV	Eventos adversos	Manejo
Inibidores da transcriptase reversa análogos de nucleosídeo e nucleotídeo – ITRN(t)		
ABC	Exantema e síndrome de Stevens-Johnson, especialmente em portadores de HLAB*5701 positivo	Descontinuar o medicamento (o ABC só deve ser usado após realização de teste para HLA-B*5701)
AZT	Náuseas, anorexia, cefaleia, alterações no paladar, mal-estar e insônia	Administrar sintomáticos e orientar manutenção da medicação, uma vez que esses sintomas desaparecem ao longo da terapia com melhora considerável do apetite
	Anemia e neutropenia	O medicamento deve ser substituído caso Hb < 10,0g/dL e/ou neutrófilos < 1.000 células/mm³
3TC	Eventos adversos raros; pode ocorrer pancreatite ou neuropatia periférica	Avaliação e acompanhamento
TDF	Risco de toxicidade renal Lesão renal aguda e síndrome de Fanconi	Não iniciar TDF se doença renal prévia, TFGe < 60mL/min ou insuficiência renal. Usar com precaução em caso de hipertensão não controlada, diabetes não tratado, idoso ou baixo peso corporal
Inibidores da transcriptase reversa não análogos de nucleosídeo – ITRNN		
EFZ	Sintomas associados ao sistema nervoso central, como tonturas, sensação de "embriaguez", sonolência ou insônia, dificuldade de concentração e sonhos vívidos (sensação forte de realidade) Farmacodermias do tipo *rash* cutâneo	Orientar sobre esses eventos e informar que normalmente desaparecem ao final das primeiras semanas de tratamento Os efeitos adversos neurológicos podem ser exacerbados com o uso concomitante de álcool No caso de farmacodermia, avaliar medicação sintomática ou necessidade de suspensão do medicamento
Inibidores de protease – IP		
ATV/r	Náuseas, vômitos, diarreia, exantema, cefaleia, tontura Aumento da bilirrubina total à custa da fração indireta (35% a 47% dos casos) com icterícia em alguns casos Elevação das transaminases pode ocorrer em cerca de 2% a 7% dos casos	A ocorrência de icterícia pode afetar a imagem e a autoestima da gestante, devendo ser cuidadosamente avaliada e considerada a suspensão do medicamento quando houver desconforto para a pessoa
DRV/r	Contém frações de sulfa. Podem ocorrer exantema (17% dos tratados, mas taxa de 0,3% de descontinuação), náusea (18%) e cefaleia (15%) Disfunção hepática ocasional precoce no início do tratamento	Monitorizar função hepática, especialmente nos primeiros meses e se houver histórico de doença hepática preexistente
Inibidores de integrase – INI		
RAL	Relatos de casos de aumento de transaminases no terceiro trimestre da gestação	Reversíveis com a retirada do medicamento
DTG	Bem tolerado; os efeitos adversos são incomuns: insônia (< 3%), cefaleia (< 2%), náuseas e vômitos (< 1%), e *rash* (< 1%)	Raros relatos de reação de hipersensibilidade e aumento de transaminases em pessoas coinfectadas com hepatites virais

Fonte: modificado de DIAHV/SVS/MS.

Quadro 21.7 Profilaxia primária das IO

Agente	Indicação	1ª escolha	Alternativas	Critério de suspensão	Especificidade para gestante
Pneumocystis jiroveci (PCP)	LT-CD4+ < 200 células/mm³ (ou < 14%) ou sinais de IO ou doença definidora de AIDS	Sulfametoxazol-trimetoprima (SMX-TMP) 800mg/160mg 3 vezes por semana	Dapsona 100mg/dia	Boa resposta à TARV com manutenção de LT-CD4+ > 200 células/mm³ por mais de 3 meses Reintroduzir profilaxia se LT-CD4+ < 200 células/mm³	SMX-TMP é a medicação de escolha para profilaxia e tratamento. Em virtude da preocupação com os riscos teóricos de possível teratogenicidade associada à exposição durante o primeiro trimestre, deve ser discutida a manutenção da profilaxia durante esse período Usar dose habitual de suplementação com acido fólico. Neonatologistas devem ser avisados do uso próximo ao parto em razão do aumento teórico do risco de hiperbilirrubineia e *kernicterus*
Toxoplasma gondii	LT-CD4+ < 100 células/mm³ e IgG anti-*T. gondii* reagente	SMX-TMP 800mg/160mg 1vez ao dia	Riscos associados à teratogenicidade da pirimetamina devem ser levados em consideração	Boa resposta à TARV com manutenção de LT-CD4+ > 200 células/mm³ por mais de 3 meses Reintroduzir profilaxia se LT-CD4+ < 100 células/mm³	SMX-TMP pode ser administrado, levando em consideração as mesmas observações quanto à profilaxia primária para *Pneumocystis*. Todas as gestantes devem seguir as mesmas recomendações das mulheres sem HIV quanto à prevenção do contato Profissional de saúde e gestante devem discutir benefícios da profilaxia e a preocupação relacionada com a teratogenicidade da pirimetamina. Em casos raros, gestantes com toxoplasmose confirmada podem transmiti-la para o feto Recém-nascidos expostos devem ser avaliados quanto à possibilidade de ocorrência de toxoplasmose congênita
Mycobacterium tuberculosis (tuberculose latente)	PT > 5mm ou história de contato com indivíduo bacilífero ou radiografia de tórax com cicatriz de TB sem tratamento prévio	Isoniazida 5mg/kg/dia (máximo 300mg/dia) A associação com piridoxina 50mg/dia pode reduzir o risco de neuropatia		Duração de 6 a 9 meses para isoniazida (preferencialmente, utilização de 270 doses em 9 a 12 meses)	
Complexo *Mycobacterium avium (MAC)*	LT-CD4+ < 50 células/mm³	Azitromicina 1.200 a 1.500mg/semana	Claritromicina 500mg 2 vezes ao dia	Boa resposta à TARV com manutenção de LT-CD4+ > 100 células/mm³ por mais de 3 meses Reintroduzir profilaxia se LT-CD4+ < 50 células/mm³	

Fonte: modificado de DIAHV/SVS/MS.

Quadro 21.8 Profilaxia secundária das IO

Agente	1ª escolha	Alternativas	Critério de suspensão	Especificidades para gestantes
Pneumocystis jiroveci (PCP)	SMX-TMP 800mg/160mg 3 vezes por semana	Dapsona 100mg/dia	Boa resposta à TARV com manutenção de LT-CD4+ > 200 células/mm^3 por mais de 3 meses	SMX-TMP é a escolha para profilaxia e tratamento
Toxoplasma gondii	Peso < 60kg: Sulfadiazina 500mg 4 vezes ao dia + pirimetamina 25mg 1 vez ao dia + ácido folínico 15mg 1 vez ao dia Peso > 60kg: Sulfadiazina 1.000mg 4 vezes ao dia + pirimetamina 50mg 1vez ao dia + ácido folínico 15mg 1vez ao dia	SMX-TMP (800mg/160mg) 2 vezes ao dia ou clindamicina 600mg 3 vezes ao dia + pirimetamina 25 a 50mg 1 vez ao dia + ácido folínico 15mg 1 vez ao dia (acrescentar cobertura profilática para PCP)	Boa resposta à TARV com manutenção de LT-CD4+ > 200 células/mm^3 por mais de 6 meses	O tratamento deve ser o mesmo de adultos não gestantes Os pediatras devem ser alertados sobre o *status* sorológico materno quanto ao *T. gondii* para proceder à investigação quanto à ocorrência de toxoplasmose congênita
Complexo *Mycobacterium avium* (MAC)	Claritromicina 500mg 2 vezes ao dia + etambutol 15mg/kg/dia (máximo 1.200mg/dia)	Azitromicina 500mg 1 vez ao dia + etambutol 15mg/kg/dia (máximo 1.200mg/dia)	Após 1 ano de tratamento para MAC, na ausência de sintomas e LT-CD4+ > 100 células/mm^3 por mais de 6 meses Reintroduzir se LT-CD4+ < 100 células/mm^3	
Cryptococcus sp.	Fluconazol 200mg 1 vez ao dia	Itraconazol 200mg 2 vezes ao dia ou anfotericina B desoxicolato 1mg/kg 1 vez por semana	Término do tratamento de indução e consolidação e pelo menos 1 ano de manutenção, assintomático e LT-CD4+ > 200 células/mm^3 por mais de 6 meses	
Citomegalovírus (CMV)	Ganciclovir EV 5mg/kg/dia 5 vezes por semana (apenas para retinite; não indicado rotineiramente para doença gastrointestinal)	Foscarnet 90 a 120mg/kg 1 vez ao dia	Boa resposta à TARV com manutenção de LT-CD4+ > 100 células/mm^3 por mais de 3 a 6 meses	
Histoplasmose (doença disseminada ou infecção do SNC)	Itraconazol 200mg 1 vez ao dia		Manutenção por tempo indeterminado, pois não há evidência suficiente para recomendação de interrupção do itraconazol Considerar suspensão após período mínimo de 1 ano de tratamento de manutenção, ausência de sintomas e LTCD4+ > 150 células/mm^3 por mais de 6 meses Reintroduzir se LT-CD4+ < 150 células/mm^3	

Fonte: modificado de DIAHV/SVS/MS.

Via de parto e uso da profilaxia venosa com AZT

Em mulheres com CV desconhecida ou > 1.000 cópia/mL após 34 semanas de gestação, recomenda-se a realização da cesariana eletiva a partir da 38ª semana, medida de extrema importância que, associada à profilaxia venosa com AZT no periparto e à profilaxia do recém-nascido com ARV, contribui de maneira significativa para reduzir o risco de transmissão vertical do HIV.

Para as gestantes em uso de TARV, com supressão viral sustentada (CV < 50 cópias/mL ou indetectável) e documentada após 34 semanas, recomenda-se manter a TARV conforme o uso habitual e proceder ao parto de acordo com a indicação obstétrica, dando preferência ao parto vaginal. Não há indicação para uso de profilaxia venosa com AZT.

Nas gestantes em uso de TARV com CV detectável após 34 semanas com < 1.000 cópias/mL, recomenda-se manter a TARV conforme o uso habitual, proceder ao parto segundo indicação obstétrica e administrar AZT venoso.

Algumas medidas, como rotura artificial de membranas em pacientes virêmicas, uso de fórceps ou vácuo-extrator e episiotomia, devem ser utilizadas apenas em caso de indicações obstétricas claras e, se possível, devem ser evitadas ao máximo por levarem ao possível aumento no risco de transmissão vertical do HIV.

O uso de AZT venoso no periparto está indicado, conforme já mencionado, para os casos em que as gestantes apresentam CV-HIV desconhecida ou detectável após 34 semanas de gestação.

A infusão deve ser iniciada no trabalho de parto ou até 3 horas antes da cesariana, devendo ser mantida até o clampeamento do cordão umbilical. A dose recomendada é:

- **Ataque:** 2mg/kg na primeira hora.
- **Manutenção:** infusão contínua de 1mg/kg, diluído em 100mL de soro glicosado a 5%.

Puerpério

A puérpera deve ser orientada quanto à importância da manutenção do acompanhamento clínico e ginecológico, assim como sobre o seguimento da criança com pediatra até a definição da situação imunológica dela. Recomenda-se que receba alta da maternidade com todas as consultas de seguimento agendadas.

A TARV deve ser mantida com o reforço na importância da adesão ao uso para diminuir os riscos de progressão da doença e como medida de prevenção da transmissão sexual em casais sorodiscordantes.

O MS recomenda a troca de RAL por DTG em até 3 meses após o parto, retornando ao esquema preferencial preconizado para adultos vivendo com HIV. As decisões a respeito da manutenção ou da troca da TARV no puerpério devem ser tomadas em conjunto.

CONSIDERAÇÕES FINAIS

Os estudos sobre o HIV apresentam rápida evolução e, portanto, novos conhecimentos e evidências são incorporados a cada ano no *hall* de informações existentes, o que pode levar a mudanças nos conceitos atuais e nos consensos explicitados neste capítulo (Quadro 21.9).

Quadro 21.9 Recomendações gerais – nível de evidência

O teste de rastreamento deve ser realizado em toda gestante na primeira consulta de pré-natal e no terceiro trimestre – AII
TARV é recomendada para todos os indivíduos vivendo com HIV para reduzir o risco de progressão da doença e prevenir a transmissão sexual e vertical do HIV e não deverá ser suspensa após o parto, independentemente do nível de LT-CD4+ – AI
Não há indicação para uso de profilaxia venosa com AZT para pacientes com CV indetectável após 34 semanas – BII
O AZT EV é indicado para mulheres com CV desconhecida ou > 1.000cópias/mL – AI
Parto cesáreo é recomendado com idade gestacional de 38 semanas para reduzir a taxa de transmissão vertical em pacientes com carga viral > 1.000 cópias/mL ou desconhecida, próxima ao parto – AII
Em gestantes com CV < 1.000 cópias/mL, o tempo de rotura das membranas não está associado ao aumento da taxa de transmissão vertical e o parto vaginal é recomendado – BII
Em gestantes com CV > 1.000 cópias/mL, em trabalho de parto espontâneo ou com rotura das membranas não há evidências suficientes para determinar a melhor via de parto e o caso deve ser individualizado – BII
Todo recém-nascido exposto no perinatal ao vírus do HIV deverá receber ARV para reduzir o risco da transmissão perinatal – AI
As orientações contraceptivas devem começar no período pré-natal e as medidas devem ser aplicadas antes da alta hospitalar – AIII
A amamentação não é recomendada para mulheres no Brasil em virtude do aumento da taxa de transmissão do vírus para o RN – AI

Fonte: www.aidsinfo.nih.gov.

Leitura complementar

Antiretroviral Pregnancy Registry Steering Committee. Antiretroviral Pregnancy Registry International Interim Report for 1 January 1989 – 31 July 2016. 2016.

Boletim Epidemiológico – AIDS e DST. Ministério da Saúde, Secretaria de Vigilância em Saúde, Departamento de DST, Aids e Hepatites Virais. Ano V - nº 1 - 1ª a 53ª Semanas epidemiológicas – jan a dez de 2015 – Acesso em: 30 nov 2017.

Boletim Epidemiológico HIV/AIDS. Ministério da Saúde. Secretaria de Vigilância em Saúde. Departamento de Vigilância, Prevenção e Controle das IST, do HIV/AIDS e das Hepatites Virais. Disponível em http://www.aids.gov.br/sites/default/files/anexos/publicação/2016/59291/boletim_2016_1_pdf_16375.pdf. Acesso em: 10 nov 2017.

Brasil, Ministério da Saúde, Secretaria de Vigilância em Saúde, Departamento de DST, AIDS e Hepatites Virais. Guia para certificação da eliminação da transmissão vertical do HIV. 1. ed. Brasília: Ministério da Saúde, 2017.

Brasil, Ministério da Saúde, Secretaria de Vigilância em Saúde, Departamento de DST, AIDS e Hepatites Virais. Manejo da infecção pelo HIV em adultos. 1. ed. Brasília: Ministério da Saúde, 2017.

Brasil, Ministério da Saúde, Secretaria de Vigilância em Saúde, Departamento de DST, AIDS e Hepatites Virais. Manual Técnico para o Diagnóstico da Infecção pelo HIV. 3. ed. Brasília: Ministério da Saúde; 2016.

Brasil, Ministério da Saúde, Secretaria de Vigilância em Saúde, Departamento de DST, AIDS e Hepatites Virais. Protocolo Clínico e Diretrizes Terapêuticas para Prevenção da Transmissão Vertical de HIV, Sífilis e Hepatites virais. 1. ed. Brasília: Ministério da Saúde, 2017.

Da Costa TP, Machado ES et al. Malformations among HIV vertically exposed newborns – results from a Brazilian cohort study. Presented at: 6th IAS Conference on HIV Pathogenesis and Treatment and Prevention. Rome, Italy, 2011.

Mandelbrot L, Tubiana R, Le Chenadec J et al. No perinatal HIV-1 transmission from women with effective antiretroviral therapy starting before conception. Clin Infect Dis, 2015.

Mandell, Douglas and Bennett's. Principles and practice of infectious diseases. 7. ed., 2010.

Panel on Treatment of HIV-Infected Pregnant Women and Prevention of Perinatal Transmission. Recommendations for use of antiretroviral drugs in pregnant HIV-1-infected women for maternal health and interventions to reduce perinatal HIV transmission in the United States. Disponível em: http://aidsinfo.nih.gov/contentfiles/lvguidelines/perinatalgl.pdf. Acesso em: 25 out 2017.

Papendorp SG, van den Berk GE. Preoperative use of raltegravircontaining regimen as induction therapy: very rapid decline of HIV-1 viral load. AIDS 2009; 23(6):739.

Pinnetti C, Baroncelli S, Villani P et al. Rapid HIV-RNA decline following addition of raltegravir and tenofovir to ongoing highly active antiretroviral therapy in a woman presenting with high-level HIV viraemia at week 38 of pregnancy. J Antimicrob Chemother 2010; 65(9):2050-2.

Prendergasrt A et al. International perspectives, progress, and future challenges of paediatric HIV infection. Lancet 2007; 370(9581):68-80.

Recommendations for the use of antriretroviral drugs in pregnant women with HIV infection and interventions to reduce perinatal HIV transmission in the United States – Post-partum follow-up of women living with HIV Infection. Last Up to dated Nov 14, 2017. Disponível em: www.aidsinfo.nih.gov/guidelines. Acesso em 10 dez 2017.

Renet S, Closon A, Brochet MS, Bussieres JF, Boucher M. Increase in transaminase levels following the use of raltegravir in a woman with a high HIV viral load at 35 weeks of pregnancy. J Obstet Gynaecol Canada 2013; 35(1): 68-72.

Siegfried N et al. Antiretrovirals for reducing the risk of mother-to-child transmissionof HIV infection. Cochrane Database Syst. Rev 2011; 6(7).

Veronesi-Focaccia et al. Tratado de Infectologia. 4. ed. 2010.

Watts DH, Huang S, Culnane M et al. Birth defects among a cohort of infants born to HIV-infected women on antiretroviral medication. J Perinat Med 2011; 39(2):163-70.

World Health Organization (WHO): Estimated percentage of pregnant women living with HIV who received antiretrovirals for preventing mother-to-child transmission (PMTCT), 2016. Disponível em: http://gamapserver.who.int/gho/interactive_charts/hiv/pmtct/atlas.html. Acesso em: 01 dez 2017.

World Health Organization (WHO): Mother-to-child transmission of HIV. [publicação on-line]. Geneva: WHO, 2016a. Disponível em: http://www.who.int/hiv/topics/mtct/about/en/#. Acesso em: 15 nov 2017.

CAPÍTULO 22

Infecção do Trato Urinário na Gestação

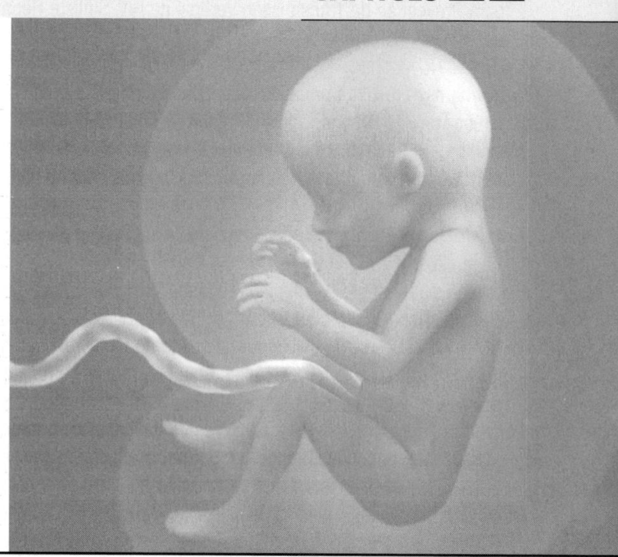

Cláudia Lourdes Soares Laranjeira
Luiza Meelhuysen Sousa Aguiar
Juliana Pinheiro Dutra

INTRODUÇÃO

As infecções do trato urinário são as mais comuns durante a gestação, estimando-se que acometam até 20% das grávidas e sejam responsáveis por aproximadamente 10% das internações durante esse período, sendo consideradas também a segunda doença mais comum em mulheres grávidas, atrás apenas da anemia.

As próprias modificações fisiológicas do trato urinário durante a gravidez predispõem sua colonização por agentes bacterianos. Muitas vezes, sintomas decorrentes da presença desses patógenos podem ser confundidos com sintomas gestacionais habituais, como aumento da frequência urinária, desconforto suprapúbico e ocorrência de urgência, que podem estar presentes em até 80% das gestações normais. Esse fator de confusão pode ser responsável pelo atraso diagnóstico e pelo surgimento de complicações em alguns casos.

As infecções do trato urinário podem assumir três formas clínicas distintas em mulheres grávidas, a saber: bacteriúria assintomática, cistite e pielonefrite. A bacteriúria assintomática corresponde à presença de colonização bacteriana do trato urinário normalmente estéril sem a presença de sintomatologia associada. Ocorre em cerca de 2% a 10% das gestações, e sua importância reside no fato de, se não for tratada, poder evoluir para pielonefrite em até 30% dos casos. Já a cistite corresponde à colonização com a presença de sintomas do trato urinário inferior, enquanto a pielonefrite caracteriza o acometimento sintomático do trato urinário superior. Tanto a cistite aguda como a pielonefrite podem acometer cerca de 1% a 4% das mulheres grávidas.

A infecção do trato urinário é uma complicação potencialmente grave durante a gestação, visto que se associa a morbimortalidade materna e fetal significativa com desfechos adversos tanto para a mãe como para o feto. Essa patologia é comprovadamente associada à ocorrência de trabalho de parto prematuro, rotura prematura de membranas e baixo peso ao nascer, sendo necessários, portanto, diagnóstico e tratamento precoces.

FISIOPATOLOGIA

As modificações fisiológicas provocadas pela gestação sobre o trato urinário são o principal fator predisponente para a ocorrência de infecções durante esse período. Inicialmente, sob a ação relaxante dos altos níveis de progesterona ocorre a dilatação pielocalicinal e ureteral, além da diminuição do peristaltismo de todo o trato urinário. A dilatação do trato urinário superior se torna evidente a partir de 7 semanas de gestação em 90% das pacientes e atinge o pico em torno de 22 a 24 semanas. Com a evolução da gravidez ocorre ainda compressão extrínseca dos ureteres, tanto pelo útero gravídico, principalmente à direita em razão de sua dextrorrotação, como pela dilatação do plexo venoso ovárico no ligamento infundibulopélvico. Essas modificações culminam na hidronefrose fisiológica da gestação. Enquanto a pelve renal de uma mulher não grávida tem apenas cerca de 10mL de volume, na gravidez ela passa a comportar cerca de 60mL de urina. O sistema coletor dilatado pode conter o total de 200 a 300mL de urina em estase, o que facilita o crescimento bacteriano e também a ocorrência de pielonefrite e nefrolitíase.

A bexiga também se modifica no período gestacional com a redução do tônus causada pelas modificações hormonais, acarretando aumento de sua capacidade e esvaziamento incompleto e favorecendo também a estase urinária. Essas alterações vesicais também predispõem o refluxo vesicoureteral, o que leva à ascensão bacteriana ao trato urinário superior.

A composição da urina também se modifica. Há aumento da excreção urinária de glicose e de aminoácidos e elevação da osmolaridade e do pH urinários, o que torna o ambiente propício à proliferação bacteriana. Por fim, o hiperestrogenismo favorece a adesão ao urotélio de algumas cepas de *Escherichia coli* que adquirem vantagem na colonização do trato urinário. Todas essas alterações podem persistir por até 6 semanas após o parto, tornando a mulher mais suscetível à infecção bacteriana durante todo esse período.

Além das modificações fisiológicas próprias da gravidez, outros fatores de risco que podem contribuir para ocorrência de infecções urinárias na gestação são: histórico de infecção antes de engravidar ou nas primeiras semanas da gravidez, baixo nível socioeconômico, idade materna avançada, frequência elevada de atividade sexual, multiparidade, diabetes, imunodeficiência, vaginose bacteriana e anomalias do trato urinário.

A infecção do trato urinário (ITU) é decorrente da combinação de fatores predisponentes do hospedeiro com a virulência do microrganismo e sua capacidade de colonizar as vias urinárias. Existem três vias pelas quais os patógenos podem alcançar o sistema urinário: ascendente, hematogênica e linfática. A imensa maioria das infecções tem origem pela via ascendente, pela qual bactérias da flora intestinal, perineal ou vaginal ascendem através da uretra e chegam à bexiga. O fato de a uretra feminina ser naturalmente curta facilita o processo de contaminação. Assim, a capacidade bacteriana de aderir ao urotélio é essencial para uma colonização eficaz das vias urinárias, e por isso a *E. coli* é um dos principais patógenos envolvidos, visto possuir fímbrias que auxiliam a aderência.

Uma vez no interior da bexiga, os patógenos se multiplicam. As propriedades químicas e físicas da urina durante a gravidez supracitadas favorecem o crescimento bacteriano. Daí podem resultar três formas clinicas de infecção do trato urinário: bacteriúria assintomática, que constitui a presença de patógenos sem sintomas associados; cistite aguda, que corresponde à presença de sintomas do trato urinário inferior; e pielonefrite, que é a forma mais grave e que consiste no acometimento do trato urinário superior com repercussões sistêmicas.

A bacteriúria assintomática é o principal fator de risco para a ocorrência de pielonefrite, que tem incidência de cerca de 13% a 40% nas pacientes com colonização do trato urinário comparada com 0,4% nas pacientes sem bacteriúria. A estase urinária própria da gestação favorece a ascensão dos germes que colonizam o trato urinário inferior. A diminuição do tônus vesical e seu esvaziamento incompleto favorecem a ocorrência de refluxo vesicoureteral, o que contribui para o transporte dos patógenos ao parênquima renal. Além disso, outros fatores de risco para ocorrência de pielonefrite são: idade jovem, tabagismo, baixa escolaridade, atraso no atendimento médico, multiparidade, episódio de pielonefrite anterior, *diabetes mellitus* e nefrolitíase. Como a retenção urinária é mais intensa no segundo e terceiro trimestres da gestação, o acometimento do trato urinário alto ocorre em 80% a 90% das pacientes nessa fase da gestação.

ETIOLOGIA

As infecções urinárias na gestação têm como causa as bactérias comensais da flora intestinal, vaginal, perineal e periuretral, que colonizam o trato urinário por via ascendente. Em 95% dos casos são causadas por um único tipo de bactéria isolada nas uroculturas diagnósticas.

O trato urinário normal é estéril e com a ascensão das bactérias da flora normal do indivíduo, principalmente da flora intestinal, se torna colonizado. Se essas bactérias persistem no trato urinário, mas não provocam resposta suficiente do hospedeiro para resultar em sintomas ou em sua erradicação, surge a bacteriúria assintomática. Se elas produzem sintomas urinários baixos, dão origem à cistite e, se ascendem aos rins, à pielonefrite.

O principal agente etiológico é a *E. coli*, responsável por 65% a 80% dos casos. Esse germe apresenta algumas características que explicam sua elevada prevalência, as quais dão vantagens a essa bactéria no processo de colonização das vias urinárias. Essas características são: a presença de píli, que garante a aderência bacteriana ao urotélio, o antígeno K, responsável pela atividade antifagocítica, a hemolisina, que produz citotoxicidade, e a resistência a alguns antimicrobianos.

Outras enterobactérias gram-negativas também podem causar infecções urinárias durante a gestação, e os principais agentes são: *Klebsiella pneumoniae*, *Proteus mirabilis*, *Enterococcus* e *Enterobacter*. Germes gram-positivos também podem ser a causa desse tipo de infecção, e seus principais representantes são: *Staphylococcus saprophyticus*, *Staphylococcus aureus* e o *Streptococcus agalactiae* ou estreptococo do grupo B. Patógenos menos frequentes também são descritos, entre os quais: *Mycoplasma hominis*, *Ureaplasma parvum*, *Gardnerella vaginalis* e *Chlamydia trachomatis*.

DEFINIÇÃO E CLASSIFICAÇÃO

Na gestação, todas as infecções urinárias devem ser encaradas como potencialmente complicadas, tendo em vista seu possível agravamento, e são classificadas como assintomáticas ou sintomáticas. A bacteriúria assintomática é definida como a presença de um número significativo de bactérias na urina na ausência de qualquer sintoma. Já as infecções sintomáticas incluem as infecções do trato urinário inferior (cistite aguda) e do superior (pielonefrite aguda).

RASTREAMENTO

A incidência de bacteriúria assintomática em gestantes varia de 2% a 10%, similar à encontrada em não gestantes, o que, somado às complicações das ITU na gestação, justifica a inclusão do exame de urocultura na rotina de pré-natal. O Ministério da Saúde recomenda o rastreamento em todas as mulheres por meio dos exames de elementos e sedimentos anormais da urina (EAS) e urocultura (UC) no primeiro e terceiro trimestres de gestação. A United States Preventive Services Task Force (USPTF) recomenda que esse rastreio seja realizado nas gestantes apenas entre 12 e 16 semanas de gestação (recomendação de nível A).

Coleta de amostras

A amostra de urina deve ser coletada de modo a minimizar a contaminação. O cateterismo de rotina para detecção de bacteriúria não é realizado por aumentar o risco de infecção do trato urinário. A fim de minimizar a contaminação da amostra coletada, é recomendado que a paciente realize antissepsia local no meato uretral e na mucosa circundante e colete o jato médio após descartar o jato inicial de urina. No entanto, não está claro se essas medidas reduzem efetivamente a contaminação. A manipulação e o processamento adequados da amostra são cruciais para evitar resultados falso-positivos.

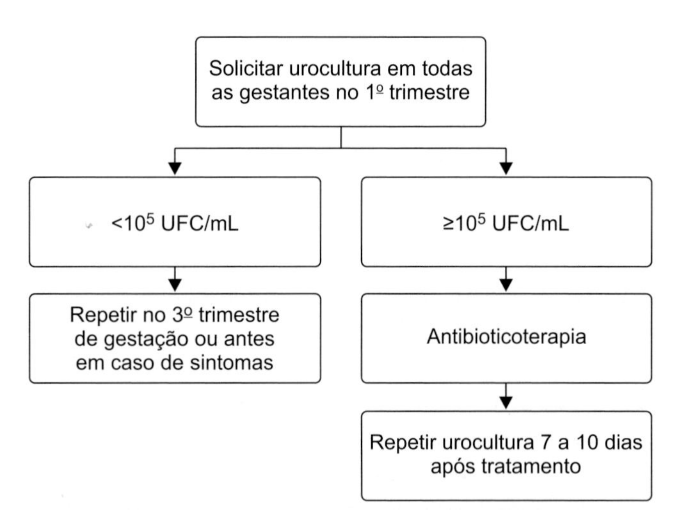

Figura 22.1 Fluxograma de rastreamento de bacteriúria assintomática na gestante de acordo com as recomendações do Ministério da Saúde (2016).

FORMAS DE APRESENTAÇÃO DA INFECÇÃO URINÁRIA NA GESTAÇÃO

Bacteriúria assintomática

Atualmente, aceita-se como a alternativa mais prática e menos onerosa o diagnóstico de bacteriúria assintomática realizado mediante a detecção de mais de 10^5 unidades formadoras de colônia/mililitro (UFC/mL) em urocultura em uma única amostra de urina limpa ou 10^2 UFC/mL se a amostra for coletada por cateterismo vesical. O limiar para o diagnóstico e tratamento da bacteriúria assintomática por estreptococos do grupo B durante a gravidez é menor ($\geq 10^4$ UFC/mL). Além disso, as culturas são úteis na orientação da terapia. Isso pode ser particularmente importante na gravidez, durante a qual o número de alternativas de tratamento seguro é reduzido. Sabe-se que o número de resultados falso-positivos reduziria se fossem avaliadas duas amostras consecutivas de urina (Figura 22.1).

Cistite

A cistite aguda é uma infecção sintomática da bexiga definida pela presença de bacteriúria significativa acompanhada por invasão da mucosa vesical.

Manifestações clínicas

Os sintomas típicos da cistite aguda na gestante são os mesmos encontrados nas mulheres não grávidas, como início súbito de algúria, urgência urinária e aumento da frequência urinária. Cabe ressaltar que sintomas sistêmicos, como febre e calafrios, geralmente estão ausentes na cistite isolada.

Convém suspeitar de cistite em todas as gestantes com queixa de algúria e solicitar EAS e UC para essas mulheres. Embora a frequência aumentada e a urgência urinária sejam achados típicos da cistite aguda, também podem ser decorrentes de alterações fisiológicas da própria gravidez e são relatadas por muitas gestantes sem ITU.

Diagnóstico

O diagnóstico de cistite aguda é confirmado em mulheres sintomáticas pela detecção de > 10^3 UFC/mL em urocultura em uma única amostra de urina limpa. Antes da confirmação, o tratamento empírico pode ser iniciado em pacientes com sintomas consistentes e presença de nitrito e piúria em EAS. A piúria tem elevado valor preditivo negativo (97% a 99%), porém seu valor preditivo positivo é variável (19% a 88%). Já a presença de nitrito tem elevada especificidade (85% a 99%) e elevado valor preditivo positivo (94%) para infecções, porém sua sensibilidade não é tão alta (45% a 60%); assim, a ausência de nitrito no EAS não afasta o diagnóstico.

Diagnósticos diferenciais

Tanto a dificuldade miccional como a algúria em mulheres grávidas podem ser resultado de outros processos infecciosos e não infecciosos, como vaginite, uretrite ou litíase urinária. Deve-se atentar para o diagnóstico de doenças sexualmente transmissíveis, como clamídia e gonorreia. A frequência urinária aumentada e a urgência podem também ser sintomas da gestação considerados normais na ausência de ITU.

Pielonefrite

A pielonefrite é uma infecção sintomática do trato urinário definida pela presença de bacteriúria signicativa acompanhada de infecção do parênquima renal e do sistema pielocalicial.

Manifestações clínicas

Os sintomas típicos da pielonefrite na gestante são os mesmos observados nas mulheres não grávidas e incluem náuseas, vômitos, febre (temperatura axilar > 38°C), dor lombar ou em flanco uni ou bilateral e maior sensibilidade no ângulo vertebral. Os sintomas da cistite nem sempre estão presentes. A maior parte dos casos ocorre no segundo e terceiro trimestres da gestação. Estima-se que até 20% das mulheres com pielonefrite grave desenvolvam alguma complicação, que inclui sepse e choque séptico.

Diagnóstico

A pielonefrite aguda é sugerida pela presença dos sintomas descritos anteriormente com ou sem os sintomas típicos da cistite e é confirmada pela presença de bacteriúria. Embora muitas mulheres grávidas tenham dor lombar ou em flancos sem pielonefrite, a presença desses sintomas associados à bacteriúria corrobora o diagnóstico de pielonefrite.

Propedêutica complementar

A ultrassonografia dos rins e das vias urinárias não é realizada rotineiramente, mas pode ser importante para excluir fatores predisponentes, como cálculos renais ou dilatação pielocalicial patológica. Deverá ser solicitada durante a gravidez nos casos de: ITU de repetição, falha de resposta à antibioticoterapia após 72 horas de tratamento, infecções provocadas por agentes microbianos pouco comuns, pacientes com infecções graves ou que apresentem sintomas de cólica renal ou história de cálculos renais, diabetes, história de cirurgia urológica prévia e imunossupressão.

Diagnósticos diferenciais

A nefrolitíase pode cursar com dor em flancos e achados anormais no exame de urina, porém a febre é incomum. O diagnóstico pode ser estabelecido por meio da ultrassonografia. Em gestantes com dor lombar ou em flancos, com ou sem febre, convém atentar também para outras possíveis afecções que sejam potenciais causadoras de febre e dor nas costas ou no flanco na ausência de bacteriúria, como corioamnionite, infecções viróticas de vias aéreas, apendicite e pneumonia. O descolamento prematuro de placenta (DPP) é um diagnóstico diferencial que deve ser sempre lembrado diante de um quadro de dor aguda ou dor abdominal durante a gravidez. A febre está ausente e o sangramento vaginal está classicamente presente. O útero, na maioria das vezes, terá tônus aumentado, o que geralmente não ocorre em pacientes com pielonefrite. Ambas as condições podem ser associadas a contrações uterinas.

TRATAMENTO

Bacteriúria assintomática

Enquanto a bacteriúria assintomática em mulheres não grávidas é geralmente benigna, a obstrução ao fluxo de urina por alterações fisiológicas da gestação leva à estase urinária e aumenta a probabilidade de a paciente desenvolver complicações decorrentes dessa infecção. Estudos mostram que até 30% das gestantes com bacteriúria assintomática não tratadas desenvolverão pielonefrite aguda. Assim, diante desse diagnóstico, deve-se sempre iniciar o tratamento. A terapia de curta duração para os casos de bacteriúria assintomática se tornou comum na prática clínica, mas a duração ideal do tratamento é desconhecida, embora estudos mais recentes recomendem um regime de tratamento em dose única ou de 3 a 7 dias. A escolha do antibiótico deve ser orientada por testes de suscetibilidade aos antimicrobianos com a ressalva de que nem todos podem ser utilizados na gestação (Quadro 22.1). Recomenda-se nova urocultura 7 a 10 dias após o final do tratamento para controle de cura. São medicamentos indicados para o tratamento de bacteriúria assintomática: fosfomicina, 3g em dose única, nitrofurantoína, 100mg quatro vezes ao dia por 5 a 7 dias, ou cefalexina, 500mg quatro vezes ao dia por 3 a 7 dias.

Cistite

O tratamento inicial da cistite aguda em gestantes inclui a antibioticoterapia empírica que é subsequentemente adaptada aos resultados da cultura. Sete a 10 dias após o final do tratamento, recomenda-se nova urocultura para confirmação da esterilização da urina. O tratamento antibiótico em casos de cistite aguda em mulheres grávidas é frequentemente empírico, sendo iniciado no momento das queixas de disúria após coleta de urina para EAS e UC; após o resultado da urocultura, deve ser adaptado ao padrão de suscetibilidade do organismo isolado. As opções potenciais para a terapia empírica e dirigida devem levar em consideração quaisquer dados microbiológicos prévios e a segurança do medicamento durante a gravidez. O Ministério da Saúde preconiza os seguintes esquemas para o tratamento de bacteriúria assintomática e cistite aguda não complicada:

- Nitrofurantoína 100mg, uma cápsula a cada 6 horas por 7 a 10 dias (evitar após a 36ª semana de gestação).
- Cefalexina 500mg, uma cápsula a cada 6 horas por 7 a 10 dias.
- Amoxicilina-clavulanato 500mg, uma cápsula a cada 8 horas por 7 a 10 dias.

Para as mulheres com bacteriúria persistente ou recorrente, antibióticos profiláticos ou supressivos podem ser garantidos, além de retratamento.

Quadro 22.1 Esquemas terapêuticos recomendados pelo Ministério da Saúde para o tratamento de ITU na gestação

Nitrofurantoína	100mg VO a cada 6 horas por 10 dias Evitar após a 36ª semana de gestação
Cefalexina	500mg VO a cada 6 horas por 7 a 10 dias
Amoxicilina + clavulanato	500 + 125mg VO a cada 8 horas por 7 a 10 dias

Pielonefrite

Inicialmente, a paciente deve ser monitorizada por meio dos dados vitais (incluindo débito urinário) e realizadas as hidratação venosa, analgesia e administração de antieméticos e antipiréticos, se necessário. A urina deve ser coletada para urocultura e iniciada antibioticoterapia endovenosa empírica o quanto antes. A medicação pode ser alterada para via oral desde que a paciente tenha permanecido afebril por no mínimo 48 horas. Como antibioticoterapia empírica pode-se iniciar com ampicilina + gentamicina por via endovenosa, cefazolina endovenosa ou ceftriaxona endovenosa ou intramuscular.

Aproximadamente 95% das gestantes ficarão afebris em 48 a 72 horas após o início do tratamento. Se isso não ocorrer, é mandatório considerar infecção por microrganismo resistente e adicionar gentamicina ao regime terapêutico (3 a 5mg/kg/dia EV – três doses diárias ou uma única diária) e excluir nefrolitíase, anomalia estrutural do aparelho urinário e/ou complicações locais da infecção renal, como abscessos renais e obstrução do trato urinário, mediante a realização de ultrassonografia ou tomografia computadorizada dos rins e das vias urinárias.

PROFILAXIA

As mulheres com dois ou mais episódios de bacteriúria assintomática ou cistite na gestação se beneficiarão de antibióticos profiláticos continuados durante o restante da gravidez até 6 semanas após o parto. A escolha dessa antibioticoprofilaxia deve ser guiada pela sensibilidade antibiótica do patógeno isolado na última urocultura. O tratamento prolongado com antibiótico supressivo demonstrou reduzir a incidência de pielonefrite, mas as questões relacionadas com a resistência aos antibióticos continuam a preocupar. A recidiva da pielonefrite na gestação ocorre em 6% a 8% das mulheres, motivo pelo qual também é recomendada a profilaxia para todas as gestantes com um único episódio de pielonefrite. Algumas opções de profilaxia antimicrobiana incluem nitrofurantoína (50 a 100mg por via oral uma vez ao dia) ou cefalexina (250 a 500mg por via oral uma vez ao dia).

Prevenção em mulheres com história de ITU recorrentes

Uma outra questão consiste no manejo de mulheres grávidas com história de infecções recorrentes do trato urinário antes da gestação, muitas vezes relacionada com a relação sexual. Pode ser utilizada profilaxia em doses pós-coitais de cefalexina (250mg) ou nitrofurantoína (50mg).

Profilaxia não farmacológica

Alguns estudos sugerem que a suplementação de vitamina C (administração diária de 100mg a partir da 12ª semana de gestação) na dieta teria benefícios na redução de ITU durante as gestações em populações com elevada incidência de ITU.

Quanto ao uso de *cranberry*, há evidências de que as pró-antocianidinas e as tininas desse fruto podem inibir a adesão da *E. coli* às células do urotélio. No entanto, a última revisão da Cochrane, com a adição de 14 novos estudos, sugeriu que o suco seria menos eficaz do que havia sido cogitado em estudos anteriores. Em virtude do grande número de abandono e retirada de estudos científicos que analisam essa prática (principalmente condicionada pelo consumo prolongado de produtos à base de *cranberry*, particularmente sucos), além da evidência de que o benefício na prevenção de ITU é pequeno, a revisão sugere que o suco de *cranberry* não pode ser recomendado atualmente para prevenção de ITU. O mesmo trabalho sugere que mais estudos, principalmente com soluções em pó, deveriam ser realizados para avaliação de seus reais benefícios.

COMPLICAÇÕES E PROGNÓSTICO

Apesar de parecer algo corriqueiro, as ITU durante a gestação, mesmo aquelas assintomáticas, podem ter consequências materno-fetais graves com altas taxas de morbidade e de mortalidade. Esse tipo de infecção é a sexta causa de morte neonatal e é uma das principais causas de infecção sistêmica materna. Deve ser lembrado que as infecções sistêmicas são a causa mais frequente de morte materna durante a gravidez e o pós-parto, o que fornece uma ideia da magnitude do problema.

As principais repercussões decorrentes da presença de patógenos no trato urinário são: trabalho de parto prematuro e amniorrexe prematura, baixo peso ao nascer, anemia, insuficiência renal, hipertensão arterial e infecção sistêmica, tanto materna como neonatal.

Diversos patógenos que causam ITU produzem fosfolipase A2, o que culmina com a formação de prostaglandinas, como as prostaglandinas E2 e F2-alfa, que desencadeiam trabalho de parto prematuro e também podem ser a causa da rotura prematura de membranas. Esses mecanismos inflamatórios também são o motivo desse tipo de infecção aumentar em até 50% o risco de pré-eclâmpsia. O baixo peso ao nascer pode ser consequência do nascimento prematuro, mas também pode ser decorrente da infecção propriamente dita mesmo nos fetos nascidos a termo.

Das três formas clínicas de infecção urinária na gestação, a pielonefrite é a mais grave e a que pode culminar em infecção sistêmica com todas as suas consequências devastadoras. Uma pielonefrite pode ocasionar lesão renal aguda, anemia, hipertensão arterial, hemólise, trombocitopenia, sepse, choque séptico, pré-eclâmpsia, síndrome de dificuldade respiratória aguda e até morte materna e fetal. Isso tudo se deve a lesão tecidual causada pelas toxinas bacterianas.

A presença de *Streptococcus agalactiae* ou estreptococo β-hemolítico do grupo B, além de estar associada a risco de parto prematuro e amniorrexe prematura, é causa de sepse neonatal precoce e mortalidade neonatal, e as pacientes com urocultura positiva para esse patógeno devem receber profilaxia antibiótica durante o parto.

Por fim, há estudos que associam as infecções urinárias não tratadas ao risco de alterações do desenvolvimento fetal e retardo mental, além de quociente de inteligência diminuído em mais de dois pontos.

CONSIDERAÇÕES FINAIS

Consideradas as principais complicações infecciosas durante a gestação, as ITU têm diagnóstico e tratamento acessíveis e repercussões graves. Como as próprias modificações fisiológicas da gestação fazem parte da fisiopatologia da doença, o fortalecimento da assistência pré-natal com o rastreio universal da bacteriúria assintomática em todos os trimestres, além do diagnóstico e do pronto tratamento das infecções sintomáticas, reduzirá a morbidade e mortalidade associadas a essa patologia.

Leitura Complementar

Baracat EC, Tomaz G, Lima CP et al. Assistência pré-natal. 1-140.

Calogne N. Screening for asymptomatic bacteriuria in adults: US Preventive Services Task Force reaffirmation, recommendation, statement. Ann Intern Med 2008; 149(1):43-7.

Cunningham FG, Leveno KJ, Bloom SL et al. Williams Obstetrics 24th ed. 2014.

Devillé WLJM, Yzermans JC, Van Duijn NP, Bezemer PD, Van Der Windt DAWM, Bouter LM. The urine dipstick test useful to rule out infections. A meta-analysis of the accuracy. BMC Urol 2004; 4:1-14.

Eke AC, Akarolo-Anthony SN, Enumah AP. Cranberries for treating asymptomatic bacteriuria during pregnancy. In: Cochrane Database of Systematic Reviews, 2012.

Figueiredo A, Gomes G, Campos A. Review article – Urinary tract infections in pregnancy – diagnosis, treatment and prevention. 123-32.

Glaser AP, Schaeffer AJ. Urinary tract infection and bacteriuria in pregnancy. Urol Clin North Am 2015; 42(4):547-60.

Kodikara H, Seneviratne H, Kaluarachchi A, Corea E. Diagnostic accuracy of nitrite dipstick testing for the detection of bacteriuria of pregnancy. Public Health 2009; 123(5):393-4.

Ministério da Saúde. Saúde das mulheres. 2016.

Passaro M, Mainini G, Ambrosio F, Sgambato R, Balbi G. Effect of a food supplement containing l-methionine on urinary tract infections in pregnancy: A prospective, multicenter observational study. J Altern Complement Med 2017; 23(6):471-8.

Reinstatler VMP Jr. Urologic surgery in the pregnant patient. 5th ed. Elsevier Inc, 2018.

Sheffiled J, on behalf of the AC on PB-G. Treatment of urinary tract infections in nonpregnant women. ACOG Pract Bull 2008; 91:1-10.

Smaill F, Vazquez J. Antibiotics for asymptomatic bacteriuria in pregnancy (Review). Cochrane Database Syst Rev 2009; 2(8).

Sobel JD, Kaye D. Urinary tract infections. 8th ed. Elsevier Inc, 2017.

Szweda H, Jóźwik M. Urinary tract infections during pregnancy – an updated overview. Dev Period Med 2016; 20(4):263-72.

Thadhani RI, Maski MR. Renal disorders. 7th ed. Elsevier Inc, 2014.

Thomas M Hooton, Gupta K. Urinary tract infections and asymptomatic bacteriuria in pregnancy. Uptodate, 2017.

Zhang G, Feenstra B, Bacelis J et al. Genetic associations with gestational duration and spontaneous preterm birth. N Engl J Med, 2017.

CAPÍTULO 23

Gestação em Mulheres com Lúpus Eritematoso Sistêmico – Particularidades e Recomendações

Danilo Eduardo Abib Pastore
Maria Laura Costa do Nascimento
Fernanda Garanhani de Castro Surita

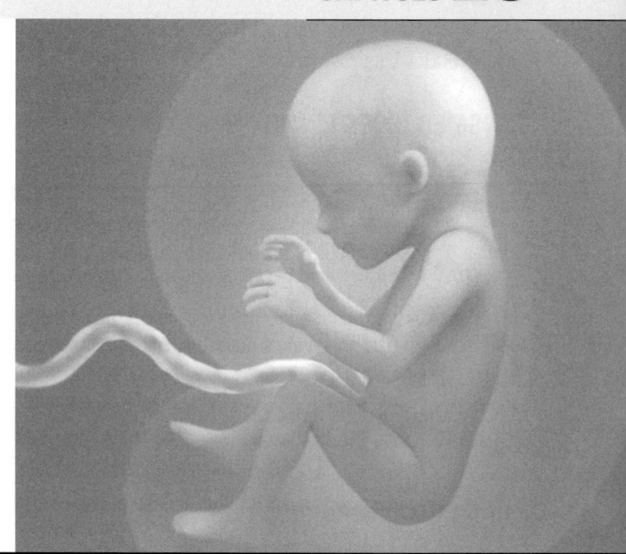

INTRODUÇÃO

O lúpus eritematoso sistêmico (LES) tem prevalência estimada em 40 a 200 casos por 100.000 habitantes e se manifesta mais comumente entre os descendentes de africanos e asiáticos. Entre os brasileiros, apresenta prevalência de 8,7 por 100.000 habitantes.

Com pico de incidência entre as idades de 15 e 40 anos, a doença afeta cerca de nove mulheres para cada homem. Entre as gestantes, a incidência varia de 1:660 a 1:2.952, impactando significativamente o bem-estar materno e perinatal. Desse modo, a adoção de boas estratégias de manejo clínico de gestantes com LES, com base nas principais evidências científicas, deve estar no centro do cuidado prestado a essas pacientes.

Apesar do aperfeiçoamento no controle clínico da atividade do LES, bem como na terapêutica eficaz das complicações obstétricas e na assistência neonatal, significativa morbidade fetal e materna ainda se associa a essa condição.

A presença de lúpus em atividade (em condições denominadas como exacerbações ou *flares*) durante e até 6 meses antes da gravidez, os antecedentes de nefropatia e hipertensão materna e a positividade para anticorpos antifosfolípides são os principais fatores associados a resultados adversos perinatais.

Durante a gravidez, nota-se com frequência piora na atividade da doença. Na maioria das gestantes, o agravamento costuma ser de leve intensidade; no entanto, o quadro clínico pode ser bastante grave, evoluindo para necessidade de cuidados intensivos e desfechos perinatais desfavoráveis.

Taxas mais elevadas de restrição do crescimento fetal (RCF), perda fetal, parto prematuro, transtornos hipertensivos e necessidade de cuidados intensivos são frequentes entre as gestantes acometidas pelo LES.

Assim, a atenção especial e a elaboração de protocolos institucionais voltados especificamente para o acompanhamento obstétrico das mulheres com LES contribuem para a melhora da assistência perinatal.

SEGUIMENTO PRÉ-NATAL DA GESTANTE COM LES

A gestante acometida pelo LES deve ser acompanhada, além do obstetra, também pelo clínico. Esse seguimento deve ocorrer pelo menos a cada 4 a 6 semanas. Já a consulta obstétrica deve ser mensal até a 20ª semana, quinzenal até a 28ª e semanal até o parto, em centro de referência para gestações de alto risco.

A avaliação laboratorial durante o pré-natal deve incluir, além dos exames de rotina:

- Hemograma completo.
- Função renal.
- Função hepática.
- Proteinúria em coleta de 24 horas.
- Dosagens do complemento (C3, C4, CH_5O).
- Avaliação dos anticorpos: anticardiolipina, anti-dsDNA, anticoagulante lúpico e anti-SSA e SSB (Ro e La).

Muitos sinais e sintomas associados ao LES são semelhantes àqueles relacionados com a própria gestação. Distingui-los costuma ser uma tarefa difícil, de modo que a habilidade para diferenciá-los depende significativamente da experiência adquirida com o manejo clínico dessas pacientes.

Algumas das principais manifestações associadas a exacerbações do LES, mas também confundidas com sintomas corriqueiros da gestação, são: fadiga, cefaleia, artralgia, edema, alopecia, dispneia, eritema malar e palmar, anemia e trombocitopenia.

Para auxiliar o diagnóstico diferencial pode ser útil a avaliação com base nas flutuações relativas dos níveis de C3 e C4: quedas > 25% nos níveis de complemento sérico podem sugerir lúpus em atividade.

A literatura específica disponibiliza algumas escalas que visam mensurar a atividade do LES, levando em conta situações particulares relativas à gravidez, como SLEPDAI (*Systemic Lupus Erithematous Disease Activity Index*) e o LAI-P (*Lupus Activity Index in Pregnancy*). No entanto, seu uso é mais bem difundido como ferramenta de pesquisa. Na prática clínica, o padrão-ouro ainda é a avaliação cuidadosa por uma equipe com experiência no manejo de mulheres com LES.

A escala SLEPDAI atribui distintas pontuações às diversas manifestações clínicas e laboratoriais da atividade lúpica; no entanto, como vantagem, considera em seu escopo as mudanças fisiológicas da gestação e as morbidades do ciclo gravídico-puerperal que podem mimetizar o LES em atividade. Trata-se de um instrumento semelhante ao SLEDAI, uma escala descrita anteriormente e utilizada pelos reumatologistas para avaliação da atividade lúpica em pacientes em geral. Sua pontuação varia de zero a 105, classificando a atividade da doença em ausente (até 4 pontos), leve a moderada (5 a 12 pontos) e grave (até 12 pontos).

Entre os principais fatores de risco, sabe-se que a doença em atividade nos 6 a 12 meses que antecedem a concepção está relacionada com risco maior de exacerbação do LES durante a gestação. Nesse período, é mais comum a atividade nos sistemas renal e hematológico, ao passo que o acometimento musculoesquelético costuma ser menos frequente. Especificamente nos casos de nefrite lúpica ativa durante o período periconcepcional, espera-se um risco expressivamente maior de exacerbação durante a gravidez mesmo em pacientes que se encontravam em remissão.

O diagnóstico diferencial entre uma exacerbação do LES e a pré-eclâmpsia costuma ser difícil. Essa condição está presente em 7,5% a 22,5% das gestantes com LES e representa um desafio para os obstetras e clínicos no seguimento desses casos.

Além disso, a pré-eclâmpsia pode estar superposta nas situações em que o LES levou ao acometimento renal com hipertensão arterial. Ademais, as gestantes com lesões glomerulares frequentemente apresentam aumento da proteinúria sem associação à pré-eclâmpsia. Desse modo, o diagnóstico adequado do *flare* e da pré-eclâmpsia pode ser ainda mais difícil em razão dos esperados aumentos da pressão arterial e da proteinúria próximos ao termo.

Alguns achados laboratoriais podem ser úteis para auxiliar o diagnóstico diferencial:

- Variações nas dosagens de C3, C4 e CH_5O (nota-se redução desses níveis durante a atividade lúpica, mas não na pré-eclâmpsia).
- Sedimentação urinária anormal com presença de dismorfismo eritrocitário ou cilindros celulares (achados encontrados na nefrite lúpica).
- Aumento nos títulos de anticorpos anti-DNA (achados encontrados na nefrite lúpica).

Em virtude da gravidade do quadro clínico materno e da possibilidade de comprometimento da vitalidade fetal, todas as gestantes com suspeita de doença ativa ou mal controlada devem ser hospitalizadas, preferencialmente em centros de referência.

ACOMPANHAMENTO DO CRESCIMENTO E VITALIDADE FETAIS

No acompanhamento do desenvolvimento e crescimento fetais, a ultrassonografia obstétrica seriada se apresenta como método de fácil acesso e contribui com grande quantidade de informações para a equipe assistente.

A medida do comprimento cabeça-nádega (CCN) no primeiro trimestre é essencial para promover uma datação precisa da gestação. A avaliação morfológica detalhada deve ser realizada entre 16 e 22 semanas, assegurando adicionalmente o primeiro monitoramento do crescimento fetal.

Exames seriados para controle do peso fetal e mensuração do volume de líquido amniótico devem ser realizados de preferência a cada mês. Em casos de complicações, como pré-eclâmpsia ou RCF, o intervalo pode ser reduzido.

As complicações fetais são relativamente frequentes nas gestantes com LES, com taxas de aborto espontâneo e óbito fetal em torno de 20% das gravidezes.

Em 30% das gestações pode haver o diagnóstico de RCF, que pode ocorrer mesmo nos casos de doença leve. Nos casos de nefrite lúpica, o risco tende a ser maior. Cabe ressaltar, entretanto, que a proporção de fetos pequenos para a idade gestacional (PIG) entre as mulheres com LES é mais alta, embora essa condição não represente isoladamente uma patologia fetal. Sabe-se, contudo, que o diagnóstico de fetos PIG está fortemente associado à presença de períodos de atividade da doença durante a gestação.

Quanto à vigilância da vitalidade fetal, recomenda-se seu início entre 26 e 28 semanas com realização a cada 7 dias até o parto, devendo contemplar idealmente a cardiotocografia, o perfil biofísico fetal (PBF) e a dopplervelocimetria da artéria umbilical fetal.

A dopplerfluxometria da artéria umbilical apresenta elevado valor preditivo negativo para morte fetal. O manejo de suas alterações deve ser semelhante àquele de gestantes não lúpicas.

Quanto às alterações do Doppler da artéria uterina, elas podem se associar a algumas condições desfavoráveis, como óbito fetal, pré-eclâmpsia, RCF e parto prematuro.

A ecocardiografia fetal deve ser realizada entre 18 e 20 semanas e também entre 26 e 28 semanas nas gestantes com positividade para os anticorpos anti-Ro/La em razão do reconhecido risco de bloqueio cardíaco congênito fetal. Na presença de alterações da frequência cardíaca fetal detectadas à ultrassonografia convencional, as pacientes devem ser referenciadas com rapidez a centros terciários.

TERAPÊUTICA MEDICAMENTOSA DO LES NA GESTAÇÃO

É essencial que na visita pré-concepcional a terapia farmacológica utilizada para controle do LES seja otimizada para manutenção durante toda a gravidez, com a interrupção precoce do uso de qualquer medicamento com potencial teratogênico. Idealmente, o planejamento da gestação deve ocorrer apenas no estado de remissão da doença, o que enseja reduzir a necessidade do uso de fármacos durante a gravidez. Contudo, isso não acontece na prática clínica. Assim, quando é diagnosticada a gestação, os medicamentos contraindicados devem ser substituídos por fármacos mais seguros durante a gravidez.

Em razão do receio da toxicidade fetal, as pacientes com LES costumam interromper a medicação de uso habitual antes da concepção sem adequado aconselhamento médico. Entretanto, os riscos de *flares* e de desfechos gestacionais desfavoráveis aumentam com a descontinuação equivocada da medicação imunossupressora. Desse modo, o tratamento em curso precisa ser cuidadosamente estudado no que tange a seus riscos e benefícios, levando em consideração os desfechos deletérios associados à atividade da doença.

Em geral, as mulheres grávidas com lúpus em remissão não devem ter seu tratamento imunossupressor alterado. Os agentes mais utilizados são os glicocorticoides e a hidroxicloroquina, que devem ser mantidos.

A prednisona é a principal representante dos corticoides. sendo considerada segura e classificada como categoria C pela Food and Drug Administration (FDA). Baixas doses podem ser utilizadas em casos de exacerbações leves (< 20mg/dia). A atividade lúpica moderada e grave pode ser tratada com doses maiores (inclusive os regimes em pulsoterapia). A associação ao diabetes gestacional é infrequente, o que não deve desencorajar sua prescrição. Contudo, se forem necessárias doses elevadas, estará recomendado o rastreamento para diabetes gestacional.

Antimalárico largamente utilizado para controle de doenças reumatológicas, a hidroxicloroquina não é considerada teratogênica, sendo classificada como categoria C pela FDA. Previne os surtos de atividade da doença e reduz o risco de lúpus cardíaco neonatal (para gestantes com anticorpos anti-SSA/Ro positivos). Além disso, melhora o prognóstico da nefrite lúpica e reduz o risco de evolução para óbito.

A azatioprina, um análogo sintético da purina, também é considerada segura para uso na gestação, sendo classificada como categoria D pela FDA. No entanto, alguns estudos recentemente apontaram associações a alterações do neurodesenvolvimento tardio em crianças expostas à azatioprina durante a gravidez, além da possível associação a leucopenia e trombocitopenia neonatais.

A ciclosporina e o tacrolimus são classificados na categoria C pela FDA. Estudos de metanálise não encontraram diferenças significativas relacionadas com defeitos congênitos fetais nos casos de exposição de mulheres grávidas a esses agentes.

Classificada como categoria D pela FDA, a ciclofosfamida está associada a defeitos cromossômicos, não podendo, portanto, ser utilizada durante o primeiro trimestre. Pode ser considerada uma alternativa no segundo e terceiro trimestres, mas como exceção, e somente nos casos de exacerbações graves, em que haja elevado risco de morte materna e ausência de resposta ao tratamento com pulsoterapia com corticoides. Nos casos de uso durante o segundo e terceiro trimestres, pode estar associada à ocorrência de abortos espontâneos e parto prematuro.

A leflunomida é formalmente contraindicada em mulheres grávidas (categoria X pela FDA) com reconhecida associação a efeitos teratogênicos e fetotóxicos em animais. Seu uso só é permitido após exclusão de gravidez.

Classificado pela FDA na categoria X, o metotrexato também é considerado teratogênico, e sua administração durante o primeiro trimestre se associa a restrição de crescimento e malformações fetais, como ausência ou hipoplasia dos ossos frontais, craniossinostose, fontanela grande e hipertelorismo ocular.

Por fim, o rituximabe, um anticorpo monoclonal classificado na categoria B pela FDA, apresenta baixa passagem transplacentária durante o primeiro trimestre, e alguns estudos relatam gestações seguras nos casos de exposição. No entanto, pode acarretar linfopenia neonatal grave se utilizado no segundo e terceiro trimestres, quando atravessa a placenta com menos dificuldade. As vacinas de agentes vivos devem ser evitadas durante os primeiros 6 meses de vida em crianças cujas mães receberam essa medicação durante a gestação.

Quanto aos fármacos anti-hipertensivos, o labetalol, a nifedipina e a metildopa são considerados medicamentos seguros. Já os inibidores da enzima conversora de angiotensina não são recomendados em razão de sua associação à ocorrência de anormalidades congênitas.

O risco de pré-eclâmpsia deve ser reduzido mediante a administração de ácido acetilsalicílico em doses baixas, introduzida já na 12ª semana e suspensa antes do parto. A anticoagulação plena com heparina de baixo peso molecular (HBPM) é recomendada para pacientes com antecedentes de eventos tromboembólicos prévios.

Para as mulheres em uso de corticoides e heparina, recomenda-se ainda suplementação de cálcio. A suplementação de vitamina D, no entanto, não reduz os riscos de desfechos desfavoráveis e não deve ser prescrita de rotina.

ASSISTÊNCIA AO PARTO

Em razão dos maiores riscos de evolução para parto prematuro entre as gestantes com LES, devem ser destacadas algumas recomendações:

- A aceleração obtida da maturação pulmonar fetal deve ser feita com duas doses intramusculares de corticoide (12mg de betametasona), se a gestação for interrompida entre 24 e 34 semanas, independentemente da administração prévia de qualquer esteroide oral administrado antes, já que estes não ultrapassam a barreira placentária.
- Em virtude de seus efeitos benéficos quanto à neuroproteção fetal, o sulfato de magnésio deve ser administrado nos casos de interrupção antes da 32ª semana.
- Nos casos de pacientes recebendo corticoides em dose imunossupressora (> 1mg/kg) é recomendada antibioticoprofilaxia durante o trabalho de parto em razão do risco maior de infecção e sepse.
- A via de parto preferencial é a vaginal. A cesariana deve ser reservada para indicações obstétricas, considerando-se que sua realização agrega riscos extras, como tromboembolismo venoso (TEV), hemorragias e processos infecciosos, além das repercussões para gestações futuras.
- Em vista das condições fisiológicas de estresse próprias do trabalho de parto, é possível que a medicação materna de uso crônico deva ter seu regime ajustado para esse momento, podendo o uso de hidrocortisona endovenosa para as usuárias de corticoides orais consistir em uma adequada alternativa em casos especiais.
- No início do trabalho espontâneo e na noite anterior ao trabalho de parto induzido, ou ainda nos casos de cesariana eletiva, a HBPM profilática deve ser descontinuada. Doze horas após a última aplicação de HBPM, as anestesias epidural ou espinhal podem ser realizadas.

ASSISTÊNCIA NO PUERPÉRIO

No puerpério, os cuidados contra as exacerbações do LES ativo não diferem daqueles reservados às não grávidas. Contudo, especial atenção deve ser dada à amamentação, uma vez que alguns imunossupressores são contraindicados nessas condições.

Quanto à profilaxia para eventos tromboembólicos, deve persistir por até 6 semanas após o nascimento para aquelas que receberam HBPM durante a gestação em razão do risco elevado para TEV também durante o puerpério.

Na consulta de revisão de parto devem ser ainda ofertados à puérpera métodos seguros de contracepção:

- **Métodos de contracepção reversíveis de longa duração (LARC):** confiáveis e pouco dependentes do comprometimento da paciente.
- **Anticoncepcionais combinados com estrogênio:** não são recomendados nos casos de positividade para anticorpos antifosfolípides ou síndrome antifosfolípide, LES em atividade moderada ou grave (incluindo nefrite lúpica), hipertensão, tabagismo, obesidade ou episódios anteriores de TEV. Pode ser considerada uma alternativa nos casos de LES em remissão (se desejado pela paciente).
- **Anticoncepcionais contendo apenas progestogênio:** são considerados seguros, mas com baixo risco de TEV associado.
- **Métodos de barreira:** apresentam taxa elevada de falha (de 15% a 32%); não se recomenda seu uso isoladamente.

PLANEJAMENTO DA GRAVIDEZ

As mulheres acometidas pelo LES devem ser aconselhadas sobre os riscos potenciais e as morbidades associadas a eventuais períodos de exacerbação da doença durante a gestação. Devem ser destacadas as maiores taxas de complicações gestacionais, desfechos perinatais desfavoráveis e síndrome do lúpus neonatal.

A integração de diferentes especialistas, incluindo gineco-obstetras, reumatologistas, hematologistas e nefrologistas, deve promover o melhor aconselhamento e planejamento da gravidez.

A visita pré-concepcional representa uma oportunidade de destaque para uma avaliação integral da paciente. Trata-se do momento em que é analisada a situação de controle da doença e avaliados os medicamentos em uso, dando-se preferência à administração de terapia medicamentosa segura na gestação. Além disso, cabe ainda o exame de um painel completo de autoanticorpos: aPL (anticorpos anticardiolipina e anticoagulante lúpico), anticorpos anti-Ro e anti-La e dosagem dos níveis séricos de complemento.

Sabe-se que o LES ativo no momento da concepção é um preditor de resultados adversos; assim, recomenda-se que a doença esteja em *status* quiescente por pelo menos 6 meses prévios à gestação. Importante notar que algumas situações colocam a mulher com LES sob risco maior de desfechos maternos e neonatais desfavoráveis, dentre os quais se destacam:

- Antecedente de complicações em gestações anteriores.
- Presença de danos orgânicos graves e/ou irreversíveis.
- Lúpus em atividade (recente ou atual).
- Positividade para anticorpos ou síndrome antifosfolípide.
- Positividade para anticorpos anti-Ro/anti-La.
- Terapia imunossupressora em curso.
- Presença de outras condições crônicas (hipertensão, diabetes etc.) e hábitos deletérios (tabagismo).

Ademais, determinadas condições formalmente contraindicam a gestação, devendo a concepção ser adiada até que a doença seja considerada inativa durante pelo menos 6 meses:

- Hipertensão pulmonar grave.
- Doença pulmonar restritiva grave.
- Insuficiência cardíaca.

- Insuficiência renal crônica.
- Antecedentes de pré-eclâmpsia grave ou síndrome HELLP.
- Acidente vascular cerebral nos últimos 6 meses.
- Exacerbação grave do lúpus nos últimos 6 meses.

LÚPUS NEONATAL

As mulheres com positividade para anticorpos anti-Ro e anti--La apresentam passagem pela placenta em sua forma IgG entre a 16ª e 30ª semana de gestação. Esses anticorpos, quando presentes na circulação do neonato, podem causar a síndrome de lúpus neonatal, que se associa a diversas manifestações clínicas. São mais comuns nesses casos as erupções cutâneas e algumas desordens hematológicas e hepáticas. Com frequencia, esse quadro tende a se resolver com a depuração dos anticorpos entre 6 e 8 meses de vida.

No entanto, podem ocorrer danos ao sistema de condução cardíaca fetal pelos anticorpos, acarretando complicações cardíacas permanentes, como defeitos de condução, anormalidades estruturais, cardiomiopatia e insuficiência cardíaca congestiva.

O bloqueio cardíaco congênito (BCC) se apresenta como a morbidade mais grave e com taxa elevada de mortalidade fetal (entre 15% e 30%) e neonatal (20%), frequentemente fazendo com que os sobreviventes necessitem de marca-passo. Entre as primigestas com anticorpo anti-Ro positivo, o BCC acomete cerca de 2% dos neonatos; contudo, em gestações subsequentes, após o nascimento de uma criança afetada, o risco aumenta para cerca de 16% a 20%.

CONSIDERAÇÕES GERAIS SOBRE O LES

A etiopatogenia do LES é considerada complexa e ainda não completamente compreendida. Sabe-se, no entanto, que seu desenvolvimento deriva de uma intricada interação de fatores genéticos, epigenéticos e ambientais. São conhecidos atualmente cerca de 60 *loci* gênicos envolvidos no aumento da suscetibilidade ao LES.

Um risco expressivamente aumentado para desenvolver LES ao longo da vida é esperado entre as pessoas com história familiar da doença ou de outras condições autoimunes relacionadas. Entretanto, deve ser destacada ainda a evidente importância dos fatores ambientais, dada a baixa penetrância dos principais fatores de risco genéticos. De fato, as alterações herdadas na expressão gênica (epigenética) e as alterações na sequência de bases de DNA (com efeitos sobre o fenótipo) também provocam alterações no risco de desenvolvimento de LES.

O que se sabe atualmente sobre a fisiopatologia do LES é que este parece ser decorrente de numerosas falhas nos sistemas imunes inato e adaptativo, incorrendo em alterações nos mecanismos de tolerância imune, hiperativação de células T e B, redução na capacidade de eliminação de imunocomplexos e células apoptóticas, além de defeitos sobre os sistemas de regulação próprios da rede imunológica.

Reações de hipersensibilidade do tipo III mediadas por complexo imune ocorrem em razão de uma perda de autotolerância de células B, resultando em produção excessiva de autoanticorpos. Esses imunocomplexos se depositam nos tecidos, levando à ativação completa da hipersensibilidade com o recrutamento de células inflamatórias e a lesão tecidual propriamente dita. Citocinas patogênicas são então liberadas pelas células do sistema inato, principalmente interferon alfa, fator de necrose tumoral (TNF) e interleucina-1 (IL-1). Defeitos na função de células T reguladoras e linfócitos T CD8T também parecem colaborar para a autoimunidade no LES.

A interação dos fatores genéticos com os ambientais parece ser essencial para que o LES se desenvolva em pessoas geneticamente suscetíveis. Sabe-se que autoanticorpos séricos podem estar presentes por muitos anos antes do desenvolvimento das manifestações clínicas do lúpus propriamente dito.

Alguns fatores ambientais são conhecidos, como:

- Luz ultravioleta.
- Alguns agentes inibidores da metilação.
- Alguns vírus.
- Exposição à sílica cristalina.
- Tabagismo.
- Administração de estrogênios exógenos.
- Exposição a solventes e pesticidas.

Ainda não se sabe com precisão de que modo acontecem os reflexos da gestação sobre o curso do LES. Sabe-se que a tolerância ao feto na gestação normal ocorre em razão de variadas adaptações imunológicas no organismo materno. Normalmente, há alterações nas populações de linfócitos, nos perfis de citocinas, na produção de inibidores placentários do complemento e na regulação das moléculas expressas nas células trofoblásticas. Há ainda uma polarização das células do tipo TH2 na resposta imune materna. Também colaboram para a transformação no balanceamento das citocinas as alterações hormonais com os esperados níveis crescentes de estrogênio, progesterona, glicocorticoides e prolactina.

Entre as mulheres lúpicas, as respostas fisiológicas esperadas para a gestação se dão de modo alterado. Há um aumento indevido nos níveis séricos de citocinas pró-inflamatórias (como IL-6, IL-10, IL-17 e TNF). Além disso, não ocorre a esperada polarização de células TH2 com o avançar da gestação. Nota-se ainda aumento na deposição placentária de componentes do complemento, achado que pode estar associado aos resultados desfavoráveis da gravidez entre essas mulheres.

Durante a gravidez, espera-se uma incidência de períodos de exacerbação do LES durante a gravidez variando em torno de 15% a 65%, o que se correlaciona a elevadas frequências de eventos mórbidos graves e mortalidade materna. Entretanto, bons resultados maternos e fetais têm sido reportados em séries mais recentes de gestações com LES em face da melhora significativa do cuidado prestado a essas mulheres atualmente.

São diversas as manifestações clínicas ocasionadas pelo LES e algumas delas merecem destaque, como: mucocutâneas, musculoesqueléticas, hematológicas, cardiopulmonares, renais e do sistema nervoso central.

O envolvimento do sistema osteoarticular é a manifestação clínica mais frequente. Alguns sintomas gerais também são esperados, como perda de peso, anemia, artralgia e/ou artrite.

As formas mais graves incluem a nefrite lúpica e o lúpus neuropsiquiátrico, que se associam a uma expressiva redução na expectativa de vida. A nefrite lúpica se apresenta como uma das principais causas de morte, juntamente com os quadros infecciosos relacionados com a doença e seu tratamento. A síndrome antifosfolipídica pode ocorrer em associação ao LES e é marcada por tromboses arteriais e venosas, além do antecedente de perdas gestacionais recorrentes.

Um grupo de especialistas em LES, o SLICC (Clinic Collaborative Systemic Lupus), definiu critérios revisados para o diagnóstico de LES. Eles demandam que estejam presentes no mínimo quatro dos 17 critérios, incluindo pelo menos um dos 11 critérios clínicos e um dos seis critérios imunológicos, ou ainda que haja a presença de nefrite comprovada por biópsia compatível com LES e positividade dos anticorpos antinucleares (FAN) ou anticorpos anti-DNA de cadeia dupla (dsDNA).

A prática clínica consagrada também considera para o diagnóstico de LES os critérios propostos pelo Colégio Americano de Reumatologia (ACR). Para que seja estabelecido o diagnóstico é exigida a presença de pelo menos quatro desses critérios (em série ou simultaneamente – Quadro 23.1). As pacientes com menos de quatro critérios e com forte suspeita clínica devem ser vigiadas periodicamente, sendo considerado "lúpus provável", quando presentes três critérios, ou "lúpus possível", se presentes apenas dois dos critérios.

CONSIDERAÇÕES FINAIS

São conhecidos os riscos maiores de complicações maternas, perda gestacional e outros resultados adversos entre as mulheres com LES. A piora da atividade da doença se associa, assim, a chances maiores de complicações maternas e fetais.

Para redução do risco dessas complicações, é essencial que a gestação seja planejada com cuidado, devendo ser considerado inativo o *status* da doença. Os cuidados prestados a essas mulheres devem ser coordenados por obstetras, clínicos, reumatologistas e nefrologistas com experiência na assistência de gestações de alto risco, preferencialmente embasados em protocolos institucionais de atenção a gestantes com LES.

Leitura complementar

Baer AN, Witter FR, Petri M. Lupus and pregnancy. Obstet Gynecol Surv 2011; 66(10):639-53.

Blitz MJ, Fleischer A. Severe maternal morbidity associated with systemic lupus erythematosus flare in the second trimester of pregnancy. Case Rep Obstet Gynecol 2018; 2018:5803479.

Borba EF, Latorre LC, Brenol JCT et al. Consensus of systemic lupus erythematosus. Rev Bras Reumatol 2008; 48(4):196-207.

Buyon JP. Updates on lupus and pregnancy. Bull NYU Hosp Jt Dis 2009; 67(3):271-5.

Clowse ME, Magder LS, Witter F, Petri M. The impact of increased lupus activity on obstetric outcomes. Arthritis Rheum 2005; 52(2):514-21.

Quadro 23.1 Critérios para classificação do lúpus eritematoso sistêmico

Critério	Descrição
1. Eritema malar	Lesão eritematosa fixa em região malar, plana ou em relevo
2. Lesão discoide	Lesão eritematosa, infiltrada, com escamas ceratóticas aderidas e tampões foliculares, que evolui com cicatriz atrófica e discromia
3. Fotossensibilidade	Exantema cutâneo como reação não usual à exposição à luz solar de acordo com a história da paciente ou observado pelo médico
4. Úlceras orais/nasais	Úlceras orais ou nasofaríngeas, usualmente indolores, observadas pelo médico
5. Artrite	Não erosiva, envolvendo duas ou mais articulações periféricas e caracterizada por dor e edema ou derrame articular
6. Serosite	Pleurite (caracterizada por história convincente de dor pleurítica, atrito auscultado pelo médico ou evidência de derrame pleural) ou pericardite (documentada por eletrocardiograma, atrito ou evidência de derrame pericárdico)
7. Comprometimento renal	Proteinúria persistente (> 0,5g/dia ou 3+) ou cilindrúria anormal
8. Alterações neurológicas	Convulsão (na ausência de outra causa) ou psicose (na ausência de outra causa)
9. Alterações hematológicas	Anemia hemolítica ou leucopenia (< 4.000/mm^3 em duas ou mais ocasiões) ou linfopenia (< 1.500/mm^3 em duas ou mais ocasiões) ou plaquetopenia (< 100.000/mm^3 na ausência de outra causa)
10. Alterações imunológicas	Anticorpo anti-DNA nativo ou anti-Sm ou presença de anticorpo antifosfolípide com base em: (a) níveis anormais de IgG ou IgM anticardiolipina; (b) teste positivo para anticoagulante lúpico; ou (c) teste falso-positivo para sífilis por no mínimo 6 meses
11. Anticorpos antinucleares	Título anormal de anticorpo antinuclear por imunofluorescência indireta ou método equivalente, em qualquer época, e na ausência de drogas conhecidas por estarem associadas à síndrome do lúpus induzida por drogas

Fonte: Guidelines for referral and management of systemic lupus erythematous in adults. American College of Rheumatology Ad Hoc Committee on Systemic Lupus Erythematous Guidelines. Arthritis Rheum 1999; 42(9):1785-96.

Clowse ME. Lupus activity in pregnancy. Rheum Dis Clin North Am 2007; 33(2):237-52, v.

Cortes-Hernandez J, Ordi-Ros J, Paredes F, Casellas M, Castillo F, Vilardell-Tarres M. Clinical predictors of fetal and maternal outcome in systemic lupus erythematosus: a prospective study of 103 pregnancies. Rheumatology (Oxford) 2002; 41(6):643-50.

Doria A, Tincani A, Lockshin M. Challenges of lupus pregnancies. Rheumatology (Oxford) 2008; 47(Suppl 3):iii9-12.

Gómez-Puerta JA, Cervera R. Lupus eritematoso sistémico. Medicina & Laboratorio 2008; 14(5-6):221-3.

Guidelines for referral and management of systemic lupus erythematosus in adults. American College of Rheumatology Ad Hoc Committee on Systemic Lupus Erythematosus Guidelines. Arthritis Rheum 1999; 42(9):1785-96.

Harris N, Eudy A, Clowse M. Patient-reported disease activity and adverse pregnancy outcomes in systemic lupus erythematosus and rheumatoid arthritis. Arthritis Care Res (Hoboken) 2018.

Jesus GR, Mendoza-Pinto C, Jesus NR et al. Understanding and managing pregnancy in patients with lupus. Autoimmune Dis 2015; 2015:943490.

Knight CL, Nelson-Piercy C. Management of systemic lupus erythematosus during pregnancy: challenges and solutions. Open Access Rheumatol 2017; 9:37-53.

Lateef A, Petri M. Management of pregnancy in systemic lupus erythematosus. Nat Rev Rheumatol 2012; 8(12):710-8.

Lateef A, Petri M. Managing lupus patients during pregnancy. Best Pract Res Clin Rheumatol 2013; 27(3):435-47.

Lateef A, Petri M. Systemic lupus erythematosus and pregnancy. Rheum Dis Clin North Am 2017; 43(2):215-26.

Lo MS, Tsokos GC. Recent developments in systemic lupus erythematosus pathogenesis and applications for therapy. Curr Opin Rheumatol 2017.

Moroni G, Ponticelli C. Pregnancy in women with systemic lupus erythematosus (SLE). Eur J Intern Med 2016; 32:7-12.

Nasseri EP, Surita FGC, Costallat LTL. Gestação em mulheres com lúpus eritematoso sistêmico: experiência do CAISM/Ambulatório de reumatologia do HC/UNICAMP. [Dissertação de Mestrado em Clínica Médica]: Universidade Estadual de Campinas, 2016.

Ostensen M. Preconception counseling. Rheum Dis Clin North Am 2017; 43(2):189-99.

Parks CG, de Souza Espindola Santos A, Barbhaiya M, Costenbader KH. Understanding the role of environmental factors in the development of systemic lupus erythematosus. Best Pract Res Clin Rheumatol 2017; 31(3):306-20.

Pastore DEA, Costa ML, Parpinelli MA, Surita FG. A critical review on obstetric follow-up of women affected by systemic lupus erythematosus. Rev Bras Ginecol Obstet 2018; 40(4):209-24.

Petri M, Orbai AM, Alarcon GS et al. Derivation and validation of the Systemic Lupus International Collaborating Clinics classification criteria for systemic lupus erythematosus. Arthritis Rheum 2012; 64(8):2677-86.

Ruiz-Irastorza G, Khamashta MA. Lupus and pregnancy: integrating clues from the bench and bedside. Eur J Clin Invest 2011; 41(6):672-8.

Sato EI. Lúpus eritematoso sistêmico. In: Borges DS, Rothschild HA, editors. Atualização terapêutica 2003: Manual prático de diagnóstico e tratamento. 21. ed. São Paulo: Artes Médicas, 2003.

Shaikh MF, Jordan N, D'Cruz DP. Systemic lupus erythematosus. Clin Med (Lond). 2017; 17(1):78-83.

Singh AG, Chowdhary VR. Pregnancy-related issues in women with systemic lupus erythematosus. Int J Rheum Dis 2015; 18(2):172-81.

Surita FGC, Cecatti JG, Barini R, Parpinelli MA, Silva JLP. Lúpus e gravidez. Rev Bras Ginec Obstet 1997; 19:413.

Surita FGC, Cecatti JG, Parpinelli MA, Amaral E, Silva JLP. Lúpus eritematoso sistêmico e gravidez. Rev Cienc Med 2004; 13(3):241-9.

Surita FGC, Parpinelli MA, Yonehara E, Krupa F, Cecatti JG. Systemic lupus erythematosus and pregnancy: clinical evolution, maternal and perinatal outcomes and placental findings. Sao Paulo Med J 2007; 125(2):91-5.

Tedeschi SK, Guan H, Fine A, Costenbader KH, Bermas B. Organ-specific systemic lupus erythematosus activity during pregnancy is associated with adverse pregnancy outcomes. Clin Rheumatol 2016; 35(7): 1725-32.

Tedeschi SK, Massarotti E, Guan H, Fine A, Bermas BL, Costenbader KH. Specific systemic lupus erythematosus disease manifestations in the six months prior to conception are associated with similar disease manifestations during pregnancy. Lupus 2015; 24(12):1283-92.

Warren JB, Silver RM. Autoimmune disease in pregnancy: systemic lupus erythematosus and antiphospholipid syndrome. Obstet Gynecol Clin North Am 2004; 31(2):345-72, vi-vii.

Witter FR. Management of the high-risk lupus pregnant patient. Rheum Dis Clin North Am 2007; 33(2):253-65, v-vi.

Yamamoto Y, Aoki S. Systemic lupus erythematosus: strategies to improve pregnancy outcomes. Int J Womens Health 2016; 8:265-72.

Zhan Z, Yang Y, Zhan Y, Chen D, Liang L, Yang X. Fetal outcomes and associated factors of adverse outcomes of pregnancy in southern Chinese women with systemic lupus erythematosus. PLoS One 2017; 12(4):e0176457.

CAPÍTULO 24

Nefropatias

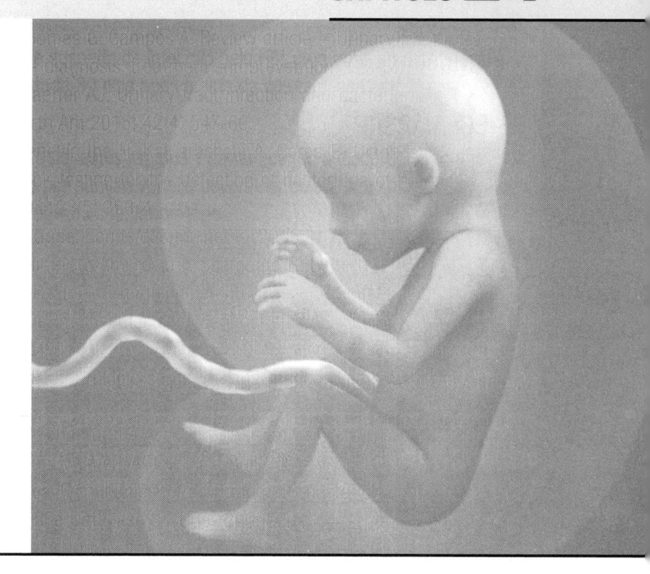

Marcelo Luís Nomura

INTRODUÇÃO

O sistema urinário é um dos mais afetados pelas alterações que acontecem no organismo materno, não somente em sua anatomia, mas também em sua função. A gravidez, a partir das alterações hormonais, hemodinâmicas e anatômicas, promove profundas mudanças em toda a fisiologia renal e na anatomia das vias urinárias. A interação entre as doenças renais e a gravidez é uma via de mão dupla, e para compreendê-la de maneira mais detalhada inicialmente é necessária uma revisão.

Do ponto de vista anatômico, os rins aumentam de volume à custa do aumento da volemia e do fluxo sanguíneo, mais acentuadamente à direita em razão da dextrorrotação do útero, provocando a compressão do sistema coletor. Portanto, a dilatação do sistema pielocalicial bilateral é um achado comum na gravidez. Esse acúmulo de urina predispõe a maior ocorrência de síndromes dolorosas por distensão e pielonefrite.

O fluxo sanguíneo renal aumenta consideravelmente na gestação, fazendo com que a depuração aumentada de diversos metabólitos provoque alterações nos valores laboratoriais de referência. Assim, o nível normal de creatinina sérica aceitável em uma gestante com função previamente normal deve ser < 1mg%. O mesmo ocorre com o ácido úrico. O *clearance* de creatinina, que é dependente do fluxo sanguíneo, também aumenta.

A Tabela 24.1 mostra os valores de referência dos principais exames laboratoriais de avaliação da função renal na gestação nos três trimestres comparados a valores em não grávidas. Na tabela se observa que parte das alterações laboratoriais específicas da gestação se deve ao aumento do fluxo glomerular secundário à hipervolemia e à vasodilatação das arteríolas aferentes. Esse aumento da taxa de filtração já é evidente no final do primeiro e se estende até o terceiro trimestre.

Outros achados comuns são a glicosúria e a aminoacidúria, que, associados à estase urinária, aumentam o risco de pielonefrite. Há aumento das concentrações urinárias de cálcio e bicarbonato.

Tabela 24.1 Valores de referência de alguns testes de função renal na gestação

Exame	1º trimestre	2º trimestre	3º trimestre	Não grávida
Creatinina	0,4 a 0,7	0,4 a 0,8	0,4 a 0,9	0,4 a 1,0
Ácido úrico	2 a 4,2	2,4 a 4,9	3,1 a 6,3	2,5 a 5,6
Ureia	7 a 12	3 a 13	3 a 11	7 a 20
Proteinúria (mg/24 horas)	19 a 141	47 a 186	46 a 185	< 150
Clearance de creatinina	69 a 140	55 a 136	50 a 166	91 a 130
Sódio	133 a 148	129 a 148	130 a 148	136 a 146
Potássio	3,6 a 5	3,3 a 5	3,3 a 5,1	3,5 a 5

Fonte: adaptada de Abbassi-Ghanavati e cols., 2009.

Em vista de todas as alterações anatômicas e funcionais do sistema urinário, doenças renais crônicas podem sofrer agravamento durante a gestação, a depender do estágio de comprometimento prévio da função.

PRÉ-ECLÂMPSIA

A pré-eclâmpsia (PE) é a condição obstétrica que mais comumente afeta o rim materno e é responsável por cerca de 35% das lesões renais agudas na gravidez.

Ainda que o comprometimento renal não seja atualmente critério *sine qua non* para definição de um caso de PE, cerca de 3% a 15% das pacientes terão algum grau de disfunção renal associada à hipertensão na gestação. Essa disfunção pode ser caracterizada por proteinúria > 300mg em 24 horas ou relação proteína-creatinina urinária > 0,3, aumento da creatinina acima dos níveis esperados para a idade gestacional, insuficiência renal progressiva caraterizada por níveis de creatinina > 1,1mg/dL ou aumento de pelo menos duas vezes no nível sérico basal de creatinina.

Mulheres que desenvolvem lesão renal associada à PE têm risco maior de apresentarem disfunção renal ao longo da vida, bem como de serem portadoras de alguma lesão prévia não diagnosticada. A persistência de alterações laboratoriais após o parto, em particular por mais de 6 meses, sugere que uma lesão clinicamente não aparente tenha sido evidenciada pela sobrecarga volêmica da gestação. Quadros de doença renal podem simular episódios de PE, o que dificulta a diferenciação do que pode ser um quadro de PE "pura", mas certamente alguns desses quadros se devem a doenças renais primárias. Essa suposição é corroborada pelo fato de estudos epidemiológicos populacionais terem mostrado que mulheres que tiveram PE apresentam duas a cinco vezes mais chances de desenvolverem doença renal terminal ao longo dos 35 anos seguintes.

Alguns aspectos clínicos e laboratoriais podem sugerir a presença de lesão renal preexistente. Alterações do sedimento urinário (hematúria dismórfica, proteinúria maciça precoce, cilindrúria) e creatinina sérica elevada sugerem lesão prévia, e essas pacientes são mais suscetíveis a quadros de PE superposta.

DOENÇA RENAL CRÔNICA

A função renal pode piorar durante a gestação, e a extensão do agravamento depende de alguns fatores, como função renal prévia à gestação, doença materna de base, superposição de condições específicas da gravidez com PE e síndrome HELLP.

De maneira geral, a incidência de resultados perinatais adversos está diretamente relacionada com o estágio da doença renal crônica, definido pela taxa de filtração glomerular (TFG) estimada. Mulheres com doença leve ou TFG > 90mL/min/1,73m^2 têm resultados melhores com taxas de nascidos vivos > 90%. No entanto, mesmo em mulheres normotensas e sem evidência de proteinúria, as taxas de cesariana, parto prematuro e necessidade de internação em UTI neonatal foram maiores quando comparadas às de mulheres sem doença renal. Portanto, as mulheres com qualquer grau de acometimento da função renal devem ser acompanhadas em serviços especializados. Esses achados levantam questões importantes concernentes ao planejamento da gravidez nessas mulheres. As mulheres com doença renal de caráter progressivo devem ser aconselhadas a planejar gestações nos estágios iniciais, preferencialmente antes de desenvolver hipertensão arterial.

Nos quadros de comprometimento da função renal moderados e graves, definidos como TFG entre 40 e 70 e < 40, como destacado previamente, os resultados perinatais são piores. Essas mulheres também tendem a apresentar piora da função renal a curto prazo, quando comparadas às mulheres que não engravidaram. Em princípio, a longo prazo a gravidez não acelera a progressão para doença terminal ou dialítica; no entanto, o pequeno número de pacientes analisadas ainda impede conclusões definitivas. Ainda não está claro o quanto a hipertensão arterial, o grau de proteinúria e a causa da doença renal contribuem para maus resultados, mas, aparentemente, quanto mais avançado o estágio da insuficiência renal, maior o risco de deterioração a curto (durante a gravidez) e longo prazo.

Com relação às mulheres com insuficiência renal em diálise, há poucos estudos, porém, a partir do início da diálise, a fertilidade pode ser restaurada e gestações podem ocorrer.

Como se trata de população de alto risco, quais seriam as estratégias pré-concepcionais e pré-natais para reduzir o risco de complicações perinatais? O aconselhamento pré-concepcional é importante para a programação da gestação em condições favoráveis. As mulheres com insuficiência renal leve cuja etiologia seja progressiva devem ser aconselhadas a definir sua prole antes da progressão. Aquelas com insuficiência renal moderada e grave devem ser aconselhadas a respeito do alto risco de parto prematuro, cesariana e PE, bem como da possibilidade de piora da função renal.

O uso de doses baixas (100 a 150mg) de ácido acetilsalicílico (AAS) durante o pré-natal é uma estratégia recomendada pelo United States Preventive Services Task Force (USPSTF) para redução do risco de PE, podendo ter como benefício secundário a redução de parto prematuro terapêutico. Em termos de avaliação do custo-benefício, as pacientes com doença renal crônica podem se beneficiar do uso de AAS e, portanto, recomenda-se o início da prescrição preferencialmente antes de 16 semanas, a partir de 12 semanas. Uma recente metanálise mostrou que em mulheres de alto risco o uso de AAS iniciado na 16ª semana ou antes reduziu em 43% o risco de PE, em 53% o risco de PE grave e em 44% o risco de restrição de crescimento fetal. Quando iniciado após 16 semanas, o efeito do AAS foi menos importante, com redução de apenas 19% do risco de PE e nenhuma redução no risco de PE grave. Portanto, o uso de AAS em doses baixas é recomendado para todas as mulheres com doença renal crônica.

As pacientes em diálise crônica devem ser mantidas em condições adequadas para a gestação, ou seja, é necessária a adoção de protocolos específicos em conjunto com o nefrologista. Os resultados perinatais são variáveis, dependendo da experiência de cada centro e das características específicas de cada conduta, mas taxas de nascidos vivos de 40% a 86% têm sido relatadas. Os resultados parecem ser melhores em mulheres que iniciam a diálise durante a gestação, quando comparadas às que a iniciaram antes da concepção. A taxa de prematuridade se aproxima de 100%. O aspecto mais importante é a função renal previamente à concepção. Como a maioria das pacientes com insuficiência renal crônica é infértil, não são infrequentes o retorno da fertilidade e consequentemente a gestação quando é iniciada a terapia de substituição. O planejamento da gestação é importante por permitir o ajuste de medicações, em particular os anti-hipertensivos e os imunossupressores nas pacientes com transplante renal. Os inibidores da enzima conversora e os inibidores da angiotensina são contraindicados, assim como alguns diuréticos.

Experiências mais recentes com protocolos mais agressivos de diálise mostraram resultados perinatais melhores. A intensificação da diálise diminui o risco de óbito fetal, e existe uma correlação inversa entre o número de horas em diálise e a ocorrência de parto prematuro e baixo peso ao nascimento. Os objetivos do regime intensivo de diálise, com aumento do número de horas semanais, são reduzir os níveis de ureia plasmática para < 50mg%, controlar a pressão arterial (mantendo a pressão diastólica entre 80 e 90mmHg) e evitar o polidrâmnio. Níveis de ureia a partir de 90mg% podem ser indicadores do regime intensificado durante a gestação. Além disso, é necessário garantir uma ingesta proteica adequada com suplementação de minerais e vitaminas hidrossolúveis. Sugere-se o uso de eritropoetina para manter os níveis de hemoglobina entre 10 e 11g/dL, juntamente com a reposição de ferro e ácido fólico. No entanto, mesmo com o manejo agressivo, em algumas séries as taxas de prematuridade permanecem elevadas (em torno de 75%).

A assistência multidisciplinar em centros especializados pode contribuir para a melhora dos resultados perinatais, sendo de suma importância o acompanhamento em conjunto com nefrologista.

TRANSPLANTE RENAL E GRAVIDEZ

Apesar de inúmeros relatos na literatura de gestações em mulheres transplantadas, persistem algumas dúvidas em relação ao planejamento da gestação e aos resultados perinatais, possivelmente em razão da magnitude dos fatores envolvidos e da complexidade clínica do manejo. Assim como ocorre nas mulheres que iniciam a diálise, transplantes bem-sucedidos podem restaurar rapidamente a fertilidade, e o transplante é uma opção para as mulheres com insuficiência renal crônica terminal. Um dos aspectos controversos diz respeito ao momento considerado seguro para o planejamento da gestação após um transplante renal. Algumas diretrizes sugerem que o intervalo entre o transplante e a concepção deve ser de no mínimo 1 ano, desde que a função renal se mostre estável, a proteinúria esteja ausente e não tenha ocorrido rejeição, e com doses também estáveis de imunossupressores. Aparentemente, o aspecto mais importante é a estabilidade do enxerto, uma vez que intervalos maiores não estão necessariamente associados a melhores resultados, tendo em vista que ao longo do tempo a deterioração da função ocorre na maioria das pacientes.

A incidência de PE é elevada, podendo chegar a 38%, mas parece não influenciar a função renal a longo prazo no seguimento longitudinal. A prematuridade ainda é a principal repercussão perinatal, com taxas de até 50% a 64%, sendo as principais causas: patologias obstétricas intercorrentes, como a PE, e a rotura prematura de membranas, a qual é possivelmente mais prevalente quando associada ao uso crônico de corticoides. Em revisão sistemática envolvendo 4.706 pacientes, as taxas de PE, parto prematuro, cesariana e de nascidos vivos foram, respectivamente, de 27%, 45%, 56% e 73%.

Com relação aos imunossupressores, o micofenolato e o sirolimus são contraindicados e devem ser trocados por opções mais seguras, como azatioprina, tacrolimus e eventualmente ciclosporina. A maioria das pacientes com função renal normal evolui sem agravamento. Assim como recomendado para as pacientes com insuficiência renal crônica, o uso de AAS deve ser iniciado no começo do segundo trimestre.

LESÃO RENAL AGUDA

A lesão renal aguda ou insuficiência renal aguda consiste no comprometimento súbito da função renal.

A PE é a principal causa de lesão renal aguda na gravidez. Outras causas associadas são: choque hemorrágico obstétrico (descolamento de placenta, hemorragia pós-parto, acretismo placentário), sepse (na gestação, a pielonefrite é a causa principal), hiperêmese gravídica, síndrome HELLP, síndromes microangiopáticas, como a púrpura trombocitopênica trombótica, exacerbação de lúpus eritematoso sistêmico (LES) e a síndrome hemolítico-urêmica, esteatose hepática aguda e uso excessivo de anti-inflamatórios não esteroides.

Com relação à PE, é extremamente raro que a lesão renal aguda ocorra isoladamente. De maneira geral, ela é muito mais frequente quando há comprometimento sistêmico, como na síndrome HELLP, ou na esteatose hepática aguda da gravidez. Tanto na síndrome HELLP como na esteatose hepática aguda, o comprometimento da função renal é laboratorialmente menos grave e raramente há a necessidade de diálise. Por outro lado, nas síndromes microangiopáticas, a lesão renal pode ser mais grave. O diagnóstico diferencial é embasado nos quadros clínico e laboratorial. A Tabela 24.2 mostra os principais achados dessas síndromes.

Tabela 24.2 Principais achados clínicos e laboratoriais de síndromes obstétricas associadas à lesão renal aguda

	HELLP (%)	EHA (%)	PTT (%)	SHU (%)	LES (%)
Lesão renal aguda	50	90 a 100	30	100	40 a 80
Hemólise	50 a 100	15 a 20	100	100	14 a 23
Plaquetopenia	> 20.000	> 50.000	≤ 20.000	> 20.000	> 20.000
Alteração hepática	100	100	Leve	Leve	Com SAF
Icterícia	5 a 10	40 a 90	Rara	Rara	Ausente
HAS	85	50	20 a 75	80 a 90	–
Proteinúria	90 a 95	30 a 50	Sem hematúria	80 a 90	100
Náusea e vômito	40	50 a 80	Comum	Comum	Com SAF
Sintomas neurológicos	40 a 60	30 a 40	60 a 70	–	50 com SAF

EHA: esteatose hepática aguda; PTT: púrpura trombocitopênica trombótica; SHU: síndrome hemolítico-urêmica.
Fonte: adaptada de Sibai, 2007.

Outras causas, menos frequentes, são a obstrução urinária aguda e as lesões cirúrgicas do ureter.

O tratamento da lesão renal aguda deve ser direcionado à causa básica, como uso de imunossupressores no LES, suporte hemodinâmico e hemoterapêutico nas síndromes microangiopáticas e hemorrágicas e interrupção da gestação em caso de síndrome HELLP ou PE grave.

LITÍASE URINÁRIA

Os cálculos urinários afetam cerca de 10% da população geral e na gestação estima-se que ocorra com sintomas em 1 a cada 3.300 gestantes. A litíase sintomática é mais comum no segundo e terceiro trimestres, e ambos os sistemas coletores, direito e esquerdo, são igualmente acometidos. Os sintomas principais são dor em cólica em flancos e hematúria, que frequentemente estão associadas a náusea e vômito. Em cerca de 20% a 45% das gestantes, a infecção urinária pode estar presente, e essa é uma associação potencialmente perigosa por poder levar à sepse.

Alguns aspectos da gravidez aumentam o risco de litíase sintomática. A dilatação do sistema coletor, causada pela progesterona e pelo aumento do fluxo renal, leva à estase urinária, que aumenta o potencial litogênico da urina. O aumento da calciúria predispõe a maior formação de cálculos de fosfato de cálcio. Essas alterações também favorecem a migração de cálculos, e o ureter é mais acometido na gravidez.

O diagnóstico é estabelecido preferencialmente por meio da ultrassonografia abdominal complementada pela transvaginal, quando necessária para visibilização de cálculos distais e na junção ureterovesical. Apesar de a sensibilidade da ultrassonografia ser menor do que a de outros métodos, ela deve ser a primeira escolha. Em pacientes selecionadas, e quando houver indicação clínica precisa, pode ser utilizada a tomografia computadorizada com protocolos de baixa radiação e escudos de proteção. Recentemente foram desenvolvidos protocolos de ressonância magnética específicos para urolitíase, que apresentam boa *performance* e que, se disponíveis, podem ser usados preferencialmente à TC. A ressonância magnética sem contraste tem sensibilidade de 80% e, embora não seja capaz de demonstrar o cálculo, tem capacidade de evidenciar sinais indiretos na maioria das pacientes, ajuda a diferenciar a dilatação fisiológica do sistema coletor da obstrução e pode visibilizar outras patologias, como apendicite e pielonefrite.

O tratamento inicial da litíase é sempre conservador, uma vez que com analgésicos, hidratação e antibióticos e antieméticos se necessário. Os anti-inflamatórios devem ser evitados no terceiro trimestre em razão dos possíveis efeitos hemodinâmicos fetais (fechamento precoce do canal arterial e oligoâmnio) e nunca devem ser utilizados por períodos prolongados. A maioria dos cálculos é eliminada. Convém descartar infecção associada (hemograma e cultura de urina), uma vez que esta pode mudar o prognóstico e a conduta.

O tratamento cirúrgico inicial é reservado para os casos de abscessos renais e sepse urinária e deve ser prontamente instituído. Outras indicações de tratamento cirúrgico são dor incontrolável, vômitos persistentes, febre, rim único, cálculos bilaterais sintomáticos, cálculos ureterais > 1cm e piora do estado clínico materno. A drenagem urinária endoscópica ou sonda em duplo J ou a nefrostomia podem ser adequadas se não houver acesso à ureterorrenoscopia, que é o tratamento definitivo indicado na gestação. As sondas em duplo J têm risco de calcificação e aderência ao ureter e de causar dor intratável, e por esse motivo devem ser trocadas periodicamente, o que deve ser evitado na gestação. A litotripsia extracorpórea e a nefrolitotomia percutâneas são contraindicadas na gestação.

Leitura complementar

Abbassi-Ghanavati M, Greer LG, Cunningham FG. Pregnancy and laboratory studies: A reference table for clinicians. Obstet Gynecol 2009; 114(6):1326-31.

August, P. Acute kidney injury (acute renal failure) in pregnancy. UptoDate. Disponível em: https://www.uptodate.com/contents/acute-kidney-injury-acute-renal-failure-in-pregnancy#H3. Acesso em: 24/01/18.

Ayansina D, Black C, Hall SJ et al. Long term effects of gestational hypertension and pre-eclampsia on kidney function: Record linkage study. Pregnancy Hypertens 2016 Oct; 6(4):344-9.

Cheung KL, Lafayette RA. Renal physiology of pregnancy. Adv Chronic Kidney Dis 2013 May; 20(3):209-14. DOI: 10.1053/j.ackd.2013.01.012.

Hladunewich M, Schatell D. Intensive dialysis and pregnancy. Hemodial Int 2016 Jul; 20(3):339-48.

Hypertension in Pregnancy. The American College of Obstetricians and Gynecologists 2013. Disponível em: https://www.acog.org/~/media/Task%20Force%20and%20Work%20Group%20Reports/public/HypertensioninPregnancy.pdf. Acesso em: 17/01/18.

Imbasciati E, Gregorini G, Cabiddu G et al. Pregnancy in CKD stages 3 to 5: fetal and maternal outcomes. Am J Kidney Dis 2007 Jun; 49(6):753-62.

Jesudason S, Grace BS, McDonald SP. Pregnancy outcomes according to dialysis commencing before or after conception in women with ESRD. Clin J Am Soc Nephrol 2014 Jan; 9(1):143-9.

Masselli G, Derme M, Bernieri MG et al. Stone disease in pregnancy: imaging-guided therapy. Insights Imaging 2014 Dec; 5(6):691-6.

Masselli G, Derme M, Laghi F et al. Imaging of stone disease in pregnancy. Abdom Imaging 2013 Dec; 38(6):1409-14.

McKay DB, Josephson MA. Pregnancy after kidney transplantation. Clin J Am Soc Nephrol 2008 Mar; 3(Suppl 2):S117-S125.

McKay DB, Josephson MA, Armenti VT et al. Reproduction and transplantation: report on the AST Consensus Conference on Reproductive Issues and Transplantation. Am J Transplant 2005; 5:1592-9.

Mullins JK, Semins MJ, Hyams ES, Bohlman ME, Matlaga BR. Half fourier single-shot turbo spin-echo magnetic resonance urography for the evaluation of suspected renal colic in pregnancy. Urology 2012; 79:1252-5.

Pedro RN, Das K, Buchholz N. Urolithiasis in pregnancy. Int J Surg 2016 Dec; 36(Pt D):688-92.

Piccoli GB, Minelli F, Versino E et al. Pregnancy in dialysis patients in the new millennium: A systematic review and meta-regression analysis correlating dialysis schedules and pregnancy outcomes. Nephrol Dial Transplant 2016 Nov; 31(11):1915-34. Epub 2015 Nov 27.

Prakash J, Ganiger VC. Acute kidney injury in pregnancy-specific disorders. Indian J Nephrol 2017 Jul-Aug; 27(4):258-70.

Pregnancy outcomes in kidney transplant recipients: a systematic review and meta-analysis. Am J Transplant 2011 Nov; 11(11):2388-404.

Rasmussen PE, Nielsen FR. Hydronephrosis during pregnancy: a literature survey. Eur J Obstet Gynecol Reprod Biol 1988 Mar; 27(3):249-59.

Roberge S, Bujold E, Nicolaides KH. Aspirin for the prevention of preterm and term preeclampsia: Systematic review and metaanalysis. Am J Obstet Gynecol 2017 Nov 11. pii: S0002-9378(17)32326-8. DOI: 10.1016/j.ajog.2017.11.561.

Sibai BM. Imitators of severe preeclampsia. Obstet Gynecol 2007 Apr; 109(4):956-66.

Teleb M, Ragab A, Dawod T et al. Definitive ureteroscopy and intracorporeal lithotripsy in treatment of ureteral calculi during pregnancy. Arab J Urol 2014 Dec; 12(4):299-303.

Vannevel V, Claes K, Baud D et al. Preeclampsia and long-term renal function in women who underwent kidney transplantation.

Vijayan M, Pavlakis M. Pregnancy and the kidney transplant recipient. Curr Opin Nephrol Hypertens 2017 Nov; 26(6):494-500.

Vikse BE. Pre-eclampsia and the risk of kidney disease. Lancet 2013 Jul 13; 382(9887):104-6.

Wiles KS, Nelson-Piercy C, Bramham K. Reproductive health and pregnancy in women with chronic kidney disease. Nature Reviews Nephrology. DOI: 10.1038/nrneph.2017.187

Williams D, Davison J. Chronic kidney disease in pregnancy. BMJ 2008 Jan 26; 336(7637):211-5.

CAPÍTULO 25

Gestação, Obesidade e Cirurgia Bariátrica

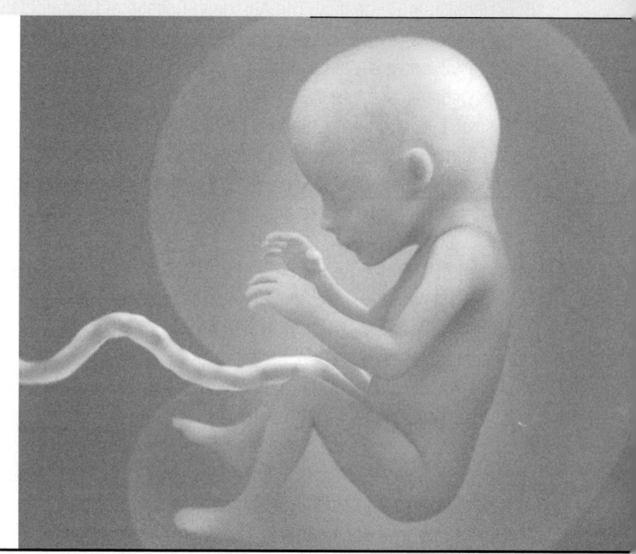

Flávia Franco Frattesi
Karla Lima Nascimento
Eduarda Maciel Pimenta de Assis

INTRODUÇÃO

Atualmente, a obesidade é considerada uma epidemia mundial, sendo avaliada pela Organização Mundial da Saúde (OMS) como um dos principais agravos e com grande impacto na saúde da população, talvez o mais importante em saúde pública de todos os tempos. Trata-se de um problema recente na evolução da espécie humana e está fortemente associada ao aumento da mortalidade por doenças cardiovasculares, resultado da disponibilidade de alimentos e das alterações no estilo de vida nos tempos modernos em um organismo adaptado ao longo dos séculos para uma situação justamente oposta. Doença complexa de causa multifatorial, a obesidade é potencialmente contagiosa mediante o convívio interpessoal em que há o compartilhamento de hábitos pouco saudáveis.

Como parte integrante da epidemia mundial da obesidade, vem sendo observado o aumento na prevalência de mulheres obesas na idade reprodutiva e do ganho de peso durante a gestação.

O aumento da prevalência da obesidade nas famílias brasileiras é, em parte, um reflexo do novo estilo de vida adotado por um país em desenvolvimento. A figura feminina, antes caracterizada como cuidadora do lar e responsável pela dieta e pelas atividades de lazer das crianças, passa a trabalhar fora, entregando suas antigas obrigações à vida moderna. Alimentos de fácil preparo e atividades de lazer domiciliares (*smartphones*, *tablets*, computadores, televisão, entre outros) passam a fazer parte do estilo prático de vida de grande parte dos brasileiros. Soma-se a isso o estresse psicológico das novas obrigações, que acaba afetando toda a família e contribuindo como uma das causas da obesidade.

Nas sociedades que se encontram na fase de transição econômica, a renda tende a ser um forte fator de risco para a obesidade, enquanto a educação tende a ser um fator de proteção. Ambos os fatores são modificáveis pelas variáveis sexo e grau de desenvolvimento. As mulheres tendem a modificar seus padrões alimentares e de atividade física mais rapidamente do que os homens. Essa tendência pode ser facilmente explicada pelas preocupações com o controle de peso e pelos padrões físicos de beleza atuais.

OBESIDADE, FERTILIDADE E GESTAÇÃO

A prevalência da obesidade durante a gravidez varia muito, dependendo da definição usada, do ano do estudo e das características da população do estudo. A prevalência aumenta em concordância com o aumento da prevalência da obesidade na população geral.

As mulheres obesas em idade fértil têm maior incidência de distúrbios menstruais, síndrome dos ovários policísticos (SOP), infertilidade, abortamento e hirsutismo, entre outras comorbidades. As gestantes com sobrepeso e obesidade têm risco aumentado de desenvolvimento de diabetes gestacional (DG), pré-eclâmpsia (PE), hipertensão gestacional (HG), trabalho de parto induzido, cesariana e macrossomia fetal. Além disso, a amamentação também pode ser prejudicada em mulheres obesas, trazendo consequências para o desenvolvimento de seus filhos.

A definição de obesidade e os critérios para o ganho de peso em mulheres grávidas envolvem questões únicas para essa população. O peso da mulher grávida aumenta ao longo de um tempo relativamente curto, e muito do ganho de peso está relacionado com a própria gestação.

Na prática clínica, o cálculo do índice de massa corporal (IMC) é o mais utilizado para diagnóstico e classificação numérica da obesidade. O IMC não é capaz de distinguir gordura central de gordura periférica nem diferencia massa gordurosa de massa magra. Pode superestimar o grau de obesidade em indivíduos edemaciados, com aumento de massa magra e em grávidas. O uso do IMC ignora a distribuição da gordura corporal. No entanto, o cálculo é prático e tem boa correlação com a adiposidade corporal e com os riscos associados à obesidade. Como preditor de risco na gestação, deve ser calculado no período pré-gestacional ou no primeiro trimestre da gravidez.

A avaliação anatômica da distribuição de gordura corporal é importante para a associação aos riscos cardiometabólicos. A distribuição da gordura na região central está mais correlacionada às complicações cardiovasculares e metabólicas do que a distribuição periférica da gordura, a qual está mais associada a complicações vasculares periféricas e problemas ortopédicos e estéticos.

Os riscos de complicações na gravidez aumentam diretamente com o grau da obesidade. A base fisiopatológica das comorbidades associadas à obesidade e à gravidez está diretamente relacionada com as vias metabólicas de ação de alguns hormônios, como insulina, androgênios e leptina. Essa associação se deve a alterações endócrinas e metabólicas, como produção excessiva de estrogênio, distúrbio do metabolismo dos esteroides, alterações da secreção pulsátil do hormônio liberador da gonadotrofina e alterações na liberação e ação da insulina, leptina, adiponectina, resistina e grelina. O conjunto dessas alterações leva aos três importantes pilares da fisiopatologia que explicam a relação entre obesidade e infertilidade: hiperinsulinemia, hiperandrogenismo funcional e anovulação.

O tecido adiposo como um órgão endócrino ativa uma fonte de citocinas pró-inflamatórias que podem levar à disfunção endotelial nos vasos maternos e na placenta, resultando em desfechos desfavoráveis.

Um estudo de coorte avaliou 200.000 mulheres que tiveram duas gestações únicas em um período de 10 anos com intervalo médio de 2 anos. O IMC materno na primeira e segunda gestações foram determinados e comparados com os resultados das gestações. Um aumento de cerca de 3 pontos no IMC entre as duas gestações foi associado a riscos significativamente maiores de PE, HG, DG, cesariana, macrossomia fetal e decesso fetal na segunda gravidez. O aumento do risco foi relacionado linearmente com a quantidade de ganho de peso no intervalo entre as gestações.

O risco de aborto espontâneo em gestantes com sobrepeso e obesidade é independente de aneuploidia embrionária e está associado à maior incidência de SOP e resistência à insulina (RI) isoladamente. A obesidade pode afetar a função do corpo lúteo, do trofoblasto, o desenvolvimento embrionário precoce e a receptividade endometrial. Um ambiente hormonal desfavorável resulta em pobre receptividade endometrial e, em conjunto com as outras alterações, pode contribuir para o aumento da incidência de aborto nessa população. O tratamento com metformina em mulheres com SOP tem se mostrado eficaz na taxa de gestação. Entretanto, não tem impacto no número de nascidos vivos.

O rastreamento de diabetes em gestantes obesas deve ser sempre realizado. A incidência de DG em grávidas obesas é maior do que na população obstétrica em geral. O risco aumenta proporcionalmente ao aumento do peso e da circunferência abdominal. As mulheres obesas com histórico de DG têm prevalência duas vezes maior de desenvolverem *diabetes mellitus* tipo 2 (DM2) em comparação com aquelas na faixa de peso ideal.

Há forte relação entre obesidade e distúrbios hipertensivos durante a gravidez. O peso materno e o IMC são fatores de risco independentes para PE e outros distúrbios hipertensivos. O mecanismo pelo qual a obesidade confere risco aumentado de PE não é totalmente conhecido. Algumas alterações fisiopatológicas da obesidade, como RI, hiperlipidemia e inflamação crônica subclínica, estão diretamente relacionadas com o aumento do risco cardiometabólico e da incidência de PE. Na obesidade, há liberação de mediadores inflamatórios e aumento de ácidos graxos livres, levando ao estresse oxidativo, que é o principal fator para o desenvolvimento da PE. O estresse oxidativo no nível placentário estimula o aumento da secreção da enzima tirosina quinase solúvel (sFlT-1), que, por sua vez, reduz os níveis plasmáticos de fator de crescimento placentário (P1GF). O PlGF parece ser um bom preditor da PE no segundo trimestre, podendo ser usado como método de rastreamento nas gestantes obesas. Em gestantes que desenvolvem PE, verificou-se que os níveis de sFlT-1 estão elevados e os de PlGF reduzidos, quando comparados aos observados em uma gravidez normal, mesmo antes de ocorrerem os sintomas clínicos.

O aumento do risco de trabalho de parto pré-termo (TPPT) e a indicação de parto prematuro em gestantes obesas estão associados às comorbidades prévias e complicações clínicas durante o pré-natal. A prevenção do parto prematuro deve ser direcionada para prevenção ou tratamento de complicações clínicas e obstétricas. Uma das complicações relacionadas com o TPPT é a infecção do trato urinário. O excesso de peso pré-gestacional está associado ao aumento da incidência de infecções do trato urinário durante a gestação, sendo aconselhável o rastreamento em todos os trimestres.

As gestantes com diagnóstico pré-gestacional de SOP parecem ter incidência maior de trabalho de parto prematuro extremo por insuficiência istmocervical (IIC). Provavelmente, essa relação é explicada pelo aumento dos níveis de relaxina, dentre outras alterações hormonais que enfraquecem a matriz de colágeno no colo do útero. O rastreamento precoce da IIC pode ajudar na identificação e condução adequada desses casos. A medida do colo do útero precoce parece ajudar na identificação desses casos. Medidas seriadas em conjunto com as ultrassonografias de rotina, como da translucência nucal entre a 16ª e a 17ª semana de gestação e a morfológica, parecem auxiliar a identificação desses casos. Esse rastreamento não se justifica em gestantes obesas sem diagnóstico prévio de SOP.

As mulheres obesas apresentam maior prevalência de gestação múltipla, quando comparadas com a população geral, o que pode estar relacionado com níveis mais elevados do hormônio folículo-estimulante (FSH). O diagnóstico precoce melhora a assistência.

A apneia obstrutiva do sono (AOS) é uma doença rara, mas grave, relacionada com a obesidade. Os dados sobre essa doença durante a gravidez, embora limitados, sugerem que a AOS pode ser precipitada ou agravada durante a gravidez e pode estar associada a distúrbios hipertensivos, como PE e crescimento intrauterino restrito (CIUR). Períodos de dessaturação de oxigênio na corrente sanguínea prejudicam a troca gasosa com o feto, o que pode levar ao decesso fetal, principalmente no último trimestre de gestação. A AOS aumenta a incidência de depressão respiratória pós-cirúrgica associada ao uso de opioides. Por todos esses motivos, o diagnóstico de AOS não deve ser desvalorizado. O tratamento envolve o uso de aparelhos específicos durante o sono prescrito por um profissional especializado.

A evolução do trabalho de parto depende do peso materno. As mulheres obesas parecem ter a primeira fase do trabalho de parto mais longa do que as com peso normal. Alguns estudos apontam para menor sensibilidade dos receptores à ocitocina. Uma concentração maior desse hormônio seria necessária para coordenar de maneira eficaz as contrações uterinas. Em estudo de coorte de 612 nulíparas acompanhadas na primeira fase do trabalho de parto espontâneo, a duração média do período de dilatação do colo do útero de 4cm para 10cm foi significativamente maior em mulheres com sobrepeso e obesidade do que nas de peso normal. Por outro lado, a duração da segunda fase do trabalho de parto não parece ser afetada pelo IMC. A gestante obesa consegue exercer maior pressão abdominal sobre o períneo no período expulsivo. Muitas vezes, essa pressão abdominal pode acelerar a passagem do feto pelo canal de parto com maior chance de lacerações. É prudente que o médico, ao prestar assistência ao trabalho de parto de gestantes obesas, ajuste suas expectativas quando os estados fetal e materno forem tranquilizadores para que a incidência de cesarianas diminua nessa população de gestantes.

A gestação pós-termo é mais comum em mulheres obesas, as quais apresentam alta taxa de cesariana e são mais propensas a apresentar complicações anestésicas. A indução do trabalho de parto em gestantes obesas tem incidência maior de falhas. O mesmo acontece com o parto vaginal espontâneo após uma cesariana.

A incidência de complicações durante o parto relacionadas com macrossomia fetal, apresentação fetal anômala, hemorragias e laceração do canal de parto é maior em gestantes obesas e com sobrepeso quando comparada com a de gestantes com IMC normal.

A macrossomia fetal é observada em até 30% dos casos de gestantes diabéticas na gestação, sendo a complicação mais frequente em filhos de gestantes obesas, mesmo naquelas que não desenvolveram DG. O aumento da RI em gestantes obesas, principalmente naquelas com DG, leva à hiperinsulinemia fetal, importante fator para o crescimento intrauterino. O ambiente fetal é totalmente modificado, havendo alteração na síntese, secreção e ação da leptina, o que determina alterações no metabolismo dos adipócitos fetais. Além disso, lipases placentárias que clivam triglicerídeos presentes em excesso nas gestantes obesas com RI aumentam o aporte de ácidos graxos livres para o feto. Nas últimas semanas de gestação, há também aumento da disponibilidade de glicose e aminoácidos, contribuindo para o crescimento fetal excessivo. O excesso de peso fetal pode predispor a traumas obstétricos e distócia de ombro durante o trabalho de parto, além de aumentar por si só o número de partos por cesariana.

Filhos hiperinsulinêmicos de mães diabéticas têm risco aumentado de hipoglicemia, hiperbilirrubinemia, hipocalcemia, policitemia e síndrome de angústia respiratória após o parto.

A incidência de anomalias congênitas em filhos de mulheres obesas é maior do que a da população geral, sendo as mais importantes os defeitos do tubo neural, as anomalias cardíacas e as anormalidades de parede abdominal, como a onfalocele. Na obesidade, é alta a taxa da metabolização de folatos pelo tecido adiposo com perda do efeito protetor do ácido fólico na prevenção de malformações. A obesa apresenta maior incidência de deficiência de vitamina D e consequentemente deficiência de cálcio e alterações do metabolismo ósseo, o que contradiz a teoria de que obesidade seria um fator de proteção contra a osteoporose.

Observa-se alta incidência de hiperparatireoidismo secundário crônico em virtude do aumento do paratormônio (PTH) mediado pela leptina. A vitamina D é lipossolúvel, sendo sequestrada pelo tecido adiposo em excesso. Ocorre baixa produção cutânea em razão da menor exposição à luz solar e há baixa produção pelo fígado em virtude da esteatose hepática, que é mais frequente nos obesos. São importantes a avaliação nutricional pré-concepcional e a reposição ou a suplementação de ácido fólico, vitamina D, vitamina B_{12} e ferro, entre outros, sendo sempre recomendada a manutenção da suplementação de ácido fólico e ferro, assim como as correções das necessidades nutricionais nas gestantes obesas no período perinatal. A maioria dessas mulheres apresenta um grau de desnutrição de micronutrientes não suspeitado devido ao excesso de macronutrientes de má qualidade na dieta.

As complicações da obesidade durante a gestação podem acarretar uma série de problemas ao longo da vida dos filhos de mulheres obesas. A obesidade é considerada fator de risco para a obesidade infantil, assim como para o surgimento da síndrome metabólica e da doença cardiovascular na idade adulta. Estudos mais recentes demonstram que a adiposidade neonatal, as concentrações de leptina no cordão umbilical e a supernutrição materna são fortes indicadores do aparecimento das disfunções metabólicas na infância e na vida adulta. As crianças de mães obesas ou expostas à hiperglicemia ou ao excesso de ácidos graxos livres durante a gestação apresentam grande risco de desenvolverem diabetes na vida adulta. Assim, as alterações na quantidade e qualidade de alimentos consumidos no período perinatal podem programar o indivíduo para obter um aumento ou propiciar a prevenção de estoques de gordura a longo prazo. Em fetos com CIUR, há redução no acúmulo de lipídios nos adipócitos. Embora o percentual de gordura corporal esteja reduzido, a quantidade de gordura visceral está aumentada. As crianças que apresentaram CIUR e desenvolvem mecanismos compensatórios de crescimento pós-natal apresentam uma distribuição da gordura mais centralizada. O tecido adiposo nesse caso é hiporresponsivo às catecolaminas e precocemente desenvolve resistência à insulina.

AVALIAÇÃO CLÍNICA E FÍSICA

A avaliação clínica e física dirigida para a mulher com sobrepeso e obesidade é o ponto de partida fundamental para uma boa assistência obstétrica. A avalição do risco cardiometábolico deve envolver uma equipe multiprofissional. Destacam-se, pela importância e impacto do tratamento na saúde da mulher, o rastreamento de diabetes, AOS, hipotireoidismo, SOP, doenças cardiovasculares e alterações das funções hepáticas causadas pelo depósito de gordura no fígado. A avaliação pré-gestacional da função renal e hepática orienta a distinção entre doenças prévias e doenças causadas pela gestação, como distúrbios hipertensivos e alterações hepáticas.

O ganho de peso recomendado como ideal na gestação leva em consideração o IMC pré-concepcional da paciente. O IMC é calculado a partir do peso do indivíduo (em kg) dividido pelo quadrado de sua altura (em metros):

$$\text{IMC} = \frac{\text{peso em kg}}{(\text{altura em m})^2}$$

O IMC classifica a pessoa em baixo peso, peso adequado, sobrepeso e obesidade de acordo com os valores mostrados na Tabela 25.1.

A aferição adequada do peso e da pressão arterial da mulher obesa exige uma balança de amplo alcance e um manguito adequado à circunferência do braço.

Tabela 25.1 Classificação da obesidade segundo o índice de massa corporal (IMC)

Classificação	IMC	Excesso de peso estimado (kg)
Obesidade média	27 a 30	9,0 a 22,5
Obesidade moderada	30 a 35	22,5 a 34,0
Obesidade severa	35 a 40	34,0 a 45,0
Obesidade mórbida	40 a 50	45,0 a 90,0
Superobesidade	50 a 60	> 90,0

O exame físico detalhado da pele e dos anexos é importante para a identificação de alterações. Infecções, lesões por atrito, alergias e alterações causadas por distúrbios metabólicos têm maior incidência na população de mulheres obesas.

A medida da altura uterina para avaliação do crescimento fetal não apresenta boa sensibilidade, e medidas realizadas por meio de exames de imagem devem ser mais frequentes nessa população, principalmente no último trimestre de gestação. O uso do sonar para escuta dos batimentos cardíacos fetais (BCF) muitas vezes apresenta dificuldades técnicas. Essas dificuldades são mais comuns em gestantes com acúmulo de gordura na região abdominal. O tecido adiposo funciona como um isolante, diminuindo a sensibilidade dos exames de imagem e dificultando a escuta dos BCF com aparelho sonar. A habilidade e a experiência do ultrassonografista ajudam a aumentar a sensibilidade do exame, assim como a colocação da sonda do sonar na parte lateral do abdome da gestante, região com menor acúmulo de gordura, aumenta o sucesso da identificação dos BCF.

A utilização de indicadores antropométricos para determinação da associação entre as doenças crônicas e a obesidade tem sido bastante eficaz. Medidas como a circunferência da cintura (CC) e do pescoço (CP) e o IMC estão correlacionados à síndrome metabólica. A CP aumentada leva ao acúmulo de moléculas de gordura na parede das artérias carótidas, favorecendo o desenvolvimento de doenças cardiovasculares. As mulheres que apresentam CP > 34cm e/ou CC > 88cm têm risco aumentado de hipertensão, diabetes, dislipidemias e obesidade. A CP e a CC são medidas de simples execução e podem, na prática clínica, ser utilizadas como marcadores antropométricos relevantes, capazes de estimar fatores de risco cardiovasculares.

Transtornos alimentares, do humor e do comportamento, que são mais comuns nessa população de mulheres, devem ser investigados, diagnosticados e assistidos por equipe de especialistas.

A profilaxia de trombose, infecção puerperal e hemorragia pós-parto deve ser realizada de acordo com os protocolos de cada instituição. Essas intercorrências são potencialmente mais incidentes em mulheres obesas, quando comparadas com a população geral.

A consulta pós-natal é importante para avaliação do vínculo mãe-filho, da amamentação e dos transtornos do humor e para controle das comorbidades associadas, assim como para avaliação do método contraceptivo e da orientação sexual.

GESTAÇÃO APÓS CIRURGIA BARIÁTRICA

O Brasil é considerado o segundo país em número de cirurgias bariátricas e metabólicas realizadas. As mulheres representam, em média, 76% dos pacientes submetidos à cirurgia bariátrica (CB) e metabólica.

Grande parte das mulheres submetidas à CB, apesar de perder peso, permanece obesa ou com sobrepeso não somente por ganhar peso após a perda, mas, na grande maioria dos casos, por estabilizar a perda de peso algum tempo após a cirurgia.

Por esse motivo, a gestante submetida à CB não deve ter a imagem de uma mulher com peso ideal. Na maioria das vezes, essas mulheres obtiveram sucesso com a perda de peso e a melhora do risco cardiometabólico, mas continuam potencialmente mais propensas às intercorrências perinatais quando comparadas à população de mulheres não obesas.

O seguimento do pré-natal em mulheres submetidas à CB necessita conhecimento multiprofissional. É fundamental o conhecimento da técnica cirúrgica realizada, do tempo de pós-operatório, das comorbidades e dos distúrbios alimentares associados.

Em função da complexidade do seguimento pré-natal, é essencial que ele seja realizado por equipe multidisciplinar com obstetra, nutricionista, endocrinologista e cirurgião do trato gastrointestinal. As recomendações e os cuidados dependerão da técnica cirúrgica adotada em cada paciente.

Cirurgia bariátrica e assistência perinatal

A cirurgia bariátrica e metabólica é conhecida como cirurgia da obesidade, gastroplastia ou redução de estômago e reúne técnicas com o intuito de tratamento da obesidade mórbida e/ou da obesidade grave e das doenças associadas ou agravadas pelo excesso de gordura corporal. O conceito de cirurgia metabólica foi incorporado à cirurgia bariátrica em virtude da importância de estudos científicos que demonstraram que a CB altera o equilíbrio hormonal inicial de maneira benéfica para o paciente obeso, proporcionando a perda de peso e, consequentemente, a cura de doenças cardiovasculares e metabólicas, como diabetes, hipercolesterolemia, hiperuricemia e hipertensão arterial. Trata-se de um recurso importante nos casos de obesidade grave não solucionados pelo tratamento clínico, promovendo a redução nos índices de mortalidade e melhorando as comorbidades clínicas.

Os critérios para indicação da CB definidas pelo Ministério da Saúde estão relacionados com o IMC, a idade e as doenças associadas. As cirurgias bariátricas e metabólicas se diferenciam pelo mecanismo de funcionamento, podendo ser abordadas por videolaparoscopia, robótica e por procedimento endoscópico e sendo classificadas como restritivas, disabsortivas ou mistas. Atualmente, no Brasil são realizadas apenas as técnicas cirúrgicas restritivas e mistas.

As cirurgias com técnica apenas restritiva não diminuem a fome da paciente. Há diminuição da quantidade de alimentos que o estômago é capaz de receber. Essa técnica apenas induz uma sensação precoce de saciedade, ajudando na compulsão alimentar. Nas técnicas mistas, há pequena diminuição do tamanho e da capacidade do estômago de receber alimentos. No entanto, diminuem consideravelmente a capacidade de absorção dos alimentos no intestino delgado. As cirurgias mistas, as mais realizadas no Brasil, além de induzirem a saciedade precoce, reduzem também a fome, sendo conhecidas como cirurgia de *bypass* gástrico, derivação gástrica em Y de Roux (DGYR) ou cirurgia de Fobi-Capella. Essas cirurgias promovem índices elevados de satisfação, excelente controle das doenças associadas e excelente manutenção do peso perdido a longo prazo.

Nenhum estudo apontou o intervalo ideal entre a CB e o tempo de espera para engravidar. As evidências clínicas sugerem que o intervalo ideal seria o tempo necessário para a paciente alcançar as metas de perda do excesso de peso estipuladas em cada caso: 40% do peso inicial na técnica restritiva e 70% na técnica cirúrgica com componente disabsortivo. A correção das deficiências nutricionais antes da gestação ajuda a diminuir os riscos de comorbidades perinatais. O tempo da concepção após CB não interfere na perda de peso total. A Associação Americana de Endocrinologia, em conjunto com a Sociedade Americana de Cirurgia Bariátrica e Metabólica, divulgou uma diretriz de práticas clínicas em que recomenda que as mulheres evitem a concepção por 12 a 18 meses após a CB. De acordo com o maior estudo de coorte que avaliou os resultados neonatais após CB, as taxas de internação em unidades de terapia intensiva, prematuridade e neonatos pequenos para a idade gestacional foram maiores naqueles que nasceram em intervalos menores do que 2 anos após a CB, em comparação com nascidos após 4 anos. Vale ressaltar que esses dados foram ajustados para a ocorrência de hipertensão e diabetes e para o IMC materno.

Recomenda-se a utilização dos métodos contraceptivos adequados nesse período. A perda de peso pode restaurar a ovulação e aumentar a incidência de gravidez. O uso de contraceptivos orais em pacientes que foram submetidas à CB por técnica disabsortiva é desaconselhado. Os implantes subdérmicos e os dispositivos intrauterinos com liberação de progesterona são opções acertadas para esse grupo de pacientes. Nas mulheres submetidas à CB restritiva, todos os métodos contraceptivos são aceitáveis.

A avaliação nutricional é importante, apesar da inexistência de estudos que tenham estabelecido valores mínimos de referência para exames laboratoriais em pacientes após a CB que desejam engravidar.

A maioria dessas mulheres apresenta algum grau de desnutrição prévia à cirurgia em razão da obesidade. As medidas de 25OH-vitamina D, cálcio, cinética do ferro, PTH, vitamina B_{12} e albumina são sempre recomendadas.

A avaliação da vitamina K por meio do tempo de protrombina e a realização da densitometria óssea (DXA) em pacientes em pós-operatório de cirurgia disabsortiva são importantes. A DXA é recomendada a cada 2 anos em virtude da maior incidência de distúrbios do metabolismo ósseo em obesas e pacientes pós-bariátricas.

Um estado nutricional materno adequado durante a gravidez é crucial para otimizar a saúde materna, fetal e neonatal.

Os resultados neonatais adversos mais comumente relacionados com as deficiências de micronutrientes na mãe incluem complicações visuais associadas à deficiência de vitamina A, hemorragia intracraniana e deficiência de vitamina K, comprometimento neurológico e do desenvolvimento com deficiência de vitamina B_{12} e defeitos do tubo neural com deficiência de folato.

As alterações fisiológicas relacionadas com a CB combinada com as alterações fisiológicas associadas à gravidez podem predispor deficiências nutricionais. A gravidez é um estado anabólico e dinâmico em que os hormônios redirecionam nutrientes para os tecidos maternos e para o desenvolvimento do feto. A demanda por energia e micronutrientes aumenta e a concentração de proteínas e micronutrientes circulantes diminui. Por esses e outros fatores, a anamnese alimentar deve ser realizada em todas as pacientes. A identificação de erros alimentares deve ser corrigida e essas pacientes encaminhadas para acompanhamento com nutricionista e, se necessário, para terapia comportamental com profissional especializado.

Muitos estudos apontam para a menor prevalência de DG em pacientes submetidas à CB em comparação com as pacientes obesas não operadas. Entretanto, essa prevalência permanece maior do que a da população de mulheres não obesas. Observou-se ainda que as mulheres com diagnóstico de DM2 antes da cirurgia se tornam, em geral, euglicêmicas após a cirurgia. Isso se justifica pelo fato de a perda ponderal melhorar a sensibilidade à insulina periférica.

O controle glicêmico e os resultados perinatais parecem ser semelhantes tanto para as gestantes após CB como para as não submetidas à cirurgia que desenvolveram DG.

A incidência de PE em mulheres submetidas à CB é menor do que em mulheres obesas não operadas e na população obstétrica em geral.

A CB pode reduzir a frequência de parto prematuro por indicação em virtude da diminuição das comorbidades associadas à obesidade e suas intercorrências, conforme descrito no tópico sobre obesidade e gravidez. Entretanto, não está claro se o procedimento representa um risco independente de TPPT. Estudos de coorte relatam risco maior de TPPT em pacientes obesas operadas em relação ao grupo de obesas não submetidas à cirurgia. Embora esses resultados possam sugerir que a cirurgia seria um fator de risco para prematuridade, não se pode afirmar que esse risco seja maior sem a cirurgia. A possibilidade do risco de TPPT associado à cirurgia não justifica a administração preventiva de corticoide no pré-natal.

O ganho de peso em gestantes após CB pode ser acompanhado do mesmo modo que o das obesas não operadas, de acordo com o estado pré-gestacional. De acordo com a técnica utilizada na cirurgia bariátrica e metabólica, observam-se diferentes alterações nutricionais nas pacientes. As cirurgias disabsortivas resultam em perda da capacidade absortiva e, consequentemente, apresentam taxas maiores de deficiência nutricional em comparação com as restritivas e mistas. Cálcio, vitamina D, ácido fólico, ferro e vitamina B_{12} costumam ter sua absorção reduzida após a cirurgia.

As recomendações nutricionais são fundamentadas na RDA (*Recommended Dietary Allowances*), que são as recomendações nutricionais para a população americana sadia, estabelecidas pela Food and Nutrition Board (FNB) da National Research Council (NRC), National Academy of Sciences dos EUA. Nas pacientes submetidas apenas às técnicas de cirurgias restritivas, a quantidade de nutrientes deve equivaler a 100% dos valores da RDA, enquanto naquelas submetidas às técnicas disabsortivas ou mistas são recomendados 200% dos valores da RDA. Esses valores mudam de acordo com novos estudos.

As principais recomendações para as pacientes submetidas a cirurgias mistas ou disabsortivas são:

- Suplementação de vitamina B_{12} na dose de 1.000μg/mês ou 350 a 500μg/dia sublingual.
- Complexo de vitamina B, 50mg/dia ou EV mensal.
- Citrato de cálcio, 1.800 a 2.400mg/dia.
- Vitamina D (preferencialmente D_3), 3.000UI/dia até atingir o valor mínimo de 30mg/mL, seguidas por dose de manutenção.
- Ferro elementar, na dose de 45 a 60mg/dL, com vitamina C diariamente.

Os valores devem ser dosados e reajustados de acordo com cada paciente. As pacientes submetidas às cirurgias com técnicas restritivas devem ser rastreadas para as deficiências citadas que, se presentes, devem ser corrigidas individualmente.

Algumas particularidades das pacientes submetidas a técnicas cirúrgicas restritivas são dignas de observação. Há maior dificuldade de hidratação oral em razão do volume restrito da bolsa estomacal. A hidratação oral intermitente com pequenos volumes de água durante o dia diminui a incidência de desidratação e suas intercorrências. Essas pacientes têm tendência aumentada de apresentar refluxo gastroesofágico, o qual se intensifica na gestação. A incidência de hiperêmese também é maior nesse grupo. Em razão da diminuição da capacidade de volume do estômago, a absorção de muitos micronutrientes pode ficar prejudicada. Isso de deve em grande parte à ingestão diminuída de alimentos, aos distúrbios alimentares associados e à seleção dos alimentos mais palatáveis e mais bem digeridos, que, na maioria das vezes, não têm valor nutritivo adequado. O uso de polivitamínicos é recomendado para todas as pacientes no período perinatal. Nos últimos anos, grande ênfase tem sido dada à associação do ácido fólico e à prevenção de defeitos do tubo neural fetal. Anencefalia e espinha bífida são evoluções adversas decorrentes da carência de ácido fólico. Por essa razão, todas as mulheres em idade fértil e sem contracepção devem realizar suplementação de ácido fólico. Após a CB, a absorção é prejudicada, sendo recomendada a suplementação de 400μg/dia em todo o período perinatal.

A deficiência de vitamina D deve ser diagnosticada e corrigida por meio da posologia indicada. Alguns estudos relatam o benefício da dose profilática de 2.000UI/dia no período perinatal. A suplementação de citrato de cálcio, na dose de 1.200 a 1.500mg/dia, também é recomendada.

As pacientes submetidas a técnicas cirúrgicas com componente disabsortivo apresentam particularidades em virtude da maior incidência de deficiência de vitamina B_{12} e ferro. Contudo, a dosagem desses elementos deve ser realizada em todas as pacientes após a CB.

A deficiência nutricional de vitamina B_{12} ocorre em mais de 30% das pacientes submetidas à cirurgia com técnica mista e, apesar de ser menos comum que a de ferro, está entre as complicações mais comuns após CB. As possíveis causas incluem a ingestão limitada de proteínas animais, diminuição das secreções gástricas que afetam a clivagem da vitamina B_{12} da proteína e a função e secreção inadequadas do fator intrínseco. Além disso, na gravidez ocorre um declínio progressivo das concentrações séricas de vitamina B_{12}, e essa baixa concentração pode provocar elevação da homocisteína sérica. A hiper-homocisteinemia está diretamente relacionada com a maior incidência de abortamentos precoces. A carência de vitamina B_{12} também está associada à anemia e a distúrbios neurocomportamentais na infância, como depressão, perda de capacidade de concentração e comprometimento da memória. Recomenda-se a dose de 250 a 500μg/dia de vitamina B_{12} por via sublingual ou 1.000μg intramuscular a cada mês, a depender de cada caso.

A deficiência de ferro está entre as carências mais comuns após a CB. Seu diagnóstico e seguimento exigem dosagens séricas de ferro, ferritina, hemoglobina e transferrina. A suplementação depende da presença ou não de outros fatores que possam contribuir para a deficiência de ferro, como baixa ou nenhuma ingesta de carnes vermelhas e anemias preexistentes, entre outros. Em geral, pode ser suficiente a suplementação profilática com 40 a 65mg/dia de ferro elementar durante o período perinatal. Essa dose deve ser ajustada de acordo com os exames laboratoriais. A acloridria, decorrente da CB, pode contribuir para baixa absorção de ferro e a vitamina C ingerida, juntamente com o ferro; aumenta sua absorção. Algumas formulações disponíveis no mercado têm melhor absorção, como o fumarato ferroso, em comparação com o sulfato. As pacientes submetidas a procedimentos restritivos raramente apresentam deficiência de ferro. Assim, a suplementação rotineira pode não ser necessária. Entretanto, não está dispensada a avaliação dos níveis séricos de ferro.

A avaliação da dieta e as orientações às pacientes submetidas à CB devem ser ressaltadas em todas as consultas. O fracionamento e a composição da dieta são de extrema importância. A paciente deve ser orientada a ingerir pequena quantidade de alimentos de alto teor nutritivo mais vezes ao dia. Um modelo prático e eficaz consistiria em ensinar à paciente o significado e a importância dos macro e micronutrientes e prescrever duas fontes variadas e nutritivas de carboidratos e uma fonte de proteína de alto valor nutritivo em cada refeição. As fontes de vitaminas, minerais e antioxidantes também devem ser acrescentadas, como verduras, frutas e oleaginosas. Deve ser evitada a substituição de alimentos sólidos por líquido em razão da maior capacidade de ingestão e do maior aporte calórico, além de evitar açúcar e fontes de carboidratos de rápida absorção, principalmente na forma de líquido ou gel. Essas orientações devem ser dadas por um profissional capacitado e individualmente com base nas condições sociais e econômicas e nas comorbidades da gestante.

Recomenda-se o rastreamento universal do diabetes em todas as gestantes no primeiro trimestre de gestação, independentemente de terem sido submetidas ou não à CB. A dosagem da glicemia em jejum e da hemoglobina glicada deve ser solicitada de acordo com o protocolo de cada instituição. Apenas um valor acima do limite estabelecido já é suficiente para estabelecer o diagnóstico de DG. O rastreamento do DG na gestação de pacientes submetidas à CB apresenta algumas modificações. O teste com sobrecarga de dextrosol é desaconselhado em virtude da maior incidência de *dumping*, efeito que ocorre após a passagem rápida de alimentos com alta concentração de carboidratos do estômago para o intestino. Em geral, os efeitos podem ocorrer entre 10 minutos e 3 horas após a ingestão da sobrecarga de carboidrato, promovendo efeitos precoces e tardios. A sobrecarga de glicose aumenta a secreção de insulina, provavelmente causando hipoglicemia reativa. Para essas gestantes, a avaliação do nível de glicose em jejum entre 24 e 28 semanas de gravidez é uma alternativa ao teste com sobrecarga de dextrosol. Quando os níveis de glicose em jejum estão acima dos valores de referência, é aconselhado o monitoramento doméstico da glicemia capilar de acordo com o protocolo adotado pela instituição.

Todo profissional envolvido na assistência da gestante após CB deve estar atento ao diagnóstico de intercorrências específicas da cirurgia. A intervenção e o tratamento devem ser realizados por profissional especializado. As principais intercorrências são as obstruções intestinais, a erosão e migração da banda gástrica e as hérnias internas. Essas intercorrências podem ter desfechos fatais, se não forem diagnosticadas e tratadas adequadamente. Os principais sintomas são inespecíficos e podem ser desvalorizados pelo profissional da saúde ou pela própria gestante, sendo os mais comuns: náuseas, vômitos, azia, dores abdominais e cólicas. O diagnóstico é estabelecido por meio de laparoscopia ou de exames de imagem, como radiografia e tomografia computadorizada.

A indicação da via de parto é obstétrica, e não há necessidade de indicação cirúrgica para profilaxia de intercorrências.

Com o avanço do conhecimento científico a respeito do aumento da morbimortalidade causada pela obesidade, é necessária a intervenção multiprofissional de modo a reduzir os riscos potenciais. O ginecologista e o obstetra exercem papel educacional, preventivo e terapêutico de extrema importância na saúde da mulher, de seus filhos e de toda a família. A mulher é multiplicadora de hábitos, sejam eles saudáveis ou não. Talvez ela seja o principal vetor da transmissão da obesidade, mas também a principal responsável pela transmissão de um estilo de vida saudável. O período perinatal, na maioria das vezes, é o único em que grande parte das mulheres tem acesso a consultas médicas regulares.

A assistência adequada favorece a diminuição dos riscos cardiovasculares e metabólicos e do impacto psicossocial sobre os filhos na infância, na adolescência e na vida adulta. Não há dúvidas de que a perda de peso favorece a melhora do perfil metabólico dessas gestantes na gravidez. No entanto, não há consenso em relação ao melhor tratamento adotado no período pré-gestacional. Certamente, a restrição calórica *versus* o aumento do gasto energético faz diferença na balança, e uma caloria de gordura é igual a uma caloria de carboidrato, que é igual a uma caloria de proteína, e a melhor dieta para a perda de peso é a menos calórica, mais sacietógena, mais bem tolerada a longo prazo, com maior valor nutricional e individualizada para a fase em que a paciente se encontra.

A quantidade e o tempo necessário para a perda de peso sofrem influências diversas e muitas vezes de difícil controle. O sonho da mulher obesa de engravidar, gerar e ter seu filho não pode ser desencorajado, devendo ser valorizado e direcionado de maneira adequada para a diminuição dos riscos associados. Com o tempo e as cobranças, a expectativa frustrada da perda de peso pode ocasionar transtornos emocionais graves, diminuição da autoestima, piora do metabolismo e avanço da idade cronológica. Esses fatores aumentam os riscos de intercorrências de uma gestação não planejada. A mudança para um estilo de vida voltado para a prática regular de atividade física, alimentação saudável, diminuição do estresse psicológico e sono adequado favorece a diminuição dos riscos associados à obesidade.

A obesidade é uma síndrome e necessita do tratamento de todos os fatores envolvidos em sua manutenção, sejam eles metabólicos, psicossociais, físicos, ambientais ou genéticos. Trata-se de uma doença crônica que exige tratamento e acompanhamento por toda a vida, independentemente do sucesso temporário do tratamento, uma vez que não há tratamento definitivo para a obesidade.

No momento, a CB, em combinação com as modificações do estilo de vida, é considerada o melhor tratamento para alcançar uma bem-sucedida perda de peso a longo prazo em indivíduos obesos. Reconhecer as pacientes com falha nos tratamentos convencionais e encaminhá-las para avaliação com o cirurgião bariátrico pode reduzir em anos os danos físicos e psicológicos da mulher e melhorar sua qualidade de vida.

Leitura complementar

Abrams BF, Laros RK Jr. Prepregnancy weight, weight gain, and birth weight. Am J Obstet Gynecol 1986; 154:503.

Almeida JCARR. Cirurgia bariátrica e gravidez [tese]. Porto: Instituto de Ciências Biomédicas Abel Salazar, Universidade do Porto, 2013.

Asbeen SM, Jenkins TR et al. Preventing excessive weight gain during pregnancy though dietary and lifestyle counseling. Obstet Gynecol, 2009.

Bellver J, Cruz F, Martínez MC, et al. Female overweight is not associated with a higher embryo euploidy rate in first trimester miscarriages karyotyped by hysteroembryoscopy. Fertil Steril 2011; 96:931.

Bellver J, Melo MA, Bosch E et al. Obesity and poor reproductive outcome: the potential role of the endometrium. Fertil Steril 2007; 88:446.

Bianco AT, Smilen SW, Davis Y et al. Pregnancy outcome and weight gain recommendations for the morbidly obese woman. Obstet Gynecol 1998; 91:97.

Black M, Ambros-Rudolph C, Edwards L, Lynch P. Obstetric and gynecologic dermatology. 3. ed. Mosby-Elsevier, 2008.

Bodnar LM, Ness RB, Harger GF, Roberts JM. Inflammation and triglycerides partially mediate the effect of prepregnancy body mass index on the risk of preeclampsia. Am J Epidemiol 2005; 162:1198.

Boza JC et al. Manifestações dermatológicas da obesidade. Rev HCPA 2010; 30(1):55-62.

Chin JR, Henry E, Holmgren CM et al. Maternal obesity and contraction strength in the first stage of labor. Am J Obstet Gynecol 2012; 207:129.e1.

Clark AM, Thornley B, Tomlinson L et al. Weight loss in obese infertile women results in improvement in reproductive outcome for all forms of fertility treatment. Hum Reprod 1998; 13:1502.

Cunningham FG, Leveno LS, Bloom SL et al. Obstetrícia de Williams. 24. ed. AMGH Editora Ltda, 2016.

Diretrizes Brasileiras de Obesidade. Associação Brasileira para o Estudo da Obesidade e da Síndrome Metabólica – ABESO. 4.ed. São Paulo-SP, 2016.

Edwards LE, Dickes WF, Alton IR, Hakanson EY. Pregnancy in the massively obese: course, outcome, and obesity prognosis of the infant. Am J Obstet Gynecol 1978; 131:479.

Ehrenberg HM, Dierker L, Milluzzi C, Mercer BM. Prevalence of maternal obesity in an urban center. Am J Obstet Gynecol 2002; 187:1189.

Essah PA et al. Dermatology of androgen-related disorders. Clin Dermatol 2006; 24:289-98.

Guida B, Nino M, Perrino NR et al. The impact of obesity on skin disease and epidermal permeability barrier status. J Eur Acad Dermatol Veneral 2009, Nov 19.

Harder T, Bergmann R, Kallischnigg G, Plagemann A. Duration of breastfeeding and risk of overweight: a meta-analysis. Am J Epidemiol 2005; 162:397.

Hibbard JU, Gilbert S, Landon MB, et al. Trial of labor or repeat cesarean delivery in women with morbid obesity and previous cesarean delivery. Obstet Gynecol 2006; 108:125.

Holanda AAR, Fernandes ACS, Berreza CM, Milan EP. Candidíase vulvo-vaginal: Uma revisão da literatura. Femina 2005; 33(5):347-51.

Institute of Medicine of the national academies (www.iom.edu).

Jans G, Matthys C, Bel S et al. AURORA: bariatric surgery registration in women of reproductive age – a multicenter prospective cohort study. BMC Pregnancy and Childbirth 2016; 16:195.

Jauniaux E, Farquharson RG, Christiansen OB, Exalto N. Evidence-based guidelines for the investigation and medical treatment of recurrent miscarriage. Hum Reprod 2006; 21:2216.

Jensen DM, Damm P, Sørensen B et al. Pregnancy outcome and prepregnancy body mass index in 2459 glucose-tolerant Danish women. Am J Obstet Gynecol 2003; 189:239.

Kominiarek MA, Zhang J, Vanveldhuisen P et al. Contemporary labor patterns: the impact of maternal body mass index. Am J Obstet Gynecol 2011; 205:244.e1.

Landres IV, Milki AA, Lathi RB. Karyotype of miscarriages in relation to maternal weight. Hum Reprod 2010; 25:1123.

Louis JM, Auckley D, Sokol RJ, Mercer BM. Maternal and neonatal morbidities associated with obstructive sleep apnea complicating pregnancy. Am J Obstet Gynecol 2010; 202:261.e1.

Mancini, MC. Tratado de obesidade. 2. ed. 2015.

Melo F, Melo M. Impacto da cirurgia bariátrica na fertilidade feminina – Revisão. Reprodução & Climatério 2017; 32(1):57-62.

Melo ME. Ganho de peso na gestação. Associação Brasileira para o Estudo da Obesidade e Síndrome Metabólica – ABESO, 2011.

Nogueira AI, Carreiro MP. Obesidade e gravidez. Revista Médica de Minas Gerais. DOI: http://www.dx.doi.org/10.5935/2238-3182.20130014.

Norman SM, Tuuli MG, Odibo AO et al. The effects of obesity on the first stage of labor. Obstet Gynecol 2012; 120:130.

Ouyang DW, Lockwood CJ, Jones D. Fertility and pregnancy after bariatric surgery. UpToDate: Literature review current through Dec 2017. This topic last UptoDate: Nov 13, 2017.

Pesquisa de Orçamentos Familiares 2008-2009. Despesas, rendimentos e condições de vida. IBGE, 2010.

Poobalan AS et al. Obesity as an independent risk factor for elective and emergency caesarean delivery in nulliparous women – Systematic review and meta-analysis of cohort studies. Obes Res 2009; 10:28.

Practice Committee of American Society for Reproductive Medicine. Obesity and reproduction: an educational bulletin. Fertil Steril 2008; 90:S21.

Ramsey PS, Schenken RS. Obesity in pregnancy: Complications and maternal management. Literature review current through Dec 2017. This topic last UptoDate: Jan 04, 2018.

Robinson BK, Mapp DC, Bloom SL et al. Increasing maternal body mass index and characteristics of the second stage of labor. Obstet Gynecol 2011; 118:1309.

Rodrigues AM. A obesidade e a pele. Revista ABESO, abril 2010.

The NS, Suchindran C, North KE et al. Association of adolescent obesity with risk of severe obesity in adulthood. JAMA 2010; 304:2042.

Torloni MR, Betrán AP, Daher S et al. Maternal BMI and preterm birth: a systematic review of the literature with meta-analysis. J Matern Fetal Neonatal Med 2009; 22:957.

Valle P, Durce K, Ferreira S. Conseqüências fetais da obesidade gestacional. O Mundo da Saúde 2008; 32(4):537-41.

Villamor E, Cnattingius S. Interpregnancy weight change and risk of adverse pregnancy outcomes: a population-based study. Lancet 2006; 368:1164.

Wolf M, Kettyle E, Sandler L et al. Obesity and preeclampsia: the potential role of inflammation. Obstet Gynecol 2001; 98:757.

Wolfe KB, Rossi RA, Warshak CR. The effect of maternal obesity on the rate of failed induction of labor. Am J Obstet Gynecol 2011; 205:128.e1.

Yosipowich G et al. Obesity and skin. Am Acad Dermatol, 2007; 56:901-16.

Zhang J, Bricker L, Wray S, Quenby S. Poor uterine contractility in obese women. BJOG 2007; 114:343.

CAPÍTULO 26

Sífilis

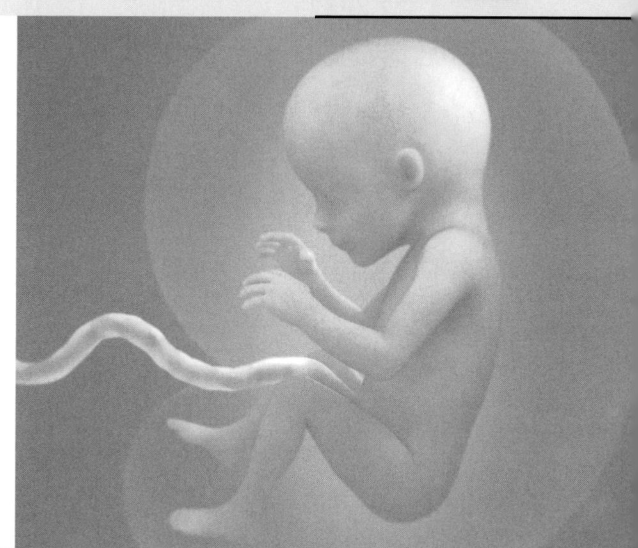

Eura Martins Lage
Alexandre Simões Barbosa
Patrícia Gonçalves Teixeira

INTRODUÇÃO

A sífilis é uma doença infecciosa sistêmica, crônica, causada pela *Treponema pallidum* (*T. pallidum*), que pode ser transmitida pelo contato sexual (sífilis adquirida) ou verticalmente, por via transplacentária (sífilis congênita). Trata-se de uma doença de evolução lenta e que, quando tratada inadequadamente ou não tratada, alterna períodos assintomáticos e sintomáticos com características clínicas, histopatológicas e imunológicas distintas, classicamente divididas em fases primária, secundária e terciária. Entre as fases secundária e terciária há um período de latência variável de 12 meses a mais de 25 anos em pacientes não tratados.

A sífilis primária se caracteriza pela lesão mucocutânea produzida pela infecção direta do treponema. As lesões secundárias são sistêmicas, e as principais manifestações são as lesões cutâneas e as manifestações oculares. Embora a neurossífilis seja considerada manifestação da sífilis terciária, pode ocorrer em qualquer momento a partir da disseminação do *T. pallidum* em decorrência da infecção primária.

Apesar de suas manifestações clínicas terem sido reconhecidas há cerca de 500 anos, importantes mudanças foram observadas na forma de apresentação da sífilis. Formas vasculares agressivas, mais prevalentes até o século XVIII, deram lugar a formas mais crônicas de comprometimento do sistema nervoso central (SNC). Nas últimas décadas, a possibilidade de coinfecção com o HIV aumentou ainda mais o espectro de suas manifestações.

A importância da sífilis se baseia principalmente em sua alta prevalência, na morbidade relacionada com as diferentes formas de neurossífilis e na elevada taxa de transmissão fetal. Aproximadamente 10 a 12 milhões de pessoas são infectadas por ano em todo o mundo. Dessas, 1,8 milhão são gestantes, das quais menos de 10% são diagnosticadas e tratadas.

Apesar da existência de testes diagnósticos sensíveis, do tratamento efetivo e do baixo custo, a sífilis permanece como um sério problema de saúde pública no Brasil.

EPIDEMIOLOGIA

A incidência de sífilis caiu drasticamente após a descoberta da penicilina na década de 1940, atingiu um nadir durante a década seguinte e voltou a aumentar no fim da década de 1980 e no início da década de 1990, particularmente entre usuários de substâncias injetáveis e pessoas infectadas com o HIV.

Em geral, a sífilis ocorre com igual frequência entre homens e mulheres, exceto nos EUA, onde os homens são mais comumente infectados. Existe uma tendência atual de aumento da incidência de sífilis, atribuída à diminuição da adesão a práticas de sexo seguro, após o tratamento eficaz da infecção com o HIV. Nos EUA, a incidência de sífilis entre as mulheres aumentou de 0,9 caso por 100.000 mulheres em 2012 para 1,4 caso por 100.000 mulheres em 2015, especialmente entre as com baixo nível socioeconômico, jovens (< 29 anos), afroamericanas, sem seguro de saúde e sem acesso à assistência pré-natal.

No Brasil, a notificação compulsória de sífilis congênita foi instituída em 1986, a de sífilis em gestante em 2005 e a de sífilis adquirida em 2010. Com isso observou-se um aumento no número de notificação de casos, o que pode ser atribuído, em parte, ao aprimoramento do sistema de vigilância epidemiológica, mas também à ampliação da distribuição de testes

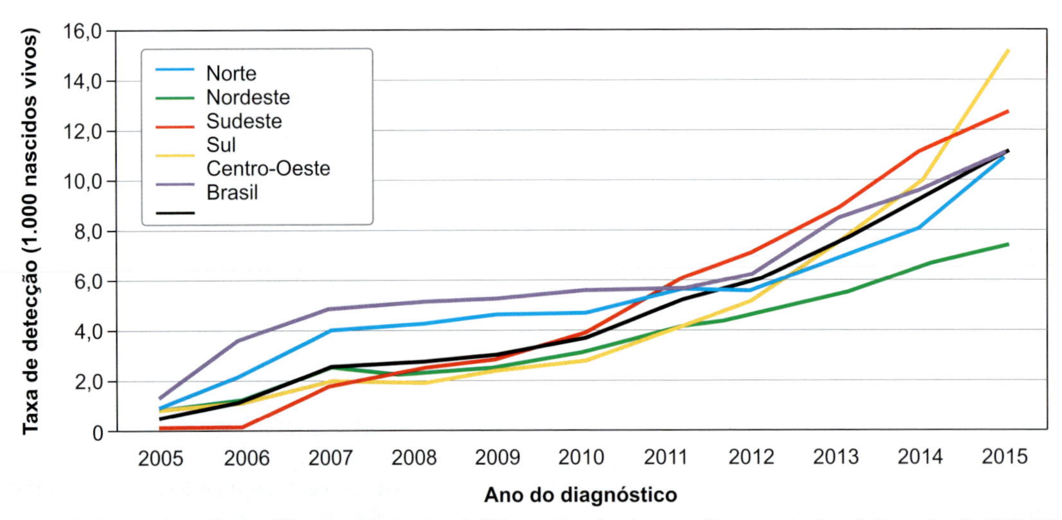

Figura 26.1 Taxa de detecção de sífilis em gestantes (por 1.000 nascidos vivos), por região e ano de diagnóstico – Brasil, 2005-2015.

rápidos. Segundo dados do Sistema de Informação de Agravos de Notificação (SINAN), no Brasil aumentaram as taxas de incidência de sífilis congênita (por 1.000 nascidos vivos) e de detecção de sífilis em gestante (por 1.000 nascidos vivos) e adquirida (por 100.000 habitantes) ao longo do período de 2010 a 2015.

Observou-se também, no período de 2005 a 2015, elevação da taxa de detecção de sífilis em gestantes, chegando em 2015 a 11,2 casos por 1.000 nascidos vivos; na região Sul do país, a taxa foi de 15,1 casos de sífilis em gestantes por 1.000 nascidos vivos, como mostrado na Figura 26.1.

No caso da sífilis congênita, as taxas aumentaram de 2,4 para 6,5 casos para cada 1.000 nascidos vivos, com as regiões Nordeste, Sudeste e Sul apresentando as maiores taxas (6,9 casos por 1.000 nascidos vivos) no período de 2005 a 2015. Em 2015, o Brasil registrou cerca de 40.000 casos de sífilis congênita. As mortes provocadas pela doença também aumentaram, chegando a 7,4 casos para cada 100.000 nascidos vivos.

Um dado relevante diz respeito ao momento de detecção da sífilis durante o pré-natal (Figura 26.2). Segundo o SINAN, em 2015, verificou-se que 32,8% das gestantes com sífilis foram diagnosticadas no terceiro trimestre de gestação com percentual maior na região Norte (49,7%). Já nas regiões Sudeste e Sul, a maior parte das gestantes foi diagnosticada com sífilis no primeiro trimestre da gestação (respectivamente, 36,8% e 38,7%).

Nos últimos anos, tem-se observado um aumento significativo da incidência de sífilis primária e secundária. O acesso restrito à penicilina benzatina, indicada para o tratamento da sífilis adquirida e única opção para tratamento do feto, e a ausência de benzatina cristalina, indicada para recém-nascidos com sífilis congênita, estão entre as razões para a instalação da epidemia de sífilis no Brasil. No início de 2016, a penicilina benzatina estava em falta em grande parte do país. A carência de penicilina é mundial, e os fabricantes, localizados na Índia e na China, têm reduzido a produção como maneira de pressionar o mercado para o aumento dos preços.

MODO DE TRANSMISSÃO

A transmissão do *T. pallidum* geralmente ocorre por contato direto com uma lesão infecciosa durante a relação sexual, nas fases primária ou secundária. A taxa de transmissão sexual

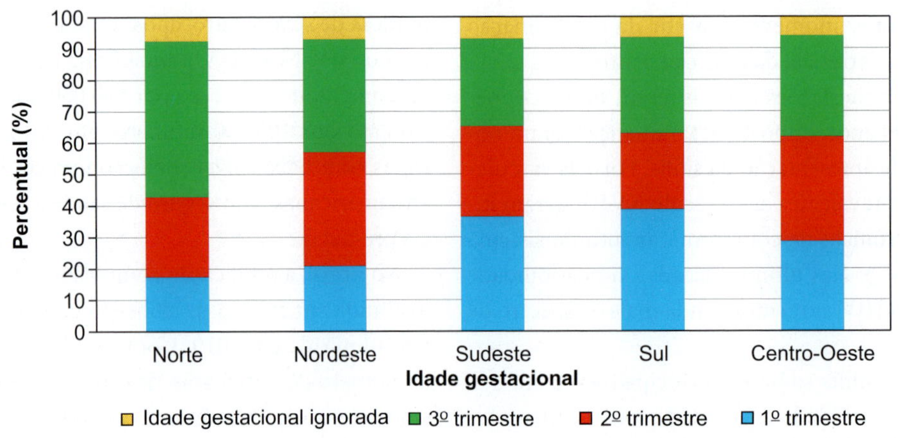

Figura 26.2 Idade gestacional no momento do diagnóstico de sífilis segundo região de residência e ano de diagnóstico – Brasil, 2015.

é estimada em aproximadamente 30%. A transmissão hematogênica também pode ocorrer, resultando em infecção fetal por via transplacentária.

A transmissão transplacentária da sífilis pode ocorrer em qualquer idade gestacional e em qualquer estágio da doença. A taxa de transmissão é maior nas fases iniciais da enfermidade, aproximando-se de 100% na fase secundária em virtude da alta densidade de espiroquetas na circulação materna. Nas fases primária e latente precoce, as taxas de infecção são de 50% e 40%, respectivamente, caindo para 10% na fase latente tardia. A transmissão direta no canal de parto também é documentada presença de lesões genitais maternas, embora a taxa de transmissão seja consideravelmente menor que a transplacentária. Em caso de transmissão fetal, cerca de 40% dos casos não tratados ou tratados inadequadamente evoluem para aborto espontâneo, óbito fetal e óbito perinatal.

A aquisição de sífilis por meio de sangue transfundido é rara devido ao fato de o treponema não sobreviver por mais de 24 a 48 horas sob condições de armazenamento do banco de sangue. Entretanto, a transmissão por meio de compartilhamento de seringas por usuários de substâncias injetáveis é forma importante de transmissão em alguns grupos. A transmissão pelo beijo em presença de lesões de sífilis secundária, embora pouco valorizada, é bem documentada.

PATOGÊNESE

Uma vez que não é possível cultivar o *T. pallidum* em meios de cultura, pouco se sabe sobre suas características de crescimento e metabolismo, o que constitui uma importante dificuldade na compreensão da fisiopatologia da sífilis. Os dados em modelos animais e voluntários humanos são a base da maioria das informações disponíveis sobre esse patógeno.

O período de incubação varia de 10 a 90 dias, com média de 20 dias, e tende a ser mais curto quando ocorre maior inoculação. A penetração do *T. pallidum* se dá através de abrasões microscópicas decorrentes da relação sexual. Após um tempo de divisão estimado em cerca de 30 horas, a espiroqueta desencadeia respostas imunológicas locais que desencadeiam a lesão ulcerativa inicial, denominada cancro, no ponto de inoculação. Durante esse período de replicação local precoce ocorrem infecção no sistema linfático regional e, a seguir, disseminação hematogênica, resultando na produção e deposição de imunocomplexos.

Formas primária e secundária

O *T. pallidum* desencadeia uma resposta imunológica sistêmica precoce, tanto celular como humoral, resultando na produção de anticorpos que podem ser detectados poucos dias após o surgimento da lesão primária. Concomitantemente à lesão primária, ocorre a disseminação de espiroquetas com a formação de uma resposta imunológica sistêmica que determina, em grande parte, as manifestações clínicas da forma secundária ou mesmo terciária em pacientes não tratados. A imunidade celular é um dos principais determinantes na resolução das lesões da sífilis em modelos experimentais e constitui mecanismo importante na fisiopatologia das formas tardias.

Forma cardiovascular

A sífilis cardiovascular é resultante da vasculite do *vasa vasorum*. Após a primoinfecção, observa-se a presença do *T. pallidum* na valva aórtica e na parede da aorta, inicialmente na adventícia e logo após nos vasos linfáticos. A alta densidade de vasos linfáticos explica o tropismo do espiroqueta para a aorta ascendente. Ocorre endarterite do *vasa vasorum*, seguida de necrose da camada média (mesoarterite) e infiltrado de células plasmocitárias. O tecido elástico da parede do vaso é destruído e substituído por fibrose. O processo inflamatório pode continuar por muito tempo e ser encontrado por cerca de 25 anos após o contágio inicial.

Neurossífilis

A invasão do SNC pelo *T. pallidum* é precoce, ocorrendo já nos primeiros dias após a eclosão da lesão primária. Após essa invasão inicial, a infecção pode se resolver espontaneamente, persistir como meningite assintomática ou evoluir para as formas sintomáticas da doença. Portanto, a neurossífilis pode ocorrer em qualquer estágio da sífilis a partir dessa invasão inicial. Nas fases iniciais da neurossífilis, até 5 a 12 anos após a infecção primária, as alterações patológicas estão limitadas à infiltração perivascular das meninges. Já o envolvimento parenquimatoso, com atrofia cortical e subcortical e espessamento das meninges, ocorre na neurossífilis tardia, 18 a 25 anos depois da infecção primária. A forma medular, caracterizada pela degeneração das colunas posteriores da medula, é considerada a mais tardia da neurossífilis.

Forma congênita

A sífilis congênita é decorrente da disseminação hematogênica do *T. pallidum* da gestante não tratada ou inadequadamente tratada para o concepto, por via transplacentária, resultando em espiroquetemia com disseminação generalizada para quase todos os órgãos. As manifestações clínicas resultam da resposta inflamatória e afetam mais frequentemente ossos, fígado, pâncreas, intestino, rim e baço.

A idade gestacional determina o espectro das manifestações neurológicas fetais, que podem variar de calcificações do parênquima, especialmente periventriculares e subcorticais (um dos principais marcadores inespecíficos de infecção fetal) a quadros complexos de malformações do SNC caracterizadas por hipoplasia cerebelar, ventriculomegalia, hidrocefalia, lisencefalia e microcefalia. A lisencefalia constitui a falha na formação dos giros e espessamento do córtex decorrente da deficiência de migração cortical e inclui dois padrões distintos, a agiria (a ausência de giros) e a paquigiria (giros largos, rasos e planos). A infecção pelo *T. pallidum* está relacionada ainda com meningite (especialmente basal), vasculite com infarto cerebral, hidrocefalia, aumento da refletividade das margens ósseas (periostite) e paralisia do VIII nervo craniano. Além da idade gestacional, as manifestações das infecções do SNC dependem primariamente do tropismo do *T. pallidum* para determinados grupos celulares.

APRESENTAÇÃO CLÍNICA

A gravidez não tem efeito conhecido no curso clínico da sífilis, mas pode complicar ou atrasar o diagnóstico. Resultados falso-positivos para os testes de triagem podem ocorrer. A maioria das mulheres com diagnóstico de sífilis durante a gravidez apresenta infecção latente, sendo 30% latente precoce e 40% latente tardia; cerca de 22% apresentam sífilis secundária e 8%, a doença primária. A sífilis, por sua vez, tem grande impacto na gravidez se não for tratada ou se o tratamento for inadequado. Está associada a vários desfechos adversos, incluindo aborto espontâneo, anomalias congênitas, parto pré-termo, baixo peso ao nascimento, morte perinatal, sífilis congênita ativa no recém-nascido e sequelas a longo prazo, como surdez e deficiência neurológica.

A evolução da sífilis é classificada em três fases sintomáticas (primária, secundária e terciária) e uma fase assintomática, chamada de latente (que ainda pode ser classificada em precoce e tardia). A sífilis primária é seguida por manifestações de sífilis secundária e esta por um período variável de latência. Esse período pode ser de 6 meses a mais de três décadas. Muitas pacientes apresentam recidivas da forma secundária durante vários anos. Pode ocorrer sobreposição entre formas secundárias e terciárias, especialmente formas precoces de neurossífilis.

Como a disseminação para o SNC ocorre precocemente, as manifestações clínicas da neurossífilis podem ocorrer em sobreposição à forma secundária. Essas recidivas da sífilis secundária ocorrem em cerca de 25% dos casos, principalmente até 1 ano após a infecção, no período denominado latente precoce. Dentre as pacientes com mais de 1 ano de infecção, período denominado latente tardio, aproximadamente dois terços não apresentarão manifestações da doença. Em um terço ocorrerão manifestações clínicas de sífilis tardia (terciária), especialmente doença cardiovascular e neurossífilis. Se não tratada, a sífilis persiste por várias décadas e pode ser fatal por doença dos grandes vasos, paralisia geral e ataxia progressiva.

O Quadro 26.1 resume as principias manifestações clínicas da sífilis, considerando o estágio da doença.

Quadro 26.1 Manifestações clínicas da sífilis, considerando o estágio da doença

Estágio	Manifestações clínicas
Sífilis primária	Úlcera indolor, única no local da inoculação; adenopatia regional
Sífilis secundária	*Rash* disseminado e/ou na superfície palmar ou plantar, febre, mal-estar, artrite, hepatite, glomerulonefrite, lesões mucocutâneas, faringite, alopecia, condiloma *lata*
Sífilis latente	
Precoce (até 1 ano)	Assintomática
Tardia (após 1 ano)	
Sífilis terciária	
Goma	Doença granulomatosa na pele, no subcutâneo, ossos ou vísceras
Doença cardiovascular	Aneurisma de aorta, insuficiência aórtica
Doenças do SNC	*Tabes dorsalis*, pupilas de Argyll-Robertson, convulsões, paresias, cefaleia, manifestações psiquiátricas súbitas, demência. Pode ser assintomática
Neurossífilis*	
Precoce	Meningite sintomática ou assintomática, doença meningovascular; perda de visão ou audição com ou sem meningite concomitante
Tardia	Formas mais comuns envolvem cérebro e medula espinhal (demência, paresias, *tabes dorsalis*)

*Pode acontecer em qualquer estágio.
Fonte: Hicks CB, Clement M. UpToDate.

Sífilis primária

A lesão primária corresponde ao local de inoculação do *T. pallidum*. A manifestação inicial é a lesão de pele e mucosa denominada cancro, localizada no pênis, ânus, vagina ou faringe A lesão se inicia como pápula, seguida de ulceração. Usualmente apresenta cerca de 1 a 2cm de diâmetro, bordas discretamente elevadas e enduradas com base não exsudativa e associada a linfadenopatia regional. Usualmente, a lesão primaria é única, mas pacientes com coinfecção com HIV frequentemente apresentam lesões múltiplas. A lesão primária se resolve espontaneamente em 3 a 6 semanas mesmo sem tratamento. As lesões são geralmente indolores, o que dificulta o diagnóstico precoce e favorece a transmissão tanto do próprio *T. pallidum*, a partir do cancro, como do HIV através das ulcerações da base do cancro.

Sífilis secundária

Lesões compatíveis com a forma secundária da sífilis ocorrem em cerca de 25% das pacientes que apresentam a lesão primária e não receberam tratamento. Dentre as pacientes diagnosticadas na fase secundária, a lesão primária não é relatada. As manifestações da sífilis secundária ocorrem cerca de 2 a 8 semanas após o cancro. As manifestações estão relacionadas com a deposição de imunocomplexos e incluem manifestações cutâneas, sistêmicas, oftalmológicas e neurológicas. Dentre as últimas, devem ser consideradas as manifestações precoces de neurossífilis, que são a meningite e a forma meningovascular. Na ausência de tratamento, recidivas da sífilis secundária podem ocorrer por mais de 5 anos após a lesão primária. Há grande variabilidade das manifestações, dentre as quais a dermatológica é a mais frequente e característica.

Manifestações mucocutâneas

O *rash* da sífilis secundária é difuso e relatado por cerca de 80% das pacientes. A forma mais usual de apresentação é a lesão vesicular, pustular ou nodular, com distribuição difusa, simétrica, envolvendo tronco e extremidades, palmas e plantas dos pés. Menos frequentemente, podem ocorrer lesões localizadas. As lesões mucosas são comuns, especialmente na cavidade oral e nas áreas contíguas ao cancro primário. Lesões extensas e elevadas, denominadas condiloma *lata*, apresentam potencial de transmissão. Formas ulcerativas extensas ocorrem ocasionalmente em pacientes com HIV.

Manifestações oftalmológicas

As manifestações oculares da sífilis secundária são variáveis e podem ocorrer tanto em segmento anterior (especialmente uveíte anterior) como posterior (coriorretinite, vasculite retiniana isolada, neurorretinite e neurite óptica). É reconhecida uma forte associação entre os achados oftalmológicos da sífilis e a neurossífilis. A sífilis pode se manifestar em qualquer estrutura ocular e, assim como a neurossífilis, pode ocorrer em qualquer fase da doença.

A uveíte anterior é o achado ocular mais comum e representa quase 70% das manifestações oculares na sífilis secundária. A uveíte anterior pode estar associada a manchas e nódulos avermelhados irianos denominados roséolas, reação da câmara anterior (identificada pela opacidade da câmara anterior, que dificulta a visibilização da íris) e sinéquias posteriores (identificadas pela irregularidade da borda pupilar). A coriorretinite costuma ser multifocal e tende a ocorrer próximo ao disco óptico e às principais arcadas vasculares. A vasculite retiniana pode evoluir com necrose de retina focal periférica, exsudatos, hemorragias e embainhamento vascular retiniano. A neurorretinite se caracteriza por edema do disco óptico e exsudatos retinianos na área macular de padrão usualmente radial (estrela macular).

A neurite óptica pode ser anterior ou posterior (retrobulbar). Apenas a neurite óptica anterior está associada a edema do disco óptico. A suspeita de neuropatia óptica posterior deve ser levantada na presença de baixa visão com fundoscopia normal e reflexos pupilares alterados. Em geral, as manifestações posteriores ocorrem no estágio secundário tardio da sífilis. A redução da acuidade visual com fundoscopia normal pode estar associada à perineurite óptica, produzida pela inflamação das bainhas meníngeas do nervo óptico, ocasionalmente associada à meningite da base do crânio. Nas últimas décadas têm sido verificados menor incidência das manifestações anteriores e aumento das posteriores. Embora usualmente as manifestações anteriores sejam mais precoces do que as posteriores, ocasionalmente a primeira manifestação oftalmológica da sífilis acontece em segmento posterior.

Neurossífilis

Na fase aguda, frequentemente ocorre invasão do SNC pelo *T. pallidum*. Cerca de 30% a 50% das pacientes com sífilis secundária e sem manifestações neurológicas apresentam achados de líquido cefalorraquidiano (LCR) compatíveis com neurossífilis; dentre elas, 1% a 5% desenvolverão sintomas, especialmente meningite asséptica, ainda durante a fase secundária. A forma assintomática da neurossífilis ocorre em 10% a 40% dessas pacientes não tratadas. Embora a sífilis cardiovascular esteja formalmente associada ao estágio terciário, o mesmo não ocorre com a neurossífilis, que pode se manifestar em qualquer momento a partir da infecção primária.

Meningite asséptica

A meningite asséptica se caracteriza por espessamento difuso com infiltração linfocítica, aumento da pressão de abertura, pleocitose (até 200 células/mL) com predominância mononuclear e aumento da proteína. O VDRL é altamente específico, embora pouco sensível (30% a 70%, de acordo com a descrição clássica). A paciente apresenta sinais meníngeos e febre. As paralisias dos nervos III, IV e VI estão relacionadas com meningite na base do crânio. A invasão documentada do SNC ocorre em até 40% das pacientes durante a sífilis secundária, embora as manifestações estejam presentes em menos de 5% dos casos. A apresentação mais comum da neurossífilis na fase secundária é a meningite asséptica, que afeta principalmente as meninges da base do crânio. As manifestações específicas da meningite basal são cefaleia, meningismo e febre em cerca de 50% das pacientes.

A meningite basal pode se acompanhar de comprometimento do quiasma (síndrome quaiasmática) e frequentemente se estende para nervos ópticos. O comprometimento de nervos cranianos III (oculomotor), IV (troclear), V1 (raiz orbitária), V2 (raiz zigomática), VI (abducente), isolado ou em associação, pode ocorrer na meningite associada a comprometimento do seio cavernoso ou fissura orbitária superior. Os nervos VII (facial) e VIII (vestibulococlear) estão frequentemente envolvidos. A meningite basal pode estar associada a aumento da pressão intracraniana e papiledema (edema bilateral do disco óptico associado à hipertensão intracraniana).

Forma meningovascular

A forma meningovascular se caracteriza pelo comprometimento de vasos localizados no espaço subaracnóideo do crânio e/ou medula, ocasionando oclusão, isquemia e infarto. A forma meningovascular é mais precoce do que a parenquimatosa e se desenvolve meses ou anos após a infecção inicial em cerca de 12% das pacientes. A incidência máxima ocorre em torno de 6 a 8 anos após a lesão primária. Ocorre inflamação meníngea difusa associada a endarterite e isquemias focais, especialmente no território da artéria cerebral média. Usualmente, após a resolução de um quadro de meningite asséptica ou em continuidade a esta, a forma meningovascular se estabelece por extensão da reação inflamatória e comprometimento vascular.

Neuropatia óptica semelhante (na gama) de neuropatia óptica isquêmica anterior/posterior com perda de visão súbita/progressiva, não responsiva aos corticoides

Sinais neurológicos focais relacionados com o território da artéria cerebral média e os ramos se manifestam como hemiparesia, hemiplegia, convulsões e afasia. Entretanto, observa-se amplo espectro de sintomas e sinais neurológicos secundários à isquemia progressiva causada por oclusão de vasos pequenos. Embora os eventos isquêmicos costumem ocorrer no território da artéria cerebral média, infartos no território da artéria vertebrobasilar acontecem ocasionalmente, assim como na artéria espinhal anterior. Um pródromo frequente é a cefaleia, presente dias ou semanas antes dos déficits focais relacionados com a oclusão vascular.

O diagnóstico diferencial de neurossífilis deve, portanto, ser considerado em casos de eventos vasculares cerebrais em pessoas com menos de 50 anos de idade. Sinais e sintomas prodrômicos episódicos ocorrem em geral semanas a meses antes do estabelecimento dos déficits neurológicos focais.

Sífilis terciária

Forma cardiovascular

A lesão subjacente à forma cardiovascular é a vasculite do *vasa vasorum* da aorta com necrose mediana, destruição do tecido elástico e formação de aneurisma. O comprometimento preferencial ocorre na aorta ascendente com dilatação da aorta e regurgitação valvar. A lesão valvar evolui para insuficiência cardíaca. Ocasionalmente ocorre comprometimento de coronárias.

Neurossífilis

As duas formas principais da fase precoce são a meningite asséptica e a meningovascular, enquanto a fase tardia é caracterizada pelas formas parenquimatosa e meningoencefalite. As primeiras formas de neurossífilis afetam principalmente as meninges, bem como a vasculatura cerebral e da medula espinhal. As formas tardias afetam especialmente o parênquima cerebral e medular. A neurossífilis sintomática se apresenta mais frequentemente como neurossífilis meningovascular ou parenquimatosa, enquanto algumas pacientes apresentam meningoencefalite. Pode ocorrer a sobreposição das formas meníngeas e meningovasculares (características das formas secundária e terciária, respectivamente).

Nas últimas décadas foi verificada uma mudança na apresentação clínica da neurossífilis com aumento da frequência das formas meningovasculares e redução da frequência de paresia e especialmente da *tabes*. Atualmente, a forma meningovascular predomina entre as precoces e a paresia entre as tardias.

A neurossífilis é um diagnóstico difícil em razão das diferentes formas de apresentação das formas secundária e da neurossífilis. O uso de antibióticos com outras finalidades atenuou as manifestações da neurossífilis. Além disso, a coinfecção com o HIV agrava esse cenário, embora esse efeito não seja reconhecido por todos os autores.

A inflamação parenquimatosa está relacionada com as formas clínicas da paresia e da *tabes*, que constituem, respectivamente, o comprometimento do parênquima cerebral e o medular. A fisiopatologia das formas parenquimatosas da neurossífilis ainda é obscura. As síndromes parenquimatosas pressupõem a neurodegeneração das formas meníngeas e meningovasculares.

A baixa densidade tecidual do treponema nas formas parenquimatosas, especialmente na *tabes*, sugere neurodegeneração imunomediada. Além da paresia e da *tabes*, uma forma clínica de meningoencefalite constitui uma apresentação atípica da neurossífilis que se caracteriza por encefalite necrosante difusa.

Paresia

A paresia se manifesta por mudanças no comportamento e quadro demencial, enquanto a *tabes* se manifesta por dores súbitas e intensas, parestesias, propriocepção reduzida e ataxia.

Dentre as formas parenquimatosas, a paresia é a mais comum e deve ser considerada no diagnóstico diferencial de demência. A paresia constitui um processo crônico de neurodegeneração que evolui para atrofia cortical mais intensa nos lobos frontotemporais. Mudanças na personalidade, no afeto, no *sensorium*, no intelecto, na percepção e no julgamento e reflexos hiperativos justificam que se considere a paresia no diagnóstico da demência, inclusive a frontotemporal.

Embora as manifestações neuro-oftalmológicas, especialmente a atrofia óptica e a pupila de Argyll-Robertson, sejam frequentes em ambas as formas parenquimatosas, elas são mais comumente encontradas na paresia do que na *tabes*. Além dessas manifestações, pode estar presente uma variedade de outras lesões oculares nas pacientes com sífilis tardia, como iridociclite, esclerite, coriorretinite, neurorretinite e neurite óptica.

Demência grave, progressiva, com sobrevida média de pouco mais de 2 anos

Embora a demência grave costume ocorrer 10 anos após a lesão primária, foram documentados casos 2 anos após a lesão primária.

Tabes dorsalis

A *tabes* se caracteriza por neurodegeneração das colunas posteriores da medula espinhal, principalmente de suas raízes dorsais e gânglios. Nos estágios iniciais da doença, as pacientes afetadas apresentam episódios de dor súbita intensa, na maioria das vezes nas extremidades inferiores, episódicas, de duração variável (poucos minutos ou horas). Algumas pacientes experimentam parestesias em vez de dores. O quadro progride para ataxia sensorial, diminuição da propriocepção e sensibilidade vibratória, redução dos reflexos tendíneos profundos, disfunção vesical (tanto retenção como incontinência) e distúrbios pupilares.

As chamadas pupilas de Argyll-Robertson se caracterizam por miose (que usualmente responde pouco ao uso de midriáticos) e redução do reflexo fotomotor direto e apresentam reação de miose preservada na acomodação e convergência. As pupilas de Argyll-Robertson são causadas por danos às fibras pupilomotoras mais dorsais no mesencéfalo (projeções do núcleo pré-tectal para Edinger-Whestphal). Embora as alterações pupilares possam ocorrer tanto a partir da *tabes* como da paresia, são mais comuns na primeira. A *tabes* constitui o último estágio da neurossífilis e se caracteriza, segundo alguns autores, como resultado da reativação da inflamação meníngea. É considerada manifestação mais tardia que a paresia, em média 20 anos após a lesão primária, embora tenham sido documentados casos 3 anos após a lesão primária. Previamente considerada a forma mais frequente da neurossífilis tardia, antes do advento da penicilina, atualmente é uma manifestação incomum.

A atrofia é frequente nas formas tardias da neurossífilis e é caracterizada por baixa visão, perdas de campo visual e palidez do disco óptico. Algumas pacientes podem apresentar acuidade visual preservada associada à redução da discriminação cromática e da sensibilidade ao contraste. Os defeitos do campo visual são variáveis e incluem contração concêntrica, defeitos localizados e escotomas. A patogênese da atrofia óptica na *tabes* não está clara, sendo frequentemente designada como degeneração neuronal primária. Algumas vezes, a atrofia se deve ao espessamento meníngeo.

Goma

A forma nodular tardia da sífilis, considerada benigna, é caracterizada por uma reação de hipersensibilidade celular, formando nódulos na pele, no tecido subcutâneo, nos ossos, nas estruturas intracranianas e nas vísceras abdominais. As gomas da pele e tecido subcutâneo se desenvolvem em pontos de lesão secundária prévia. A forma nodular é considerada rara, embora seja mais prevalente em caso de coinfecção pelo HIV. Ocasionalmente, os nódulos na pele apresentam superfície.

Formas atípicas

Alguns casos apresentam dificuldades de classificação nas formas clássicas descritas. Dentre as formas consideradas atípicas, a mais comum é a que se apresenta como encefalite ou meningoencefalite, caracterizada por alterações cognitivas, convulsões e imagens sugestivas de comprometimento da porção medial do lobo temporal, assim como parietal, temporo-occipital e tálamo. Embora os achados sejam similares aos da forma meningovascular, as lesões não respeitam territórios vasculares. Alguns autores sugerem que essas formas atípicas correspondem à sobreposição de formas meníngeas e parenquimatosas.

Sífilis congênita

A gravidade das manifestações da sífilis congênita abrange desde anormalidades laboratoriais ou radiográficas isoladas até o envolvimento de múltiplos órgãos e sistemas. A infecção pode se manifestar no feto, no recém-nascido ou na infância, se a criança não for tratada.

A sífilis congênita é classificada como precoce ou tardia em função da idade de ocorrência de suas manifestações. As lesões cutaneomucosas da sífilis congênita precoce ocorrem antes dos 2 anos de idade e podem estar presentes desde o nascimento, embora sejam mais frequentes entre a segunda e a 12ª semana de vida. As manifestações mais comuns são *rash* maculopapilar (seguido de descamação e formação de crostas), lesões bolhosas, condiloma *lata* e fissuras periorais e anais. Outros achados incluem hepatomegalia isolada ou associada à esplenomegalia, secreção nasal mucossanguinolenta, linfadenopatia generalizada, linfadenopatia epitroclear (fossa cubital), osteocondrite, periostite ou osteíte, anemia e hidropisia fetal.

As lesões da sífilis congênita tardia ocorrem após os 2 anos de idade e tendem a ser irreversíveis, destacando-se proeminência do osso frontal, tíbia em sabre, ceratite, hipoacusia, déficit neuropsicomotor, dentes de Hutchinson (incisivos centrais superiores hipoplásicos, afastados e com fenda na porção média), molares pequenos com hipoplasia e malformação de cúspides e palato perfurado ou em ogiva.

Ocasionalmente, ocorrem hidropisia fetal, miocardiopatia, pneumonia, ileíte, enterocolite necrosante e coriorretinite. O comprometimento do SNC se apresenta como leptomeningite aguda (quadro semelhante à meningite bacteriana, com vômitos, abaulamento de fontanela e aumento da circunferência craniana, acompanhados de LCR com mononucleares, elevação de proteínas e glicose normal) e na forma meningovascular crônica (hidrocefalia, paralisia de nervos cranianos, neuropatia óptica, convulsão e déficit de desenvolvimento neuropsicomotor).

RASTREAMENTO E DIAGNÓSTICO

As manifestações clínicas da sífilis são muito variáveis com diferentes estágios ocorrendo ao longo do tempo. As pacientes podem procurar avaliação para sinais e sintomas de infecção primária, infecção secundária ou infecção terciária, mas

Quadro 26.2 Situações que podem produzir resultados falso-positivos nos testes não treponêmicos

Situações que podem produzir resultados falso-positivos transitórios	Situações que podem produzir resultados falso-positivos permanentes
Algumas infecções Após vacinações Uso concomitante de medicamentos Após transfusões de hemoderivados Gravidez	Portadores de lúpus eritematoso sistêmico Síndrome antifosfolipídica e outras colagenoses Hepatites virais crônicas Usuários de substâncias ilícitas injetáveis Hanseníase Malária

Fonte: Departamento de DST, AIDS e hepatites virais. SVS/MS.

frequentemente são assintomáticas e identificadas apenas na triagem de rotina. O quadro clínico, o diagnóstico e o tratamento da sífilis na gestação não diferem dos observados no período não gestacional.

Como o risco de acometimento fetal varia de 40% a 100%, dependendo da fase da doença materna, o Centro de Controle e Prevenção de Doenças dos EUA (CDC) e organizações internacionais e locais, como o Ministério da Saúde do Brasil, recomendam que a triagem para sífilis deva ser realizada em todas as gestantes na primeira consulta de pré-natal e repetida ao longo do acompanhamento de acordo com o protocolo do serviço.

No Brasil, o Ministério da Saúde recomenda a testagem duas vezes durante a gestação (na primeira consulta e no terceiro trimestre) e no momento da internação hospitalar (seja para o parto ou para a curetagem uterina por aborto). A realização do teste para sífilis no início do terceiro trimestre (da 28ª à 30ª semana) possibilita o tratamento materno até 30 dias antes do parto, intervalo mínimo necessário para que o recém-nascido seja considerado tratado na fase intrauterina.

Testes disponíveis para diagnóstico da sífilis

Dentre os testes sorológicos para o diagnóstico da sífilis há os testes treponêmicos, que detectam anticorpos contra antígenos do *T. pallidum*, como o FTA-Abs (*Fluorescent Treponemal Antibody Absorption test*), o ensaio imunoenzimático (ELISA) e o MHA-TP (*MicroHemaglutination Assay for Treponemal Pallidum antibody*) e os não treponêmicos, que detectam anticorpos não específicos para *T. pallidum*, porém presentes na sífilis, como o VDRL (*Venereal Disease Research Laboratory*) e o RPR (*Rapid Plasma Reagin*).

Os testes treponêmicos são qualitativos e definem a presença ou a ausência de anticorpos na amostra, os quais permanecem reagentes indefinidamente, mesmo nos indivíduos tratados. Já os não treponêmicos podem ser qualitativos, utilizados como testes de triagem para determinar se uma amostra é reagente ou não, ou quantitativos, para determinar o título dos anticorpos presentes nas amostras que tiveram resultado reagente no teste qualitativo e para o monitoramento da resposta ao tratamento, já que tendem à negativação após o tratamento. No entanto, algumas pacientes podem apresentar testes não treponêmicos persistentemente reagentes, em baixas titulações, após o tratamento (cicatriz sorológica). Essa baixa titulação também se verifica nos indivíduos com sífilis latente; por isso, na ausência de registro de tratamento, indivíduos com títulos baixos em testes não treponêmicos devem ser tratados.

O uso de apenas um teste sorológico é insuficiente para o diagnóstico da sífilis porque cada teste apresenta limitações, incluindo a possibilidade de resultados falso-negativos e falso-positivos. Resultados falso-negativos podem ocorrer pelo excesso de anticorpos (efeito prozona). Já os falso-positivos, em testes não treponêmicos, podem ocorrer nas situações listadas no Quadro 26.2, mas as taxas relatadas na literatura são baixas (< 1%).

O Ministério da Saúde do Brasil instituiu em 2011 a Portaria 3.242, que determina que as instituições públicas e privadas utilizem os fluxogramas para diagnóstico laboratorial da sífilis em todos os pacientes. No fluxograma clássico, o primeiro teste indicado é um teste não treponêmico, de menor custo, que apresente boa sensibilidade e que seja de fácil execução, seguido por um teste treponêmico (Figura 26.3). O fluxograma alternativo consiste na abordagem reversa à convencional, utilizando-se inicialmente os testes treponêmicos do

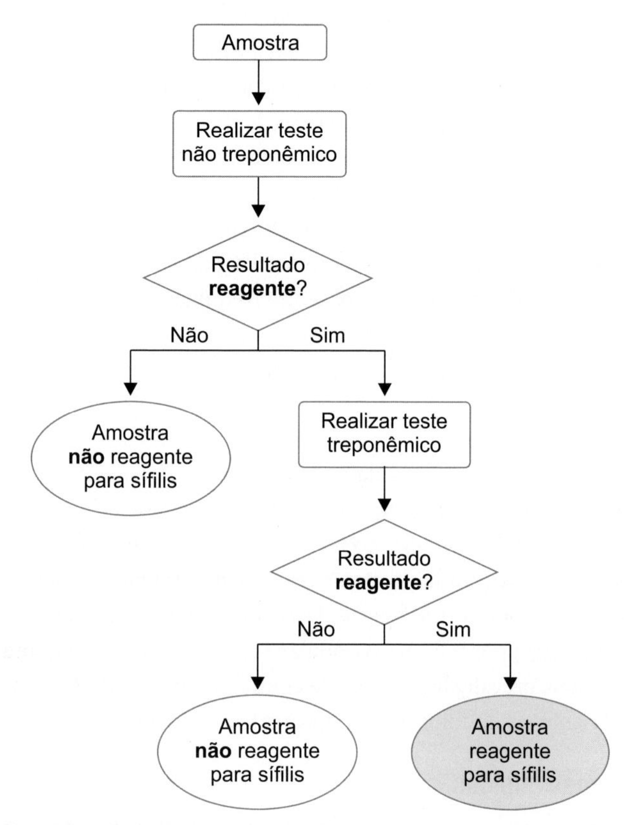

Figura 26.3 Fluxograma convencional – Teste de triagem não treponêmico confirmado por teste treponêmico.

tipo ELISA ou outros equivalentes, seguida por um teste não treponêmico para confirmação do diagnóstico (Figura 26.4). Por último, é adotado o fluxograma que utiliza os testes rápidos (TR) treponêmicos como testes de triagem (Figura 26.5).

A escolha do fluxograma depende da realidade de cada local, da infraestrutura laboratorial disponível e da quantidade de amostras a serem testadas diariamente, além das informações clínicas sugestivas do estágio de suspeição da sífilis a ser diagnosticada.

Para o seguimento do paciente, os testes não treponêmicos devem ser realizados mensalmente nas gestantes e, na população geral, a cada 3 meses no primeiro ano de acompanhamento do paciente e a cada 6 meses no segundo ano. Espera-se que 3 meses após o tratamento a média de redução esperada do título em relação ao diagnóstico inicial seja de quatro vezes, de oito vezes após 6 meses e de mais de oito vezes após 2 anos.

Exames laboratoriais para diagnóstico da sífilis em cada estágio da doença

Sífilis primária

Os anticorpos surgem na corrente sanguínea cerca de 7 a 10 dias após o aparecimento do cancro; por isso, nessa fase os testes sorológicos são não reagentes, mas o diagnóstico laboratorial pode ser feito pela pesquisa direta do *T. pallidum* por microscopia de campo escuro para visualização da motilidade das espiroquetas. O FTA-Abs é o primeiro teste a positivar, por volta do décimo dia de evolução do cancro.

Sífilis secundária

Todos os testes sorológicos são reagentes com títulos altos. Após o tratamento, os testes treponêmicos permanecem reagentes, enquanto os não treponêmicos têm comportamento variável. Em alguns pacientes permanecem reagentes em baixos títulos e em outros, não reagentes.

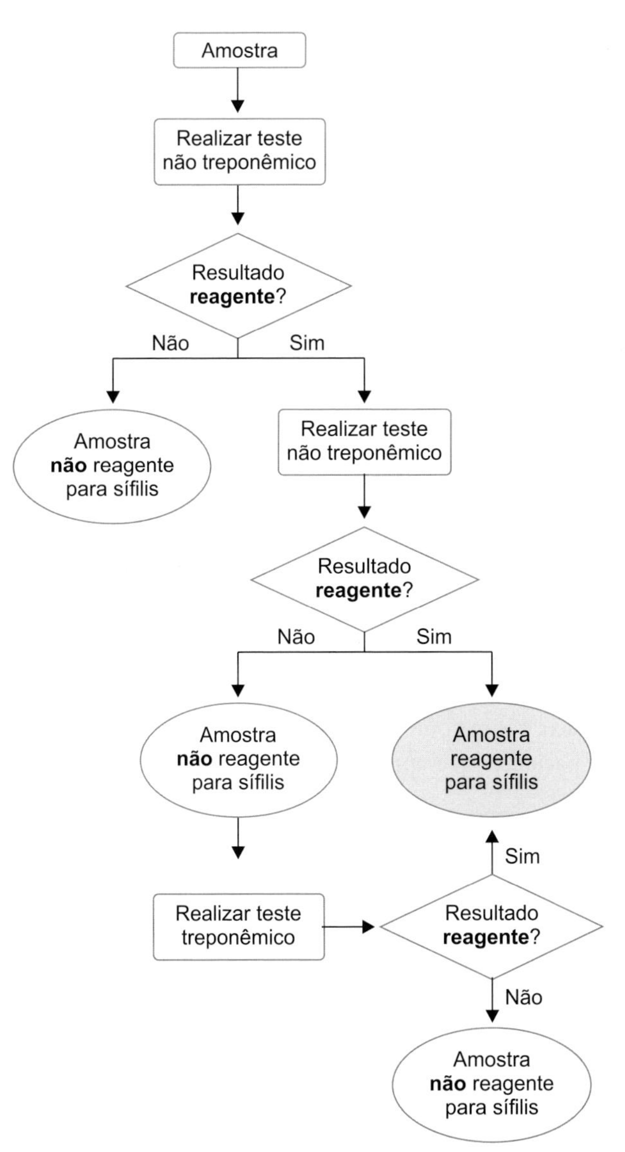

Figura 26.4 Fluxograma alternativo – Diagnóstico laboratorial reverso de sífilis com base em testes imunológicos automatizados.

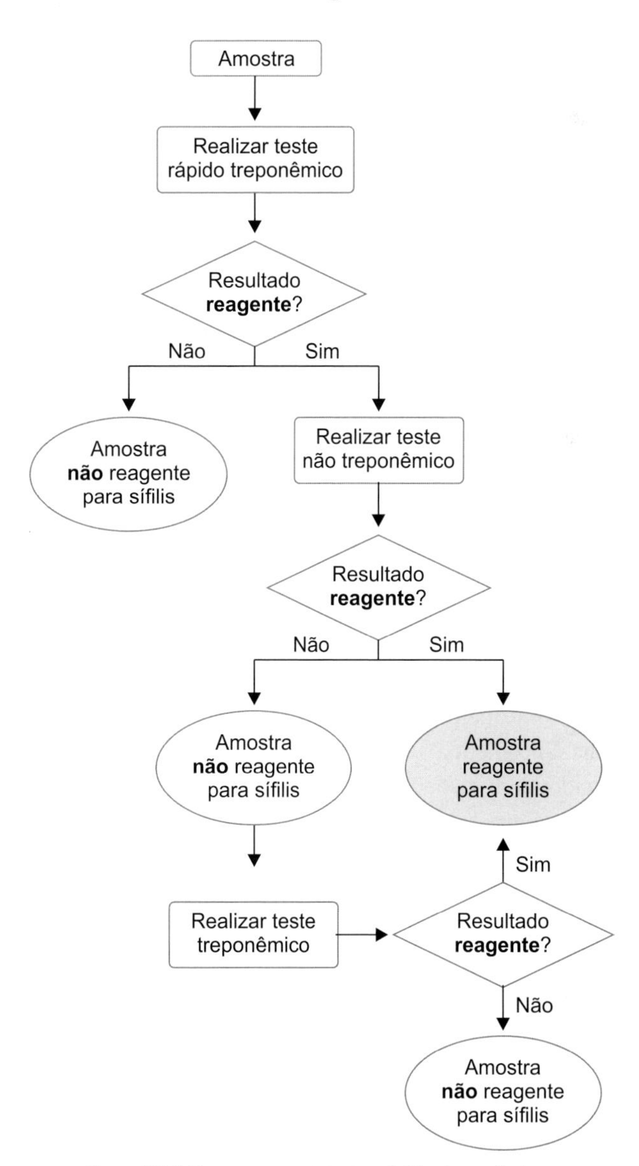

Figura 26.5 Fluxograma com testes rápidos treponêmicos.

Sífilis latente

Todos os testes sorológicos são reagentes, mas ocorre diminuição dos títulos nos quantitativos. O VDRL se mantém reagente em baixos títulos no soro e se torna reagente no liquor, o que torna possível a distinção entre infecção primária e latente.

Sífilis terciária

Os testes sorológicos geralmente são reagentes, e os títulos dos testes não treponêmicos tendem a ser baixos ou mesmo não reagentes. O exame do liquor com pesquisa do VDRL está indicado quando o paciente apresenta manifestações neurológicas; entretanto, nenhum teste isoladamente é seguro para o diagnóstico da neurossífilis. O diagnóstico é estabelecido mediante a combinação dos resultados de exames realizados no liquor: aumento das células e de proteínas e positividade do teste sorológico. Como a infecção pelo *T. pallidum* não confere imunidade permanente, é preciso diferenciar a persistência de exames reagentes e a reinfecção.

Sífilis congênita

O diagnóstico depende da combinação dos critérios clínicos, laboratoriais e por imagem. A infecção fetal deve ser suspeitada na presença de achados característicos à ultrassonografia após 20 semanas de gestação em mulher com sífilis não tratada ou tratada inadequadamente. Hepatomegalia fetal e placentomegalia são achados ultrassonográficos precoces sugestivos de sífilis congênita. Uma ultrassonografia anormal não é diagnóstico de infecção fetal, enquanto a ausência de alterações não a exclui. Anemia, ascite e hidropisia ocorrem mais tarde no decurso da infecção fetal. Alterações sugestivas de metafisite e periostite em ossos longos podem constituir os únicos achados radiológicos em recém-nascidos infectados.

As infecções do SNC são frequentemente subdiagnosticadas. Um dos achados ultrassonográficos mais frequentes consiste na presença de calcificações do parênquima, especialmente periventriculares, que podem estar associadas a pseudocistos periventriculares e subcorticais, hipoplasia cerebelar, ventriculomegalia, hidrocefalia, lisencefalia e microcefalia. Recomenda-se o exame do liquor em todos os recém-nascidos com suspeita de sífilis.

TRATAMENTO

Toda gestante com diagnóstico de sífilis deve ser tratada imediatamente. Se persistirem dúvidas quanto ao diagnóstico clínico e laboratorial, deverá ser tratada e orientada com relação à necessidade da conclusão da investigação laboratorial.

A penicilina é o medicamento de escolha para todas as apresentações da sífilis, e a avaliação clínica do caso indicará o melhor esquema terapêutico. A terapia com penicilina na gravidez é eficaz para tratamento de infecção materna, prevenção da transmissão ao feto e tratamento da doença fetal estabelecida. Como a penicilina é considerada o único tratamento adequado da sífilis durante a gravidez, as mulheres grávidas com alergia à penicilina devem ser dessensibilizadas e tratadas com penicilina.

O parceiro sexual deverá ser sempre tratado. Em caso de testes positivos, trata-se conforme a fase clínica da doença e, em caso de teste negativo, administra-se dose única profilática de penicilina benzatina (2.400.000UI). Caso o parceiro não faça uso ou use dose inadequada da penicilina benzatina, o tratamento da gestante é considerado inadequado.

Após a dose terapêutica inicial de penicilina, poderá surgir a reação de Jarisch-Herxheimer, que corresponde à exacerbação das lesões cutâneas e à presença de febre, calafrios e outros sintomas gerais, como cefaleia, adinamia, hipotensão, sudorese, artralgias e mialgia. Essa reação tem involução espontânea em 12 a 48 horas, exigindo apenas cuidado sintomático, não justificando a interrupção do tratamento e não significando alergia ao medicamento.

O Quadro 26.3 mostra o resumo dos esquemas terapêuticos para sífilis na gestação.

CONSIDERAÇÕES FINAIS

A sífilis representa um desafio em saúde pública, com elevadas morbidade e taxa de transmissão materno-fetal, apesar da disponibilidade de métodos diagnósticos e de tratamento efetivo e de baixo custo. O enfrentamento da sífilis pressupõe estratégias de conscientização para a prática de sexo seguro e o acompanhamento das pessoas com comportamento de risco, assim como a adequada investigação e seguimento dos pacientes que apresentem quadros clínicos compatíveis

Quadro 26.3 Resumo de esquemas terapêuticos para a sífilis na gestante

Estágio	Esquema terapêutico	Alternativa
Sífilis primária, secundária e latente recente	Penicilina G benzatina, 2,4 milhões UI, IM, dose única (1,2 milhão UI em cada glúteo)	Ceftriaxona, 1g, EV ou IM, 1 vez por dia, por 8 a 10 dias
Sífilis latente tardia ou latente com duração ignorada e sífilis terciária	Penicilina G benzatina, 2,4 milhões UI, IM, semanal por 3 semanas Dose total: 7,2 milhões UI	Ceftriaxona, 1g, EV ou IM, 1 vez por dia, por 8 a 10 dias
Neurossífilis	Penicilina cristalina, 18 a 24 milhões UI/dia, EV, doses de 3 a 4 milhões UI a cada 4 horas ou por infusão contínua por 14 dias	Ceftriaxona, 2g, EV ou IM, 1 vez por dia, por 10 a 14 dias

Fonte: Coordenação-Geral de Desenvolvimento da Epidemiologia em Serviços, SVS/MS.

com cada uma das formas da sífilis, especialmente considerando sua ampla variabilidade de manifestações. A distribuição temporal dessas manifestações frequentemente não obedece à divisão clássica em formas primária, secundária e tardia, produzindo frequentemente um mosaico de manifestações, especialmente aquelas correspondentes à fase secundária associada às formas meníngea e meningovascular que constituem a neurossífilis precoce. A forma de apresentação da sífilis tem se deslocado de formas tardias de paresia e *tabes* para formas meningovasculares precoces que entram no diagnóstico diferencial de acidente vascular cerebral em pacientes jovens. Formas de apresentação atípicas da fase secundária merecem especial atenção em razão de sua alta taxa de transmissão vertical (próximo a 100%).

Como frequentemente as pacientes são assintomáticas e identificadas apenas nos exames de rotina, recomenda-se que a triagem para sífilis seja realizada em todas as gestantes na primeira consulta de pré-natal e repetida ao longo do acompanhamento.

O diagnóstico adequado e o tratamento das gestantes infectadas e de seus parceiros durante o pré-natal constituem a principal estratégia para o controle da sífilis congênita. Portanto, é fundamental uma ampla divulgação da doença e da importância do acompanhamento pré-natal para uma orientação eficaz das gestantes e de seus parceiros. Essas estratégias de intervenção, acompanhadas de medidas socioeducativas aplicáveis mesmo em contextos sociais desfavoráveis, têm grande impacto no enfrentamento da doença.

Leitura complementar

Avelleira JCR, Bottino G. Sífilis: diagnóstico, tratamento e controle. An Bras Dermatol Rio de Janeiro mar/abr 2006; 81(2).

Baker-Zander S, Sell S. A histopathologic and immunologic study of the course of syphilis in the experimentally infected rabbit. Demonstration of long-lasting cellular immunity. Am J Pathol 1980; 101:387.

Barros AM et al. Neurossífilis: revisão clínica e laboratorial. Arquivos de Medicina, Porto, 2005; 19(3):121-9.

Brasil. Ministério da Saúde. Protocolos da Atenção Básica: Saúde das Mulheres/Ministério da Saúde, Instituto Sírio-Libanês de Ensino e Pesquisa. Brasília: Ministério da Saúde, 2016. 230 p.

Brasil. Ministério da Saúde. Secretaria de Atenção à Saúde. Departamento de Ações Programáticas Estratégicas. Gestação de alto risco: manual técnico/Ministério da Saúde, Secretaria de Atenção à Saúde, Departamento de Ações Programáticas Estratégicas. 5. ed. Brasília: Editora do Ministério da Saúde, 2012:302.

Brasil. Ministério da Saúde. Secretaria de Vigilância em Saúde. Boletim Epidemiológico – Sífilis 2016. Vol. 47.2016. Disponível em: http://www.aids.gov.br/pt-br/pub/2016/boletim-epidemiologico-de-sifilis-2016. Acesso em: 8 dez 2017.

Brasil. Ministério da Saúde. Secretaria de Vigilância em Saúde. Coordenação-Geral de Desenvolvimento da Epidemiologia em Serviços. Guia de Vigilância em Saúde: volume 2/Ministério da Saúde, Secretaria de Vigilância em Saúde, Coordenação-Geral de Desenvolvimento da Epidemiologia em Serviços. 1. ed. atual. Brasília: Ministério da Saúde, 2017.

Brasil. Ministério da Saúde. Secretaria de Vigilância em Saúde. Departamento de Vigilância, Prevenção e Controle das Doenças Sexualmente Transmissíveis, Aids e Hepatites Virais. Manual Técnico para Diagnóstico da Sífilis/Ministério da Saúde, Secretaria de Vigilância em Saúde, Departamento de Vigilância, Prevenção e Controle das Doenças Sexualmente Transmissíveis, Aids e Hepatites Virais. Brasília: Ministério da Saúde, 2016.

Centers for Disease Control and Prevention (CDC). Transmission of primary and secondary syphilis by oral sex. Chicago, Illinois, 1998-2002. MMWR Morb Mortal Wkly Rep 2004; 53:966.

Centers for Disease Control and Prevention. STD Surveillance case definitions. Disponível em: http://www.cdc.gov/std/stats/CaseDefinitions-2014. Acesso em: 17 dez 2017.

Dobson SR. Congenital syphilis: Clinical features and diagnosis. Post Kaplan SL, Weisman LE (eds.). UpToDate. Armsby C: UpToDate.

Dobson SR. Congenital syphilis: Evaluation, management, and prevention. Post Kaplan SL, Weisman LE (eds.). UpTo Date. Armsby C: UpToDate Inc. Disponível em: http://www.uptodate.com. Acesso em: 17 dez 2017.

Hicks CB, Clement M. Syphilis: Epidemiology, pathophysiology, and clinical manifestations in HIV-uninfected patients. Post Hynes NA, ed. UpToDate. Mitty J: UpToDate Inc. Disponível em: http://www.uptodate.com. Acesso em: 17 dez 2017.

Hollier LM, Cox SM. Syphilis. Sem Perinatol 1998; 22(4):323-31.

Kline BM, Bulas DI, Bahado-Singh R. Fundamental and advanced fetal imaging. Wolters Kluwer Heath, 2015.

Larsen SA, Steiner BM, Rudolph AH. Laboratory diagnosis and interpretation of tests for syphilis. Washington: Clin Microbiol Rev 1995; 8(1):1-21.

Lesser RL. Spirochetal disease. In: Miller NR, Newman NJ (eds.) Walsh & Hoyt's clinical neuro-ophthalmology. Baltimore: Lippincott Williams & Wilkins, 2005: 3090-109.

Marra CB, Clement M. Neurosyphilis: neuroophthalmology. Post Hynes NA (ed.) UpToDate. Mitty J: UpToDate. Disponível em: http://www.uptodate.com. Acesso em: 17 dez 2017.

Merritt HH, Adams RD, Solomon HC. Neurosyphilis. New York: Oxford University Press, 1946.

Musher D. Early syphilis. In: Holmes KK, Sparling PF, Mardh PA (eds.). Sexually transmitted diseases. New York: McGraw-Hill 1999:479.

Newman L, Rowley J, Vander Hoorn S et al. Global estimates of the prevalence and incidence of four curable sexually transmitted infections in 2012 based on systematic review and global reporting. PLoS One 2015; 10:e0143304.

Norwitz ER, Hicks CB. Syphilis in pregnancy. Post Lockwood CJ, John Bartlett G (eds.) UpToDate. Barss VA, Mitty J: UpToDate Inc. Disponível em: http://www.uptodate.com. Acesso em: 17 dez 2017.

O'Donnell JA, Emery CL. Neurosyphilis: A currente review. Curr Infect Dis Rep 2005; 7:277-84.

Rac MW, Revell PA, Eppes CS. Syphilis during pregnancy: a preventable threat to maternal-fetal health. Am J Obstet Gynecol 2017; 216:352.

Saraiva RS, Cesar CA, Mello MAA de. Aortite sifilítica: diagnóstico e tratamento. Relato de caso. Rev Bras Cir Cardiovasc, São José do Rio Preto set 2010; 25(3):415-8.

Secretaria de Estado da Saúde – SES-SP. Coordenação do Programa Estadual DST/AIDS-SP. Sífilis congênita e sífilis na gestação. Rev Saúde Pública 2008; 42(4):768-72.

Sífilis: Estratégias para Diagnóstico no Brasil. Brasília: Ministério da Saúde, Coordenação de Doenças Sexualmente Transmissíveis e Aids. 2010. 100 p. (Série TELELAB).

World Health Organization. Investment case for eliminating mother to child transmission of syphilis: Promoting better maternal and child health and stronger health systems. Geneva: World Health Organization; 2012. Disponível em: http://apps.who.int/iris/bitstream/10665/75480/1/9789241504348_eng.pdf. Acesso: 8 dez 2017.

CAPÍTULO 27

Toxoplasmose

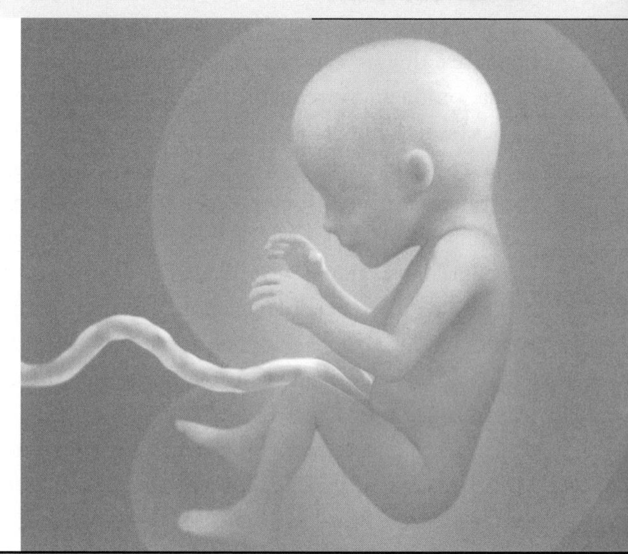

Aluana Rezende Parola
Fernando Macedo Bastos
Luis Guilherme Neves Caldeira

INTRODUÇÃO

A toxoplasmose é uma doença parasitária que tem como agente etiológico o *Toxoplasma gondii,* parasita intracelular obrigatório, sendo adquirida principalmente durante a infância e a adolescência. A maioria dos humanos imunocompetentes é capaz de limitar a infecção, garantindo que o parasita permaneça em sua forma latente em tecido neural e muscular. Quando a infecção ocorre pela primeira vez ou é reativada durante a gravidez, os parasitas podem ser transmitidos da mãe para o feto (transmissão vertical), resultando em toxoplasmose congênita. A frequência de transmissão transplacentária e a gravidade da doença no feto são inversamente proporcionais. No início da gestação, a taxa de infecção fetal é pequena, sendo de 14% no primeiro e de 59% no segundo trimestre. No entanto, quando ocorrem, as manifestações clínicas são graves, podendo resultar na morte do feto e no aborto espontâneo. Quando a infecção materna ocorre no último trimestre da gestação, a taxa de transmissão é alta (próximo a 80%), porém o recém-nascido geralmente apresenta sinais clínicos leves ou ausentes.

A incidência de toxoplasmose na gestação e a transmissão vertical apresentam variações nos diferentes países e dentro do Brasil. Foram relatadas baixas taxas de sororreatividade em gestantes ou em mulheres em idade fértil no norte da Europa e nos EUA. No Brasil, a sororreatividade varia de 56,4% a 91,6% em gestantes.

AGENTE ETIOLÓGICO (CICLO DE VIDA)

O *T. gondii* apresenta três formas infectantes em seu ciclo biológico: oocisto, bradizoítos e taquizoítos.

No ciclo de vida dos protozoários capazes de infectar mamíferos e algumas espécies de aves, os felinos, principalmente os gatos, são os hospedeiros definitivos (Figura 27.1).

O ciclo se inicia pela ingestão dos oocistos esporulados de ambientes contaminados, e no epitélio intestinal ocorre o ciclo sexuado do parasita, eliminando milhões de oocistos nas fezes e contaminando o meio ambiente. Os oocistos eliminados se encontram na forma de esporoblastos não infectantes que, em contato com o oxigênio associado à temperatura entre 20ºC e 30ºC, esporulam em até 3 dias, podendo infectar mamíferos, incluindo o ser humano. Após a esporulação, os oocistos se mantêm viáveis por pelo menos 1 ano e resistem a ambientes com temperaturas entre 20ºC e 37ºC, podendo resistir por 1 hora a agentes químicos (tintura de iodo a 2%, solução sulfocrômica e ácido hipoclorídrico a 10%). Os cistos não toleram o congelamento e temperaturas > 66ºC.

Os cistos ingeridos por felinos e hospedeiros intermediários entram em processo de multiplicação assexuada e extraintestinal do parasita, formando os cistos teciduais. Os oocistos (cistos teciduais) ingeridos pelos hospedeiros suscetíveis liberam as formas esporozoítas ou taquizoítas, que se reproduzem e disseminam pela via hematogênica, alojando-se nos diversos órgãos e tecidos (sistema nervoso central, olhos, músculos esqueléticos, coração e placenta).

MODOS DE TRANSMISSÃO

A contaminação pode acontecer de três maneiras: mediante a ingestão de oocistos disseminados no meio ambiente (p. ex., solo, água, frutas, verduras e lixo contaminado com fezes de felinos), ingestão de cistos teciduais, bradizoítos, em carnes de

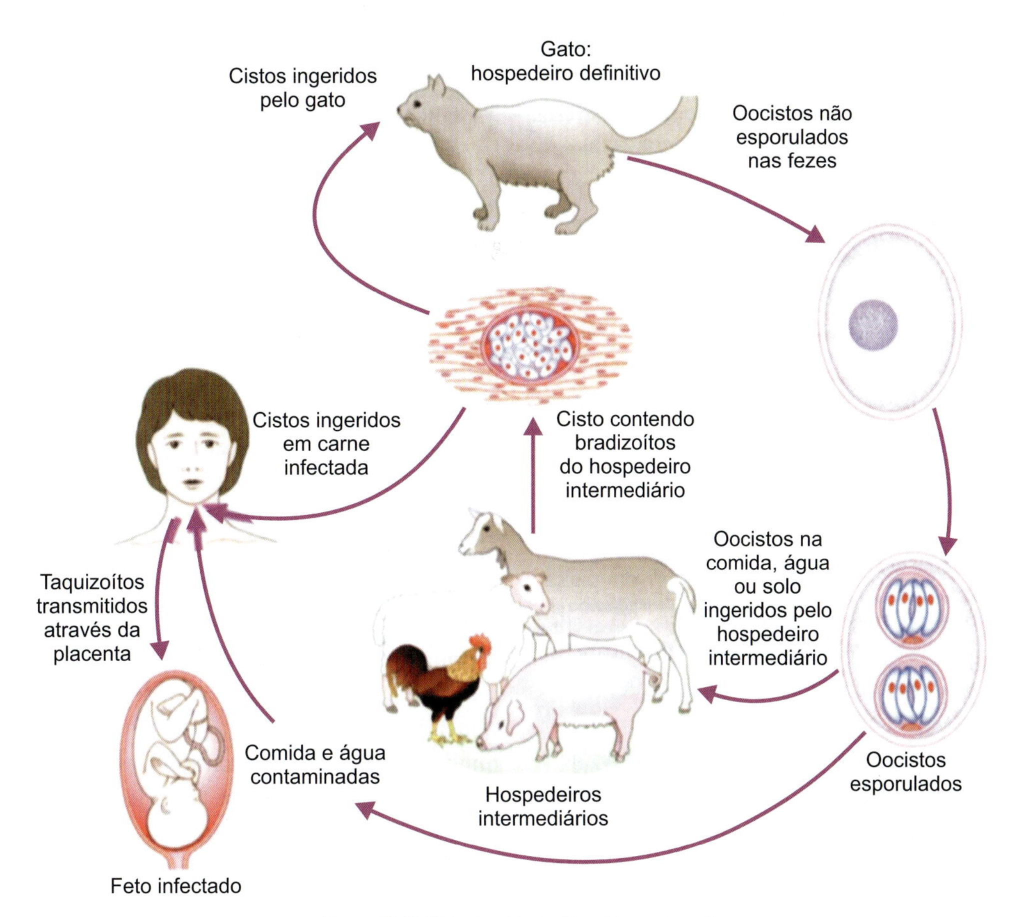

Figura 27.1 Ciclo de vida do *Toxoplasma gondii*.

hospedeiros intermediários contaminados e pela transmissão vertical. É possível a transmissão por meio de órgãos e tecidos transplantados (coração, fígado e rins) ou por exposição ocupacional em laboratório.

MANIFESTAÇÕES CLÍNICAS

Em geral, a infecção materna aguda é assintomática, podendo ocorrer sintomas leves em 10% das pessoas infectadas, como quadros de febre, calafrios, suores, dores de cabeça, mialgias, faringite, hepatoesplenomegalia e/ou erupção maculopapular difusa e não pruriginosa.

A adenopatia cervical bilateral é um achado comum na toxoplasmose aguda, e 20% a 30% dos pacientes desenvolvem linfadenopatias generalizadas. Ao contrário da febre, que costuma durar até 3 dias, as linfadenopatias podem persistir por semanas.

A coriorretinite ou uveíte posterior pode ocorrer na infecção aguda, porém é mais comum nos casos de reativação.

DIAGNÓSTICO

Em virtude da elevada frequência de infecções assintomáticas e de suas complicações para o feto, é recomendado o rastreio rotineiro de toxoplasmose na gestação com base essencialmente nos testes sorológicos realizados nos programas de rastreamento.

A pesquisa deve ser solicitada na primeira consulta de pré-natal. Não há consenso na literatura sobre a realização rotineira do rastreamento pré-natal da soroconversão materna da toxoplasmose e sua condução. A Secretaria Estadual de Saúde de Minas Gerais recomenda a realização da sorologia mensal ou bimensal.

Os anticorpos IgM surgem 2 semanas após a infecção e podem persistir por anos, enquanto os anticorpos IgG atingem o pico em 6 a 8 semanas após a infecção, diminuindo nos próximos 2 anos e se mantendo positivos. O diagnóstico de infecção aguda por toxoplasmose pode ser estabelecido com maior confiança quando a soroconversão de IgM e IgG é documentada em testes em série, nos quais os anticorpos IgG costumam apresentar títulos crescentes durante as primeiras 8 semanas após a infecção e depois se mantêm estáveis, enquanto os títulos de anticorpos IgM podem ou não desaparecer.

As possibilidades sorológicas são as seguintes:

- **Pacientes imunes (infecção crônica):** as que apresentarem anticorpos IgG reagentes e IgM não reagentes não oferecem risco para o feto.
- **Pacientes suscetíveis:** ausência de anticorpos reagentes para IgG e IgM. Apresentam risco de infecção e devem ser orientadas a repetir mensal ou bimensalmente a sorologia para toxoplasmose, além de intensificarem as orientações

de medidas higiênicas e dietéticas na prevenção primária de toxoplasmose.

- **Pacientes com IgG não reagente e IgM reagente (suspeita de infecção aguda):** deve-se repetir a sorologia em 2 semanas. Durante esse período, a gestante deverá receber espiramicina até o resultado do segundo exame. Se for mantido o resultado na segunda amostra com IgG não reativo e IgM reagente, representa falso-positivo. As pacientes podem ser acompanhadas regularmente, porém sem o uso de espiramicina.
- **Pacientes com IgG e IgM reagentes (soroconversão):** essas pacientes devem ser encaminhadas para teste confirmatórios em centros especializados. Nesse momento é iniciada a espiramicina, até que seja descartada a infecção aguda. A presença de IgM reagente nem sempre representa infecção aguda, podendo corresponder a falso-positivo ou passado de infecção. Diante da suspeita aguda, faz-se necessário o teste confirmatório com técnica diferente da aplicada no rastreamento inicial. A imunofluorescência indireta (IFI) é geralmente utilizada como teste confirmatório.
- A titulação seriada da IgG é útil para definição do momento de infecção. Duas amostras são coletadas no intervalo de 2 semanas e analisadas pelo mesmo laboratório com o aumento da titulação inferindo infecção aguda. A avidez de IgG foi desenvolvida com o objetivo de diferenciar a infecção recente da tardia. Na infecção aguda, os anticorpos apresentam baixa afinidade (antígeno-anticorpo). Quando o teste de avidez de IgG é < 30%, ou seja, baixa avidez, significa infecção recente (< 4 meses); os valores entre 31% e 50% são indeterminados, e o teste deve ser repetido em 2 semanas; avidez > 50% (alta avidez) sugere infecção tardia (> 4 meses).

A Figura 27.2 resume o *status* sorológico e o seguimento sugerido.

INFECÇÃO FETAL

Na infecção fetal, resultante da infecção materna, os taquizoítos atravessam a barreira transplacentária e se alojam no tecido muscular e do sistema nervoso central fetal. A transmissão vertical será maior nos casos de infecção materna em idade gestacional avançada (terceiro trimestre), de virulência do *T. gondii*, de alta carga de parasitas, de alteração da imunidade materna e quando a fonte de infecção materna forem os esporozoítos em oocistos (fezes de gato).

É possível a transmissão vertical por reativação ou reinfecção em pacientes imunocomprometidas, como naquelas infectadas pelo HIV. Não há dados claros sobre o risco de transmissão vertical em pacientes que fazem uso de terapias imunossupressoras para controle de doenças autoimunes.

A ultrassonografia é um importante instrumento em caso de suspeita de infecção fetal por toxoplasmose. No entanto, os achados não são específicos, não sendo capazes de diferenciar toxoplasmose congênita de outras infecções congênitas, como citomegalovírus congênito. Mesmo assim, a ultrassonografia deve ser realizada mensalmente para rastreamento de possíveis alterações decorrentes da toxoplasmose após a

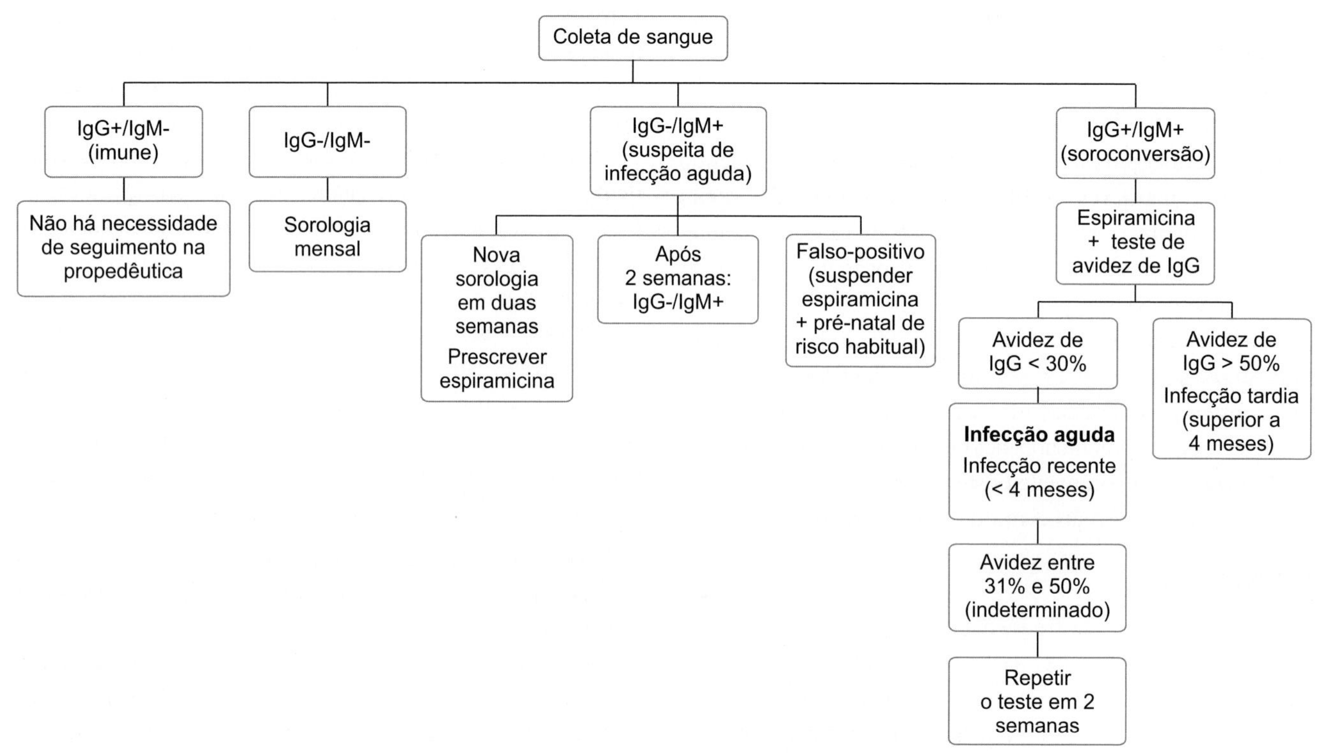

Figura 27.2 *Status* sorológico e seguimento sugerido.

confirmação da infecção materna, uma vez que o esquema terapêutico deve ser alterado em caso de sinais ultrassonográficos da doença. Os principais achados ultrassonográficos que sugerem infecção fetal são:

- Calcificações intracranianas.
- Hidrocefalia.
- Alteração da ecogenicidade intestinal.
- Hepatoesplenomegalia.
- Calcificações ou alteração da ecogenicida hepática.
- Crescimento intrauterino restrito (CIUR).
- Ascite.
- Derrames pericárdicos e pleurais.
- Hidropisia fetal.
- Decesso fetal.
- Ecogenicidade placentária alterada e/ou aumento da espessura.

Diante da confirmação de infecção materna, torna-se necessário excluir ou confirmar a infecção fetal. A amniocentese, realizada após 18 semanas de gestação para obtenção da reação em cadeia da polimerase (PCR) para o DNA de *T. gondii* em líquido amniótico, é o melhor método para o diagnóstico de infecção fetal aguda. Na presença de PCR reativo, inicia-se o tratamento adequado e, no caso de PCR não reativo, é importante a realização de ultrassonografias seriadas para detectar anormalidades fetais sugestivas de infecção fetal com PCR falsamente negativa.

TRATAMENTO

O tratamento da toxoplasmose é muito debatido e questionado, mas, conforme demonstrado a seguir, à suspeita de infecção materna aguda pelo *T. gondii* ou soroconversão da gestante inicia-se a terapia medicamentosa, que varia de acordo com o centro de referência em que está inserida a paciente. Dessa maneira, pretende-se prevenir ou atenuar a doença congênita.

O impacto do tratamento antiparasitário antenatal na taxa de transmissão materno-fetal é demonstrado em estudo de Desmonts e Couvrer (1974), que encontrou 76% de recém-nascidos não infectados de gestantes tratadas com espiramicina no período pré-natal contra 44% das não tratadas.

Na França, o tratamento com espiramicina é prescrito imediatamente após o diagnóstico (suspeito ou confirmado) de infecção materna e é alternado com pirimetamina e sulfadiazina se a infecção fetal for diagnosticada. Na Áustria, as grávidas são inicialmente tratadas com pirimetamina e sulfadiazina (após 16 semanas de gravidez), sendo o esquema substituído por espiramicina caso seja descartada a infecção fetal.

No Brasil, o agente de escolha é a espiramicina (Rovamicina®), um antibiótico macrolídeo cuja dosagem em líquido amniótico é equivalente à metade da encontrada no sangue materno. Observou-se redução de aproximadamente 60% na transmissão vertical. Por outro lado, por não atravessar a barreira placentária, existem dados que sustentam a hipótese de que a espiramicina é capaz de bloquear a transmissão do parasita (parasitostática), mas que é ineficaz em caso de infecção aguda instaurada. Como efeitos colaterais podem ser citados náusea, vômitos, diarreia e reações de pele (prurido, urticária e *rash*).

Uma vez que as taxas de transmissão vertical são variáveis, procede-se à investigação da infecção fetal por meio da pesquisa de PCR em líquido amniótico a partir da 18ª semana de gestação. Nos casos em que não é confirmada infecção fetal, recomenda-se manter a terapêutica materna com espiramicina até o final da gestação e realizar exames ultrassonográficos com periodicidade mensal.

Em contrapartida, após constatação de infecção fetal, a monoterapia dá lugar a um esquema tríplice parasiticida no tratamento do concepto. São utilizados fármacos como pirimetamina, que pode causar supressão medular e é teratogênica, não devendo ser usada antes da 16ª semana de gestação, mas que não é associada a hiperbilirrubinemia; a sulfadiazina, também relacionada com a supressão medular, e o ácido folínico, que é uma opção para diminuir o efeito prejudicial na medula, devendo ser mantido por 1 semana após a interrupção do uso da pirimetamina.

Em razão da toxicidade dessa associação, deve-se alterná-la com o uso exclusivo de espiramicina a cada 3 semanas, mantendo os esquemas alternados até o termo. Orienta-se a realização de hemograma materno a cada 2 semanas em virtude da possibilidade de anemia megaloblástica decorrente do efeito quelante dos folatos. A partir da 34ª semana de gravidez, apenas a espiramicina deve ser usada como tratamento exclusivo até o momento do parto.

Em 1988, Daffos e cols., em estudo prospectivo que avaliou 746 gestantes infectadas pelo toxoplasma, propuseram o uso da espiramicina para reduzir a infecção vertical e da pirimetamina associada à sulfadiazina nos fetos infectados.

Com o objetivo de facilitar a memorização, o Quadro 27.1 traz as principais medicações e o período de uso de cada uma delas.

Nos casos de intolerância gastrointestinal efetiva ou alterações hematológicas, deverá ser realizado diagnóstico diferencial quanto à hiperêmese gravídica para descartar ou confirmar a possibilidade de reação adversa do medicamento. Na impossibilidade de uso da sulfadiazina e da pirimetamina, deve-se fazer uso contínuo de espiramicina ou considerar esquemas terapêuticos alternativos a critério médico.

Em algumas referências, o tempo para a alternância entre o esquema tríplice e a monoterapia com espiramicina é de 4 semanas, e não de 3 semanas, como mencionado no Quadro 27.1. Nenhum estudo científico comparou os dois modelos de alternância para estabelecer uma preferência. Dessa maneira, cabe ao centro de referência mais próximo adotar o modelo que melhor atenda a seus padrões.

Quadro 27.1 Principais medicações e posologia

Idade gestacional	Medicamento	Posologia
Até 16 semanas	Espiramicina	3g/dia – 2 comprimidos via oral a cada 8 horas (comprimidos de 500mg ou 1.500.000UI)
Entre 17 e 33 semanas	Sulfadiazina	3 a 4g/dia – 2 comprimidos via oral a cada 6 ou 8 horas (6 a 8 comprimidos de 500mg)
Caso tenha sido confirmada infecção aguda – alternância a cada 3 semanas com esquema de espiramicina em monoterapia	Pirimetamina	Dose de ataque: 100mg/dia – 2 comprimidos via oral a cada 12 horas nos primeiros 2 dias Dose de manutenção: 2 comprimidos via oral a cada 24 horas a partir do terceiro dia
	Ácido folínico	1 comprimido de 10 a 15mg via oral ao dia
A partir da 34ª à 36ª semana	Espiramicina	3g/dia – 2 comprimidos via oral a cada 8 horas (comprimidos de 500mg ou 1.500.000UI)

Fonte: adaptado de Mitsuka-Breganó e cols (2010), Remington (2006) e Curitiba (2012).

Mulheres imunocomprometidas com infecção crônica podem, raramente, transmitir o parasita ao feto, o que resulta em infecção congênita. Entre elas estão mulheres com síndrome da imunodeficiência adquirida (AIDS), assim como em tratamento imunossupressor. A transmissão vertical pode ocorrer em até 4% dos casos, particularmente quando a contagem de CD4 células está < 100 células/mm^3. Exames de rastreio são recomendados para quaisquer gestantes HIV-positivas ou com imunodeficiências, mesmo aquelas com história de infecção prévia, devido ao risco de reativação. Assim, alguns autores consideram que gestantes soropositivas com CD4 < 200 células/mm^3 deveriam receber trimetoprima/sulfametoxazol para prevenir tanto a reativação da infecção pelo toxoplasma como a transmissão do parasita para o feto.

Alternativas ao uso da espiramicina

Em caso de indisponibilidade, a espiramicina pode ser substituída pela sulfadiazina isoladamente, no primeiro trimestre da gestação, nas doses habitualmente utilizadas (Quadro 27.1). Os dados disponíveis na literatura sugerem que as sulfonamidas como agentes únicos não parecem determinar risco teratogênico significativo e, portanto, seu uso está indicado em situações como infecção aguda materna pelo toxoplasma no primeiro trimestre da gestação e em caso de indisponibilidade temporária da espiramicina.

A azitromicina tem sido usada com sucesso no tratamento do *T. gondii* em modelos animais e humanos com AIDS. Também tem sido usada como alternativa à sulfadiazina em estudo randomizado de adultos não gestantes com retinocoroidite toxoplasmótica. Nesse estudo, pirimetamina (100mg oral, seguidos de 25 a 50mg/dia) combinada com azitromicina (500mg/dia) apresentou efeito equivalente à combinação com sulfonamida.

A clindamicina é outra alternativa em potencial à sulfadiazina. Em estudo clínico randomizado, a associação pirimetamina-clindamicina *versus* pirimetamina-sulfadiazina como tratamento agudo e crônico para encefalopatias da toxoplasmose em pacientes não grávidas com AIDS apresentou efeito similar para o tratamento agudo. Entretanto, para o tratamento crônico ou em caso de recidiva, o esquema com clindamicina apresentou efeitos menores. Todavia, os estudos em gestantes são insuficientes para a recomendação do uso nesse grupo populacional.

A associação trimetoprima/sulfametoxazol pode ser usada em mulheres que não conseguem espiramicina ou são intolerantes a essa medicação. Convém ressaltar que as sulfonamidas podem levar à hemólise mulheres com deficiência na enzima glicose-6-fosfato desidrogenase, embora essas informações sejam conflitantes na literatura. Além disso, as sulfonamidas competem com a bilirrubina nos sítios de ligação da albumina e teoricamente podem aumentar o risco de *kernicterus*. Contudo, uma revisão sistemática não encontrou casos de associação entre *kernicterus* e o uso dessa classe de medicamentos na gravidez ou na lactação.

CONSIDERAÇÕES FINAIS

O rastreamento da toxoplasmose deve levar em conta a soroprevalência da população brasileira. Em alguns países, como EUA e Reino Unido, essa recomendação não é adotada em virtude da limitação de testes sorológicos, da baixa prevalência da doença e dos custos altos do rastreamento, mesmo diante dos benefícios do tratamento. No Brasil, esse rastreamento deve integrar os exames de rotina de pré-natal em razão da prevalência e da virulência das cepas. Quanto ao intervalo de rastreio, são várias as recomendações, sendo adotado o intervalo mensal ou bimensal pela Secretaria Estadual de Saúde Minas Gerais e pelos grandes serviços de acompanhamento de gestação de alto risco de Belo Horizonte. A Prefeitura de Belo Horizonte sugere o rastreamento trimestral para as gestantes suscetíveis.

Outra questão controversa diz respeito ao esquema terapêutico. Há controvérsias não apenas quanto ao esquema posológico, mas também no que diz respeito à escolha da droga e do tempo de utilização, o que foi discutido ao longo deste capítulo.

O esquema posológico mais comumente utilizado no estado de Minas Gerais foi discutido no tópico *Tratamento*.

Cabe ressaltar que a prevenção é a melhor maneira de controlar a toxoplasmose, a qual pode deixar sequelas permanentes e gerar não apenas a incapacitação, mas também o aumento considerável dos custos em saúde.

Leitura complementar

American College of Obstetricians and Gynecologists. Practice bulletin nr. 151: Cytomegalovirus, parvovirus B19, varicella zoster, and toxoplasmosis in pregnancy. Obstet Gynecol 2015; 125:1510. Reaffirmed 2017.

Bachmeyer C, Mouchnino G et al. Congenital toxoplasmosis from an HIVinfected woman as a result of reactivation. J Infect 2006; 52:e55-7.

Bosch-Driessen LH, Verbraak FD, Suttorp-Schulten MS et al. A prospective, randomized trial of pyrimethamine and azithromycin vs pyrimethamine and sulfadiazine for the treatment of ocular toxoplasmosis. Am J Ophthalmol 2002; 134:34.

Bretagne S, Costa JM. Towards a nucleic acid-based diagnosis in clinical parasitology and mycology. Clin Chim Acta 2006; 363:221.

Briggs GG, Freeman RK, Yaffe SJ. Drugs in pregnancy and lactation. 8th ed. Philadelphia: Lipincott Williams & Wilkins, 2008. 2117p.

Câmara JT, Silva MGd, Castro AMd. Prevalência de toxoplasmose em gestantes atendidas em dois centros de referência em uma cidade do Nordeste, Brasil. Revista Brasileira de Ginecologia e Obstetrícia 2015; 37:64-70.

Committee on Infectious Diseases. Diagnosis, treatment, and prevention of congenital toxoplasmosis in the United States. Pediatrics 2017.

Daffos F, Forestier F et al. Prenatal management of 746 pregnancies at risk for congenital toxoplasmosis. N Engl J Med 1988; 318:271-5.

Derouin F, Jacqz-Aigrain E, Thulliez P et al. Cotrimoxazole for prenatal treatment of congenital toxoplasmosis? Parasitol Today 2000; 16:254.

Desmonts G, Couvreur J. Congenital toxoplasmosis: a prospective study of 378 pregnancies at risk for congenital toxoplasmosis. N Eng J Med 1974; 290:1110-6.

Feldman DM, Keller R, Borgida AF. Toxoplasmosis, parvovirus and cytomegalovirus in pregnancy. Clinics in Laboratory Medicine 2010; 30:407-19.

Ferguson DJ, Bowker C, Jeffery KJ, Chamberlain P, Squier W. Congenital toxoplasmosis: continued parasite proliferation in the fetal brain despite maternal immunological control in other tissues. Clinical Infectious Diseases: an official publication of the Infectious Diseases Society of America 2013; 56(2):204-8.

Forna F, McConnell M, Kitabire FN et al. Systematic review of the safety of trimethoprim-sulfamethoxazole for prophylaxis in HIV-infected pregnant women: implications for resource-limited settings. AIDS Rev 2006; 8:24.

Gilbert R, Eskild P. Toxoplasmosis and pregnancy. UpToDate. 2016. Disponível em: http://www.uptodate.com/online.

Gilbert R, Gras L. Effect of timing and type of treatment on the risk of mother to child transmission of toxoplasma gondii. BJOG 2003; 110(2):112-20.

Godofsky EW. Treatment of presumed cerebral toxoplasmosis with azithromycin. N Engl J Med 1994; 330:575.

Gras L, Gilbert RE, Wallon M, Peyron F, Cortina-Borja M. Duration of the IgM response in women acquiring Toxoplasma gondii during pregnancy: implications for clinical practice and cross-sectional incidence studies. Epidemiology and Infection 2004; 132(3):541-8.

Guerrina NG, Hsu H-W, Meissner H et al. Neonatal serologic screening and early treatment for congenital Toxoplasma gondii infection. N Eng J Med 1994; 330:1858-63.

Katlama C, De Wit S, O'Doherty E et al. Pyrimethamine-clindamycin vs. pyrimethamine-sulfadiazine as acute and long-term therapy for toxoplasmic encephalitis in patients with AIDS. Clin Infect Dis 1996; 22:268.

Kodjikian L, Wallon M, Fleury J et al. Ocular manifestations in congenital toxoplasmosis. Graefe's archive for clinical and experimental ophthalmology. Albrecht von Graefes Archiv fur klinische und experimentelle Ophthalmologie 2006; 244(1):14-21.

Machado JM, Meira DA. Toxoplasmose. In: Rocha MOC, Pedroso ERP (eds.) Fundamentos em infectologia. Rio de Janeiro: Editora Rubio, 2009:837-50.

Maldonado YA, Read JS. Diagnosis, treatment, and prevention of congenital toxoplasmosis in the United States. Pediatrics 2017; 139(2).

Mitsuka-Breganó et al (2010), Remington (2006) e Curitiba (2012). Protocolo de tratamento de toxoplasmose em gestantes. Ministério da Saúde; Portal SUS. Acesso em 15/12/2017.

Mitsuka-Breganó R, Lopes-Mori FMR, Navarro IT. Toxoplasmose adquirida na gestação e congênita: Vigilância em saúde, diagnóstico, tratamento e condutas. SciELO – EDUEL, 2010.

Montoya J, Remington J. Management of Toxoplasma gondii infection during pregnancy. Clin Infec Dis 2008; 47:554-66.

Remington JS, McLeod R, Wilson CB, Desmonts G. Toxoplasmosis. In: Remington JS, Klein JO, Wilson CB, Nizet V, Maldonado YA. Infectious diseases of the fetus and newborn infant. 7th ed. Philadelphia: Elsevier 2011:918-1041.

Santos LC, Mendonça VG et al. Gestação de alto risco baseada em evidências. Rio de Janeiro: Medbook 2011:25-33.

Tavares W. Antibióticos e quimioterápicos para o clínico. 2. ed. São Paulo: Atheneu, 2009.

Thalib L, Gras L, Romand S et al. Prediction of congenital toxoplasmosis by polymerase chain reaction analysis of amniotic fluid. BJOG 2005; 112(5):567-74.

Thiébaut R, Gilbert RE et al. Timing and type of prenatal treatment for congenital toxoplasmosis (Protocol for a Cochrane Review). In: The Cochrane Library Issue 1, 2004, Oxford.

Zugaib M. Zugaib Obstetrícia. 2. ed. São Paulo: Manole, 2012.

CAPÍTULO 28

Transtornos da Função Tireoidiana na Gestação e no Puerpério

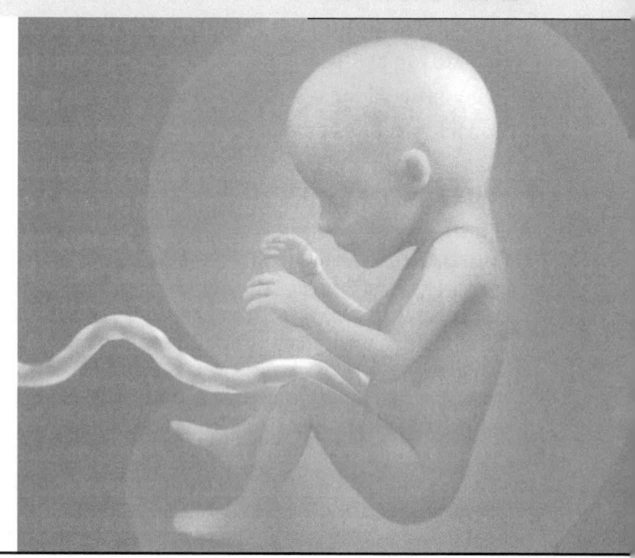

Danielle Cunha Martins
Bernardo Freire de Mello
Jéssica Almeida Horta Duarte

INTRODUÇÃO

A gestação representa um grande desafio para o funcionamento da tireoide. O hipotireoidismo (HPO), o hipertireoidismo (HPR) e as doenças autoimunes da tireoide são condições comuns durante a gestação e apresentam taxas de prevalência de 2% a 3%, 0,1% a 0,4% e até 17%, respectivamente. Caso não sejam adequadamente tratadas, poderão resultar em desfechos perinatais desfavoráveis.

Este capítulo busca simplificar e discutir de maneira objetiva a fisiologia normal da tireoide na gestação e auxiliar o diagnóstico e o tratamento das doenças tireoidianas mais prevalentes na gravidez. Não será o objetivo a discussão do manejo dos nódulos tireoidianos durante a gestação.

FISIOLOGIA TIREOIDIANA NA GESTAÇÃO NORMAL

As importantes oscilações hormonais e a crescente demanda metabólica associadas à gestação afetam profundamente a função da tireoide, que passa fisiologicamente por um crescimento anatômico e aumenta sua produção hormonal para atender às necessidades materno-fetais.

A tendência de redução dos níveis do hormônio tireoestimulante (TSH) é maior no primeiro trimestre, com aumento no segundo e terceiro trimestres da gravidez. A similaridade estrutural entre a fração beta da gonadotrofina coriônica humana (β-hCG) e o TSH estimula os receptores de TSH, aumentando a produção de hormônios tireoidianos com consequente *feedback* negativo e redução dos níveis séricos de TSH. Os níveis de β-hCG em gestações múltiplas são maiores, promovendo uma queda ainda mais significativa do TSH do que nas gestações únicas.

Há aumento dos níveis da globulina transportadora de tiroxina (TBG) a partir da sétima semana de gestação, alcançando o pico em torno da 16ª semana, com aumento concomitante dos níveis séricos de tiroxina total (T4T) e tri-iodotironina total (T3T), que atingem o pico na 18ª semana, permanecendo aumentados até o parto.

A necessidade diária de iodo também aumenta e, visto que sua ingestão muitas vezes é insuficiente, a carência pode se manifestar com o aumento dos níveis do TSH ou a queda nos níveis de T4. De acordo com os fatores de risco detectáveis à anamnese, em países com carência de iodo a suplementação oral por meio de polivitamínicos deverá ser iniciada pelo menos 3 meses antes da concepção e mantida ao longo da gravidez, na dose de 150μg/dia. Em um país como o Brasil, onde é realizada a suplementação de iodo no sal de cozinha, deve ser considerado que a ingesta diária para gestante pode estar adequada em 250μg/dia e, portanto, pode ser desnecessária a suplementação. Sabe-se, também, que a ingesta > 500μg/dia pode ser prejudicial ao funcionamento da tireoide fetal. São necessários outros estudos que avaliem a ingestão de iodo pela mãe e os biomarcadores do estado de iodo na gravidez em resultados clínicos, incluindo o crescimento e o desenvolvimento das crianças, para que seja comprovada a segurança da prática e determinadas as doses de iodo para suplementação associadas ao risco mínimo.

Antes da 12ª semana de gestação, a tireoide fetal é imatura e incapaz de concentrar iodo, o que torna o feto totalmente dependente dos hormônios maternos nessa fase. Sabe-se que a exposição precoce ao hormônio tireoidiano é essencial para o desenvolvimento do sistema nervoso do feto, e as disfunções tireoidianas maternas não tratadas podem estar associadas à redução do quociente de inteligência da criança.

Há também o risco de desenvolvimento de HPO ou HPR em recém-nascidos de gestantes com doenças da tireoide mediadas por anticorpos, já que estes atravessam a placenta. A incidência é baixa em virtude do equilíbrio de anticorpos estimuladores e inibitórios da tireoide, bem como em razão do tratamento materno. A prevalência de HPO fetal na descendência de mulheres com tireoidite de Hashimoto é estimada em apenas 1 em 180.000 neonatos, enquanto o HPR neonatal é mais frequente, sendo encontrado em 1% a 5% dos neonatos de gestantes com doença de Graves.

INTERPRETAÇÃO DOS PRINCIPAIS TESTES LABORATORIAIS

As alterações laboratoriais precisam ser muito bem interpretadas para a diferenciação entre o que é fisiológico e o que é patológico na mulher grávida. O TSH é o indicador mais sensível da função tireoidiana. Em linhas gerais, um TSH baixo se encontra próximo do fisiológico e é até mesmo aceitável na gestação, sobretudo durante o primeiro trimestre e associado a um T4 livre (T4L) normal, ao passo que um TSH elevado é sempre preocupante e deve ser imediatamente repetido e interpretado juntamente ao T4L.

A função tireoidiana pode ser avaliada por meio de exames de sangue facilmente acessíveis, o TSH e o T4L, mas os valores de referência na gestação diferem um pouco dos encontrados em mulheres não grávidas e até mesmo de um trimestre da gestação para o outro. Estima-se que no primeiro trimestre o limite inferior da normalidade do TSH para gestantes esteja até 0,4mUI/L abaixo do habitual e que o limite superior se encontre em torno de 0,5 a 1,0mUI/L abaixo do limite máximo habitual para não grávidas com retorno gradual aos valores de referência para não gestantes no segundo e terceiro trimestres.

Existem também variações nos níveis de TSH entre as diferentes populações, conforme a disponibilidade alimentar de iodo, o índice de massa corporal (IMC), as técnicas laboratoriais utilizadas e a positividade do anticorpo antitireoperoxidase (anti-TPO). Assim, recomenda-se que os valores de referência aplicados na prática clínica sejam definidos por regiões. Como isso nem sempre é possível, deve-se adotar uma postura de muito bom senso na interpretação dos resultados, sendo sugeridos como aceitáveis na gestação o limite inferior de 0,1mUI/L e o superior de 4,0mUI/L.

O T4L deve ser interpretado de acordo com os valores de referência locais para cada trimestre. Por sofrer maior influência das modificações fisiológicas da gravidez, sua dosagem é menos confiável e, por isso, pode ser útil avaliar o T4T. Entre a sétima e a 16ª semana de gestação, a cada semana há um aumento de 5% nos valores do T4T para não gestantes. Após a 16ª semana, o aumento atinge 50% dos valores para não gestantes. Por conseguinte, a partir do segundo trimestre, recomenda-se multiplicar os valores de referência por 1,5 para interpretação adequada dos resultados.

Outras dosagens importantes são a do anti-TPO e dos anticorpos antirreceptores de TSH (TRAb). Os autoanticorpos são extremamente prevalentes em gestantes e encontrados em aproximadamente 10% a 17% das grávidas no segundo trimestre. A autoimunidade antitireoidiana está associada a risco maior de alteração da função tireoidiana em qualquer fase da gravidez. Embora os mecanismos ainda não sejam claros, sua positividade está associada a risco maior de infertilidade, abortamentos, parto pré-termo, depressão pós-parto e tireoidite pós-parto, mesmo sem a presença de doença tireoidiana óbvia nos exames laboratoriais. Já o anticorpo antitireoglobulina (anti-Tg) não deve ser rotineiramente dosado.

RASTREAMENTO PRÉ-NATAL DAS DISFUNÇÕES TIREOIDIANAS

A avaliação da função tireoidiana durante a gestação é fundamental; entretanto, como e quando se deve avaliá-la e iniciar o tratamento das disfunções observadas durante a gravidez e no pós-parto continua sendo motivo de divergência entre os vários estudos.

Na primeira consulta de pré-natal, todas as mulheres devem ser questionadas com relação a fatores de risco para disfunção tireoidiana, como os listados no Quadro 28.1.

O rastreamento universal, com avaliação laboratorial dos hormônios tireoidianos de todas as gestantes, possibilita que mais casos de HPO e HPR sejam diagnosticados e tratados, enquanto o rastreamento apenas na presença dos fatores de risco pode deixar de detectar 40% a 60% das gestantes que precisariam de tratamento.

Em recente publicação, Stagnaro-Green e cols. avaliaram 2.198 gestantes caucasianas na Holanda, durante o primeiro trimestre de gestação, na tentativa de testarem a capacidade de um escore bem validado para sintomas e fatores de risco conhecidos para HPO de modo a selecionar melhor quais delas precisariam de tratamento para HPO clínico e subclínico. Os escores de alta probabilidade nesse teste não selecionaram

Quadro 28.1 Fatores de risco para disfunções da tireoide na gestação

História de hipotireoidismo ou hipertireoidismo
Sintomas atuais de disfunção tireoidiana
Presença de bócio
Presença de anticorpo antitireoidiano
Radiação de cabeça e pescoço ou cirurgia tireoidiana anterior
Idade > 30 anos
Diabetes tipo 1 ou outras doenças autoimunes
História de perda gestacional, parto pré-termo ou infertilidade
Múltiplas gestações anteriores (≥ 2)
Obesidade mórbida (IMC > 40kg/m²)
História familiar de doença autoimune da tireoide ou disfunção tireoidiana
Uso de amiodarona, lítio ou administração recente de contraste iodado
Residência em área com moderada a grave deficiência de iodo

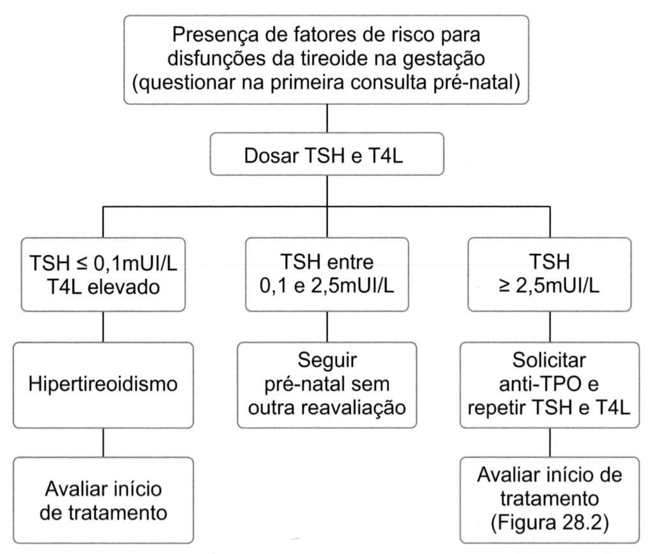

Figura 28.1 Recomendações para rastreamento pré-natal das disfunções tireoidianas.

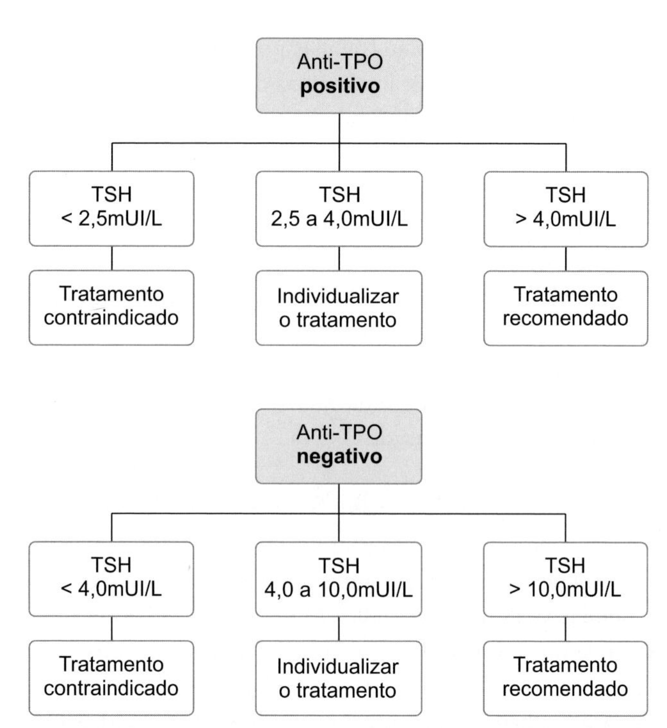

Figura 28.2 Recomendações para o tratamento do hipotireoidismo subclínico.

adequadamente as pacientes com HPO clínico e subclínico justamente no primeiro trimestre da gestação, que é a fase crucial para o sucesso de uma intervenção medicamentosa no HPO na gestante. Nesse estudo, até 47% das gestantes que necessitaram de tratamento com levotiroxina não foram detectadas por meio do rastreamento direcionado pelo questionário, e isso mais uma vez vai radicalmente contra as atuais recomendações da American Thyroid Association (ATA).

Entretanto, os custos aumentam com a abordagem universal e há um pequeno impacto final sobre os efeitos adversos na gestação e no recém-nascido. Desse modo, as recomendações em geral ainda reforçam a indicação de rastreamento com avaliação laboratorial dos hormônios tireoidianos apenas para as gestantes com fatores de risco como os listados no Quadro 28.1.

Sabe-se que mulheres com anti-TPO positivo, mesmo que apresentem níveis adequados de TSH, têm risco aumentado de desfechos desfavoráveis em relação às gestantes anti-TPO-negativas; portanto, as gestantes com TSH > 2,5mUI/L devem ter seu *status* antiTPO avaliado, e naquelas eutireóideas com anti-TPO positivo pode-se reavaliar o TSH a cada 4 semanas até a metade da gestação.

A Figura 28.1 resume as recomendações para rastreamento pré-natal das disfunções tireoidianas.

HIPOTIREOIDISMO

O HPO é definido pelo aumento nos níveis séricos de TSH associado à queda dos valores do T4L. Os sintomas clínicos dessa doença podem incluir fadiga, constipação, intolerância ao frio, câimbras musculares, ganho de peso, edema, pele seca e queda de cabelos, entre outros. Em geral, os sintomas são bastante inespecíficos, e estudos sugerem que, durante a gravidez, vários desses sintomas se tornam ainda menos sensíveis para a suspeita diagnóstica. O bócio pode ou não estar presente, sendo mais comumente encontrado em pacientes com deficiência de iodo e também naquelas com tireoidite de Hashimoto.

A deficiência de iodo é o principal fator de risco para o desenvolvimento de HPO. Nas áreas iodossuficientes, a tireoidite de Hashimoto é a causa mais comum de HPO na gestação em consequência da progressiva destruição do tecido tireoidiano por processo autoimune associada à detecção plasmática de autoanticorpos, particularmente o anti-TPO. Muito raramente o HPO pode ser secundário a doenças hipofisárias ou hipotalâmicas (HPO central), como tumores ou cirurgia prévia nessa região, hipofisites, síndrome de Sheehan e doenças de depósito.

O HPO na gestação pode cursar com complicações graves, como parto prematuro, abortamento, descolamento prematuro de placenta, pré-eclâmpsia, hipertensão arterial associada à gravidez, morte fetal, baixo peso ao nascer, admissão neonatal à unidade de terapia intensiva e prejuízos no desenvolvimento neurológico do feto. Portanto, seu tratamento na gravidez é mandatório e consiste no uso de levotiroxina durante toda a gestação com o objetivo de atingir os níveis séricos adequados de TSH e evitar as possíveis complicações. A levotiroxina é uma medicação de fácil acesso, amplamente comercializada sob a forma de comprimidos de 12,5 a 200μg. Idealmente, deve ser ingerida em jejum, com o auxílio de água, pelo menos 30 minutos antes do café da manhã.

Quando o diagnóstico é estabelecido durante a gestação, a introdução da levotiroxina e o ajuste das doses da medicação devem levar em conta os níveis de TSH e T4L, considerando que mesmo níveis pouco elevados de TSH podem ser muito deletérios para o binômio materno-fetal. O obstetra preferencialmente já deve instituir a terapia com levotiroxina mesmo antes de encaminhar a paciente ao endocrinologista.

Para atingirem mais rapidamente as metas de bom controle em gestantes, Abalovich e cols. (2016) propuseram uma estratégia de doses de levotiroxina, iniciando com 1,42µg/kg/dia naquelas com HPO subclínico (HPOS) e TSH entre 4,2 e 10mUI/L e com 2,33µg/kg/dia naquelas com HPO e TSH > 10mUI/L. Com essa conduta, apenas 11% das gestantes com HPOS e 23% daquelas com HPO necessitaram de reajustes nas doses de levotiroxina ao longo da gravidez.

Entretanto, deve-se evitar o uso de doses excessivas, sendo poucas as evidências de boa qualidade a respeito de como devem ser realmente ajustadas as doses do medicamento. Por isso, a prática clínica e o bom senso são fundamentais. Para gestantes sem disfunção prévia e com níveis de TSH até 10mUI/L, é razoável iniciar com uma dose em torno de 50µg/dia de levotiroxina, reavaliando-a após novos exames laboratoriais dentro de 4 semanas com subsequentes reajustes da dose até que sejam atingidos níveis adequados de TSH e T4L. Isso é possível mediante o aumento de 25 a 50µg/dia em relação à dose inicial, caso o novo TSH se encontre entre 5 e 10mUI/L, 50 a 75µg/dia, caso o TSH se encontre entre 10 e 20mUI/L, e 75 a 100µg/dia extras para um TSH > 20mUI/L.

Nas pacientes previamente hipotireóideas, as doses da levotiroxina devem ser ajustadas tão logo a gravidez seja confirmada, habitualmente com aumento mínimo de 20% a 30% em relação às doses pré-concepcionais para compensação da maior degradação dos hormônios livres, do aumento da TBG e da hemodiluição dos hormônios maternos. Esse ajuste de dose pode ser feito com o aumento diário da dose de levotiroxina ou com o acréscimo semanal de mais dois comprimidos extras na mesma dose já tomada pela paciente. Cerca de 50% a 85% das portadoras de HPO prévio necessitarão de incrementos nas doses ao longo da gestação, e aquelas tireoidectomizadas ou previamente tratadas com radioiodoterapia necessitarão de aumentos maiores em comparação às portadoras de tireoidite de Hashimoto, que possuem algum tecido residual funcionante. O objetivo é manter um TSH na metade inferior do intervalo de referência específico para cada trimestre de gestação. Quando esse valor não está disponível, é razoável ter como meta concentrações maternas de TSH < 2,5mUI/L.

Nas pacientes sob tratamento, o TSH deve ser mensurado a cada 4 a 6 semanas até a 20ª semana de gestação ou até que seja atingida uma dose de medicação adequada. Alcançado esse ponto, a mensuração do TSH deverá ser realizada entre a 24ª e a 28ª semana e entre a 32ª e a 34ª semana de gestação. Em alguns casos, a mensuração pode ser feita mais frequentemente.

Após o parto, a levotiroxina deve ser reduzida à dose utilizada antes da gestação e os exames dosados após 6 semanas. Habitualmente, as pacientes que desenvolveram disfunção apenas durante a gravidez terão sua função tireoidiana normalizada, mas as que já eram portadoras de HPO costumam precisar da mesma dose de levotiroxina usada previamente ou até mesmo um pouco mais alta.

Hipotireoidismo subclínico

O HPOS é uma condição na qual o TSH está acima dos níveis normais, mas com um T4L normal e pouca ou nenhuma sintomatologia.

As complicações associadas ao HPOS foram perda fetal, hipertensão gestacional ou pré-eclâmpsia, parto prematuro, baixo peso ao nascer, descolamento de placenta e hemorragia pós-parto. Em estudos mais recentes, o tratamento do HPO ou do HPR subclínico não foi associado à melhora significativa dos resultados cognitivos em crianças aos 5 anos de idade em comparação com aquelas não tratadas durante a gestação. Mesmo sem uma clara e indubitável associação do HPOS ao prejuízo do desenvolvimento neurocognitivo fetal, o tratamento com levotiroxina ainda é recomendado, visando reduzir o conjunto de desfechos desfavoráveis na gestação.

Mulheres com anti-TPO positivo, mesmo apresentando níveis de TSH adequados, têm risco aumentado de desfechos desfavoráveis em relação às gestantes anti-TPO-negativas. Por isso, a avaliação do *status* do anti-TPO será determinante para indicação do tratamento do HPOS, assim como os níveis de TSH, como resumido na Figura 28.2.

Em geral, a periodicidade dos exames e as doses de levotiroxina e seus ajustes seguem as mesmas recomendações já mencionadas para o acompanhamento do HPO. O objetivo é atingir o valor-alvo de TSH para cada trimestre da gestação, e o acompanhamento deve ser rigoroso, evitando-se a utilização de doses acima do necessário.

Após o parto, essas gestantes costumam recuperar a função tireoidiana normal e, por isso, deve-se suspender a levotiroxina já no primeiro dia de pós-parto, procedendo-se a uma reavaliação da função tireoidiana após cerca de 6 semanas.

Hipotiroxinemia materna isolada

A hipotiroxinemia materna isolada é uma condição clínica em que o T4L está baixo, mas o TSH é normal. Em geral, as evidências disponíveis parecem mostrar uma associação entre a hipotiroxinemia e o desenvolvimento cognitivo do feto, com efeitos incertos sobre a prematuridade e o baixo peso ao nascer. No entanto, não existem estudos em que a administração de levotiroxina tenha demonstrado melhorar os efeitos nocivos. Essa condição deve ser apenas acompanhada sem a instituição de qualquer tratamento.

HIPERTIREOIDISMO

Condição clínica menos comum que o HPO na gestação, o HPR é definido pela queda nos níveis de TSH associada ao aumento do T4L.

Os achados clínicos dessa doença podem incluir taquicardia, tremor de extremidades, transpiração excessiva, intolerância ao calor, diarreia ou hiperdefecação, fraqueza muscular proximal, diminuição da tolerância ao exercício, perda de peso e aumento nos níveis pressóricos. Alguns desses sintomas se confundem bastante com os de HPO, como dispneia, fraqueza e mal-estar geral.

A detecção de um bócio além do fisiológico para a gestação e os sinais de oftalmopatia e mixedema pré-tibial são fortemente indicativos de doença de Graves (DG). Essa condição autoimune cursa com a produção de autoanticorpos contra os receptores de TSH (TRAb) e é responsável por 95% dos casos de HPR na gestação. Outras causas menos comuns são doença trofoblástica gestacional, bócio multinodular tóxico, adenoma tóxico, tireoidites, tumores hipofisários produtores de TSH e tumores de ovário.

Ao contrário das portadoras de HPO, mais da metade das mulheres com HPR costuma engravidar sem maiores dificuldades, apesar de poder apresentar irregularidades menstruais e mesmo abortamentos. O HPR não tratado pode cursar com desfechos maternos e neonatais desfavoráveis, como hipertensão, insuficiência cardíaca, pré-eclâmpsia grave, abortamento, parto pré-termo, descolamento prematuro de placenta, crise tireotóxica materna, tireotoxicose fetal, baixo peso ao nascer, restrição do crescimento intrauterino e aumento da morbimortalidade perinatal.

O HPR na gestação deve ser tratado com agentes antitireoidianos (DAT), como propiltiouracil (PTU), tiamazol (TMZ) e metimazol (MMZ), este último não comercializado no Brasil. A dose diária habitual do PTU situa-se entre 50 e 400mg/dL, fracionada em duas a três tomadas/dia, e a do TMZ, entre 5 e 30mg/dia. Nos casos de manifestações clínicas muito exacerbadas e risco de crise tireotóxica, é possível utilizar doses > 600mg/dia de PTU e > 60mg/dia de TMZ.

Cabe ressaltar que durante a gestação deve ser sempre usada a menor dose possível que controle os sintomas clínicos. O estado de imunotolerância que ocorre na gravidez, o aumento dos níveis da TBG e a maior metabolização placentária dos hormônios tireoidianos costumam possibilitar que doses baixas de DAT sejam efetivas no controle do HPR da gestante.

Em mulheres tratadas com DAT durante a gravidez, os níveis de TSH e T4L devem ser monitorizados aproximadamente a cada 4 semanas. Nem sempre é necessária a plena normalização dos exames de TSH, e deve-se ter como meta terapêutica manter o T4L próximo do limite superior do normal. Caso os níveis de T4L se mantenham abaixo do terço superior da faixa de normalidade, existe o risco de HPO no feto em desenvolvimento, já que altas doses das DAT podem cruzar a placenta, provocando efeitos bloqueadores indesejados sobre a tireoide fetal a partir do segundo trimestre.

Durante o primeiro trimestre, o agente de escolha é o PTU, já que o uso do MMZ nesse período pode associar-se ao risco de malformações fetais. As mulheres que engravidam em uso de MMZ/TMZ e precisam de terapia contínua durante a gravidez devem ser transferidas para PTU, utilizando uma proporção de dose de aproximadamente 1:20 (p. ex., MMZ 5mg/dia para PTU 100mg/dia).

A partir do segundo trimestre até o fim da gestação, deve-se alterar a medicação para o TMZ, já que o uso prolongado do PTU pode cursar com hepatite. Entretanto, as evidências para essa recomendação são insuficientes, ambos os medicamentos estão associados a efeitos adversos possíveis e as trocas de medicações podem, potencialmente, levar a um período de controle menos adequado.

Em alguns casos de DG refratária ou de difícil manejo, pode-se pensar na tireoidectomia eletiva, idealmente reservada para o segundo trimestre da gestação.

O TRAb pode cruzar a placenta e provocar HPR ou HPO fetal e neonatal independentemente do *status* tireoidiano materno e, por isso, uma avaliação clínica e ultrassonográfica fetal criteriosa é fundamental ao longo da gestação de mães com TRAb positivo. Os títulos de TRAb habitualmente decrescem ao longo da gravidez, o que coincide com estudos observacionais em que o HPR costuma ser mais fácil de tratar com o avançar da gestação e possibilita, geralmente, que doses menores de DAT sejam usadas no último trimestre. Deve-se solicitar a dosagem de TRAb na primeira consulta pré-natal para pacientes com DG e, se elevado ou se a paciente estiver em uso de DAT, repetir entre a 18ª e a 22ª semana de gestação e novamente entre a 30ª e a 34ª semana.

Aquelas com títulos de TRAb maiores ou iguais a três vezes o limite superior do normal são as que apresentam risco maior e devem ser criteriosamente acompanhadas, sobretudo a partir de 20 semanas de gestação, quando a tireoide fetal já se encontra ativa. Recomenda-se ultrassonografia obstétrica mensal a partir daí com o objetivo de identificar precocemente os sinais de HPR fetal, como crescimento intrauterino restrito, bócio, cardiopatias ou hidropisia fetal. A sensibilidade e a especificidade dos parâmetros ultrassonográficos fetais a partir da 32ª semana são de 92% e 100%, respectivamente, e podem dispensar a coleta de sangue fetal para dosagens laboratoriais dos hormônios fetais, mas em raras circunstâncias pode ser necessária a coleta por cordocentese.

Acredita-se também que a avaliação ultrassonográfica seriada do tamanho da tireoide fetal em gestantes com DG pode servir como ferramenta não invasiva efetiva para detecção precoce do aumento da tireoide fetal e esse achado ser usado para monitorizar a dosagem das DAT maternas e talvez prevenir o HPO intrauterino em alguns casos. Quando a diminuição da dosagem não causar a redução da tireoide fetal, deve ser suspeitada a passagem transplacentária de anticorpos estimulantes da tireoide, causando tireotoxicose fetal. Um escore ultrassonográfico para prever a função da tireoide fetal em casos de bócio inclui avaliação do padrão do Doppler colorido, frequência cardíaca fetal, maturação óssea e mobilidade fetal.

No puerpério, pode acontecer uma reativação da DG ou até seu surgimento nas mulheres com autoimunidade. Ambas as situações se devem ao aumento da autoimunidade tireoidiana no pós-parto.

Durante a amamentação, as DAT devem ser utilizadas com muito cuidado, na menor dose possível, preferencialmente até 20mg/dia de MMZ ou 450mg/dia de PTU, pois apresentam pequena passagem através do leite materno. Os lactentes de mães sob tratamento com esses fármacos devem ser acompanhados clinicamente sem a necessidade rotineira de dosagens da função tireoidiana.

Hipertireoidismo subclínico

O HPR subclínico (HPRS) é uma condição que cursa com a queda nos níveis de TSH e a manutenção dos valores normais de T4L. Não foi associado a desfechos adversos maternos ou fetais significativos; portanto, não há benefício no tratamento dessa condição. Faz-se mandatório, entretanto, acompanhamento clínico-laboratorial.

Hipertireoidismo transitório da gestação

As alterações bioquímicas características do HPR podem ser observadas em 2% a 15% das mulheres no início da gravidez. Esse HPR fisiológico, também conhecido como HPR transitório da gestação (HPRTG), resulta da estimulação excessiva dos receptores de TSH pelas altas concentrações de β-hCG (comumente > 100.000UI/L) e, por isso, está mais associado a gestações múltiplas ou gravidez molar. Costuma manifestar-se no final do primeiro trimestre e regredir até a metade da gravidez. Não foi associado a resultados adversos maternos ou fetais.

As mulheres com HPRTG raramente são sintomáticas, mas 30% a 60% das gestantes com hiperêmese gravídica têm alterações laboratoriais do HPRTG. A presença de hiperêmese com perda de mais de 5% do peso corporal, associada a desidratação, hipocalemia e cetose, na ausência de bócio e de autoimunidade detectável clínica e bioquimicamente, com os níveis de T3 livre normais, sugere fortemente que se trate de um quadro de HPRTG.

O manejo expectante de mulheres com hiperêmese gravídica e com resultados anormais da função tireoidiana geralmente conduz à diminuição nos níveis de T4L paralelamente à redução dos níveis de β-hCG após o primeiro trimestre. Recomenda-se apenas terapia de suporte com tratamento da desidratação e hospitalização, se necessário. Os medicamentos antitireoidianos não são recomendados, embora os betabloqueadores possam ser considerados, sempre nas menores doses suficientes para o controle dos sintomas.

Crise tireotóxica

A crise tireotóxica é rara, ocorrendo em 1% a 2% das gestantes com HPR, mas costuma ser muito grave, com alto risco de insuficiência cardíaca materna, podendo até mesmo ser fatal. Trata-se de um estado hipermetabólico causado por excesso de hormônio tireoidiano, afetando múltiplos sistemas, apesar de os níveis séricos de T4L não serem diferentes dos de gestantes apenas com tireotoxicose. Pode ser diagnosticada mediante uma combinação de febre, taquicardia, disritmia cardíaca e disfunção do sistema nervoso central e hepática.

A descompensação geralmente é precipitada por pré-eclâmpsia, anemia, sepse ou uma combinação dessas condições. Com frequência, a cardiomiopatia induzida por T4 e a hipertensão pulmonar são reversíveis.

Há necessidade de manejo em unidade de terapia intensiva, e o tratamento inclui medicações para inibir a produção tireoidiana de mais T3 e T4, como PTU 1.000mg via oral (VO), seguido por 200mg VO a cada 6 horas, e iodeto de sódio, 500 a 1.000mg endovenoso (EV) a cada 8 horas, iniciado 1 a 2 horas após a dose de ataque do PTU; para bloquear a conversão periférica de T4 em T3 utiliza-se a dexametasona, 2mg EV a cada 6 horas, ou a hidrocortisona, 100mg EV a cada 8 horas, além de betabloqueadores, como propranolol, para controlar a taquicardia, e medidas de suporte, como controle da temperatura, se necessário.

Mesmo que o estado fetal não seja tranquilizador no contexto agudo, isso pode melhorar à medida que o estado materno é estabilizado. Em geral, é prudente evitar o parto durante a crise tireotóxica.

Tireoidite pós-parto

A tireoidite pós-parto (TPP) é definida como a ocorrência de doença autoimune no primeiro ano após o parto, excluindo-se a DG. Essa condição está estreitamente relacionada com a positividade para os anticorpos antitireoidianos, sobretudo o anti-TPO.

Gestantes com autoimunidade (anti-TPO) comprovada no primeiro trimestre têm risco de 33% a 50% para o desenvolvimento de TPP. Quanto mais elevado o título do anti-TPO, maior o risco, e isso traduz o rebote da autoimunidade após a relativa imunossupressão associada à gravidez. As portadoras de outras doenças autoimunes têm chance maior, e estudos sugerem que as portadoras de diabetes tipo 1 têm três a quatro vezes mais chances de apresentar TPP. As pacientes com diagnóstico confirmado de TPP apresentarão 70% de possibilidade de nova TPP após uma nova gestação.

A apresentação clínica clássica da tireoidite pós-parto é trifásica: uma fase inicial transitória, tireotóxica, seguida por uma fase de HPO com posterior retorno à função normal da glândula até o final do primeiro ano pós-parto. Seu curso clínico pode variar, e um quarto das pacientes apresenta a forma trifásica clássica, um quarto se apresenta com a fase tireotóxica isolada e metade das pacientes apresentará a fase de HPO isolado. Em geral, a tireotoxicose ocorre dentro de 2 a 6 meses após o parto e sempre se resolve espontaneamente. Já a fase de HPO costuma se instalar de 3 a 12 meses após o parto e em 10% a 20% dos casos resultará em HPO permanente.

A sintomatologia encontrada na fase tireotóxica inclui fadiga, ansiedade e palpitações. Já na fase de HPO podem ser encontrados cansaço e falhas na memória, além de por vezes ser necessário o diagnóstico diferencial com a depressão pós-parto. Sinais e sintomas como fadiga, intolerância ao frio, rouquidão, cabelos secos e parestesia foram encontrados principalmente em pacientes com anti-TPO positivo em comparação com as que apresentam esse anticorpo negativo.

No caso do desenvolvimento de depressão pós-parto, história de tireoidite pós-parto prévia ou existência de outras condições autoimunes, as pacientes devem ter seus níveis de TSH, T4L e anti-TPO mensurados 3 a 6 meses após o parto. Identificando-se uma função tireoidiana normal e anti-TPO negativo, não há necessidade de seguimento. Entretanto, caso haja positividade para anti-TPO, a paciente deve ser acompanhada com nova dosagem do TSH entre 6 e 9 meses após o parto.

O tratamento das tireoidites pós-parto está resumido no fluxograma apresentado na Figura 28.3. Na fase de HPR, o tratamento visa apenas ao alívio sintomático, utilizando-se o propranolol para controle da taquicardia, hipertensão e tremores. A dose deve ser ajustada de modo a promover a remissão clínica dos sintomas. Medicações antitireoidianas são ineficazes nessa condição, pois não há uma produção continuamente aumentada dos hormônios tireoidianos e, sim, a liberação na corrente sanguínea do que já havia sido produzido. Após a fase tireotóxica, a função tireoidiana deve ser repetida dentro de 4 a 8 semanas a fim de se rastrear a fase de HPO da TPP.

Na fase de HPO, deve-se iniciar levotiroxina em pacientes sintomáticas, lactantes, naquelas que estejam tentando engravidar ou quando a elevação do TSH perdura além de 6 meses pós-parto. O desmame da levotiroxina deve ser avaliado a partir de 12 meses do início desse tratamento. Após a suspensão do medicamento, as mulheres devem ter seus níveis de TSH avaliados uma vez por ano. Todas devem ser orientadas quanto ao risco de disfunção tireoidiana antes, durante e após uma nova gravidez ou abortamento e devidamente investigadas com TSH e T4L no período pré-concepcional e durante a gestação, caso venha a acontecer.

Entre as mulheres que vivenciaram a fase hipotireóidea da tireoidite pós-parto, 20% a 40% não retornam à função tireoidiana normal. Aquelas com anticorpos tireoidianos positivos, maiores níveis de TSH, idade avançada, multíparas e com um padrão hipoecogênico (padrão de tireoidite difusa) à ultrassonografia de tireoide apresentaram risco maior de desenvolver HPO permanente em 3 a 12 anos após o parto.

Não existe recomendação específica de nenhum tratamento durante a gestação para mulheres eutireóideas com autoimunidade comprovada visando à prevenção de uma TPP.

CONSIDERAÇÕES FINAIS

O diagnóstico e tratamento adequados das disfunções tireoidianas na gestação são fundamentais para reduzir os desfechos adversos para o binômio materno-fetal associados a essas condições. Comumente, essas disfunções representam um desafio à assistência pré-natal porque algumas vezes consistem em alterações fisiológicas que acompanham a gestação e podem existir limitações à pronta avaliação laboratorial. A isso se soma a dificuldade na realização de estudos que definam os valores de referência locais do TSH e do T4L para cada trimestre gestacional. Recomenda-se, portanto, um

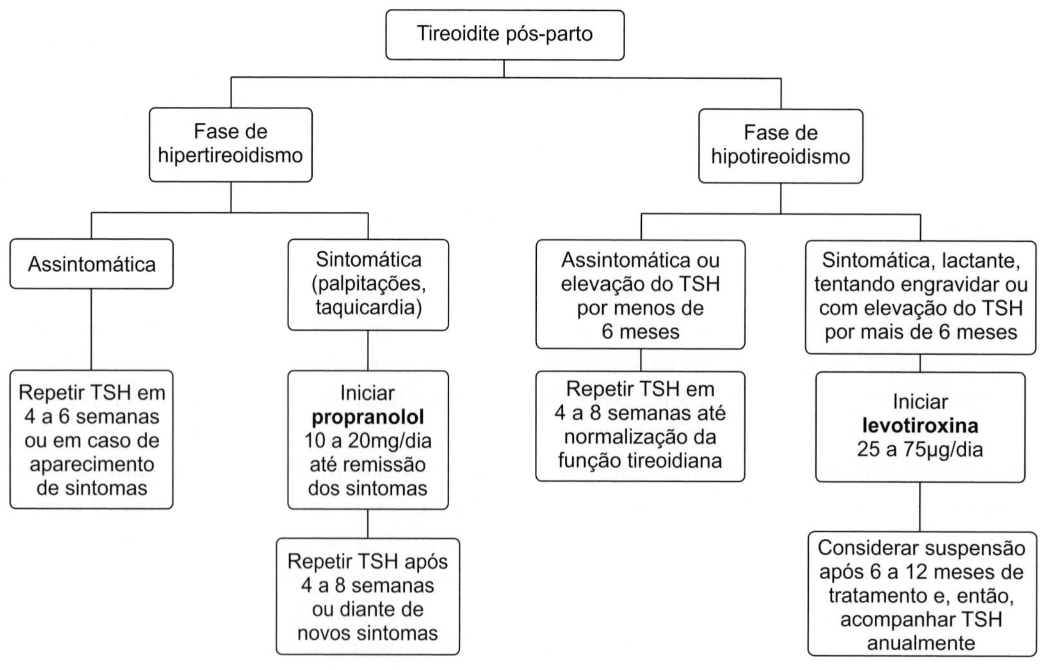

Figura 28.3 Tratamento da tireoidite pós-parto.

acompanhamento multiprofissional com pré-natalistas de alto risco e endocrinologistas experientes e, sempre que possível, a definição de protocolos de tratamento locais para um manejo cuidadoso das medicações e visando atingir rapidamente os alvos terapêuticos.

Leitura complementar

Abalovich MS, Alcaraz G, Gutiérrez S. Disfunção tireoidiana na gravidez. In: Vilar, L. Endocrinologia clínica. Rio de Janeiro: Guanabara Koogan, 2016:351-61.

Alexander EK, Pearce EN et al. 2017 Guidelines of the American Thyroid Association for the Diagnosis and Management of Thyroid Disease during Pregnancy and the Postpartum. Thyroid March 2017; 27(3):315-89. Disponível em: https://doi.org/10.1089/thy.2016.0457.

Bucci I, Giuliani C, Napolitano G. Thyroid-stimulating hormone receptor antibodies in pregnancy: Clinical relevance. Front Endocrinol 2017; 8:137.

Carney LA, Quinlan JD, West JM. Thyroid disease in pregnancy. American Family Physician 2014; 89(4).

Casey B, Thom E, Peaceman A et al. Treatment of subclinical hypothyroidism or hypothyroxinemia in pregnancy. New England Journal of Medicine 2017, March 2; 376(9):815. Disponível em: http://www.nejm.org/doi/full/10.1056/NEJMoa1606205.

Cohen O, Pinhas-Hamiel O, Sivan E, Dolitski M, Lipitz S, Achiron R. Serial in utero ultrasonographic measurements of the fetal thyroid: A new complementary tool in the management of maternal hyperthyroidism in pregnancy. Prenatal diagnosis 2003; 23.740-2.10.1002/pd.685.

Cunningham FG. Ginecologia de Williams. 24. ed. Porto Alegre: McGraw Hill-Artmed, 2016.

De Groot L, Abalovich M, Alexander EK et al. Management of thyroid dysfunction during pregnancy and postpartum: An Endocrine Society Clinical Practice Guideline. J Clin Endocrinol Metab, ago 2012; 97(8):2543-65.

Freitas MC et al. Tireoidites: diagnóstico e tratamento. In: Vilar L. Endocrinologia clínica. Rio de Janeiro: Guanabara Koogan, 2016:362-76.

Ho CKM, Tan ETH, Ng MJ et al. Gestational age-specific reference intervals for serum thyroid hormone levels in a multi-ethnic population. Clin Chem Lab Med 2017; 55(11):1777-88.

Huel C, Guibourdenche J, Vuillard E, Ouahba J, Piketty M, Oury J, Luton D. Use of ultrasound to distinguish between fetal hyperthyroidism and hypothyroidism on discovery of a goiter. Ultrasound Obstet Gynecol 2009; 33:412-20. DOI:10.1002/uog.6315.

Kostecka-Matyja M, Fedorowicz A, Bar-Andziak E. Reference values for TSH and free thyroid hormones in healthy pregnant women in Poland: A prospective, multicenter study. Eur Thyroid J 2017; 6:82-8.

Lazarus J, Brown RS, Daumerie C, Hubalewska-Dydejczyk A, Negro R, Vaidya B. 2014 European Thyroid Association guidelines for the management of subclinical hypothyroidism in pregnancy and in children. Eur Thyroid J 2014; 3:76-94.

Luton D, Le Gac I, Vuillard E et al. Management of Graves' disease during pregnancy: The key role of fetal thyroid gland monitoring. J Clin Endocrinol Metab 2005; 90.6093-8.10.1210/jc.2004-2555.

Pop VJ, Broeren MA, Wiersinga WM, Stagnaro-Green A. Thyroid disease symptoms during early pregnancy do not identify women with thyroid hypofunction that should be treated. Clin Endocrinol 2017:1-6.

Reid SM, Middleton P, Cossich MC, Crowther CA, Bain E. Interventions for clinical and subclinical hypothyroidism pre-pregnancy and during pregnancy (Review). Cochrane Database of Systematic Reviews 2013. Issue 5.

Sgarbi JA, Teixeira PFS, Maciel LMZ et al. Consenso brasileiro para a abordagem clínica e tratamento do hipotireoidismo subclínico em adultos: recomendações do Departamento de Tireoide da Sociedade Brasileira de Endocrinologia e Metabologia. Arq Bras Endocrinol Metab [Internet] 2013 Apr [cited 2017 Dec 28]; 7(3):166-83.

Spencer L, Bubner T, Bain E, Middleton P. Screening and subsequent management for thyroid dysfunction pre-pregnancy and during pregnancy for improving maternal and infant health (Review). Cochrane Database of Systematic Reviews 2015, Issue 9.

Stagnaro-Green A. Approach to the patient with postpartum thyroiditis. J Clin Endocrinol Metab Feb 2012, 97(2):334-42.

Stagnaro-Green A. Pearce E. Thyroid disorders in pregnancy. Nat Rev Endocrinol 2012.

The American College of Obstetricians and Gynecologists. Practice Bulletin. Thyroid disease in pregnancy. Número 148, abril 2015.

Velkeniers B, Meerhaeghe AV, Poppe K, Unuane D, Tournaye H, Haentjens P. Levothyroxine treatment and pregnancy outcome in women with subclinical hypothyroidism undergoing assisted reproduction technologies: systematic review and meta-analysis of RCTs. Human Reproduction Update 2013; 19(3):251-8.

Zhou S, Anderson A, Gibson R, Makrides M. Effect of iodine supplementation in pregnancy on child development and other clinical outcomes: a systematic review of randomized controlled trials. Am J Clin Nutr 2013; 98:1241-54.

CAPÍTULO 29

Doenças Mentais na Gestação e no Puerpério

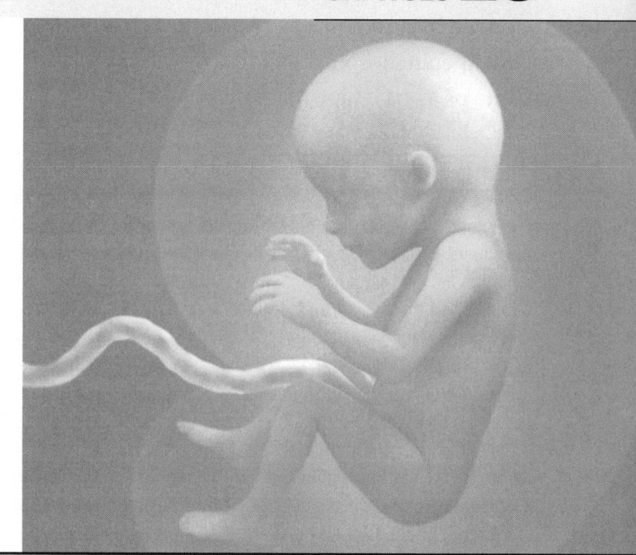

Kênia Zimmerer Vieira
Letícia Miriam de Andrade Guimarães
Lídia Dutra Barros

INTRODUÇÃO

O período perinatal – que abrange toda a gestação até o período de 1 ano após o nascimento – é um momento de especial vulnerabilidade aos transtornos mentais, especialmente às doenças afetivas.

A gestação e o puerpério são marcados por profundas transformações biológicas, psíquicas e sociais que influenciam diretamente o estado mental das gestantes e puérperas, estabelecendo-se como uma fase de risco para o desenvolvimento ou o agravamento dos transtornos psiquiátricos.

As repercussões das doenças psíquicas para a mãe, seu filho e sua família se traduzem em pouca adesão ao pré-natal, em algumas complicações obstétricas, na interação mãe-filho e em prejuízo no desenvolvimento das relações familiares como um todo.

Saber diferenciar sentimentos patológicos e fisiológicos reacionais e realizar o diagnóstico psiquiátrico precoce é uma tarefa na maioria das vezes difícil e exige dos profissionais de saúde uma escuta atenta, acolhedora e delicada, isenta de julgamentos e preconceitos.

A consulta de pré-natal é o momento oportuno para o obstetra avaliar algumas queixas e sintomas, identificar sentimentos, observar o comportamento, analisar a disponibilidade da mulher e da família para realização do pré-natal, o cuidado com a própria saúde, investigar a história familiar de doenças psiquiátricas em gestações prévias e ideias de autoagressão, agressão ao próximo ou suicídio. Também é importante identificar fatores predisponentes, como gravidez precoce, não planejada e/ou não desejada, história pregressa e/ou familiar de doenças psiquiátricas, conflitos conjugais recorrentes, história de abuso físico, emocional e/ou sexual, dependência ou abuso de substâncias e história de complicações na última gravidez.

Algumas doenças que cursam com sintomas psiquiátricos, como deficiência nutricional, diabetes e disfunção tireoidiana, entre outras, deverão ser excluídas.

As doenças mentais na gestante e na puérpera podem repercutir negativamente no binômio mãe-filho e afetar o desenvolvimento da criança. Portanto, trata-se de um quadro clínico complexo em que é indicado um acompanhamento multiprofissional com intervenções biopsicossociais.

PRINCIPAIS DOENÇAS MENTAIS NA GESTAÇÃO E NO PUERPÉRIO

Transtornos de ansiedade

Cerca de 10% das gestantes manifestam sintomas ansiosos intensos no primeiro trimestre, mas sem prejuízo na funcionalidade, de modo a não configurar um transtorno de ansiedade.

Os transtornos de ansiedade nessas pacientes podem se manifestar por meio dos seguintes sintomas: angústia, antecipação, preocupação excessiva, dificuldade para relaxar e se concentrar, fadiga, irritabilidade, insônia, medos exagerados (de morrer ou perder a razão ou o controle) e sintomas hipocondríacos e somáticos, como tremores, taquicardia, falta de ar, dor muscular e náusea, entre outros.

A presença de ansiedade durante a gestação está relacionada com algumas complicações obstétricas, como pré-eclâmpsia, hemorragia, rotura prematura de membranas e trabalho de parto prematuro. A maior probabilidade de ocorrer pré-eclâmpsia pode ser justificada pelo fato de gestantes com altos escores de ansiedade apresentarem aumento de resistência da artéria uterina em fases tardias da gestação em comparação com aquelas que apresentam escores baixos.

Os transtornos de ansiedade manifestados durante o primeiro trimestre podem alterar o desenvolvimento neuropsicomotor do feto, ocasionando hipotrofias cerebrais, como do córtex pré-frontal. Em fases tardias da gestação, foram associados a déficit de atenção e hiperatividade em meninos, bem como a problemas comportamentais e emocionais em meninas com 4 anos de idade.

A psicoterapia é o tratamento de primeira linha para gestantes com transtorno de ansiedade leve a moderado. Quando exigem tratamento farmacológico, os transtornos de ansiedade podem ser tratados com a administração de altas doses de antidepressivos, sendo a escolha os inibidores seletivos de recaptação de serotonina (ISRS), bem como com o uso de benzodiazepínicos.

Dentre os transtornos de ansiedade se destacam:

- **Transtorno de ansiedade generalizada (TAG):** caracterizado por ansiedade e preocupação persistentes e excessivas em todos os âmbitos da vida (social, profissional, pessoal, familiar etc.), que o indivíduo tem dificuldade de controlar, estando presente por pelo menos 6 meses.
- **Transtorno do pânico**: definido por ataques de pânico inesperados recorrentes e pela apreensão ou preocupação de sofrer novos ataques, levando a comportamentos disfuncionais. Os ataques de pânico são abruptos e caracterizados por medo ou desconforto intenso que, em poucos minutos, atingem seu pico e estão associados a sintomas físicos e/ou cognitivos. Acomete 1,3% a 2% das gestantes, tendo sido observado que a gravidez pode ser um fator protetor contra novos ataques de pânico, pois, com o aumento dos níveis de progesterona nessa fase, há uma atenuação da resposta noradrenérgica ao estresse.
- **Transtorno de estresse pós-traumático (TEPT):** a prevalência de TEPT em gestantes é de 2,3% a 7,7%. Configura a exposição a um evento traumático com sofrimento psicológico subsequente. A paciente reage à experiência com medo e impotência, revivendo o acontecimento de maneira persistente e comportando-se de modo a evitar situações que a relembrem.

Um estudo observou risco elevado de abortamento espontâneo, gravidez ectópica, hiperêmese gravídica, contrações uterinas precoces e macrossomia fetal em gestantes portadoras de TEPT.

Um parto prévio pode ser considerado por algumas pacientes um acontecimento doloroso e traumático. Durante a gravidez atual, a gestante pode manifestar sintomas como tensão, pesadelos e memórias negativas recorrentes que se mantêm até o próximo trabalho de parto, desenvolvendo TEPT.

Transtorno obsessivo-compulsivo (TOC)

O TOC acomete em torno de 0,2% a 3,5% das gestantes e é caracterizado por obsessões e/ou compulsões. Obsessões são pensamentos, impulsos ou imagens persistentes e recorrentes, vivenciados de modo indesejado, enquanto compulsões consistem em comportamentos ou atos mentais repetitivos que o indivíduo executa em resposta à obsessão.

Os sintomas costumam se agravar durante a gravidez e o pós-parto (46% na primeira gestação e 50% na segunda gestação), mais comumente por meio de pensamentos relacionados com o bem-estar da criança e o trabalho de parto.

As portadoras de TOC apresentam maior probabilidade de parto prematuro e recém-nascido com baixo peso. Além disso, a presença de TOC na mãe aumenta a predisposição do filho para o desenvolvimento de transtorno de ansiedade.

Os ISRS são a primeira linha de tratamento farmacológico do TOC, pois apresentam melhor custo-efetividade do que os antidepressivos tricíclicos.

Depressão

Por se tratar do transtorno mental mais frequente no período gestacional, a depressão é considerada um grave problema de saúde pública, afetando 20% das gestantes e puérperas. Com o aumento da prevalência, tornou-se cada vez mais necessário aprofundar os estudos em relação aos fatores de risco, ao rastreamento, bem como ao diagnóstico e tratamento mais precoce e eficaz.

Na gravidez, a prevalência de depressão é de 7,4% no primeiro trimestre, de 12,8% no segundo e de 12% no terceiro. Cerca de 14,5% das mulheres grávidas apresentam um novo episódio de depressão durante a gestação.

O Comitê do American College of Obstetricians and Gynecologists (ACOG) recomenda o rastreamento para depressão e ansiedade pelo menos uma vez durante o período perinatal, utilizando uma escala padronizada e validada. O rastreamento não é capaz de substituir o diagnóstico, mas ajuda a identificar as mulheres em risco que necessitam de acompanhamento e avaliação psiquiátrica.

Dentre as escalas para o rastreamento de depressão em gestantes e puérperas, duas são as mais conhecidas: a escala de Edimburgo e o inventário Beck de depressão.

Muitas gestantes com quadro de depressão apresentam sintomas atípicos, como perda de energia, alteração do sono, alteração do apetite e fadiga, o que dificulta o diagnóstico. Essas pacientes podem, ainda, negar o bem-estar fetal com veemência, mesmo com os exames comprovando que a gestação está evoluindo bem. Observa-se também que as gestantes com depressão manifestam mais sintomas somáticos, como dores, tonteiras, dispneia, náuseas, epigastralgia e outros sintomas gastrointestinais.

As complicações obstétricas e neonatais relacionadas com o quadro de depressão necessitam de tratamento: surgimento de pré-eclâmpsia, crescimento intrauterino restrito, redução do perímetro cefálico, Apgar mais baixo e mais admissões na unidade de cuidados intensivos neonatais, além de risco de suicídio e crianças com déficits cognitivos. Especula-se que essas alterações poderiam estar relacionadas com o aumento do estresse em pessoas deprimidas com consequente ativação do eixo hipófise-suprarrenal e hipersecreção de cortisol e catecolaminas.

Está indicado o tratamento com psicoterapia, uso de fármacos ou a associação dos dois, dependendo da gravidade do quadro depressivo, pois os riscos de uma depressão não tratada durante o período gestacional podem ser muito graves, superando os riscos do uso de antidepressivos.

Alguns estudos mostraram que a interrupção do uso de antidepressivos antes da gestação associa-se a uma taxa mais elevada de recorrência da doença no período perinatal em comparação com as pacientes que permanecem usando as medicações.

Os antidepressivos constituem o tratamento farmacológico de primeira linha, podendo ser associados a benzodiazepínicos quando houver algum distúrbio de ansiedade concomitante. Já os benzodiazepínicos, em conjunto com outros agentes hipnóticos, podem ser úteis nos casos em que há insônia intermitente.

O risco de suicídio é maior nos casos de pacientes com história pregressa de tentativa de suicídio, depressão com *delli rium* ou psicose, violência doméstica, história de abuso de substâncias e ideias ou planos de morte.

Transtorno afetivo bipolar (TAB)

Trata-se de um conjunto de sinais e sintomas que causam prejuízo na funcionalidade do indivíduo e que tendem a recorrer de maneira periódica ou cíclica. Para definição do diagnóstico é necessário que a paciente apresente sintomas que preencham os critérios de um episódio maníaco, não havendo a exigência de história prévia de depressão. No entanto, na grande maioria dos casos o indivíduo também manifestará quadros depressivos ao longo de sua vida. O episódio de mania, em linhas gerais, caracteriza-se por humor persistentemente elevado, expansível ou irritado, associado a outros sintomas, como euforia, pensamento acelerado, loquacidade, aumento da autoestima, redução da necessidade de sono, agitação e ideias grandiosas.

O TAB apresenta prevalência de 0,6% na população geral, atingindo o pico entre os 25 e os 44 anos de idade. A prevalência entre as gestantes é de 2% a 6%, mas no pós-parto a incidência de um primeiro episódio de mania pode variar entre 9,6% e 20,4%.

Cerca de 60% a 70% das mulheres com diagnóstico prévio de TAB apresentam recaídas durante a gestação e o puerpério. O TAB está associado à maior incidência de parto prematuro, baixo peso ao nascimento e aumento das taxas de indução do parto e de partos cesarianos, além de comprometimento neurocomportamental na infância.

Apesar de sua importância, dadas a alta prevalência e as consequências durante a gestação e o puerpério, ainda é uma doença subdiagnosticada, principalmente quando a triagem para depressão é positiva. Nesses casos, o tratamento também pode ser conduzido erroneamente, e em pelo menos 20% dos casos são administrados antidepressivos sem estabilizadores de humor, induzindo um episódio maníaco.

A decisão pelo tratamento com estabilizadores de humor na gestação e na lactação em mulheres com TAB deve ser cautelosa, devendo ser considerados os riscos e os benefícios. Nos EUA, as taxas de malformações fetais em pacientes em uso desses psicofármacos variam de 3% a 5%. Do mesmo modo, o TAB, se não tratado adequadamente, correlaciona-se diretamente com o suicídio, com risco 15 vezes maior quando comparado ao da população geral, sendo uma das principais causas de morte materna durante a gravidez e o primeiro ano após o parto. Portanto, a maior preocupação é com a desestabilização das gestantes, pois a taxa de recaída em grávidas com transtorno bipolar prévio, decorrente da descontinuação de estabilizadores de humor, é de 85,5%. Alternativas a esses fármacos são os antipsicóticos atípicos, como olanzapina e quetiapina.

Esquizofrenia

A esquizofrenia é caracterizada por alterações em pelo menos um dos seguintes domínios: delírios, alucinações, pensamento e/ou comportamento desorganizado ou anormal e sintomas negativos (expressão emocional diminuída). Tem prevalência ao longo da vida de 0,3% a 0,7% e, em mulheres, o maior pico de incidência ocorre na terceira década de vida.

As pacientes com esquizofrenia apresentam maior incidência de gestação não planejada, menores cuidados no pré-natal e menor probabilidade de terem um parceiro. Além disso, a esquizofrenia aumenta em duas vezes o risco para malformações congênitas e complicações durante o trabalho de parto e o período neonatal.

Dentre as malformações congênitas, uma metanálise de 2010 constatou aumento do risco de holoprosencefalia, microcefalia, espinha bífida e síndromes cromossomais. Além dessas, outros estudos relataram maior incidência de malformações cardiovasculares.

Com relação às complicações obstétricas e pediátricas, destacam-se maior risco de abortos espontâneos, parto prematuro, hemorragias, necessidade de indução farmacológica do parto e amniotomia, recém-nascido de baixo peso e risco maior de morte súbita em crianças de mães esquizofrênicas.

Em alguns casos, as pacientes esquizofrênicas podem apresentar delírios e alucinações relacionadas com a própria gestação, como não reconhecerem que estão grávidas ou pensarem que o concepto é algum objeto ou outro ser surreal.

Quando isso ocorre, é indicada internação, pois é considerado uma emergência psiquiátrica, uma vez que acaba por colocar em risco a vida da paciente, bem como a própria gestação. A paciente pode querer atentar contra si e contra o concepto em virtude desses delírios e alucinações.

O pós-parto é um período de maior exacerbação do quadro psicótico, que pode se manifestar por sintomas negativos, como apatia e dificuldade em expressar emoções, levando ao negligenciamento do filho. É importante diferenciar o quadro agudo da esquizofrenia do uso de drogas.

Os antipsicóticos constituem a primeira linha de tratamento para a esquizofrenia, devendo ser escolhidos os atípicos e se optar por aquele mais bem tolerado pela paciente e que confira menos riscos ao feto.

Uso de substâncias psicoativas

A presença de transtornos mentais pode tornar a gestante suscetível ao uso de substâncias psicoativas. Do mesmo modo, o uso dessas substâncias pode colaborar para o surgimento de transtornos mentais nessas pacientes. Dentre os transtornos mentais, a depressão é o que apresenta maior correlação com o uso de drogas.

Estima-se que 20% a 30% das mulheres grávidas consumam tabaco, 15% álcool, 3% a 10% usem maconha, 0,5% a 3% consumam cocaína e 1% a 2% sejam dependentes de opioides. Convém realizar o rastreamento para identificar as gestantes usuárias de substâncias psicoativas mediante uma abordagem livre de pré-julgamentos ou preconceitos. Para tanto, na tentativa de obter maior confiabilidade na relação do pré-natalista com sua paciente, garantindo informações mais verídicas, recomenda-se iniciar os questionamentos sobre o uso das substâncias mais comuns e mais aceitas socialmente até chegar às de maior ilicitude.

Após a identificação de uma gestante usuária de substâncias psicoativas, deve-se realizar uma anamnese completa, pesquisando frequência de consumo, dose, via de administração, última utilização da droga e tentativas prévias de interrupção do uso.

Durante a gestação, foi percebida a tendência ao abandono mais precoce das substâncias ilícitas do que das lícitas, as quais muitas vezes são usadas até mesmo dias antes do parto. Na abordagem pré-natal, o profissional não deve deixar de orientar a paciente de que o uso de substâncias lícitas pode causar prejuízos ao feto tão graves quanto aqueles relacionados com o uso das substâncias ilícitas.

O uso de drogas e a presença de transtornos psiquiátricos durante a gravidez representam um fenômeno complexo relacionado com grande número de fatores econômicos, educacionais e comportamentais. Este tema deve ser abordado como importante problema de saúde pública em razão dos possíveis danos que pode causar tanto à mãe como ao feto e ao recém-nascido. O tratamento durante a gestação objetiva a redução desses danos, encorajando a abstinência. Caso esta não seja conseguida, deve-se pelo menos tentar a redução do consumo ou seu uso seguro. Por vezes, faz-se necessário indicar o tratamento farmacológico, sempre pesando o risco-benefício, ao considerar que ainda não há nenhum fármaco específico para o tratamento da dependência química.

Álcool

Na gestação, a substância mais utilizada é o álcool, sendo comum a coexistência de problemas emocionais e consumo de álcool e evidenciado que, quanto maior a intensidade de sofrimento emocional nas gestantes, mais abusivo é o consumo de álcool.

A quantidade segura de álcool que uma mulher pode consumir no período gestacional não está estabelecida na literatura e, assim, recomenda-se a abstinência total nesse período. O álcool atravessa facilmente a barreira placentária e seus níveis no sangue fetal são equivalentes aos do sangue materno 1 hora após o consumo, podendo trazer prejuízos para o feto em qualquer fase da gestação.

O uso de álcool durante o período gestacional associa-se à restrição do crescimento fetal, a deficiências cognitivas da criança e a um risco maior de aborto, descolamento prematuro de placenta, trabalho de parto pré-termo, infecções e malformações fetais, sendo a síndrome alcoólica fetal a mais grave, com risco de ocorrer em 6% das gestações em que as pacientes fazem uso dessa substância. A síndrome alcoólica fetal é uma condição irreversível que se caracteriza por restrição de crescimento, déficit mental, disfunções do sistema nervoso central e anomalias craniofaciais, musculoesqueléticas, geniturinárias e cardíacas.

Os sintomas de abstinência alcoólica podem surgir de 6 a 48 horas até 10 dias após a interrupção do consumo da substância. As manifestações de abstinência incluem taquicardia, arritmias, hipertensão, falência cardíaca, tremores, alucinações e até mesmo *delirium tremens*.

Tabaco

O tabaco é a segunda substância mais utilizada entre as gestantes. O monóxido de carbono e a nicotina, produtos derivados do cigarro, atravessam facilmente a barreira placentária. O monóxido de carbono causa hipoxia fetal, uma vez que apresenta alta afinidade pela hemoglobina do feto, competindo pela ligação desta com o oxigênio. Já a nicotina, por reduzir a síntese de prostaciclinas, provoca vasoconstrição e consequente aumento da resistência vascular. Com a hipoperfusão placentária, observa-se maior incidência de crescimento intrauterino restrito, baixo peso ao nascer, parto prematuro e descolamento prematuro de placenta. O tabagismo também acarreta risco maior de abortamento e rotura prematura de membranas. Além disso, o fumo influencia o neurodesenvolvimento e aumenta a incidência de síndrome da morte súbita do bebê.

O tabagismo é capaz de reduzir a absorção de vitamina B_{12}. A deficiência dessa vitamina está associada a parto prematuro, anemia, alterações do sistema nervoso central e prejuízo do crescimento fetal. O fumo também promove menor retenção de água no organismo materno, tornando a mãe e o feto mais propensos à desidratação.

Foi constatado que a nicotina é capaz de se concentrar no leite materno, inibindo a síntese de prolactina, reduzindo o volume de leite excretado e podendo torná-lo insuficiente para as exigências nutricionais do bebê. Esse é um dos principais motivos que levam a mãe fumante a interromper a amamentação.

Para a cessação do tabagismo durante a gestação, o aconselhamento é o mais indicado, devendo ser dado suporte à paciente, orientando-a sobre os potenciais riscos na gravidez se o hábito for continuado. A farmacoterapia, como o uso de bupropiona ou a reposição de nicotina, embora apresente efetividade comprovada na cessação do tabagismo, tem uma relação risco-benefício incerta no período gestacional devido à possibilidade de teratogenicidade com o uso desses fármacos. Desse modo, o tratamento psicoterapêutico é preferível ao farmacológico, mas, se for necessário o uso de farmacoterapia, é mais indicada a reposição de nicotina.

Observou-se que 4,4% das gestantes que apresentam outras comorbidades psiquiátricas fumam durante a gravidez. Para essa população, os programas de cessação do tabagismo são pouco tolerados, sendo muitas vezes necessário o tratamento farmacológico.

Maconha

A maconha é a substância ilícita mais utilizada na gestação, e alguns estudos relatam uma prevalência de 2% a 5%.

A inalação aguda provoca descarga simpática, ocasionando taquicardia, ansiedade e congestão conjuntival. Já o uso crônico causa irritabilidade, letargia e alterações no sistema respiratório (infecção de repetição e bronquite crônica).

Por ser lipossolúvel, a maconha atravessa facilmente a barreira placentária. Especula-se que seja capaz de reduzir o fluxo placentário com consequente restrição no crescimento fetal, porém não há evidências de aumento na frequência de malformações congênitas.

Nos recém-nascidos expostos foi descrita uma síndrome narcótica leve de abstinência manifestada por movimentos involuntários súbitos, reflexo de Moro exacerbado e tremores finos. Com relação a essa síndrome, não é necessário tratamento específico, pois os sintomas são autolimitados. O uso de maconha pelas gestantes aumenta o risco de seus filhos apresentarem, durante a infância, alterações neurocomportamentais.

Cocaína e *crack*

Nas últimas décadas, observa-se aumento expressivo do uso de cocaína e *crack* (alcaloide de cocaína altamente purificado) durante o período gestacional, causando efeitos deletérios tanto na gestante como no feto. As alterações fisiológicas da gestação são capazes de potencializar o efeito dessas substâncias no organismo, principalmente aqueles relacionados com a toxicidade cardiovascular.

As gestantes, em geral, omitem o uso ou a quantidade usada, havendo poucos dados sobre a prevalência exata do uso de cocaína e *crack* na gestação.

As gestantes que consomem cocaína apresentam exacerbação do sistema nervoso simpático, como taquicardia, arritmia, hipertensão e falência cardíaca. Além desses sintomas, as pacientes podem apresentar midríase, hiper-reflexia, febre e instabilidade emocional. A presença de hipertensão, associada a proteinúria, edema e, por vezes, convulsões, que também podem ocorrer nas usuárias, pode dificultar o diagnóstico diferencial com pré-eclâmpsia e eclâmpsia.

A cocaína eleva a concentração de ocitocina, podendo estimular contrações uterinas e, consequentemente, o parto prematuro. Além disso, seus efeitos hipertensivos associados ao aumento da contratilidade uterina aumentam o risco de descolamento prematuro de placenta.

Por atravessar facilmente a barreira placentária, a cocaína promove consequências drásticas para o feto, como vasoconstrição fetal, malformações cardiovasculares, urogenitais e do sistema nervoso central e aumento do risco de enterocolite necrosante. A cocaína provoca também a redução do fluxo sanguíneo uterino com consequente insuficiência placentária, crescimento intrauterino restrito, hipoxemia, acidose e possível morte fetal.

Com relação aos efeitos neurocomportamentais nos recém-nascidos expostos, observa-se que são pouco responsivos, facilmente irritáveis e de difícil interação, além de apresentarem alterações do sono, dificuldades na alimentação, tremores, crises convulsivas e síndrome de morte súbita do lactente.

Disforia puerperal (*blues*)

A disforia puerperal, também conhecida como *blues*, é a forma mais leve dos quadros psiquiátricos puerperais e pode ocorrer em até 70% das mulheres. Os sintomas surgem entre o segundo e o quinto dia após o parto e desaparecem até o 14º dia.

O *blues* é um estado de humor caracterizado por sintomas como desânimo, labilidade do humor, tristeza, choro fácil, irritabilidade, ansiedade, alterações do sono e comportamento hostil com familiares e acompanhantes. Contudo, por se tratar de um quadro autolimitado, não há necessidade de intervenção medicamentosa. Nesses casos, está indicado o suporte emocional adequado, orientando a puérpera quanto às manifestações, além de abordar familiares para melhor compreensão e auxílio nos cuidados com o recém-nascido.

Depressão pós-parto

A depressão pós-parto é um quadro mais grave do que a disforia pós-parto e apresenta características peculiares ligadas à maternidade. A maior parte dos quadros tem início nas primeiras 4 semanas após o parto, podendo estar presente até 3 a 6 meses após o parto. A depressão pós-parto acomete de 10% a 15% das mulheres no puerpério, mas alguns estudos apontam até 20%.

São frequentes as queixas físicas e de cansaço, que podem mascarar o humor deprimido, sentimentos de incapacidade e inadequação como mãe e dificuldades para cuidar do bebê e de si própria. Pensamentos obsessivos dirigidos ao bebê, como o medo de causar-lhe danos, são comuns, extremamente angustiantes e difíceis de verbalizar. Nos casos mais graves, ocorre ideação suicida, mas o infanticídio é raro. As mães deprimidas negligenciam mais os cuidados com o bebê e tendem a suspender a amamentação mais precocemente, apresentando um distanciamento afetivo em relação a seus filhos.

Há comprovação de melhora dos sintomas com o uso de antidepressivos, principalmente os ISRS. Esses fármacos são os mais adequados para o tratamento da depressão pós-parto, especialmente nas mães que mantêm a amamentação. Nesses casos, a sertralina e a paroxetina são as medicações de escolha.

Psicose puerperal

Transtorno mental mais grave que pode ocorrer nesse período, a psicose puerperal é definida pela manifestação de transtorno afetivo bipolar, com ou sem sintomas psicóticos, depressão unipolar com sintomas psicóticos ou pelo surto psicótico sem alterações do humor. Esses sintomas se iniciam dentro das primeiras 6 semanas pós-parto, sendo mais comuns nas 2 primeiras. A incidência varia de 0,25 a 0,6 a cada 1.000 nascimentos. Apesar de os números absolutos serem relativamente baixos, o risco de uma mulher vir a desenvolver um quadro psicótico nas primeiras 4 semanas após o parto é 23 vezes maior do que em outras etapas da vida.

Após o nascimento, ocorre a queda abrupta dos níveis de estrogênio e progesterona, que tendem a se normalizar em 4 semanas. No entanto, com a redução do estrogênio, que é um modulador dopaminérgico, pode ocorrer saliência aberrante da dopamina, sendo essa uma das teorias para a gênese da psicose puerperal. Outros fatores, como alterações dos níveis de cortisol e mudanças imunológicas e do ritmo circadiano, têm sido estudados para elucidar a etiologia dessa doença.

A psicose puerperal pode significar o início de uma esquizofrenia, ser um episódio autolimitado – o que é pouco frequente – ou ser a primeira manifestação de um quadro de TAB. No caso de bipolaridade, o início dos sintomas é mais precoce, podendo surgir durante ou imediatamente após o parto. Para seu diagnóstico, porém, é preciso excluir diagnósticos diferenciais, como infecção aguda, hemorragia intraparto, anemia e exacerbação de doenças endócrinas ou autoimunes, como encefalite autoimune.

Os sintomas iniciais da psicose puerperal podem ser semelhantes aos do *delirium*, marcados por inquietação, irritabilidade, perturbação e alterações da consciência e da cognição. Nesse estágio, os sintomas psicóticos são muitas vezes flutuantes e, por isso, negligenciados no exame. É necessário entrevistar a família para avaliar se a paciente apresenta comportamento ou discurso bizarros, delírios persecutórios e/ou forte sentimento de culpa. A doença evolui para pensamento desorganizado, agitação, labilidade emocional, exaltação e perplexidade, com delírios e alucinações evidentes. Em mulheres que apresentaram psicose puerperal, o risco de recorrência aumenta 30% a 50% a cada novo parto.

Um delírio que deve ser investigado sistematicamente, assim que identificado o transtorno, é o chamado delírio de homicídio altruísta. Nesse caso, a paciente, para salvar o recém-nascido e a si própria de "um destino pior do que a morte", acredita ser necessário cometer infanticídio e/ou suicídio. O infanticídio está também associado a alucinações auditivas, as quais "mandam matar o bebê" ou a delírios de que a criança está "possuída".

Portanto, a psicose puerperal se constitui em uma emergência psiquiátrica e exige avaliação imediata e seguimento especializados. Durante a internação, devem ser excluídas as causas orgânicas. O tratamento é o mesmo indicado para os transtornos psicóticos agudos.

TRATAMENTO

Atualmente, várias pesquisas têm focado no tratamento dos transtornos mentais durante a gestação por meio de intervenções farmacológicas, intervenções psicossociais, psicoterapia e, por vezes, eletroconvulsoterapia (ECT). Esta última está indicada em casos particulares, graves, e naqueles em que há refratariedade às outras formas de tratamento.

Nessa população, cerca de 50% a 70% das gestações não são planejadas, e a decisão de iniciar um tratamento específico para a gestante é complexa. Além de levar em conta o risco-benefício, a decisão é conjunta, envolvendo a opinião da paciente, dos familiares, do pré-natalista, do psicólogo e do psiquiatra. Desse modo, estabelece-se uma aliança terapêutica importante para a adesão ao tratamento.

É de suma importância expor para a paciente os riscos e os benefícios do tratamento proposto, respeitando suas preferências. Quando se opta pelo tratamento farmacológico, o médico deve descrever a eficácia do medicamento, bem como os possíveis riscos para a mãe e o concepto. Dentre os principais riscos podem ser citados: toxicidade fetal e/ou neonatal, malformações, crescimento restrito, morte intrauterina ou alterações comportamentais da criança. Deve-se também deixar claro que o não tratamento pode causar ainda mais danos ao feto, uma vez que vários transtornos mentais têm efeito sobre o eixo hipotálamo-hipófise-suprarrenal, aumentando a liberação de cortisol com consequências prejudiciais à gestação.

Quadro 29.1 Classificação de risco de acordo com a FDA

Categoria A	Estudos controlados mostraram que não há risco teratogênico
Categoria B	Estudos em animais não mostraram risco de teratogenicidade, mas não há estudos em humanos Estudos em animais evidenciaram risco de teratogenicidade, mas estudos em humanos não
Categoria C	Estudos em animais mostraram risco de teratogenicidade, mas não há estudos em humanos Não há estudos em humanos ou em animais
Categoria D	Risco de teratogenicidade evidente, porém os benefícios podem superar os riscos
Categoria X	Contraindicado na gravidez; o risco fetal claramente supera os benefícios

Fonte: Fábregas e cols., 2014; Stahl, 2014.

Antes de iniciar a discussão sobre psicofármacos, para melhores esclarecimentos o Quadro 29.1 mostra o significado de cada classificação de risco de teratogenicidade de acordo com a Food and Drug Administration (FDA).

Psicofármacos

Antidepressivos

Tanto os antidepressivos tricíclicos como os ISRS têm tido sua segurança bem estabelecida ao longo dos anos para uso na gestação.

A sertralina é considerada o antidepressivo com menor exposição fetal. Ainda não foi estabelecida uma associação entre o uso de antidepressivos na gravidez e a ocorrência de aborto espontâneo. Os estudos são controversos e muitos não analisam adequadamente os outros fatores de risco para aborto espontâneo que podem estar presentes.

Com relação ao parto prematuro, os últimos estudos evidenciaram aumento do risco com o uso de antidepressivos, mas ainda não está esclarecido se esse aumento é independente de outros fatores, como a gravidade da depressão em si e a presença de outras doenças mentais associadas.

Alguns recém-nascidos previamente expostos aos antidepressivos tricíclicos apresentam sintomas temporários de abstinência nas primeiras 12 horas de vida, como irritabilidade, agitação, obstrução intestinal, retenção urinária e, em alguns casos, convulsões.

Quanto ao uso de ISRS, 15% a 30% das mulheres que utilizaram esses fármacos no final da gestação tiveram recém-nascidos com síndrome de adaptação neonatal, caracterizada por alterações como hipoglicemia, taquipneia, instabilidade nos valores de temperatura corporal, choro fraco ou ausente, irritabilidade e convulsões. Esses sintomas geralmente cessam em 2 semanas após o parto.

O uso de venlafaxina, desvenlafaxina ou duloxetina no terceiro trimestre também está associado à síndrome de adaptação neonatal, com manifestação mais grave do que com o uso de ISRS. Desse modo, é importante avaliar a interrupção ou a substituição desses fármacos no terceiro trimestre.

A continuidade do uso de antidepressivos em gestantes já com diagnóstico prévio de depressão é importante e deve ser incentivada. Um estudo multicêntrico evidenciou que 68% das gestantes que descontinuaram o antidepressivo durante a gestação apresentaram recaídas e tiveram risco aumentado em três vezes de complicações obstétricas e consequentes hospitalizações.

O Quadro 29.2 mostra os principais antidepressivos utilizados na prática clínica, bem como sua categoria de risco e os efeitos adversos associados a cada um deles na gestação.

O Quadro 29.3 enumera os principais antidepressivos que apresentam segurança clínica para uso durante a lactação.

Estabilizadores do humor

O uso de estabilizadores do humor no período gestacional precisa ser muito bem avaliado segundo seu risco-benefício. Convém considerar o risco de teratogenicidade, principalmente no primeiro trimestre, em contraposição ao de desestabilização da gestante. No caso de TAB, 50% das pacientes apresentaram recaídas com a retirada abrupta da medicação.

Quadro 29.2 Antidepressivos usados durante a gestação

Fármaco	Categoria de risco
Antidepressivos tricíclicos	
Amitriptilina	Risco C
Clomipramina	Risco C
Imipramina	Risco D
Nortriptilina	Risco D
Inibidores seletivos da recaptação de serotonina	
Citalopram	Risco C
Escitalopram	Risco C
Fluoxetina	Risco C
Fluvoxamina	Risco C
Sertralina	Risco C
Paroxetina	Risco D
Outros antidepressivos	
Bupropiona	Risco C
Mirtazapina	Risco C
Trazodona	Risco C
Venlafaxina	Risco C
Desvenlafaxina	Risco C
Duloxetina	Risco C

Fonte: Cordioli e cols., 2015; Stahl, 2014.

Quadro 29.3 Antidepressivos usados durante a lactação

Maior segurança	Segurança intermediária
Imipramina Nortriptilina Paroxetina Sertralina	Amitriptilina Clomipramina Venlafaxina

Fonte: Fábregas e cols., 2014.

Fetos expostos ao lítio durante o primeiro trimestre de gestação apresentam incidência de 4% a 12% de malformações congênitas, como coarctação aórtica, defeitos septais, atresia mitral e tricúspide, dextrocardia, ventrículo único e anomalia de Ebstein, devendo ser evitado seu uso nesse período gestacional. Se utilizado, indica-se a realização de ecocardiografia fetal da 16ª à 20ª semana de gestação, a fim de identificar alguma anomalia cardiovascular descrita, bem como o controle da litemia, em razão do risco de intoxicação, principalmente em casos de desidratação. Em virtude do aumento da taxa de filtração glomerular e do volume hídrico da gestante no segundo trimestre, há redução de 30% a 50% do nível sérico do lítio nessas pacientes, tornando necessário o aumento da dose no curso da gestação. No último mês de gestação é recomendada a realização de litemia semanal e, durante o parto e o pós-parto, deve ser assegurada hidratação adequada. Anti-inflamatórios não esteroides (AINE) e outros agentes nefrotóxicos devem ser evitados. Após o parto, com a redução do *clearance* e do volume hídrico circulante, faz-se necessária a redução da dose de lítio em até 50% em relação à administrada a partir do segundo trimestre. A litemia deve ser verificada 24 horas após o parto e a cada ajuste medicamentoso.

Caso se opte por sua continuação. a oxcarbazepina deve ser associada ao ácido fólico para reduzir o risco de defeitos do tubo neural.

O uso de ácido valproico na gestação é o que está mais associado a malformações congênitas, sendo de 0,6% a 2% a incidência de defeitos do tubo neural. Foi documentado que 53% dos fetos apresentam a síndrome do valproato fetal, caracterizada por anomalias craniofaciais (hipoplasia da região medial da face, micrognatia, implantação baixa das orelhas, fenda palatina e hipertelorismo), defeitos urogenitais (hipospádia, hipoplasia renal bilateral), defeitos esqueléticos (unhas hiperconvexas, dedos finos e alongados), anomalias do trato respiratório, meningomielocele, atraso neurodesenvolvimental, sofrimento perinatal e comportamento neonatal atípico. Para aquelas pacientes que engravidaram fazendo uso do ácido valproico, são recomendadas a suspensão da medicação e a suplementação com ácido fólico em dose > 5mg/dia no primeiro trimestre.

Se a paciente mantiver o uso de carbamazepina ou de ácido valproico no primeiro trimestre, recomenda-se realizar ultrassonografia obstétrica seriada, incluindo avaliação da morfologia e ecocardiografia fetal da 16ª à 18ª semana de gestação.

Estudos evidenciaram que o uso de lamotrigina apresenta risco de malformações fetais três vezes menor do que o ácido valproico, e não foi evidenciado retardo do neurodesenvolvimento. Por isso, apesar dos riscos, é mais indicada do que outros anticonvulsivantes no tratamento do TAB.

O Quadro 29.4 mostra os principais estabilizadores de humor utilizados na prática clínica, bem como sua categoria de risco e os efeitos adversos associados a cada um deles na gestação.

Quadro 29.4 Estabilizadores de humor usados durante a gestação

Fármaco	Categoria de risco
Lamotrigina	Risco C
Oxcarbazepina	Risco C
Carbamazepina	Risco D
Ácido valproico	Risco D
Lítio	Risco D
Topiramato	Risco D

Fonte: Khan e cols., 2016; Sthal, 2014; Cordioli e cols., 2014.

Quadro 29.5 Estabilizadores de humor usados durante a lactação com indício de segurança clínica

Maior segurança	Segurança intermediária
–	Ácido valproico Carbamazepina

Fonte: Fábregas e cols., 2014.

O uso do lítio contraindica a amamentação em razão do risco de aumento do TSH e da creatinina nos lactentes, bem como o da lamotrigina, por relatos de desenvolvimento da síndrome de Stevens-Johnson em bebês expostos ao fármaco. Outros estabilizadores do humor, indicados no Quadro 29.5, são alternativas viáveis no tratamento do TAB nessa fase com a devida monitorização do lactente.

Antipsicóticos

De maneira geral, é preferível o uso de antipsicóticos na gestação em relação aos estabilizadores de humor. Os antipsicóticos atípicos, por sua vez, são mais bem indicados para uso na gravidez do que os antipsicóticos típicos.

Estudos mais antigos mostraram risco de malformações cardiovasculares, como defeito de septo, com o uso de antipsicóticos atípicos na gestação. Contudo, um estudo de 2016 não constatou risco aumentado de teratogenicidade com o uso desses psicofármacos por gestantes em relação à população geral.

No segundo e terceiro trimestres de gestação, a quetiapina é o antipsicótico que apresenta a menor passagem pela barreira placentária, quando comparada com a olanzapina e a risperidona.

Em recém-nascidos expostos, os antipsicóticos podem causar a síndrome de adaptação neonatal, que, nesses casos, é caracterizada por insônia, tremor, hipotonia, dificuldade em se alimentar e dificuldade respiratória. Esses sintomas podem se resolver espontaneamente ou exigir algum cuidado hospitalar.

Os antipsicóticos típicos, por sua vez, podem causar sintomas extrapiramidais no neonato, os quais consistem em transtornos do movimento, como síndrome parkinsoniana, discinesia, distonias e acatisia.

O Quadro 29.6 mostra os principais antipsicóticos utilizados na prática clínica, bem como sua categoria de risco e os efeitos adversos associados a cada um deles na gestação.

Quadro 29.6 Antipsicóticos usados durante a gestação

Fármaco	Categoria de risco
Antipsicóticos atípicos	
Clozapina	Risco B
Olanzapina	Risco C
Quetiapina	Risco C
Risperidona	Risco C
Ziprasidona	Risco C
Aripiprazol	Risco C
Antipsicóticos típicos	
Haloperidol	Risco C
Clorpromazina	Risco C
Levomepromazina	Risco C

Fonte: Cardioli e cols., 2014; Stahl, 2014.

Quadro 29.7 Antipsicóticos usados durante a lactação

Maior segurança	Segurança intermediária
Olanzapina Clorpromazina	Quetiapina Risperidona Haloperidol

Fonte: Fábregas e cols., 2014.

Com relação ao uso desses psicofármacos durante a lactação, os dados ainda são controversos. Todos os antipsicóticos são excretados no leite materno, sendo a clorpromazina e a olanzapina eliminadas em taxas menores. Todavia, se a escolha recair sobre a olanzapina, a dose do medicamento deverá ser fracionada, evitando picos de concentração, pois ela está associada a efeitos colaterais no neonato.

O Quadro 29.7 enumera os principais antipsicóticos e sua segurança clínica para uso durante a lactação.

Benzodiazepínicos e indutores do sono

O uso dos benzodiazepínicos deve ser evitado nos dois primeiros trimestres da gestação em virtude dos riscos potenciais de malformações fetais. Aproximadamente 2% das pacientes recebem uma ou mais prescrições de benzodiazepínicos durante o período gestacional.

No caso de insônia isolada, os indutores do sono são mais indicados na gravidez em comparação com os benzodiazepínicos.

O uso de benzodiazepínicos no terceiro trimestre, principalmente horas antes do parto, pode ter efeitos neonatais. Recém-nascidos expostos podem apresentar sintomas de abstinência, como irritabilidade, tremores, diarreia e vômitos, podendo desenvolver também um quadro mais significativo, como a síndrome de adaptação neonatal, que nesses casos é caracterizada por irritabilidade, hipertonia, hiper-reflexia, convulsões, alteração do sono, choro, distensão abdominal, cianose e bradicardia, ou a síndrome do bebê hipotônico, em que se observam hipotonia muscular, baixo Apgar, hipotermia, reflexo de tosse prejudicado, dificuldade de sucção e depressão neurológica. Essas síndromes podem surgir imediatamente ao nascimento ou em até 3 semanas após o parto. A síndrome de adaptação neonatal tende a ser mais grave com o uso de alprazolam e lorazepam em razão de sua meia-vida mais curta.

O Quadro 29.8 mostra os principais benzodiazepínicos e indutores do sono utilizados na prática clínica, bem como sua categoria de risco e os efeitos adversos associados a cada um deles na gestação.

Poucos estudos asseguram o uso de benzodiazepínicos durante a lactação. Constatou-se sua detecção no leite e, por isso, devem ser evitados nesse período, sendo preferível o uso dos indutores do sono, como o zolpidem e a zolpiclona. No entanto, a zolpiclona, em altas doses, deve ser descontinuada em virtude do risco de causar sonolência, apatia e letargia nos lactentes.

O Quadro 29.9 enumera os principais benzodiazepínicos e indutores do sono e sua segurança clínica para uso durante a lactação.

Psicoterapia

A psicoterapia é de suma importância na complementação terapêutica, bem como nos casos em que há descontinuação ou redução da dose de determinado psicofármaco.

Ao descobrirem a gestação, muitas pacientes abandonam o tratamento farmacológico prévio ou até mesmo não aceitam um novo tratamento proposto. A psicoterapia pode, assim, ser uma aliada e uma excelente opção para essas gestantes em casos menos graves ou não recorrentes. Em casos graves ou recorrentes, não está indicada a descontinuação do tratamento farmacológico.

Quadro 29.8 Benzodiazepínicos e indutores do sono usados durante a gestação

Fármaco	Categoria de risco
Benzodiazepínicos	
Alprazolam	Risco D
Lorazepam	Risco D
Clonazepam	Risco D
Diazepam	Risco D
Indutores do sono	
Zolpidem	Risco C
Zolpiclona	Risco C

Fonte: Cardioli e cols., 2014; Stahl, 2014.

Quadro 29.9 Benzodiazepínicos e indutores do sono usados durante a lactação

Maior segurança	Segurança intermediária
Zolpidem	Alprazolam Lorazepam Clonazepam Zolpiclona

Fonte: Fábregas e cols., 2014.

Eletroconvulsoterapia (ECT)

A ECT é uma modalidade terapêutica em que é administrada uma corrente elétrica com a finalidade de gerar uma convulsão cerebral generalizada, sendo extensivamente utilizada nos EUA e nos países europeus como tratamento de escolha para a depressão resistente, pois promove resposta mais rápida e tem eficácia comprovada de 80% – taxa maior do que a observada com o tratamento medicamentoso.

Dentre as indicações gerais para ECT na gestação e puerpério se destacam:

- Transtorno mental grave associado à gestação e ao puerpério.
- Transtornos depressivos associados ou não a sintomas psicóticos.
- Resposta insuficiente ou impossibilidade de uso da medicação.
- Negativismo e negligência (recusa de ingestão de medicamentos e alimentos).
- Risco de suicídio.
- Catatonia.
- Síndrome neuroléptica maligna.
- História de boa resposta prévia à ECT.

Estudos evidenciaram que a ECT durante a gestação é segura e eficaz para a mãe e para o feto, apresentando risco mínino tanto em relação ao procedimento em si como aos agentes utilizados para tal. Todavia, o procedimento exige cuidado em relação à tocodinâmica uterina, bem como à hidratação e à oxigenação adequadas da mãe e do feto.

CONSIDERAÇÕES FINAIS

O tratamento das doenças mentais em mulheres grávidas ou que estejam planejando engravidar demanda cuidadosa avaliação dos riscos e benefícios à paciente e ao feto. As mulheres que estão em tratamento devem planejar a gravidez, discutindo a ideia com seu psiquiatra e com o obstetra.

Em casos específicos, inicialmente, apenas a psicoterapia pode ser uma opção de tratamento. As medicações antidepressivas devem ser consideradas para as gestantes com sintomas moderados a graves.

De modo geral, recomendam-se o aconselhamento pré-gestacional, a prescrição de ácido fólico antes da gestação, o ajuste de dosagens e a suspensão de medicações com efeitos teratogênicos comprovados, como o lítio e o ácido valproico.

É preciso ter uma atenção cuidadosa no pré-natal quanto ao rastreamento de anomalias fetais e crescimento do feto. Não há evidências de indicação de cesariana apenas pelo diagnóstico de doença psiquiátrica. Casos mais graves devem receber acompanhamento multidisciplinar e individualizado.

Assim, a gestação deve ser encarada como período de vulnerabilidade para a manifestação de agravos à saúde mental, tornando-se essencial o envolvimento de todos os membros da família no processo gestacional e puerperal. Há a necessidade de uma assistência pré-natal mais efetiva que busque trabalhar, além das necessidades orgânicas, as demandas psíquicas.

Leitura complementar

Aliane PP, Ronzani TM, Silva CS et al. Avaliação de saúde mental em gestantes. Gerais: Revista Interinstitucional de Psicologia 2008; 1(2):113-22.

Bergink V, Rasgon N, Wisner KL. Postpartum psychosis: Madness, mania and melancholia in motherhood. Am J Psychiatry 2016; 173(12):1179-88.

Botelho APM, Rocha RC, Melo VH. Uso e dependência de cocaína/crack na gestação, parto e puerpério. Rev Femina 2013; 41(1):23-32.

Camacho RS, Cantinelli FS, Ribeiro CS et al. Transtornos psiquiátricos na gestação e no puerpério: Classificação, diagnóstico e tratamento. Revista de Psiquiatria Clínica 2006; 33(2):92-102.

Cantilino A, Rennó J, Ribeiro HL et al. Quais antidepressivos podemos prescrever na lactação? Rev Debates em Psiquiatria 2015; 18-22.

Cantilino A, Zambaldi CF, Sougey EB, Rennó Jr J. Transtornos psiquiátricos no pós-parto. Rev Psiquiatria Clínica 2010; 37(6):278-84.

Chan J, Natekar A, Einarson A, Koren G. Risks of untreated depression in pregnancy. Canadian Family Physician 2014; 60:242-3.

Cohen LS, Viguera AC, McInerney KA et al. Reproductive safety of second-generation antipsychotics: Current data from the Massachusetts General Hospital National Pregnancy Registry for Atypical Antipsychotics. Am J Psychiatry 2016; 173:263-70.

Cordioli AV, Gallois CB, Isolan L et al. Psicofármacos: consulta rápida. 5. ed. Porto Alegre (RS): Artmed, 2015.

Coutinho T, Coutinho CM, Coutinho LM. Assistência pré-natal às usuárias de drogas ilícitas. Rev Femina 2014; 42(1):11-8.

Fábregas BC, Junior JOAF, Dias FMV. Psiquiatria e ginecologia e obstetrícia. In: Barbosa IG, Fábregas BC, Oliveira GNMO, Teixeira AL, (orgs.). Psicossomática: psiquiatria e suas conexões. 1. ed. Rio de Janeiro (RJ): Rubio, 2014:265-79.

House SJ, Tripathi SP, Knight BT, Morris N, Newport DJ, Stowe ZN. Obsessive-compulsive disorder in pregnancy and the postpartum period: course of illness and obstetrical outcome. Arch Womens Ment Health 2016; 19:3-10.

Khan SJ, Fersh ME, Ernst C, Klipstein K, Albertini ES, Lusskin SI. Bipolar disorder in pregnancy and postpartum: Principles of management. Curr Psychiatry Rep 2016; 18(13).

Leandro AFS. Como gerir o stress e a depressão na gravidez? [dissertação]. Porto, Portugal: Instituto de Ciências Biomédicas Abel Salazar, 2016.

Machado JB, Lopes MHI. Abordagem do tabagismo na gestação. Scientia Medica 2009; 19(2):75-80.

Manual diagnóstico e estatístico de transtornos mentais: DSM-5. American Psychiatric Association. 5. ed. Porto Alegre (RS): Artmed, 2014.

Matevosyan NR. Pregnancy and postpartum specifics in women with schizophrenia: A meta-study. Arch Gynecol Obstet 2011; 283:141-7.

Merrill L, Mittal L, Nicoloro J, Caiozzo C, Maciejewski PK, Miller LJ. Screening for bipolar disorder during pregnancy. Arch Womens Ment Health 2015; 18:579-83.

Mitsuhiro SS, Chalem E, Barros MM, Guinsburg R, Laranjeira R. Teenage pregnancy: use of drugs in the third trimester and prevalence of psychiatric disorders. Revista Brasileira de Psiquiatria 2006; 28(2):122-5.

Moura VFS, Pedrão LJ, Souza ACS, Boaventura RP. A depressão em gestantes no final da gestação. Rev Eletrônica Saúde Mental Álcool Drog 2015; 11(4):234-42.

Nylen KJ, Williamson JA, O'Hara HW, Watson D, Engeldinger J. Validity of somatic symptoms as indicators of depression in pregnancy. Arch Womens Ment Health 2013; 16:203-10.

Peng M, Gao K, Ding Y. Effects of prenatal exposure to atypical antipsychotics on postnatal development and growth of infants: a case-controlled, prospective study. Psychopharmacology 2013; 228:577-84.

Pereira PK, Vieira CL, Santos JFC, Lima LA, Legay LF, Lovisi GM. Transtornos mentais maternos graves e risco de malformação congênita do bebê: uma metanálise. Cad Saúde Pública, Rio de Janeiro 2011; 27(12):2287-98.

Pinheiro SN, Laprega MR, Furtado EF. Morbidade psiquiátrica e uso de álcool em gestantes usuárias do Sistema Único de Saúde. Rev Saúde Pública 2005; 39(4):593-8.

Pinna M, Manchia M, Pillai G, Salis P, Minnai GP. Efficacy and safety of electroconvulsive therapy in the first trimester of pregnancy: a case of severe manic catatonia. Bipolar Disord 2015; 17:567-71.

Protocolo da Fundação Hospitalar do Estado de Minas Gerais – FHEMIG, 2013.

Renner FW, Costa BP, Figueira FP et al. Avaliação do uso de drogas por gestantes atendidas em hospital de ensino do interior do Rio Grande do Sul. Revista de Epidemiologia e Controle de Infecção 2016; 6(2):68-73.

Rennó JJ, Demarque R, Lobo HR, Cavalsan JP, Silva AG. Saúde mental da mulher: Transtornos psiquiátricos relacionados ao ciclo reprodutivo. Revista Debate em Psiquiatria 2012; 2(6):6-9.

Rotta NT, Cunha GB. Exposição pré-natal à cocaína: revisão dos efeitos neurocomportamentais. Jornal de Pediatria 2000; 76(3):179-84.

Sadock BJ, Sadock VA. Compêndio de psiquiatria: ciências do comportamento e psiquiatria clínica. 9. ed. Porto Alegre (RS): Artmed, 2007.

Severo MEV, Santos AF, Pereira VCLS. Ansiedade em mulheres no período gestacional. Rev Ciênc Saúde Nova Esperança 2017; 15(1):79-89.

Sharma V, Xie B, Campbell MK, Penava D, Hampson E, Mazmanian D, Pope CJ. A prospective study of diagnostic conversion of major depressive disorder to bipolar disorder in pregnancy and postpartum. Bipolar Disord 2014; 16:16-21.

Silva CS, Ronzani TM, Furtado EF, Aliane PP, Almeida AM. Relação entre prática religiosa, uso de álcool e transtornos psiquiátricos em gestantes. Revista de Psiquiatria Clínica 2010; 37(4):152-6.

Silva RA, Ores LC, Mondin TC et al. Transtornos mentais comuns e autoestima na gestação: Prevalência e fatores associados. Cad Saúde Pública 2010; 26(9):1832-8.

Stahl SM. Stahl's essential psychopharmacology: Prescriber's guide. 5. ed. New York: Cambrige University Press, 2014.

Taylor CL, Stewart R, Ogden J, Broadbent M, Pasupathy D, Howard LM. The characteristics and health needs of pregnant women with schizophrenia compared with bipolar disorder and affective psychoses. BMC Psychiatry 2015; 15(88).

Vythilingum B. Anxiety disorders in pregnancy. Current Psychiatry Reports 2008; 10:331-5.

Yamaguchi ET, Cardoso MMSC, Torres MLA, Andrade AG. Drogas de abuso e gravidez. Revista de Psiquiatria Clínica 2008; 35(1):44-7.

CAPÍTULO 30

Trombofilias

Daniel Dias Ribeiro
Ana Flávia Leonardi Tibúrcio Ribeiro

INTRODUÇÃO

O termo *trombofilia* (do latim *thrombos* e *philos*) deve ser entendido como uma tendência ao desenvolvimento de trombose na presença de algum fator predisponente, seja congênito, seja adquirido, relacionado com algum dos componentes da hemostasia (endotélio, plaquetas, fatores pró e anticoagulantes, fatores pró e antifibrinolíticos) de maneira direta ou não.

A presença das trombofilias pode estar relacionada com a maior incidência de complicações gestacionais secundárias à insuficiência placentária e de tromboembolismo venoso (TEV) e arterial.

A gestação é um fator de risco independente para a ocorrência do TEV, estando associada à incidência cinco a seis vezes maior de trombose na comparação com as mulheres não grávidas pareadas pela idade. Aproximadamente 1 a cada 1.000 gestações é complicada pela presença do TEV e 1 a cada 1.000 mulheres vai apresentar TEV no período pós-parto, o que o torna a principal causa de morbidade e mortalidade nessas pacientes. O risco de TEV deve ser sempre individualizado, pois fatores como idade (> 35 anos), índice de massa corporal (> 29kg/m^2), paridade (mais de quatro gestações prévias), tipo de parto (cesariana com risco maior) e a presença ou não de trombofilias e de história pregressa ou familiar de trombose interferem nessa avaliação. Cabe ressaltar que 70% a 90% das tromboses de membros inferiores nas gestantes acontecem à esquerda e acometem vasos proximais (veias ilíacas e femorais), provavelmente em decorrência da compressão da veia ilíaca esquerda pelas artérias ilíaca direita e ovarianas.

Uma vez que as trombofilias identificadas por meio de exames laboratoriais podem estar presentes em até 50% das pacientes com trombose venosa, sua identificação passou a integrar a avaliação das pacientes após o primeiro evento trombótico. Os potenciais benefícios do diagnóstico laboratorial de trombofilia incluem a oportunidade de elucidar o fator associado à ocorrência da trombose e a possibilidade de orientar e acompanhar as pessoas assintomáticas da família afetada. Por outro lado, existem desvantagens na realização de testes para trombofilia. A maioria das trombofilias hereditárias associa-se a risco baixo de recorrência após um primeiro episódio de trombose venosa, sendo, portanto, extremamente questionável sua pesquisa após um evento tromboembólico. No entanto, na prática clínica, esses testes são solicitados indiscriminadamente após o primeiro evento de trombose venosa.

A presença das trombofilias como marcadores ou fatores de risco para recorrência em pacientes com trombose venosa idiopática é bem menos estudada. Nas pacientes com trombose venosa profunda provocada, a pesquisa das trombofilias congênitas tem pouco utilidade na definição do tempo de anticoagulação. Nas famílias em que há a história de trombose, a pesquisa pode ser útil na identificação de portadores assintomáticos com a consequente possibilidade de profilaxia primária em situação de risco para trombose. As pesquisas da hiper-homocisteinemia e da síndrome do anticorpo antifosfolípide (SAAF) podem ser úteis, já que a reposição das vitaminas B_{12}, B_6 e ácido fólico é capaz de diminuir a homocisteína, e a anticoagulação por tempo estendido está indicada nas pacientes portadoras de SAAF.

Além disso, foi descrita a associação entre a presença de trombofilias e as complicações gestacionais relacionadas com a insuficiência placentária.

Cinco perguntas devem ser respondidas quando se avaliam as trombofilias e as gestantes:

1. Quem deve ser investigado por meio de exames laboratoriais para a presença de trombofilias?
2. Quais as trombofilias que devem ser investigadas?
3. Quando elas devem ser pesquisadas?
4. Quais devem ser os métodos laboratoriais utilizados?
5. Qual o objetivo da pesquisa (por quê), ou seja, como ela pode interferir na condução dos casos?

PRIMEIRA PERGUNTA – QUEM?

A prevalência das trombofilias nas populações com TEV varia em razão da diferença nos critérios de seleção e nos métodos diagnósticos: de relativamente alta, em populações com história familiar positiva e trombose de repetição, à baixa, em pacientes consecutivas não selecionadas. Existe ainda uma diferença significativa na prevalência das trombofilias congênitas mais comuns (fator V de Leiden e mutação da protrombina) entre as várias etnias. Mesmo considerada elevada em algumas situações, sua pesquisa não se justifica de maneira profilática na população assintomática, isto é, antes de situações sabidamente de risco para trombose. A investigação de todas as trombofilias conhecidas está indicada nas pacientes com episódio de TEV idiopático e com menos de 50 anos de idade. Entretanto, apesar da importância da idade avançada e da presença ou não de algum fator desencadeante na avaliação do risco de recorrência da trombose, estes não podem ser considerados fatores limitantes para a indicação do estudo ou não das trombofilias.

As pacientes podem ser divididas simplificadamente em dois subgrupos: as "fracamente trombofílicas" são aquelas com mais de 65 anos com fator de risco bem documentado, sem trombose recorrente, história familiar negativa para trombose e obstruções em locais usuais (membros inferiores ou pulmões), nas quais é desnecessária a pesquisa das deficiências da antitrombina e proteína C e S; os "altamente trombofílicos" são aquelas pacientes que apresentaram o fenômeno tromboembólico antes dos 50 anos com história familiar positiva para trombose (parentes de primeiro grau) ou com quadro de trombose de repetição. Algumas pacientes não se encaixam em nenhum dos dois grupos e a literatura não evidencia claramente como essas pacientes devem ser abordadas, devendo cada caso deve ser avaliado individualmente.

As pacientes com complicações gestacionais com indicação de estudo das trombofilias são aquelas com três ou mais abortamentos consecutivos antes da 10ª semana de gestação sem causa aparente, com uma ou mais mortes fetais após a 10ª semana de gestação de fetos morfologicamente normais, e com um ou mais partos prematuros antes da 34ª semana de gestação de fetos morfologicamente normais em razão de insuficiência placentária, pré-eclâmpsia ou eclâmpsia. A força de associação dessas complicações gestacionais é bem estabelecida com a SAAF, o que não ocorre com as demais trombofilias. É extremamente importante lembrar que devem ser afastadas todas as outras possíveis causas dessas complicações gestacionais (alterações hormonais, doenças infecciosas e alterações genéticas, entre outras).

Nas pacientes com quadro de trombose arterial sugere-se a seguinte conduta: nas jovens com fatores de risco para doença arterial (fumo, dislipidemia, obesidade, *diabetes miellitus*, sedentarismo e hipertensão arterial) não está indicada a pesquisa das trombofilias; por outro lado, nas jovens sem fatores de risco para doença arterial devem ser pesquisadas a SAAF e a hiper-homocisteinemia.

SEGUNDA PERGUNTA – QUAIS?

Considerando que um desequilíbrio em qualquer região do sistema hemostático pode aumentar a incidência de trombose, os seguintes pontos devem ser observados:

Aumento na produção de proteínas plasmáticas pró-coagulantes

- Elevação do fator VIII não relacionada com processos agudos.
- Presença da mutação no gene da protrombina que leva a aumento de função do fator II.
- A elevação dos fatores IX, XI e do fibrinogênio também é considerada por alguns autores (atualmente não está indicada a pesquisa desses fatores).

Diminuição ou disfunção dos anticoagulantes naturais

- Deficiência da proteína C.
- Deficiência da proteína S.
- Deficiência de antitrombina.
- Resistência à proteína C ativada: a mutação no fator V de Leiden é responsável por 90% a 95% dessa condição, a qual é a trombofilia congênita mais prevalente, podendo estar presente em 5% a 12% da população geral. As mutações conhecidas como fator V de Cambridge e fator V de Hong Kong também podem ocasionar a resistência à proteína C ativada.
- Deficiência da proteína Z (até o momento não existem estudos que estabeleçam a associação entre essa deficiência e o aumento na incidência de trombose).

Anormalidades do sistema fibrinolítico

Em geral, qualquer dificuldade na promoção da fibrinólise parece estar associada ao aumento do risco de trombose; entretanto, a importância dos componentes do sistema fibrinolítico isoladamente não está clara. Nenhuma correlação foi encontrada com a diminuição dos níveis de plasminogênio, e resultados conflitantes foram relatados com a elevação do inibidor do ativador do plasminogênio tecidual tipo 1 (PAI-1), a qual pode ser causada pela mutação 4G/4G. A elevação do inibidor da fibrinólise ativado pela trombina (TAFI) também pode estar relacionada com risco maior de trombose. Atualmente, não se recomenda a pesquisa das anormalidades do sistema fibrinolítico.

Defeitos metabólicos

A hiper-homocisteinemia ou homocistinúria é condição rara associada a níveis elevados de homocisteína (> 100μmol/L), doença arterial prematura, TEV, atraso do desenvolvimento neurológico e características fenotípicas semelhantes à síndrome de Marfan. Esta é causada por mutações em homozigose ou em heterozigose composta na cistationina β-sintetase, sendo descritas mais de 90 mutações. Outro gene envolvido é o da metilenotetraidrofolato redutase, uma mutação termolábil (C 667 T) em homozigose que pode levar ao aumento discreto da homocisteína. Dependendo do *cut off* utilizado, 5% a 10% da população podem apresentar aumento leve da homocisteína; no entanto, ainda está em debate se esse crescimento discreto está associado ao risco aumentado de trombose.

Trombofilias adquiridas

A SAAF é caracterizada pela presença de um sintoma clínico (trombose arterial ou venosa em qualquer parte do corpo e as seguintes complicações gestacionais: três ou mais abortamentos antes de 10ª semana de gestação, perda fetal de feto morfologicamente normal sem causa aparente após a 10ª semana e um ou mais partos prematuros de fetos morfologicamente normais antes de 34ª semana de gestação em razão de pré-eclâmpsia, eclâmpsia ou insuficiência placentária) associado a duas dosagens positivas com intervalo de 12 semanas dos anticorpos anticardiolipinas (IgG ou IgM), dos anticorpos anti-β2-glicoproteína I (IgG ou IgM) ou do anticoagulante lúpico, sendo as dosagens dos anticorpos anticardiolipinas IgM ou IgG ≥ 40MPL e 40GPL, respectivamente. A SAAF pode ser primária ou secundária, quando associada a alguma doença autoimune.

Relação dos testes com indicação bem definida na pesquisa das trombofilias

- Fator VIIIc.
- Resistência à proteína C ativada.
- Fator V de Leiden.
- Gene mutante da protrombina.
- Homocisteína sérica.
- Proteína C funcional (cromogênica).
- Proteína S livre (antigênica).
- Antitrombina (cromogênica).
- Anticorpos anticardiolipina IgM e IgG.
- Anticoagulante lúpico.
- Anticorpos anti-β2-glicoproteína I IgG e IgM.

A estratificação para escolha dos exames deve ser fundamentada na frequência com que as trombofilias se apresentam na população e na chance de que possam interferir nas condutas médicas. A tendência atual é de restrição cada vez maior da pesquisa das trombofilias congênitas às pacientes com trombose idiopática, uma vez que possivelmente apenas elas poderão ter a conduta terapêutica modificada de acordo com os resultados. As trombofilias congênitas raras (deficiências de proteínas C, S e antitrombina) possivelmente só têm importância quando a história familiar é positiva para trombose. Desse modo, foram criados grupos que levam em consideração seis questões: (1) se o evento foi idiopático ou não; (2) quando foi provocado; (3) se o desencadeante foi cirúrgico ou não; (4) o local da trombose; (5) a idade da paciente e (6) a história familiar de trombose.

Trombofilias – Quais e em quem estudar

- **Grupo 1:** trombose venosa em qualquer sítio, *idiopática*, em pacientes < *50 anos* e com história familiar *positiva* (parentes de primeiro grau, pais, irmãos ou filhos, com evento confirmado por imagem ou que tenha sido tratado com anticoagulação) para trombose. Exames: fator V de Leiden, gene mutante da protrombina, homocisteína, antitrombina, proteína C (método cromogênico), proteína S livre (algum método imunológico), anticardiolipinas IgG e IgM, anticoagulante lúpico - por no mínimo dois métodos –, anti-β2-glicoproteína I IgG e IgM e dosagem do fator VIII.
- **Grupo 2:** trombose venosa em qualquer sítio, *idiopática*, em pacientes < *50 anos* e com história familiar *negativa* (parentes de primeiro grau, pais, irmãos ou filhos, com evento confirmado por imagem ou que tenha sido tratado com anticoagulação) para trombose. Exames: fator V de Leiden, gene mutante da protrombina, homocisteína, anticardiolipinas IgG e IgM, anticoagulante lúpico - por no mínimo dois métodos –, anti-β2-glicoproteína I IgG e IgM e dosagem do fator VIII.
- **Grupo 3:** trombose venosa em qualquer sitio, *idiopática*, em pacientes > *50 anos* independentemente da história familiar para trombose. Exames: fator V de Leiden, gene mutante da protrombina, homocisteína, anticardiolipinas IgG e IgM, anticoagulante lúpico - por no mínimo dois métodos –, anti-β2-glicoproteína I IgG e IgM e dosagem do fator VIII.
- **Grupo 4.1:** tromboembolismo pulmonar ou trombose venosa profunda de membros inferiores e superiores *provocados por fatores de risco cirúrgicos*, em pacientes < *65 anos*, independentemente da história familiar. Exames: homocisteína, anticardiolipinas IgG e IgM, anticoagulante lúpico - por no mínimo dois métodos – e anti-β2-glicoproteína I IgG e IgM.

- **Grupo 4.2:** tromboembolismo pulmonar ou trombose venosa profunda de membros inferiores e superiores *provocados por fatores de risco cirúrgicos*, em pacientes > *65 anos*, independentemente da história familiar. Exames: não há indicação para pesquisa das trombofilias. Em caso de *alguma doença autoimune* com fator desencadeante, sugere-se avaliar: anticardiolipinas IgG e IgM, anticoagulante lúpico – por no mínimo dois métodos – e anti-β2-glicoproteína I IgG e IgM.
- **Grupo 5.1:** tromboembolismo pulmonar ou trombose venosa profunda de membros inferiores e superiores *provocados por fatores de risco não cirúrgicos*, em pacientes < *65 anos* e com história familiar *positiva*. Exames: fator V de Leiden, gene mutante da protrombina, homocisteína, anticardiolipinas IgG e IgM, anticoagulante lúpico – por no mínimo dois métodos – e anti-β2-glicoproteína I IgG e IgM.
- **Grupo 5.2:** tromboembolismo pulmonar ou trombose venosa profunda de membros inferiores e superiores *provocados por fatores de risco não cirúrgicos*, em pacientes < *65 anos* e com história familiar *negativa*. Exames: homocisteína, anticardiolipinas IgG e IgM, anticoagulante lúpico – por no mínimo dois métodos – e anti-β2-glicoproteína I IgG e IgM.
- **Grupo 5.3:** tromboembolismo pulmonar ou trombose venosa profunda de membros inferiores e superiores *provocados por fatores de risco não cirúrgicos*, em pacientes > *65 anos*, independentemente da história familiar. Exames: homocisteína, anticardiolipinas IgG e IgM, anticoagulante lúpico – por no mínimo dois métodos – e anti-β2-glicoproteína I IgG e IgM.
- **Grupo 6:** trombose venosa profunda em sítios pouco usuais (trombose de seio venoso cerebral, veias renais e vasos abdominais) *provocada ou idiopática*, em pacientes *de qualquer idade* e história familiar *positiva* (parentes de primeiro grau, pais, irmãos ou filhos, com evento confirmado por imagem ou que tenha sido tratado com anticoagulação) para trombose. Exames: fator V de Leiden, gene mutante da protrombina, homocisteína, antitrombina, proteína C (método cromogênico), proteína S livre (algum método imunológico), anticardiolipinas IgG e IgM, anticoagulante lúpico – por no mínimo dois métodos –, anti-β2-glicoproteína I IgG e IgM e dosagem do fator VIII.
  - Trombose venosa de vasos abdominais (veias mesentéricas, esplênica e porta) *provocada ou idiopática*, em pacientes *de qualquer idade*. Além dos exames citados, devem ser afastadas as doenças mieloproliferativas mesmo se o hemograma estiver normal (*JAK2* e *BCR-abl*); se o hemograma for sugestivo ou apresentar qualquer sinal de hemólise, afastar hemoglobinúria paroxística noturna (imunofenotipagem para hemoglobinúria paroxística noturna).
- **Grupo 7:** trombose venosa profunda em sítios pouco usuais (trombose de seio venoso cerebral, veias renais e vasos abdominais) *provocada* em pacientes *de qualquer idade* e com história familiar *negativa* (parentes de primeiro grau, pais, irmãos ou filhos, com evento confirmado por imagem ou que tenha sido tratado com anticoagulação) para trombose. Exames: fator V de Leiden, gene mutante da protrombina, homocisteína, anticardiolipinas IgG e IgM, anticoagulante lúpico – por no mínimo dois métodos –, anti-β2-glicoproteína I IgG e IgM e dosagem do fator VIII.
  - Trombose venosa de vasos abdominais (veias mesentéricas, esplênica e porta) *provocada ou idiopática* em pacientes *de qualquer idade*: além dos exames citados, devem ser afastadas as doenças mieloproliferativas mesmo se o hemograma estiver normal (*JAK2* e *BCR-abl*); se o hemograma for sugestivo ou apresentar qualquer sinal de hemólise, afastar hemoglobinúria paroxística noturna.
- **Grupo 8:** presença de uma ou mais das seguintes complicações gestacionais: três ou mais abortamentos espontâneos consecutivos antes da 10ª semana de gestação (sem causa); uma ou mais mortes fetais inexplicáveis de feto morfologicamente normal após a 10ª semana de gestação e um ou mais partos prematuros de fetos morfologicamente normais antes da 34ª semana de gestação em razão de pré-eclâmpsia, eclâmpsia ou insuficiência placentária. Exames: anticardiolipinas IgG e IgM, anticoagulante lúpico – por no mínimo dois métodos – e anti-β2-glicoproteína I IgG e IgM.

  Em caso de complicações gestacionais mediadas pela placenta (vasculares) após a 12ª semana de gestação, a necessidade de pesquisa das demais trombofilias congênitas deve ser avaliada individualmente.
- **Grupo 9:** pacientes com trombose arterial sem fatores de risco para doença cardiovascular e idade < 50 anos. Exames: homocisteína, anticardiolipinas IgG e IgM, anticoagulante lúpico – por no mínimo dois métodos – e anti-β2-glicoproteína I IgG e IgM.

TERCEIRA PERGUNTA – QUANDO?

A propedêutica deverá ser realizada apenas quando seus resultados puderem interferir na conduta médica. No campo das trombofilias, esses resultados não irão modificar a conduta imediata. As pacientes com trombose devem ser conduzidas do mesmo modo durante o quadro inicial, independentemente de terem ou não alguma trombofilia. Em princípio, os resultados desses exames podem influenciar a duração da anticoagulação. Cada caso é avaliado individualmente quanto ao risco de recorrência da trombose e de sangramento associado ao anticoagulante oral, e a conduta será manter ou não a anticoagulação.

A resposta inflamatória desencadeada pelo quadro agudo do TEV interfere nos resultados dos exames (exceto nos testes que utilizam o DNA para análise). Os testes realizados no plasma (dosagens de antitrombina, proteínas S e C e resistência à proteína C ativada) estão indicados 2 a 3 meses após o fenômeno tromboembólico. O uso do anticoagulante oral interfere nas dosagens das proteínas C e S (vitamina K-dependentes e anticoagulantes orais diretos ou alvo-específicos). No caso dos antagonistas da vitamina K, são necessárias no mínimo 2 semanas de suspensão para que as dosagens possam ser realizadas com segurança. No caso dos anticoagulantes orais diretos (alvo-específicos), em razão de sua meia-vida curta, a suspensão por 24 a 48 horas é suficiente para que as dosagens sejam fidedignas. A gestação, os primeiros 2 meses de pós-parto, o uso de anticoncepcional oral e a terapia de reposição hormonal também interferem nas dosagens dos anticoagulantes naturais (antitrombina e proteínas S e C). O uso das heparinas diminui os níveis de antitrombina e positiva a pesquisa do anticoagulante lúpico. A resposta inflamatória secundária ao fenômeno tromboembólico pode interferir na pesquisa da SAAF, positivando as dosagens das cardiolipinas e da β2-glicoproteína I, as quais devem ser pesquisadas após o primeiro mês da trombose. Para que o diagnóstico da SAAF seja confirmado, é necessário preencher os critérios clínicos e laboratoriais.

QUARTA PERGUNTA – COMO?

A disponibilidade de laboratórios especializados em hemostasia é um fator determinante para a confiabilidade dos resultados dos exames de avaliação das trombofilias. Em geral, esses testes são caros e mal remunerados pelo Sistema Único de Saúde e por grande parte dos convênios. A concentração dos exames em laboratório especializado promove a diminuição dos custos fixos com calibradores e controles, reduz a perda de reagente (que, uma vez colocado em uso, não pode ser armazenado novamente) e possibilita a aquisição de experiência com esses testes que apresentam várias particularidades técnicas. É de extrema importância a associação laboratorial ao quadro clínico.

Dentre todos os testes, os que se utilizam da metodologia coagulométrica apresentam a maior variabilidade analítica e por esse motivo devem ser evitados. Apesar de sua capacidade de detectar as deficiências quantitativas e qualitativas dos anticoagulantes naturais, não são mais recomendados nesse tipo de pesquisa. A metodologia cromogênica deve ser utilizada nas dosagens de antitrombina e proteína C, ao passo que a dosagem de proteína S deve ser obtida por meio de um teste antigênico capaz de medir sua fração livre. A pesquisa do anticoagulante lúpico merece um cuidado especial, uma vez que existem pelo menos cinco métodos diferentes, com limitações e vantagens. Como pelo menos dois testes devem ser realizados, sugere-se a associação do veneno de víbora de Russell ao tempo de coagulação pelo caulim ou ao tempo de tromboplastina parcial ativado que se utiliza da sílica como ativador. Os demais testes não apresentam maiores problemas.

QUINTA PERGUNTA – POR QUÊ?

Atualmente, pelo menos uma alteração trombofílica é encontrada em aproximadamente 50% das pacientes que se apresentam com TEV. Entretanto, a utilidade e a relação custo-efetividade dessa pesquisa ainda são temas de debate.

Razões para a pesquisa das trombofilias

Com frequência, os pacientes e seus médicos procuram uma causa ou explicação para o fenômeno tromboembólico, e a presença de uma trombofilia pode ser a resposta. Entretanto, a presença de uma trombofilia não exclui a possibilidade de alguma outra causa, e a recíproca também é verdadeira. Por exemplo, uma mulher de 60 anos de idade com diagnóstico de trombose venosa profunda proximal em membro inferior idiopática pode ser portadora de alguma trombofilia ou de uma neoplasia oculta. Entretanto, a presença de uma delas não exclui a possibilidade da outra.

O argumento mais importante a favor da pesquisa das trombofilias é o fato de que elas podem ser importantes no momento de avaliação do risco-benefício da manutenção do anticoagulante oral. A deficiência de antitrombina, a SAAF, a homozigose para o fator V de Leiden ou mutação da protrombina, a dupla heterozigose e a combinação de trombofilias caracterizam as pacientes como de alto risco de recorrência da trombose, justificando assim a manutenção da anticoagulação por tempo indeterminado. Convém salientar que o risco de recorrência deve ser sempre correlacionado ao risco de sangramento associado ao uso dos anticoagulantes orais.

O alvo da razão normalizada internacional (RNI) poderia ser outra justificativa para a pesquisa das trombofilias, mas a diminuição da dose do anticoagulante oral com a perspectiva de obter um RNI entre 1,50 e 2,00 não diminui o risco de sangramento e aumenta a incidência de recorrência de trombose. A busca por um alvo de RNI entre 3,00 e 4,00 nas pacientes com SAAF não se mostrou custo-efetiva, ou seja, houve aumento no risco de sangramento sem diminuição no risco de recorrência. A correção da hiper-homocisteinemia poderia ser mais uma razão para a pesquisa das trombofilias, mas aparentemente o risco de recorrência associado à presença da hiper-homocisteinemia leve é pequeno, e a correção mediante a reposição de vitaminas parece não diminuir a chance de recorrência.

A possibilidade de estudo da família é outro potencial benefício da pesquisa das trombofilias. Os familiares apresentam risco duas a 10 vezes maior de TEV do que a população não portadora. Apesar do grande aumento no risco relativo, o risco absoluto permanece pequeno. Questiona-se se as portadoras assintomáticas se beneficiariam da profilaxia em situações de risco (gravidez, pós-parto, cirurgias, imobilizações e traumas) e de medidas que visem diminuir a exposição a essas situações (p. ex., a escolha do anticoncepcional oral ou de algum outro método anticoncepcional). O risco de sangramento relacionado com o uso de anticoagulantes orais (anticoagulação plena) é maior do que o do primeiro evento nessas pacientes, o que contraindica seu uso profilático.

DESVANTAGENS DA PESQUISA DAS TROMBOFILIAS

Os testes custam aproximadamente 500 euros e os estudos vêm demonstrando sua viabilidade econômica nas situações de alto risco. Quatro cenários foram avaliados no estudo de Wu e cols. (2006): testar todas as mulheres antes do início do anticoncepcional oral e iniciar apenas naquelas com o estudo negativo; testar todas as mulheres antes do início da reposição hormonal e iniciar apenas naquelas com o estudo negativo; testar todas as mulheres antes da gestação e realizar profilaxia após o parto naquelas com estudo positivo; e testar todas as pacientes previamente a cirurgias ortopédicas eletivas e realizar profilaxia estendida naquelas com resultados positivos. O estudo concluiu que, comparado às outras situações, o segundo cenário (testar todas as mulheres antes do início da reposição hormonal) pode ser custo-efetivo, mas também ressaltou que a história pregressa ou familiar de TEV é o melhor marcador de risco. Assim, uma anamnese bem-feita consiste na melhor conduta antes das situações de risco para trombose. Independentemente da presença ou não de alguma trombofilia, a tromboprofilaxia deve ser no mínimo pensada quando a história familiar for positiva e realizada quando estiver presente história pregressa de trombose.

O impacto psicossocial e as consequências de ser rotulada como portadora de uma mutação genética trombofílica devem ser considerados importantes fatores negativos da pesquisa das trombofilias. As portadoras podem se sentir estigmatizadas e ser discriminadas pelo sistema de saúde (fonte pagadora).

COMPLICAÇÕES GESTACIONAIS

Dois são os objetivos do estudo das trombofilias nas mulheres com complicações gestacionais: definir a causa do evento e impedir que este se repita. As manifestações tromboembólicas arteriais e venosas, bem como as complicações gestacionais, são consideradas manifestações clínicas da SAAF. Análogas a essas manifestações das trombofilias adquiridas, na década de 1990 a associação entre trombofilias congênitas e complicações gestacionais foi descrita em estudos familiares em que os casos foram identificados em virtude do seu passado de TEV. Desde então, vários estudos vêm investigando a relação das trombofilias congênitas com as complicações gestacionais. Entretanto, a seguinte pergunta ainda é tema de debate na literatura: a detecção das trombofilias como causa das complicações gestacionais deve resultar em tratamento com anticoagulantes e/ou antiagregantes plaquetários?

CAUSA OU ASSOCIAÇÃO?

A definição das relações de causa ou associação é por si só um tema complicado. A associação de duas variáveis significa que a probabilidade de ocorrência de uma depende da ocorrência da outra ou de mais variáveis. A associação estatística entre duas variáveis pode ter natureza causal ou não. A definição da causa de uma doença é: a presença de um evento, condição ou característica que precede a doença sem o qual esta não aconteceria ou pelo menos não naquele momento. Entretanto, a grande maioria das doenças carreia o componente de multicausalidade. A maior evidência da relação causal seria um experimento em que a introdução ou a remoção do agente mudaria o desfecho. Assim, a única maneira de provar realmente a relação causal seria a situação hipotética em que uma mulher teria uma "vida" com trombofilia e outra sob as mesmas condições, mas sem trombofilia e as complicações gestacionais avaliadas.

Os estudos observacionais são métodos válidos para estabelecer essas relações de causalidade, e estudos experimentais randomizados são absolutamente necessários para estabelecer se as terapias são benéficas para as mulheres com trombofilias e complicações gestacionais. Outro problema nos estudos é a falta de padronização na definição das complicações gestacionais, sendo muito comum autores definirem de maneira diferente o que seria um abortamento de repetição precoce, por exemplo.

As associações entre as trombofilias tendem a ser mais fortes quando as complicações gestacionais são mais graves (abortamentos de repetição ou perdas gestacionais tardias) e quando as outras causas são afastadas (infecciosas, cromossômicas, hormonais, imunológicas e anormalidades anatômicas uterinas).

EVIDÊNCIAS COM A TERAPIA ANTICOAGULANTE

Trombofilias adquiridas

Um ensaio clínico controlado, randomizado, com metodologia adequada (Rai e cols., 1997), mostrou aumento absoluto de nascidos vivos em pacientes com SAAF e abortamento de repetição de 41% para 72%, quando comparados o ácido acetilsalicílico (AAS) isolado com a heparina não fracionada associada ao AAS. Um segundo ensaio clínico randomizado (Farquharson e cols., 2002), agora com heparina de baixo peso molecular no lugar da heparina não fracionada, não demonstrou benefício (72% e 78% de nascidos vivos nos grupos de AAS e heparina + AAS). Esse segundo estudo apresenta falhas metodológicas importantes, pois inclui pacientes com baixos títulos de anticorpos e inicia o tratamento tardiamente. Cabe ressaltar que não existem ensaios comparando o AAS com placebo. Algumas diretrizes sugerem o tratamento das pacientes com SAAF e abortamentos de repetição com AAS associado a alguma heparina, porém com nível de evidência 2B (recomendação fraca com relação risco/benefíco duvidosa).

Trombofilias congênitas

A utilidade da terapia anticoagulante nas mulheres com trombofilias congênitas e complicações gestacionais se encontra em debate. As bases científicas para o uso da heparina nessas pacientes estão fundamentadas em estudos observacionais e em séries de casos não controladas em que mulheres com passado obstétrico sem sucesso são utilizadas como controles. O manejo dessas pacientes ainda é incerto. Algumas coortes mostraram a associação entre as trombofilias congênitas e as complicações gestacionais, sendo observado benefício com o uso das heparinas. O mesmo ocorreu em mulheres com complicações gestacionais na ausência das trombofilias. Até o momento, pode ser concluído apenas que existe uma tendência para o aumento no número de nascidos vivos quando as heparinas são utilizadas nas mulheres com complicações gestacionais tardias ligadas à insuficiência placentária. Não existem, porém, evidências suficientes que justifiquem o uso das heparinas de rotina nessas pacientes. Há a necessidade de padronização dos critérios para definição dos tipos de complicação gestacional e de ensaios clínicos randomizados que correlacionem o placebo ao tratamento. Cada caso deve ser avaliado individualmente, e a decisão a respeito do uso ou não de algum fármaco que interfira na hemostasia deve, preferencialmente, ser dividida com a paciente, a qual deve ser bem informada sobre os possíveis riscos e benefícios dos tratamentos.

Leitura complementar

Baglin T, Luddington R, Brown K, Baglin C. Incidence of recurrent venous thromboembolism in relation to clinical and thrombophilic risk factors: prospective cohort study. Lancet 2003; 362(9383):523-6.

Bank I, Scavenius MP, Büller HR, Middeldorp S. Social aspects of genetic testing for factor V Leiden mutation in healthy individuals and their importance for daily practice. Thromb Res 2004; 113(1):7-12.

Bates S, Greer IA, Hirsh J, Ginsberg JS. Use of antithrombotic agents during pregnancy. The seventh ACCP conference on antithrombotic and thrombolytic therapy. Chest 2004; 126:627S-44S.

Bates SM, Greer IA, Middeldorp S, Veenstra DL, Prabulos AM, Vandvik PO. VTE, thrombophilia, antithrombotic therapy, and pregnancy. Antithrombotic therapy and prevention of thrombosis. 9th ed. American College of Chest Physicians Evidence-Based Clinical Practice Guidelines. Chest 2012; 141:e691S-e736S.

Bauer KA. The thrombophilias: well-defined risk factors with uncertain therapeutic implications. Ann Intern Med 2001; 135(5):367-73.

Christiansen SC, Cannegieter SC, Koster T, Vandenbroucke JP, Rosendaal FR. Thrombophilia, clinical factors, and recurrent venous thrombotic events. JAMA 2005; 293(19):2352-61.

Cohn DM, Roshani S, Middeldorp S. Thrombophilia and venous thromboembolism: implications for testing. Semin Throm Hemost 2007; 33:573-81.

Farquharson RG, Quenby S, Greaves M. Antiphospholipid syndrome in pregnancy: A randomized, controlled trial of treatment. Obstet Gynecol 2002; 100:408-13.

Finazzi G, Marchioli R, Brancaccio V et al. A randomized clinical trial of high--intensity warfarin vs. conventional antithrombotic therapy for the prevention of recurrent thrombosis in patients with the antiphospholipid syndrome (WAPS)1. J Thromb Haemost 2005; 3(5):848-53.

Ho WK, Hankey GJ, Quinlan DJ, Eikelboom JW. Risk of recurrent venous thromboembolism in patients with common thrombophilia: a systematic review. Arch Intern Med 2006; 166(7):729-36.

Kearon C, Ginsberg JS, Kovacs MJ et al. Comparison of low-intensity warfarin therapy with conventional-intensity warfarin therapy for long-term prevention of recurrent venous thromboembolism. N Engl J Med 2003; 349(7):631-9.

Keijzer MB, Blom HJ, Bos GM, Willems HP, Gerrits WB, Rosendaal FR. Interaction between hyperhomocysteinemia, mutated methylenetetrahydrofolate reductase (MTHFR) and inherited thrombophilic factors in recurrent venous thrombosis. Thromb Haemost 2002; 88(5):723-8.

Lee AYY. Women's health and venous thromboembolism. In: Colman RW, Marder VJ, Clowes AW, George JN, Goldhaber SZ. Hemostasis and thrombosis: Basic principles & clinical practice. 5th ed. Philadelphia: Lippincott Williams & Wilkins, 2006:1235-50.

Mantha S, Bauer KA, Zwicker JI. Low molecular weight heparin to achieve live birth following unexplained pregnancy loss: A systematic review. J Thromb Haemost 2010; 8:263-8.

Middeldorp S, Levi M. Thrombophilia: an update. Semin Thromb Hemost 2007; 33:563-72.

Middeldorp S. Thrombophilia and pregnancy complications: cause or association? J Thromb Haemost 2007; 5(Suppl 1):276-82.

Rai R, Cohen H, Dave M, Regan L. Randomized controlled trial of aspirin and aspirin plus heparin in pregnant women with recurrent miscarriage associated with phospholipid antibodies (or antiphospholipid antibodies). BMJ 1997; 314:253-7.

Ridker PM, Hennekens CH, Lindpaintner K, Stampfer MJ, Eisenberg PR, Miletich JP. Mutation in the gene coding for coagulation factor V and the risk of myocardial infarction, stroke, and venous thrombosis in apparently healthy men. N Engl J Med 1995; 332:912-7.

Rosendaal FR. Venous thrombosis: A multicausal disease. Lancet 1999; 353:1167-73.

Simioni P, Sanson BJ, Prandoni P et al. Incidence of venous thromboembolism in families with inherited thrombophilia. Thromb Haemost 1999; 81(2): 198-202.

Wu O, Robertson L, Twaddle S et al. Screening for thrombophilia in high-risk situations: Systematic review and cost-effectiveness analysis. The Thrombosis: Risk and Economic Assessment of Thrombophilia Screening (TREATS) study. Health Technol Assess 2006; 10(11):1-110.

Seção III

Intercorrências Obstétricas

CAPÍTULO 31

Acretismo Placentário

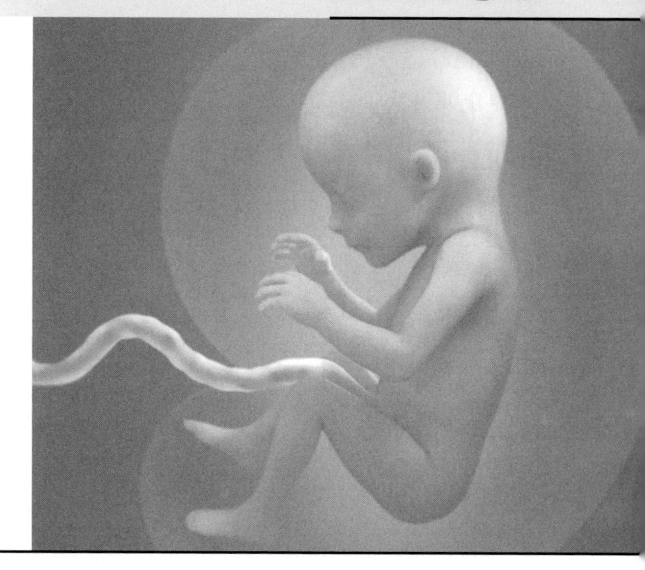

Rafael Cortés Charry
Gabriel Costa Osanan

INTRODUÇÃO

Na América Latina, as três principais causas de mortalidade materna são hemorragia pós-parto, hipertensão induzida pela gravidez e sepse, as quais se alternaram na última década como primeira causa anual de mortalidade. Dentre as hemorragias pós-parto, o acretismo placentário (AP) contribui muito para essa mortalidade, especialmente quando não foi estabelecido o diagnóstico pré-natal e se enfrenta a situação de emergência em caso de hemorragia pós-parto incontrolável.

A prevalência do AP aumentou proporcionalmente a realização das cesarianas em pacientes primíparas em razão de muitas vezes essa primeira cirurgia ser realizada sem indicação clara, o que aumenta a possibilidade de cesarianas em gestações posteriores. Este é o principal fator de risco para AP, e cada novo procedimento promove um aumento percentual considerável de casos.

O Professor Erick Janiaux, em conjunto com especialistas de todo o mundo, publicou em 2018 as diretrizes de consenso para diagnóstico e tratamento da AP, as quais foram endossadas pela Federação Internacional de Ginecologia e Obstetrícia (FIGO). Foram realizadas a revisão e a análise da literatura existente segundo os padrões médicos baseados em evidência (MBE) com o objetivo de padronizar os modelos de atenção pré-natal, e os níveis de evidência e graus de recomendação foram atribuídos aos conceitos emitidos nos temas de epidemiologia, triagem e diagnóstico pré-natal, cirurgia conservadora uterina e cirurgia não conservadora. Esses tópicos serão desenvolvidos ao longo deste capítulo.

DEFINIÇÃO E CLASSIFICAÇÃO

A expressão *acretismo placentário* inclui uma série de anomalias de inserção da placenta, onde a decídua basal é ultrapassada pelo tecido placentário, que se insere nas camadas mais profundas. De acordo com a superfície de inserção da placenta comprometida por esse evento, o AP é subdividido em focal, quando compromete alguns cotilédones, parcial, quando estão comprometidos ≤ 50% da superfície placentária, e total, quando compromete > 50%. De acordo com a profundidade da invasão, o AP é classificado como *creta* ou *acreta*, quando ultrapassa a decídua basal e se insere na parede miometrial superficial sem penetrá-la, *increta*, quando invade o miométrio sem ultrapassar a serosa, e *percreta*, quando perfura a serosa e pode até mesmo invadir as paredes dos órgãos vizinhos. Esses conceitos têm por base os achados histopatológicos, segundo os quais a alteração na inserção da placenta foi evidenciada em espécimes de histerectomia cirúrgica de pacientes que precisaram de resoluções cirúrgicas de urgência por retenção placentária em uma hemorragia pós-parto.

Atualmente, o consenso da FIGO sugere que se deve usar a expressão *espectro de placenta acreta* (PAS na sigla em inglês) para todos os casos em que o AP é diagnosticado, independentemente do grau de invasão ou da superfície comprometida. Esse conceito tem uma aplicabilidade clínica maior, já que as pacientes diagnosticadas com PAS deverão ser identificadas como de alto risco obstétrico e incluídas em protocolos de monitoramento e resolução em centros especializados de excelência.

Embora seja verdade que o grau da profundidade da invasão placentária determina a gravidade do quadro hemorrágico, às vezes pode ser difícil determiná-la com precisão nos exames de imagem realizados durante o controle pré-natal, o que pode levar à tomada de decisões incorretas na escolha da técnica cirúrgica para resolução do caso e que podem ter impacto no prognóstico da paciente.

ETIOLOGIA

Qualquer evento que cause a exposição de áreas das camadas profundas do útero em virtude da ausência da camada decídua condiciona a placenta a se inserir em tecidos mais profundos, o que costuma ser muito comum nas áreas de cicatrizes após cirurgias que tenham provocado soluções de continuidade e comprometam a integridade da cavidade uterina. Os melhores exemplos são as cicatrizes de cesarianas anteriores e menos frequentemente as de miomectomia, a repetição de curetagem, a histeroscopia cirúrgica com ressectoscopia e as radiações. Também é possível encontrar áreas desprovidas de decídua no útero de multíparas, o que explica a maior prevalência de PAS nesse grupo.

Da mesma maneira, fatores que comprometem a migração ovular e a capacidade invasiva intrínseca do tecido trofoblástico têm sido implicados na etiopatogênese do PAS, o que explicaria uma tendência aumentada de PAS nos grupos de pacientes submetidas a protocolos de fertilização *in vitro*, daquelas com hábitos tabágicos ou com idade materna avançada.

Dentre os eventos clínicos mencionados, o que mostrou ter maior relação causal foi o número de cesarianas anteriores; assim, o aumento gradual da prevalência de PAS é diretamente proporcional ao número de cesarianas, mas, se a essa última condição for somado o diagnóstico simultâneo de uma placenta de localização prévia, o risco de PAS é exponencial. Silver e cols. descrevem um aumento da frequência de PAS a partir de 3,3% nas pacientes com cesariana anterior e também com placenta prévia até 11%, 40%, 61% e 67% em caso de duas, três, quatro, cinco cesarianas anteriores, respectivamente. Esses valores são significativamente maiores em comparação com o grupo de pacientes com cesariana anterior, mas sem o diagnóstico de placenta prévia coexistente. Por esse motivo, as pacientes com essa condição necessitam de acompanhamento rigoroso e de excelentes níveis de atenção para o diagnóstico precoce de PAS e para que sejam adotadas todas as medidas necessárias para reduzir as possíveis complicações.

DIAGNÓSTICO

Antes do surgimento dos métodos de diagnóstico por imagem, como a ultrassonografia e a ressonância nuclear magnética, o diagnóstico de AP era fundamentado no quadro clínico de uma paciente que apresentava hemorragia profusa durante o parto ou a cesariana e choque, associado à retenção da placenta, a qual não podia ser extraída apesar de todas as manobras para sua remoção do leito placentário ou era extraída parcialmente com retenção de cotilédones na camada profunda das camadas uterinas, ou ocorria inversão uterina em razão da forte tração de uma placenta aderida firmemente ao útero.

Desde os anos 1970, com o advento da ultrassonografia como exame complementar nos cuidados obstétricos, tem aumentado o diagnóstico pré-natal das anomalias de inserção placentária, principalmente da placenta prévia. À medida que a tecnologia evoluiu com a fabricação de equipamentos e transdutores que melhoraram a qualidade de resolução das imagens e com a incorporação da vasta gama de tecnologia Doppler, aumentou a capacidade de estabelecer previamente o diagnóstico de PAS, embora isso não tenha surtido o efeito esperado na redução da morbimortalidade por não ter impactado adequadamente no aumento das cirurgias eletivas para resolução das gestações complicadas com PAS, que talvez seja o fator mais importante para reduzir o risco de mortalidade. Outra desvantagem é representada pelos sobrediagnósticos, já que não foram definidos critérios ultrassonográficos uniformes que possibilitem uma padronização ou pelo fato de muitos diagnósticos pré-natais de PAS não terem o aval da comprovação histológica subsequente, incluindo os casos em que a histerectomia precisou ser realizada e o diagnóstico histopatológico subsequente não pôde comprovar a invasão.

Uma vez que se suspeite de PAS por meio da ultrassonografia convencional, no caso de pacientes com cesarianas anteriores e placenta de inserção prévia, é necessário encaminhar a paciente para um centro de excelência, onde um novo exame deverá ser realizado por profissionais mais experientes e especialistas no uso do Doppler colorido, espectral, Power Doppler, tecnologia 3D e, se possível, reconstrução vascular 3D. Nas diferentes séries, a sensibilidade e a especificidade para o diagnóstico de AP com o uso combinado dessas tecnologias estão na faixa de 77% a 87% de sensibilidade com 96% a 98% de especificidade e valor preditivo positivo de 65% a 93%.

Para o diagnóstico de AP, sugere-se um exame ultrassonográfico sob as seguintes condições técnicas: via transabdominal, bexiga cheia (200 a 300mL), transdutor linear de 5 a 7,5mHz e pressão suave do transdutor na parede abdominal.

Os sinais ecográficos que sugerem o acretismo são: lacunas intraplacentárias, diminuição ou perda da interface hipoecoica do cório decidual, excrescências em direção à parede da bexiga no local da inserção placentária no segmento e anomalias vasculares no local da inserção placentária, entre outros (Figura 31.1).

A reconstrução angio-3D parece ser uma técnica promissora que, combinada com outros métodos, aumentaria a possibilidade de diagnóstico mais específico em relação ao grau de invasão placentária com a devida classificação.

A ressonância magnética (RM) atualmente tem indicação mais específica nos casos em que se suspeita de placenta

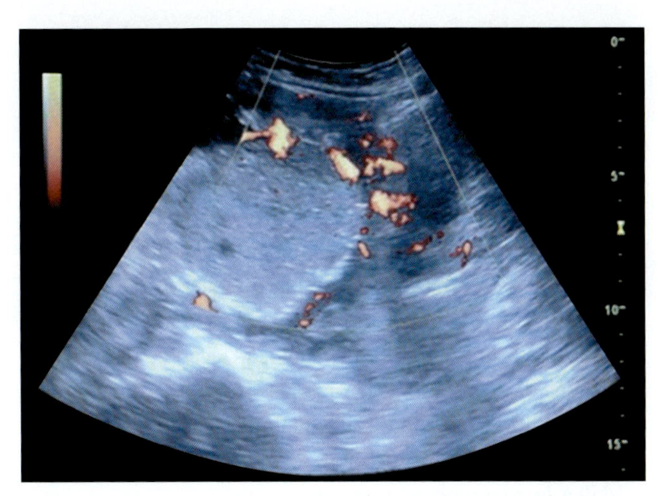

Figura 31.1 Ultrassonografia Power Doppler realizada com transdutor convexo 3,5 a 5mHz: corte sagital abaixo do útero da gestante com 32 semanas. Evidencia-se infiltração vascular do segmento uterino e da parede posterior da bexiga.

increta com invasão de órgãos vizinhos, por tornar possível demonstrar o grau de comprometimento dos órgãos afetados e programar a técnica cirúrgica, os recursos humanos e materiais necessários, além de estabelecer uma logística para minimizar ou enfrentar rapidamente as complicações intraoperatórias. No pré-operatório, procedimentos como a cistoscopia também podem ser úteis em demonstrar o grau de invasão da parede da bexiga pelo tecido placentário. Pode-se aproveitar essa oportunidade para posicionar cateteres duplos em J, o que favorecerá uma identificação clara dos ureteres, evitando sua lesão, caso a paciente necessite de um procedimento cirúrgico não preservador do útero ou nos casos de placenta percreta com suspeita de invasão da bexiga que indique a necessidade de reconstrução.

Tem sido sugerido que alguns marcadores bioquímicos, como o hCG e a alfafetoproteína, podem ser usados como indicadores do grau de invasão por tecido placentário inserido de maneira anormal, mas nenhuma das publicações tem o peso da evidência estatística para recomendar sua ampla utilização.

Como em qualquer outra entidade, a elaboração de uma boa história clínica e a anamnese da paciente possibilitarão a identificação dos fatores de risco para os AP descritos, permitindo que a paciente seja admitida na clínica de acompanhamento especializada em alto risco obstétrico. Nessa consulta, deve-se estar atento aos sintomas e sinais que, embora não patognomônicos, podem estar relacionados com a possibilidade de AP, placenta prévia ou complicações dela decorrentes, como dor no hipogástrio, geralmente relatada na área de cicatriz de cesariana anterior, sangramento intermitente na segunda metade da gravidez sem evidência de dinâmica uterina ou hematúria, o que sugeriria uma possível invasão da parede da bexiga.

A principal limitação no diagnóstico da AP é a dificuldade em determinar com precisão a profundidade da invasão, o que pode ocasionar sobre ou subtratamento, afetando a morbidade por ser possível a escolha de uma conduta cirúrgica inadequada.

TRATAMENTO

O tratamento do AP depende do cenário clínico em que este se apresente. Em muitos casos, o diagnóstico é realizado no momento em que a hemorragia profusa ocorre durante o parto, pois o descolamento não ocorre espontaneamente, nem mesmo com as manobras convencionais que favorecem sua liberação do leito placentário. Deve-se prosseguir com o tratamento de emergência, ativando o protocolo de tratamento de hemorragia obstétrica ou o código vermelho. Cabe lembrar que, uma vez o sangramento tenha iniciado nessas condições, começa a contar a hora de ouro de toda hemorragia pós-parto, que representa o limite de tempo máximo para controle do sangramento antes que cause danos irreversíveis ou até mesmo a morte da paciente.

Os protocolos de atualização para o momento de ativação do chamado "código vermelho" estão bem descritos e inicialmente incluem terapias médicas para os primeiros 20 minutos da hora de ouro (*golden hour*), mediante massagem uterina constante, oxigenoterapia, uso de terapia multimodal com uterotônicos, ácido tranexâmico e reposição hemática. Nos próximos 20 minutos, devem ser colocadas em prática manobras que preservem o útero, como balão de Bacry, sutura B-Lynch, traje antichoque não pneumático e outras técnicas projetadas para alcançar a hemostasia. Nos 20 minutos finais, como nos casos mais graves de AP, devem ser adotados procedimentos médicos mais agressivos, como histerectomia e cirurgia de controle de danos, caso o sangramento não seja contido com as manobras mencionadas anteriormente. Toda instituição que conte com setor de atenção obstétrica deve ter protocolados os passos e procedimentos para serem ativados caso se apresente um quadro de AP diagnosticado como uma hemorragia.

O segundo cenário clínico é representado pelos casos em que o diagnóstico é estabelecido precocemente, durante o período de controle pré-natal. Caso ele seja suspeitado ou diagnosticado em um centro de cuidados obstétricos de baixa complexidade, a paciente deve ser encaminhada a um centro mais polivalente com tecnologia disponível para diagnóstico por imagens e com a participação de uma equipe interdisciplinar, incluindo obstetra, perinatologista, radiologista (se possível com experiência em radiologia invasiva), neonatologista, cirurgião com experiência em cirurgia pélvica complexa, cirurgião oncologista, hematologista, intensivista, psicólogo e enfermeiros altamente capacitados, entre outros. A instituição deve ter infraestrutura e material suficiente para fornecer cuidados de alto nível ou um centro de excelência. A cirurgia para resolução obstétrica nessas circunstâncias deve ser realizada de maneira programada, o que influencia o bom prognóstico subsequente para a mãe e o feto.

Nos casos de pacientes nulíparas, com uma placenta acreta focal, devem ser tentadas terapêuticas para a preservação do útero, incluindo ressecção parcial do miométrio comprometido com reconstrução uterina e vesical, técnicas de tamponamento com balão de Bacry, sutura hemostática de B-Lynch, deixar a placenta *in situ* e uso de metotrexato, entre outras. Para esses procedimentos, a paciente deve ser devidamente informada de que a qualquer momento pode surgir uma complicação que torne necessária a realização de uma cirurgia mais complexa que comprometa sua fertilidade, motivo pelo qual é necessário que a paciente assine o termo de consentimento informado.

Nos casos de multíparas com qualquer forma de PAS e paridade satisfeita, a realização de cesariana e histerectomia no mesmo ato operatório, sob técnica sistematizada e de maneira eletiva, é o procedimento mais comumente adotado e tem mostrado diminuir as taxas de morbimortalidade em pacientes com AP.

Em geral, todos os casos no espectro de PAS devem ser atendidos por um grupo de especialistas, sempre levando em conta que um grupo de especialistas nem sempre forma uma equipe de especialistas. Por isso, é necessário que a equipe realmente atue de modo interdisciplinar e que as decisões sejam tomadas em comum acordo com o grupo de ação. Isso motivou a aplicação de protocolos de atenção e desempenho institucional que demonstraram eficácia real nos resultados satisfatórios tanto para a mãe como para o feto. Convém sugerir o seguinte protocolo institucional, aplicado em pacientes encaminhadas para diagnóstico e tratamento de PAS no Hospital Universitário de Caracas – Universidade Central da Venezuela. Esse protocolo está resumido no anagrama Cortés-Márquez, em razão dos sobrenomes de seus autores, e inclui o uso do acrônimo ACRETISMO como base.

ANAGRAMA CORTÉS-MÁRQUEZ (ACRETISMO)

- ***A*juda especializada**: deve ser solicitada para a antecipação do diagnóstico, idealmente antes da 26ª semana.
- ***C*hecklist**: torna possível verificar periodicamente os recursos humanos e materiais com os quais conta a instituição para enfrentar esse caso – não deixar tudo por conta da memória (Figura 31.2).
- ***R*euniões semanais** com a equipe de trabalho interdisciplinar. A equipe deve ser formada pelos membros mencionados anteriormente a fim de trabalhar de maneira coordenada e inter-relacionada de modo a fornecer respostas rápidas no caso de uma emergência.
- ***E*steroides, eletiva e ecografia no pré ou transoperatório:** isso significa que deve ser garantida a maturidade pulmonar mediante o uso de esteroides, uma cirurgia eletiva realizada idealmente com 34 semanas de gestação e uma ecografia executada minutos antes da incisão no útero de modo a evitar uma incisão através da placenta.
- ***T*écnica anestésica neuroaxial e coleta de vias periféricas de bom calibre:** essa técnica anestésica possibilitará o tempo necessário para as incisões predeterminadas e para remoção do feto. O cateterismo das vias promove o acesso para a coleta de amostras, reposição de perdas e monitoramento hemodinâmico.
- ***I*ncisões predeterminadas e placenta *in situ*:** idealmente, deve ser feita uma incisão ampla nos planos da pele e do abdome, quase sempre uma ampla incisão na linha média; a histerectomia será ditada pela localização da placenta estabelecida previamente, o que previne sua lesão, e em seguida remove-se o feto; sem qualquer tração, grampeia-se o cordão, o qual é introduzido na cavidade uterina para deixá-lo com a placenta *in situ*.
- ***S*istematizar a técnica não conservadora de cesariana-histerectomia:** consiste em seguir, se possível, uma ordem nas etapas cirúrgicas, sendo sugeridos: histerorrafia em plano único, dissecção e referência de ureteres (se anteriormente não foram cateterizados por meio de métodos endoscópicos perioperatórios), dissecção e referência de artérias hipogástricas (essa etapa pode ser substituída por cateterismo pré-operatório com balões arteriais); não é recomendada a ligadura hipogástrica imediata, a qual está justificada somente em casos de hemorragia. A histerectomia será realizada posteriormente. Sugere-se o uso de torniquetes com drenos de Penrose que promovam a contenção de sangramentos de áreas específicas que possibilitem seu uso (Figura 31.3). A sistematização também é válida caso tenha sido decidida previamente a realização de cirurgias conservadoras.

  Se em algum momento a cirurgia for transformada em uma emergência em razão da hemorragia incontrolável, com sinais de descompensação da paciente que indiquem uma CID, deve ser considerado o empacotamento pélvico ou a cirurgia de controle de danos.
- ***M*anejo** racional de hemoderivados e fluidos, em coordenação com a equipe de anestesistas, para evitar sobre ou sub-reposições e complicações associadas.
- ***O*bservação** de sinais sugestivos de complicações de curto, médio ou longo prazo: hemorragia, insuficiência cardíaca, insuficiência renal, hiponatremia, edema pulmonar, síndrome de Sheehan e estresse emocional pós-traumático, entre outros.

Definitivamente, a cesariana-histerectomia tem se mostrado a técnica mais efetiva para resolução dos casos de AP, com alto nível de evidência e um bom grau de recomendação na revisão da literatura relacionada. Convém ter em mente que alguns centros desenvolveram experiência com técnicas cirúrgicas conservadoras, mas que mereceriam estudos multicêntricos com um maior número de pacientes para assegurar uma recomendação ampla. Essas técnicas serão descritas a seguir. Na Figura 31.4 estão esquematizadas as alternativas terapêuticas mais utilizadas.

LISTA DE CHECAGEM – ACRETISMO PLACENTÁRIO – PARA USO DO GRUPO DE TRABALHO – NÃO INSERIR NO HC

Data: _____ de _________ de 20____ MÉDICO RESPONSÁVEL ______________________________ CELULAR ________________

NOME E SOBRENOME DA PACIENTE: ______________________________ RG________________ HC ________________

HISTÓRIA ________________ IDADE: __________ F.U.R. ___/___/____ F.P.P. ___/___/____ GESTAÇÕES __________ PARAS ____________

CESARIANAS ______ PI _____ AB _____ ECTOP ______ MOLA ______ QX PRÉVIA ____________ DESEJOS DE FERTILIDADE ______________

OUTRA CONDIÇÃO DE ALTO RISCO ______________________________ SANGRAMENTO OU AP (DATA) ______________________

TIPO DE ACRETISMO: ACRETA__________ INCRETA__________ PERCRETA__________ RELEVANTE______________________

LOCALIZAÇÃO PLACENTÁRIA: ANTERIOR ________ POSTERIOR ________ PRÉVIA ________ LATERAL D ________ LATERAL E ________ BAIXA _______

MÉDIA _________ ALTA _________ FÚNDICA _________ MM DO ORIFÍCIO _________ PERDA DE SONOLUCÊNCIA ÚTERO-PLACENTA ___________

ESPAÇOS INTRAPLACENTÁRIOS ______________ ROTURA INTERFASE ÚTERO-VESICAL____________ PROJEÇÃO BEXIGA ______________

INVASÃO SUSPEITA OUTROS ÓRGÃOS ____________ TIPO DE DOPPLER ________________ OUTRO RELEVANTE __________________

____

RESSONÂNCIA MAGNÉTICA: INSTITUIÇÃO ONDE FOI REALIZADA ______________________________ TÉCNICA ________________

RELEVANTE ____

GRUPO SANGUÍNEO E RH _____________ SENSIBILIZADA: SIM ____________ NÃO ________ RHOGAM ___________ DATA ____________

PESO: _______________ ALTURA: _______________ IMC _______________ DATA PREVISTA RESOLUÇÃO (34 sem) ___________________

CENTRO						DIA DA CIRURGIA	
	Responsável	Celular	Não aplic	Realizado	Pendente	Presente	Ausente
Ressonância							
Obstetra							
Perinatologista							
Radiologista I							
Cir Oncologista							
Urologista							
Anestesista							
Intensivista							
Neonatologista							
Data reunião							
Esteroide/Data							
Hemoderivados							
Hemoglob/HTCO							
P coagulação							
Mapa eco transoperatório							
Cateter/anestesia							
Cateter/urologia							
Cateter/interv RX							
Arco em C							
Posição da cama/semiflex							
Instrumentalista-sutura							
Via central							
Via arterial							
Via Foley							
Berço transporte							
Neonatologista							
Reserva de UTI							
Técnica queixa planejada							
Pós-operatório	Sangramento vaginal _____ Peso N.		UTIN	UCI	Dias		Obs.
Interrogatório							

Figura 31.2 Lista de verificação para pacientes com acretismo placentário (Hospital Universitário de Caracas).

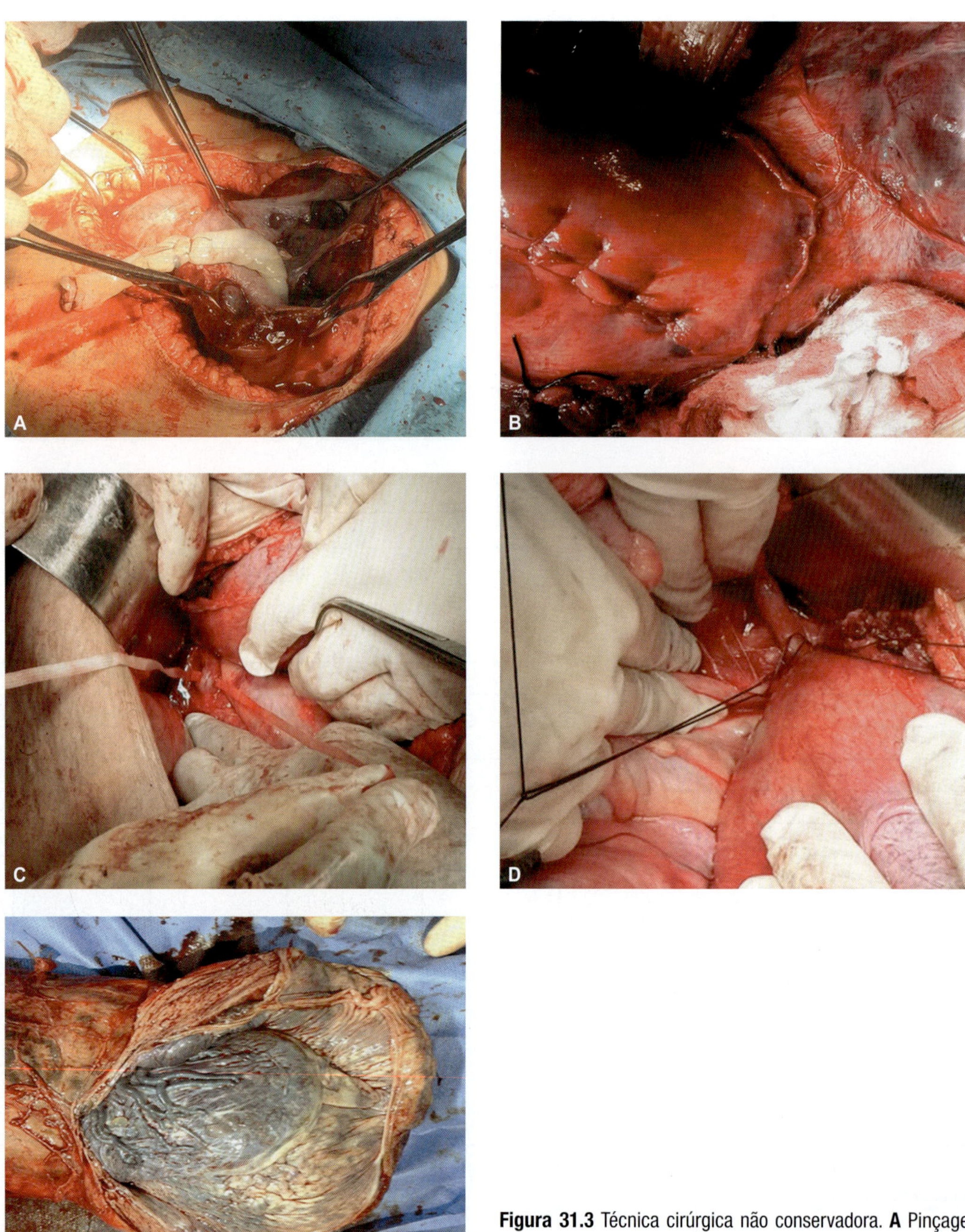

Figura 31.3 Técnica cirúrgica não conservadora. **A** Pinçagem e ligadura do cordão à placenta na cavidade uterina. **B** Histerorrafia em plano único. **C** Referência de ureteres. **D** Dissecção e referência de hipogástricas. **E** Peça de histerectomia, útero aberto no lado posterior, placenta acreta inserida no lado anterior.

ANATOMIA CIRÚRGICA DO ÚTERO: SEGMENTOS 1 E 2

Os cirurgiões que abordam os quadros AP devem estar familiarizados com as áreas de irrigação do útero. O útero pode ser dividido em duas áreas, conhecidas como segmentos 1 (S1) e 2 (S2) do útero. O S1 se refere à região do corpo e do fundo uterino e seu suprimento sanguíneo é fornecido principalmente pelos ramos ascendentes da artéria uterina e em menor quantidade pelos ramos descendentes da artéria ovariana. O S2 corresponde à região inferior do útero, colo do útero, parte superior da vagina e paramétrios. A irrigação de S2 se origina principalmente da artéria pudenda interna e de vasos acessórios colaterais das artérias ilíacas internas, uterinas e vesicais inferiores. Todos esses vasos de S2 apresentam localização subperitoneal. O reconhecimento da anatomia uterina se torna essencial para definição das estratégias terapêuticas cirúrgicas nos casos de acretismo.

TRATAMENTO CONSERVADOR DO ACRETISMO

O tratamento conservador consiste em todos os procedimentos que visam evitar a histerectomia e suas consequências. Trata-se de uma estratégia importante principalmente para as pacientes que desejam preservar a fertilidade. Sua

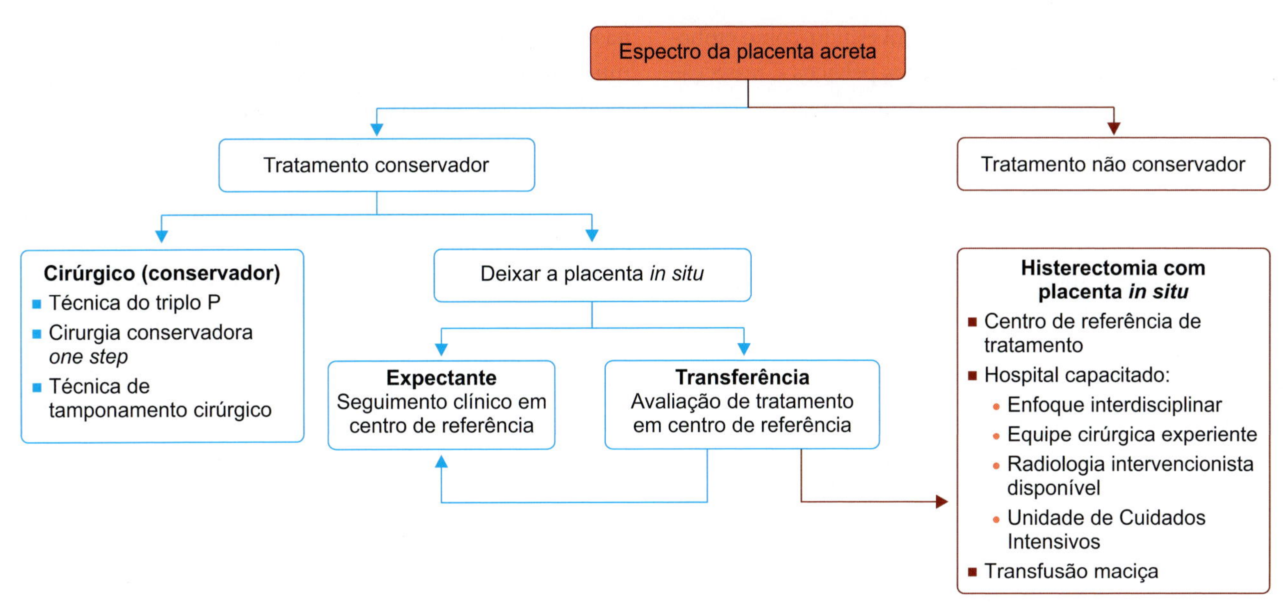

Figura 31.4 Fluxograma de alternativas de tratamentos cirúrgicos em PAS.

implementação, no entanto, depende da ausência de sangramento ativo e relevante. Existem diferentes estratégias para evitar a histerectomia, as quais podem ser usadas isoladamente ou associadas. As mais comuns consistem na manutenção da placenta no local da inserção e nos procedimentos cirúrgicos conservadores (como a técnica do triplo P, a cirurgia conservadora *one step* e a cirurgia do tamponamento). Atualmente, a tentativa de remoção da placenta, anteriormente descrita como uma forma de tratamento conservador no acretismo, está proibida por poder precipitar um padrão de hemorragia incontrolável e choque hipovolêmico grave.

A conduta de deixar a placenta *in situ* é uma estratégia que visa: (a) reduzir o sangramento relacionado com a tentativa de remoção da placenta; (b) preservar a fertilidade; (c) diminuir a morbimortalidade relacionada com a histerectomia e (d) nos casos de diagnóstico de acretismo intraparto, reduzir o risco de uma histerectomia não planejada.

Conduta expectante

O manejo expectante consiste em deixar a placenta *in situ* e aguardar sua completa reabsorção espontânea. A absorção completa da placenta pode levar 6 meses ou mais. No entanto, em 75% das pacientes o útero estará vazio após uma mediana de 13,5 semanas (variação de 4 a 60 semanas). Durante esse período, é essencial acompanhamento rigoroso em serviço especializado para o tratamento do acretismo a fim de identificar e tratar possíveis complicações.

O manejo expectante inicial idealmente deve ser realizado com a paciente internada e depende da gravidade do caso de acretismo, do risco de hemorragia precoce e do acesso da paciente ao serviço de saúde especializado. Nos casos em que a monitorização ambulatorial é possível, consultas semanais são recomendadas nos primeiros 2 meses e, na ausência de complicações, *check-ups* mensais devem ser realizados até a completa absorção da placenta. A avaliação dessas pacientes deve consistir em exame clínico (anamnese e exame físico), controle laboratorial (hemograma e exame bacteriológico vaginal, se disponível), e controle radiológico (ultrassonografia pélvica), que se destinam a detectar infecção e hemorragia e avaliar o processo de absorção placentária. Recomenda-se o uso de antibiótico (ampicilina-ácido clavulânico ou clindamicina nas pacientes alérgicas à penicilina) no pós-operatório de pacientes submetidas à conduta expectante. A dosagem seriada de hCG não é recomendada rotineiramente (uma vez que os níveis negativos do teste não correspondem à absorção total da placenta); no entanto, a elevação do hCG nas dosagens iniciais pode indicar uma patologia placentária, como doença trofoblástica gestacional. O uso de RM para avaliação do segmento uterino carece atualmente de evidência científica para recomendação; assim, a ultrassonografia pélvica é a escolhida com essa finalidade.

Também foi proposto o uso de terapias e/ou procedimentos adjuvantes à conduta expectante com a intenção de acelerar o processo de absorção placentária e esvaziamento uterino e, desse modo, reduzir as complicações. Ainda assim, essas associações também precisam de mais evidências. O uso do metotrexato, por exemplo, é uma terapia adjuvante que não está bem estabelecida em pacientes com acretismo e tem sido associada em alguns casos a índice maior de infecção e aumento nas histerectomias subsequentes. Além disso, discute-se o fato de, no acretismo, o *turnover* das células trofoblásticas ser muito inferior em comparação com as imagens de doença trofoblástica gestacional e gravidez ectópica. Deve-se ter em mente que o metotrexato pode ocasionar sérios efeitos colaterais, incluindo morte materna.

Outros procedimentos adjuvantes em estudo, como embolização ou ligadura preventiva de vasos pélvicos e ressecção histeroscópica de tecidos retidos, precisam de mais evidências para sua recomendação.

As pacientes que se submetem a um tratamento conservador devem estar cientes do risco de uma histerectomia de emergência, de recorrência do AP em gestações subsequentes (que pode chegar a 30%) e da formação de aderências intrauterinas e amenorreia, que pode gerar uma condição de subfertilidade.

Procedimentos cirúrgicos conservadores

Existem procedimentos cirúrgicos para o tratamento do acretismo que visam evitar a histerectomia e preservar a fertilidade das pacientes. Os procedimentos cirúrgicos conservadores mais estudados são a cirurgia conservadora *one step*, a técnica cirúrgica do triplo P e a cirurgia de tamponamento. Esses procedimentos devem ser realizados em serviços experientes no tratamento de casos de AP.

A cirurgia conservadora *one step* consiste em uma técnica de ressecção da área de acretismo seguida de reconstrução uterina imediata e reforço da bexiga. A desconexão vascular dos vasos recém-formados e a separação entre os tecidos uterinos invadidos e os da bexiga invadidos são um passo essencial. No entanto, essa é uma técnica cirúrgica muito dependente do operador. O procedimento envolve a localização placentária perioperatória e o nascimento do feto através de uma incisão uterina acima da borda superior da placenta, desvascularização pélvica e ressecção em bloco da área de acretismo com excisão miometrial e reconstrução da parede uterina.

O procedimento cirúrgico do triplo P é uma cirurgia que envolve a localização placentária perioperatória e o nascimento do feto através de uma incisão uterina acima da borda superior da placenta, a desvascularização pélvica (que envolve a colocação pré-operatória de um balão de oclusão na divisão anterior das artérias ilíacas internas temporariamente para reduzir o sangramento) e a excisão miometrial seguida de reconstrução do útero, sem tentar separar a placenta da parede uterina.

Já a técnica cirúrgica de tamponamento utiliza o colo do útero como tamponamento natural, invertendo-o na cavidade uterina e suturando os lábios cervicais anteriores e/ou posteriores nas paredes anterior e/ou posterior do segmento uterino inferior. Essa técnica parece ser rápida e eficiente. O Quadro 31.1, que faz parte da publicação de consenso FIGO 2018, compara o nível de evidência e o grau de recomendação das diferentes técnicas conservadoras.

Quadro 31.1 Recomendações para o tratamento conservador de distúrbios do espectro da placenta acreta (PAS)

Recomendações	Complexidade da unidade	Qualidade de evidência e força da recomendação
Deixar a placenta *in situ* é uma opção para as mulheres que desejam preservar sua fertilidade e aceitam monitoramento contínuo a longo prazo em centros com experiência adequada		Moderada e forte
A abordagem extirpativa ou a remoção manual forçada da placenta devem ser abandonadas	Todas	Alta e forte
Quando se tenta o tratamento conservador em casos de distúrbios de PAS, diagnosticados no período pré-natal, a posição da placenta deve ser confirmada com uma ultrassonografia pré-operatória. A equipe e o hospital devem estar preparados para uma histerectomia de emergência	Alta	Moderada e forte
Após o nascimento do feto, e somente nos casos em que não há evidência clínica de distúrbios invasivos do PAS, o cirurgião pode tentar remover, cuidadosamente, a placenta mediante a tração controlada do cordão umbilical e o uso de agentes uterotônicos. Cuidado: há risco de sangramento volumoso	Todas	Baixa e forte
A terapia antibiótica pós-operatória (amoxicilina e ácido clavulânico ou clindamicina em caso de alergia à penicilina) deve ser administrada profilaticamente para minimizar o risco de infecção quando a placenta for deixada *in situ*	Todas	Baixa e fraca
O uso de metotrexato não é recomendado até que estejam disponíveis mais evidências sobre sua eficácia e segurança	Alta	Moderada e forte
A desvascularização preventiva cirúrgica ou radiológica do útero não é recomendada rotineiramente	Alta	Baixa e fraca
Não há evidências suficientes para recomendar o uso de ressonância magnética e/ou a medição de β-hCG em soro para o monitoramento de casos de tratamento conservador	Alta	Baixa e fraca
As mulheres que desejam engravidar novamente devem ser informadas de que o risco de recorrência de distúrbios do PAS é alto	Todas	Alta e forte
A cirurgia conservadora de um passo somente é menos reprodutível do que outras abordagens de tratamento conservador, principalmente porque a eficácia da hemostasia depende do operador	Alta	Baixa e fraca

Fonte: FIGO Consensus guidelines on placenta acreta spectrum disorders: Conservative management. 2018.

Leitura complementar

Chandraharan E, Rao S, Belli AM, Arulkumaran S. The triple-P procedure as a conservative surgical alternative to peripartum hysterectomy for placenta percreta. Int J Gynaecol Obstet 2012 May; 117(2):191-4.

Cook JR, Jarvis S, Knight M, Dhanjal MK. Multiple repeat caesarean section in the UK: Incidence and consequences to mother and child. A national, prospective, cohort. BJOG 2013; 120:85-91.

El Gelany SA, Abdelraheim AR, Mohammed MM et al. The cervix as a natural tamponade in postpartum hemorrhage caused by placenta previa and placenta previa accreta: A prospective study. BMC Pregnancy Childbirth 2015; 15:295.

Faneites P. Mortalidad maternal en la región bolivariana de LatinoAmérica: Área crítica. Rev Obstet Ginecol Venez 2008; 68(1):18-24.

Morlando M, Sarno L, Napolitano R et al. Placenta accreta: Incidence and risk factors in an area with a particularly high rate of cesarean section. Acta Obstet Gynecol Scand 2013; 92:457-60.

Palacios-Jaraquemada JM. Efficacy of surgical techniques to control obstetric hemorrhage: Analysis of 539 cases. Acta Obstet Gynecol Scand 2011; 90(9):1036-42.

Palacios-Jaraquemada JM. Placental adhesive disorders. Germany: Degrutyer, 2012:161.

Sentilhes L, Kayem G, Chandraharan E, Palacios-Jaraquemada J, Jauniaux E. FIGO consensus guidelines on placenta accreta spectrum disorders: Conservative management. Int J Gynaecol Obstet 2018 Mar; 140(3):291-8.

Silver RM, Landon MB, Rouse DJ et al. National Institute of Child Health and Human Development Maternal-Fetal Medicine Units Network. Maternal morbidity associated with multiple repeat cesarean deliveries. Obstet Gynecol 2006; 107:1226-32.

Gestação Múltipla

Renato Augusto Moreira de Sá
Cristiane Alves de Oliveira

INTRODUÇÃO

A presença simultânea de dois ou mais fetos no ou fora do útero materno define a gestação múltipla.

A incidência atual da gestação gemelar é de cerca de 26 a cada 1.000 nascimentos, enquanto a de trigêmeos está em torno de 6 a cada 1.000.

Gestações múltiplas estão associadas a aumento do risco de morbidade e mortalidade perinatal, principalmente baixo peso ao nascer e parto prematuro. A mortalidade fetal para gemelares é mais alta quando comparada à de gestações únicas (15/1.000 *vs.* 4/1.000 concepções). Além disso, a gemelaridade aumenta o risco de morbidade e mortalidade materna quando comparada a gestações únicas, ou seja, ocorre aumento de duas vezes no risco de pré-eclâmpsia, hemorragia pós-parto e morte e de três vezes no de eclâmpsia.

A frequência de nascimento de gêmeos monozigóticos é relativamente constante, variando de 3 a 5 por 1.000 nascimentos, e independe de raça, hereditariedade, idade materna e paridade. Os gêmeos dizigóticos, no entanto, são influenciados por fatores de risco. Entretanto, a frequência tanto dos monozigóticos como dos dizigóticos é influenciada por técnicas de reprodução assistida.

FATORES DE RISCO PARA GEMELIDADE

- **Raça:** a taxa de dizigóticos é de 1/100 gestações em mulheres brancas, de 1/80 em negras e de 1/155 entre as asiáticas.
- **Idade materna:** a frequência de gêmeos dizigóticos se eleva com o aumento da idade materna até os 37 anos. Após essa idade, a taxa é decrescente como resultado da redução da produção hormonal.
- **Paridade:** o aumento da paridade aumenta a frequência de gestações gemelares: em torno de 1,5% para primigestas, passando para aproximadamente 3% para quatro gestações.
- **Tratamento de infertilidade:** o uso de agentes indutores de ovulação aumenta a chance de ovulação múltipla e, consequentemente, a de gestação múltipla.

TIPOS E GÊNESE DA GESTAÇÃO GEMELAR

A gestação gemelar que resulta da fertilização de dois óvulos separados produz gêmeos dizigóticos ou "fraternos", ao passo que a fertilização de um único óvulo, que se divide posteriormente, dará origem a gêmeos monozigóticos ou "idênticos". Os fetos dizigóticos apresentam código genético distinto, diferentemente dos monozigóticos, que apresentam o mesmo código genético (Figura 32.1).

Na gestação monozigótica, o período em que ocorreu a divisão determina o resultado do processo (Quadro 32.1).

Quadro 32.1 Gestação monozigótica × período em que ocorreu a divisão após a fecundação

Período em que ocorreu a divisão (após a fecundação)	Nº de sacos amnióticos	Nº de córios	Resultado
Primeiras 72 horas	2	2	Dicoriônico e diamniótico
Entre 4 e 8 dias	2	1	Monocoriônico e diamniótico
Entre 8 e 12 dias	1	1	Monocoriônico e monoamniótico
Após 12 dias	1	1	Gêmeos unidos

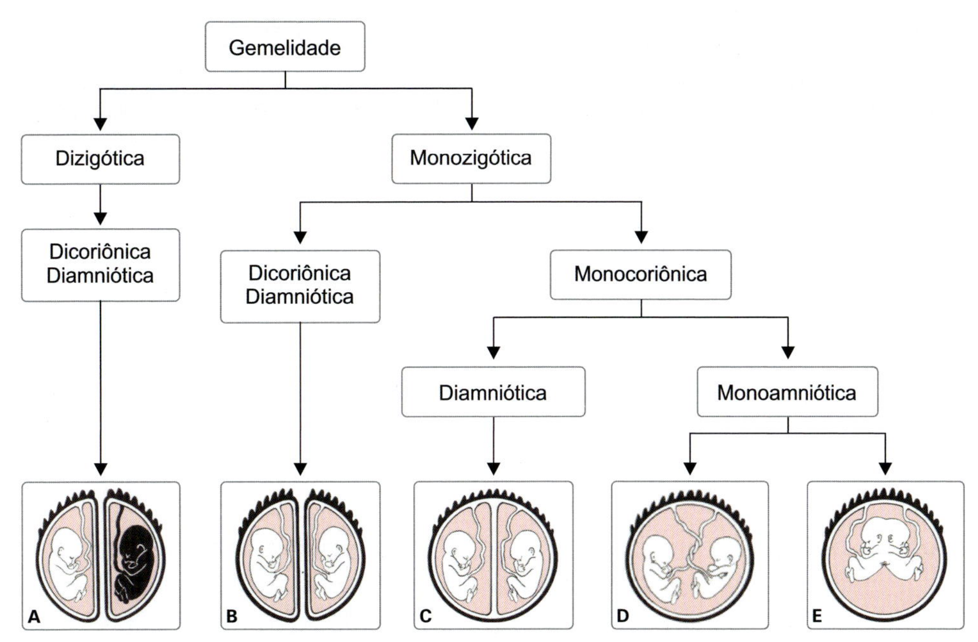

Figura 32.1 Fluxograma dos tipos de gestação gemelar.

DIAGNÓSTICO DA ZIGOTIA

- Exame dos recém-nascidos e dos anexos.
- Observação de grupos sanguíneos de conceptos que, se diferentes, atestam a zigotia.
- Pesquisa de antígeno leucocitário humano (HLA) nos gêmeos.
- A ultrassonografia pode identificar o tipo da gestação gemelar a partir de 6 a 7 semanas de gravidez, mais usualmente entre 10 e 13 semanas:
  - Na dicoriônica e diamniótica, o cório é visto como dois anéis separados.
  - Na monocoriônica e monoamniótica, os dois embriões são vistos em um único saco, não se visibilizando membrana entre eles.
  - Na monocoriônica e diamniótica, percebem-se um único anel e dois embriões, com uma membrana os separando.
  - O *twin peak sign* consiste na projeção triangular do cório que se estende entre as duas camadas do âmnio. O sinal do λ diagnostica a gestação dicoriônica, diferentemente da monocoriônica, em que a orientação do âmnio se dá em T ou ⊥. Identificado mais precisamente em torno de 10 semanas.
  - Outra maneira de se diferenciar a gemelidade por meio da ultrassonografia é através da espessura ou da diferenciação das membranas: quatro camadas na dicoriônica e duas na monocoriônica.
  - O achado de gêmeos com sexos diferentes praticamente atesta a gravidez dizigótica.

ACOMPANHAMENTO DA GESTAÇÃO GEMELAR

- Diagnóstico precoce: incentivar a realização de ultrassonografia, de rotina, no primeiro trimestre da gestação (Figuras 32.2 e 32.3).
- Assistência pré-natal diferenciada nos moldes do acompanhamento da gestação de alto risco.
- Nutrição e ganho de peso: a gestação múltipla aumenta a necessidade de calorias, vitaminas, proteínas e minerais. Para a gestação gemelar, é recomendado o ganho de peso total entre 15 e 18kg. Com esse objetivo, preconiza-se a ingestão de 150kcal/dia acima do recomendado para a gestação única. Para gestação trigemelar, recomenda-se ganho total de aproximadamente 20kg. Além disso, deve-se aumentar a ingestão de ferro para 30mg/dia e a de folato para 300μg/dia a partir de 12 semanas de gestação.
- Aconselhamento genético: o aumento da idade materna eleva tanto a prevalência de gestação gemelar como a de aneuploidias fetais. Nas gestações monozigóticas, os fetos têm o mesmo cariótipo, e o risco relacionado com a idade materna é igual ao encontrado em gestação única. Entretanto, o risco duplica para as dizigóticas.
- Prevenção e/ou tratamento do trabalho de parto prematuro: o uso de tocolíticos para gestantes gemelares apresenta riscos distintos, conforme a escolha do médico assistente: os betamiméticos devem ser empregados com cautela em virtude do risco de parto prematuro, e os bloqueadores do canal de cálcio podem precipitar descompensação hemodinâmica materna. O uso do atosibano é uma boa opção. A redução dos níveis de mortalidade neonatal na gestação gemelar só é possível com o decréscimo da prematuridade.
- Aceleração da maturidade pulmonar fetal: o uso de corticoide entre 28 e 34 semanas de gestação deve ser preconizado em caso de risco de parto prematuro. O uso antes de 28 semanas (23 a 28 semanas), também na presença da ameaça de parto prematuro, já é conduta aceita pela maioria dos autores. O uso após 34 semanas (34 a 36 semanas)

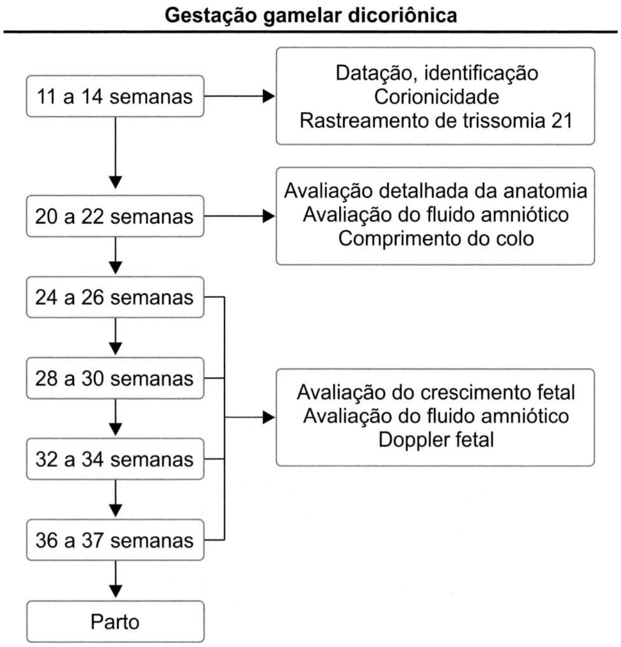

Gestação gamelar dicoriônica

11 a 14 semanas → Datação, identificação / Corionicidade / Rastreamento de trissomia 21

20 a 22 semanas → Avaliação detalhada da anatomia / Avaliação do fluido amniótico / Comprimento do colo

24 a 26 semanas; 28 a 30 semanas; 32 a 34 semanas; 36 a 37 semanas → Avaliação do crescimento fetal / Avaliação do fluido amniótico / Doppler fetal

Parto

Figura 32.2 Acompanhamento ultrassonográfico da gestação dicoriônica. (Modificada de Khalil e cols., 2016.)

também começa a ser considerado por alguns autores, nas mesmas condições.

- Avaliação da vitalidade dos conceptos segundo as normas de acompanhamento do feto de risco.
- Acompanhamento seriado do crescimento dos fetos por meio de ultrassonografia, que deve ser iniciado no segundo trimestre. O risco de morte perinatal aumenta progressivamente quando a diferença excede 20%.
- Ultrassonografia anteparto: importante para avaliação do peso fetal e da apresentação dos fetos, o que pode interferir na escolha da via de parto.

Complicações obstétricas

- Êmese acentuada ou hiperêmese gravídica.
- Hipertensão arterial: as gestações gemelares apresentam incidência maior de hipertensão arterial na gravidez. A incidência de pré-eclâmpsia é significativamente maior na gestação gemelar (aproximadamente 15%).
- Anemia: consequente à demanda aumentada de ferro e ácido fólico.
- Polidrâmnio: 10 vezes mais comum na gestação múltipla, agravando ainda mais os fenômenos compressivos e aumentando o desconforto materno e a incidência de prematuridade.
- Edema suprapúbico e dos membros inferiores.
- Varizes de membros inferiores e da vulva.
- Estrias gravídicas por sobredistensão.
- Abortamento: pelo menos duas vezes mais frequentes do que na gravidez única. As gestações monozigóticas têm risco 17 vezes maior de abortamento quando comparadas às

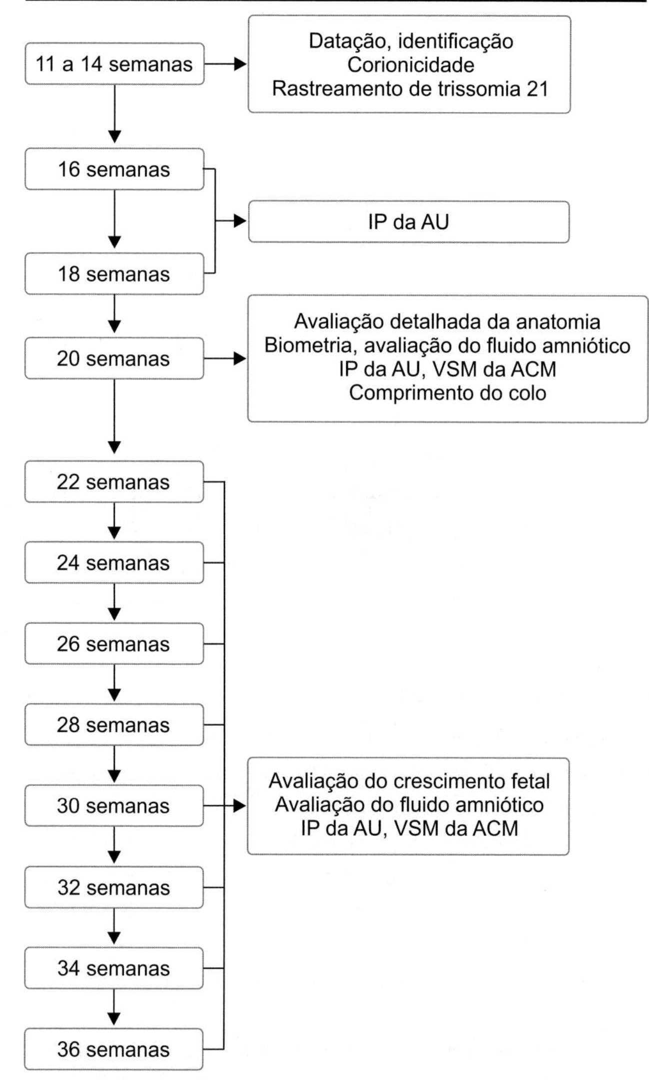

Figura 32.3 Acompanhamento ultrassonográfico da gestação monocoriônica. (Modificada de Khalil e cols., 2016)

dizigóticas. Destes, 88% dos que ocorrem no período embrionário e 21% dos ocorridos no período fetal estão associados a anomalias.

- Amniorrexe prematura: ocorre em 14% das gestações duplas e em 20% das triplas.
- Parto prematuro: presente em 30% das gestações gemelares. A duração da gravidez diminui em razão inversa ao número de fetos.
- Baixo peso ao nascer: a taxa de crescimento fetal diminui após 32 semanas de gestação em razão do suprimento inadequado de nutrientes através da placenta.
- Placenta prévia: prevalência duas vezes maior na gestação gemelar.
- Anomalias congênitas: duas vezes mais frequentes na gestação dupla e quatro vezes na tripla.
- Hemorragia pós-parto: consequência da hipotonia uterina em razão da sobredistensão do órgão.

- Insuficiência placentária: pode por vezes acometer um ou ambos os fetos. Às vezes, nas gestações dicoriônicas é causa de oligoidrâmnio grave em um dos fetos com consequente "emparedamento", conhecido como *stuck twin*. O diagnóstico diferencial nos casos de *stuck twin* deve ser feito com a síndrome da transfusão feto-fetal (STFF) e anomalias unifetais genéticas ou estruturais.

PROGNÓSTICO

- A mortalidade perinatal na gestação gemelar é de cinco a sete vezes mais elevada do que na gestação única.
- A gestação gemelar monozigótica tem taxa de morbidade e mortalidade perinatal duas a três vezes maior do que a dizigótica.
- A gestação gemelar monoamniótica aumenta a mortalidade perinatal em 30% por conta do embaraçamento dos cordões.
- A mortalidade é mais elevada na gestação de trigêmeos; a sobrevivência de todos os conceptos é a exceção entre quadrigêmeos.

COMPLICAÇÕES FETAIS

Óbito unifetal

- Gravidez que prossegue a despeito do óbito de um dos fetos é observada em 5 a cada 100 pares de gêmeos.
- O risco de morte de um dos fetos é duas vezes maior nos monocoriônicos.

Etiologia e fisiopatologia

Quando ocorre a morte de um dos fetos, os líquidos orgânicos podem ser absorvidos ou incorporados às membranas fetais (feto papiráceo ou gêmeo membranáceo).

Diagnóstico pré-natal

O diagnóstico da morte de um dos gêmeos é estabelecido com facilidade por meio da ultrassonografia.

Conduta obstétrica

- Monitorizar a vitalidade e o crescimento do feto remanescente.
- É usual a conduta expectante até 34 semanas de gestação.
- O parto deve ocorrer em centro terciário de atenção médica em virtude dos riscos de complicação, em especial de prematuridade.

Prognóstico

- O prognóstico depende do tempo decorrido e da causa do óbito do outro gemelar, do grau de compartilhamento da circulação fetal e da idade gestacional.
- Quando o óbito se dá no início da gestação, a absorção do feto morto ocorre, em geral, sem problemas.
- A prevalência de morte fetal para o remanescente, quando o óbito se dá nos dois últimos trimestres, é de 25% nos casos dos monocoriônicos e de 2,5% se dicoriônicos.
- Metade dos monocoriônicos apresenta anemia quando o óbito acontece após o segundo trimestre.
- A prevalência de lesão intracraniana decorrente do sangramento maciço do feto sobrevivente para o morto por anastomoses vasculares é de aproximadamente 50% para os óbitos ocorridos nos monocoriônicos a partir do segundo trimestre e praticamente inexistente para os dicoriônicos.
- O risco de complicações maternas relacionadas com a coagulação intravascular disseminada, no caso de morte unifetal, parece ser baixo.

Malformação unifetal

- A gestação gemelar por si só aumenta a morbidade e a mortalidade materna e fetal. Discussões éticas e legais têm surgido a respeito da conduta a ser tomada quando um dos fetos apresenta malformação congênita grave. Se por um lado o feto malformado ou gravemente acometido coloca em risco maior a mãe e o outro gemelar, por outro a interrupção seletiva carece de respaldo ético e legal.

Etiologia e fisiopatologia

- Deformações resultantes do grande volume de fetos no interior do útero, como a posição viciosa dos pés, são usualmente reversíveis.
- Aneuploidias podem acometer apenas um dos fetos nos dizigóticos.
- Anomalias congênitas são duas vezes mais comuns em gêmeos.
- Grande parte das vezes a etiologia da malformação unifetal não é esclarecida.
- As lesões intracranianas decorrentes da transfusão sanguínea de um dos fetos para o outro, com consequente anemia do primeiro, através de anastomoses placentárias são a principal causa de sequelas neurológicas graves nos fetos monocoriônicos.

Diagnóstico pré-natal

- As malformações estruturais são passíveis de diagnóstico por meio da ultrassonografia, em especial a morfológica.
- A biópsia de vilo corial e a amniocentese genéticas sob guia ultrassonográfico são capazes de identificar as aneuploidias.
- Alterações cardíacas são mais bem identificadas na ecocardiografia fetal.
- Sinais indiretos de comprometimento fetal, como polidrâmnio e *stuck twin* (na ausência da STFF), devem ser valorizados.

Conduta obstétrica

- A gravidez gemelar complicada com anomalia de um dos fetos oferece ao clínico, com a devida ressalva para problemas éticos e legais, a possibilidade de adotar três condutas distintas: expectante, interrupção da gestação e interrupção seletiva de um dos fetos.
- A interrupção seletiva nos dicoriônicos pode ser feita mediante injeção intracardíaca de potássio sob guia ultrassonográfico. Nos monocoriônicos, os métodos de escolha são a coagulação fetoscópica a *laser* ou percutânea sob guia ultrassonográfico.

Prognóstico

- O risco de prematuridade é de 78% quando um dos fetos apresenta anomalia.
- O feto anômalo apresenta alto risco de óbito intraútero e, em especial, nos casos dos monocoriônicos pode acarretar altas morbidade e mortalidade para o sobrevivente.
- O risco de complicações maternas relacionadas com a coagulação intravascular disseminada, no caso de interrupção seletiva, parece ser baixo.

COMPLICAÇÕES ESPECÍFICAS DOS MONOCORIÔNICOS

Gêmeo acárdico (*twin reversed arterial perfusion* – TRAP)

- Malformação complexa associada aos gêmeos monozigóticos, monocoriônicos, na qual um dos gêmeos apresenta anormalidade grave, envolvendo a cabeça e a parte superior do corpo, com um coração não funcionante, rudimentar ou ausente.
- Incide em 1 a cada 35.000 nascimentos ou em 1 a cada 100 pares de gêmeos monozigóticos.

Etiologia e fisiopatologia

- Resulta de anastomose arterioarterial entre os gêmeos monozigóticos. O feto perfundido retrogradamente é denominado feto acárdico e o perfusor, feto "bomba". A malformação no acárdico é secundária ao fluxo reverso de sangue da artéria do feto "bomba" (sangue pobre em oxigênio) nos vasos ilíacos do acárdico, o que faz com que os membros inferiores sejam mais bem perfundidos e oxigenados. Isso leva à incompleta morfogênese e/ou à deterioração de tecidos preexistentes, mais acentuadamente na metade superior do corpo fetal (cabeça, coração, membros superiores e pulmões).
- Não há relato de agentes teratogênicos nem de fatores hereditários associados.

Diagnóstico pré-natal

- O diagnóstico pode ser estabelecido por meio de ultrassonografia a partir de 11 semanas de gestação, ocasião em que se observa feto morfologicamente normal ou com sinais de insuficiência cardíaca ao lado de outro acárdico, podendo apresentar ainda diversas outras malformações. O polidrâmnio é achado frequente.
- Ao Doppler colorido, observa-se fluxo sanguíneo nas artérias umbilicais dirigindo-se ao abdome do gêmeo acárdico.

Conduta obstétrica

- O objetivo do tratamento do gêmeo acárdico é interromper a comunicação vascular entre este e o feto "bomba". A ligadura do cordão do feto acárdico é a cirurgia recomendada a partir de 16 semanas de gestação, a qual pode ser feita com pinça bipolar guiada por ultrassom ou por coagulação a *laser* guiada por fetoscopia. O uso do *laser* intersticial, guiado por ultrassom, é também conduta aceita. A utilização de álcool absoluto na circulação do acárdico não é mais recomendada em razão do risco de óbito do feto "bomba" (Figura 32.4 e Quadro 32.2).
- É importante o cariótipo fetal antes da cirurgia. Cerca de 9% dos fetos "bomba" apresentam anomalia cromossomial.
- O parto deve ser indicado após 36 semanas.

Prognóstico

- Todos os gêmeos perfundidos retrogradamente falecem.
- A metade dos doadores morre por insuficiência cardíaca ou por óbito do gemelar receptor a ele interligado, na ausência de tratamento.
- O tempo médio de ganho após a ligadura do cordão do acárdico é de 7 semanas.

Gêmeos unidos

- Consistem na separação anatômica incompleta de algumas partes dos gêmeos monozigóticos.
- Incidem em 1 a 5 casos a cada 165.000 nascimentos ou em 1 a cada 100 pares de gêmeos monozigóticos.

Etiologia e fisiopatologia

- De etiologia não esclarecida, são mais frequentes no sexo feminino (75%).
- Gemelaridade que ocorreu após 12 dias da fecundação em gestação monozigótica, monocoriônica e monoamniótica.
- O risco de recorrência em gestações subsequentes não aumenta ante a história de gêmeos unidos.
- Os tipos de fetos unidos são agrupados de acordo com a parte do corpo fetal fundida. A fusão da parte anterior (torocópago) responde por 70% dos casos.

Diagnóstico pré-natal

- A ultrassonografia pode detectar a anomalia a partir de 9 semanas de gravidez. Nesses casos, os fetos são vistos lado a lado e não se individualizam quando do movimento espontâneo ou induzido.

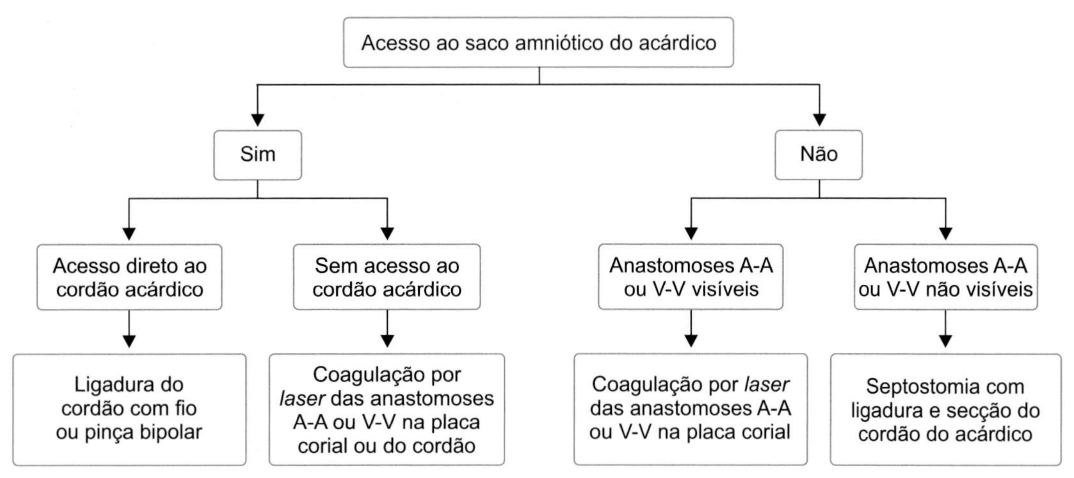

Figura 32.4 Fluxo de decisão para o tratamento do gêmeo acárdico. (Modificada de Quintero e cols., 2006).

Quadro 32.2 Força da evidência científica das principais opções de tratamento para o gêmeo acárdico

Opção de tratamento para o gêmeo acárdico	Força de evidência*
Conduta conservadora na ausência de polidrâmnio ou hidropisia – vigilância do feto "bomba" quanto ao desenvolvimento de hidropisia, polidrâmnio e em relação ao momento do parto	III
Conduta intervencionista na presença de polidrâmnio ou hidropisia – obstrução do fluxo em direção ao acárdico	
Coagulação do cordão do acárdico	III
Ligadura do cordão do acárdico	III
Obliteração da circulação com álcool absoluto	III
Tratamento invasivo antes de 21 semanas como método efetivo para interrupção do fluxo	III
Maior efetividade da coagulação com pinça bipolar na presença de hidropisia até 21 semanas	III

*Força de evidência III: evidência obtida de estudo descritivo bem-feito como coorte, caso-controle ou de correlação.
Fonte: modificado de Liesbeth & Deprest, 2005.

- Podem estar unidos pelo polo cefálico (craniópagos), pela região isquiática (isquiópagos), pelo tórax-abdome (toracópagos) ou por combinações dessas regiões, como nos cefalotoracópagos.

Conduta obstétrica

- Não está indicada a intervenção intraútero sobre o concepto.
- Quando o diagnóstico é estabelecido no início da gestação, deve ser considerada a hipótese de interrupção da gestação, observando-se os complexos problemas éticos e legais existentes.
- Acompanhamento semanal multidisciplinar da gestação é conduta necessária, cabendo atentar para polidrâmnio, presente em 75% dos casos.
- O parto deve ser realizado por cesariana eletiva em centro terciário de atenção médica.

Prognóstico

- Para o estabelecimento do prognóstico, há que se recorrer ao cirurgião neonatal.
- A possibilidade de separação dos gêmeos unidos com bons resultados para ambos está condicionada à extensão e à região da união, aos órgãos envolvidos e à presença de outras malformações associadas.

Síndrome da transfusão feto-fetal

- Consiste em gêmeos monocoriônicos cujas circulações se comunicam na região da placenta.
- Incide em 5 a 15 casos a cada 100 pares de gêmeos monocoriônicos.

Etiologia e fisiopatologia

- Decorre da presença de anastomoses transplacentárias entre a circulação de fetos monocoriônicos, principalmente arteriovenosas, com desequilíbrio da transfusão sanguínea em favor de um deles.
- Um cotilédone é irrigado pela artéria do feto doador e drenado para a veia do feto receptor.
- O feto doador se torna anêmico e o receptor, policitêmico.
- Estima-se que existam pelo menos três conexões placentárias entre os fetos monocoriônicos, mas somente 5% a 10% destes apresentam desequilíbrio circulatório capaz de provocar a STFF.

Diagnóstico pré-natal

- O primeiro passo para o diagnóstico consiste na classificação da corionicidade por meio de ultrassonografia no primeiro trimestre da gestação.
- O diagnóstico da STFF é estabelecido quando, em uma gestação monocoriônica e diamniótica, o maior bolsão vertical (MBV) de um dos fetos é > 8cm (receptor) – alguns autores consideram 10cm após 20 semanas de gestação – e

o MBV do outro (doador) é < 2cm, independentemente do tamanho dos fetos.

- Quintero e cols. (1999) propuseram uma classificação para STFF que consiste em uma sequência progressiva de achados ultrassonográficos e dopplervelocimétricos:
  - **Estágio I:** observa-se a sequência de polidrâmnio/oligoidrâmnio para os fetos receptores e doadores, respectivamente, e a bexiga do doador é visível.
  - **Estágio II:** os achados do estágio I incluem a não visualização da bexiga do doador. Nesses dois primeiros estágios, os parâmetros dopplervelocimétricos não são significativamente alterados.
  - **Estágio III:** a presença de anormalidade Doppler crítica (fluxo ausente ou inverso na diástole da artéria umbilical, fluxo inverso no ducto venoso ou pulsação da veia umbilical) caracteriza o estágio III, independentemente da visualização da bexiga.
  - **Estágio IV:** presença de ascite ou hidropisia fetal.
  - **Estágio V:** morte de um dos fetos (não depende da característica dopplervelocimétrica).

Conduta obstétrica

- Assegurar que o MBV do doador seja > 8cm e o do receptor < 2cm para a indicação da intervenção cirúrgica. Os gemelares monocoriônicos que não se apresentem desse modo devem ser acompanhados semanalmente em virtude do risco de virem a desenvolver a STFF.
- Atentar para o diagnóstico diferencial: bolsa rota de um dos fetos, anomalias cromossômicas, insuficiência placentária, obstrução urinária fetal e infecções congênitas.
- A técnica preconizada é a coagulação a *laser* das anastomoses da placa coriônica, indicada entre 16 e 26 semanas de gestação, quando do diagnóstico da STFF (Quadro 32.3).
- A septostomia está contraindicada em razão do risco de embaraçamento dos cordões e por impossibilitar terapia a *laser a posteriori.*
- O parto deve ser realizado por cesariana eletiva, em centro terciário, ao completar 34 semanas de gestação.

Prognóstico

- A história natural das doenças dos casos mais graves está associada a 60% a 100% de mortalidade para ambos os fetos.
- O feto doador pode sofrer lesões cerebrais decorrentes da anemia. O feto receptor geralmente cursa com insuficiência cardíaca.
- Na ocasião da morte de um dos fetos, o outro feto tende a "transfundir" o feto morto, o que levará à sua morte por anemia em curto espaço de tempo.
- A coagulação a *laser* apresenta sobrevida fetal de 60% a 85%, com melhores resultados quanto à morbidade neonatal, em especial relacionado com a lesão neurológica, quando comparado à amniodrenagem seriada.

Quadro 32.3 Força da evidência científica das principais opções de tratamento para a síndrome da transfusão feto-fetal (STFF)

Opção de tratamento para a STFF	Força de evidência*
A amniodrenagem seriada prolonga a gestação e melhora as condições fetais por meio da redução da pressão intrauterina, embora não proteja o feto sobrevivente no caso de óbito de um dos fetos e só seja efetiva nos casos moderados de STFF	IIb
A coagulação a *laser*, quando comparada à amniodrenagem, mostra melhor taxa de sobrevida e de resultados neurológicos e deve ser considerada como primeira linha no tratamento da STFF em centros especializados	Ib
A septostomia não apresenta qualquer benefício relacionado com a sobrevida quando comparada à amniodrenagem	IIb

*Força de evidência Ib: evidência obtida de pelo menos um ensaio clínico randomizado e controlado; IIb: evidência obtida de estudo quase experimental bem-feito.
Fonte: modificado de Liesbeth e Deprest, 2005.

Sequência anemia-policitemia (*twin anemia-polycythemia sequence* – TAPS)

- A incidência de TAPS espontaneamente em gêmeos MCDA é de até 5%.
- Pode complicar até 13% dos casos de STFF após ablação a *laser*.

Etiologia e fisiopatologia

- Considera-se que a TAPS é decorrente da presença de anastomoses arteriovenosas minúsculas (< 1mm) que permitem a transfusão lenta de sangue do doador para o receptor, levando a concentrações de hemoglobina altamente discordantes ao nascimento.
- A prevenção de TAPS mediante a modificação da técnica de ablação fetoscópica a *laser* continua a ser a melhor maneira de prevenir a morbidade.

Diagnóstico pré-natal

- A ausência da sequência oligo/polidrâmnios é um requisito para o diagnóstico de TAPS
- O diagnóstico pré-natal da TAPS se baseia no achado de anormalidades discordantes ao Doppler da artéria cerebral média (ACM).
- Para o diagnóstico de TAPS, a velocidade máxima da ACM deve ser medida a partir de 20 semanas em todas as gestações monocoriônicas, em ambos os fetos, e no seguimento dos casos tratados para TTTS.
- Doppler da ACM, especificamente a velocidade sistólica máxima (VSM) em ambos os fetos. O feto doador ou sugestivo de anemia fetal tem VSM-ACM > 1,5MoM, enquanto o receptor fetal ou sugestivo de policitemia fetal tem VSM-ACM < 1,0MoM.

- Slaghekke e cols. estabeleceram uma classificação pré-natal com base em achados ultrassonográficos e exame Doppler que torna possível estabelecer o grau de gravidade da anemia de policitemia em fetos com TAPS:
  - **Fase 1:** VSM-ACM > 1,5MoM no doador e < 1,0MoM no destinatário.
  - **Fase 2:** VSM-ACM > 1,7MoM no doador e < 0,8MoM no destinatário.
  - **Fase 3:** estágio 1 ou 2 com sinais de envolvimento cardíaco no doador (fluxo diastólico ausente ou reverso na artéria umbilical, pulsatilidade no fluxo da veia umbilical, fluxo reverso no ducto venoso).
  - **Fase 4:** hidropisia fetal no feto doador em virtude de anemia grave.
  - **Fase 5:** morte intrauterina de um ou de ambos os fetos.
- Pode ser feito diagnóstico pós-natal.

Conduta obstétrica

- Há pouca evidência sobre o resultado e o manejo ótimo da TAPS. As opções de tratamento devem ser individualizadas e discutidas com o casal.
- Opções de conduta:
  - Conduta conservadora.
  - Antecipação do parto.
  - Ablação a *laser*.
  - Transfusão de sangue intrauterino (TIU).
  - TIU para o gêmeo anêmico combinada com permuta parcial para diluir o sangue do gêmeo policitêmico.

Prognóstico

O prognóstico está estreitamente relacionado com:

- Conduta adotada.
- Idade gestacional no diagnóstico.
- Gravidade da doença.
- Viabilidade técnica da terapia intrauterina.

Restrição seletiva do crescimento fetal (CIUR)

O CIUR afeta cerca de 12% a 25% das gravidezes monocoriônicas.

Etiologia e fisiopatologia

- As gravidezes monocoriônicas com CIUR mostram diferenças significativas em relação à história natural, quando comparadas a gestações únicas ou dicoriônicas. Essas diferenças são o resultado da influência das transfusões interfetais características dos monocoriônicos e estão fortemente correlacionadas à discordância dos territórios placentários de cada gêmeo.
- A distribuição assimétrica da placenta é a principal causa do desenvolvimento do CIUR. A diferença no peso ao nascer está diretamente relacionada com essa assimetria placentária.

Diagnóstico pré-natal

- Definido como a estimativa do peso fetal abaixo do percentil 10 para a idade gestacional em um dos gêmeos. A diferença > 25% entre os dois pesos fetais, determinada pela fórmula (AB) × 100/A, onde A é o peso fetal estimado para o feto principal e B é o peso fetal estimado para o menor, aumenta o risco de mortalidade perinatal e morbidade.
- Nessa classificação, obviamente, o STFF está excluído.
- Dada a variabilidade das alterações, podem ser esperadas diferentes expressões clínicas do CIUR. A direção predominante e a magnitude da troca de sangue entre os fetos variam substancialmente de acordo com o padrão da anastomose, por vezes beneficiando um dos fetos em detrimento do outro, que irá apresentar a restrição de crescimento. Gratacos e cols. (2007) desenvolveram uma classificação com base no Doppler das artérias umbilicais do feto com restrição do crescimento no momento do primeiro exame:
  - **Tipo I:** fluxo no final da diástole positivo.
  - **Tipo II:** fluxo no final da diástole ausente ou inverso constante e observado ao longo do exame.
  - **Tipo III:** fluxo no final da diástole alternado entre positivo e ausente ou inverso por curto período na ausência de movimentos respiratórios fetais ou maternos.

Conduta obstétrica

- Principal problema: seleção de candidatas para tratamento.
- A terapia fetal melhora bastante o prognóstico do feto com crescimento normal, mas piora o do feto com CIUR.
- A Figura 32.5 resume a conduta fundamentada na classificação do CIUR.

Prognóstico

- As gravidezes monocoriônicas com CIUR mostram diferenças significativas em relação à história natural quando comparadas a gestações únicas ou dicoriônicas.
- Essas diferenças são o resultado da influência das transfusões interfetais características dos monocoriônicos e estão fortemente correlacionadas à discordância dos territórios placentários de cada gêmeo.
- Além da distribuição assimétrica placentária, a presença de anastomoses vasculares é um fator que influencia significativamente a falta de peso e a história natural dessa patologia.
- O tipo I apresenta risco menor de piora da imagem ou morte intrauterina, hemorragia intraventricular e lesão parenquimatosa cerebral.
- No tipo II, embora apresente um padrão de anastomose semelhante ao tipo I, há discordância significativa das áreas placentárias. O resultado é mais grave com a progressiva deterioração intrauterina.
- O tipo III se apresenta como uma condição diferente, e o seguimento com o Doppler não é capaz de prever a morte fetal intrauterina como seria esperado em casos de restrição do crescimento.

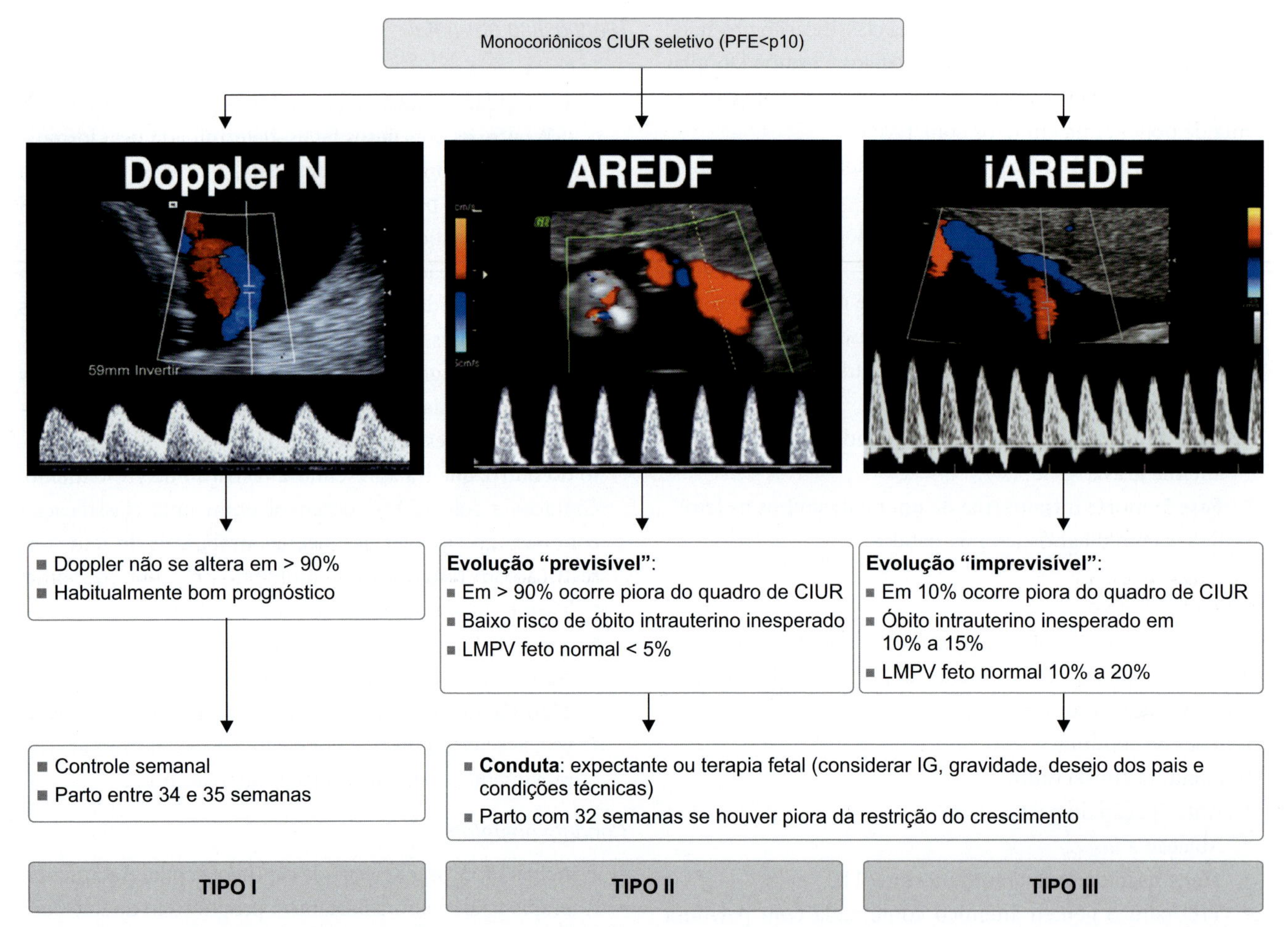

Figura 32.5 Conduta fundamentada na Classificação da Restrição Seletiva do Crescimento fetal em gemelares monocoriônicos. (PFE: peso fetal estimado; AREDF: fluxo ausente ou reverso na artéria umbilical; iAREDF: fluxo intermitente ausente e reverso na artéria umbilical; LMPV: leucomalacia periventricular.)

VIA DE PARTO NA GESTAÇÃO GEMELAR (FIGURA 32.6)

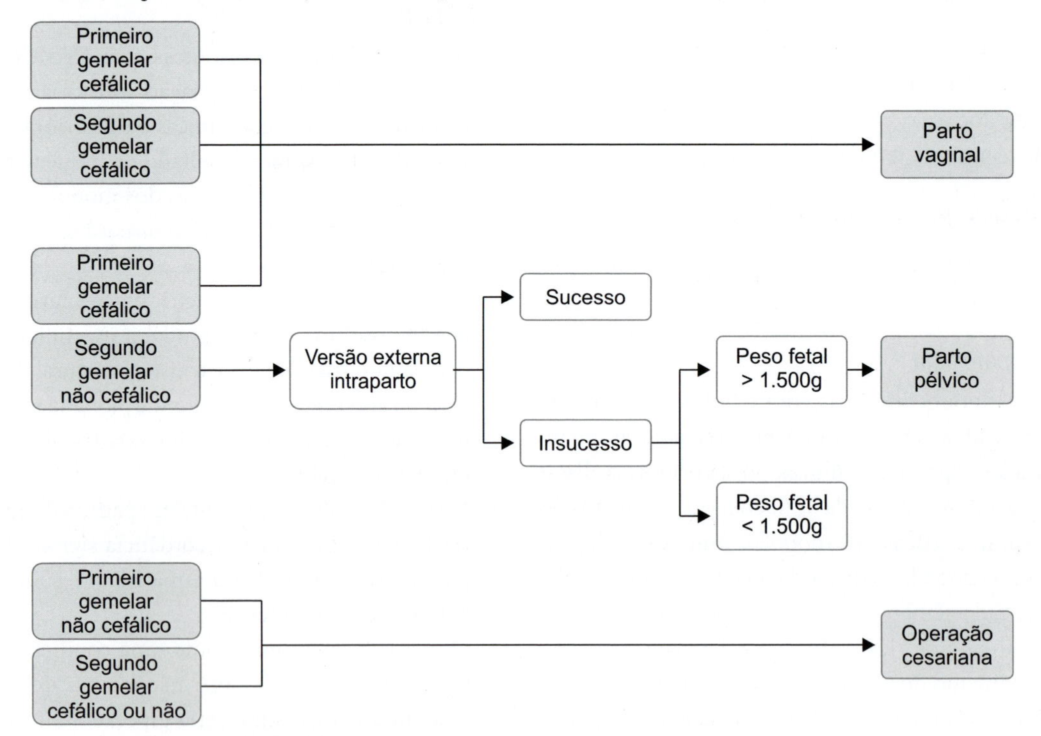

Figura 32.6 Fluxograma para escolha da via de parto na gestação gemelar.

Leitura complementar

Abuhamad AZ, Mari G, Copel JA, Cantwell CJ, Evans AT. Umbilical artery flow velocity waveforms in monoamniotic twins with cord entanglement. Clin Obstet Gynecol 1995 Oct; 86(4 Pt 2):674-7.

Bajoria R, Wigglesworth J, Fisk NM. Angioarchitecture of monochorionic placentas in relation to the twin-twin transfusion syndrome. Am J Obstet Gynecol 1995; 172:856-63.

Belfort MA, Moise KJ Jr, Kirshon B, Saade G. The use of color flow Doppler ultrasonography to diagnose umbilical cord entanglement in monoamniotic twin gestations. Am J Obstet Gynecol 1993 Feb; 168(2):601-4.

Bennasar M et al. Selective intrauterine growth restriction in monochorionic diamniotic twin pregnancies, Seminars in Fetal & Neonatal Medicine 2017.

Berkowitz GS, Chitkara U, Rosenberg J et al. Sonographic estimation of fetal weight and Doppler analysis of umbilical artery velocimetry in the prediction of intrauterine growth retardation: a prospective study. Am J Obstet Gynecol 1988 May; 158(5):1149-53.

Blickstein I. Growth aberration in multiple pregnancy. Obstet Gynecol Clin North Am 2005 Mar; 32(1):39-54, viii.

Blickstein I. The definition, diagnosis, and management of growth-discordant twins: an international census survey. Acta Genetica Medica Gemellologica Roma 1991; 40:345-51.

Chervenak FA, Youcha S, Johnson RE, Berkowitz RL, Hobbins JC. Twin gestation: Antenatal diagnosis and perinatal outcome in 385 consecutive pregnancies. J Reprod Med 1984 Oct; 29(10):727-30.

Degani S, Gonen R, Shapiro I et al. Doppler flow velocity waveforms in fetal surveillance of twins. J Ultrasound Med 1992 Oct; 11(10):537-41.

Devoe LD, Ware DJ. Antenatal assessment of twin gestation. Seminars in Perinatology 1995 Oct; 19:413-23.

Donnenfeld AE, van de Woestijne J, Craparo F et al. The normal fetus of an acardiac twin pregnancy: Perinatal management based on echocardiographic and sonographic evaluation. Prenat Diagn 1991 Apr; 11(4):235-44.

Dubecq F, Dufour P, Vinatier D et al. Monoamniotic pregnancies. Review of the literature, and a case report with vaginal delivery. Eur J Obstet Gynecol Reprod Biol 1996 Jun; 66(2):183-6.

Farmakides G, Schulman H, Saldana LR et al. Surveillance of twin pregnancy with umbilical arterial velocimetry. Am J Obstet Gynecol 1985 Dec 1; 153(7):789-92.

Fouron JC, Leduc L, Grigon A et al. Importance of meticulous ultrasonographic investigation of the acardiac twin. J Ultrasound Med 1994 Dec; 13(12):1001-4.

Fries MH, Goldstein RB, Kilpatrick SJ et al. The role of velamentous cord insertion in the aetiology of twin–twin transfusion syndrome. Clin Obstet Gynecol 1993 Apr; 81(4):569-74.

Gaziano EP, Knox GE, Wager GP et al. The predictability of the small-for-gestational-age infant by real-time ultrasound-derived measurements combined with pulsed Doppler umbilical artery velocimetry. Am J Obstet Gynecol 1988 Jun; 158(6 Pt 1):1431-9.

Gaziano EP, Knox GE, Bendel RP, Calvin S, Brandt D. Is pulsed Doppler velocimetry useful in the management of multiple-gestation pregnancies? Am J Obstet Gynecol 1991 Jun; 164(6 Pt 1):1426-31; discussion 1431-3.

Geipel A, Berg C, Germer U et al. Doppler assessment of the uterine circulation in the second trimester in twin pregnancies: prediction of preeclampsia, fetal growth restriction and birth weight discordance. Ultrasound Obst Gynecol 2002, 20:541-5.

Gerson AG, Johnson A, Wallace DM et al. Umbilical arterial systolic/diastolic values in normal twin gestation. Clin Obstet Gynecol 1988 Aug; 72(2):205-8.

Gerson AG, Wallace DM, Bridgens NK et al. Duplex Doppler ultrasound in the evaluation of growth in twin pregnancies. Clin Obstet Gynecol 1987 Sep; 70(3 Pt 1):419-23.

Giles WB, Trudinger BJ, Cook CM, Connelly AJ. Placental microvascular changes in twin pregnancies with abnormal umbilical artery waveforms. Clin Obstet Gynecol 1993, 81:556-9.

Giles WB, Trudinger BJ, Cook CM, Connelly AJ. Umbilical artery flow velocimetry waveforms and twin pregnancy outcome. Clin Obstet Gynecol 1988; 72:894-8.

Giles WB, Trudinger BJ, Cook CM, Connelly AJ. Umbilical artery waveforms in triplet pregnancy. Clin Obstet Gynecol 1990; 75:813-6.

Giles WB, Trudinger BJ, Cook CM. Fetal umbilical artery flow velocity-time waveforms in twin pregnancies. Br J Obstet Gynecol 1985; 92:490-7.

Giles WB. Doppler ultrasound in multiple pregnancies. Clin Obstet Gynecol 1988; 12:77-88.

Grab D, Hurter W, Keim Z, Terinde R Dopplersonographische Untersuchungen Drillingsund Viertingsschwangerer. Gyniikologie Rnndsch 1989; 29:446-8.

Gratacos E, Lewi L, Muños B et al. A classification system for selective intrauterine growth restriction in monochorionic pregnancies according to umbilical artery Doppler flow in the smaller twin. Ultrasound Obstet Gynecol 2007; 30:28-34.

Gungor S, Glosemeyer P, Huber A, Hecher K, Baschat AA. Umbilical venous volume flow in twin-twin transfusion syndrome. Ultrasound Obstet Gynecol 2008; 32:800-6.

Haberman S, Harantz-Rubenstein N, Baxi L, Heller D. Power Doppler sonography in monochorionic twins: a preliminary study. Journal of Maternal and Fetal Investigation 1997; 7:84-8.

Harkness UF, Crombleholme TM. Twin-twin transfusion syndrome: Where do we go from here? Semin Perinatol 2005; 29:296-304.

Hastie SJ, Danskin F, Neilson JP, Whittle MJ. Prediction of small for gestational age twin fetus by Doppler umbilical artery waveform analysis. Clin Obstet Gynecol 1989 Nov; 74(5):730-3.

Hecher K, Jauniaux E, Campbell S et al. Artery-to-artery anastamosis in monochorionic twins. Am J Obstet Gynecol 1994; 171:570-2.

Hecher K, Reinhold U, Gbur K, Hackelöer BJ. Interruption of umbilical blood flow in an acardiac twin by endoscopic laser coagulation. Geburtshilfe Frauenheilkd 1996 Feb; 56(2):97-100.

Ishimatsu J, Nakanami H, Hamada T, Yakushiji M. Color and pulsed Doppler ultrasonography of reversed umbilical blood flow in an acardiac twin. Asia Oceania J Obstet Gynaecol 1993 Sep; 19(3):271-5.

Jensen OH. Doppler velocimetry in twin pregnancy. Eur J Ohstet Gynecol Reprod Biol 1992; 45:9-12.

Joern H, Klein B, Schmid-Schoenbein H, Rath W. Antenatal visualization of vascular anastomoses in monochorionic twins using color Doppler sonography: the protective function of these anastomoses and the phenomenon of interference beating. Ultrasound Obstet Gynecol 1999 Dec; 14(6):422-5.

Jones JM, Sbarra AJ, Cetrulo CL. Antepartum management of twin gestation. Clin Obstet Gynecol 1990; 33:32-4.

Keith L, Ellis R, Berger GS, Depp R. The Northwestern University muhihospital twin study. I. A description of 588 twin pregnancies and associated pregnancy loss, 1971 to 1975. Am J Obstet Gynecol 1980 Dec 1; 138(7 Pt 1):781-9.

Kirkinen P, Herva R, Räsänen J, Airaksinen J, Ikäheimo M. Documentation of paradoxical umbilical blood supply of an acardiac twin in the antepartum state. J Perinat Med 1989; 17(1):63-5.

Lewi L, Gucciardo L, Huber A et al J. Clinical outcome and placental characteristics of monochorionic diamniotic twin pairs with early- and late onset. Am J Obstet Gynecol 2008; 199:511.e1-7.

Lewia L, Van Schoubroecka D, Gratacós E et al. Monochorionic diamniotic twins: complications and management options. Curr Opin Obstet Gynecol 2003; 15:177-94.

Mari G, Kirshon B, Abuhamad A. Fetal renal artery flow velocity waveforms in normal pregnancies and pregnancies complicated by polyhydramnios and oligohydramnios. Clin Obstet Gynecol 1993; 81:560-4.

Matijevic R, Ward S, Bajoria R. Non-invasive method of evaluation of trophoblast invasion of spiral arteries in monochorionic twins with discordant birthweight. Placenta 2002 Jan; 23(1):93-9.

Newman RB, Ellings JM. Antepartum management of the multiple gestation: the case for specialized care. Seminars in Perinatology 1995 Oct; 19:387-403.

Nimrod C, Davies D, Harder J et al. Doppler ultrasound prediction of fetal outcome in twin pregnancies. Am J Obstet Gynecol 1987 Feb; 156(2):402-6.

Pereira AK, Chaves Netto H, Sá RAM. Dopplerfluxometria. In: Obstetrícia básica. 2. ed. São Paulo: Atheneu, 2007.

Persson PH, Grennert L, Gennser G, Kullander S. On improved outcome of twin pregnancies. Acta Obstet Gynecol Scand 1979; 58(1):3-7.

Pretorius DH, Leopold GR, Moore TR, Benirschke K, Sivo JJ. Acardiac twin. Report of Doppler sonography. J Ultrasound Med 1988 Jul; 7(7):413-6.

Quintero RA, Morales WJ, Allen MH et al. Staging of twin-twin transfusion syndrome. J Perinatol 1999 Dec; 19(8 Pt 1):550-5.

Rafla NM. Surveillance of triplets with umbilical artery velocity waveforms. Acta Genetica Medica Gemellologica Roma 1989; 38:301-4.

Rizzo G, Arduini D, Romanini C. Cardiac and extracardiac flows in discordant twins. Am J Obstet Gynecol 1994; 1170:1321-7.

Sebire NJ, Snijders RJM, Hughes K, Sepeulveda W, Nicolaides KH. The hidden mortality of monochorionic twin pregnancies. Br J Obstet Gynaecol 1997; 104:1203-7.

Sebire NJ. Routine uterine artery Doppler screening in twin pregnancies. Ultrasound Obst Gynecol 2002; 20:532-4.

Sepulveda W, Bower S, Hassan J, Fisk NM. Ablation of acardiac twin by alcohol injection into the intra-abdominal umbilical artery. Clin Obstet Gynecol 1995; 84:680-1.

Shalev E, Zalel Y, Ben-Ami M, Weiner E. First-trimester ultrasonic diagnosis of twin reversed arterial perfusion sequence. Prenat Diagn 1992; 12: 219-22.

Taylor MJ, Denbow ML, Tanawattanacharoen S et al. Doppler detection of arterio-arterial anastomoses in monochorionic twins: feasibility and clinical application. Hum Reprod 2000 Jul; 15(7):1632-6.

Valsky DV, Eixarch E, Martinez JM, Crispi F, Gratacós E. Selective intrauterine growth restriction in monochorionic twins: pathophysiology, diagnostic approach and management dilemmas. Semin Fetal Neonatal Med 2010 Dec; 15(6):342-8.

Yamamoto M, Nasr B, Ortqvist L et al. Intertwin discordance in umbilical venous volume flow: a reflection of blood volume imbalance in twin-to-twin transfusion syndrome. Ultrasound Obstet Gynecol.

Yu CKH, Papageorghiou AT, Boli A, Cacho AM, Nicolaides KH. Screening for pre-eclampsia and fetal growth restriction in twin pregnancies at 23 weeks of gestation by transvaginal uterine artery Doppler. Ultrasound Obst Gynecol 2002; 20:535-40.

Zucchini S, Borghesani F, Soffriti G et al. Transvaginal ultrasound diagnosis of twin reversed arterial perfusion syndrome at 9 weeks' gestation. Ultrasound Obstet Gynecol 1993 May 1; 3(3):209-11.

CAPÍTULO 33

Insuficiência Cervical

Mário Dias Corrêa Júnior
Débora Vianna D'Almeida Lucas Macharet
Ingrid Alves da Silva Oliveira

INTRODUÇÃO

A principal causa direta de morte neonatal, o nascimento prematuro está associado a significativa morbidade perinatal e tem implicações ao longo da vida para a saúde da prole. Sabe-se que 20% das gestações clinicamente reconhecidas vão terminar em abortamento, 70% em parto a termo e cerca de 10% em parto entre 20 e 37 semanas.

O papel do colo do útero na etiologia e fisiopatologia do parto prematuro espontâneo é muitas vezes multifatorial, e a mudança cervical provavelmente participa da via final comum do processo inflamatório do parto em muitos casos. Como consequência dessa inflamação, o enfraquecimento e o encurtamento cervical possibilitam a infecção ascendente em um ciclo vicioso com novas alterações inflamatórias e, finalmente, dilatação cervical, rotura da membrana e contratilidade miometrial, resultando em parto prematuro.

A insuficiência cervical, anteriormente referida como incompetência cervical, tem sido classicamente definida como dilatação assintomática da cérvice uterina na ausência de sinais e sintomas de contrações uterinas, trabalho de parto ou ambos, levando a abortamento ou parto prematuro extremo no segundo trimestre. Trata-se de uma deficiência mecânica e estrutural do colo do útero que o torna incapaz de manter uma gestação e que consiste em um acontecimento incomum na população geral, ocorrendo em menos de 1% das gestações.

A cerclage é o tratamento de escolha para essa condição por fornecer suporte mecânico às mulheres com patologia cervical primária (como anomalia congênita ou cirurgia/traumatismo cervical pregresso), mas também para manter o comprimento cervical e a integridade em mulheres nas quais a mudança cervical ocorre como evento secundário.

FISIOPATOLOGIA

O colo do útero é uma barreira mecânica localizada na base do útero que o mantém fechado durante a gestação. Deve resistir ao estresse causado pelo aumento do peso do útero em crescimento e elevação do fundo uterino. Essa estrutura heterogênea é formada predominantemente por colágeno e matriz extracelular (proteoglicanos, glicosaminoglicanos, elastinas e proteínas) e uma pequena quantidade de células, incluindo músculo liso e células do sistema imunológico, glandulares e vasculares.

A força mecânica provém principalmente da rede de fibras de colágeno que no colo do útero se organizam em camadas com orientação tanto paralela como circunferencial, as quais são responsáveis por impedir a dilatação cervical. O colo do útero não consiste em uma estrutura homogênea como se postulava anteriormente. Estudos recentes apontam para a existência de maior quantidade de músculo liso no orifício interno, representando cerca de 50% a 60% da composição do tecido, organizado circunferencialmente e com maior resposta contrátil à estimulação em relação ao orifício externo, cuja parcela de músculo liso representa apenas 10% do tecido e se organiza de maneira aleatória. O orifício interno apresenta também maior heterogeneidade das ligações entre as fibras colágenas, podendo tais diferenças estruturais estar relacionadas com o mecanismo da insuficiência istmocervical.

O revestimento do canal endocervical é formado por epitélio simples colunar secretor de muco, que forma glândulas mucinosas, e o revestimento da ectocérvice é composto por epitélio escamoso estratificado não ceratinizado. Essas estruturas são responsáveis por formar uma barreira contra a ascensão de infecções da vagina. O fluxo vascular provém de ramificações da artéria uterina, e a inervação autônoma abundante é proveniente do plexo hipogástrico superior e, ao contrário do corpo uterino, não se reduz durante a gestação.

Na gestação, a cérvice deve se manter forte e fechada a fim de reter o feto no útero e, no final, ser complacente para se dilatar e permitir o nascimento do concepto. O remodelamento cervical durante a gestação foi estudado apenas em roedores em virtude das dificuldades de obtenção de material em gestações humanas e consiste em:

- **Amolecimento:** resultante da diminuição da solubilidade do colágeno e da redução da força das ligações entre as fibras e da densidade de proteínas da matriz extracelular.
- **Amadurecimento:** resultante das modificações na organização, forma e tamanho das fibras colágenas e do aumento das metaloproteinases e do ácido hialurônico, o que leva ao aumento da complacência e à redução da força.
- **Dilatação:** ocorre durante o trabalho de parto.
- **Reparação pós-parto:** inclui o fechamento imediato do orifício interno (OI), enquanto o orifício externo (OE) pode permanecer aberto durante longos períodos, inclusive nas gestações subsequentes.

A incompetência cervical pode resultar de diversos mecanismos que promovem a dilatação assintomática do colo do útero no segundo trimestre da gestação. Atualmente, postula-se que a insuficiência cervical representa um *continuum*, partindo de um colo extremamente insuficiente, que não permite o avanço da gestação além das 14 semanas, até chegar a um colo que só vai se dilatar a termo e talvez até mesmo na distocia de colo. Esse conceito foi proposto em 1995 por Jay Iams e cols. que, em estudo que avaliou ao ultrassom a medida do colo do útero em gestantes com e sem história prévia de parto pré-termo, demonstraram que a idade gestacional no primeiro parto pré-termo apresentou significância estatística com a medida do colo do útero na gestação atual entre 20 e 30 semanas de gestação de maneira contínua.

O mecanismo intrínseco que resulta na insuficiência cervical ainda é incerto, pois são escassos os estudos que avaliaram as causas biomecânicas que levam a essas alterações precoces, os quais apresentam falhas metodológicas em virtude, sobretudo, da dificuldade de obtenção de material, da localização do material obtido e do grupo de controle. As hipóteses aventadas incluem alterações na concentração de colágeno na matriz extracelular, concentração de elastina e alterações do funcionamento do músculo liso do OI, que poderia atuar como esfíncter.

Entre as causas externas conhecidas que podem resultar em sua ocorrência estão trauma cirúrgico no colo do útero, como conização ou CAF, dilatação mecânica prévia do colo do útero, laceração obstétrica do colo, exposição intrauterina ao dietilestilbestrol e anormalidades congênitas müllerianas.

DIAGNÓSTICO

O diagnóstico de insuficiência cervical se baseia na história clínica e no exame físico da paciente. História de uma ou mais perdas gestacionais de segundo trimestre relacionadas com a dilatação assintomática do colo do útero na ausência de contrações uterinas, trabalho de parto, rotura de membranas amnióticas, infecção, descolamento de placenta ou outra patologia ou presença de dilatação cervical > 2cm no toque vaginal ou exame especular no segundo trimestre de gestação são critérios para o diagnóstico de insuficiência cervical.

A evidência de alterações ultrassonográficas do colo do útero (medida de colo < 25mm antes de 24 semanas de gestação) não é suficiente para o diagnóstico de insuficiência cervical; contudo, estudos mostram que as pacientes com história de parto pré-termo anterior (entre 24 e 34 semanas de gestação) e com alterações cervicais à ultrassonografia antes de 24 semanas podem ser beneficiadas pela cerclage. Recomenda-se o rastreio com ultrassonografia de colo a cada 15 dias entre 16 e 24 semanas de gestação nas pacientes com história de parto pré-termo anterior.

TRATAMENTO

As opções terapêuticas incluem uso de pessários, cerclage vaginal e cerclage transabdominal, indicada para os casos de insuficiência cervical em que a vaginal não pode ser realizada por limitações anatômicas ou em caso de falha da aplicação do procedimento vaginal.

Cerclage

A cerclage cervical foi usada pela primeira vez na década de 1950 em mulheres com história de aborto recorrente no segundo trimestre ou parto prematuro espontâneo sugestivo de incompetência cervical. Desde então, várias técnicas e indicações foram propostas, investigadas e discutidas.

A cerclage consiste na aplicação de uma sutura sobre o colo do útero com o objetivo de impedir ou retardar a dilatação e a expulsão do concepto. A literatura recente cita três indicações principais para sua realização: com base na história e nos fatores de risco, também conhecida como cerclage profilática; a indicada pelo achado ao exame físico de colo precocemente dilatado, muitas vezes já com protrusão da bolsa amniótica e por isso chamada de cerclage de emergência, e a cerclage com base na diminuição do comprimento do colo do útero detectada pela ultrassonografia em pacientes com história de parto pré-termo anterior, ou cerclage terapêutica.

Existe controvérsia quanto à efetividade e ao risco/benefício desse procedimento para a mãe e para o feto. Ainda não foram abordadas de maneira adequada as questões envolvendo a efetividade na prevenção de sequelas neonatais da prematuridade, o tempo ideal para realização da cerclage e a técnica ideal. Metanálise de 15 estudos randomizados com gestantes que apresentam alto risco de perda gestacional atualizada pela Biblioteca Cochrane em 2017 determinou benefício com a realização de cerclage em relação à conduta expectante para gestantes com risco de parto prematuro na redução do parto pré-termo, com menor probabilidade de parto antes de 37, 34 e 28 semanas de gestação (RR médio: 0,77; IC 95%: 0,66 a 0,89). No entanto, apesar do provável benefício para o feto, não foi demonstrada diferença estatisticamente significativa na morbimortalidade neonatal entre os grupos (redução de morte perinatal: RR: 0,82; IC 95%: 0,65 a 1,04; morbidade neonatal grave: RR: 0,8; IC 95%: 0,55 a 1,18; probabilidade de alta com bebê saudável: RR: 1,02; IC 95%: 0,97 a 1,06).

Não existe evidência para a realização de cerclage em pacientes submetidas a trauma cirúrgico do colo do útero ou portadoras de anomalias müllerianas sem histórico de insuficiência cervical prévia ou que apresentem colo curto na ausência de história prévia de parto pré-termo anterior.

Cerclage profilática

Indicada para gestações únicas em pacientes com história de dilatação cervical assintomática no segundo trimestre que leva à perda gestacional ou realização prévia de cerclage em razão de dilatação cervical assintomática no segundo trimestre, a cerclage profilática deve ser realizada entre 12 e 15 semanas de gestação, após ultrassonografia precoce que demonstre viabilidade fetal e anatomia fetal normal.

Não existem evidências definitivas que apoiem a realização da cerclage profilática. O estudo com maior casuística já realizado foi um estudo multicêntrico inglês com 1.292 pacientes, publicado em 1993, que encontrou redução no número de partos abaixo de 33 semanas naquelas pacientes submetidas à cerclage (OR = 0,75; IC 95%: 0,58 a 0,98). Uma subanálise desse estudo mostrou que o subgrupo de pacientes que mais se beneficiou da cerclage foi aquele com história de três ou mais perdas, no qual a incidência de partos abaixo de 33 semanas no grupo da cerclage foi a metade da registrada no grupo que não recebeu a cerclage (15% *versus* 32% – $p < 0,05$). A redução no número de partos, antes de 37 semanas, também foi importante (32% *versus* 53%), porém sem atingir significância estatística ($p > 0,05$). Nos subgrupos com história de menos de três perdas ou de cirurgia anterior sobre o colo do útero não houve diferença entre as pacientes que receberam e as que não receberam cerclage. Um aspecto interessante desse trabalho foi que, por motivos éticos, só foram incluídas no estudo pacientes cujos médicos não tinham certeza se elas deveriam ou não receber a cerclage. Não foram incluídas aquelas com história tão clara que o médico não tinha dúvida de que deveriam receber cerclage. Se essas pacientes com a história ainda mais característica tivessem sido também randomizadas e analisadas, provavelmente os resultados seriam ainda mais expressivos.

Estudo de coorte retrospectivo realizado por Sneider e cols. (2017) mostrou benefício da realização de cerclage profilática, tanto por via vaginal como abdominal, na segunda e terceira gestações de mulheres com diagnóstico de insuficiência cervical após uma perda de segundo trimestre com idade gestacional (IG) > 16 semanas, em comparação com a não realização do procedimento no que diz respeito a nascimento com IG < 28 semanas, nascimento antes de 34 semanas de gestação, nascimento antes de 35 semanas de gestação e taxas de alta de recém-nascidos para casa.

Korb e cols., em estudo de coorte retrospectivo (2017), avaliaram 205 mulheres com gestações únicas submetidas à cerclage antes de 16 semanas de gestação de acordo com o histórico e a estratificação de risco. Foi demonstrado benefício com a realização de cerclage profilática para prevenção de prematuridade apenas no grupo de baixo risco (um ou dois partos pré-termo ou perda gestacional de segundo trimestre ou história prévia de cerclage bem-sucedida). Nos casos de alto risco, o benefício parece ser reduzido, uma vez que o parto prematuro foi observado em quase metade dos casos. Os autores sugerem que outras técnicas, como a cerclage abdominal, devem ser consideradas nesses casos.

Estudos que avaliaram a associação de progesterona à cerclage profilática não demonstraram benefício de seu uso quando comparado com o da cerclage isoladamente.

Cerclage terapêutica

A cerclage terapêutica está indicada para pacientes que apresentem colo do útero curto à ultrassonografia (< 25mm) antes de 24 semanas em gestações únicas com histórico anterior de parto pré-termo espontâneo (< 34 semanas). Nessas pacientes, recomenda-se o rastreamento com ultrassonografia de colo a cada 15 dias entre 16 e 24 semanas de gestação. Não existe evidência suficiente para indicar a cerclage em casos de gestantes com colo curto na ausência de história prévia de parto pré-termo anterior, sendo recomendado o uso de progesterona como tratamento.

Metanálise realizada por Berghella e cols. em 2005, avaliando a adoção de cerclage para prevenção de parto pré-termo em gestantes assintomáticas com colo do útero curto à ultrassonografia em comparação com a conduta expectante, não demonstrou significância estatística na redução do parto com IG < 35 semanas entre os grupos (*Hazards ratio*: 0,84; IC 95%: 0,61 a 1,14); contudo, no subgrupo de gestantes com gestação única e história prévia de parto pré-termo a cerclage mostrou ser protetora (*Hazards ratio*: 0,66; IC 95%: 0,45 a 0,92). Metanálise realizada pelo mesmo autor em 2011, avaliando a prevenção de parto pré-termo em gestantes com história prévia de parto pré-termo e colo curto diagnosticado à ultrassonografia transvaginal de segundo trimestre, demonstrou redução significativa nos partos com IG < 35 semanas no grupo que recebeu cerclage em comparação ao grupo sem o procedimento (RR: 0,7; IC 95%: 0,55 a 0,89), assim como nos partos com IG < 37, 32, 28 e 24 semanas. Houve também redução significativa na morbimortalidade perinatal no grupo que recebeu cerclage (RR: 0,64; IC 95%: 0,45 a 0,91).

Metanálise realizada em 2017, que incluiu 419 gestações únicas assintomáticas com colo curto diagnosticado à ultrassonografia em mulheres no segundo trimestre de gestação sem história prévia de parto pré-termo, não demonstrou diferença no resultado primário (parto prematuro < 35 semanas) nem nos resultados perinatais entre os dois grupos; entretanto, a análise das subcategorias demonstrou redução significativa de parto com IG < 35 semanas em gestantes com medida de colo do útero < 10mm submetidas à cerclage (RR: 0,68; IC 95%: 0,47 a 0,98). Todavia, mais estudos são necessários para confirmação do benefício e o embasamento de sua indicação.

Cerclage de emergência

A cerclage de emergência está indicada nos casos de dilatação cervical diagnosticada ao exame de toque vaginal ou ao exame especular, na ausência de decesso fetal, rotura prematura de membranas, corioamnionite, descolamento de placenta ou outra contraindicação, devendo ser realizada entre 16 e 24 semanas de gestação.

Uma revisão sistemática, incluindo estudos de coorte e ensaios controlados randomizados que compararam a realização de cerclage com a conduta expectante em mulheres com dilatação cervical ≥ 0,5cm entre 14 e 27 semanas de gestação, mostrou que a cerclage foi associada a aumento da sobrevivência neonatal (71% em comparação com 43%; RR: 1,65; IC 95%: 1,19 a 2,28), prolongamento da gravidez de aproximadamente 1 mês quando comparada com conduta expectante (diferença média de 33,98 dias; IC 95%: 17,88 a 50,08) e maior peso ao nascer (diferença média de 1.028g; IC 95%: 714 a 1.341). Nas mulheres submetidas à cerclage, a incidência de rotura da membrana intraoperatória foi de 4,1% e de 7,9% de laceração cervical. No entanto, esses dados não foram relatados para os grupos de controle.

A cerclage de urgência pode ser associada ao uso de indometacina, sendo também recomendada a antibioticoprofilaxia. Estudo randomizado realizado por Miller e cols. (2016), avaliando a contribuição do uso de tocolítico (indometacina) e antibiótico (cefazolina ou clindamicina) para o aumento da latência gestacional após realização de cerclage indicada pelo exame físico, não demonstrou diferença significativa no aumento da latência da gestação entre os dois grupos, mas houve diferença significativa no aumento da latência > 28 dias no grupo que recebeu intervenção, apesar de não resultar em aumento da IG ao nascimento entre os dois grupos.

Os riscos de corioamnionite e infecção fetal devem ser considerados, e as mulheres devem ser cuidadosamente aconselhadas sobre o risco do parto periviável e a morbidade significativa associada. Uma vez tomada a decisão de se proceder à cerclage de emergência, esta deve ser realizada assim que seja viável para reduzir os riscos de infecção.

Técnicas de cerclage (Quadro 33.1)

TRANSVAGINAL

As técnicas descritas para cerclage vaginal incluem os modelos de Shirodkar e McDonald.

Em 1955, Shirodkar relatou o uso da cerclage cervical na 14ª semana de gestação. Ele descreveu a dissecção para refletir a bexiga anteriormente e o reto posteriormente, possibilitando a colocação de uma sutura interna não absorvível através e ao redor do corpo cervical acima dos ligamentos cardinais, visando atingir o nível do orifício interno. Mais

Quadro 33.1 Técnicas de cerclage

Cerclage transvaginal	**Descrição**
Indicada pela história (eletiva)	Realizada no final do primeiro trimestre, após rastreamento de aneuploidias. Usualmente reservada para mulheres com múltiplos partos prematuros precoces ou perdas tardias no segundo trimestre Pode ser utilizada a técnica de McDonald ou de Shirodkar
Indicada por ultrassonografia	Realizada após ultrassonografia evidenciar colo curto (< 25 mm) antes de 24 semanas de gestação em mulheres com história de parto pré-termo anterior Pode ser utilizada a técnica de McDonald ou de Shirodkar
Emergência	Realizada diante de evidência de dilatação cervical e exposição de membranas fetais pelo exame físico em gestações com menos de 24 semanas. Costuma estar associada a mau resultado Geralmente se utiliza a sutura de McDonald
Cerclage transabdominal	**Descrição**
Por laparotomia	Pode ser realizada antes da concepção ou no final do primeiro trimestre, após rastreamento de aneuploidias. Reservada para mulheres com múltiplos partos prematuros precoces ou perdas tardias no segundo trimestre em que houve falha da cerclage transvaginal ou em mulheres com história de cirurgia cervical ampla e pouco tecido cervical remanescente Pode ser realizada na altura da junção istmocervical
Por laparoscopia	Geralmente realizada antes da concepção com as mesmas indicações da cerclage transabdominal por laparoscopia

Fonte: adaptado de Dawes L, Groo KM. SOGC clinical practice guideline: Cervical insufficiency and cervical cerclage. Obstetrics, Gynaecology and Reproductive Medicine 2015.

tarde, em 1957, McDonald descreveu uma técnica alternativa em que usou uma sutura em bolsa não absorvível, sendo o ponto inserido em torno do corpo do colo do útero (total de quatro ou cinco pontos). A descrição inicial foi em um caso de exposição de membranas na 24ª semana; no entanto, o uso subsequente foi estendido para casos de cerclage indicada por história e ultrassonografia. O orifício interno geralmente não é alcançado, e a sutura é realizada no nível da junção cervicovaginal.

Não há dados aleatórios que atestem a superioridade de uma técnica ou um material de sutura sobre outra(o); entretanto, em razão do menor tempo cirúrgico e dos riscos envolvidos com a dissecção da mucosa utilizada na técnica de Shirodkar, a técnica de McDonald é a mais difundida. Outro fator diz respeito à necessidade de anestesia local no momento da retirada da sutura na técnica que se utiliza de dissecção, o que não é necessário na técnica de McDonald.

Duas formas de cerclage dupla são descritas: a primeira envolve a inserção de duas cerclages cervicais na tentativa de reforçar o colo do útero, a qual não tem demonstrado benefício. Na segunda cerclage dupla, uma segunda sutura oclusiva é colocada no orifício cervical externo para manter o tampão mucoso e ajudar o colo do útero a manter uma barreira contra a infecção, mas apenas dados limitados sobre esse efeito estão disponíveis no momento.

Entre os materiais de sutura, o mais usado é a fita de Mersilene®, embora o Prolene® também seja utilizado. As malhas também são usadas, mas nenhuma comparação foi feita entre os materiais disponíveis.

A menos que seja contraindicada, a anestesia regional é geralmente preferida à geral.

Para a cerclage profilática, nenhum ensaio randomizado apresentou resultados adequados para apoiar o uso rotineiro de tocolíticos, corticoides ou antibióticos, embora o uso de corticoides deva ser considerado para cerclages inseridas em gestações próximas à viabilidade fetal.

TRANSABDOMINAL

Cerca de 10% das mulheres submetidas à cerclage transvaginal não terão sucesso com o procedimento. Nesses casos, assim como nas pacientes com indicação de cerclage e acesso cervical limitado por via vaginal, como nos casos de realização de procedimento cervical anterior ou anormalidades müllerianas, é indicada a realização da cerclage abdominal, procedimento que apresenta altas taxas de sucesso (85% a 90%), mas que é pouco realizado em virtude da percepção quanto aos altos riscos do procedimento e da pouca experiência dos cirurgiões. A técnica pode ser realizada antes da concepção e até 12 semanas de gestação.

Nesse procedimento, uma faixa com largura aproximada de 5mm é aplicada na região cervical superior, o mais próximo possível do orifício interno do colo do útero, medialmente aos ramos ascendentes das artérias uterinas. Pode ser realizada por meio de laparotomia, laparoscopia ou cirurgia robótica, a depender da experiência do cirurgião.

Em revisão sistemática realizada por Moawad e cols. em 2017, avaliando os resultados da cerclage transabdominal realizada por laparotomia e laparoscopia, não foi demonstrada diferença significativa nos resultados neonatais entre os dois grupos; no entanto, o grupo submetido à laparoscopia apresentou maior proporção de partos com IG > 34 semanas (82,9% *versus* 76%, p < 0,01), menor taxa de nascimentos com IG entre 23 e 33 semanas e 6 dias (6,8 % *versus* 14,8%, p < 0,01) e menor porcentagem de perdas gestacionais de segundo trimestre (3,2% *versus* 7,8%, p < 0,01).

Em estudo de coorte prospectivo realizado por Ades e cols. em 2015, comparando a efetividade da cerclage cervical transabdominal por laparoscopia e laparotomia em pacientes com diagnóstico de insuficiência cervical não elegíveis para o procedimento vaginal, não houve diferença estatisticamente significativa nos resultados obstétricos entre os dois grupos, mas o grupo submetido à laparoscopia apresentou menor morbidade associada ao procedimento cirúrgico e menos tempo de hospitalização, sendo essa técnica, portanto, preferível atualmente.

Dawood e Farquharson avaliaram as complicações cirúrgicas e obstétricas, assim como os resultados gestacionais da cerclage transabdominal inserida no período pré-concepcional e no primeiro trimestre em estudo de coorte retrospectivo e prospectivo e verificaram que a inserção pré-natal foi associada a maior facilidade técnica, com inserção mais precisa da sutura e melhor possibilidade de manobra uterina, menor morbidade, incluindo menos sangramento e ausência do risco de rotura de membranas iatrogênica ou perda fetal associada ao procedimento. Além disso, foi associada à maior proporção de partos com IG > 34 semanas (OR: 3,18; IC 95%: 1,14 a 8,8).

Gestações múltiplas

Como gêmeos e gestações múltiplas de ordem superior apresentam risco aumentado de parto prematuro, foi especulado que a realização de cerclage poderia melhorar os resultados perinatais; no entanto, os estudos se mostram controvertidos.

Revisão sistemática e metanálise com o objetivo de avaliar o efeito da cerclage cervical na prevenção de parto prematuro em gestações gemelares não encontrou diferenças estatisticamente significativas entre as pacientes que receberam e as que não receberam cerclage cervical em relação a parto prematuro, nascidos vivos e modo de parto.

Análise retrospectiva de gestações gemelares submetidas à cerclage realizada em caso de colo curto à ultrassonografia ou indicada por causa de alterações no exame físico mostrou alto risco de parto prematuro em ambos os grupos, mas com alta sobrevivência perinatal global, o que enfatiza a importância da reavaliação da eficácia da cerclage em gestações gemelares por ensaios clínicos adequadamente projetados.

Metanálise individual com dados de pacientes em ensaios randomizados de gestações gemelares cujas gestantes apresentavam comprimento cervical curto (< 25mm) antes de 24 semanas mostrou que não houve diferença estatisticamente significativa no desfecho primário (parto prematuro < 34 semanas); além disso, as taxas de baixo peso ao nascer e de síndrome da angústia respiratória foram significativamente maiores no grupo de cerclage do que no grupo de controle. Concluiu-se que a cerclage não pode ser recomendada atualmente para uso clínico em gestações gemelares com comprimento cervical curto no segundo trimestre.

Estudo de coorte retrospectivo de gestações gemelares assintomáticas identificadas com dilatação cervical ≥ 1cm entre 16 e 24 semanas, analisando com o desfecho primário a incidência de parto prematuro espontâneo com menos de 34 semanas, concluiu que cerclage, indometacina e antibióticos foram associados a período maior de latência desde o diagnóstico até o parto (6,7 semanas), diminuição da incidência de parto prematuro espontâneo em qualquer IG e resultado perinatal melhorado quando comparados com a conduta expectante.

Estudo que avaliou se a cerclage profilática melhora os resultados da gravidez em mulheres com gestação gemelar sem história de insuficiência cervical mostrou que a cerclage profilática não foi associada a risco menor de parto prematuro e resultados neonatais adversos.

Portanto, não existem evidências suficientes que comprovem o benefício da realização de cerclage em gestações múltiplas. Os dados atuais não embasam o uso de cerclage eletiva em gestações múltiplas mesmo quando há história de nascimento prematuro; portanto, ela deve ser evitada. A literatura não aprova a inserção de cerclage em gestações múltiplas com base no comprimento cervical. São necessários ensaios controlados randomizados de grande escala para fortalecer o uso clínico da cerclage cervical em gestações gemelares.

Quando não realizar a cerclage?

Existem vários cenários clínicos em que a cerclage não deve ser usada porque os riscos superam o benefício. São contraindicações ao procedimento: anormalidade fetal letal, evidência de infecção intrauterina (corioamnionite), sangramento ativo, trabalho de parto pré-termo e rotura prematura de membranas. Após a resolução, sangramento e trabalho de parto se tornam contraindicações relativas.

A IG máxima para realização do procedimento deve ser aquela mínima para viabilidade fetal, que em países desenvolvidos é em torno de 23 a 24 semanas de gestação.

Complicações

As complicações mais comuns incluem rotura de membranas, corioamnionite e deslocamento da sutura, podendo ocasionar lacerações do colo. São complicações raras: lesão de bexiga e uretra, rotura uterina e septicemia materna. A cerclage transabdominal está associada a aumento do risco de hemorragia por laceração dos vasos uterinos, além dos riscos associados à laparotomia em si.

Quando retirar?

A retirada da cerclage, na ausência de complicações, é indicada entre 36 e 37 semanas de gestação. Em casos de parto por cesariana após 39 semanas, a retirada pode ser realizada durante a cirurgia, mas deve ser considerada a possibilidade de trabalho de parto entre 37 e 39 semanas. Em geral, o procedimento pode ser realizado com segurança em regime ambulatorial.

Pessário

O pessário é uma modalidade alternativa de tratamento para insuficiência cervical. Apresenta as vantagens de não ser invasivo, ser de uso fácil, de baixo custo e não exigir anestesia, podendo ser facilmente inserido e retirado em regime ambulatorial. Pode ser usado em conjunto com a cerclage ou com a progesterona.

Seu mecanismo de ação é incerto, mas acredita-se que o posicionamento redistribua o peso do útero sobre a cérvice, reduzindo a pressão direta sobre o orifício interno do colo e prevenindo a dilatação cervical, além de levar a um edema cervical que também pode conferir proteção contra o parto pré-termo.

Outro mecanismo possível é o suporte à barreira imunológica entre o espaço corioâmnio-extraovular e a microbiota vaginal. Seu uso para o tratamento de insuficiência cervical não é aprovado pela Food and Drug Administration (FDA), e os resultados dos estudos realizados têm-se mostrado controversos.

O efeito adverso mais comum é a descarga vaginal, sendo também descritos, mais raramente, sangramento vaginal, dor pélvica e lacerações cervicais.

INTERVENÇÕES ALTERNATIVAS

A terapia com progesterona vaginal demonstrou reduzir o nascimento prematuro em mulheres com evidência ultrassonográfica de colo curto no segundo trimestre. Atualmente, não há estudos randomizados que comparem diretamente a cerclage à terapia com progesterona, mas uma metanálise indireta sugere que ambas são igualmente eficazes na prevenção de parto prematuro < 32 semanas em mulheres com gravidez única com história de nascimento pré-termo prévio e/ou evidência de colo curto à ultrassonografia.

Aguarda-se um ensaio randomizado que compare diretamente a cerclage, a progesterona e o pessário. No entanto, a progesterona parece ser uma boa alternativa para as mulheres com achado incidental de um colo curto cuja evidência atual não endossa o uso da cerclage.

Leitura complementar

Ades A, Dobromilsky KC, Cheung KT, Umstad MP. Transabdominal cervical cerclage: Laparoscopy versus laparotomy. Journal of Minimally Invasive Gynecology 2015; 22:968-73.

Alfirevic Z, Stampalija T, Medley N. Cervical Stich (cerclage) for preventing preterm birth in singleton pregnancy. Cochrane Database of Systematic Reviews 2017, Issue 6. Art. No.: CD008991. DOI: 10.1002/14651858.CD008991.pub3.

American College of Obstetricians and Gynecologists. Cerclage for the management of cervical insufficiency. Practice Bulletin No 142. Obstet Gynecol 2014; 123:372-9.

Berghella V, Ciardulli A, Rust OA et al. Cerclage for short cervix on ultrasound in singleton gestations without prior spontaneous preterm birth: A systematic review and meta-analysis on trials using individual patient-level data. Ultrasound Obstet Gynecol 2017. Disponível em: http://dx.doi.org/10.1002/uog.17457.

Berghella V, Odibo AO, To MS, Rust OA, Althuisius SM. Cerclage for short cervix on ultrasonography: A meta-analysis of trials using individual patient-level data. Obstet Gynecol 2005; 106:181-9.

Berghella V, Rafael TJ, Szychowski JM, Rust OA, Owen J. Cerclage for short cervix on ultrasonography in woman with singleton gestations and previous preterm birth; A meta-analysis. Obstet Gynecol 2011; 117:663-71.

Boelig RC, Berghella V. Current options for mechanical prevention of preterm birth. Seminars in perinatology 2017. Disponível em: .http://dx.doi.org/10.1053/j.semperi.2017.08.003

Brown R, Gagnon R, Delisle M-F; SOGC Maternal Fetal Medicine Committee. Cervical insufficiency and cervical cerclage. SOGC Clinical Practice Guideline No. 301, December 2013. J Obstet Gynaecol Can 2013; 35(12):1115-27.

Correa Jr MD. Indicações e técnicas cirúrgicas de cerclagem cervical. Femina 2009; 37:77-8.

Dawes L, Groo KM. SOGC clinical practice guideline: Cervical insufficiency and cervical cerclage. Obstetrics, Gynaecology and Reproductive Medicine 2015; 25:11.

Dawes L; Groom K. M. Cervical cerclage. Obstetrics, Gynaecology and Reproductive Medicine 2015; 25(11):333-5.

Dawood F, Farquharson RG. Transabdominal cerclage: preconceptual versus first trimester insertion. European Journal of Obstetrics & Gynecology and Reproductive Biology 2016; 199:27-31.

Ehsanipoor RM, Seligman NS, Saccone G et al. Physical examination-indicated cerclage. A systematic review and meta-analysis. Obstet Gynecol 2015; 126:125-35.

Iams JD, Johnson FF, Sonek J, Sachs L, Gebauer C, Samuels P. Cervical competence as a continuum: A study of ultrasonographic cervical length and obstetric performance. Am J Obstet Gynecol 1995; 172(4 Pt 1):1097-103.

Korb D, Marzouk P, Deu J, Oury JF, Sibony O. Effectiveness of elective cervical cerclage according to obstetric risk. Journal de Gynécologie Obstétrique at Biologie de la Reproduction 2017; 46:53-9.

Liu XR, Luo X, Xiao XQ, Qi HB. Cervical cerclage for preventing preterm birth in twin pregnancies. A systematic review and meta-analysis. Saudi Med J 2013 Jun; 34(6):632-8.

Mackeen AD, Rafael TJ, Zavodnick J, Berghella V. Effectiveness of 17-alpha--hydroxyprogesterone caproate on preterm birth prevention in woman with history-indicates cerclage. Am J Perinatol 2013; 30:755-8.

Medical Research Council/Royal College of Obstetricians and Gynaecologists working party on cervical cerclage. Final report of the MRC/RCOG multicentre randomised trial of cervical cerclage. Br J Obstet Gynaecol 1993; 100(6):516-23.

Miller ES, Grobman WA, Fonseca L, Robinson BK. Indomethacin and antibiotics in examination-indicated cerclage. Obstet Gynecol 2014; 123(6):1311-6.

Moawad GN, Tyan P, Bracke T et al. Systematic review of transabdominal cerclage placed via laparoscopy for the prevention of preterm birth. The Jornal of Minimally Invasive Gynecology 2017. Disponível em: http://dx.doi.org/doi:10.1016/j.jmig2017.07.021.

Ray R, Regan L. Recurrent miscarriage. Lancet 2006 Aug 12; 368(9535):601-11.

Roman A, Rochelson B, Martinelli P et al. Cerclage in twin pregnancy with dilated cervix between 16 to 24 weeks of gestation: Retrospective cohort study. Am J Obstet Gynecol 2016 Jul; 215(1):98.e1-11. DOI: 10.1016/j.ajog.2016.01.172.

Roman A, Suhag A, Berghella V. Overview of cervical insufficiency: Diagnosis, etiologies and risk factors. Clinical Obstetrics and Gynecology 2016; 59(2):237-40.

Roman AS, Saltzman DH, Fox N et al. Prophylactic cerclage in the management of twin pregnancies. Am J Perinatol 2013 Oct; 30(9):751-4. DOI: 10.1055/s-0032-1332796.

Saccone G, Rust O, Althuisius S, Roman A, Berghella V. Cerclage for short cervix in twin pregnancies: systematic review and meta-analysis of randomized trials using individual patient-level data. Acta Obstet Gynecol Scand 2015 Apr; 94(4):352-8. DOI: 10.1111/aogs.12600.

Samson FD, Merriman AL, Tate DL, Apostolakis-Kyrus K, Gomez LM. Adjuvant administrations of 17-alpha-hydroxyprogesterone caproate in women with three or more second trimester pregnancy losses undergoing cervical cerclage is no more effective than cerclage alone. J Perinat Med 2017. DOI: 10.1515/jpm-2017-0074.

Sneider K, Christiansen OB, Sundtoft IB, Langhoff-Roos J. Recurrence rates after abdominal and vaginal cerclages in woman with cervical insufficiency: A validated cohort study. Arch Gynecol Obstet 2016. DOI: 10.1007/s00404-017-4315-y.

Sumners JE, Kuper SG, Foster TL. Transabdominal cerclage. Clin Obstet Gynecol 2016; 59:295-301.

Timofeev J. Use of cervical pessary in the management of cervical insufficiency. Clin Obstet Gynecol 2016; 59(2):311-9.

Vink J, Mourad M. The pathophysiology of human premature cervical remodeling resulting in spontaneous preterm birth: we are we now? Seminars in perinatology. 2017. Disponível em: http://dx.doi.org/10.1053/j.semperi.2017.07.014.

Vink JY, Qin S, Brock CO et al. A new paradigma for the role of smooth muscle cells in the human cervix. Am J Obstet Gynecol 2016; 215(4):478e.1-11.

Zanardini C, Pagani G, Fichera A, Prefumo F, Frusca T. Cervical cerclage in twin pregnancies. Arch Gynecol Obstet 2013; Aug; 288(2):267-71. DOI: 10.1007/s00404-013-2758-3.

Zork NM, Myers KM, Yoshida K et al. A systematic evaluation of collagen cross--links in the human cervix. Am J Obstet Gynecol 2015 Mar; 212(3):321.e-8.

CAPÍTULO 34

Restrição de Crescimento Fetal

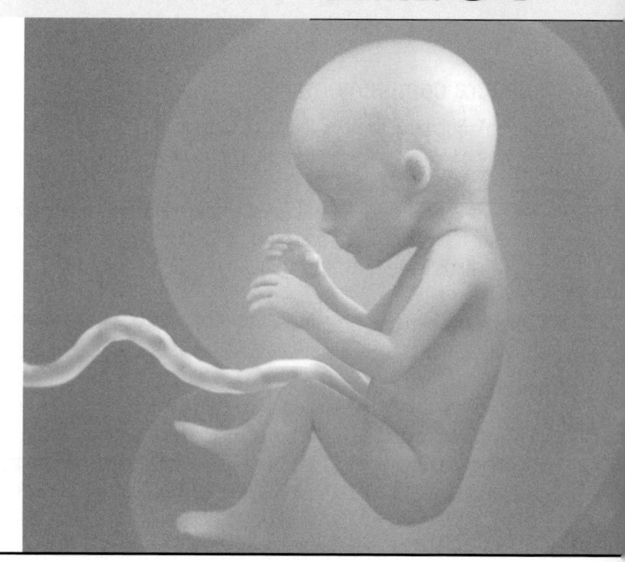

Talita Micheletti Helfer
Fatima Crispi
Daniel Lorber Rolnik
Eduard Gratacós
Fabricio da Silva Costa

INTRODUÇÃO

A restrição de crescimento fetal (RCF) é uma complicação comum da gravidez e está associada a resultados perinatais adversos e consequências a longo prazo.

Não há consenso quanto à definição e aos melhores critérios diagnósticos para RCF, além de haver incertezas sobre a conduta adequada e o momento ideal para a resolução da gravidez nos casos acometidos.

O diagnóstico de "feto pequeno" atualmente é feito com base no peso fetal estimado (PFE) abaixo de determinado limite, mais comumente o percentil 10 para a idade gestacional. Embora não abranja casos de restrição do crescimento que estão acima do percentil estabelecido, essa definição possibilita a identificação de um grupo de gestações que estão sob risco mais elevado de apresentar piores resultados perinatais. Entretanto, o principal desafio continua sendo a diferenciação entre os fetos constitucionalmente pequenos para a idade gestacional (PIG), mas que atingem seu potencial de crescimento, e aqueles que não atingem esse potencial por apresentar uma condição patológica sobrejacente. Estes podem ser considerados como os que têm uma RCF "verdadeira". Evidências clínicas revelam que, além de piores resultados perinatais, essa condição está associada a anormalidades do estudo Doppler que sugerem adaptação à subnutrição e hipoxia, sinais de doença placentária e risco aumentado de pré-eclâmpsia. Os fetos PIG não apresentam essas alterações e têm resultados perinatais similares aos de fetos que crescem normalmente.

EPIDEMIOLOGIA E FATORES DE RISCO

Claramente, a epidemiologia da RCF dependerá da definição escolhida. Quando referências locais são utilizadas, o peso ao nascimento pode ser menor que o percentil 10 em até 10% dos casos, independentemente da causa do crescimento restrito. Por outro lado, quando referências populacionais são aplicadas, a prevalência pode atingir até 30% a 40% em áreas de risco muito alto.

A RCF geralmente apresenta uma via final comum: insuficiência placentária que implica subnutrição fetal, hipoxia e sobrecarga de pressão ou volume. Inúmeros fatores de risco podem contribuir para sua etiologia, como:

- **Fatores de risco maternos:** idade > 40 anos, exercícios vigorosos diários, uso ou abuso de sustâncias (tabaco, álcool, cocaína, narcóticos).
- **Doenças sistêmicas maternas:** diabetes pré-gestacional, insuficiência renal, doenças autoimunes, doenças cardíacas cianóticas, hipertensão crônica ou síndrome antifosfolípide.
- **Antecedentes obstétricos:** PIG ou óbito fetal em gestação prévia.
- **Complicações na gestação atual:** sangramento intenso semelhante à menstruação, intestino hiperecogênico, pré-eclâmpsia ou hipertensão gestacional grave, baixo ganho de peso materno, gestação múltipla, exposição a teratógenos (fármacos antiepilépticos, antitrombóticos ou antineoplásicos), anormalidades placentárias (infarto, placenta circunvalada) ou de cordão umbilical (inserção velamentosa ou marginal) e uso de técnicas de reprodução assistida.

DIAGNÓSTICO

O diagnóstico do feto PIG ou com RCF pode ser suspeitado por meio da história clínica e do exame físico. O principal aspecto semiológico é a medida da altura uterina em centímetros. Essa medida é amplamente utilizada e deve ser recomendada após as 24 semanas de gestação. Entretanto, a taxa de detecção para PIG é baixa, da ordem de 25%. Se a medida da altura uterina está abaixo de percentil 10 para a idade gestacional e não se dispõe de uma estimativa de peso fetal recente, a avaliação deve ser complementada com exame ultrassonográfico obstétrico subsidiário. No entanto, sabe-se que a ultrassonografia com biometrias fetais para estimativa de peso deve ser oferecida no terceiro trimestre da gravidez não apenas quando há alguma suspeita ou indicação clínica, mas também de forma universal, para rastreamento, pois essa medida aumenta a detecção de fetos PIG.

A estimativa do peso fetal por ultrassonografia dependerá de uma estimativa acurada da idade gestacional, da estimativa das biometrias fetais e do percentil de peso fetal para a idade gestacional:

- **Estimativa da idade gestacional:** a medida ultrassonográfica do embrião ou feto no primeiro trimestre (até e incluindo 13 semanas e 6 dias de gestação) por meio do comprimento cabeça-nádega é o método mais acurado para estabelecer ou confirmar a idade gestacional. Se a gravidez não for avaliada antes de 22 semanas por ultrassonografia que confirme ou revise a data provável do parto, ela terá datação subótima.
- **Estimativa da biometria fetal:** quatro medidas biométricas são comumente aplicadas para gerar o PFE. São elas: diâmetro biparietal (DBP), circunferência cefálica (CC), circunferência abdominal (CA) e comprimento do fêmur (CF).
- **Estimativa do percentil de peso fetal:** existe controvérsia na literatura em relação ao percentil de peso, se este deve ser atribuído segundo referências customizadas ou populacionais, de peso ao nascer ou peso fetal. Atualmente, a maioria dos centros de medicina fetal segue usando curvas populacionais.

Independentemente do método utilizado e da referência selecionada para estimativa do percentil de peso fetal, é bem aceito que um feto com PFE abaixo do percentil 10 seja considerado um feto PIG. Contudo, se o PFE estiver abaixo do percentil 3 ou do percentil 10 com anormalidades ao Doppler, o feto pode ser classificado com RCF, como será explicado adiante neste texto. Alguns especialistas também consideram uma CA menor que o percentil 10 ou 3 como critério para diagnóstico de fetos PIG ou RCF, respectivamente. Outra alternativa seria observar uma redução da velocidade de crescimento em exames ultrassonográficos seriados (seguimento longitudinal). Todavia, o uso de percentis de PFE permanece como o padrão mais adotado.

Especialistas concordam que parâmetros funcionais devem ser incluídos no diagnóstico da RCF quando o peso fetal estiver comprometido. Aqueles utilizados mais frequentemente são os dopplervelocimétricos dos seguintes vasos:

- **Artéria umbilical (AU):** o estudo Doppler da AU provê informação sobre a disfunção placentária. Na presença de insuficiência placentária com gravidade progressiva há maior resistência placentária, representada por índice de pulsatilidade (IP) elevado (> percentil 95) ou por comprometimento do componente diastólico final de sua curva espectral (ausente ou reverso). O estudo Doppler da AU fornece informação não apenas diagnóstica, como também prognóstica, e é útil para a conduta a ser adotada em caso de RCF. Quando o risco de óbito fetal de um feto com anormalidades dopplervelocimétricas da AU supera os riscos da prematuridade, está justificada a antecipação do parto.
- **Artéria cerebral média (ACM) e índice cerebroplacentário (ICP):** o estudo Doppler da ACM informa a respeito da ocorrência de vasodilatação cerebral, que é um marcador de hipoxia. Existe associação entre anormalidade do IP da ACM (< percentil 5) e resultados perinatais e neurológicos adversos, particularmente em casos de RCF tardia e independentemente dos resultados dopplervelocimétricos da AU, que frequentemente se encontram normais nesses casos tardios. Fetos PIG com IP da ACM anormal também se encontram em risco aumentado para cesariana de emergência em razão da perda do bem-estar fetal quando comparados a fetos PIG com IP da ACM normal. Entretanto, o estudo Doppler da ACM tem especificidade aceitável, mas sensibilidade baixa para detecção de RCF, o que pode ser melhorado com o uso do ICP. Esse índice é calculado pela razão entre o IP da ACM e o IP da AU e melhora consideravelmente a sensibilidade do estudo isolado da AU e da ACM. O ICP já se encontra diminuído quando seus componentes individuais sofrem modificações leves, mas ainda dentro dos limites de normalidade. Portanto, ICP < percentil 5 também é um critério que contribui para o diagnóstico da RCF quando o peso fetal está comprometido.
- **Artéria uterina (AUt):** o estudo Doppler da AUt reflete o grau de invasão trofoblástica e tem sido amplamente utilizado em algoritmos de predição de pré-eclâmpsia no primeiro trimestre de gravidez. No terceiro trimestre, o índice de pulsatilidade médio (IPm) das AUt também é capaz de predizer resultados perinatais adversos. Esse índice não melhora o valor preditivo do estudo Doppler cerebral; entretanto, quando acima do percentil 95, identifica um subgrupo de fetos de alto risco para progressão para anormalidades de tal estudo.

Alguns parâmetros funcionais não são úteis para o diagnóstico da RCF, mas são fundamentais para seu seguimento:

- **Estudo Doppler do ducto venoso (DV):** o DV é um vaso que só existe na vida fetal e que conecta a veia umbilical com o coração na região intra-hepática da veia cava inferior. Portanto, o estudo Doppler do DV fornece informação sobre a função do coração. Trata-se do parâmetro de Doppler isolado que prediz mais fortemente o risco de óbito fetal a curto prazo em caso de RCF. As curvas espectrais do DV se tornam anormais (IP do DV > percentil 95 ou onda 'a' reversa) somente em estágios avançados de comprometimento fetal e hipoxia.

- **Cardiotocografia (CTG) e cardiotocografia computadorizada (CTGc):** não há evidências que deem suporte à monitorização tradicional da frequência cardíaca fetal (FCF) ou ao teste fetal "sem estresse" em caso de RCF. A maior limitação da CTG convencional é a subjetividade na interpretação dos traçados da FCF, que pode ser extremamente desafiadora em fetos pré-termo, nos quais a variabilidade se encontra fisiologicamente reduzida. Por outro lado, a CTGc avalia a variabilidade de curto prazo (ou *short-term variation* – STV), aspecto que não se pode avaliar subjetivamente. Evidências sugerem que a CTGc é sensível para detectar estágios avançados de deterioração fetal e tem valor similar ao DV com onda 'a' reversa para a predição de óbito fetal a curto prazo. O estudo TRUFFLE, um ensaio clínico randomizado para RCF precoce, sugere que o estudo Doppler do DV combinado com a CTGc parece ser a melhor maneira de acompanhar esses casos. Sabe-se, contudo, que a CTGc não está disponível na maioria dos centros de medicina fetal. Nesse caso, não é recomendado o uso da CTG convencional em substituição à CTGc, porque essa é a única medida objetiva da FCF que foi validada com testes invasivos de hipoxemia e acidemia. A STV é anormal quando < 3,5ms entre 26 e 28 semanas e 6 dias e < 4ms entre 29 e 31 semanas e 6 dias de gestação. No entanto, critérios mais rigorosos podem ser adotados para indicar ou não a antecipação do parto.

Outros parâmetros já foram considerados para a monitorização de fetos com RCF, mas sem benefícios claros:

- **Perfil biofísico fetal (PBF):** trata-se de um parâmetro calculado pela combinação da avaliação ultrassonográfica do tônus fetal, dos movimentos respiratórios e corporais, do índice de líquido amniótico e da CTG convencional. Foi desenvolvido para melhorar o desempenho da avaliação da FCF; entretanto, uma metanálise revelou que não há benefícios com seu uso em gestações de alto risco. Por essa razão, sempre que estiverem disponíveis a avaliação Doppler feita por especialista e a CTGc, a incorporação do PBF nos protocolos de RCF é questionável.
- **Índice de líquido amniótico (ILA):** é usado essencialmente como parte do PBF. O volume de líquido amniótico é considerado um parâmetro que reflete alterações fetais crônicas. As evidências são limitadas em relação ao papel do oligoâmnio para predição de complicações perinatais na RCF em fetos que estão sendo controlados por meio do estudo Doppler. Portanto, a inclusão do ILA nos protocolos de conduta da RCF também é questionável.

Especialistas concordam em consenso que anomalias congênitas devem estar ausentes no diagnóstico de RCF. Assim, devem ser excluídas condições como doenças infecciosas (citomegalovírus, rubéola, toxoplasmose, sífilis ou zika vírus e malária, em populações de áreas de risco), genéticas ou anomalias estruturais. Por essa razão, uma avaliação anatômica fetal ultrassonográfica detalhada é necessária e pode incluir ecocardiografia e neurossonografia se o PFE se encontra abaixo do percentil 3. A realização de amniocentese para testes genéticos (cariótipo) não está recomendada em todos os casos, mas pode ser aplicada na presença de RCF grave e precoce (< percentil 3 antes de 24 semanas ou antes de 28 semanas na presença de marcadores ultrassonográficos ou malformações menores). A avaliação genética também está indicada na presença de PFE < percentil 10 se há associação a malformações maiores.

Em virtude da frequente associação existente entre RCF e pré-eclâmpsia, também é importante completar a investigação diagnóstica com avaliação da pressão arterial materna, pesquisa de proteinúria e provas hepática e renal, se houver elevação da pressão arterial.

CLASSIFICAÇÃO E CONDUTA

A RCF pode ser classificada de acordo com a idade gestacional de aparecimento, se precoce ou tardiamente durante a gestação. Especialistas concordam que a idade gestacional de demarcação deve ser a de 32 semanas. Essa classificação diferencia dois fenótipos que correspondem a distintos graus de doença placentária, respostas adaptativas e tipos de deterioração. Portanto, a RCF tardia não apresenta a mesma sequência de alterações dopplervelocimétricas que a RCF precoce.

RCF de início precoce

A RCF de início precoce é o tipo menos prevalente e representa 20% a 30% de todos os casos de RCF. Sua associação à pré-eclâmpsia precoce é comum, bem como à insuficiência placentária e à hipoxia fetal crônica. Como o feto ainda é imaturo, existe uma tolerância maior à hipoxia. A deterioração fetal normalmente leva semanas para ocorrer. Isso explica a história natural da doença, em que o estudo Doppler da AU está alterado em uma proporção elevada de casos. A condição fetal se deteriora segundo a progressão para hipoxia descompensada e acidose, o que se reflete em anormalidades crescentes no estudo Doppler da AU (de elevação do IP para observação de componente diastólico final ausente e reverso) e elevação do IP do DV. Essa cascata de alterações no padrão dopplervelocimétrico torna possível a monitorização progressiva da deterioração fetal e a eleição do melhor momento para o parto eletivo. A conduta na RCF precoce é desafiadora e envolve altas taxas de morbimortalidade perinatal.

RCF de início tardio

A RCF de início tardio, por outro lado, representa 70% a 80% dos casos de RCF e está menos frequentemente associada à pré-eclâmpsia. O grau de doença placentária é leve e, portanto, o estudo Doppler da AU costuma ser normal em praticamente todos os casos. Apesar da presença de IP da AU normal, existe importante associação a ICP e IP da ACM anormais (< percentil 5). Sinais de deterioração fetal avançada com alterações nos padrões do DV raramente são observados na RCF tardia. Portanto, a história natural da doença evolui de maneira diferente e não ocorre a cascata de alterações do bem-estar fetal descrita para a RCF precoce. Por ser o feto mais maduro, há menor tolerância à hipoxia e risco maior de deterioração fetal aguda e comprometimento do bem-estar do feto no momento do parto. Portanto, a RCF tardia pode apresentar comprometimento fetal rápido, com danos graves, além de óbito fetal na ausência de padrões de deterioração previsíveis (típicos na RCF precoce). O diagnóstico da RCF tardia é desafiador, enquanto a conduta não costuma oferecer maiores dificuldades.

Estágios clínicos

Embora a classificação segundo a idade gestacional de início seja muito importante para o entendimento das diferentes apresentações clínicas da RCF e para a padronização do estudo da doença, do ponto de vista clínico se mostra mais útil classificar os fetos pequenos em estágios segundo índices ou sinais que se associam a riscos e prognósticos semelhantes para o feto. Esse tipo de abordagem possibilita a uniformização dos intervalos de seguimento, do momento do parto e outras condutas pertinentes conforme o risco. A seguinte classificação com base em estágios clínicos foi proposta por Figueras e Gratacós:

- **PIG:** uma vez identificado um feto pequeno (PFE < percentil 10), o primeiro passo consiste em acrescentar à investigação o estudo Doppler, incluindo IPm AUt, IP AU, IP ACM a ICP. Essas medidas auxiliarão a diferenciação entre PIG e RCF. Se todos os parâmetros forem normais e o PFE não estiver abaixo do percentil 3, o feto pode ser classificado como PIG. Os resultados perinatais costumam ser bons. O seguimento a cada 2 semanas é considerado seguro, e o limite de idade gestacional recomendado para resolução da gravidez é de 40 semanas. O trabalho de parto pode ser induzido se não houver contraindicações obstétricas.
- **Estágio I RCF:** inclui os fetos com PFE < percentil 3 ou < percentil 10 com alterações em pelo menos um dos seguintes parâmetros dopplervelocimétricos: IPm AUt, IP AU, IP ACM e ICP. As evidências sugerem baixo risco de deterioração fetal antes do termo. O controle semanal parece ser razoável, e é aceitável a indicação do parto com 37 semanas. Nesse caso, a indução do trabalho de parto não está contraindicada, embora seja importante informar que existe um risco aumentado de perda do bem-estar fetal.
- **Estágio II RCF:** esse estágio é definido pela ausência do fluxo diastólico final na curva espectral da AU ("AU ausente"). O controle recomendado é de duas vezes por semana. O parto não deve ser recomendado antes de 34 semanas. O risco de cesariana de urgência quando se induz o trabalho de parto é superior a 50% e, portanto, a indicação de cesariana eletiva é uma opção razoável.
- **Estágio III RCF:** esse estágio é definido pela presença de fluxo diastólico final reverso na AU ("AU reverso") ou IP do DV > percentil 95. Existe associação a risco alto de óbito fetal e piores resultados neurológicos. Entretanto, sinais sugestivos de risco muito elevado de óbito fetal dentro dos próximos dias ainda não estão presentes e por esse motivo parece razoável atrasar a realização de cesariana eletiva para reduzir os possíveis efeitos deletérios da prematuridade extrema. O controle deve ser realizado a cada 24 ou 48 horas. A idade gestacional recomendada para a realização da cesariana é depois de 30 semanas.
- **Estágio IV RCF:** existem desacelerações espontâneas da FCF, STV diminuído (< 3ms) na CTGc ou presença de onda 'a' reversa na curva espectral do DV ("DV reverso"). A resolução da gestação está indicada, devendo ser feita monitorização a cada 12 a 24 horas até a realização do parto. A presença de desacelerações da FCF é um sinal clínico muito ominoso e normalmente é precedida pelos outros dois sinais, sendo, portanto, raramente observada. No entanto, a persistência de desacelerações justifica uma cesariana de emergência. As alterações na CTGc e no DV estão associadas a risco muito alto de óbito fetal dentro dos próximos 3 a 7 dias e também a incapacidades. O parto está indicado depois de 26 semanas por cesariana em centro terciário. A sobrevivência sem complicações limitantes supera os 50% somente após 26 ou 28 semanas de gestação. Por essa razão, antes desse limite de viabilidade os pais devem ser aconselhados por equipes multidisciplinares.

Na Figura 34.1 encontra-se resumido o protocolo integrado de conduta de acordo com os estágios clínicos da RCF.

Independentemente do estágio, o seguimento adequado e a programação eletiva do parto são as únicas opções disponíveis para a conduta diante de um feto PIG/RCF. Na conduta expectante, os controles têm como base a monitorização ultrassonográfica biométrica e funcional. O estudo Doppler da AU, da ACM e do ICP deve ser analisado em todos os controles, enquanto o da AUt está indicado somente ao diagnóstico. O DV (e CTGc, se disponível) deve ser usado quando AU, ACM ou ICP estão alterados. Sugere-se que os achados patológicos principais sejam confirmados em pelo menos duas ocasiões antes da definição da conduta. Não se recomenda a estimativa de peso fetal com intervalos inferiores a 2 semanas.

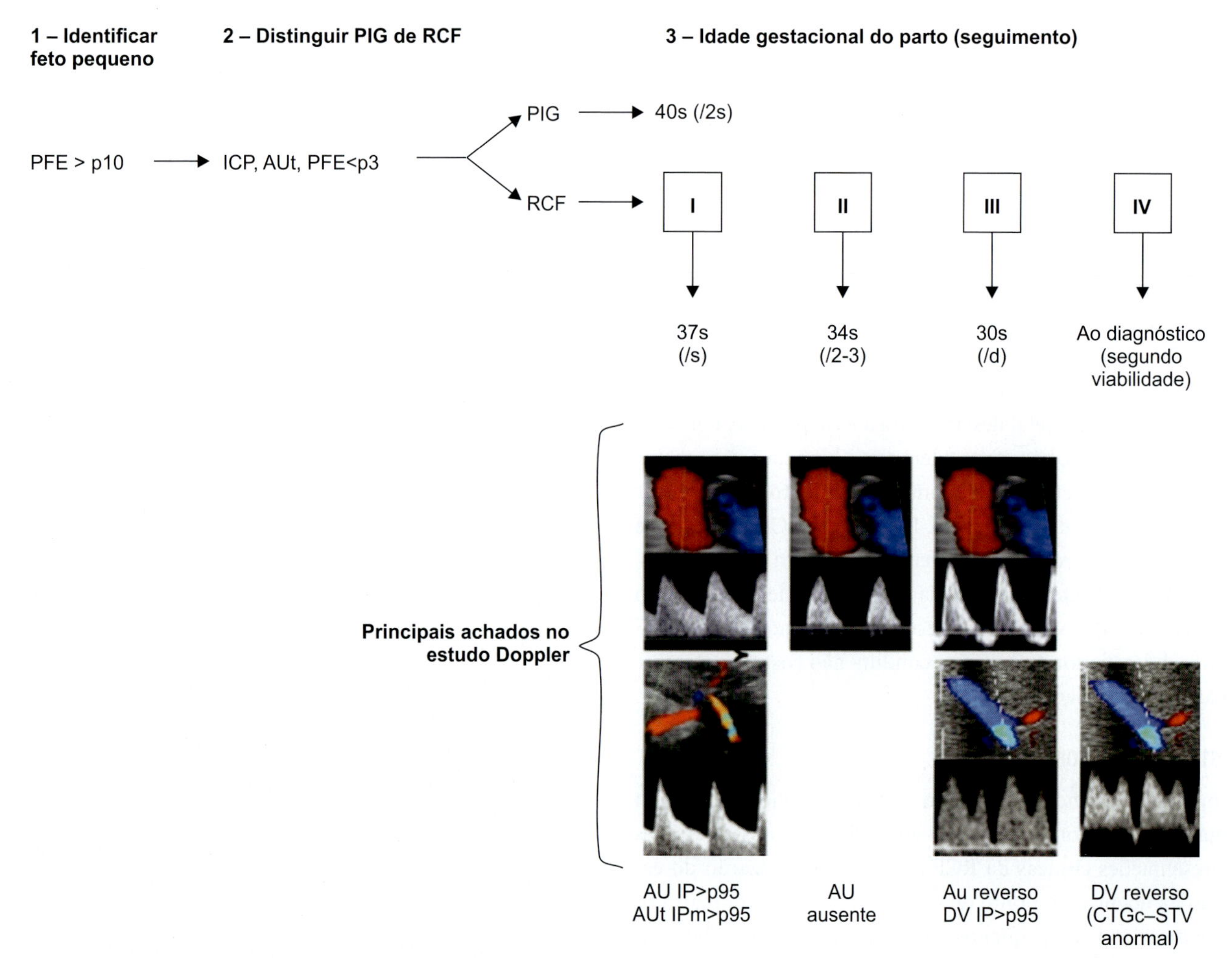

Figura 34.1 Protocolo integrado para conduta na RCF (Adaptada de Figueras e Gratacós. Best Practice and Reseach Clinical Obstetrics and Gynecology 2017).

Particularmente em idades gestacionais precoces, em qualquer estágio, a coexistência de pré-eclâmpsia grave pode distorcer a história natural da RCF e, portanto, está indicado um controle fetal mais rigoroso. Nesses casos, a deterioração fetal pode ocorrer a qualquer momento de maneira inesperada.

As recomendações devem incluir, sempre que possível, a eliminação dos fatores de risco, como o tabagismo. Não há evidências quanto à recomendação de repouso no leito.

Outras alternativas terapêuticas, como o uso de ácido acetilsalicílico, heparina ou citrato de sildenafila, têm sido apresentadas na literatura. Entretanto, não há evidências consistentes que deem suporte ao uso de nenhum desses medicamentos uma vez já esteja estabelecido o diagnóstico de RCF.

Antes do parto, medidas como a indução do amadurecimento pulmonar com corticoides e a neuroproteção com sulfato de magnésio devem ser aplicadas segundo os protocolos locais.

Em caso de indução do trabalho de parto, a monitorização contínua da FCF está indicada desde o início das contrações, uma vez que a taxa de cesarianas de urgência por perda do bem-estar fetal é mais elevada em fetos PIG/RCF.

RESULTADOS

Resultados perinatais (ou a curto prazo)

Quando se consideram os cenários mais otimistas em termos de resultados perinatais, a mortalidade geral estimada pode atingir até 10% depois de 26 semanas de gestação (ou cerca de 3% depois de 30 semanas), e a presença de morbidade neonatal grave pode chegar a 25%. A maioria dos óbitos perinatais ocorre em gestações acometidas por RCF grave (PFE < percentil 3) associada a achados anormais no estudo Doppler, o que implica menor idade gestacional no momento do parto e menor peso ao nascer. A Figura 34.2 ilustra a morbimortalidade perinatal segundo percentis de peso ao nascer.

Resultados a longo prazo

Sabe-se que a RCF se associa a piores resultados de desenvolvimento neuropsicomotor, particularmente quando há comprometimento da circulação fetal. A prevalência de incapacidades aos 2 anos de vida nos fetos que sobrevivem ao período neonatal pode atingir 5% a 15%. O desenvolvimento neurológico pode estar prejudicado tanto na RCF precoce como na

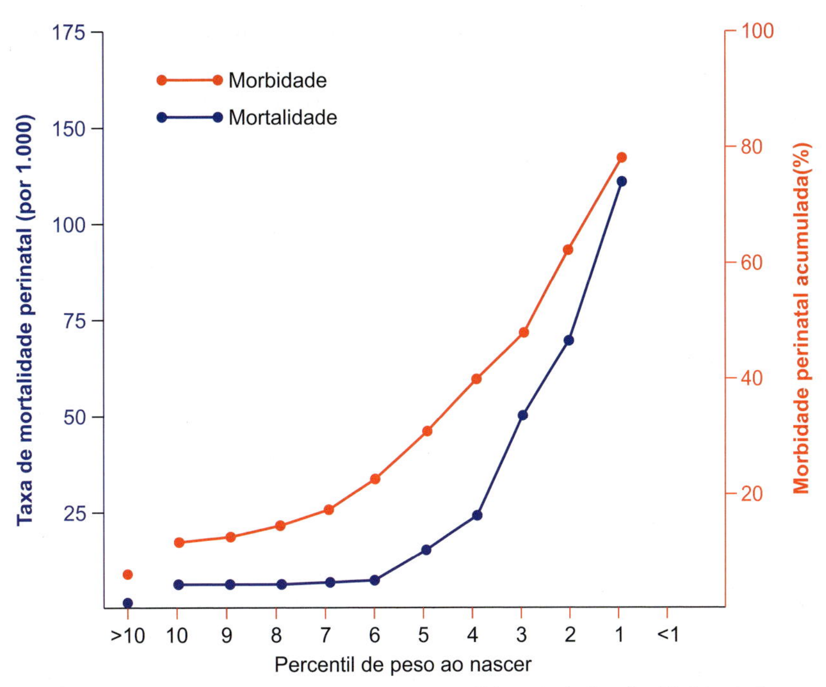

Figura 34.2 Mortalidade e morbidade perinatais segundo percentil de peso ao nascer (Adaptada de Manning FA. Intrauterine growth retardation. In: Fetal medicine: Principles and practice. Norwalk-CT: Appleton & Lange, 1995.)

tardia. Na precoce, os atrasos no desenvolvimento costumam ser mais neurológicos e motores, enquanto na tardia o impacto parece ser maior nos domínios de comportamento. Um estudo de coorte revelou que fetos PIG nascidos no termo com achado isolado de IP da ACM alterado podem apresentar risco maior de comprometimento sutil do desenvolvimento neurológico aos 2 anos de idade, principalmente nas áreas de comunicação e de resolução de problemas.

Além disso, o baixo peso ao nascer está associado a taxas mais elevadas de doenças cardiovasculares e metabólicas na vida adulta. Variações no suplemento de nutrientes para o feto humano podem provocar efeitos profundos a longo prazo. A associação entre baixo peso ao nascer e doenças crônicas é explicada como consequência da plasticidade durante o desenvolvimento, um fenômeno pelo qual um único genótipo pode gerar um espectro de diferentes estados fisiológicos ou morfológicos em resposta a diferentes condições ambientais presentes durante o desenvolvimento. Esse conceito também é conhecido como programação fetal. A morbidade na fase adulta pode incluir doenças cardíacas coronárias, resistência aumentada à insulina, hipertensão, comprometimento do sistema imune e condições gastrointestinais. Entretanto, atenção especial deve ser dada às doenças cardiovasculares.

O coração é um órgão central no processo adaptativo do feto à insuficiência placentária. A disfunção cardíaca tem papel central na fisiopatologia da RCF, seja precoce, seja tardia. As evidências clínicas sugerem que a RCF induz modificações cardíacas primárias (remodelamento) na vida fetal que implicam um coração menos efetivo. Essas alterações persistem na vida pós-natal e se associam à predisposição para doença cardiovascular na vida adulta. Uma hipótese interessante é a de que a avaliação da função cardíaca fetal pode contribuir para a identificação de casos de RCF sob risco de desenvolver doença cardiovascular ao longo da vida e consequentemente possibilitar intervenções preventivas.

Estudos em animais indicam que alterações nos padrões de metabolismo ou epigenéticos determinadas por exposição a insultos pré-natais podem ser corrigidas se forem adotadas intervenções precocemente, mas não tardiamente. Evidências sugerem que intervenções no início da vida extrauterina podem ter efeitos importantes nas alterações cardiovasculares associadas à RCF. As estratégias incluem manutenção de peso adequado, promoção do aleitamento materno, intervenções dietéticas, como dieta rica em gordura polinsaturada, e estimulação precoce. Portanto, parece haver uma janela de oportunidades para atuação nos casos de RCF.

PREDIÇÃO E PREVENÇÃO

Como os eventos obstétricos adversos, a exemplo da RCF, são dificilmente previsíveis apenas pela história materna e a avaliação dos fatores de risco, testes com múltiplos parâmetros têm sido pesquisados na tentativa de calcular o risco individual e melhorar a detecção das pacientes sob risco maior e que poderiam ser candidatas a medidas intervencionistas preventivas.

Primeiro trimestre

No primeiro trimestre, o rastreamento combinado das características maternas, pressão arterial, estudo Doppler das AUt e concentração sérica da proteína A plasmática associada à gravidez (*pregnancy-associated plasma protein A* – PAPP-A) e da fração beta livre da gonadotrofina coriônica humana (β-hCG) podem alcançar uma taxa de detecção de 73% para fetos PIG com taxa de falso-positivos de 15%. Entretanto, esse resultado pode ser explicado em parte pela associação entre PIG precoces e pré-eclâmpsia. A predição de fetos PIG tardios é ainda mais desafiadora.

Recentemente, em um importante ensaio clínico multicêntrico, duplo-cego e controlado com placebo, que incluiu mulheres com alto risco de pré-eclâmpsia pré-termo, a administração de ácido acetilsalicílico (AAS) na dose de 150mg/dia de 11 a 14 semanas até 36 semanas de gestação mostrou reduzir significativamente a incidência de pré-eclâmpsia pré-termo em comparação com o placebo. Contudo, a redução da incidência dos resultados secundários da pesquisa, como PIG e óbito fetal, não foi estatisticamente significativa. Cabe ressaltar que isso provavelmente se deve ao fato de o número amostral desse estudo não ter alcançado poder estatístico adequado para os resultados secundários e, portanto, existir a possibilidade de que o AAS reduza a ocorrência de RCF precoce ou contribua para retardar o início ou a gravidade da doença. Assim, ainda precisam ser estudadas e otimizadas estratégias para detecção e prevenção da RCF no primeiro trimestre.

Segundo trimestre

Se o rastreamento for transferido para o segundo trimestre, em gestações clinicamente consideradas de alto risco a predição de resultados perinatais adversos por meio de provas de função placentária parece ser mais efetiva do que no primeiro trimestre, de acordo com um estudo de coorte prospectivo que avaliou o uso do estudo Doppler da AUt e da morfologia placentária de biomarcadores (PAPP-A no primeiro trimestre e hCG total e alfafetoproteína [AFP] no segundo). No entanto, as estratégias de prevenção da RCF para pacientes identificadas como de alto risco no segundo trimestre ainda não estão estabelecidas, o que limita a utilidade do rastreamento nessa fase da gravidez.

Terceiro trimestre

À luz dos fatos e em virtude dos desafios do diagnóstico da RCF tardia, a melhora da detecção no terceiro trimestre também pode contribuir para a prevenção de resultados adversos. Um modelo integrado com múltiplas variáveis, incluindo risco basal (características maternas), percentil do PFE, IPm da AUt e marcadores bioquímicos (fator de crescimento placentário [PlGF], estriol – com lipocalina-2 para fetos PIG), parece melhorar modestamente a detecção de fetos PIG e com RCF entre 32 e 36 semanas de gestação em comparação ao rastreamento com base apenas no percentil de PFE. Contudo, ainda não está claro se a melhora na detecção reduz a ocorrência de resultados adversos, o que torna necessários mais estudos. A vantagem de um rastreamento otimizado de terceiro trimestre é que a antecipação do parto pode ser indicada caso se observe que o risco de óbito fetal supera os da prematuridade.

CONSIDERAÇÕES FINAIS

A RCF permanece como uma complicação obstétrica frequente e importante. As estratégias de predição e prevenção ainda são insuficientes, e a melhor prática clínica tem por base evitar os fatores de risco e promover uma vigilância cuidadosa de modo a possibilitar a escolha do melhor momento para a resolução da gestação. Fetos PIG ou com RCF parecem se beneficiar de controle adequado por grupos que envolvem obstetras, especialistas em medicina fetal e neonatologistas. Portanto, mesmo que os protocolos fundamentados nas evidências científicas precisem de alguma maneira ser adaptados ao contexto local, a adoção de um protocolo bem estabelecido para o seguimento certamente melhora a condução e o cuidado.

Vale ressaltar também o crescente conhecimento sobre o possível impacto a longo prazo da RCF na infância e na vida adulta. A conscientização sobre o tema é a base para um seguimento pós-natal adequado e para a adoção de estratégias terapêuticas que possam melhorar os resultados. Ademais, as implicações da programação fetal no contexto da RCF devem ser levadas em consideração não somente na condução da doença fetal, mas também em diretrizes para cuidado da saúde da criança e do adulto. A ideia de que existe uma janela de oportunidade para atuação precoce nesses casos deve ser explorada nesse que permanece como um campo aberto às pesquisas.

Leitura complementar

ACOG. Methods for estimating the due date. Obstet Gynecol 2017; 129(5):959-60.

Alberry M, Soothill P. Management of fetal growth restriction. Arch Dis Child – Fetal Neonatal Ed 2007; 92(1):F62-7.

Anderson NH, Sadler LC, McKinlay CJD, McCowan LME. INTERGROWTH-21st vs customized birthweight standards for identification of perinatal mortality and morbidity. Am J Obstet Gynecol 2016; 214(4):509.e1-7.

Barker DJP. Adult consequences of fetal growth restriction. Clin Obstet Gynecol 2006; 49(2):270-83.

Baschat AA. Neurodevelopment after fetal growth restriction. Fetal Diagn Ther 2014; 36(2):136-42.

Bilardo CM, Hecher K, Visser GHA et al. Severe fetal growth restriction at 26-32 weeks: Key messages from the TRUFFLE study. Ultrasound Obstet Gynecol 2017; 50(3):285-90.

Costa SL, Proctor L, Dodd JM et al. Screening for placental insufficiency in high-risk pregnancies: Is earlier better? Placenta 2008; 29(12):1034-40.

Crispi F, Bijnens B, Figueras F et al. Fetal growth restriction results in remodeled and less efficient hearts in children. Circulation 2010; 121(22):2427-36.

Crispi F, Gratacós E. Fetal cardiac function: Technical considerations and potential research and clinical applications. Fetal Diagn Ther 2012; 32(1-2):47-64.

Crovetto F, Crispi F, Scazzocchio E et al. First-trimester screening for early and late small-for-gestational-age neonates using maternal serum biochemistry, blood pressure and uterine artery Doppler. Ultrasound Obstet Gynecol 2014; 43(1):34-40.

Crovetto F, Triunfo S, Crispi F et al. First-trimester screening with specific algorithms for early- and late-onset fetal growth restriction. Ultrasound Obstet Gynecol 2016; 48(3):340-8.

Cruz-Martínez R, Figueras F, Hernandez-Andrade E, Oros D, Gratacos E. Fetal brain doppler to predict cesarean delivery for nonreassuring fetal status in term small-for-gestational-age fetuses. Obstet Gynecol 2011; 117(3):618-26.

Cruz-Martinez R, Savchev S, Cruz-Lemini M, Mendez A, Gratacos E, Figueras F. Clinical utility of third-trimester uterine artery Doppler in the prediction of brain hemodynamic deterioration and adverse perinatal outcome in small-for-gestational-age fetuses. Ultrasound Obstet Gynecol 2015; 45(3):273-8.

Demicheva E, Crispi F. Long-term follow-up of intrauterine growth restriction: Cardiovascular disorders. Fetal Diagn Ther 2014; 36(2):143-53.

Eixarch E, Meler E, Iraola A et al. Neurodevelopmental outcome in 2-year-old infants who were small-for-gestational age term fetuses with cerebral blood flow redistribution. Ultrasound Obstet Gynecol 2008; 32(7):894-9.

Ferrazzi E, Bozzo M, Rigano S et al. Temporal sequence of abnormal Doppler changes in the peripheral and central circulatory systems of the severely growth-restricted fetus. Ultrasound Obstet Gynecol 2002; 19(2):140-6.

Figueras F, Gratacos E. An integrated approach to fetal growth restriction. Best Pract Res Clin Obstet Gynaecol 2017; 38:48-58.

Figueras F, Gratacos E. Stage-based approach to the management of fetal growth restriction. Prenat Diagn 2014; 34(7):n/a-n/a.

Figueras F, Gratacós E. Update on the diagnosis and classification of fetal growth restriction and proposal of a stage-based management protocol. Fetal Diagn Ther; 36(2):86-98.

Ganzevoort W, Alfirevic Z, von Dadelszen P et al. STRIDER: Sildenafil therapy in dismal prognosis early-onset intrauterine growth restriction – A protocol for a systematic review with individual participant data and aggregate data meta-analysis and trial sequential analysis. Syst Rev 2014; 3(1):23.

Gordijn SJ, Beune IM, Thilaganathan B et al. Consensus definition of fetal growth restriction: a Delphi procedure. Ultrasound Obstet Gynecol 2016; 48(3):333-9.

Gramellini D, Folli MC, Raboni S, Vadora E, Merialdi A. Cerebral-umbilical Doppler ratio as a predictor of adverse perinatal outcome. Obstet Gynecol 1992; 79(3):416-20.

Grantz KL, Hediger ML, Liu D, Buck Louis GM. Fetal growth standards: the NICHD fetal growth study approach in context with INTERGROWTH-21st and the World Health Organization Multicentre Growth Reference Study. Am J Obstet Gynecol 2017.

Grit T. Infant well-being at 2 years of age in the Growth Restriction Intervention Trial (GRIT): Multicentered randomized controlled trial. Obstet Gynecol 2004; 104(5, Part 1):1099.

Groom KM, David AL. The role of aspirin, heparin, and other interventions in the prevention and treatment of fetal growth restriction. Am J Obstet Gynecol 2017:1-12.

Hadlock FP, Harrist RB, Sharman RS, Deter RL, Park SK. Estimation of fetal weight with the use of head, body, and femur measurements – A prospective study. Am J Obstet Gynecol 1985; 151(3):333-7.

Hecher K, Bilardo CM, Stigter RH et al. Monitoring of fetuses with intrauterine growth restriction: A longitudinal study. Ultrasound Obstet Gynecol 2001; 18(6):564-70.

Hershkovitz R, Kingdom JCP, Geary M, Rodeck CH. Fetal cerebral blood flow redistribution in late gestation: Identification of compromise in small fetuses with normal umbilical artery Doppler. Ultrasound Obstet Gynecol 2000; 15(3):209-12.

Illa M, Brito V, Pla L et al. Early environmental enrichment enhances abnormal brain connectivity in a rabbit model of intrauterine growth restriction. Fetal Diagn Ther 2017:1-10.

Kane SC, da Silva Costa F, Brennecke S. First trimester biomarkers in the prediction of later pregnancy complications. Biomed Res Int 2014; 2014(i):1-6.

Lalor JG, Fawole B, Alfirevic Z, Devane D. Biophysical profile for fetal assessment in high risk pregnancies. Cochrane Database Syst Rev 2008; (1):CD000038.

Lee ACC, Kozuki N, Cousens S et al. Estimates of burden and consequences of infants born small for gestational age in low and middle income countries with INTERGROWTH-21st standard: Analysis of CHERG datasets. BMJ 2017; 358:j3677.

Lees C, Marlow N, Arabin B et al. Perinatal morbidity and mortality in early--onset fetal growth restriction: cohort outcomes of the trial of randomized umbilical and fetal flow in Europe (TRUFFLE). Ultrasound Obstet Gynecol 2013; 42(4):400-8.

Lees CC, Marlow N, van Wassenaer-Leemhuis A et al. 2-year neurodevelopmental and intermediate perinatal outcomes in infants with very preterm fetal growth restriction (TRUFFLE): A randomised trial. Lancet 2015; 385(9983):2162-72.

Levine TA, Grunau RE, McAuliffe FM, Pinnamaneni R, Foran A, Alderdice FA. Early childhood neurodevelopment after intrauterine growth restriction: A systematic review. Pediatrics 2015; 135(1):126-41.

Manning FA. Intrauterine growth retardation. In: Fetal medicine: Principles and practice. 1st ed. Appleton & Lange 1995:317.

Manning FA. Practice Bulletin – Fetal growth restriction. Curr Opin Obstet Gynecol 1995; 7(2):146-9.

Miranda J, Rodriguez-Lopez M, Triunfo S et al. Prediction of fetal growth restriction using estimated fetal weight vs a combined screening model in the third trimester. Ultrasound Obstet Gynecol 2017; 50(5):603-11.

Morse K, Williams A, Gardosi J. Fetal growth screening by fundal height measurement. Best Pract Res Clin Obstet Gynaecol 2009; 23(6):809-18.

Oros D, Figueras F, Cruz-Martinez R, Meler E, Munmany M, Gratacos E. Longitudinal changes in uterine, umbilical and fetal cerebral Doppler indices in late-onset small-for-gestational age fetuses. Ultrasound Obstet Gynecol 2011; 37(2):191-5.

Poon LCY, Kametas NA, Pandeva I, Valencia C, Nicolaides KH. Mean arterial pressure at 11(+0) to 13(+6) weeks in the prediction of preeclampsia. Hypertens (Dallas, Tex 1979) 2008; 51(4):1027-33.

Rolnik DL, Wright D, Poon LC et al. Aspirin versus placebo in pregnancies at high risk for preterm preeclampsia. N Engl J Med 2017; NEJMoa1704559.

Rolnik DL, Wright D, Poon LC et al. ASPRE trial: performance of screening for preterm pre-eclampsia. Ultrasound Obstet Gynecol 2017.

Royal College of Obstetricians and Gynaecologist. The investigation and management of the small for gestational age fetus. Green-top Guidel 2013; 31(31):1-34.

Savchev S, Figueras F, Sanz-Cortes M et al. Evaluation of an optimal gestational age cut-off for the definition of early- and late-onset fetal growth restriction. Fetal Diagn Ther 2014; 36(2):99-105.

Sovio U, Smith GCS. The effect of customization and use of a fetal growth standard on the association between birthweight percentile and adverse perinatal outcome. Am J Obstet Gynecol 2017:1-7.

Sovio U, White IR, Dacey A, Pasupathy D, Smith GCS. Screening for fetal growth restriction with universal third trimester ultrasonography in nulliparous women in the Pregnancy Outcome Prediction (POP) study: A prospective cohort study. Lancet 2015; 386(10008):2089-97.

Turan OM, Turan S, Gungor S et al. Progression of Doppler abnormalities in intrauterine growth restriction. Ultrasound Obstet Gynecol 2008; 32(2):160-7.

Unterscheider J, Daly S, Geary MP et al. Optimizing the definition of intrauterine growth restriction: The multicenter prospective PORTO Study. Am J Obstet Gynecol 2013; 208(4):290.e1-6.

Unterscheider J, O'Donoghue K, Daly S et al. Fetal growth restriction and the risk of perinatal mortality – Case studies from the multicentre PORTO study. BMC Pregnancy Childbirth 2014; 14(1):63.

Wienerroither H, Steiner H, Tomaselli J, Lobendanz M, Thun-Hohenstein L. Intrauterine blood flow and long-term intellectual, neurologic, and social development. Obstet Gynecol 2001; 97(3):449-53.

Wright D, Syngelaki A, Akolekar R, Poon LC, Nicolaides KH. Competing risks model in screening for preeclampsia by maternal characteristics and medical history. Am J Obstet Gynecol 2015; 213(1):62.e1-10.

CAPÍTULO 35

Isoimunização Materna pelo Fator Rh

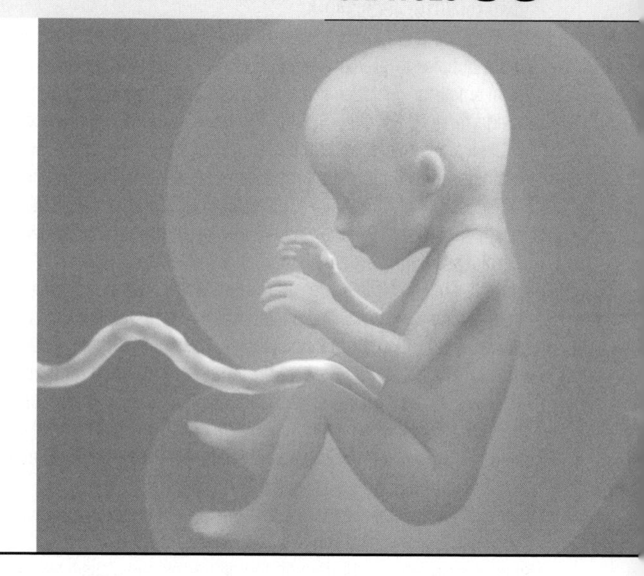

Antonio Carlos Vieira Cabral

INTRODUÇÃO

A isoimunização materna pelo fator Rh ou doença hemolítica perinatal é uma doença fetal que cursa com anemia consequente à destruição de hemácias (hemólise) e à presença de glóbulos vermelhos nas formas jovens e imaturas da circulação fetal (eritroblastos). A circulação fetal e a circulação materna, como se sabe, não se contatam ao longo da gravidez e no parto em condições normais. Há, no entanto, situações nas quais o sangue fetal entra na circulação materna, podendo desencadear uma resposta imune por parte da gestante a esse sangue algumas vezes incompatível, à semelhança do que se observa nas transfusões sanguíneas incompatíveis. A fisiopatologia da doença pode ser sintetizada como um quadro típico de imunoincompatibilidade sanguínea materno-fetal com a formação de anticorpos pelo sistema imune materno em resposta à exposição aos antígenos das hemácias fetais. A superfície da hemácia humana é revestida por mais de quatro dezenas de antígenos. Os antígenos do chamado complexo Rh (antígenos Cc, Dd, Ee) são os mais envolvidos na sensibilização materna, mas é possível encontrar casos de sensibilização materna contra outros antígenos eritrocitários ditos irregulares (Lewis, Kell, Duffy, Kidd e outros).

O estudo da isoimunização materno-fetal passou por várias etapas evolutivas desde os primeiros relatos da doença realizados por Hipócrates (400 a.C.). O nascimento de crianças edemaciadas, com sistema hematopoético hipertrofiado e em anasarca determinou a primeira denominação da doença como eritroblastose fetal, cunhada pela patologista Edite Potter. Somente no início da década de 1940, após a descoberta da tipagem sanguínea por Levine, determinou-se sua etiologia. A meta para prevenção da doença passou a ser a adoção de medidas que evitassem o contato de sangue fetal com a circulação materna. Em mulheres Rh-negativas, passaram a ser recomendados partos com o menor trauma possível. Foi no início dos anos 1960 que a doença passou a ter a possibilidade de prevenção com maior eficiência a partir do desenvolvimento da imunoglobulina anti-Rh ("vacina anti-Rh"). O uso da imunoglobulina no pós-parto imediato de mulheres Rh-negativas que pariram filhos com sangue Rh positivo reduziu em 98% os casos de isoimunização materna pelo fator Rh. Nos dias atuais, estima-se que a proporção de fetos em risco de anemia em virtude da doença hemolítica perinatal seja de 35 a cada 10.000 nascidos vivos.

DETERMINAÇÃO DO Rh FETAL

Há cerca de uma década foram desenvolvidas técnicas laboratoriais que permitem a determinação do Rh fetal em sangue materno a partir de 10 semanas gestacionais. O princípio do exame se baseia na existência de quantidades detectáveis de DNA fetal em circulação no sangue da gestante. A origem desse DNA está nas células trofoblásticas que, ao invadirem a parede uterina materna (invasão trofoblástica primária), entram na circulação materna e, após sofrerem lise, liberam o DNA (semelhante ao das células fetais) para circularem no sangue da gestante. A retirada e a identificação do DNA fetal são obtidas por meio de técnicas de biologia molecular (PCR em tempo real). Dessa maneira, o acompanhamento de mulheres Rh-negativas e parceiros Rh-positivos se torna mais fácil mediante a determinação com certeza do Rh fetal, quantificando o risco real de sensibilização materna em mulheres não sensibilizadas e o estabelecimento do risco da doença hemolítica perinatal quando em gestações de mulheres já sensibilizadas previamente. O achado de feto Rh-negativo no primeiro trimestre gestacional evita a necessidade de exames específicos ao longo da gestação para determinar o risco de complicações da doença hemolítica perinatal. Não se deve esquecer que a determinação fetal de outros antígenos eritrocitários ainda é incipiente, não estando disponível para uso clínico no momento.

PREVENÇÃO DA ISOIMUNIZAÇÃO MATERNA PELO FATOR Rh

A mais importante ação a ser desenvolvida na atenção pré-natal nessa doença consiste na adoção de medidas que previnam a ocorrência do contato entre sangue fetal Rh-positivo e sangue materno Rh-negativo em mulheres não sensibilizadas (teste de Coombs indireto negativo). Quando for inevitável esse acontecimento (parto, aborto, procedimentos invasivos, sangramentos obstétricos placentários), torna-se fundamental o uso da profilaxia através da imunoglobulina anti-Rh ("vacina"). Como destacado previamente, muitas são as possibilidades de uma mulher portadora de sangue Rh-negativo ter contato com sangue incompatível (Rh-positivo). A transfusão sanguínea de urgência utilizando sangue incompatível é uma delas. Atualmente, os cuidados transfusionais reduziram progressivamente essa forma de sensibilização materna. Por outro lado, as causas obstétricas têm assumido importância progressivamente maior.

O abortamento, a gravidez ectópica, os procedimentos propedêuticos ou terapêuticos invasivos (amniocentese, biópsia de vilo corial, cordocentese), as hemorragias placentárias e o parto estão entre as causas obstétricas de sensibilização materna. A passagem de sangue do feto Rh-positivo em direção à circulação materna é observada desde o primeiro trimestre gestacional, acentuando-se nos últimos meses de gravidez. Essa passagem é discreta e raramente capaz de sensibilizar a gestante. No parto, a passagem sanguínea se torna mais exuberante e se acredita que, em média, ocorra uma transfusão feto-materna de volume entre 10 e 15mL de sangue fetal.

Na assistência obstétrica, devem ser evitadas curetagens por abortamento e cirurgias de gravidez ectópica sem o conhecimento do fator Rh da gestante. O parto da mulher Rh-negativa com feto Rh-positivo ou indeterminado deve ser o mais delicado possível, evitando-se a compressão do fundo uterino para expulsão fetal (manobra de Kristeller) e o uso indiscriminado de ocitócicos. O cordão umbilical deve ser ligado imediatamente no coto fetal, e deve-se deixar escoar o sangue contido no segmento do coto placentário. Cuidado semelhante deve ser tomado mesmo na extração manual da placenta durante a cesariana.

A imunoprofilaxia impõe-se como medida capaz de prevenir novos casos de sensibilização. O princípio no qual se baseia o método é o de que, ao ser administrada a imunoglobulina G anti-Rh, é obtida por informação retrógrada (*feed back*) a inibição do sistema imunológico da gestante na resposta ao contato com o antígeno D do complexo Rh. A dose de imunoglobulina deve ser suficiente para impedir que o sangue fetal transfundido (cada 300µg de IgG bloqueia a sensibilização por um volume de 15mL de sangue incompatível) estimule o sistema imune materno.

As transfusões maciças de sangue fetal (> 15mL de sangue) em direção ao organismo materno podem ser detectadas pelo teste de Kleihauer-Betke, que possibilitará o cálculo preciso do volume de sangue fetal na circulação materna para, assim, se proceder ao complemento da dose de imunoglobulina adicional (para cada 15mL de sangue adicional deve ser administrada uma nova dose de 300µg de imunoglobulina anti-D). Nos casos de abortamento, gravidez ectópica e procedimentos invasivos será suficiente a dose única de uma ampola de imunoglobulina. Em grande parte dos partos, será suficiente a dose de 300µg. Nessa situação de pós-parto, a imunoprofilaxia deve ser realizada assim que for constatado tratar-se de neonato Rh-positivo com teste de Coombs direto no sangue umbilical ou neonatal com resultado negativo.

A falha de até 2% na imunoprofilaxia pós-parto levou, em alguns países, à adoção da profilaxia antenatal com o uso de uma dose da imunoglobulina (300µg) na 28ª semana gestacional. Essa conduta visa evitar que o sangue fetal na circulação materna no último trimestre possa sensibilizar a mulher antes mesmo do parto. O ideal, nesses casos, é determinar o Rh fetal no primeiro trimestre, como destacado anteriormente. Atualmente, é possível a determinação do Rh fetal através do sangue materno a partir de 10 semanas da gravidez. A profilaxia antenatal associada à profilaxia pós-parto reduz a falha da profilaxia que ocorrerá, excepcionalmente, em 0,2% das ocasiões.

DIAGNÓSTICO DO RISCO DE OCORRÊNCIA DA DOENÇA HEMOLÍTICA PERINATAL

Diagnóstico da isoimunização materna

Um dos principais objetivos do atendimento pré-natal é reconhecer as gestantes sob risco de sensibilização ou já sensibilizadas pelo fator Rh. Na primeira consulta de atendimento pré-natal, deve ser solicitada a determinação do grupo sanguíneo e do fator Rh da gestante. Nas gestantes portadoras de sangue Rh negativo, deve ser pesquisada a existência de sensibilização prévia. Convém realizar o teste de Coombs indireto no sangue materno. O exame é inespecífico, ou seja, será positivo em todos os casos em que há anticorpos contra antígenos eritrocitários, não apenas os antígenos do complexo Rh.

Para a determinação do antígeno envolvido na sensibilização materna, deve ser solicitado o exame denominado "painel de hemácias", que irá revelar o antígeno responsável pela positividade do teste de Coombs indireto. Na maioria das vezes, confirma-se a sensibilização exclusiva pelo antígeno D (95%), mas podem ocorrer casos de sensibilização por outros antígenos da superfície eritrocitária dentro do próprio complexo Rh (Cc, Ee) ou fora dele (Kell, Dufy, Y e outros). Existem casos de sensibilização materna por múltiplos antígenos, determinando maior gravidade e pior prognóstico fetal.

A titulação do teste de Coombs determina a gravidade da isoimunização. Titulações > 1:32 estão associadas a risco maior de doença fetal. Em caso de teste de Coombs indireto negativo na gestante Rh-negativa, recomenda-se a repetição mensal do exame (em caso de feto Rh-positivo ou de Rh fetal indeterminado) e programar a imunoprofilaxia no pré-natal (28 a 30 semanas) e no pós-parto (primeiras 72 horas), caso tenha nascido ou seja confirmado neonato Rh-positivo. Na gestante sensibilizada, ou seja, com teste de Coombs indireto positivo, procura-se identificar, por meio da anamnese, eventos que possam ter causado a imunização, como a história de transfusões sanguíneas prévias ou durante a gestação atual, bem como o não uso da imunoglobulina após o parto ou aborto. Cabe questionar a evolução das gestações anteriores, relatos de hidropisia fetal, necessidade de transfusões intrauterinas, fototerapia ou exsanguineotransfusões neonatais. Convém lembrar que a doença fetal tende a ser agravada a cada gestação subsequente.

Diagnóstico de comprometimento fetal: grau da anemia

Reconhecida a sensibilização materna e determinado o Rh fetal positivo, deve-se verificar se o feto já apresenta algum grau de hemólise e anemia. A primeira avaliação fetal deve ser realizada entre 18 e 20 semanas. Encontram-se disponíveis métodos invasivos (atualmente pouco utilizados) e não invasivos para avaliação do grau de comprometimento do concepto.

Métodos invasivos

AMNIOCENTESE (INTERESSE HISTÓRICO)

A amniocentese foi muito utilizada no passado para o estudo do líquido amniótico (espectrofotometria), porém tem sido substituída pelos métodos não invasivos para detecção da anemia fetal e também pela cordocentese. Quando necessária, deverá ser realizada em gestações com teste de Coombs indireto com titulação > 1/8, idade gestacional até 32 semanas e história de mau passado obstétrico. À medida que ocorre a lise das hemácias fetais, há acúmulo de bilirrubina, decorrente do metabolismo da heme, com eliminação urinária fetal desse excesso de bilirrubina para o líquido amniótico.

A espectrofotometria do líquido amniótico estima a concentração de bilirrubina nesse líquido através do desvio de densidade óptica detectada no espectrofotômetro, determinando, portanto, de maneira indireta, o nível de hemólise no feto. A curva de Lilley correlaciona a concentração amniótica da bilirrubina à idade gestacional, determinando a existência e a gravidade da anemia fetal. Esse método vem sendo pouco utilizado em virtude do risco de agravamento da sensibilização materna e da baixa acuidade dos resultados.

CORDOCENTESE

A obtenção de uma amostra de sangue fetal por meio da cordocentese, na isoimunização materno-fetal, possibilita a determinação direta da concentração de hemoglobina e do hematócrito fetal, assim como a avaliação de outros parâmetros relacionados com o grau de anemia (reticulócitos, bilirrubina, Coombs direto). A anemia fetal é definida como déficit de hemoglobina > 2g% em relação ao esperado para determinada idade gestacional. Esse critério é adotado porque ao longo da gestação o valor normal da hemoglobina varia de 10g% na 21ª semana gestacional a 17g% no feto a termo. A cordocentese é tecnicamente mais difícil (necessitando de pessoal treinado), apresenta risco de complicações (1% dos procedimentos) e associa-se ao risco de hemorragia feto-materna capaz de provocar aumento na produção de anticorpos no sistema imune materno, agravando as condições fetais. O procedimento está indicado somente em casos com comprometimento fetal sugerido pelos exames não invasivos de detecção da anemia fetal, principalmente o Doppler da artéria cerebral média fetal, o índice cardiofemoral e a imagem ultrassonográfica de feto hidrópico (Figura 35.1).

Métodos não invasivos

ULTRASSONOGRAFIA

O sinal ultrassonográfico mais precoce do comprometimento fetal é o aumento do átrio direito decorrente do ajuste da circulação fetal à queda dos valores de hemoglobina. Encontra-se também, com frequência, o polidrâmnio, apesar de não ser conhecida sua fisiopatologia. Outros sinais ultrassonográficos da anemia fetal incluem hepatomegalia, aumento da espessura placentária, derrame pericárdico, dilatação da veia umbilical e halo hipoecogênico ao redor do intestino.

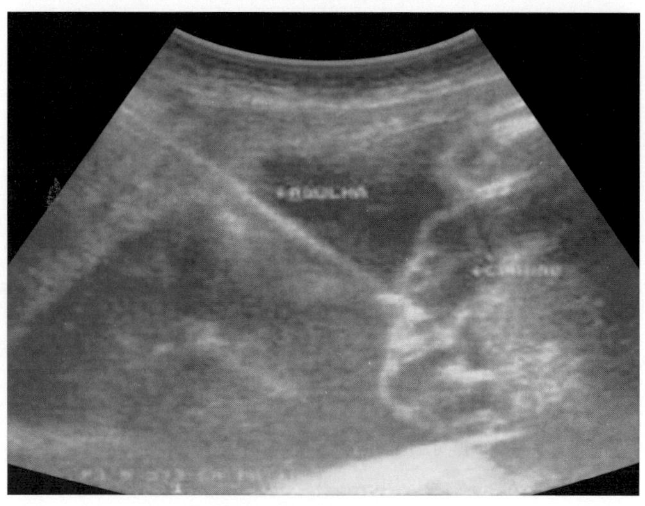

Figura 35.1 Cordocentese.

Os sinais tardios da anemia fetal consistem em ascite, edema de tecido subcutâneo e derrames pleural e pericárdico, caracterizando anasarca fetal, sinal de descompensação cardíaca terminal. Em fetos hidrópicos, a diminuição dos movimentos corporais e a ausência de movimentos respiratórios indicam o risco de óbito e tornam imperiosa a necessidade de intervenção. Sabe-se que o feto anêmico apresenta comportamento típico da insuficiência cardíaca com dilatação de câmaras e hipertrofia do músculo cardíaco. Com base nesse aspecto cardíaco, foi descrito um novo parâmetro não invasivo de detecção da anemia, o índice *cardiofemoral*, o qual estabelece a relação entre o diâmetro biventricular do coração fetal na visão de quatro câmaras dividido pelo comprimento do fêmur (esse é um recurso para o ajuste da medida com relação à idade gestacional). Os estudos apontam para uma boa acuidade desse método em predizer a anemia moderada e grave quando a relação entre os parâmetros é > 0,60.

CARDIOTOCOGRAFIA

Os fetos portadores de anemia grave e/ou hidropisia apresentam padrão cardiotocográfico característico conhecido como *sinusoidal*, decorrente da ausência de controle do sistema nervoso autônomo sobre o coração, falência cardíaca de alto débito e/ou hipoxia no nível do coração e do sistema nervoso central do concepto. O padrão sinusoidal associa-se a mortalidade perinatal em 50% a 75% dos casos (Figura 35.2).

DOPPLER FETAL

Atualmente, é possível o estudo dos compartimentos arterial e venoso do feto por meio do Doppler, determinando a ocorrência da anemia moderada e grave com elevada precisão sem a necessidade de procedimentos invasivos.

DOPPLER ARTERIAL

As alterações na velocidade de fluxo arterial em fetos anêmicos podem decorrer dos seguintes fatores:

- Diminuição da viscosidade do sangue em virtude da queda do hematócrito, resultando em aumento do retorno venoso.
- Vasodilatação periférica decorrente de hipoxia tecidual e aumento da concentração de lactato.
- Estímulo de quimiorreceptores, levando ao aumento da contratilidade miocárdica.

Está bem estabelecido o importante aumento na velocidade sanguínea durante o pico sistólico da artéria cerebral média (ACM) de fetos anêmicos. Existe uma curva (Tabela 35.1) para verificação do aumento do pico da velocidade sistólica na ACM fetal para, assim, se proceder à detecção da anemia fetal. Serão considerados anêmicos os fetos com valores > 1,50 do múltiplo da mediana (anemia moderada) e > 1,55 do múltiplo da mediana (anemia grave), conforme os valores mostrados na Figura 35.3. Esse método de análise do Doppler de ACM do feto é o principal meio de detecção da anemia fetal, em grande parte substituindo a realização de procedimentos invasivos.

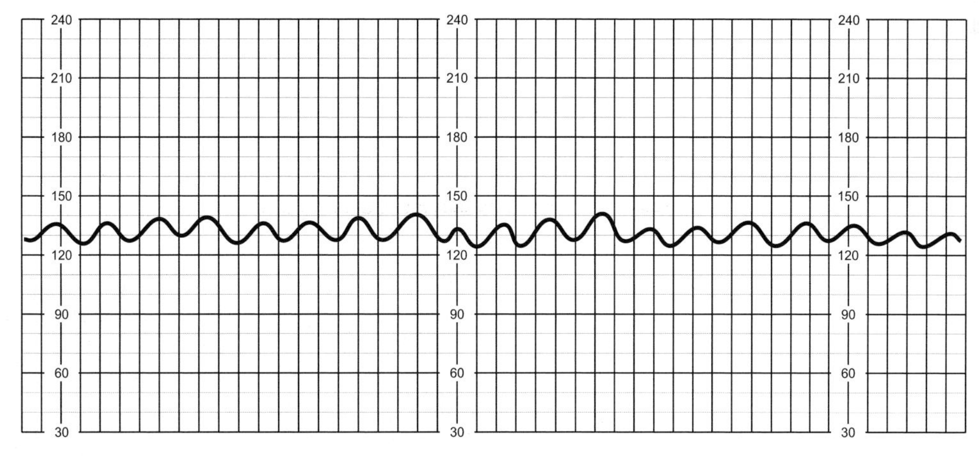

Sinusoidal

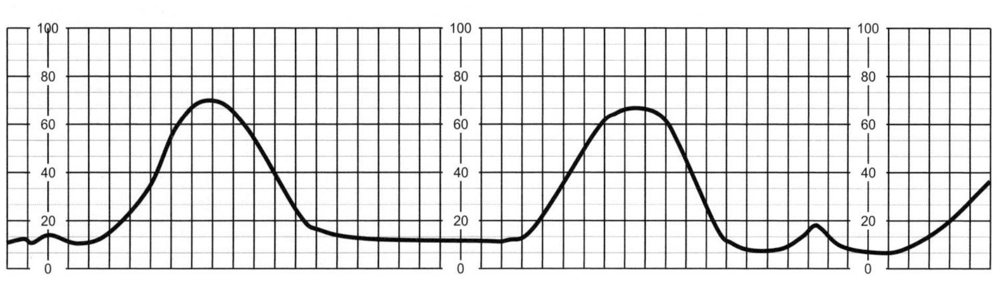

Figura 35.2 Padrão sinusoidal em feto anêmico no início do trabalho de parto.

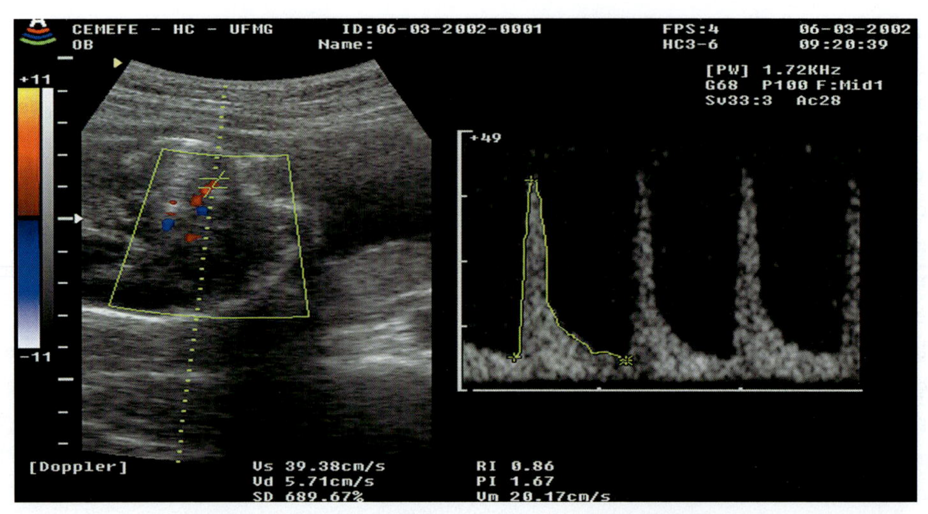

Figura 35.3 Doppler de artéria cerebral média de feto anêmico.

Tabela 35.1 Valores da curva de Mari e cols. (2000) para detecção da anemia fetal conforme valores do pico da velocidade sistólica da artéria cerebral média (PVS-ACM)

Idade gestacional (semanas)	Múltiplos da mediana para PVS-ACM			
	1,0	1,29	1,50	1,55
23	35,44	45,72	53,16	54,93
24	35,48	45,77	53,22	55,00
25	35,81	46,20	53,72	55,51
26	36,45	47,03	54,68	56,50
27	37,43	48,29	56,15	58,02
28	38,77	50,01	58,15	60,09
29	40,49	52,23	60,73	62,75
30	42,61	54,97	63,91	66,04
31	45,16	58,26	67,74	70,00
32	48,17	62,13	72,25	74,66
33	51,65	66,62	77,47	80,05
34	55,63	71,76	83,44	86,22
35	60,13	77,56	90,19	93,20

DOPPLER VENOSO

Em consequência da hemólise fetal, ocorrerá redução na viscosidade sanguínea, levando ao aumento do retorno venoso ao coração direito, aumentando a pré-carga e gerando um estado hiperdinâmico. O aumento da pré-carga, por sua vez, promove o aumento da pressão venosa central, achado comum na insuficiência cardíaca congestiva por anemia ou hipoxia. Os fetos anêmicos apresentam elevação na velocidade máxima de fluxo na veia umbilical. Fetos anêmicos também apresentam redução da porcentagem de fluxo reverso durante a contratilidade atrial no traçado dopplerfluxométrico da veia cava inferior (VCI), sugerindo um aumento no gradiente de pressão no átrio direito. Embora a avaliação do compartimento venoso fetal seja muito fidedigna na detecção da anemia, não tem sido utilizada por ser tardia em relação ao exame realizado no compartimento arterial (ACM) (Figura 35.4).

TRATAMENTO DA DOENÇA HEMOLÍTICA FETAL

Reconhecida a existência da anemia fetal pelos métodos não invasivos, confirmada pela avaliação direta do sangue fetal (cordocentese), a conduta será definida de acordo com a gravidade do quadro e conforme a idade gestacional. Fetos gravemente anêmicos após 34 semanas devem ser retirados do útero e tratados pelo setor de neonatologia mediante transfusão sanguínea, exsanguineotransfusão e fototerapia, de acordo com a evolução neonatal. Nos casos de fetos com hemólise leve ou moderada, deve-se interromper a gravidez no termo ou o mais próximo possível (37 semanas). A indicação de tratamento intrauterino se destina aos fetos que apresentarem:

- Idade gestacional < 34 semanas.
- Sinais de hidropisia fetal à ultrassonografia.
- Portadores de anemia grave.

Por meio da cordocentese, é considerada anemia fetal leve a hemoglobina com déficit > 2g e < 5g em relação ao valor esperado para a idade gestacional. O objetivo do tratamento dos fetos comprometidos por isoimunização materna ao fator Rh

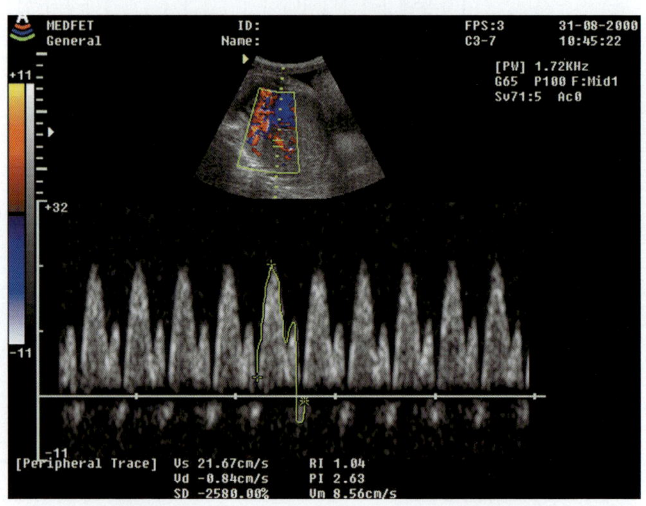

Figura 35.4 Doppler venoso (DV) em feto anêmico.

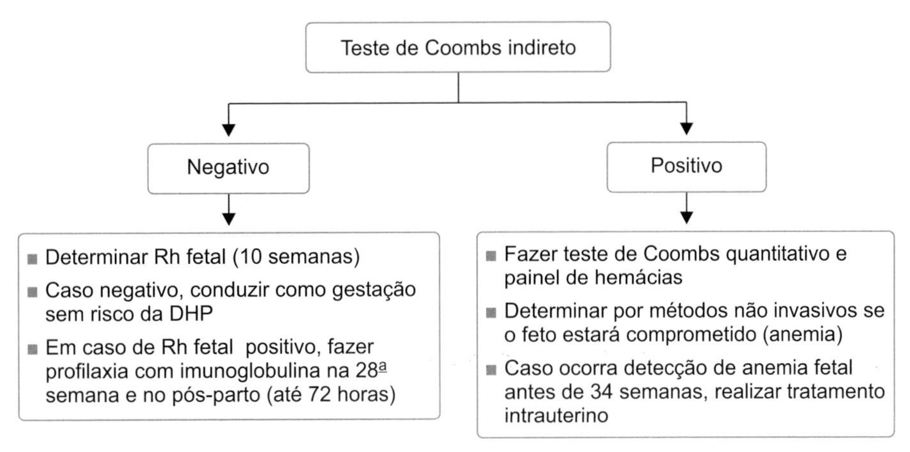

Figura 35.5 Fluxograma de atendimento da gestante Rh-negativa. (DHP: doença hemolítica perinatal.)

será a correção da anemia, o que pode ser alcançado mediante a realização das transfusões intrauterinas (TIU). As TIU podem ser realizadas por duas vias: intraperitoneal (TIP) ou intravascular (TIV), a qual é considerada a via de escolha para correção da anemia fetal, principalmente em fetos hidrópicos. Sua principal vantagem em relação à TIP é o fato de corrigir rapidamente a anemia fetal, pois o sangue é administrado diretamente na corrente sanguínea do concepto. O sangue é administrado através da punção direta da veia umbilical, próximo à inserção placentária do cordão umbilical. Recomenda-se a infusão de sangue do tipo O Rh negativo, lavado e filtrado (retirada de leucócitos).

A sobrevida alcançada com a TIV em fetos gravemente anêmicos é maior do que 90%. A repetição das transfusões resulta na substituição das hemácias fetais pelas hemácias de adulto, promovendo o bloqueio da eritropoese fetal e resultando na circulação fetal exclusivamente e na existência de hemácias de adultos do tipo Rh negativo (não mais sujeitas à hemólise). Outra complicação da TIV é a bradicardia fetal, principalmente com a punção inadvertida da artéria umbilical. Atualmente, considera-se o procedimento seguro com taxa de perda perinatal de aproximadamente 1% a 3%.

O parto do feto comprometido pela anemia deverá ser monitorizado por meio da cardiotocografia em razão do risco elevado de sofrimento agudo desencadeado pelas contrações uterinas diante de feto com nível de oxigenação comprometido pela anemia. Ao nascer, o neonato apresenta elevada concentração da imunoglobulina materna anti-Rh e, portanto, mantém a evolução da hemólise no mesmo ritmo da vida fetal. Agrava-se a concentração da bilirrubina, pois é perdida a remoção placentária existente no anteparto. Os riscos de impregnação dos núcleos da base cerebral pela bilirrubina representam uma complicação temível, o *kernicterus*. A correção da anemia se faz com transfusões sanguíneas e a retirada de bilirrubina por meio de fototerapia, nos casos moderados, e pela exsanguineotransfusão, nos casos graves (Figura 35.5).

CONSIDERAÇÕES FINAIS

A isoimunização materna pelo fator Rh ainda é uma intercorrência importante nos ambulatórios de alto risco e medicina fetal, embora devesse estar em regressão, uma vez que há mais de cinco décadas se encontram disponíveis mecanismos preventivos, utilizando a imunoglobulina anti-D nas situações recomendadas. Sempre haverá a persistência de casos, em menor número, correspondendo a alguns atos falhos na prevenção da imunização Rh e, ainda, raros casos de imunização contra outros antígenos eritrocitários fora do complexo Rh. A boa assistência pré-natal será sempre a principal aliada na redução de novos casos da doença hemolítica perinatal.

Leitura complementar

Cabral ACV. Doença hemolítica perinatal. In: Isfer E. Tratado de medicina fetal. 2. ed. São Paulo: Editora Guanabara Koogan, 2017:200-12.

Cabral ACV. Guia de bolso de obstetrícia. 2. ed. Rio de Janeiro: Editora Atheneu, 2017.

Cabral ACV. Isoimunização materna pelo fator Rh. In: Fundamentos de obstetrícia. 1. ed. Rio de Janeiro: Editora Atheneu, 2009.

CAPÍTULO 36

Oligoidrâmnio e Polidrâmnio

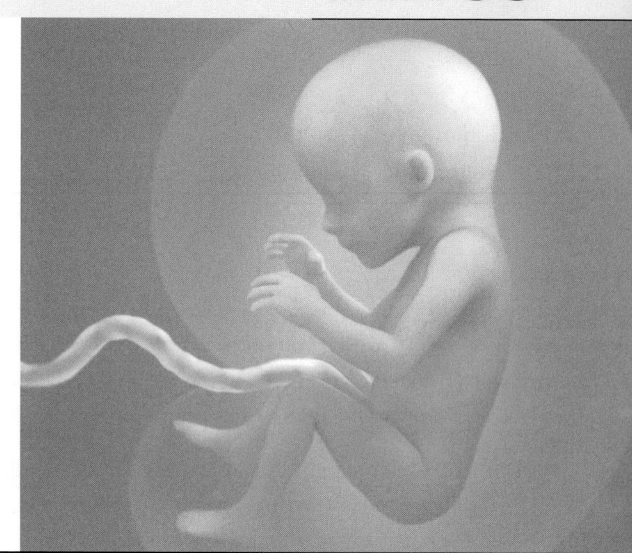

Angélica Lemos Debs Diniz
Maria Célia dos Santos
Márcia Aires Rodrigues de Freitas

INTRODUÇÃO

O líquido amniótico é um componente importante do ambiente intrauterino. O líquido está contido em um espaço chamado cavidade amniótica, a qual é delimitada em seu interior pelo âmnio e externamente pelo cório liso, que por sua vez se relaciona com a decídua materna, sobretudo com o espaço extracelular materno.

O líquido amniótico envolve o concepto desde as primeiras semanas até o final da gestação. A presença desse fluido tem várias funções durante a vida intrauterina, como proteger o feto de traumas sobre o abdome materno, permitir os movimentos fetais, manter a temperatura no interior da cavidade amniótica, evitar a compressão do cordão umbilical e participar no desenvolvimento dos sistemas gastrointestinal, respiratório, digestório e urinário. Além disso, por ser constituído de água, eletrólitos, fatores de crescimento, enzimas e vários hormônios, desempenha importante papel no crescimento e desenvolvimento fetal. Ademais, o fluido amniótico exerce importante ação antibacteriana, atuando contra infecções fetais.

O balanço entre a produção e a reabsorção do líquido amniótico é refletido pela regulação de seu volume, um processo dinâmico dependente de mecanismos que envolvem o feto, a placenta, as membranas e o organismo materno. É universalmente aceito que a manutenção do volume de líquido amniótico adequado constitui requisito essencial tanto para o crescimento e desenvolvimento fetal como para favorecer o prognóstico perinatal. Portanto, qualquer alteração nesse volume, se inadequado (oligoidrâmnio) ou excessivo (polidrâmnio), associa-se a riscos de maior morbimortalidade perinatal e de complicações no parto e puerpério.

A conceituação dos desvios do líquido amniótico sempre representou um grande desafio para os obstetras, porém, com o advento da ultrassonografia, método revolucionário não invasivo, tornou-se possível a avaliação subjetiva direta e semiquantitativa da quantidade de líquido amniótico. A incorporação da técnica na rotina pré-natal possibilitou não apenas o diagnóstico das alterações dos desvios da quantidade do líquido amniótico, mas também acompanhar o bem-estar fetal durante o atendimento pré-natal.

EMBRIOLOGIA E FISIOLOGIA DO LÍQUIDO AMNIÓTICO

A formação do líquido amniótico dentro de sua respectiva cavidade tem início no oitavo dia após a concepção por meio da cavitação do embrioblasto, sendo revestida por células denominadas amnioblastos. No início da gestação, o líquido amniótico é essencialmente um ultrafiltrado do plasma materno. No final do primeiro trimestre, é isotônico em relação ao sangue fetal, em decorrência da transferência passiva de líquidos e solutos, entre o plasma do feto e o líquido amniótico, por meio da pele fetal não ceratinizada. Esse fluxo transcutâneo de trocas cessa com a ceratinização da epiderme entre 22 e 24 semanas de gestação. Por volta de 12 semanas, a cavidade amniótica adquire tal volume, o que pressiona a membrana amniótica em direção à coriônica, levando à formação da membrana amniocorial que irá delimitar a cavidade amniótica e permanecerá íntegra até o final da gestação.

A partir da segunda metade da gravidez, a diurese e o fluido pulmonar fetal passam a constituir fontes fundamentais na dinâmica do volume do líquido amniótico. A reabsorção desse líquido, por sua vez, ocorre por meio da deglutição fetal e de trocas realizadas através das membranas que revestem a face fetal da placenta (via intramembranosa), o cordão umbilical e a parede uterina (via transmembranosa).

O volume de urina excretado diariamente pelo feto durante os dois últimos trimestres equivale a 30% do peso corporal fetal. A diurese se eleva de 2 a 5mL/h, na 22ª semana, para 30 a 50mL/h no final da gestação; estima-se que o feto de termo produza de 800 a 1.200mL diários de urina. O volume de líquido amniótico deglutido é aproximadamente de 500 a 1.000mL em 24 horas, o que representa cerca de 20% a 25% do peso corporal fetal. A produção de fluidos pulmonares varia de 200 a 400mL/dia, correspondente a 10% do peso fetal. Entretanto, 50% dessa produção (170mL/dia) são deglutidos pelo feto, enquanto o restante entra na constituição do volume da cavidade amniótica.

Estudos demonstram que cerca de 400mL de líquido amniótico são absorvidos diariamente pela superfície fetal da placenta. Essa via, denominada intramembranosa, se refere ao intercâmbio de água e solutos que ocorre diretamente entre o líquido amniótico e o sangue fetal que circula na superfície fetal da placenta. A reabsorção de líquidos por essa via envolve proteínas de canais de água, conhecidas como aquaporinas. De 13 tipos conhecidos, cinco (AQP1, AQP3, AQP8, AQP9, AQP11) estão presentes nas vilosidades coriônicas e membranas fetais, apresentando especial relevância não somente na gravidez normal, mas nas alterações do volume do líquido amniótico. Por outro lado, a mobilização de líquidos pela via transmembranosa é imensuravelmente pequena: cerca de 10mL/dia. Nessa, ocorre a passagem passiva de líquidos através das membranas fetais entre a cavidade amniótica e o sangue materno que perfunde a decídua e o miométrio.

O mecanismo regulatório que determina o volume da cavidade amniótica ainda é desconhecido, pois, enquanto o controle da diurese, das secreções pulmonares e da deglutição fetal está sob o comando do sistema nervoso central e endocrinológico, ainda se desconhece o mecanismo que regula a absorção desse líquido pela via intramembranosa. O volume final depende, portanto, de um equilíbrio entre os mecanismos que controlam as vias de produção e reabsorção desse fluido para o interior da cavidade amniótica. O volume de líquido amniótico se eleva a partir de 15 semanas, atingindo a produção máxima de 1.000mL entre 32 e 34 semanas. Após esse período, ocorre um decréscimo de sua produção até, no termo, estar em torno de 400mL.

ESTUDO DA CAVIDADE AMNIÓTICA

A avaliação pré-natal da cavidade amniótica é de suma importância para a boa assistência obstétrica e passa pela esfera clínica e de exames complementares, como a ultrassonografia. A avaliação clínica da cavidade amniótica envolve a necessidade de determinar a real idade gestacional associada à medida da altura uterina, bem como a palpação do abdome materno com o objetivo de associação dos achados do exame clínico. Diante do oligoidrâmnio, deverá ser observada altura uterina reduzida e realizada com facilidade a palpação das partes fetais, bem como a mãe pode referir perda de líquido pela vagina e sensação de redução da movimentação fetal. Em caso de polidrâmnio, será observado aumento da altura uterina associado à palpação dificultada das partes fetais, bem como, nos casos extremos, a mãe irá se queixar de dispneia, edema de membros inferiores, contrações uterinas e dificuldade para se posicionar em decúbito dorsal, em virtude dos efeitos mecânicos de compressão. No polidrâmnio extremo, a pele se apresenta lisa, brilhante e, às vezes, com estrias.

Avaliação ultrassonográfica

Atualmente, a ultrassonografia constitui o método de eleição não só para o diagnóstico, mas para o acompanhamento das gestações com desvios do volume do líquido amniótico.

A avaliação ultrassonográfica da cavidade amniótica faz parte da rotina do exame ultrassonográfico em todos os trimestres, mas tem maior valor prognóstico na segunda metade da gestação, quando já se está diante da viabilidade fetal e, portanto, há a opção de desencadeamento de conduta ativa. Embora a ultrassonografia seja utilizada como método de rotina pelas equipes médicas, não é possível a quantificação real do volume de líquido amniótico. Assim, esse exame é um método considerado útil para avaliação semiquantitativa e subjetiva do volume de líquido amniótico. Para que o método seja bem utilizado, é fundamental que a equipe médica esteja atenta à metodologia utilizada pela equipe de ecografistas e aos parâmetros adotados para estabelecer conclusões sobre os desvios de líquido amniótico. Além do mais, não é acertada a adoção de condutas de interrupção da gestação com base apenas nos dados ultrassonográficos sem sua contextualização com relação ao quadro clínico materno-fetal. Outra orientação fundamental e básica consiste em que a identificação de cavidade amniótica normal no exame ultrassonográfico não afasta o diagnóstico de bolsa rota, bem como a presença de cavidade amniótica reduzida sem dados clínicos que justifiquem o quadro, principalmente próximo do termo, não é indicativa de interrupção da gestação.

Avaliação ultrassonográfica subjetiva

O critério ultrassonográfico subjetivo da cavidade amniótica envolve a experiência do examinador e pode se basear em alguns critérios. Habitualmente, na gestação normal já há bolsão de líquido acumulado próximo da face e da genitália fetal. Ao se deparar com a ausência desses bolsões de acúmulo de líquido entre a parede uterina e as partes fetais descritas previamente, como a presença de cordão umbilical nesses espaços e as dificuldades de visibilização da anatomia fetal, provavelmente se está diante do quadro de oligoidrâmnio.

Quando são observadas desproporções entre o tamanho do feto e a quantidade de líquido amniótico com predomínio deste último, assim como a associação de acúmulo de líquido nos quatro quadrantes, em especial no terceiro trimestre, o que facilita a visibilização da face, da genitália e das extremidades fetais, provavelmente se estará diante do quadro de polidrâmnio. Nesse caso, é frequente a mãe não conseguir se posicionar por muito tempo em decúbito dorsal, apresentando hipotensões frequentes associadas à compressão causada pelo útero na veia cava inferior, o que a obriga a se posicionar em decúbito lateral durante o exame.

Avaliação ultrassonográfica semiquantitativa

A avaliação ultrassonográfica semiquantitiva da cavidade amniótica consiste no emprego de duas técnicas: a medida do índice de líquido amniótico (ILA) e a medida do maior bolsão vertical (MBV).

A primeira técnica foi descrita inicialmente por Phelan em 1987. Para a quantificação do ILA, a gestante deve ser examinada em decúbito dorsal com posicionamento do transdutor verticalmente na parede abdominal materna. A cavidade amniótica deve ser dividida em quatro quadrantes, tendo como referência a linha média na vertical e sendo traçada outra linha imaginária na perpendicular à altura da cicatriz umbilical. A partir disso, serão medidos os espaços dos quatro quadrantes da cavidade amniótica no eixo anteroposterior, evitando os espaços de bolsão que contenham cordão umbilical. As medidas em centímetros serão somadas em centímetros, sendo designado então o ILA. Os valores normais e alterados variam de acordo com a idade gestacional. Esse método é considerado de fácil execução e reprodutível. Vale ressaltar que ele não deverá ser empregado em gestações múltiplas.

A medida do maior bolsão vertical consiste na medida do diâmetro vertical máximo dos bolsões de líquido amniótico, sendo levada em consideração a maior medida em centímetros. Convém ressaltar que será necessária a exclusão dos bolsões com cordão umbilical. O transdutor deverá ser posicionado perpendicularmente à parede abdominal materna. Essa é a técnica semiquantitativa de escolha para as gestações gemelares.

As principais anormalidades do volume de líquido amniótico são oligoidrâmnio, polidrâmnio e líquido meconial.

OLIGOIDRÂMNIO

Conceito

O oligoidrâmnio corresponde à presença de volume na cavidade amniótica menor do que o esperado para a idade gestacional, ou seja, diminuição na quantidade de líquido < 300 mL a partir da segunda metade de gestação.

A incidência é variável de acordo com a população estudada e os critérios utilizados para o diagnóstico, porém oscila entre 0,5% e 5,5%.

Etiologia

Diante do diagnóstico de oligoidrâmnio, é importante descartar a presença de rotura das membranas amniocoriais (RMA), a qual acomete 5% a 7% das gestações. Uma vez descartada a presença de bolsa rota, as causas de oligoidrâmnio são variadas, mas podem ser classificadas didaticamente como fetais, maternas e placentárias.

A associação entre oligoidrâmnio e idade gestacional também irá colaborar para a identificação da etiologia ao ser contextualizada com relação à fisiologia da constituição de cavidade amniótica. A redução do volume de líquido amniótico no segundo trimestre geralmente se associa à insuficiência placentária grave com restrição do crescimento fetal (RCF), RMA e anomalias geniturinárias fetais. Já a redução do líquido amniótico tardia, no final do terceiro trimestre, em especial no pós-datismo, está associada etiologicamente à insuficiência placentária, uma vez que a placenta é fundamental para promover a interface entre a mãe e o feto para nutrição e oxigenação fetal.

Nas gestações gemelares monocoriônicas, deve ser lembrada a síndrome da transfusão feto-fetal, que ocorre em aproximadamente 10% dos casos, sendo o feto doador afetado e tendo reduzida sua cavidade amniótica.

Causas fetais de oligoidrâmnio

As malformações do trato urinário, em especial as obstrutivas, estão associadas ao oligoidrâmnio, sendo responsáveis por 25% a 38% das anomalias que promovem redução da cavidade amniótica. Dentre as malformações renais, aquelas que afetam os dois rins causarão redução da micção fetal com restrição da cavidade amniótica. Destacam-se a agenesia renal bilateral, as doenças policísticas, os refluxos vesicourinários bilaterais na forma grave com displasia renal bilateral, a atresia uretral e a válvula de uretra posterior. As anomalias genético-cromossomiais também se associam ao oligoidrâmnio em virtude da presença de placentas reduzidas que levam ao menor aporte nutricional e de gases, ocasionando a redução da micção fetal, bem como o aumento da associação às malformações renais.

Com frequência, observam-se fetos com restrição de crescimento em cavidades oligoidrâmnicas em decorrência da redistribuição hemodinâmica na presença de insuficiência placentária com vasoconstrição das artérias renais e priorização dos fluxos para os tecidos nobres, como sistema nervoso central, coração e suprarrenais, causando redução da micção e da cavidade amniótica.

A RMA também se associa à redução da cavidade amniótica.

Causas maternas de oligoidrâmnio

A insuficiência placentária pode levar à redução da cavidade amniótica pelo mecanismo de redistribuição hemodinâmica já descrito. As síndromes hipertensivas, como o uso de medicações maternas (p. ex., inibidores das prostaglandinas sintetase), parecem afetar diretamente o trato urinário fetal com redução da taxa miccional e o consequente oligoidrâmnio. O uso de substâncias lícitas e ilícitas, como tabaco, álcool, *crack* e cocaína, também está associado aos quadros de redução do volume de líquido amniótico.

Causas placentárias de oligoidrâmnio

Como fatores isolados para o aparecimento de oligoidrâmnio, as causas placentárias estão presentes nas gestações gemelares monocoriônicas com a síndrome da transfusão feto-fetal. Nesse caso, o gemelar doador estará diante do quadro de nutrição e oxigenação insuficientes causadas pelo desequilíbrio vascular junto às anastomoses placentárias, com redução da taxa miccional e oligoidrâmnio, bem como bexiga sempre vazia, em detrimento do feto receptor, e estará em uma cavidade amniótica aumentada e com bexiga sobredistendida.

Diagnóstico

A presença de oligoidrâmnio deve ser suspeitada especialmente nos grupos de gestantes de alto risco, devendo o diagnóstico ser avaliado com atenção crítica nas gestações próximas do termo e particularmente no grupo de baixo risco. As técnicas semiquantitativas da ultrassonografia, representadas pela medida do MBV e do ILA, são as mais utilizadas em razão das limitações da medida invasiva direta da cavidade amniótica. A medida da cavidade amniótica está integrada ao perfil biofísico fetal (PBF) clássico com a medida do MBV, bem como ao PBF modificado com a medida do ILA e a cardiotocografia sem estresse, ambas para avaliação do bem-estar fetal. Com frequência, há indicação de cesariana eletiva após a identificação de redução do volume da cavidade amniótica pelos métodos ultrassonográficos na gestação a termo. Entretanto, não há consenso a respeito do melhor método para avaliação adequada dessa condição.

Ambas as técnicas são pouco preditoras, apresentando superestimativa do ILA e com a medida do MBV subestimando a baixa real do volume de líquido amniótico. Uma revisão da Cochrane concluiu que o uso do ILA aumenta a taxa de diagnóstico de oligoidrâmnios e de indução do trabalho sem melhorar o resultado periparto. Ensaios randomizados controlados avaliaram as diferentes técnicas em gravidezes pós-termo, em gravidezes de alto risco e intraparto, havendo menos conhecimento a respeito do baixo risco e da gravidez a termo. A escolha do método é relevante em caso de gravidez em que o risco de adversidade na evolução perinatal é considerado baixo, devendo ser levada em consideração a possibilidade de que, nessas condições, testes ultrassonográficos possam aumentar a morbidade perinatal em vez de preveni-la.

Um grande estudo multicêntrico, randomizado e controlado foi conduzido na Alemanha, envolvendo 1.052 gestações próximas do termo. O oligoidrâmnio foi definido como ILA ≤ 5cm ou ausência do MBV com pelo menos 2 × 1cm. A medida de resultado primária foi a admissão pós-parto em unidade de cuidados intensivos neonatais. Os autores concluíram que o emprego do ILA nas gestações de baixo risco na rotina obstétrica resultou em mais mulheres diagnosticadas com oligoidrâmnio sem melhorar o desfecho perinatal. A técnica da medida do MBV foi a mais favorável para a estimativa do volume de líquido amniótico, especialmente em um população com muitas gravidezes de baixo risco.

Diante das atuais evidências, a metodologia mais assertiva e reprodutível, com menor desfecho invasivo para o diagnóstico de oligoidrâmnio, é a medida do MBV, com adoção do *cut-off* de 2 × 1cm, ficando em segundo plano o ILA ≤ 5cm.

Morbidade associada

Quando instalado precocemente na gestação, antes da primeira metade, o oligoidrâmnio irá promover graus variados de comprometimento pulmonar, tendo em vista que o líquido amniótico é fundamental para seu desenvolvimento. A ausência do líquido amniótico leva à instalação da hipoplasia pulmonar, que se caracteriza pela presença de pulmões pequenos, com redução da árvore alveolar associada a retardo na maturação pulmonar.

Outra alteração associada à ausência de líquido amniótico consiste na instalação de deformidades de cabeça, face e extremidades em decorrência da compressão mecânica exercida pela parede miometrial na superfície fetal, a denominada sequência de Potter. Nesse caso, observam-se fetos com nariz achatado, orelhas pequenas e deformadas, contraturas de membros e pés tortos, além de hipoplasia pulmonar de graus variados, sendo responsáveis pelo aumento da morte neonatal.

Manejo clínico

O manejo adequado dos quadros de oligoidrâmnio está relacionado com o correto diagnóstico da condição, bem como com a identificação da etiologia, sempre levando em consideração a necessidade de avaliação do bem-estar fetal.

Sugere-se a realização de anamnese acurada com a investigação da integridade das membranas, a identificação de fatores de risco maternos, como hipertensão arterial crônica, exposição a drogas, medicamentos ou agentes infecciosos, o estudo da morfologia fetal por meio da ultrassonografia, a investigação de antecedentes obstétricos e a avaliação da vitalidade fetal.

A associação entre o diagnóstico e a idade gestacional será essencial no manejo da gestação e, em caso de mais de 37 semanas de gestação, deverá ser considerada a interrupção da gravidez.

Quando é diagnosticada alguma malformação renal obstrutiva, devem ser levadas em consideração a qualidade morfológica e a função dos rins, bem como as condições fetais de acordo com a idade gestacional. Em muitos diagnósticos precoces da obstrução baixa do trato urinário, sem grande comprometimento da função renal, pode-se optar pela realização de procedimento invasivo com a colocação de *shunts* vesicoamnióticos, bem como pelo emprego do *laser* para a desobstrução uretral e o tratamento da válvula de uretra posterior, o que melhora significativamente o prognóstico fetal.

A amnioinfusão consiste na punção da cavidade amniótica guiada por ultrassonografia com injeção de soro fisiológico na tentativa de se restabelecer o volume líquido. Entretanto, a indicação desse procedimento é questionável, e não há evidências bem estabelecidas de que esse procedimento invasivo modifique o prognóstico fetal quando se avaliam os riscos envolvidos no procedimento e a velocidade de restabelecimento do oligoidrâmnio após a amnioinfusão. Além disso, a amnioinfusão seriada e repetida não é factível por se tratar de procedimento invasivo.

A hidratação materna pode ser empregada na tentativa de restabelecimento do oligoidrâmnio em casos de desidratação materna grave. Nos demais casos de oligoidrâmnio, em virtude da complexidade da formação e regulação da cavidade amniótica, com a mãe em estado normal de hidratação, a hiperidratação materna não deve ser indicada.

POLIDRÂMNIO

Conceito

O polidrâmnio pode ser definido como o aumento patológico de líquido amniótico. Essa patologia está associada a desfecho gestacional adverso em razão do risco aumentado de prematuridade, prolapso de cordão umbilical, descolamento prematuro de placenta, malformações fetais, natimortalidade, maior incidência de cesariana e atonia uterina no pós-parto imediato.

O polidrâmnio, independentemente de sua etiologia, está presente em 0,2% a 3,9% de todas as gestações.

Etiologia

O volume do líquido amniótico reflete o equilíbrio entre a produção do líquido e seu movimento para fora da cavidade amniótica. Infelizmente, a regulação desse processo não está completamente compreendida.

Sabe-se que a partir do segundo trimestre as fontes primárias de produção do líquido amniótico são os rins, as secreções de líquido pulmonar e as orais. As principais vias de remoção são a deglutição e os fluxos tanto intramembranosos (transferência através de placenta, cordão umbilical e pele fetal) como transmembranosos (através das membranas fetais).

Tabela 36.1 Classificação de gravidade do polidrâmnio

	Leve	Moderado	Grave
MBV (cm)	8 a 11,9	12 a 15,9	≥ 16
ILA (cm)	25 a 30	30,1 a 35	≥ 35,1

MBV: maior bolsão vertical; ILA: índice de líquido amniótico.

As condições associadas ao polidrâmnio podem estar relacionadas com patologias de origem materna, fetal ou placentária. Apesar de extensiva investigação, cerca de 40% de casos de polidrâmnio permanecem com etiologia desconhecida. No entanto, após o nascimento, anomalias foram detectadas em 28% dos recém-nascidos com polidrâmnio de origem idiopática. Isso indica a necessidade de maior acompanhamento desses casos (Tabela 36.1).

Anomalias fetais associadas ao polidrâmnio

O polidrâmnio grave está associado a risco maior de malformações fetais de origem genética.

A fisiopatologia do polidrâmnio de origem fetal por malformações do sistema nervoso central consiste na perda do reflexo de deglutição associada a distúrbio do hormônio antidiurético.

As anormalidades gastrointestinais são a causa mais comum de polidrâmnio. Isso ocorre porque as obstruções (atresias e/ou estenoses) do esôfago e do intestino delgado dificultam o trânsito do líquido amniótico no trato gastrointestinal. Uma vez que esse líquido não é deglutido e absorvido adequadamente, ele se acumula na cavidade amniótica. Nos defeitos de parede abdominal, a absorção do líquido amniótico pelo estômago e intestino encontra-se limitada, favorecendo a ocorrência de polidrâmnio.

As arritmias cardíacas, principalmente o bloqueio atrioventricular completo, estão associadas ao desenvolvimento de polidrâmnio. Em geral, esse tipo de malformação se associa a lesões cardíacas estruturais, como isomerismo e defeito septal atrioventricular, aumentando a chance de hidropisia fetal e polidrâmnio.

As malformações musculoesqueléticas, como artrogripose, osteogênese imperfeita e displasia tanatofórica, podem estar associadas ao polidrâmnio. Isso ocorre porque há restrição mecânica torácica e o líquido amniótico não é absorvido adequadamente, permanecendo em excesso na cavidade amniótica.

A hérnia diafragmática está associada ao deslocamento do estômago e das alças intestinais para a cavidade torácica, dificultando a absorção de líquido amniótico.

O polidrâmnio pode estar associado a alterações renais. O mecanismo fisiopatológico inclui a hipertrofia glomerular com consequente poliúria fetal. O aumento de produção de urina ocorre em situações de elevado débito cardíaco (p. ex., anemias por isoimunização Rh, infecção por parvovírus, hemorragias feto-maternas, alfatalassemia e hemólise secundária à deficiência de glicose 6-fosfato desidrogenase).

O teratoma sacrococígeo fetal apresenta exuberante vascularização com sequestro de grande quantidade de sangue e com predisposição para anemia fetal.

Nas gestações gemelares monocoriônicas, a sequência polidrâmnio/oligoidrâmnio está associada à ocorrência de transfusão fetofetal.

Anomalias maternas associadas ao polidrâmnio

A principal causa de origem materna é o *diabetes mellitus* porque a hiperglicemia materna induz a hiperglicemia fetal, predispondo a glicosúria. A ocorrência de diurese osmótica promove o aumento do débito urinário e, consequentemente, ocorre o aumento do volume de líquido amniótico.

A aloimunização materna ocorre quando a mãe com Rh negativo é exposta a antígenos eritrocitários não compatíveis (ocorrendo a sensibilização) e cujo feto é Rh-positivo. Os anticorpos maternos IgG anti-D cruzam a barreira placentária e se ligam à membrana eritrocitária fetal, levando à hemólise intravascular e, consequentemente, à anemia e ao estímulo da eritropoese medular e extramedular, causando hepatoesplenomegalia, hidropisia fetal e polidrâmnio.

O uso de lítio está associado ao polidrâmnio em razão da indução de *diabetes insipidus* originado no rim fetal.

Causas placentárias

Os tumores placentários estão acompanhados por placentomegalia, aumento na quantidade de líquido amniótico e hidropisia fetal (p. ex., corioangioma).

Diagnóstico

Em geral, o polidrâmnio é assintomático. No entanto, o excesso de líquido amniótico pode ser suspeitado, clinicamente, quando a altura uterina está acima do esperado para a idade gestacional, associada ou não à presença de pele brilhante e estrias exuberantes na região abdominal.

Dependendo da intensidade do polidrâmnio, haverá desconforto materno com o aparecimento de dispneia, taquicardia, palpitações, polaciúria e dores abdominais. Ao exame físico, observam-se dificuldades na palpação do feto e na realização da ausculta dos batimentos cardíacos fetais, além de o tônus uterino se encontrar aumentado. Há maior incidência de apresentação fetal anômala associada a essa patologia.

Além disso, pode ocorrer uma cervicodilatação precoce, o que predispõe a rotura prematura de membranas e o trabalho de parto prematuro.

O diagnóstico de polidrâmnio é estabelecido no pré-natal por meio da ultrassonografia. O polidrâmnio é confirmado quando o somatório dos diâmetros perpendiculares dos maiores bolsões, medidos nos quatro quadrantes, é ≥ 25cm ou quando a medida de um bolsão vertical é ≥ 8cm.

Os três níveis de gravidade do polidrâmnio são mostrados no Quadro 36.1.

Quadro 36.1 Condições associadas ao polidrâmnio

Fetais	Malformação do sistema nervoso central (hidrocefalia, holoprosencefalia, anencefalia, encefalocele, meningocele, agenesia de corpo caloso, Dandy-Walker) Malformação gastrointestinal (atresia e estenoses do tubo digestório) Arritmias cardíacas (associadas ou não a alterações cardíacas estruturais) Malformações musculoesqueléticas (artrogripose, osteogênese imperfeita, displasia tanatofórica) Malformações torácicas Anomalias cromossômicas e genéticas (trissomia do 13, 18 e 21) Infecções congênitas (toxoplasmose, citomegalovírus, rubéola, parvovírus) Síndrome de Bartter Macrossomia Síndrome da transfusão feto-fetal em gestação monocoriônica Tumores (teratomas, nefrobastoma)
Maternas	*Diabetes mellitus* não controlado (pré-gestacional ou gestacional) Aloimunização Rh causando hidropisia fetal imune Uso de lítio
Placentária	Tumores (corioangioma)

Investigação do polidrâmnio

Na presença de polidrâmnio, deve-se obedecer ao seguinte protocolo para determinação de sua etiologia:

1. Rastreamento para diabetes: solicitar TTG 75g, caso o exame não tenha sido realizado anteriormente.
2. Avaliar a ocorrência de isoimunizações: solicitar Coombs indireto e pesquisa de anticorpos irregulares.
3. Determinar a presença de anemia fetal por meio do pico da velocidade sistólica (PVS) da artéria cerebral média. Valores > 1,5 de múltiplos da mediana sugerem a ocorrência de anemia fetal independentemente de sua etiologia.
4. Descartar infecções congênitas: investigar a presença de sinais e sintomas de infecções maternas; avaliar a presença de sinais ecográficos de infecção fetal (hidropisia, restrição de crescimento intrauterino, hepatoesplenomegalia, ventriculomegalia cerebral, calcificações intracranianas e abdominais, ascite, intestino hiperecogênico) e solicitar sorologias para infecções congênitas (rubéola, toxoplasmose, citomegalovírus, sífilis e parvovírus).
5. Realizar avaliação ecográfica detalhada para detectar anormalidades na anatomia, atitude e movimentação fetal.
6. Propor estudo genético na presença de anomalias congênitas detectadas e nos casos de polidrâmnio grave isolado.

Manejo

O manejo do polidrâmnio dependerá de aspectos como etiologia, idade gestacional, gravidade e presença de sintomatologia materna (Quadro 36.2).

Quadro 36.2 Manejo clínico do polidrâmnio

ILA ≥ 25cm ou ≤ 35cm	Realizar a investigação etiológica após diagnóstico de polidrâmnio Avaliar o comprimento longitudinal do colo do útero por ultrassonografia transvaginal PBF* e CTG a cada 2 semanas até a 37ª semana de gestação e, a seguir, semanalmente até o parto Indução do parto entre a 39ª e a 40ª semana de gestação
ILA > 35cm	Realizar a investigação etiológica após diagnóstico de polidrâmnio Avaliar o comprimento longitudinal do colo do útero por ultrassonografia transvaginal PBF* e CTG semanais até o parto Polidrâmnio sintomático (presença de desconforto materno e sinais de trabalho de parto prematuro): se IG < 32 semanas: amniodrenagem e indometacina IG entre 32 e 34 semanas: amniodrenagem se IG > 34 semanas: amniocentese para avaliar maturidade pulmonar fetal e parto se maturidade confirmada Indução do parto na 37ª semana de gestação

PBF: perfil biofísico fetal; CTG: cardiotocografia; IG: idade gestacional.
* Interpretar com muita cautela o PBF, pois as conclusões a respeito do bem-estar fetal com pontuações limítrofes (6/8), uma vez que os dois pontos para o líquido amniótico nesse caso não são tranquilizadores.

Intervenções

O tratamento do polidrâmnio pode ser etiológico ou sintomático: o tratamento etiológico é realizado quando se identifica uma causa potencialmente tratável intraútero e o sintomático quando não foi encontrada uma causa definida para o polidrâmnio e/ou não há a possibilidade de tratamento intraútero.

O tratamento sintomático tem por objetivo diminuir a quantidade de líquido amniótico e pode ser executado por meio de amniodrenagem ou medicamentos.

Amniodrenagem

As indicações para a amniodrenagem são polidrâmnio moderado/grave associado a comprimento longitudinal do colo do útero < 15mm e/ou presença de dinâmica uterina e/ou desconforto materno importante (sensação de dispneia ou dinâmica uterina clínica), independentemente da gravidade do polidrâmnio.

O líquido amniótico retirado deve ser encaminhado para análise bioquímica com dosagem de cloro para avaliação da ocorrência de síndrome de Bartter, dosagem de proteínas, alfafetoproteína e proteínas totais. O líquido amniótico pode ser utilizado para estudo genético.

Após o procedimento, o ILA deve ser monitorizado em 1 a 3 semanas. Na presença de polidrâmnio grave reincidente e em pacientes sintomáticas, o procedimento deve ser repetido a qualquer intervalo de tempo.

As complicações da amniodrenagem ocorrem 1% a 2% dos casos e estão relacionadas com corioamnionite, trabalho de parto prematuro e amniorrexe prematura.

Inibidores de prostaglandinas

A administração materna de fármacos inibidores da síntese de prostaglandinas é responsável pela redução da taxa de filtração glomerular fetal, diminuindo, assim, a quantidade de urina fetal e favorecendo a reabsorção pulmonar de líquido pulmonar através das membranas.

Dos vários regimes de administração de indometacina (inibidor da cicloxigenase 1 e 2) utilizados, o mais indicado é o uso oral de 25mg a cada 6 horas. Se não ocorrer a redução do líquido amniótico em 2 a 3 dias, deve-se aumentar gradualmente a dose para 2 a 3mg/kg/dia. A indometacina deverá ser interrompida quando o polidrâmnio deixar de ser grave.

Para o feto, o efeito colateral fetal mais importante consiste no fechamento prematuro do ducto arterioso, principalmente antes de 32 semanas de gestação, com piora da função renal. Desse modo, os inibidores das prostaglandinas devem ser utilizados com limitações e considerados como tratamento de segunda linha.

Manejo do parto

Durante o trabalho de parto, deve ser assegurado frequentemente que o feto se encontra em posição cefálica, pois o excesso do líquido amniótico aumenta a mobilidade fetal, facilitando a mudança da situação fetal para a posição transversa.

Além disso, a rotura da membrana amniótica pode ocorrer de maneira brusca e predispor o prolapso de cordão umbilical.

É aconselhável a monitorização contínua da frequência cardíaca fetal em razão de sua maior associação a anomalias fetais.

Não há contraindicações absolutas ao uso de prostaglandinas e ocitocina em pacientes com polidrâmnio, porém esses fármacos devem ser utilizados com cautela. O uso de estimulantes de contrações uterinas pode aumentar o risco de embolia por líquido amniótico.

Há aumento na incidência de hemorragia uterina no pós-parto imediato relacionado com a atonia uterina nesse grupo de pacientes.

LÍQUIDO AMNIÓTICO MECONIAL

A eliminação de mecônio no líquido amniótico pode ser decorrente da maturidade do trato gastrointestinal fetal e, assim, não estar associada ao sofrimento fetal. No entanto, a presença de líquido amniótico meconial fluido indica a maior necessidade de vigilância da vitalidade fetal intraparto em virtude da associação à morbimortalidade fetal em função do risco de síndrome de aspiração de mecônio (SAM).

A cardiotocografia contínua está indicada na presença de líquido amniótico fluido associado a pré-eclâmpsia, restrição de crescimento intraútero, pós-datismo, rotura de membrana amniótica por mais de 24 horas e primeira e segunda fases do trabalho de parto prolongadas.

A presença de líquido amniótico espesso representa risco significativo de SAM, sendo recomendada a resolução da gestação pela via de parto mais rápida.

Recentemente, a amnioinfusão passou a ser indicada para melhorar o resultado perinatal em mulheres com mecônio espesso no líquido amniótico. O objetivo desse procedimento é promover a diluição do mecônio e aliviar ou prevenir a compressão do cordão umbilical durante o trabalho de parto. A amnioinfusão em pacientes com líquido amniótico meconial espesso foi associada a melhores desfechos neonatais e à diminuição significativa das desacelerações variáveis. As contraindicações para realização de amnioinfusão são: doença materna cardíaca e pulmonar, apresentação fetal não cefálica, cesariana prévia, corioamnionite, anomalias uterinas e fetais, indicação de cesariana de urgência e descolamento prematuro de placenta.

Manejo no parto

A sucção da orofaringe do recém-nascido pelo obstetra no momento do desprendimento fetal está contraindicada porque os eventos responsáveis pela SAM ocorrem intraútero ou antecedem o desprendimento clavicular.

CONSIDERAÇÕES FINAIS

O líquido amniótico é fundamental na manutenção da homeostase intraútero, além de peça importante para o bom desenvolvimento fetal. As alterações no volume e na qualidade do líquido amniótico estão fortemente associadas ao aumento do risco materno-fetal pré, peri e pós-natal; portanto, o entendimento da dinâmica da formação e reabsorção do líquido, bem como o conhecimento das doenças associadas a essas alterações, pode melhorar o desfecho da gestação.

A avaliação da cavidade amniótica deve integrar a rotina de atendimento pré-natal por meio da anamnese e de exames complementares, com a solicitação do exame ultrassonográfico quando necessário. Esse exame é o melhor método disponível para identificação das modificações do líquido amniótico por meio do emprego dos métodos subjetivos e semiquantitativos (ILA e medida do MBV).

Dentre as condições associadas ao desvio do volume de líquido amniótico, o polidrâmnio, embora associado ao aumento do risco de complicações, tem como causa principal o fator idiopático, presente em mais da metade dos casos. Já o oligoidrâmnio tem como principais causas a rotura das membranas amniocoriais, a insuficiência placentária e as alterações do trato urinário fetal. Cabe ressaltar que a redução da cavidade amniótica tem seu desfecho associado à idade gestacional em que a condição se instala e, quanto mais precoce, pior será o prognóstico, muitas vezes em virtude da instalação da hipoplasia pulmonar.

Convém destacar que o diagnóstico de modificação do volume de líquido amniótico na população de baixo risco, em especial o oligoidrâmnio, com base na ultrassonografia deve ser feito com muito cuidado, e a conduta deverá ser sempre contextualizada para que sejam evitadas interrupções precipitadas da gestação sem modificações positivas no desfecho perinatal, ou seja, aumentando desnecessariamente as taxas de cesariana e prematuridade iatrogênicas.

Leitura complementar

Abele H, Starz S, Hoopmann M, Yazdi B, Rall K, Kagan KO. Idiopathic polyhydramnios and postnatal abnormalities. Fetal Diagn Ther 2012; 32(4):251-5.

Anderson DF, Jonker SS, Louey S, Cheung CY, Brace RA. Regulation of intramembranous absorption and amniotic fluid volume by constituents in fetal sheep urine. Am J Physiol Regul Integr Comp Physiol 2013; 205:R506-11.

Andrade CMA, Moron AF. Distúrbios do volume do líquido amniótico. In: Moron AF (org). Medicina fetal na prática obstétrica. São Paulo: Santos, 2003:271-5.

Bastide A, Manning F, Harman et al. Ultrasound evaluation of amniotic fluid: outcome of pregnancies with severe oligohydramnios. Am J Obstet Gynecol 1986; 154(4):895-900.

Bedner DB, Beardall MK, Brace RA, Cheung CY. Differential expression and regional distribution of aquaporins in amnion of normal and gestational diabetic pregnancies. Physiol Reports 2015; 3(Iss 3):12320:1-8.

Brace RA, Anderson DF, Cheung CY. Regulation of amniotic fluid volume: mathematical model based on intramembranous transport mechanisms. Am J Physiol Regul Integr Comp Physiol 2014; 307(10):R1260-73.

Brace RA, Cheung CY, Anderson DF. Inhibitor of intramembranous absorption in ovine amniotic fluid. Am J Physiol 2014; 306(3):185-9.

Brace RA, Wlodek ME, Cock ML, Harding R. Swallowing of lung liquid and amniotic fluid by the ovine fetus under normoxic and hypoxic conditions. Am J Obstet Gynecol 1994; 171(3):764-70.

Brace RA. Physiology of amniotic fluid volume regulation. Clin Obstet Gynecol 1997; 40:280-9.

Cabar FR, Codarin RR, Bunduki V. Placenta, sistema amniótico e cordão umbilical. In: Zugaib M. Obstetrícia. São Paulo: Manole 2016: 80-4.

Chauan SP, Doherty DD, Magann EF et al. Amniotic fluid index vs single deepest pocket technique during modified biophysical profile: a randomized clinical trial. Am J Obstet Gynecol 2004; 191:661-7.

Croom CS, Banias BB, Ramos-Santos E et al. Do semiquantitative amniotic fliud indexes reflect actual volume? Am J Obstet Gynecol 1992; 167: 995-9.

Dashe JS, McIntire DD, Ramus RM, Santos-Ramos R, Twickler DM. Hydramnios: anomaly prevalence and sonographic detection. Obstet Gynecol 2002; 100(1):134-9.

Diguisto C, Winer N, Descriaud C. Amnioinfusion for women a singleton breech presentation and a previous failed external cephalic version: a randomized controlled trial. J Matern Fetal Neo Med 2017; 3:1-7.

Dorleijn DM, Cohen-Overbeek TE, Groenendaal F, Bruinse HW, Stoutenbeek P. Idiopathic polyhydramnios and postnatal findings. J Matern Fetal Neonatal Med 2009; 22(4):315-20.

El Betune P, Ayub ACK, Lima CP. Assistência ao primeiro período do parto. In: Federação Brasileira das Associações Ginecologia e Obstetrícia; Urbanetz AA, Luiz SH (orgs). PROAGO Programa de Atualização em Ginecologia e Obstetrícia: Ciclo 3. Porto Alegre: Artmed Panamericana 2004:121-43. (Sistema de Educação Continuada a Distância – v.3.)

Escobar J, Goemaz M, Arduini A et al. Expression of aquaporins early in human pregnancy. Early Human Development 2012:589-94.

Filho-Meldaglai PV, Milan C. Anormalidades do líquido amniótico In: Federação Brasileira das Associações Ginecologia e Obstetrícia; Urbanetz AA, Luiz SH (orgs). PROAGO Progama de Atualização em Ginecologia e Obstetrícia: Ciclo 4. Porto Alegre: Artmed Panamericana 2005:145-65. (Sistema de Educação Continuada a Distância – v.3.)

Ishibashi K, Hara S, Kondo S. Aquaporin water channels in mammals. Clin Exp Nephrol 2009; 13:107-17.

Karhantis P, Patni S. Polyhydramnios in singleton pregnancies: perinatal outcomes and managemernt. Obstet Gynaecol 2014; 16:207-13.

Kehl S, Schelke A, Thomas A et al. Single deepest vertical pocket or amniotic fliud index as evaluation test for predicting adverse pregnancy outcome (SAFE trial): a multicenter, open-label, randomized controlled trail. Ultras Obstet Gynecol 2016; 47:674-9.

Lindower JB. Water balance in fetus and neonate. Seminars in Fetal & Neonatal Med 2017; 22:71-5.

Magan EF, Chauhan SP, Bofill JA, Martins JN Jr. Comparability of the amniotic fluid index and sengle deepest pocket measurements in clinical practices. Aust N Z J Obstet Gynecol 2003; 43:75-7.

Mann SE, Nijland MJ, Ross MG. Mathematical modelling of human amniotic fluid dynamics. Am J Obstet Gynecol 1996; 175:937-44.

Manning FA, Hill LM, Platt LD. Qualitative amniotic fluid volume determination by ultrasound: antepartum detection of intrauterine growth retardation. Am J Obstet Gynecol 1981; 139(3):254-8.

Many A, Hill LM, Lazebnik N, Martin JG. The association between polyhydramnios and preterm delivery. Obstet Gynecol 1995; 86(3):389-91.

Moore TR. The role of amniotic fluid assessment in evaluating fetal wellbeing. Clin Perinatol 2011; 38(1):33-46.

Moses J, Doherty DA, Magann EF et al. A randomized clinical trial of the intrapartum assessment of amniotic fluid volume: amniotic fluid index versus the single deepest pocket technique. Am J Obstet Gynecol 2004; 190:1564-9.

Nabhan AF, Abdelmoula YA. Amniotic fluid index versus deepest vertical pocket as a screening test for preventing adverse adverse outcome. Cochrane Database Syst Rev 2008: CD006593.

Nabhan AF, Abdelmoula YA. Amniotic fluid index versus single deepest vertical pocket: A meta-analysis of randomized controlled trials. Int J Gynecol Obstet 2009; 104:184-8.

Ounpraseuth ST, Magann EE, Spencer HJ, Rabie NZ, Sandlin A. Normal amniotic fluid volume across gestation: Comparison of statistical approaches in 1190 normal amniotic fluid volumes. J Obstet Gynecol Res 2017.

Phelan JP, Smith CV, Broussard P, Small M. Amniotic fluid volume assessment with the four-quadrant technique at 36-42 weeks'. J Reprod Med 1987; 32(7):540-2.

Rasati P, Guariglia L, Cavaliere AF et al. A comparasion between amniotic fliud index and the single deepest vertical pocket thecnique in predicting adverse outcome in prolonged pregnancy. J Prenatal Med 2015; 9(1/2):12-5.

Seeds AE. Current concepts of amniotic fluid dynamics. Am J Obstet Gynecol 1980; 138:575-86.

Soni A, Garg S, Patel K, Patel Z. Role of L-arginine in oligohydramnios. J Obstet Gynecol India 2016; 66(S1):S279-83.

Takahashi Y, Iwagaki S, Chiaki R et al. Amnioinfusion before 26 weeks' gestation for severe fetal growth restriction with olihydramnios: preliminary pilot. J Obstet Gynaecol Res 2014; 40:677-85.

Vain NE, Szyld EG, Prudent LM, Wiswell TE, Aguilar AM, Vivas NI. Oropharyngeal and nasopharyngeal suctioning of meconium-stained neonates before delivery of their shoulders: multicentre, randomised controlled trial. Lancet 2004; 364(9434).

Wenstrom K, Andrews WW, Maher JE. Amnioinfusion survey: prevalence, protocols and complications 1995; 86:572.

CAPÍTULO 37

Pré-Eclâmpsia e Hipertensão Gestacional

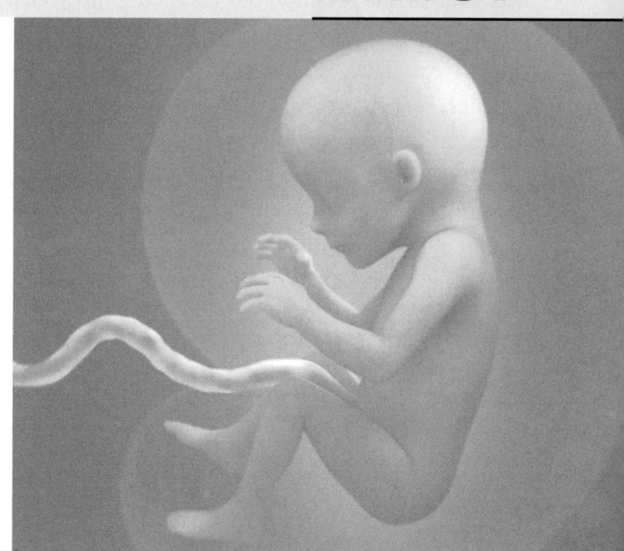

Henrique Vítor Leite
Augusto Henriques Fulgêncio Brandão

INTRODUÇÃO

Os distúrbios hipertensivos na gestação constituem causa de morte materna importante no mundo, configurando-se como a principal em vários países, e são responsáveis pela morbimortalidade neonatal, dado o acometimento direto do feto, seja pela doença de base, seja pela prematuridade inerente às condutas adotadas no processo de condução do caso. A incidência global de pré-eclâmpsia (PE) varia de 5% a 10%, mas, felizmente, 80% dos casos estão próximos do termo gestacional e sem critérios de gravidade. Todavia, a incidência aumenta muito em populações consideradas de risco, podendo alcançar taxas de até 40% em populações específicas.

Além da reconhecida transcendência assistencial da hipertensão em suas distintas formas durante a gravidez, o tema é importante objeto de estudo e diretamente responsável por enorme número de artigos publicados e estudos em andamento.

As definições do início desta década descrevem a PE como o aparecimento de hipertensão associada ao surgimento de proteinúria ou, na ausência desta, associada ao comprometimento de órgão-alvo depois das 20 semanas de gestação em grávidas previamente normotensas. O aparecimento da síndrome antes de 20 semanas é extremamente raro e possível em condições gestacionais muito específicas. A hipertensão gestacional (HG) corresponde exclusivamente àqueles casos com aparecimento de hipertensão sem a associação de proteinúria ou comprometimento de órgão-alvo, também na segunda metade da gestação, mas geralmente no terceiro trimestre gestacional.

Considerada uma síndrome multifatorial e sistêmica, a PE tem vários pontos de sua fisiopatologia bem estudados e compreendidos. A inter-relação de eventos patogênicos acarreta o acometimento sistêmico de grande poder mórbido ou mesmo fatal. Alguns autores afirmam que a PE é o desenlace de eventos adaptativos malsucedidos na gestação, com especial destaque para o comprometimento da invasão trofoblástica.

Apesar de sua etiologia incerta, muito se sabe a respeito do processo fisiopatológico da PE, e muitos avanços nas condutas adotadas em pacientes com esse diagnóstico promoveram redução da mortalidade decorrente da doença. Os países desenvolvidos apresentam taxas de mortalidade muito inferiores às dos países em desenvolvimento, e essa diferença é atribuída à superioridade dos processos de estratificação de risco e intervenções precoces e oportunas.

Atualmente, o acesso à realização de pré-natal e ao parto em ambiente hospitalar é realidade para a imensa maioria da população brasileira, sendo considerado satisfatório em grande parte do território nacional. A alta mortalidade materna, especialmente por hipertensão e hemorragia, contradiz esses indicadores e demonstra a má qualidade da assistência prestada. A grande maioria dos óbitos maternos e fetais é evitável e reflete as precárias condições socioeconômicas da população, a falta de investimento na saúde e o despreparo da equipe que presta assistência a essas gestantes, desde o nível primário até o atendimento hospitalar de emergência.

Muito ainda se desconhece sobre a PE, mas é inegável que o conhecimento da síndrome avançou, sendo essencial o domínio desses saberes para a boa prática assistencial em atividades do pré-natal e, principalmente, hospitalares.

CONSIDERAÇÕES INICIAIS

Ressalta-se que o estudo das condições hipertensivas na gestação é vasto e que as definições não são consensuais, sendo inclusive mutáveis ao longo do tempo dentre as mesmas instituições. Particularmente a PE deve ser estudada como síndrome e não como uma doença simples e pura, dada a condição heterogênea de situações que desencadeiam as também heterogêneas apresentações clínicas. Esses pressupostos explicam a dificuldade de uniformização dos critérios diagnósticos e das estratégias efetivas de rastreio e prevenção.

CLASSIFICAÇÃO DA HIPERTENSÃO NA GESTAÇÃO

Apesar das controvérsias assistenciais envolvendo o tema, a classificação entre as diversas sociedades internacionais é relativamente consensual. Optamos por apresentar a do American College of Obstetricians and Gynecologists (ACOG) em 2013. Assim, os distúrbios hipertensivos gestacionais são divididos em:

- Hipertensão arterial gestacional (HG).
- Pré-eclâmpsia e eclâmpsia.
- Hipertensão arterial crônica (HAC).
- PE/eclâmpsia sobrepostas à hipertensão arterial crônica.

Cabe lembrar ainda da hipertensão arterial do jaleco branco na avaliação de pacientes que apresentam pressão arterial (PA) elevada nas consultas, mas que referem normotensão em outros momentos.

Hipertensão arterial gestacional

A hipertensão arterial gestacional consiste no aparecimento de hipertensão arterial na gravidez após a 20ª semana de gestação ou no início do puerpério, em pacientes anteriormente normotensas, sem proteinúria ou sinais de gravidade, desaparecendo 12 semanas após o parto. Tem alto índice de recorrência em gestações posteriores (88%) e é classificada como:

- Hipertensão arterial transitória da gravidez.
- Hipertensão arterial que se manifesta no pós-parto.

Pré-eclâmpsia e eclâmpsia

Classicamente definida pela presença de hipertensão arterial e proteinúria após a 20ª semana de gestação em mulheres previamente normotensas, a PE pode ocorrer mesmo na ausência de proteinúria, quando há evidência de acometimento de órgãos-alvo e/ou critérios de gravidade. Até 10% dos casos de PE e 20% dos casos de eclâmpsia não cursam com proteinúria em sua apresentação inicial, sendo de ocorrência muito frequente em primigestas. Excepcionalmente, pode ser diagnosticada antes de 20 semanas, quando se associa à doença trofoblástica gestacional.

Classificação

- **PE sem critérios de gravidade:** caracteriza-se por níveis de PA ≥ 140 × 90mmHg, porém < 160 × 110mmHg e proteinúria ≥ 300mg/24 horas ou 1+ na fita em pacientes assintomáticas.
- **PE com critérios de gravidade:** caracteriza-se por níveis de PA ≥ 160 × 110mmHg ou presença de pelo menos um sinal/sintoma evidenciando lesão de órgão-alvo.
- **Eclâmpsia**: caracteriza-se pela ocorrência de convulsões em pacientes com PE, excluídas outras possíveis causas de convulsão.

Achados que possibilitam o diagnóstico de pré-eclâmpsia na ausência de proteinúria

- Trombocitopenia < 100.000/mm^3.
- Insuficiência renal: creatinina sérica > 1,1mg/dL ou aumento de duas vezes em seu valor basal.
- Alterações hepáticas: aumento de transaminases em pelo menos duas vezes ou dor em quadrante superior direito/epigástrica intensa e persistente.
- Edema pulmonar.
- Sinais e sintomas visuais ou de disfunção do sistema nervoso central.

O grau de proteinúria não é utilizado como critério de gravidade por estar fracamente associado a efeitos adversos maternos e neonatais; no entanto, na presença de proteinúria na faixa nefrótica (> 3g em 24 horas) e hipoalbuminemia grave (albumina sérica < 2g/dL), alguns autores e serviços recomendam o uso de anticoagulação profilática com heparina de baixo peso molecular ou não fracionada.

Hipertensão arterial crônica

Define-se HAC como a que acontece com a paciente que apresente níveis de PA ≥ 140 × 90mmHg antes de 20 semanas de gestação ou que mantém PA elevada por mais de 12 semanas após o parto, independentemente da causa da hipertensão.

Pré-eclâmpsia/eclâmpsia sobrepostas à hipertensão arterial crônica

Diagnosticadas quando há o desenvolvimento de proteinúria ≥ 300mg/24 horas em gestantes hipertensas e sem proteinúria antes de 20 semanas de gestação ou elevação súbita da proteinúria em paciente que já a apresentava, aumento repentino da PA ou surgimento de critérios de gravidade.

A diferenciação entre exacerbações da HAC e o aparecimento de PE sobreposta é difícil. Ajuda o médico assistente a entender que o processo fisiopatológico da PE é grave e agudo, não permitindo à paciente tempo e condições de se adaptar às elevações tensionais e à lesão endotelial generalizada; desse modo, pacientes que passam a apresentar condições de instabilidade ou comprometimento de órgão-alvo de maneira muito súbita provavelmente têm um quadro de sobreposição. A HAC, por sua vez, promove um processo de adaptação que raramente leva à instabilidade materna aguda, mesmo nos casos de exacerbação.

FATORES DE RISCO

A magnitude do risco de desenvolver PE depende de condições específicas e de sua gravidade. Alguns dos riscos mais importantes para o desenvolvimento de PE são descritos neste tópico.

A história de PE em gestações prévias é um fator de risco independente para a recorrência da doença. Revisão sistemática de estudos controlados demonstrou que o risco relativo (RR) de uma gestante com histórico de PE quando comparada a gestantes sem relato de PE prévia é de 7,19 (intervalo de confiança – IC 95%: 5,85 a 8,83). A primiparidade aumenta em quase três vezes o risco de desenvolver PE (RR: 2,91; IC 95%: 1,28 a 6,61).

As pacientes com história familiar de PE em parente de primeiro grau também têm alto risco de desenvolvimento da doença (RR: 2,90; IC 95%: 1,70 a 4,93), o que sugere um mecanismo hereditário em alguns casos.

O *diabetes mellitus* (DM) pré-gestacional também aumenta o risco de PE (RR: 3,56; IC 95%: 2,54 a 4,99), assim como gestações múltiplas também elevam o risco de PE. A HAC também é um importante e prevalente fator de risco para PE (RR: 3,76; IC 95%: 2,18 a 5,12). Para gêmeos, o RR é de 2,93 (IC 95%: 2,04 a 4,21), e o risco aumenta com o número de fetos.

Outros fatores de risco que merecem destaque são a obesidade materna, a HAC, doenças renais, colagenoses, a síndrome dos anticorpos antifosfolípides, a idade materna avançada e o tempo prolongado entre as gestações. Esses e outros fatores de risco estão expostos no Quadro 37.1.

Quadro 3.1 Fatores de risco para pré-eclâmpsia

Fatores relacionados com a gestante	Nuliparidade
	Extremos de idade
	História familiar
	Passado de pré-eclâmpsia
	Hipertensão arterial essencial
	Doença renal/tireoideopatias
	Resistência à insulina/diabetes/obesidade
	Trombofilias
	Doença autoimunes
Fatores relacionados com o casal	Primipaternidade
	Exposição limitada ao esperma
	Inseminação artificial heteróloga
	Fertilização *in vitro* com doação de oócito
	Parceiro com mulheres anteriores com PE
Fatores relacionados com a gravidez	Gestação múltipla
	Hidropisia fetal
	Cromossomopatias (trissomia do 13 e triploidias)
	Mola hidatiforme

FISIOPATOLOGIA DA PRÉ-ECLÂMPSIA

Invasão trofoblástica deficiente

Existem evidências de que a placenta é o principal determinante do desenvolvimento de PE, destacando-se a resolução da maioria dos sinais e sintomas característicos da doença depois de 48 horas do parto. Há relatos de PE em gestações molares sem a presença do feto, e a PE pode ocorrer no pós-parto caso estejam presentes fragmentos de placenta retidos no útero.

O mecanismo mais atual da fisiopatogênese da PE envolve a placentação anormal, que leva à liberação de uma série de marcadores causadores de lesão endotelial e fatores antiangiogênicos. Esses fatores seriam capazes de agir à distância de seu sítio de produção e causar disfunção endotelial sistêmica no organismo materno, diminuindo a perfusão tecidual de vários órgãos.

Durante a placentação normal, as células do citotrofoblasto se ancoram à parede uterina e invadem o interstício da decídua materna. Posteriormente, penetram nas artérias espiraladas, substituindo as artérias endoteliais daqueles vasos e possibilitando o aporte necessário de nutrientes e oxigênio ao feto. Para esse fenômeno as células do citotrofoblasto adquirem verdadeiras características tumorais. Essas células são capazes de aumentar a produção de receptores de fator de crescimento do endotélio vascular (VEGF), favorecendo a angiogênese local e criando ambiente de baixíssima impedância ao fluxo sanguíneo. As células trofoblásticas são responsáveis também pela destruição da inervação simpática vascular, propiciando a dilatação arterial.

Em estágios precoces da gestação (< 10 semanas), antes de as células trofoblásticas estabelecerem a circulação uteroplacentária, o embrião vive em ambiente de hipoxia. Sabe-se que a privação de oxigênio (O_2) estimula o desenvolvimento trofoblástico, o que explica por que, nessa idade gestacional, a placenta se desenvolve muito mais rapidamente que o concepto. Além do estímulo ao desenvolvimento, a tensão de oxigênio é também responsável pela diferenciação de células trofoblásticas em células endoteliais. Tensão de O_2 relativamente alta favorece essa diferenciação, o que ocorre preferencialmente em leito arterial em relação ao venoso.

Como já comentado, a falha nesse processo extremamente complexo acarreta lesão endotelial circunscrita a esse órgão em um mecanismo fisiopatológico que se assemelha à aterosclerose sistêmica, não relacionada com a PE. Cabe ressaltar que estudos histopatológicos enfatizaram que as artérias espiraladas de pacientes portadoras de PE têm diâmetro inferior à metade do diâmetro arterial de gestantes normotensas.

A falha na adaptação fisiológica das artérias espiraladas não é exclusiva da PE, estando presente em gestações normotensas que cursam com restrição de crescimento fetal (CIUR), parto prematuro com membranas intactas e rotura prematura de membranas.

Recentemente foi proposto um modelo fisiopatológico de dois estágios. O primeiro evento seria a invasão trofoblástica deficiente, demonstrada antes de 20 semanas pela dopplerfluxometria. O segundo evento da PE seria a resposta materna à placentação inadequada, em que a disfunção endotelial sistêmica, a ser descrita posteriormente, é um denominador comum.

A relação dos mecanismos presentes na gênese da PE e do CIUR é particularmente interessante. A baixa perfusão placentária, como evento único e isolado, foi por muito tempo considerada causa direta das duas entidades, sem diferenciação de como poderiam ocorrer isolada ou associadamente. Em 2008, novo modelo, proposto por Huppertz, ofereceu explicação satisfatória para esse fato, além de recolocar a baixa perfusão placentária como secundária a um comprometimento de diferenciação intrínseca trofoblástica precoce. O momento exato em que esse comprometimento acontece pode diferenciar as pacientes que, em razão da insuficiência placentária, desenvolvem CIUR ou PE.

Uma falha na primeira linhagem trofoblástica que se diferencia diretamente da mórula culmina no desenvolvimento associado de PE e CIUR, ao passo que o comprometimento isolado da diferenciação do trofoblasto viloso se restringe ao desenvolvimento de PE em sua forma precoce. Quando a falha nas mitoses que geram o trofoblasto extraviloso acontece de maneira isolada, tem-se o aparecimento do CIUR sem associação a desordens hipertensivas. A PE em sua forma tardia é explicada pela diminuição no *clearance* de fragmentos apoptóticos placentários presentes na circulação materna, geralmente consequentes a condições maternas prévias à gestação, como HAC e DM.

Essa nova teoria responde a duas questões interessantes: como marcadores séricos em pacientes que desenvolvem PE (ácido desoxirribonucleico – DNA livre circulante) poderiam já estar alterados com 6 semanas de gestação? Como um aumento de resistência nas artérias uterinas nessas pacientes ou nas que desenvolvem CIUR poderia ser identificado previamente à segunda onda de invasão trofoblástica?

No entanto, o mais interessante é a hipótese de que a PE tardia e a precoce seriam duas entidades distintas que culminariam no mesmo evento fisiopatológico final: um processo inflamatório associado a uma disfunção endotelial materna sistêmica, seja por aumento na concentração sistêmica materna de debris placentários (PE precoce), seja pela diminuição do *clearance* desses debris por comprometimento sistêmico materno prévio à gestação (PE tardia).

Na ansiedade de detectar fatos e criar teorias, muitas vezes se peca ao criar generalizações incorretas. Até hoje, nenhuma teoria, nenhum processo fisiopatológico ou nenhum marcador específico se mostrou suficiente para explicar a ocorrência de PE. É mais provável tratar-se de uma síndrome consequente a diversos caminhos fisiopatológicos distintos que, por semelhanças em sua fase sintomática, levam a crer que se trate de uma só doença.

Lesão endotelial na pré-eclâmpsia

A teoria da placentação deficiente explica de maneira satisfatória a lesão endotelial limitada a essa estrutura. O padrão de lesão e remodelamento vascular nas pacientes que desenvolvem PE e CIUR é inclusive capaz de explicar em parte o alto risco de eventos cardiovasculares em pacientes com história de PE. O ponto ainda não completamente elucidado é como a lesão endotelial limitada aos vasos placentários assume proporções sistêmicas.

Em pacientes normotensas que não desenvolvem PE, o citotrofoblasto invade as artérias espiraladas, assumindo características de células endoteliais e diminuindo a resistência vascular placentária, fenômeno avaliado pelo Doppler de artérias uterinas. Caso esse processo seja deficiente, uma hipoxia tecidual aumenta a produção de substâncias antiangiogênicas, particularmente o sFlT-1. O descontrole entre as substâncias angiogênicas e antiangiogênicas é um fator crucial para a propagação da lesão endotelial. Estudos revelam que gestantes que desenvolvem proteinúria mesmo sem o aumento de PA apresentam níveis mais elevados de sFlT-1, o que corrobora a hipótese de que a proteinúria isolada possa ser uma forma de PE leve.

Além do sFlT-1, exerce ação antiangiogênica o sENG, mas aparentemente essa substância não tem sua produção decorrente da hipoxia placentária. A dosagem e a relação entre os fatores antiangiogênicos (sFlT-1 e sENG) associadas à dosagem dos fatores pró-angiogênicos (VEGF e PlGF) são um promissor método de predição da PE. Estudos comprovam que os níveis de sENG se alteram já no primeiro trimestre da gestação, sendo a quantificação de seu nível plasmático um preditor precoce das manifestações clínicas da PE.

O aumento nos níveis circulantes de substâncias antiangiogênicas associado intimamente à desregulação no SRA compromete a atividade da óxido nítrico (NO) sintetase, causando lesão endotelial. Esse processo, nesse momento, torna-se sistêmico e não mais localizado.

Estresse oxidativo

Todos os fatores circulantes maternos, sabidamente aumentados na PE, estão de algum modo ligados ao processo inflamatório, à vasoconstrição ou ao estresse oxidativo. Destacam-se o fator de necrose tumoral alfa (TNF-α) e a angiotensina II (Ang-II).

O estresse oxidativo consiste em um desbalanço entre substâncias pró-oxidativas e antioxidantes, resultando em lesão celular, incluindo a disfunção endotelial. As células endoteliais estão em constante contato com substâncias oxidativas circulantes e com as produzidas pelo seu próprio metabolismo. Entre as substâncias pró-oxidativas se incluem os radicais livres, como ânios de superóxidos (O_2^-), radicais hidroxila (OH^-) e espécies reativas de oxigênio (ROS).

O estresse oxidativo é ligado de tal modo à lesão endotelial que, como se sabe atualmente, as ROS podem inibir a ação do NO de três maneiras distintas:

- Oxidação do NO circulante.
- Inibição irreversível direta da NO sintetase.
- Inibição da dimetilargininadimetilamino hidroxilase, responsável pela depuração da ADMA.

QUADRO CLÍNICO E FORMAS DE APRESENTAÇÃO

As definições e os critérios diagnósticos da PE e da HG foram apresentados em tópico anterior. Vale salientar que não existe subclassificação para aquelas pacientes com HG. Esse quadro é unicamente aplicável às pacientes com aparecimento isolado de hipertensão arterial na segunda metade da gestação, sem qualquer sinal de comprometimento de órgão-alvo ou aparecimento de proteinúria. Em geral, a manifestação clínica se dá no terceiro trimestre de gestação e a condição desaparece por completo, sem deixar sequelas, nas primeiras semanas de puerpério. A recorrência em gestações subsequentes é baixa, mas consideravelmente maior do que em pacientes que nunca apresentaram hipertensão.

A PE apresenta algumas formas de subclassificação. A assistencialmente mais relevante é aquela que divide a síndrome em casos com critérios de gravidade presentes ou ausentes. Os principais autores do tema tentam abandonar os termos *leve* e *grave* justamente porque essa terminologia passa uma ideia subestimada de gravidade em grande parte dos casos. Não existem casos formalmente leves de PE, uma vez que a síndrome tem evolução progressiva e aqueles casos anteriormente considerados sem critérios de gravidade podem subitamente se tornar graves. Convém destacar que a maior parte das pacientes ainda não apresenta critérios de gravidade, mas pode vir a apresentá-los.

Critérios de gravidade

Após o diagnóstico de PE deve-se proceder imediatamente à investigação da presença de critérios de gravidade, os quais são clínicos e laboratoriais e consistem em:

- PA ≥ 160 × 110mmHg em duas medidas com intervalo de 4 horas (a menos que anti-hipertensivos fixos tenham sido iniciados).
- Plaquetopenia < 100.000/mm^3.
- AST e/ou ALT > 2 vezes o valor de referência.
- Epigastralgia ou dor em quadrante superior direito do abdome persistente e refratária a analgésicos.
- Insuficiência renal.
- Edema pulmonar.
- Sintomas de acometimento do sistema nervoso central ou sintomas visuais (cefaleia persistente, confusão mental, escotomas, fotofobia, borramento visual e cegueira).

Cabe ressaltar que o entendimento atual desconsidera qualquer situação fetal como critério de gravidade de PE. Anteriormente, restrições de crescimento fetal ou evidência de sofrimento à dopplervelocimetria ou outros parâmetros biofísicos justificariam a taxação de gravidade aos casos. O entendimento atual considera que a condução da condição fetal é tomada a despeito da condição materna e vice-versa, podendo o melhor momento para interrupção da gestação ser definido por qualquer uma das condições.

Formas precoce e tardia

No entanto, estudos mais recentes têm sugerido uma nova classificação com base na época de início das manifestações clínicas, a qual consiste em precoce (pacientes que apresentam início da sintomatologia < 34 semanas) e tardia (aquelas nas quais os sintomas se iniciam após 34 semanas). Sibai e cols. e Norwitz e cols. acreditam que essas duas formas apresentam etiologia diferente e adaptações hemodinâmicas diversas que, por esse motivo, merecem abordagem diversa. A manifestação precoce da PE é associada a mais morbidade materna e fetal, incluindo índices elevados de síndrome HELLP em gestantes acometidas antes de 34 semanas de gestação.

A PE precoce (< 34 semanas) se associa principalmente à invasão placentária deficiente com evidências de lesões isquêmicas ao exame da placenta. Desse modo, pacientes com PE precoce apresentam ao Doppler artérias uterinas anormais, sendo frequente a associação a CIUR e resultados maternos e fetais adversos. Pacientes com idade > 35 anos apresentam risco maior de desenvolverem PE precoce.

Valensise e cols. relataram que a adaptação cardiovascular materna durante a fase latente da doença e no pós-parto sofre influência das desordens placentárias e ocorre de maneira diferente nas duas formas da doença. Assim, as pacientes que evoluem para quadro de PE precoce apresentam baixo débito cardíaco e alta resistência vascular sistêmica.

A PE tardia (> 34 semanas), por sua vez, está mais associada a fatores constitucionais maternos com índice de massa corporal aumentado. O índice de resistência das artérias uterinas nessas pacientes é normal ou pouco aumentado. A interferência no desenvolvimento fetal é menor e o resultado perinatal é mais favorável. As gestantes que evoluem para essa forma de PE exibem débito cardíaco aumentado e resistência vascular sistêmica diminuída.

CONDUÇÃO DOS CASOS E TRATAMENTO

O tratamento definitivo da doença consiste na interrupção da gravidez. Não há justificativa para manutenção da gestação depois de 37 semanas em nenhum caso de PE ou HG, como será discutido posteriormente.

O tratamento conservador irá depender da idade gestacional, da presença ou ausência de critérios de gravidade da PE e das condições maternas e fetais.

Pré-eclâmpsia sem critérios de gravidade

As pacientes com suspeita ou primeiro diagnóstico de PE devem ser sempre encaminhadas para avaliação em serviço de urgência. Nesse primeiro momento será realizada avaliação clínica e laboratorial para definição diagnóstica, estabelecendo a gravidade da doença e sua velocidade de progressão.

Em casos de ausência de critérios de gravidade, as pacientes devem ser conduzidas em caráter ambulatorial com adequada orientação e acompanhamento preferencial com profissional experiente em gestação de alto risco.

Durante o período de avaliação dos critérios de gravidade, recomenda-se a aferição da PA a cada 4 horas. A avaliação laboratorial deve incluir hematócrito, quantificação plaquetária, dosagem de creatinina, transaminases, bilirrubina e desidrogenase láctica. No acompanhamento ambulatorial da paciente, caso não apareçam sinais ou critérios de gravidade, recomenda-se a repetição da propedêutica laboratorial semanalmente.

A ultrassonografia, de preferência com dopplervelocimetria fetal, é recomendada para verificação do bem-estar fetal.

O uso de anti-hipertensivos para controle da elevação leve dos níveis pressóricos não altera o curso da doença ou diminui a morbimortalidade fetal e, por esse motivo, deve ser evitada.

A administração de corticoides é recomendada somente em gestações com idade gestacional < 34 semanas, desde que a paciente esteja em risco aumentado de progressão rápida para doença grave ou risco iminente de parto pré-termo. Os esquemas recomendados são betametasona, 12mg a cada 24 horas, em um total de duas doses, ou dexametasona, 6mg a cada 12 horas, em um total de quatro doses.

Após avaliação inicial, confirmada a estabilidade da gestante e do feto e na ausência de critérios de gravidade, o acompanhamento da paciente é ambulatorial. O surgimento de qualquer sinal/sintoma de gravidade demanda avaliação hospitalar imediata.

A antecipação do parto é o único tratamento para PE e está indicada quando:

- Alcançada a idade gestacional de 37 semanas ou no momento do diagnóstico, em caso de gestação a termo. Não há justificativa para manutenção da gestação depois de 37 semanas em nenhum caso de PE ou HG.
- A qualquer momento, em caso de progressão do quadro para uma PE com critérios de gravidade (de acordo com indicações explicitadas a seguir).

Pré-eclâmpsia com critérios de gravidade

As gestantes com quadro de PE grave deverão ser internadas e realizada propedêutica conforme descrito anteriormente.

Em caso de idade gestacional > 34 semanas, as pacientes deverão ser preparadas para o parto por via obstétrica. Uma vez classificadas com critérios de gravidade, não há justificativa para manutenção da gestação por mais do que 34 semanas, mesmo com valores de pressão < 160 × 100mmHg à custa de hipotensores. Convém ressaltar que a condução dos casos com critérios de gravidade além das 34 semanas não é respaldada pela maioria dos autores ou instituições internacionais.

Gestações em curso após a viabilidade fetal e depois de completadas 33 semanas podem ser conduzidas de maneira conservadora. São elegíveis para conduta conservadora pacientes estáveis com o diagnóstico de gravidade expresso exclusivamente pela PA controlada com hipotensor. A condução dos casos é sempre feita em ambiente hospitalar. As pacientes com diagnóstico de PE com critérios de gravidade só têm alta hospitalar no puerpério, nunca na gestação em curso. A presença de critérios de gravidade contraindica, em qualquer caso, a condução ambulatorial dos casos.

A abordagem inicial consiste em estabilização materna com controle da PA, avaliação da necessidade de suporte intensivo de disfunção sistêmica, profilaxia de convulsões e amadurecimento pulmonar fetal.

Condução dos casos nas primeiras 24 horas

Após a estabilização materna, o uso de anti-hipertensivos de ação rápida, como labetalol, hidralazina e nifedipina, é indicado para manutenção dos valores em níveis < 160 × 100mmHg. As dosagens dos medicamentos serão posteriormente descritas, mas é importante lembrar que outros fármacos de ação mais lenta podem ser considerados caso a proposta de manejo conservador seja considerada naquelas gestações com idade gestacional < 34 semanas. São fármacos úteis a nifedipina de liberação lenta, o anlodipino ou mesmo a metildopa.

Nas primeiras 24 horas de admissão, deve ser considerada a profilaxia de convulsões com o uso de sulfato de magnésio em todos os casos com critérios de gravidade. Há clara controvérsia sobre essa afirmação. Um número considerável de autores e serviços opta pela individualização da administração de sulfato de magnésio. Os autores consideram essa individualização racional, particularmente em casos considerados graves unicamente pelos valores pressóricos. Em contrapartida, deve-se considerar que a intoxicação por sulfato de magnésio não é tão comum como se sugere e pode ser precocemente diagnosticada e tratada em pacientes adequadamente monitorizadas.

O esquema preferencial para administração de sulfato de magnésio consiste em uma dose de ataque de 4g, seguida de infusão contínua de 1g/h, sempre em bomba de infusão. Estudos comprovam que a infusão de 1g/h é tão efetiva quanto doses superiores, apresentando menos risco e efeitos colaterais.

A administração de corticoides em gestações < 34 semanas e com proposta de manejo conservador deve ser prontamente realizada. As pacientes devem se submeter à avaliação laboratorial realizada conforme descrito anteriormente e o manejo de fluidos deve ser cuidadoso, dado o risco de edema agudo de pulmão.

Vários centros, principalmente nos EUA, conduzem os casos com critérios de gravidade exclusivamente em unidades de terapia intensiva. Apesar de não ser uma realidade em todos os centros no Brasil, deve ser considerado o cuidado intensivo para casos com disfunção sistêmica diagnosticada ou iminente.

Manejo após 24 horas em casos elegíveis para conduta expectante

A manutenção da administração de sulfato de magnésio só é necessária em casos selecionados, como epigastralgia ou sintomas centrais persistentes ou alterações laboratoriais exuberantes. A administração deve ser reiniciada antes do parto e mantida nas primeiras 24 horas de puerpério ou a qualquer momento, em caso de sinais de iminência de eclâmpsia.

A PA deve ser aferida em intervalo mínimo de 4 horas e anti-hipertensivos administrados no intuito de manutenção dos valores pressóricos < 160 × 100mmHg. A propedêutica laboratorial deve ser repetida diariamente ou a qualquer momento em caso de piora clínica considerável.

A avaliação fetal diária com cardiotocografia parece ser uma boa ideia. O intervalo ideal para avaliação fetal com dopplervelocimetria é incerto, mas é considerada prudente no mínimo uma avaliação semanal.

Terapia anti-hipertensiva em pacientes com pré-eclâmpsia

A terapia anti-hipertensiva deve ser iniciada em caso de PA sistólica ≥ 160mmHg ou PA diastólica > 100mmHg. O objetivo do tratamento hipotensor é prevenir complicações potenciais (cardiovasculares, renais ou cerebrovasculares), uma vez que não muda o curso da doença.

O médico assistente deve escolher o agente com o qual está mais familiarizado para realizar o tratamento, uma vez que os estudos apontam eficácia semelhante entre a hidralazina venosa e a nifedipina oral com esse propósito. O uso do nitroprussiato se faz necessário em raros casos e exige monitorização invasiva da paciente.

O labetalol é um alfa e betabloqueador disponível em formulações oral e endovenosa. Seus efeitos são comparáveis aos da nifedipina, mas não é amplamente disponível no Brasil.

O Quadro 37.2 sumariza os fármacos citados e as doses recomendadas.

Quadro 37.2 Fármacos mais comumente utilizados e respectivas dosagens

Fármaco	Dosagem recomendada
Nifedipina	Dose inicial de 10 a 20mg VO Repetir a cada 30 minutos se necessário com dose máxima de 80mg Se realizadas três doses consecutivas sem sucesso, preferir associar outro hipotensor: hidralazina
Hidralazina	Solução de 20mg (1mL) de hidralazina em 19mL de ABD Infusão de 5mL da solução (5mg), a qual pode ser repetida a cada 20 minutos até a dose máxima de 20mg a cada 4 horas

Momento da interrupção da gestação

A interrupção da gestação é o único tratamento efetivo e definitivo para pacientes com PE ou HG. Para ambas as condições, a interrupção deve ser considerada com 37 semanas completas de gestação ou antes disso. As evidências e os consensos atuais, pelo menos os mais robustos, não embasam a condução de qualquer caso além das 37 semanas de gestação. Em casos com critérios de gravidade, a interrupção deve ser considerada em momento anterior, quando não imediato.

As pacientes portadoras de PE com critérios de gravidade devem ter a gestação interrompida em caso de idade gestacional > 34 semanas no momento do diagnóstico. A condução desses casos com idade gestacional > 34 semanas é controversa e não embasada pelas recomendações internacionais e nacionais. Alguns centros optam pela manutenção da gestação, mesmo em casos com critérios de gravidade, até 37 semanas, mantendo a paciente internada e sob controle e monitorização rigorosos. Todavia, cabe mais uma vez ressaltar que essa não é uma conduta preconizada pelas maiores instituições mundiais.

Os casos mais graves e que representam maior desafio para os serviços assistenciais são aqueles com critérios de gravidade que acontecem antes de 34 semanas de gestação. É relativamente consensual que, antes da viabilidade fetal (entre 24 e 25 semanas), a interrupção deva ser realizada em todos os casos com critérios de gravidade. A manutenção da gestação até idades gestacionais que possibilitem bom prognóstico neonatal é demasiado arriscada para a mãe, dado o inerente caráter evolutivo da doença. Exceção a essa situação é dada para aquelas pacientes cujo critério de gravidade atribuído foi exclusivamente o valor da PA. Caso o controle pressórico seja atingido com o uso de anti-hipertensivos, a condução dos casos é possível e preconizada até 34 semanas de gestação, mantendo a paciente internada e rigorosamente monitorizada.

Aqueles casos com critérios de gravidade que ocorrem entre a viabilidade fetal e 34 semanas de gestação são os mais desafiadores. A internação e a monitorização clínico-laboratorial das pacientes são imperativas, e o bem-estar fetal deve ser imediatamente avaliado. Casos com comprometimento de órgão-alvo devem ser interrompidos tão logo seja possível, propiciando tempo para o amadurecimento pulmonar fetal caso a paciente se encontre estável. Casos com estabilidade materna e adequado controle pressórico tornam possível a manutenção da gestação até 34 semanas ou, ao menos, até o fim da corticoterapia para amadurecimento pulmonar fetal.

Quadro 37.3 Momento de interrupção da gestação com base no quadro clínico

Quadro clínico	Momento de interrupção
Hipertensão gestacional ou pré-eclâmpsia sem critérios de gravidade	Manutenção da gestação até 37 semanas de gestação
Pré-eclâmpsia com critérios de gravidade entre a viabilidade fetal e 34 semanas de gestação	Interrupção imediata da gestação em caso de instabilidade materna Corticoterapia e interrupção da gestação nos casos com comprometimento de órgão-alvo Manutenção da gestação até 34 semanas nos casos de pacientes estáveis sem comprometimento de órgão-alvo, com controle pressórico adequado com o uso de anti-hipertensivos
Pré-eclâmpsia com critérios de gravidade antes da viabilidade fetal	Interrupção imediata

As evidências atuais mostram benefícios da corticoterapia para interrupções gestacionais eletivas até 39 semanas de gestação. Todavia, é importante ressaltar que, em casos de PE ou HG, a corticoterapia é indicada primordialmente até 34 semanas de gestação; depois desse período, nunca deve ser justificativa para o atraso de uma interrupção indicada com base nos critérios anteriores.

A via de parto escolhida deve seguir indicação obstétrica, considerando, principalmente, as condições do colo e as indicações de cesariana alheias ao diagnóstico de PE ou HG. A indução do parto em casos favoráveis é mais segura para a mãe e deve ser considerada a via preferencial. A experiência dos autores ressalta que durante o processo de indução a paciente deva ser monitorizada rigorosamente nos casos com critérios de gravidade, atentando-se, principalmente, para o controle pressórico e a contagem de plaquetas, pois são esses os principais sinais agudos de instabilização durante o processo de indução. Não raras vezes, o descontrole pressórico e a tendência à plaquetopenia são indicações de cesariana, durante o processo de indução, no intuito de abreviar o tempo para o parto. O Quadro 37.3 sumariza o exposto.

PREDIÇÃO E PREVENÇÃO DA PRÉ-ECLÂMPSIA

A predição da PE talvez seja o assunto mais estudado atualmente acerca da síndrome. Estratégias de predição utilizando marcadores biofísicos e bioquímicos associados às características maternas são constantemente formuladas e reformuladas. Para aqueles interessados no estudo do tema ficam evidentes as contraposições entre os centros norte-americanos e os do Reino Unido.

A indicação de rastreamento populacional de gestantes de risco habitual é caro e ineficiente, dadas as altas taxas de falso-positivo. As populações de alto risco para o desenvolvimento de PE, segundo os fatores de risco previamente citados, podem se beneficiar do rastreio, todavia essa informação é também questionável entre os autores. Até o presente momento, nenhum estudo considerou o impacto direto das estratégias de rastreamento na diminuição da mortalidade materna.

A predição de PE não é uma tarefa fácil e óbvia, uma vez que, em virtude da natureza sindrômica, heterogênea e multifatorial da condição, é difícil apontar até mesmo o que efetivamente está sendo predito.

Os algoritmos que usam a dopplervelocimetria de artérias uterinas no final do terceiro trimestre são mais efetivos na predição da PE que se manifesta antes de 34 semanas. Esses resultados são interessantes por confirmarem o caráter placentário dessa apresentação e, do ponto de vista assistencial, aqueles casos que acontecem distante do termo são os que se beneficiam de predição e prevenção.

A principal e mais estudada maneira de prevenção de PE consiste na administração de ácido acetilsalicílico (AAS). Já se demonstrou que o benefício é maior quando iniciada antes de 16 semanas de gestação, havendo controvérsia quanto ao momento exato para o início da administração. Parece interessante iniciar, quando indicada, no final do primeiro trimestre gestacional.

A dose utilizada também varia nos estudos, sendo descritas variações de 80 a 150mg/dia. Como o uso do AAS é efetivo para prevenção de casos de PE que se manifestam distante do termo, não há indicação de manutenção por mais do que 36 semanas de gestação.

A questão crucial é: quem deve receber AAS? Trata-se de questão crucial e controversa. Centros que realizam rastreamento no final do primeiro trimestre o indicam quando o resultado é considerado positivo. Estudos demostram que um número maior de pacientes é tratado quando é considerada somente a história materna. Nesse caso, as políticas e condutas assistenciais deveriam ser alicerçadas no fato de que todas ou a maioria das pacientes fariam o rastreamento de primeiro trimestre, o que obviamente não acontece na maioria dos serviços públicos ou suplementares por dois motivos: falta de recursos e início tardio do pré-natal.

Considerando essas e outras questões, a indicação de AAS para pacientes com critérios obtidos exclusivamente pela entrevista clínica parece ser mais prudente. Desse modo, beneficiam-se da indicação as pacientes com história de PE precoce, principalmente se reincidente, ou as pacientes com HAC e história de PE sobreposta.

O uso do AAS é claramente benéfico quando bem indicado, mas não se pode acreditar que se trate de tratamento efetivo e milagroso. O impacto positivo existe, mas é modesto.

Convém destacar que a prevenção de morte materna em pacientes com PE não se faz com AAS, e sim com pré-natal de qualidade e assistência hospitalar oportuna e eficaz.

CONSIDERAÇÕES FINAIS

- As desordens hipertensivas gestacionais são causa considerável de mortalidade materna na maioria dos países. A PE responde pela maior parcela dessas mortes, o que justifica o grande investimento em pesquisas com o intuito de esclarecer sua etiologia e melhorar as estratégias de rastreamento, prevenção e tratamento.
- Os países que alcançaram a diminuição da mortalidade materna por PE conseguiram esse feito à custa de assistência efetiva e rigorosa, com acompanhamento pré-natal criterioso e assistência hospitalar oportuna e tratamento fundamentado em evidências sólidas. A definição do momento de interrupção é crucial para o melhor desfecho materno e perinatal.
- A fisiopatologia da doença ancora-se na deficiência de invasão trofoblástica e na lesão endotelial materna generalizada. Todavia, esses eventos acontecem de maneira heterogênea entre as pacientes, reforçando sua etiologia multifatorial.
- A despeito de avanços notáveis, as estratégias de rastreamento e prevenção apresentam benefício discreto e a análise do custo-benefício na população geral não foi bem estabelecida.

Leitura complementar

[No authors listed]. Report of the National High Blood Pressure Education Program Working Group on High Blood Pressure in Pregnancy. Am J Obstet Gynecol 2000; 183(1):S1-22.

ACOG Committee on Practice Bulletins – Obstetrics. ACOG practice bulletin. Diagnosis and management of preeclampsia and eclampsia. Obstet Gynecol 2002; 99(33):159.

American Diabetes Association. Standards of medical care in diabetes. Diabetes Care 2011; 34(Suppl 1):S11-S61.

Castro PT, Montenegro CAB, Carvalho ACP et al. Dilatação fluxomediada da artéria braquial em mulheres com artrite reumatóide. Radiol Bras [online] 2007; 40(4):247-50.

Davison JM, Homuth V, Jeyabalan A et al. New aspects in the pathophysiology of preeclampsia. J Am Soc Nephrol 2004; 15(9):2440-8.

Diagnosis, evaluation, and management of the hypertensive disorders of pregnancy. On behalf of the Canadian Hypertensive Disorders of Pregnancy (HDP) Working Group, 2014.

Duckitt K, Harrington D. Risk factors for pre-eclampsia at antenatal booking: systematic review of controlled studies. BMJ 2005; 330(7491):565.

Foidart JM, Munaut C, Chantraine F, Akolekar R, Nicolaides KH. Maternal plasma soluble endoglin at 11-13 weeks' gestation in preeclampsia. Ultrasound Obstet Gynecol 2010; 35(6):680-7.

Huppertz B. Placental origins of preeclampsia: challenging the current hypothesis. Hypertension 2008; 51(4):970-5.

Hypertension in pregnancy. Report of the American College of Obstetricians and Gynecologists Task Force on Hypertension in Pregnancy. American College of Obstetricians and Gynecologists, 2013.

Lyall F, Greer IA. The vascular endothelium in normal pregnancy and pre--eclampsia. Rev Reprod1996; 1(2):107-16.

Management of hypertension in pregnant and postpartum women. Preeclampsia: management and prognosis. UpToDate, 2018.

National Collaborating Centre for Women's and Children's Health (UK). Hypertension in pregnancy: the management of hypertensive disorders during pregnancy. London, UK: RCOG Press, 2010.

Onwudiwe N, Yu CK, Poon LC, Spiliopoulos I, Nicolaides KH. Prediction of pre-eclampsia by a combination of maternal history, uterine artery Doppler and mean arterial pressure. Ultrasound Obstet Gynecol 2008; 32(7):877-83.

Pilalis A, Souka AP, Antsaklis P et al. Screening for pre-eclampsia and small for gestational age fetuses at the 11-14 weeks scan by uterine artery Dopplers. Acta Obstet Gynecol Scand 2007; 86(5):530-4.

Plasencia W, Maiz N, Poon L, Yu C, Nicolaides KH. Uterine artery Doppler at 11 + 0 to 13 + 6 weeks and 21 + 0 to 24 + 6 weeks in the prediction of pre-eclampsia. Ultrasound in Obstetrics & Gynecology: the official journal of the International Society of Ultrasound in Obstetrics and Gynecology 2008; 32(2):138-46. Epub 2008/07/18.

Roberts JM, Gammill HS. Preeclampsia: recent insights. Hypertension 2005; 46(6):1243-9.

Savvidou MD, Kametas NA, Donald AE, Nicolaides KH. Noninvasive assessment of endothelial function in normal pregnancy. Ultrasound Obstet Gynecol 200, 15:502-207.

Young BC, Levine RJ, Karumanchi SA. Pathogenesis of preeclampsia. Ann Rev Pathol Mech Dis 2010; 5:173-92. DOI: 10.1146/annurev-pathol-121808-102149.

CAPÍTULO 38

Rotura Prematura de Membranas

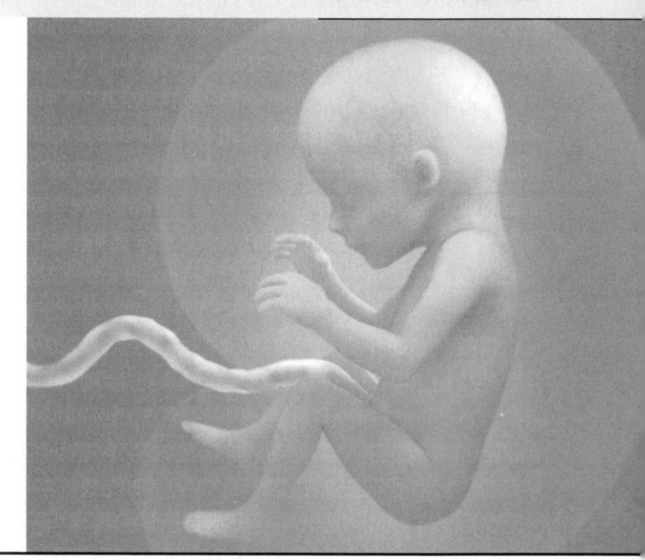

Alberto Borges Peixoto
Juliana Ducatti Almeida
Letícia Nogueira Resende

INTRODUÇÃO

A amniorrexe prematura ou rotura prematura das membranas (RPM) é entendida como a rotura das membranas ovulares que ocorre espontaneamente pelo menos 1 hora antes do início do trabalho de parto, podendo ocorrer em gestações antes do termo (entre 20 e 37 semanas – RPM pré-termo) ou em gestações a termo. A rotura que ocorre antes de 20 semanas é caracterizada como abortamento inevitável.

O período de latência consiste no tempo transcorrido entre a rotura das membranas e o parto. A maioria dos casos de RPM (60% a 95%), mesmo em condições cervicais desfavoráveis, acaba evoluindo para trabalho de parto e parto nas primeiras 24 a 48 horas após a rotura. A RPM também é responsável ou está associada a aproximadamente um terço dos partos prematuros e é considerada o fator identificável mais comum associado ao parto pré-termo.

INCIDÊNCIA

A incidência de RPM representa cerca de 10% do total de nascimentos, sendo de aproximadamente 7% em gestações a termo e de 3% em gestações pré-termo. Desses 3%, cerca de 0,5% incide antes de 27 semanas, 1,5% entre 27 e 34 semanas e 1% entre 34 e 37 semanas. O nascimento de fetos vivos em gestação com RPM < 24 semanas é de aproximadamente 67%, enquanto a sobrevivência perinatal acontece em cerca de 44% dos casos. Os recém-nascidos prematuros têm altas taxas de mortalidade precoce, tardia e pós-neonatal, e o risco de mortalidade aumenta à medida que a idade gestacional se aproxima da inviabilidade fetal. A RPM pré-termo é um importante problema obstétrico por estar relacionado com sérias complicações maternas e fetais, estando presente em 2% a 4% de todas as gestações de feto único, em 7% a 20% das gestações gemelares e sendo responsável por aproximadamente 30% dos partos prematuros.

ETIOLOGIA

A patogênese da rotura espontânea das membranas ovulares não é completamente compreendida e parece ser multifatorial. A força e a integridade das membranas fetais derivam de proteínas da membrana extracelular, incluindo colágenos, fibronectina e laminina. As metaloproteases, como fosfolipases e colagenases produzidas especialmente por bactérias infectantes e presentes em quase 70% dos casos de RPM, diminuem a resistência da membrana ao aumentarem a degradação do colágeno. Em condições homeostáticas, os inibidores de tecido de metaloproteases se ligam a elas e inibem a proteólise, ajudando assim a manter a integridade da membrana.

Uma variedade de eventos patológicos, como o alongamento excessivo das fibras em virtude do excesso de distensão uterina causado por gravidezes múltiplas ou nos casos de polidrâmnio, defeitos intrínsecos, como a diminuição do teor de colágeno própria das gestações a termo, aumento da suscetibilidade proteolítica ou o efeito de inflamação em razão de mediadores na infecção ou a presença de citocinas pró-inflamatórias, prostaglandinas e metaloproteases nas membranas amnióticas nas infecções, podem interromper esse processo de equilíbrio e iniciar uma cascata de mudanças bioquímicas que culminam na RPM. Embora a via varie de acordo com o evento iniciador, é provável que todas elas culminem em uma via comum que ocasiona a rotura da membrana.

FATORES DE RISCO

Dentre os fatores de risco podem ser citados:

- Antecedente de parto prematuro ou RPM.
- Tabagismo.
- Hemorragia anteparto.
- Idade materna avançada.
- Deficiência de alfa-1-antitripsina.
- Doença falciforme.
- Incompetência istmocervical.
- Vaginose bacteriana.
- Hiperdistensão uterina (gestação múltipla, polidrâmnio, macrossomia fetal).
- Síndrome de Ehlers-Danlos.
- Infecção intrauterina.
- Procedimentos uterinos invasivos (amniocentese, cordocentese, biópsia de vilo corial).
- Trauma agudo.

DIAGNÓSTICO

O diagnóstico de amniorrexe é clínico em 80% a 90% dos casos e confirmado pela história clínica e pelo exame físico. A história clínica envolve perda de líquido via vaginal de maneira abrupta, em grande quantidade e com odor e aspecto característicos, e por meio do exame especular visualiza-se o líquido amniótico se exteriorizando pelo canal cervical. Quando não se visualiza a saída de líquido de maneira espontânea, pode ser realizada a manobra de Valsalva (exalar o ar forçadamente contra os lábios fechados e o nariz tampado, exercendo aumento da pressão intra-abdominal) ou manobra de Tarnier (elevar a apresentação fetal mediante palpação abdominal e realizar a compressão uterina) para observar a saída do líquido. No entanto, em alguns casos, cujo diagnóstico não é tão evidente, são usados testes auxiliares para a confirmação:

- **Avaliação do pH vaginal:** trata-se de um teste colorimétrico realizado por meio do papel de nitrazina. O valor do pH vaginal varia de 4,5 a 5,5, porém o líquido amniótico tem pH alcalino com valores > 6,5. Para o exame, a fita é introduzida no fundo de saco vaginal e, em contato com a secreção presente, mudará de cor, determinando o pH. Apresenta sensibilidade de 90% a 98%. Esse exame pode cursar com falso-positivos em até 17,9% dos casos, quando em contato com sêmen, urina, sangue ou vaginose bacteriana, e falso-negativos em até 5% a 12% dos casos, quando está presente candidíase vaginal.
- **Cristalização do líquido amniótico:** esse exame é realizado mediante a coleta do líquido vaginal, o qual é seco em lâmina e visualizado pelo microscópio, apresentando cristalização com aspecto arboriforme (aparência típica de folha de samambaia). Com sensibilidade de 85% a 98%, o teste de cristalização pode apresentar taxa de falso-positivo de 5% a 30% e de falso-negativo de 5% a 12,9%.
- **Pesquisa de elementos fetais em conteúdo vaginal:** presença de lanugem, escamas e células da epiderme fetal, que se tornam alaranjadas (orangiófilas) após tratamento com sulfato azul do Nilo a 1%.
- **Amniocentese diagnóstica**: após introdução de corantes (vitamina B_{12}, índigo-carmim) na cavidade amniótica através da amniocentese, observa-se saída do corante pela vagina após 30 a 60 minutos, confirmando o diagnóstico. Por ser um procedimento invasivo, é pouco utilizado na prática.
- **Alfafetoproteína (AFP):** essa enzima é produzida pelos rins fetais e está presente em altas concentrações no líquido amniótico. Quando encontrada nas secreções vaginais, é fortemente sugestiva de amniorrexe. A sensibilidade é de 96,2% e a especificidade de 100% em uma coorte de AFP de 3,88ng/mL.
- **Ultrassonografia obstétrica:** torna possível avaliar a diminuição do líquido amniótico através da medida do índice de líquido amniótico (ILA) ou pela avaliação do maior bolsão vertical (MBV). Apresenta baixas sensibilidade e especificidade, pois um resultado normal não exclui o diagnóstico de rotura, e um diagnóstico de líquido reduzido ou oligoidrâmnio pode estar presente em outras patologias. São definidos como ILA reduzido valores entre 5 e 7,9 e como oligoidrâmnio valores < 5 ou como MBV quando < 2.
- **Testes bioquímicos:**
  - **Proteína-1 de ligação ao fator de crescimento insulina-símile (IGFBP-1) – PROM test®, AmnioQuick®:** essa proteína é sintetizada no fígado fetal e na decídua presente em altas concentrações no líquido amniótico; quando as membranas são rompidas, a IGFBP-1 pode ser detectada em amostra de esfregaço vaginal. Outras secreções, como sêmen e urina, medicamentos de uso intravaginal e lubrificantes não interferem no resultado do teste. A sensibilidade varia de 74% a 100% e a especificidade é de 77% a 98%.
  - **Alfa-1-microglobulina placentária (PAMG-1) – AmniSure®:** para esse teste é usado o método de imunocromatografia para detecção da proteína PAMG-1, produzida pela decídua, a qual apresenta altas concentrações no líquido amniótico em comparação com o sangue materno e está ausente em amostras biológicas, como sêmen e urina. Tem sensibilidade de quase 100% e especificidade de 100%.

Os testes bioquímicos apresentam maior acurácia do que os testes habituais, alcançando altas sensibilidade e especificidade. Amostras de secreção na região da ectocérvice são coletadas com um *swab*, o qual é em seguida introduzido em um frasco com solução extratora. Após agitação do frasco durante 1 minuto, o *swab* é retirado e é introduzida no frasco uma tira indicadora, a qual permanece por 5 a 10 minutos. A leitura do resultado é visual, observando-se a presença de uma ou de duas linhas. Os testes se tornam positivos quando apresentam duas linhas azuis para o IGFBP-1 e duas linhas vermelhas para o PAMG-1. Em virtude do custo relativamente elevado desses testes, seu uso é destinado apenas aos casos em que o diagnóstico permanece incerto.

RISCOS

A RPM é um importante problema obstétrico por estar relacionada com sérias complicações maternas e fetais. Essas complicações incluem:

- **Riscos maternos:** um subgrupo significativo de gestantes com RPM desenvolve infecção materna ou fetal (aproximadamente 9% e 19%, respectivamente), e na maioria dos casos não se consegue diferenciar o papel do processo infeccioso como causa ou efeito. A corioamnionite clínica é definida pelos critérios de Gibb, como febre, leucocitose, sensibilidade uterina aumentada, taquicardia materna ou fetal e líquido amniótico com odor. Eventualmente, em mulheres sem sinais clínicos, elevadas concentrações de proteína C reativa (PCR) e de elastase neutrofílica no líquido amniótico podem servir como fatores preditores. Uma vez que as membranas se rompem, o risco de corioamnionite e infecção neonatal foi relatado como sete vezes maior do que na gravidez com membranas intactas, sendo esse risco diretamente relacionado com o tempo de rotura e inversamente proporcional à idade gestacional. A resolução urgente da gestação está indicada quando a corioamnionite é suspeitada para a prevenção de quadros de sepse e paralisia cerebral. Dentre as complicações no pós-parto estão retenção placentária ou produtos da concepção, endometrite, septicemia e, muito raramente, morte materna.
- **Riscos fetais e neonatais:** as complicações neonatais decorrentes da RPM são principalmente causadas pela prematuridade extrema e pelo oligoidrâmnio. A morbidade associada à prematuridade inclui enterocolite necrosante, sepse, hemorragia intraventricular, hipoplasia pulmonar, síndrome da dificuldade respiratória, displasia broncopulmonar e retinopatia da prematuridade. Com a redução ou a falta de líquido amniótico ao redor do feto, a RPM tem impacto no movimento dos membros, potencialmente causando deformidade postural, e também no desenvolvimento pulmonar, o que exige níveis adequados de líquido amniótico. O oligoidrâmnio reduz o número de alvéolos e pneumócitos tipo II, bem como altera a resistência vascular pulmonar, colocando os fetos em alto risco de hipertensão pulmonar. Além disso, a RPM também aumenta as complicações neonatais relacionadas com as infecções (sepse neonatal). Microrganismos foram isolados do líquido amniótico de mulheres que experimentaram trabalho de parto prematuro com ou sem RPM, embora as taxas de culturas positivas sejam maiores em mulheres com RPM (aproximadamente 32,4%) do que naquelas em trabalho de parto prematuro e com membranas intactas (cerca de 12,8%). Entre outras complicações, encontram-se descolamento prematuro de placenta, prolapso do cordão umbilical e morte fetal.

Portanto, o diagnóstico e a condução da RPM assumem importância crítica para evitar graves complicações fetais, maternas e neonatais.

CONDUTA

A conduta nos casos de amniorrexe prematura depende de algumas variáveis, como infecções, vitalidade fetal e trabalho de parto, pois, em caso de infecções maternas ou fetais, comprometimento da vitalidade fetal ou presença de trabalho de parto, é obrigatória a interrupção da gestação, independentemente da idade gestacional. Para avaliação do estado infeccioso se utilizam parâmetros clínicos e laboratoriais, porém nenhum desses parâmetros é usado de maneira isolada para confirmação ou exclusão de infecção intrauterina. Se os sinais, sintomas e exames laboratoriais não forem consistentes uns com os outros, a gestante deverá ser mantida em observação e repetidos os exames.

Parâmetros clínicos

- Temperatura axilar > 37,8°C.
- Taquicardia materna (≥ 100bpm).
- Taquicardia fetal (≥ 160bpm por 10 minutos).
- Secreção vaginal com odor fétido.
- Dor à palpação uterina.

Parâmetros laboratoriais

- Hemograma.
- PCR.
- Velocidade de hemossedimentação (VHS).
- Pró-calcitonina.
- Urina simples e cultura.
- Análise do líquido amniótico por meio da amniocentese (Gram, cultura, dosagem de glicose).

Descartado o processo infeccioso, a conduta deverá ser fundamentada na idade gestacional. Por isso, a definição correta da idade gestacional é fundamental. O melhor método de definição da idade gestacional consiste na ultrassonografia de primeiro trimestre, na qual é utilizada a medida do comprimento cabeça-nádega. Em caso de ausência desse exame, utilizam-se a data da última menstruação e os demais exames ultrassonográficos, porém com maior chance de erro.

Gestação ≥ 20 a 22 semanas e ≤ 24 semanas

A RPM é uma complicação obstétrica incomum, apresentando um manejo complexo e estando associada a significativa morbidade materna e morbimortalidade fetal. O casal deve ser aconselhado quanto aos riscos e benefícios do tratamento expectante *versus* a interrupção da gestação. Mesmo quando se opta pela conduta conservadora, a sobrevida fetal é baixa e as complicações precoces e tardias são significativas.

Gestação > 24 semanas e < 34 semanas

Nesse período gestacional, na ausência de sinais de infecção, sofrimento fetal ou contrações, deve-se adotar abordagem conservadora, visando ao amadurecimento pulmonar fetal. Nesse período, por não haver benefício no desfecho materno e neonatal, a tocólise está contraindicada. A paciente deve ser hospitalizada e mantida em repouso relativo com hidratação abundante e submetida à pesquisa de infecção e avaliação da vitalidade fetal. A vitalidade fetal deve ser avaliada mediante ausculta fetal intermitente, cardiotocografia, perfil biofísico fetal (PBF) e ultrassonografia obstétrica com Doppler. No entanto, nenhum desses testes tem boa sensibilidade para prever a infecção fetal, mesmo quando realizados diariamente (sensibilidade da cardiotocografia diária de 39%).

Os corticoides devem ser administrados com o objetivo de maturação pulmonar fetal, lembrando que o uso dessas medicações leva a aumento da leucocitose materna em 5 a 7 dias após a administração e diminuição da variabilidade na cardiotocografia. Além disso, no momento da admissão hospitalar, realiza-se a coleta de *swab* vaginal e perianal para pesquisa de *Streptococcus agalactiae* (SGB). Em caso de parto iminente previsto para as próximas 24 horas, convém considerar a neuroproteção fetal com sulfato de magnésio para mulheres entre 24 semanas e 31 semanas e 6 dias de gestação. O sulfato de magnésio tem por objetivo a neuroproteção fetal por estabilizar a bainha de mielina dos neurônios. A dose recomendada é de 4g endovenosa (EV) em *bolus* ao longo de 15 a 20 minutos, seguida por infusão EV de 1g/h até o nascimento ou durante 24 horas. Quando em uso dessa medicação, é necessário o monitoramento de sinais clínicos de toxicidade por magnésio pelo menos a cada 4 horas, registrando pulso, pressão sanguínea, frequência respiratória, diurese e reflexos de tendão profundo, como o patelar. Em casos de sinais de intoxicação, é necessário suspender a medicação e administrar gluconato de cálcio como antídoto.

Síntese da conduta

- Internação hospitalar.
- Repouso relativo (evitar atividade física).
- Curva térmica rigorosa a cada 4 horas.
- Hidratação abundante (EV e oral).
- Avaliação da vitalidade fetal (ausculta fetal intermitente, cardiotocografia, PBF e ultrassonografia obstétrica).
- Pesquisa de rastreamento infeccioso a cada 3 dias (hemograma, PCR, VHS, pró-calcitonina, urina simples e urocultura).
- Uso de corticoides.
- Avaliar necessidade de neuroproteção fetal.
- Coletar cultura para SGB.
- Coletar culturas endocervicais em caso de sintomas de vaginite.
- Evitar toques vaginais, exceto em casos de dinâmica uterina estabelecida.

Gestação ≥ 34 semanas

Vários estudos mostraram benefício limitado ou nenhum benefício com o prolongamento de gestações complicadas pela amniorrexe > 34 semanas de gestação apesar das terapias com antibióticos, esteroides e tocolíticos; portanto, a conduta ativa (interrupção da gestação) é mandatória a fim de prevenir possíveis complicações, como infecções maternas. A escolha da via de parto deve seguir critérios obstétricos.

Nesses casos, convém considerar:

- Internação hospitalar.
- Avaliar vitalidade fetal para auxiliar a definição da via de parto.
- Corticoterapia: até 34 semanas e 6 dias.
- Antibioticoterapia para profilaxia de SGB quando indicado.
- Término da gravidez:
  - 34 a 34 semanas e 6 dias: aguardar término do corticoide;
  - 35 a 36 semanas e 6 dias: não exceder 24 horas de amniorrexe.

Em mulheres grávidas com RPM a termo, o término da gravidez dentro das primeiras 24 horas de amniorrexe não aumenta o risco de morbidade materna nem a taxa de cesariana ou de parto normal instrumentalizado. Em 60% a 95% dos casos de amniorrexe, o parto é espontâneo nas próximas 24 a 48 horas (Figura 38.1).

SITUAÇÕES ESPECIAIS

Prevenção da infecção fetal pelo *Streptococcus* do grupo B

A profilaxia especificamente para a infecção pelo SGB está indicada para as pacientes que, segundo publicações da American Academy of Pediatrics (AAP), do American College of Obstetricians and Gynecologists (ACOG) e do Centers for Diseases Control and Prevention (CDC), apresentem resultado positivo para o teste de SGB, idealmente coletado por *swab* vaginal-retal entre 35 e 37 semanas e com possibilidade de parto iminente, além de história prévia de filho anterior com doença invasiva por SGB, bacteriúria por SGB durante a gestação ou pacientes com culturas não realizadas, inconclusivas ou com resultado desconhecido, mas com fatores de risco importantes: bolsa rota por mais de 18 horas, parto com idade gestacional < 37 semanas e temperatura materna ≥ 38°C no intraparto, tanto no parto vaginal como em cesariana.

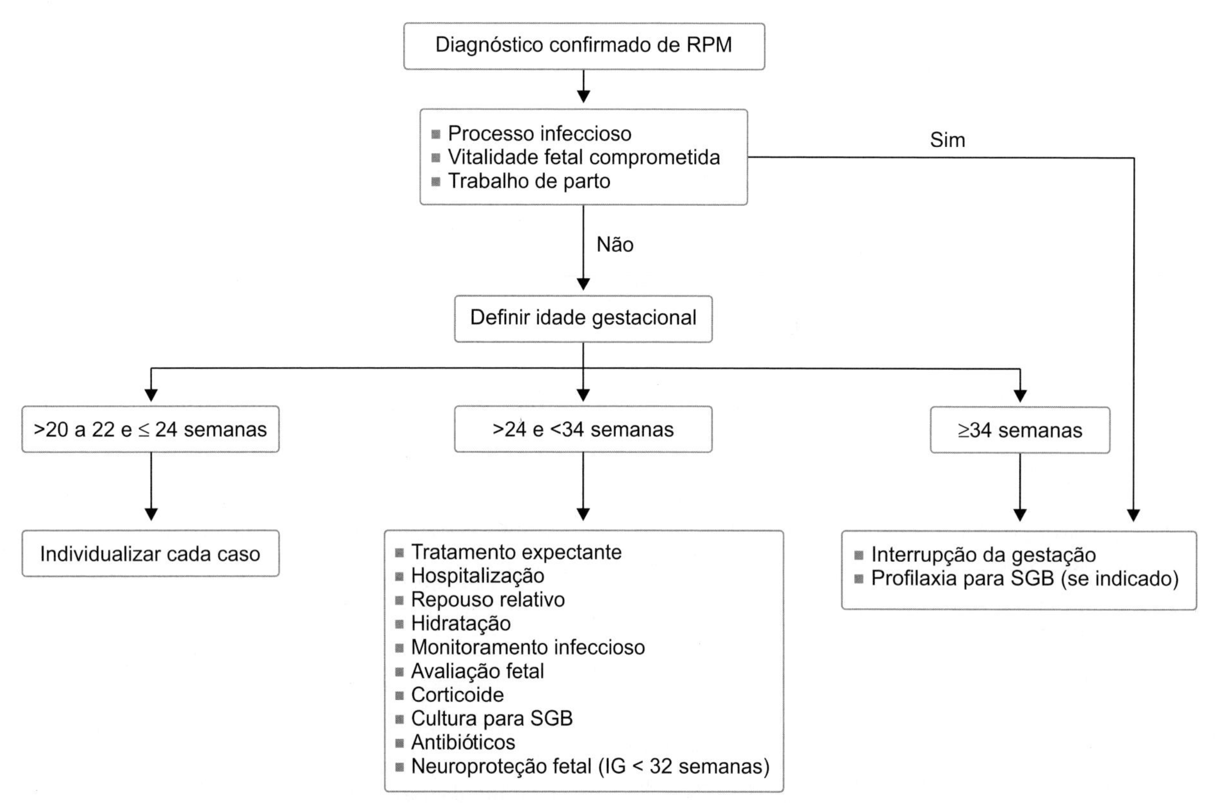

Figura 38.1 Tratamento da rotura das membranas ovulares.

Em todas as gestantes admitidas em trabalho de parto ou com RPM antes de 37 semanas, deve ser coletado material para cultura vaginal e retal para o SGB e iniciada a profilaxia. Em caso de evolução para trabalho de parto, a antibioticoprofilaxia deve ser mantida até a resolução da gestação; por outro lado, em caso de ausência de evolução do trabalho de parto, deve-se optar por continuar a profilaxia por 48 horas durante o período de latência e enquanto se aguarda o resultado da cultura. Em caso de não evolução para trabalho de parto verdadeiro e cultura negativa, suspender o antibiótico e reiniciá-lo quando entrar novamente em trabalho de parto; já em caso de cultura positiva, manter o tratamento por 7 dias e reiniciar nas mesmas condições citadas.

Não se recomenda a profilaxia intraparto nos casos de cultura positiva para o SGB em gestação anterior, cesariana eletiva ou planejada na ausência de trabalho de parto ou rotura de membranas e idade gestacional ≥ 37 semanas (independentemente do resultado da cultura da gestante pelo SGB) e culturas vaginal e retal negativas 5 semanas antes do parto, independentemente dos fatores de risco.

Não existe qualquer vantagem no tratamento da gestante colonizada pelo SGB antes do parto. Conceitualmente, a quimioprofilaxia deve ser iniciada logo após o início do trabalho de parto ou rotura das membranas, sendo necessárias pelo menos duas doses de antibióticos com intervalo de 4 horas antes da resolução do parto. O regime descrito deve ser com penicilina (5 milhões de UI EV inicialmente, seguidas por 2,5 milhões de UI a cada 4 horas até o nascimento), preferencialmente, ou ampicilina (2g inicialmente e, após, 1g a cada 4 horas até o nascimento). Se a gestante for alérgica à penicilina, sem risco de anafilaxia, podem ser utilizados esquemas alternativos, como cefazolina, 2g inicialmente, seguidos de 1g a cada 8 horas até o parto. Em caso de risco de anafilaxia, poderiam ser indicadas clindamicina, 900mg a cada 8 horas, eritromicina, 500g a cada 6 horas até o nascimento, ou vancomicina, naqueles casos em que o SGB for resistente (Quadro 38.1).

Quadro 38.1 Indicações e contraindicações para profilaxia intraparto contra a infecção pelo SGB

Indicações	Bacteriúria por SGB na gravidez atual Recém-nascido anterior acometido por infecção por SBG *Swab* vaginal-anal positivo coletado entre 35 e 37 semanas *Swab* desconhecido, não realizado ou inconclusivo: Rotura das membranas > 18 horas Trabalho de parto com IG < 37 semanas Temperatura materna ≥ 38°C no intraparto
Contraindicações	Cultura positiva para SGB em gestação anterior Cesariana eletiva ou planejada na ausência de trabalho de parto ou rotura de membranas e idade gestacional ≥ 37 semanas (independentemente do resultado da cultura da gestante pelo SGB) *Swab* vaginal-anal negativo 5 semanas antes do parto, independentemente dos fatores de risco

Uso de antibióticos

O raciocínio para a profilaxia antibiótica é o de que a infecção parece ser tanto uma causa como a consequência da RPM, a qual pode levar ao parto prematuro espontâneo ou ser a indicação para o parto prematuro em razão do diagnóstico de corioamnionite. A prescrição rotineira de antibióticos em mulheres com RPM está associada à diminuição do risco de infecção materna, ao aumento do tempo de latência e à redução da morbidade neonatal a curto prazo (infecção neonatal, alterações cerebrais identificadas na neurossonografia neonatal, como hemorragia intracraniana), mas não à redução da mortalidade perinatal. Apesar da falta de evidências de benefícios a longo prazo na infância, são tantas as vantagens nas morbidades de curto prazo, especialmente nas gestações com idade gestacional < 32 semanas, que o uso de antibióticos tem sido recomendado rotineiramente em pacientes com RPM.

O antibiótico de escolha não está claro, mas os regimes profiláticos podem consistir em uma fase parenteral inicial seguida por uma fase oral ou apenas em uma fase oral. O ACOG recomenda ampicilina, 2g EV a cada 6 horas, associada ao estearato de eritromicina, na dose de 250mg EV a cada 6 horas, mantidos por 48 horas, seguidos de amoxicilina, 250mg VO a cada 8 horas, e estearato de eritromicina, 333mg a cada 8 horas por mais 5 dias. Outra possibilidade seria a eritromicina, 250mg VO a cada 6 horas durante 10 dias. A amoxicilina associada ao ácido clavulânico não deve ser usada por aumentar o risco de enterocolite necrosante em neonatos expostos a esse antibiótico, mas é segura sem o ácido clavulânico.

Uso de corticoides

Um ciclo de corticoides deve ser administrado em gestantes que apresentem RPM entre 24 e 34 semanas de gestação, desde que não tenham sinais de infecção materna e fetal. Os dados que apoiaram essa recomendação foram fornecidos por revisões sistemáticas de ensaios randomizados que apresentaram morte neonatal, síndrome de dificuldade respiratória, hemorragia intraventricular, enterocolite necrosante e duração do suporte respiratório neonatal reduzidos significativamente pelo tratamento pré-natal com glicocorticoides, sem aumento na infecção materna ou neonatal. A redução média do risco para esses eventos adversos variou de 30% a 60%.

Os medicamentos de escolha são betametasona, 12mg IM, em duas doses com intervalo de 24 horas, ou dexametasona, 6mg IM, em quatro doses com intervalo de 12 horas entre elas. Em algumas instituições, administra-se novamente um único curso de resgate de betametasona para gravidezes até 34 semanas de gestação com alto risco de parto dentro de 7 dias, mas com ciclo anterior realizado há mais de 14 dias, o que parece não aumentar o risco de corioamnionite materna ou morbidade neonatal.

Uso de tocolíticos

A principal indicação de tocólise na configuração da RPM consistiria no adiamento do parto por pelo menos 48 horas de modo a possibilitar a administração de corticoides. Como regra geral, os tocolíticos não deveriam ser administrados por mais de 48 horas e também não naquelas pacientes que estão em trabalho de parto avançado (> 4cm de dilatação) ou com achados sugestivos de corioamnionite subclínica ou manifesta. Outras possíveis contraindicações incluiriam avaliação fetal não tranquilizadora, descolamento da placenta e risco ou achado de prolapso de cordão. No entanto, até o momento não há evidências que sugiram que essas condutas melhorem a morbimortalidade neonatal associada à prematuridade nas pacientes com RPM; além disso, o risco de corioamnionite parece haver significativamente aumentado em mulheres com RPM que receberam tocólise. Desse modo, até novos estudos mais esclarecedores, não se deve fazer uso de tocolíticos nos quadros de RPM.

RECOMENDAÇÕES, RECORRÊNCIA E PREVENÇÃO

Estudos evidenciam que nas mulheres com parto pré-termo prévio com membranas intactas e rotas, a suplementação de progesterona em gestações subsequentes reduziu o risco de parto prematuro recorrente. Além disso, a RPM pré-termo pode estar relacionada com insuficiência cervical em alguns casos e, por isso, é essencial a medida ultrassonográfica transvaginal do comprimento cervical entre 16 e 24 semanas. Quando se evidencia colo curto (< 25mm), também deve ser prescrita a suplementação de progesterona via oral ou transvaginal como profilaxia, e a cerclage cervical antes das 24 semanas de gestação pode reduzir o risco de nascimento prematuro recorrente. O comprimento cervical é um parâmetro prognóstico importante no parto pré-termo. Observa-se que 32% das pacientes com RPM apresentaram um novo episódio em gestação subsequente, e o controle dos fatores de risco pode reduzir os riscos de um novo evento, como a interrupção do tabagismo e do uso de substâncias ilícitas e o tratamento de vaginose bacteriana. A baixa incidência de morbidade materna grave pode ser atribuída ao monitoramento regular de pacientes com sinais iniciais de infecção, ao passo que o uso de antibióticos profiláticos manteve baixa a incidência de endometrite e sepse. As maiores taxas de sobrevivência neonatal nos últimos anos podem ser decorrentes do uso rotineiro de antibióticos e corticoides no pré-natal e da assistência neonatal aprimorada.

CONSIDERAÇÕES FINAIS

Os principais pontos a serem considerados são:

- A RPM consiste na rotura das membranas ovulares antes do parto em gravidez entre 20 e 37 semanas. Ocorre em até 3% das gestações e é responsável por um terço dos partos prematuros.

- A RPM em gestação anterior está associada a aumento de pelo menos três vezes no risco de RPM na gravidez subsequente.
- O diagnóstico de RPM é clínico em 90% dos casos com base na visualização de saída de líquido amniótico pelo canal cervical. Testes laboratoriais e ultrassonografia são utilizados especialmente para confirmação em casos de incerteza clínica.
- A RPM aumenta o risco de complicações maternas e fetais, como corioamnionite e consequências neonatais decorrentes da prematuridade extrema.
- Todas as pacientes entre 35 e 37 semanas de gestação devem fazer o teste de SGB, idealmente coletado por *swab* vaginal-retal.
- O período médio de latência varia de 24 horas a 7 dias, e o uso de antibiótico profilático parece prolongar esse período e reduzir os riscos de infecção neonatal e materna.
- A conduta obstétrica estará estreitamente relacionada com a idade gestacional e as complicações existentes.

Leitura complementar

Bond DM, Middleton P, Levett KM et al. Planned early birth versus expectant management for women with preterm prelabour rupture of membranes prior to 37 weeks' gestation for improving pregnancy outcome. Cochrane Database of Systematic Reviews 2017; 4735(3).

Brookfield KF, El-Sayed YY, Chao L, Berger V, Naqvi M, Butwick AJ. Antenatal corticosteroids for preterm premature rupture of membranes: Single or repeat course? Am J Perinatol 2015; 32(6):537-44.

Çetin C, Büyükkurt S, Cömert E, Özlü F, Bahar N, Demir C. Predictive factors for latency period in viable pregnancies complicated by preterm premature rupture of the membranes. Turk J Obstet Gynecol 2015; 12(1):30-33.

Duff P, Lockwood CJ, Barss VA. Preterm premature (prelabour) rupture of membranes. UpToDate Inc. Disponível em: http://www.uptodate.com. Acesso em: 13 de dezembro de 2017.

Hofmeyr GJ, Eke AC, Lawrie TA. Amnioinfusion for third trimester preterm premature rupture of membranes. Cochrane Database of Systematic Reviews 2014; 942(3).

Kenyon S, Boulvain M, Neilson JP. Antibiotics for preterm rupture of membranes. Cochrane Database of Systematic Reviews 2013; 1058(12).

Khanprakob T, Laopaiboon M, Lumbiganon P, Sangkomkamhang US. Cyclo-oxygenase (COX) inhibitors for preventing preterm labour. Cochrane Database of Systematic Reviews 2012; 7748(10).

Mackeen AD, Seibel-Seamon J, Grimes-Dennis J, Baxter JK, Berghella V. Tocolytics for preterm premature rupture of membranes. Cochrane Database of Systematic Reviews 2011; 7062(10).

Sameshima H, Saito S, Matsuda Y. Annual Report of the Perinatology Committee, Japan Society of Obstetrics and Gynecology, 2016: Overall report on a comprehensive retrospective study of obstetric management of preterm labor and preterm premature rupture of the membranes. J Obstet Gynaecol 2017.

Sarri G, Davies M, Gholitabar M, Norman JE. Preterm labour: summary of NICE guidance. BMJ 2015; 351:6283.

Sim W, Araujo Júnior E, da Silva Costa F et al. Maternal and neonatal outcomes following expectant management of preterm prelabour rupture of membranes before viability. Journal of Perinatal Medicine 2017; 45(1):29-44.

Yudin MH, van Schalkwyk J, Van Eyk N. Antibiotic therapy in preterm premature rupture of the membranes. Canada J Obstet Gynaecol 2017; 39(9):207-12.

CAPÍTULO 39

Sangramento na Segunda Metade da Gestação

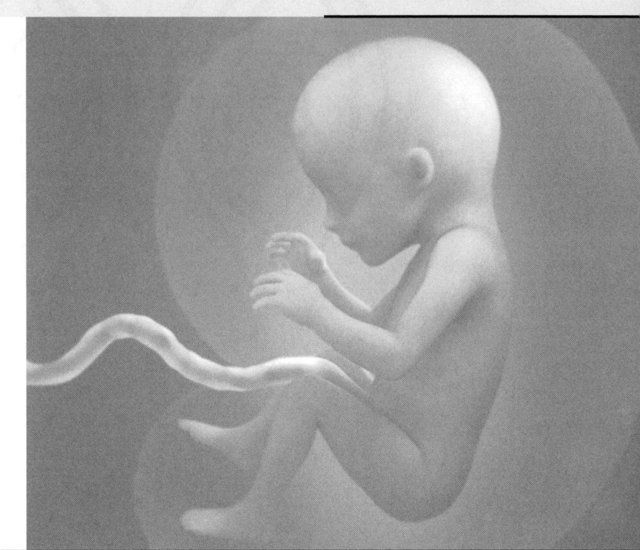

Rogéria Andrade Werneck
Francisco Lírio Ramos Filho

INTRODUÇÃO

O sangramento na segunda metade da gestação é uma das principais causas de internação de gestantes no período anteparto. Associa-se a elevada morbimortalidade perinatal, devendo ser considerado o diagnóstico diferencial para o estabelecimento da melhor conduta para o quadro. As principais causas obstétricas são placenta prévia, descolamento prematuro da placenta, rotura uterina e rotura de vasa prévia. Cerca de 50% dos casos são decorrentes de placenta prévia e descolamento prematuro da placenta.

PLACENTA PRÉVIA

A placenta prévia se caracteriza como a placenta implantada no segmento inferior do útero, sobre ou próximo ao colo do útero, abaixo da apresentação fetal. A incidência é de 1 a cada 300 a 400 gravidezes no terceiro trimestre.

Classificação (Quadro 39.1 e Figura 39.1)

Em cerca de 90% dos casos, as placentas irão se posicionar longe do colo do útero, fenômeno conhecido como "migração placentária", decorrente da formação do segmento uterino e do tropismo por áreas mais bem vascularizadas.

A placenta prévia apresenta os seguintes fatores de risco:

- Cesariana prévia (principal fator de risco).
- Intervenções uterinas anteriores (miomectomia, curetagem).
- Multiparidade.
- Intervalo interpartal curto.
- Tabagismo.
- Gemelaridade.
- Idade materna avançada (>35 anos).

Diante da suspeita de acretismo placentário, deve-se realizar ecodoppler obstétrico e considerar a possibilidade de invasão de estruturas adjacentes. Nessa situação, a paciente deve ser encaminhada para centro hospitalar terciário.

Diagnóstico clínico

- Sangramento indolor, pequeno e autolimitado no segundo ou terceiro trimestre (frequentemente no final deste). Em cerca de 10% das pacientes o primeiro sangramento ocorre no início do trabalho de parto.
- Gestantes com placenta prévia centro-totais podem apresentar sangramento entre a 26ª e a 28ª semana de gestação (sangramento sentinela). Trata-se de sangramento inter-

Quadro 39.1 Classificação de placenta prévia

Classificação	
Placenta prévia total	Cobre completamente o orifício interno
Placenta prévia total central	O orifício interno é completamente obstruído e equidistante das bordas anterior e posterior da placenta – 20% a 30% das placentas prévias são centrais
Placenta prévia parcial	A borda da placenta cobre parcialmente o orifício interno do colo, que apresenta certo grau de dilatação para que isso ocorra
Placenta prévia marginal	A placenta está localizada adjacente ao orifício interno, mas não o cobre
Placentação baixa	A borda placentária situada entre 2 e 3cm do orifício interno (ultrassonografia)

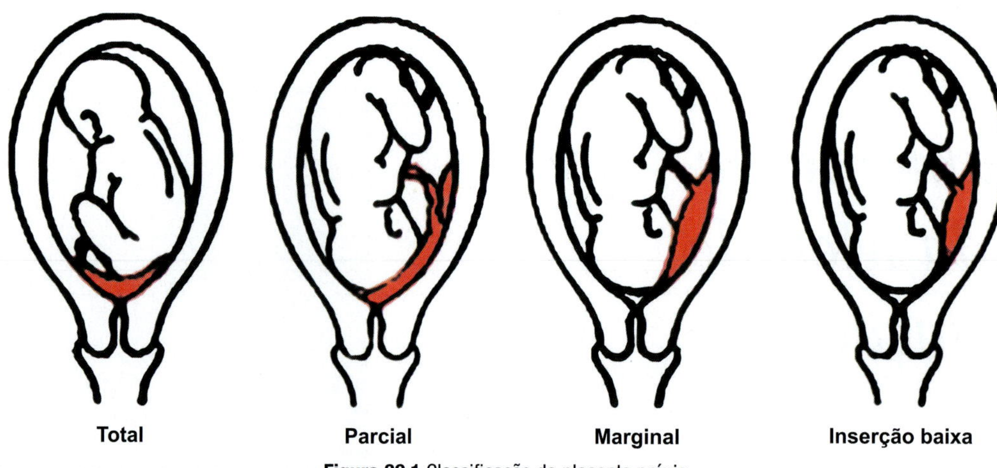

Figura 39.1 Classificação da placenta prévia.

mitente e abundante, de coloração vermelho vivo, com necessidade de internações e transfusões frequentes.

- Na presença de acretismo, é comum não haver sangramento até o parto. Podem ocorrer contrações uterinas, mas não há aumento do tônus entre elas.

De acordo com a profundidade da invasão do miométrio, o acretismo placentário é classificado como acreta (invasão superficial), increta (invasão profunda) ou percreta (acometimento de toda a parede uterina). O diagnóstico de acretismo focal pode ser confirmado, na ausência de cicatrizes uterinas, por meio da visualização desses achados em curetagem uterina ou em fragmentos de miométrio aderidos à placenta.

Exame físico

- Sinais vitais.
- Palpação abdominal.
- Medida da altura uterina.
- Ausculta dos batimentos cardíacos fetais.
- Exame especular cuidadoso com o objetivo de esclarecer a origem do sangramento.
- Não realizar toque vaginal até ser conhecida a localização exata da placenta.

Propedêutica auxiliar

A ultrassonografia é o método de escolha, podendo ser realizada por via abdominal ou endovaginal, em que há menor número de falso-positivos. Diante da suspeita de acretismo placentário, deve-se sempre realizar ecodoppler obstétrico para afastar a possibilidade de invasão de órgãos adjacentes e de áreas de cicatrizes uterinas.

A ressonância nuclear magnética é mais útil do que a ultrassonografia na avaliação de placenta com implantação posterior e também para a análise da profundidade de acometimento miometrial, parametrial e vesical. Os achados podem ser:

- Abaulamento uterino rechaçando a bexiga.
- Captação de intensidade heterogênea intraplacentária.
- Vascularização placentária anormal.
- Bandas negras intraplacentárias em sequências ponderadas em T2.

Exames laboratoriais

- Hematócrito e hemoglobina.
- Tipagem sanguínea ABO e fator Rh.
- Coagulograma ou teste do coágulo (coleta de 10mL de sangue em tubo seco; deve haver a formação de um coágulo firme após 7 a 10 minutos).

Conduta

Toda gestante com placenta prévia deve ser encaminhada para centro de referência. A conduta dependerá do volume do sangramento, da condição hemodinâmica materna e da idade gestacional.

Entre as condições clínicas possíveis, vários fatores devem ser levados em consideração: idade gestacional/maturidade pulmonar fetal, presença e gravidade do sangramento genital, se a paciente está em trabalho de parto e presença de acretismo placentário.

Ausência de sangramento ativo e prematuridade

- Conduta expectante.
- Não há evidências que sugiram a necessidade de hospitalização até o parto.
- Abstinência sexual.
- Considerar corticoterapia para amadurecimento pulmonar fetal.
- Pré-natal em centro de referência; manter suplementação de ferro; monitorização dos níveis de hematócrito e hemoglobina.
- Gestantes Rh-negativas devem receber imunoglobulina anti-D diante de sangramento.
- Os tocolíticos só devem ser utilizados se não houver comprometimento hemodinâmico.
- Monitoramento constante.

- Avaliar cesariana eletiva entre a 37ª e a 38ª semana de gestação se a placenta estiver com implantação a menos de 2cm do orifício interno do colo do útero.

Sangramento ativo e gravidez a termo

- Interrupção da gravidez.
- Reservar hemoderivados.
- A escolha da via de parto deve ser embasada no julgamento clínico complementado por informações ultrassonográficas: placenta com implantação a menos de 2cm do orifício interno do colo do útero no terceiro trimestre implica parto cesariano, especialmente se a placenta é espessa.
- Optar por incisão corporal nas apresentações anômalas ou placenta anterior.
- Avaliar a necessidade de sutura de B-Lynch, ligadura de artérias uterinas e ilíacas internas e histerectomia no caso de hemorragia pós-parto irresponsiva a uterotônicos e massagem uterina.

ACRETISMO PLACENTÁRIO

Defeito na decídua basal com adesão ou penetração anormal das vilosidades coriônicas na parede uterina geralmente associado a cirurgia ou instrumentação uterina prévia. A invasão do tecido placentário no miométrio pode ser:

- Superficial (placenta acreta), ocorrendo em 75% dos casos de acretismo placentário.
- Profunda, porém sem acometimento da serosa (placenta increta).
- Profunda com acometimento da serosa (placenta percreta).

A ultrassonografia com Doppler é eficaz para detecção de acretismo e deve ser indicada nas pacientes com placenta prévia e com cirurgia uterina prévia.

A ressonância magnética deve ser considerada quando os achados ultrassonográficos são duvidosos ou em caso de placentas prévias com inserção corporal posterior.

Na suspeita de acretismo placentário, a interrupção eletiva da gestação deve ser considerada entre a 34ª e a 37ª semana.

A abordagem deve ser feita com equipe cirúrgica experiente. O acretismo pode provocar hemorragia intraparto importante, muitas vezes com necessidade de histerectomia de emergência. Em 70% dos casos, a histerectomia será realizada no momento do parto e deve ser total. Em caso de invasão de órgãos adjacentes, a placenta não deve ser retirada. Deve-se realizar ligadura do cordão próximo à implantação na placenta com reabordagem posterior.

DESCOLAMENTO PREMATURO DA PLACENTA

Caracteriza-se pela separação da placenta da parede uterina, parcial ou total, antes do parto. O desprendimento placentário é iniciado por uma hemorragia na decídua basal que sofre uma cisão e deixa uma camada fina aderida ao miométrio.

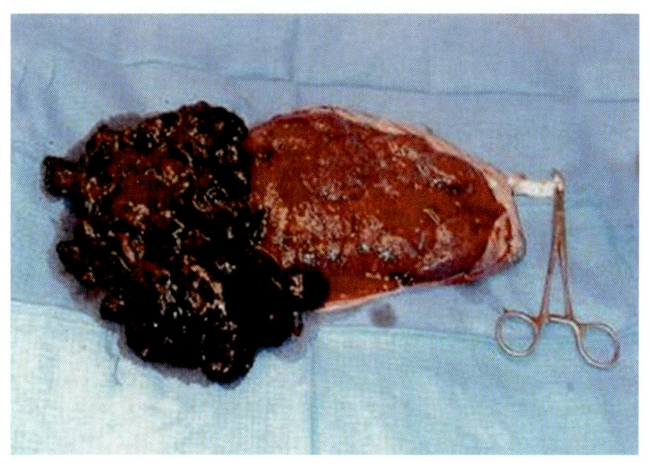

Figura 39.2 Descolamento prematuro da placenta.

Consequentemente, ocorrem a formação e a expansão de um hematoma decidual, levando à separação e à compressão da placenta.

O descolamento prematuro da placenta (DPP) ocorre em 0,5 a 1 a cada 200 partos e é uma importante causa de óbito perinatal. Associa-se a aumento da morbimortalidade materna em razão da maior incidência de hemorragia, anemias, coagulopatias, hemotransfusões, cesariana, histerectomia e morte materna. As complicações perinatais são prematuridade, restrição de crescimento fetal, baixo peso ao nascer, sofrimento fetal e óbito perinatal.

O DPP é classificado, de acordo com achados clínicos e laboratoriais, conforme classificação de Sher (Figura 39.2):

- **Grau 0:** diagnóstico retrospectivo ao exame histopatológico placentário.
- **Grau 1:** sangramento genital discreto sem hipertonia uterina significativa. Vitalidade fetal preservada. Ausência de repercussões hemodinâmicas e coagulopatia. Geralmente diagnosticado no pós-parto com a identificação do coágulo retroplacentário.
- **Grau 2:** sangramento genital moderado e contrações tetânicas. Presença de taquicardia materna e alterações posturais da pressão arterial. Alterações iniciais da coagulação com queda dos níveis de fibrinogênio. Batimentos cardíacos fetais presentes, porém com sinais de comprometimento de vitalidade.
- **Grau 3:** sangramento genital importante com hipertonia uterina. Hipotensão arterial materna e óbito fetal:
  - **Grau 3A:** sem coagulopatia instalada.
  - **Grau 3B:** com coagulopatia instalada.

Pode ocorrer hipertonia uterina com sangramento oculto, uma vez que a instabilidade hemodinâmica pode estar presente mesmo sem a exteriorização do sangramento.

Principais fatores de risco para o DPP

- Hipertensão (hipertensão na gravidez ou hipertensão preexistente).

- Rotura prematura de membranas ovulares.
- Cesariana prévia.
- Tabagismo.
- Idade materna avançada.
- Uso de drogas (álcool, cocaína e *crack*).
- Condições que causem sobredistensão uterina (polidrâmnio, gestação gemelar).
- Trauma (automobilístico, trauma abdominal direto).
- DPP em gestação anterior.
- Amniocentese, cordocentese.

Quadro clínico

- Dor abdominal associada ou não a sangramento vaginal.
- Persistência da dor entre as contrações no trabalho de parto.
- Aumento do tônus uterino.
- Sangramento: hemorragia exteriorizada; hemoâmnio; sangramento retroplacentário.
- História de hipertensão.
- Coagulopatia.

Até 20% dos sangramentos no DPP são ocultos com formação de coágulo retroplacentário e infiltração sanguínea intramiometrial, evoluindo com útero de Couvelaire decorrente do extravasamento generalizado de sangue para a musculatura uterina e sob a serosa, causando hemorragia pós-parto.

Exame físico

- **ABC da reanimação:** vias aéreas pérvias, padrões de respiração e circulação.
- **Sinais vitais:** observar taquicardia e alterações posturais da pressão.
- **Exame obstétrico:** medida de altura uterina, batimentos cardíacos fetais, hipertonia uterina.
- **Monitorização fetal:** padrão atípico ou anormal.
- **Palpação abdominal:** contrações tetânicas.

O diagnóstico de DPP é clínico. A ultrassonografia, ao contrário da placenta prévia, tem papel muito limitado nessa condição.

Exames laboratoriais

- Hemograma com contagem de plaquetas.
- Tipagem sanguínea ABO Rh.
- Coagulograma.
- Exames de rotina para síndromes hipertensivas, se indicados.

Complicações

- Choque hipovolêmico.
- Coagulopatia de consumo.
- Útero de Couvelaire.
- Insuficiência renal aguda.
- Síndrome de Sheehan: hipopituitarismo pós-parto secundário à necrose hipofisária decorrente de hipotensão ou choque em virtude de hemorragia maciça durante ou logo após o parto.

O parto vaginal é possível se iminente, desde que a vitalidade fetal esteja preservada e não haja comprometimento hemodinâmico materno. O trabalho de parto deve estar em franco progresso. A amniotomia deve ser realizada assim que possível. Se a evolução do trabalho de parto não for rápida e favorável e se houver instabilidade materna ou sofrimento fetal, a cesariana deve ser realizada imediatamente.

Em caso de feto morto, recomenda-se parto vaginal com monitorização do estado de coagulação.

Diante da necessidade de parto cesariano, convém considerar a transfusão de concentrado de glóbulos vermelhos, plaquetas e plasma fresco congelado.

ROTURA UTERINA

Trata-se de grave complicação obstétrica associada a alta morbidade materna e alta morbimortalidade fetal. Pode ser primária (miométrio sem cicatrizes) ou secundária (associada a miométrio com incisão preexistente, lesão anterior ou alguma anomalia). A rotura uterina primária é rara, com incidência estimada em 1 a cada 5.700 a 20.000 gravidezes. Quando associada a parto cesariano prévio, a incidência de rotura uterina é de aproximadamente 325 a cada 100.000 gestantes em trabalho de parto.

Classificação (Figura 39.3)

- **Completa:** rotura total da parede uterina. Trata-se de urgência obstétrica, levando a risco de morte tanto da mãe como do feto.
- **Incompleta ou deiscência uterina:** o peritônio visceral permanece intacto. Em geral, não é complicada, podendo permanecer assintomática após um parto vaginal.

Fatores de risco

- Presença de cicatriz uterina e antecedente de cesariana, que é considerada o principal fator de risco. A incisão corporal apresenta risco maior de rotura em comparação com a segmentar transversa, com piores prognósticos materno e perinatal.
- Outras causas possíveis são antecedentes de curetagem uterina com perfuração, miomectomia, acretismo placentário, trauma abdominal, anomalias uterinas, hiperdistensão uterina e uso inapropriado de ocitocina.

Quadro clínico

- Deterioração do padrão dos batimentos cardíacos fetais.
- Dor aguda, de forte intensidade.
- Sangramento vaginal.

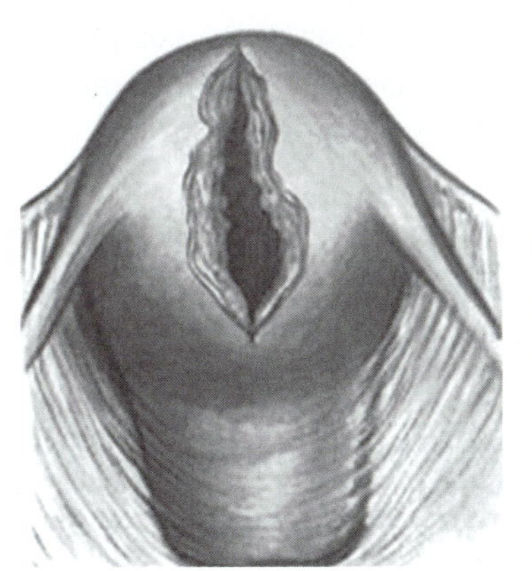
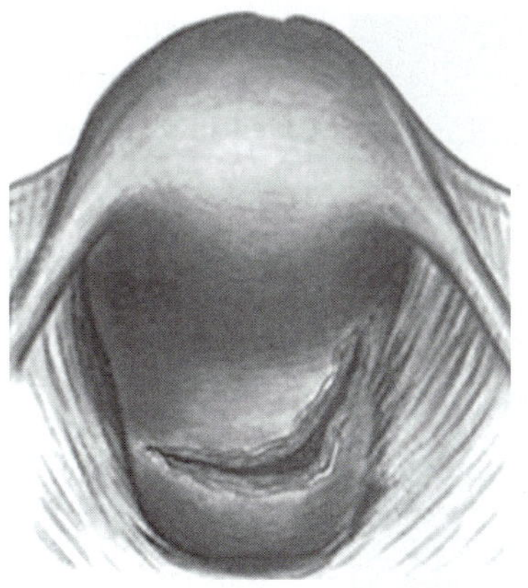
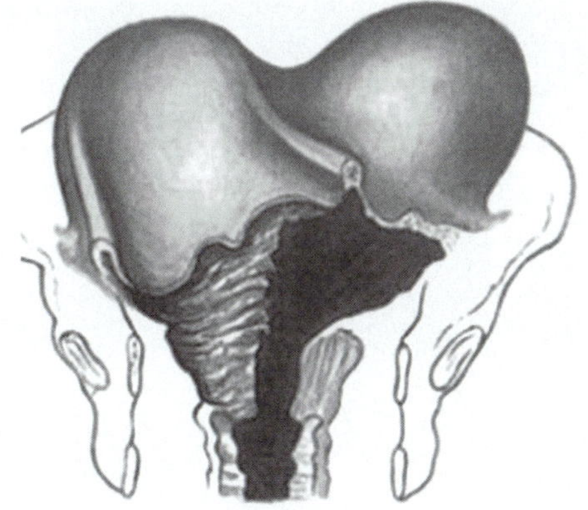

Figura 39.3 Rotura uterina.

- Parada das contrações.
- Subida da apresentação ao toque vaginal.
- Sinal de Bandl: distensão do segmento inferior do útero, formando uma depressão em faixa de localização infraumbilical, o que dá ao útero o aspecto de ampulheta.
- Partes fetais palpáveis facilmente no abdome materno.
- Taquicardia importante e hipotensão grave.

Conduta

- ABC da reanimação: vias aéreas pérvias, padrões de respiração e circulação.
- Laparotomia imediata com anestesia geral, preferencialmente.
- Avaliar histerectomia para tratamento da rotura uterina com lesões vasculares associadas

ROTURA DE VASA PRÉVIA

A vasa prévia é uma variação de inserção velamentosa do cordão umbilical (Figura 39.4), onde os vasos fetais estão desprotegidos da geleia de Warthon, sobrepondo-se ao canal cervical. Os vasos estão interpostos entre o colo do útero e a apresentação fetal (Figura 39.5). Portanto, são vulneráveis à compressão e também à laceração ou avulsão com subsequente exsanguinação fetal rápida. Apresenta taxa de mortalidade fetal alta (em torno de 50%).

A incidência é de 1 a cada 5.200 gravidezes e está aumentada em gestações provenientes de fertilização *in vitro*. Associa-se à inserção anormal dos vasos fetais dentro das membranas, e os principais fatores de rico são placentas bilobuladas, sucenturiadas e placenta prévia.

A rotura de vasa prévia é definida como sangramento dos vasos sanguíneos fetais que atravessam as membranas amnióticas, passando pelo orifício interno do colo do útero (Figura 39.5).

O sangramento tem início no momento da rotura das membranas. O diagnóstico pré-parto é difícil, podendo ser percebido por meio do toque vaginal e pela amnioscopia, com visualização dos vasos sanguíneos fetais atravessando as membranas pelo orifício interno do colo do útero. A ultrassonografia com Doppler colorido pode detectar a vasa prévia no anteparto e deve ser considerada em gestantes de alto risco (placenta prévia e inserção velamentosa de cordão).

As pacientes com diagnóstico de placenta prévia e inserção velamentosa de cordão devem ser submetidas à ultrassonografia endovaginal com Doppler para identificação de vasa prévia (Figura 39.5).

Diante do diagnóstico, recomenda-se planejar a realização de parto cesariano eletivo entre 34 e 35 semanas de gravidez para minimizar o risco de exsanguinação *versus* morbimortalidade perinatal.

Com frequência, o diagnóstico intraparto também é muito difícil. Ocorre deterioração dos batimentos cardíacos fetais no momento da rotura de membranas. Nesse caso, a cesariana de urgência está indicada.

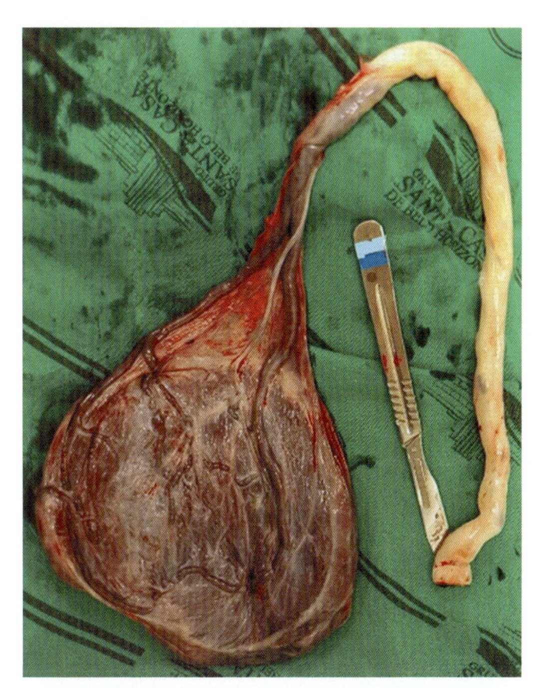

Figura 39.4 Inserção velamentosa de cordão umbilical.

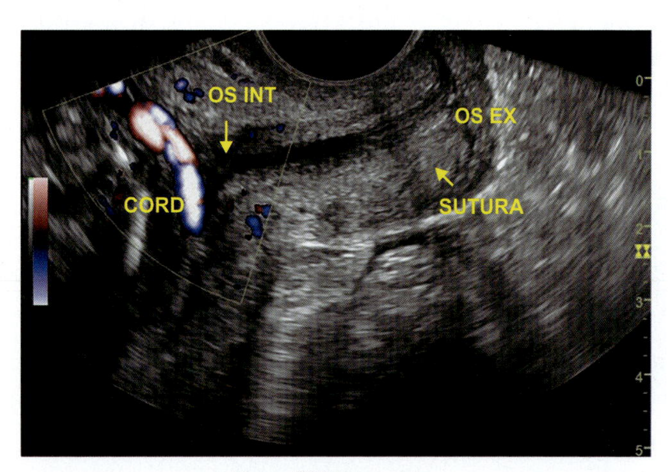

Figura 39.5 Vasa prévia.

CONSIDERAÇÕES FINAIS

Sangramento vaginal é queixa comum em todos os estágios da gravidez. O sangramento da segunda metade da gestação é responsável por altas taxas de morbimortalidade perinatal e materna. O risco de eventos adversos dependerá do volume do sangramento e de sua causa. O acompanhamento no pré-natal com identificação de fatores de risco ou diagnóstico é fundamental para diminuição dessas taxas. Equipe multiprofissional bem treinada para atendimento é fundamental para identificação precoce e tratamento adequado.

Leitura Complementar

Committee on Obstetric Practice. ACOG committee opinion. Placenta accreta. Number 266, January 2002. American College of Obstetricians and Gynecologists. Int J Gynaecol Obstet 2002; 77:77.

Committee on Practice Bulletins-Obstetrics. Practice Bulletin No. 184: Vaginal birth after cesarean delivery. Obstet Gynecol 2017; 130:217.

Cunningham FG et al. Williams obstetrics. 24. ed. New York: McGraw-Hill, 2014.

Magann EF, Cummings JE, Niederhauser A et al. Antepartum bleeding of unknown origin in the second half of pregnancy: a review. Obstet Gynecol Surv 2005; 60:741.

National Institutes of Health Consensus Development Conference Panel. National Institutes of Health Consensus Development conference statement: Vaginal birth after cesarean: new insights March 8-10, 2010. Obstet Gynecol 2010; 115:1279.

Protocolos clínicos das principais urgências obstétricas – Secretaria Municipal de Saúde da Prefeitura Municipal de Belo Horizonte/Maternidades do SUS-BH/Sogimig/Abenfo – 2015.

Robinson BK, Grobman WA. Effectiveness of timing strategies for delivery of individuals with vasa previa. Obstet Gynecol 2011; 117:542.

Royal College of Obstetricians and Gynaecologists. Placenta praevia, placenta praevia accreta and vasa praevia: diagnosis and management. Green-top Guideline No. 27. January 2011.

Yang J, Hartmann KE, Savitz DA et al. Vaginal bleeding during pregnancy and preterm birth. Am J Epidemiol 2004; 160:118.

CAPÍTULO 40

Trabalho de Parto Pré-Termo

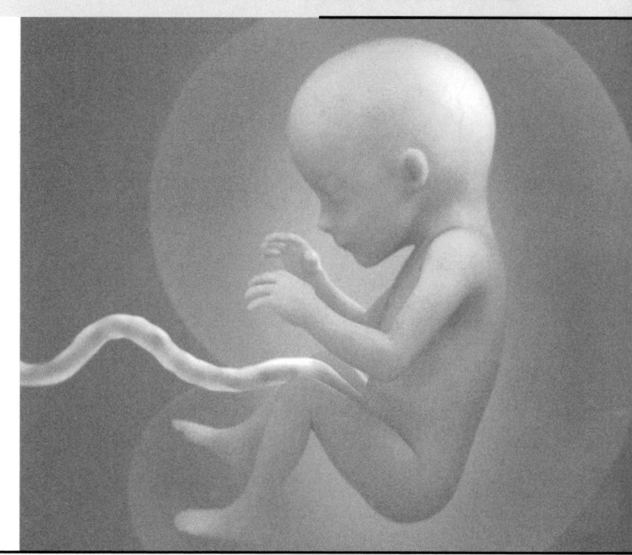

Carlos Henrique Mascarenhas Silva
Luiza Meelhuysen Sousa Aguiar
Juliana Pinheiro Dutra

INTRODUÇÃO

A prematuridade é a principal causa de morbidade e mortalidade neonatal na atualidade. Define-se como parto pré-termo (PPT) ou prematuro o parto que ocorre entre a 20ª e a 37ª semana (259 dias) após o primeiro dia do último ciclo menstrual.

Estima-se que 15 milhões de recém-nascidos foram prematuros em 2010, o que corresponde a mais de 10% do total de nascimentos. No Brasil, um estudo epidemiológico que incluiu 12 universidades nacionais demonstrou que essa prevalência representa 11,7% do total de nascimentos, aproximando-se de 12,5% na região Sudeste.

O trabalho de parto pré-termo (TPPT), uma das principais causas de hospitalização em gestantes, ocorre de maneira espontânea em até 75% dos casos e é responsável por diversas morbidades perinatais e a longo prazo. As crianças prematuras apresentam risco maior de desenvolver complicações relacionadas com a imaturidade de vários órgãos e as circunstâncias em que ocorre o parto prematuro. Dentre elas podem ser citadas: síndrome do desconforto respiratório, displasia broncopulmonar, hemorragia intraventricular, enterocolite necrosante, ducto arterioso patente, sepse e retinopatia da prematuridade. Ademais, o risco de consequências permanentes, como doenças pulmonares crônicas, deficiência visual e auditiva, paralisia cerebral e prejuízo neurossensorial e cognitivo, também está relacionado com a prematuridade e é maior conforme declina a idade gestacional ao nascimento. Quanto às consequências maternas, revisão sistemática e metanálise publicada em 2015, que incluiu 10 estudos com mulheres acompanhadas por 12 a 35 anos após o parto, revelou risco aumentado para doenças cardíacas isquêmicas, acidente vascular encefálico e outras doenças cardiovasculares em mulheres que tiveram PPT em relação às que chegaram ao termo.

Diante de todas as consequências atribuídas ao TPPT e à sua prevalência, a identificação precisa das gestantes em franco trabalho de parto prematuro torna-se imperativa por possibilitar a adoção de intervenções que comprovadamente melhoram os desfechos neonatais. A profilaxia de infecções para estreptococos do grupo B, a terapia com corticoide antenatal para amadurecimento pulmonar, a administração de sulfato de magnésio para neuroproteção e o encaminhamento da gestante para um serviço que disponibilize os cuidados apropriados são medidas bem estabelecidas que contribuem para a redução da morbimortalidade neonatal. Além disso, a triagem adequada, identificando as gestantes que não estão verdadeiramente em trabalho de parto, pode reduzir o número de intervenções desnecessárias e os custos associados. Estima-se que aproximadamente 50% das gestações em que se suspeita de TPPT chegam ao termo sem necessidade de terapia tocolítica.

CLASSIFICAÇÃO

O PPT tradicionalmente é classificado como espontâneo ou indicado. A Aliança Global para Prevenção da Prematuridade e Partos Precoces propôs em 2012 um novo sistema de classificação que aborda o PPT como uma síndrome. Esse novo modelo inclui nas taxas de PPT os realizados antes de 38 semanas e 6 dias e os classifica de acordo com o fenótipo clínico a partir de cinco componentes que devem ser identificados (Figura 40.1):

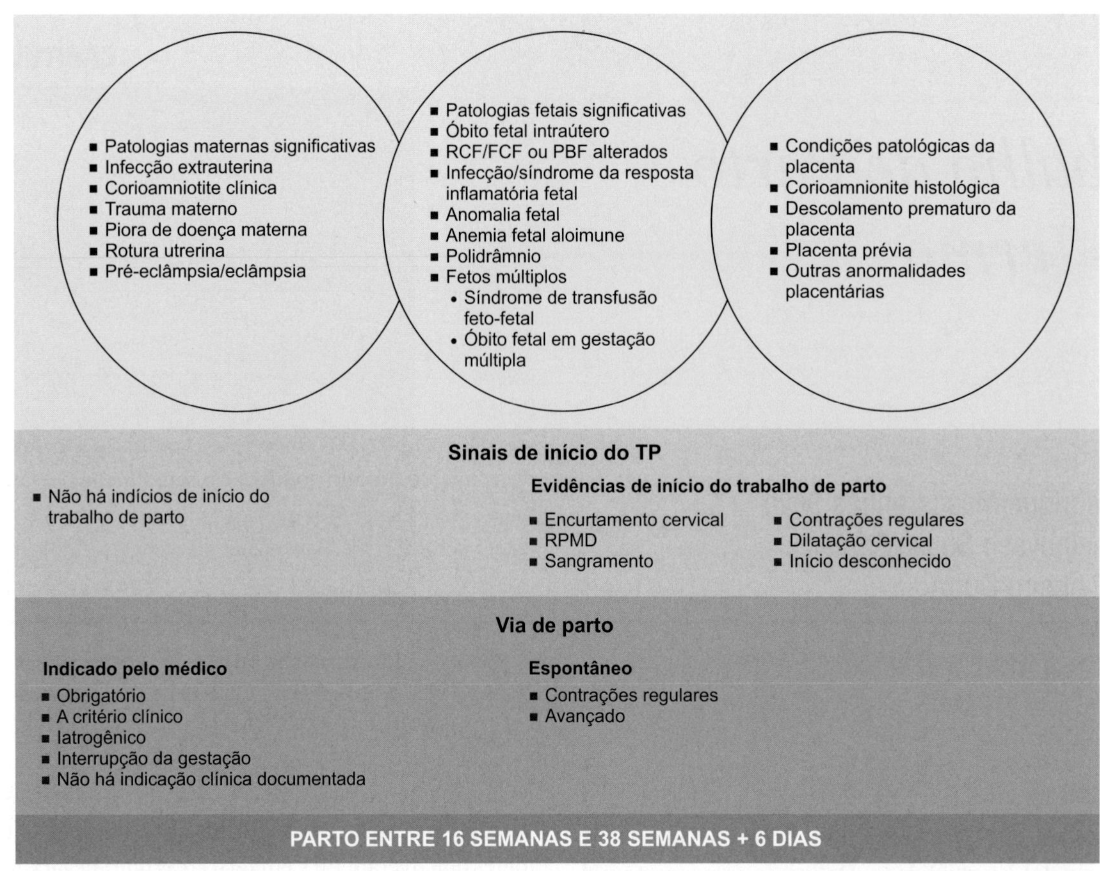

Figura 40.1 Componentes fenótipos da síndrome de trabalho de parto pré-termo. (RCF: restrição do crescimento fetal; FCF: frequência cardíaca fetal; PBF: perfil biofísico fetal.) (Reproduzida de Villar J, Papageorghiou AT, Knight HE e cols. The preterm birth syndrome: a prototype phenotypic classification. Am J Obstet Gynecol 2012, 206:119-123.)

1. Condições maternas significativas presentes antes do parto.
2. Condições fetais significativas presentes antes do parto.
3. Condições patológicas placentárias associadas ao parto prematuro.
4. Sinais de início do trabalho de parto.
5. Via de parto.

Há divergências na literatura quanto à classificação da prematuridade a partir da idade gestacional. A prática atual reconhece que gestações < 39 semanas podem não ter atingido a maturidade "completa", o que reforça a adoção da seguinte classificação:

- **Pré-termo tardio:** idade gestacional entre 34 e 36 semanas + 6 dias.
- **Termo precoce:** idade gestacional entre 37 e 38 semanas + 6 dias.
- **Termo completo:** idade gestacional entre 39 e 41 semanas + 6 dias.
- **Pós-termo:** idade gestacional ≥ 42 semanas.

Outro critério usado para a classificação dos recém-nascidos (RN) é o peso ao nascer, que pode ser subdivido em:

- **Baixo peso ao nascer:** RN com peso entre 1.500 e 2.500g.
- **Muito baixo peso ao nascer:** RN com peso entre 1.000 e 1.500g.
- **Extremo baixo peso ao nascer:** RN com peso < 1.000g.

FATORES DE RISCO PARA O PARTO PRÉ-TERMO

Teoricamente, a identificação de fatores de risco modificáveis e não modificáveis para o trabalho de parto pré-termo propiciaria intervenções que poderiam prevenir essa complicação. No entanto, sabe-se que poucas intervenções são eficazes em prolongar a gestação em mulheres com risco de TPPT. Ademais, cerca de dois terços dos partos prematuros acontecem em mulheres sem fatores de risco estabelecidos.

História prévia de parto espontâneo pré-termo

O passado obstétrico da gestante com parto prematuro anterior é o principal fator de risco para recorrência desse desfecho e geralmente ocorre na mesma idade gestacional. O risco aumenta ainda mais se a paciente não apresentou uma gestação a termo entre o parto prematuro prévio e a gestação atual ou se a mulher tem história de mais de um PPT anterior. Convém considerar também partos prematuros em gestações gemelares como um fator de risco para prematuridade mesmo em uma gestação única subsequente.

História prévia de parto pré-termo indicado

Estudos demonstram que o risco de um PPT após um PPT indicado aumenta não somente em razão do risco de recorrência da causa que levou à indicação da interrupção (p. ex., pré-eclâmpsia grave, sofrimento fetal), mas também em virtude do aumento do risco de TPPT espontâneo nessas pacientes.

Fatores genéticos

Alguns polimorfismos genéticos parecem contribuir para a duração da gestação e a probabilidade de um parto prematuro. Um estudo com grande coorte de mulheres de ascendência europeia sugeriu que as variantes maternas nos *loci* EBF1, EEFSEC, AGTR2, WNT4, ADCY5 e RAP2C estão associadas à duração gestacional e que as variantes maternas nos *loci* EBF1, EEFSEC e AGTR2 estão relacionadas com o parto prematuro.

Os PPT são mais prevalentes em alguns grupos familiares e étnicos, em gestantes que nasceram pré-termo e em gestantes com parentes de primeiro grau que tiveram PPT. Outro indício da influência genética na prematuridade é o fato de que o momento da interrupção da gestação é mais similar entre as gêmeas monozigóticas do que nas gêmeas dizigóticas.

Nutrição inadequada

Alguns autores relacionam a deficiência de alguns micronutrientes (vitaminas C, E e D, ferro, zinco, entre outros) com a prematuridade e sugerem que em alguns subgrupos populacionais, como mulheres subnutridas ou infectadas por HIV, a reposição desses elementos pode promover algum benefício. Já a suplementação proteica e vitamínica não reduz o risco de prematuridade. A literatura é controversa sobre os ácidos graxos insaturados (ômega 3).

Estresse

Existem evidências de que o estresse materno e fetal ativa células que produzem o hormônio liberador de corticotrofina nas membranas fetais, decídua e placenta, estimulando a liberação de prostaglandinas nesses locais e desencadeando as contrações.

Outros fatores associados ao risco maior para o PPT são:

- Mulheres afrodescendentes.
- Extremos de idade.
- Malformações uterinas.
- Cirurgias cervicais prévias.
- Comorbidades maternas.
- Gestação múltipla.
- Reprodução assistida.
- Sangramento vaginal no início da gestação.
- Colo curto.
- Dilatação cervical > 1cm com menos de 24 semanas.
- Infecções.
- Intervalo curto entre as gestações.
- Tabagismo.
- Uso de substâncias como cocaína, álcool e tolueno.
- Extremos de índice de massa corporal.
- Assistência pré-natal inadequada.
- Fatores fetais (anomalias congênitas, restrição do crescimento fetal).
- Rotura prematura de membranas ovulares pré-termo.
- TPPT.

FISIOPATOLOGIA DO TRABALHO DE PARTO PRÉ-TERMO

O TPPT compartilha vias comuns com o trabalho de parto a termo, incluindo o aumento da contratilidade uterina, o amadurecimento do colo do útero e o rompimento das membranas ovulares. No entanto, a ativação do trabalho de parto a termo é fisiológica e o TPPT decorre de um processo patológico que ativará um ou mais componentes da via. Alterações anatômicas, bioquímicas, imunológicas, endócrinas e clínicas constituem a via de amadurecimento comum do trabalho de parto.

Mecanismos inflamatórios

As prostaglandinas são consideradas ativadores fundamentais do início do trabalho de parto e atuam de diversas maneiras:

- Induzem a contratilidade miometrial.
- Promovem a proteólise das matrizes extracelulares da membrana cervical e fetal, auxiliando o amadurecimento cervical e a rotura das membranas.
- Estimulam a ativação da decídua/membrana.

Processos imunológicos

O processo inflamatório muitas vezes atua de modo a garantir a manutenção da homeostase, e evidências atuais sugerem que o parto a termo se inclui nesse processo. Uma profunda invasão leucocitária no colo do útero pode ocasionar o amadurecimento cervical, sendo observados processos semelhantes no miométrio. Ainda não se sabe se esses eventos são determinantes para o início do trabalho de parto ou se são coincidentes, porém eles podem ser ativados precocemente de maneira patológica antes do termo.

O TPPT é constantemente acompanhado por infecção ou inflamação, o que reforça a ideia do papel causal da inflamação na fisiopatologia do TPPT. As infecções intrauterinas subclínicas são frequentemente associadas ao TPPT e ao PPT, e as gestantes com infecção ou inflamação intra-amniótica (verificadas a partir da elevação das citocinas pró-inflamatórias, enzimas de degradação na matriz e outras alterações no líquido amniótico) estão sob risco maior de apresentar PPT espontâneo.

Processos mecânicos

As transformações fisiológicas da gestação incluem adaptações físicas e bioquímicas no miométrio para permitir o desenvolvimento e o crescimento do feto. Essas transformações possibilitam que o útero se distenda, mantendo as paredes finas e o relaxamento miometrial. A pressão intra-amniótica permanece baixa em toda a gestação em razão de fatores eletrofisiológicos e biomoleculares que mantêm o relaxamento uterino ante o alongamento miometrial progressivo. Os mecanismos que indicam a conversão do miométrio para um estado altamente contrátil são desconhecidos. No entanto, acredita-se que vários desses mecanismos sejam ativados mecanicamente. O alongamento miometrial excessivo pode estar envolvido nos mecanismos do TPPT; sabe-se, por exemplo, que um alto índice de líquido amniótico (ILA ≥ 25cm) está associado a risco maior de PPT.

Processos endocrinológicos

Ativação do eixo hipotálamo-hipófise-suprarrenal materno

Estudos indicam a existência de uma alça de *feedback* positivo envolvendo glicocorticoides, citocinas pró-inflamatórias, prostaglandinas, proteína A de surfactante e 11β-HSD tipo 1 em membranas fetais humanas em mulheres que terão parto prematuro. Esse mecanismo é ativado no parto prematuro humano em casos de corioamnionite histológica induzida por infecção. Além disso, o estresse materno também promove elevação na produção de cortisol, o que pode acarretar a maturação fetal acelerada e desencadear o TPPT.

Supressão da progesterona

O papel da progesterona no momento de início do parto humano ainda é incerto. A progesterona é secretada em grandes quantidades inicialmente pelo corpo lúteo e depois pela placenta durante a gravidez e mantém o relaxamento uterino. O início do parto coincide com o aumento dos níveis de estrogênio circulantes concomitantemente à redução dos níveis de progesterona.

Interação gene-ambiente

Há evidências de uma interação genética-ambiental no TPPT relacionada com a infecção: pacientes que possuem o alelo TNF-α2, quando acometidas por vaginose bacteriana, apresentam risco mais elevado para PPT do que as que não têm o alelo.

DIAGNÓSTICO

O diagnóstico de TPPT é estabelecido quando há contrações uterinas regulares, capazes de provocar modificações cervicais que incluem apagamento e dilatação, antes de 37 semanas de gravidez. Entretanto, esse não é um diagnóstico tão simples de ser feito quanto a sua definição, já que o reconhecimento das mulheres com sintomas e que evoluirão para um TPPT efetivo é um processo inexato. Isso porque muitos dos sintomas relacionados com essa condição se confundem com queixas típicas de alterações fisiológicas da gestação, além de o útero apresentar atividade contrátil durante toda a gravidez, muitas vezes contrações de Braxton-Hicks incoordenadas, não progressivas e incapazes de alterar a cérvice. Como a adoção de intervenções que comprovadamente melhoram os resultados neonatais depende de um diagnóstico correto e oportuno, é importante reconhecer essa condição.

Diante da dificuldade inicial de identificação do TPPT, em 1997 o American College of Obstetricians and Gynecologists (ACOG) e a American Academy of Pediatrics propuseram critérios com base em evidências para sistematizar o diagnóstico. Esses critérios incluíam a presença de pelo menos quatro contrações uterinas em 20 minutos ou oito contrações em 60 minutos, associadas a alterações progressivas no colo do útero, ou seja, dilatação > 1cm ou apagamento ≥ 80%. Contudo, esses critérios não aparecem mais nas últimas diretrizes de 2008, pois foram considerados preditores inexatos para o diagnóstico do TPPT.

Os primeiros sinais e sintomas do TPPT são inespecíficos e podem durar várias horas antes que sejam detectadas as contrações efetivas e as alterações cervicais. Esses sinais e sintomas incluem dor abdominal em cólica, contrações uterinas curtas e irregulares, dor em região lombossacra, sensação de pressão pélvica e mudança no aspecto da secreção vaginal, que pode ser mucoide, mais fluida ou até sanguinolenta. Entretanto, muitas pacientes podem ser assintomáticas, e um colo do útero curto ao exame ultrassonográfico ou dilatado ao exame digital pode ser a primeira manifestação clínica da possibilidade de TPPT.

Diante de pacientes com essas queixas, deve ser obtida história clínica detalhada à procura de fatores de risco para parto prematuro, além do exame físico, que deve abranger a aferição dos sinais vitais maternos (temperatura, pressão arterial, frequência cardíaca e respiratória), a ausculta dos batimentos cardíacos fetais, a avaliação da frequência, duração e intensidade das contrações (a tocografia pode ser instrumento de auxílio útil com esse propósito), o exame especular, com o objetivo de avaliar o aspecto da secreção vaginal, a presença de sangramento, a integridade das membranas e estimar a dilatação cervical, e o exame cervical digital (toque vaginal), com o objetivo de avaliar as características do colo do útero (apagamento, consistência, dilatação, posição).

Para as pacientes sintomáticas que apresentam dilatação cervical ≥ 3cm, não há dúvida de que se trata de um TPPT e a conduta preconizada deve ser imediatamente adotada. No entanto, diante de gestantes com dilatações cervicais inferiores, são necessários outros recursos para aumentar a precisão diagnóstica, como a ultrassonografia transvaginal para medida do comprimento do colo do útero e o teste para detecção de fibronectina fetal na secreção cervicovaginal. Esses testes reduzem a chance de falso-positivo e intervenções desnecessárias e seu uso é endossado pela ACOG e a Society for Maternal-Fetal Medicine.

Atualmente, a medida do colo do útero por meio da ultrassonografia transvaginal é estabelecida e difundida como instrumento útil não só para auxiliar o diagnóstico do TPPT nas pacientes sob suspeita, como também para predizer a ocorrência desse desfecho quando realizada no segundo trimestre por ocasião do exame morfológico (veja *Predição*). O risco de parto prematuro está inversamente relacionado com o comprimento do colo do útero. Quanto mais curto o colo, maior a chance de parto antes das 37 semanas, enquanto um colo longo (> 25mm) tem alto valor preditivo negativo para PPT, de modo que as pacientes apresentam baixo risco de parto prematuro (< 5%) em 7 dias.

Há na literatura internacional uma proposta de protocolo que envolve a ultrassonografia transvaginal aliada ao teste de fibronectina na secreção cervicovaginal como uma maneira de aumentar a acurácia do diagnóstico de TPPT. Com base nessa proposta, gestantes com colo do útero > 30mm ficariam em observação e, após 4 a 6 horas sem modificações, poderiam receber alta com orientações. Por outro lado, aquelas com comprimento cervical < 20mm apresentariam alto risco (> 25%) de evolução para PPT, não necessitando de testes adicionais. Nesses casos, está indicada a adoção de medidas que reduzam a morbidade e a mortalidade associadas ao nascimento prematuro (veja *Tratamento*). Já as pacientes com medida do colo do útero entre 20 e 30mm estariam sob risco maior de PPT, mas análises retrospectivas demonstram que a maioria delas não apresenta esse desfecho. Assim, para diferenciar as que se beneficiariam do tratamento e de intervenções medicamentosas, a propedêutica deveria ser complementada com dosagem de fibronectina fetal na secreção cervicovaginal.

A fibronectina fetal é uma glicoproteína da matriz extracelular que promove a adesão das células na interface materno-fetal da placenta. A presença de fatores que modificam essa interface, como as contrações uterinas em um contexto de trabalho de parto, faz com que essa proteína seja liberada na secreção cervicovaginal e possa ser dosada e utilizada para distinguir mulheres em TPPT verdadeiro. Os valores > 50ng/mL são considerados positivos, mas pode haver resultados falso-positivos na presença de sêmen, líquido amniótico ou sangue na secreção vaginal, além de o exame digital, a própria ultrassonografia transvaginal, o uso de lubrificantes e os medicamentos administrados pela vagina poderem interferir no resultado desse exame. No entanto, o teste para fibronectina fetal não deve ser realizado isoladamente, sendo indicado de maneira seletiva apenas para aquelas mulheres com colo do útero medindo entre 20 e 30mm. Se for positivo, intervenções medicamentosas serão adotadas; por outro lado, quando negativo, basta observar as pacientes, que podem ter alta após 6 a 12 horas em caso de ausência de modificações, tendo em vista o alto valor preditivo negativo do exame (98% a 100% para parto em 7 a 14 dias). A presença da α-microglobulina 1 placentária (PAMG-1) ou da proteína de ligação ao fator de crescimento de insulina fosforilada 1 (pIGFBP-1) na secreção cervicovaginal pode denotar risco aumentado de parto prematuro, porém esses marcadores ainda estão em estudo e melhores evidências precisam ser obtidas.

Na realidade brasileira, em que o teste da fibronectina não é amplamente difundido nem disponível, e com o objetivo de propor conduta capaz de auxiliar a prática obstétrica diária, propomos um protocolo diferente, segundo o qual as gestantes com queixas compatíveis com TPPT e em que haja dúvida diagnóstica devem ter o colo do útero medido por meio da ultrassonografia transvaginal. Aquelas com comprimento > 25mm, como descrito, têm baixo risco de evoluir para parto nos próximos dias e, portanto, devem permanecer no mínimo 4 horas em observação e receber alta caso permaneçam com quadro estável. Já aquelas pacientes com colo curto (< 25mm) deverão receber as medidas descritas na seção *Tratamento* com o objetivo de reduzir a morbimortalidade neonatal associada ao nascimento pré-termo.

Após o diagnóstico de TPPT, deve ser realizada uma propedêutica complementar que inclui o rastreamento infeccioso laboratorial materno (hemograma completo, proteína C reativa, urina tipo I, urocultura com antibiograma e Gram de gota), uma vez que que a presença de infecção é um fator etiológico relevante e contraindica a inibição das contrações, caso a tocólise esteja indicada, o que modificará a conduta adotada. Convém coletar *swab* anal e vaginal para cultura de estreptococo do grupo B, caso não tenha sido realizada nas últimas 5 semanas, cujo resultado orienta a necessidade de profilaxia antibiótica, e considerar a coleta de secreção cervical para pesquisa de *Chlamydia trachomatis* e *Neisseria gonorrhoea*, em caso de fatores de risco para esses agentes. Devem ser realizados também testes de vitalidade fetal, que podem ser cardiotocografia ou ultrassonografia com Doppler e perfil biofísico fetal.

ABORDAGEM E TRATAMENTO

Após diagnosticado o TPPT, está indicada a adoção de medidas com o objetivo de melhorar os resultados neonatais, de modo a reduzir a morbidade e a mortalidade associadas ao nascimento prematuro. A conduta principal consiste em postergar o nascimento por meio do uso de medicações tocolíticas que inibem as contrações uterinas e a progressão do trabalho de parto para que haja tempo de realizar corticoterapia antenatal com o intuito de acelerar a maturação pulmonar fetal, administração de sulfato de magnésio para neuroproteção fetal e antibioticoprofilaxia para sepse neonatal precoce por estreptococo do grupo B com base nas recomendações do ACOG.

Corticoterapia antenatal

A administração de medicamentos da classe dos corticoides é a intervenção com evidência mais consistente no sentido de melhorar os resultados neonatais em um contexto de nascimento antes do termo e tem o objetivo de acelerar a maturação pulmonar fetal.

A corticoterapia antenatal objetiva reduzir a morbidade e a mortalidade relacionadas com o nascimento prematuro, comprovadamente diminuindo a incidência da síndrome da angústia respiratória do recém-nascido, morte neonatal, hemorragia do sistema nervoso central e enterocolite necrosante, a incidência de infecções e a necessidade de suporte respiratório e de admissão em UTI neonatal.

Classicamente, a corticoterapia antenatal é indicada para gestantes com risco de parto prematuro entre o limite de viabilidade fetal, que nos diversos serviços varia entre 23 e 25 semanas até 34 semanas de idade gestacional, e a inibição das contrações uterinas é recomendada nessa faixa de idade gestacional com o objetivo de completar o curso de corticoide.

Recomendação publicada em agosto de 2017 pelo ACOG, com base em estudos recentes que comprovaram o benefício do uso da corticoterapia em gestações com idade gestacional entre 34 semanas + 0 dia e 36 semanas + 6 dias (prematuridade tardia), preconiza a adoção dessa intervenção medicamentosa nas gestações com esse tempo de evolução e que não receberam um curso prévio de esteroides antenatais. Portanto, a recomendação atual é de prescrição desses medicamentos até as gestações com 36 semanas e 6 dias, porém o uso de tocolíticos não está indicado de modo a possibilitar a administração do curso completo dos corticoides após 34 semanas; no entanto, como o uso dessas substâncias por menos de 24 horas ainda está associado à redução significativa na morbidade e mortalidade neonatal, a administração de pelo menos uma dose promove benefícios para o concepto em questão, mesmo que não dê tempo para completar a segunda dose.

O fármaco de escolha é a betametasona, na dose de 12mg IM a cada 24 horas, no total de duas doses. Alternativamente, pode ser usada a dexametasona, 6mg a cada 12 horas até o total de quatro doses.

Um curso único de corticoides é o recomendado, porém seu benefício não se estende para além de 7 dias. Pode ser considerado apenas um único curso de resgate, nos casos de gestações com idade gestacional < 34 semanas em risco de parto nos próximos 7 dias, cujas gestantes receberam corticoterapia há mais de 14 dias. Múltiplos ciclos de esteroides estão associados a efeitos adversos importantes e, portanto, são contraindicados.

Tocólise

Os medicamentos com propriedades tocolíticas têm a capacidade de cessar de maneira momentânea ou duradoura as contrações uterinas, possibilitando a adoção de medidas que visem à melhora dos resultados perinatais (corticoterapia antenatal, antibioticoprofilaxia e neuroproteção) e até mesmo à transferência da gestante para unidade hospitalar capaz de atender o recém-nascido de modo adequado.

Os tocolíticos são utilizados para atrasar o nascimento prematuro em no mínimo 48 horas para que o ciclo de corticoide se complete, mas muitas vezes são capazes de inibir a contratilidade miometrial por um período ainda mais longo.

Antes do início da tocólise, convém descartar a presença de contraindicações à sua administração. As contraindicações maternas incluem hipertensão arterial, sangramento, amniorrexe e infecções, além de cardiopatias. Existem também contraindicações fetais, que são idade gestacional abaixo do limite de viabilidade fetal ou > 34 semanas, morte fetal, malformações incompatíveis com a vida pós-natal e sofrimento agudo ou crônico.

Os fármacos considerados de primeira linha atualmente são os bloqueadores dos canais de cálcio e os antagonistas do receptor da ocitocina, embora a maioria dos protocolos de diversos serviços adote os bloqueadores dos canais de cálcio como a primeira escolha. No entanto, os antagonistas do receptor de ocitocina apresentam melhor perfil de segurança, apesar do custo elevado. A associação de tocolíticos não é recomendada. Outros fármacos também utilizados para inibir o TPPT são os betamiméticos, os inibidores de prostaglandinas e até o próprio sulfato de magnésio, os quais têm eficácia menor e são responsáveis por efeitos colaterais importantes. Os doadores de óxido nítrico estão sendo estudados para uso com essa finalidade.

Agentes de primeira linha para tocólise

BLOQUEADORES DOS CANAIS DE CÁLCIO

O cálcio é um íon diretamente envolvido na atividade contrátil das células musculares, tanto lisas como estriadas, do organismo humano, e é com base nisso que os bloqueadores dos canais de cálcio, ao inibirem a entrada desse íon através das membranas celulares e sua liberação do retículo sarcoplasmático, interrompem a atividade contrátil do miométrio, sendo considerados tocolíticos eficazes. Quando comparados com os betamiméticos, mostram-se melhores com relação ao prolongamento da gestação, à morbidade neonatal grave e aos efeitos adversos maternos. Seus principais efeitos colaterais são decorrentes de suas propriedades vasodilatadoras e incluem rubor facial, cefaleia, palpitações e hipotensão arterial. São diversos os esquemas posológicos utilizados nos vários serviços. Sugerimos uma dose de ataque de 30mg de nifedipina, seguida de manutenção de 20mg a cada 6 horas. Após a inibição do trabalho de parto, recomenda-se retirar progressivamente a medicação, aumentando o intervalo entre as doses para 8 horas e a seguir para 12 horas até a interrupção completa.

ANTAGONISTAS DO RECEPTOR DE OCITOCINA (ATOSIBANO)

O atosibano é uma substância análoga à ocitocina que age como antagonista, competindo com esse hormônio por seus receptores no miométrio de modo a diminuir o efeito biológico da ocitocina, consequentemente inibindo as contrações uterinas. Por ser um fármaco com sítio específico de ação, acarreta menos efeitos colaterais do que os bloqueadores de canal de cálcio e os betamiméticos, sendo tão capaz quanto estes de interromper o trabalho de parto em evolução. Os principais efeitos colaterais maternos observados são náuseas, tontura e cefaleia.

Deve ser administrada uma dose de ataque de 6,75mg (0,9mL) EV, infundida durante 1 minuto. Como manutenção devem ser diluídas duas ampolas de 5mL em 90mL de soro glicosado isotônico, resultando em uma solução com volume de 100mL (solução de 100mL), administrada EV na velocidade de 24mL/h durante 3 horas. Em seguida, infundem-se os 28mL restantes da solução anterior em 3 horas e meia na velocidade de 8mL/h, totalizando 6 horas e meia de infusão da medicação. Se as contrações uterinas persistirem após esse curso, pode ser mantida a infusão de uma solução contendo 90mL de soro glicosado isotônico com duas ampolas de 5mL de atosibano, na velocidade de 8mL/h até no máximo 48 horas desde o início de sua administração. O medicamento deve ser suspenso assim que houver a inibição das contrações, não sendo indicada a manutenção após a tocólise.

Agentes de segunda linha para tocólise

AGONISTAS BETA-ADRENÉRGICOS

Os receptores beta-adrenérgicos promovem a redução dos níveis intracelulares de cálcio ionizado ao serem estimulados, prevenindo a ativação de proteínas contráteis do miométrio. Dessa maneira, os agentes agonistas beta-adrenérgicos são utilizados com a finalidade de interromper as contrações uterinas relacionadas com o TPPT. São preferidos medicamentos com efeito predominantemente beta-2, que consequentemente agem no miométrio, nos vasos sanguíneos e nos bronquíolos, como terbutalina, salbutamol e ritodrina, que devem ser administrados por via parenteral. Por agirem nesses outros locais, apresentam efeitos colaterais maternos associados, que incluem dor torácica, taquicardia, hipotensão, dispneia, hiperglicemia, hipopotassemia, náuseas e vômitos, congestão nasal, cefaleia, tremores, tonturas e, por causarem retenção de sódio e água, podem acarretar sobrecarga de volume e provocar o aparecimento de edema pulmonar (a administração de líquidos durante a tocólise não deve ultrapassar 2 litros em 24 horas). Essas substâncias também atravessam a placenta, e seu principal efeito colateral fetal é a taquicardia.

Com a finalidade de inibir o trabalho de parto prematuro, no Brasil é utilizada a terbutalina. Para isso, como dose de ataque, cinco ampolas desse medicamento são diluídas em 500mL de soro glicosado a 5% e essa solução é administrada EV na velocidade de 10 gotas por minuto. Se necessário, a velocidade de infusão pode ser aumentada em 10 gotas/min a cada 20 minutos até um máximo de 80 gotas/min. A tolerância da paciente deve ser continuamente observada, e o pulso materno deve ser mantido sempre < 120bpm. Uma vez inibidas as contrações uterinas, o gotejamento deve ser mantido por 24 horas. Após esse período, na ausência de contratilidade miometrial, é preconizada a diminuição de 10 gotas a cada 20 minutos até a suspensão total da medicação.

INIBIDORES DAS PROSTAGLANDINAS

Com base no conhecimento da fisiopatologia do trabalho de parto, sabe-se que as prostaglandinas estão envolvidas na gênese da contratilidade miometrial. Assim, fármacos que inibem a síntese ou bloqueiam a ação dessas substâncias, como o ácido acetilsalicílico e a indometacina, também podem ser usados com o objetivo de cessar as contrações uterinas. A indometacina pode ser administrada pela via oral ou retal, na dose máxima diária de 200mg, que pode ser fracionada em até quatro tomadas. Ela deve ser usada por um período máximo de 48 horas em razão dos efeitos colaterais fetais, que incluem a ocorrência de oligoidrâmnio e o fechamento precoce do ducto arterioso, principalmente quando utilizada após 32 semanas de gestação. Náuseas, vômitos e disfunção plaquetária são os principais efeitos adversos maternos.

Sulfato de magnésio

O sulfato de magnésio já foi utilizado como tocolítico, visto que em altas concentrações pode alterar a contratilidade do miométrio, provavelmente porque compete com o cálcio, impedindo sua passagem pela membrana da célula miometrial. Entretanto, atualmente não é utilizado com esse propósito por haver outros agentes mais seguros, eficazes e de manejo mais fácil, e principalmente porque seu uso tem outra finalidade ainda mais importante.

Pelo fato de estabilizar o tônus intracraniano, reduzir as flutuações do fluxo sanguíneo cerebral e as lesões por reperfusão e bloquear o dano intracelular mediado pelo cálcio, o sulfato de magnésio exerce efeito neuroprotetor para o feto, sendo esse o objetivo de seu uso no contexto do TPPT, pois a prematuridade é o principal fator de risco para paralisia cerebral e outros danos ao sistema nervoso central.

O sulfato de magnésio deve ser utilizado a partir do limite de viabilidade fetal até a idade gestacional de 31 semanas e 6 dias em caso de parto iminente, não devendo ser usado por mais de 24 horas em virtude da preocupação com a desmineralização óssea fetal e neonatal, além de fraturas associadas à exposição prolongada ao sulfato de magnésio intraútero. São administrados 4g como dose de ataque, EV, infundidos em 20 minutos, seguidos de 2 a 3g/h até o parto, a interrupção das contrações uterinas ou até completar 24 horas de uso (o que acontecer primeiro). Para produzir seu efeito pleno, deve ser iniciado pelo menos 4 horas antes do nascimento. Cabe lembrar de monitorizar a gestante em relação aos sinais clínicos de toxicidade pelo magnésio no mínimo a cada 4 horas, avaliando pulso, pressão arterial, frequência respiratória, diurese e reflexos tendinosos.

Antibioticoprofilaxia

O uso de antibióticos deve ser reservado apenas para profilaxia de sepse neonatal por estreptococo do grupo B, no caso de gestantes com culturas de *swab* anal ou vaginal positivas para esse patógeno ou naqueles casos em que esse exame não tenha sido realizado, visto que a prematuridade é uma das indicações para uso de profilaxia antimicrobiana para essa bactéria.

O medicamento de escolha é a penicilina G cristalina, na dose de ataque de 5 milhões de UI EV e 2,5 milhões de unidades a cada 4 horas até o nascimento. A segunda opção é a ampicilina, na dose de ataque de 2g, seguida de 1g a cada 4 horas até o parto. Outra opção é a cefazolina, 2g EV como dose de ataque, seguida de 1g EV a cada 8 horas. Diante de pacientes alérgicas à penicilina e com risco de anafilaxia, deve ser usada a clindamicina, 900mg EV a cada 8 horas, ou a eritromicina, 500mg EV a cada 6 horas. A maior eficácia da antibioticoprofilaxia é alcançada quando a medicação é iniciada pelo menos 4 horas antes do nascimento.

No passado, os antibióticos já foram empregados como um dos tratamentos para o TPPT com a justificativa de que aumentariam o tempo de latência miometrial. Atualmente, no entanto, a terapia antibiótica não tem papel no tratamento do TPPT na ausência de infecção documentada ou como profilaxia para sepse neonatal precoce por estreptococo do grupo B. Isso porque os estudos mais recentes demonstraram que a utilização de antibióticos de largo espectro na ausência de infecção clínica ou bacteriúria assintomática não adia o parto e não melhora os resultados dos RN quando considerado o risco de parto antes de 36 a 37 semanas, mortes perinatais ou admissão em unidade de cuidado intensivo neonatal.

PREDIÇÃO

A predição da ocorrência de TPPT em uma gestação pode ser estabelecida a partir da anamnese detalhada à procura de fatores de risco, sendo o principal deles a história de prematuridade anterior, além de exame físico cuidadoso em busca, principalmente, de alterações cervicais.

A medida do comprimento do colo do útero é utilizada para esse propósito com base no fato de que ocorrem modificações na cérvice cerca de 4 a 8 semanas antes do parto, de modo que é comprovado que o risco de parto prematuro está inversamente relacionado com o comprimento do colo do útero. O canal cervical deve ser medido por ultrassonografia transvaginal no segundo trimestre, a partir de 16 semanas até 28 semanas, mas preferencialmente entre 20 e 24 semanas, realizando uma medida linear de modo a posicionar os *calipers* nas duas extremidades do eco glandular endocervical que delimitam esse canal com o cuidado de não exercer pressão indevida no colo para não alongá-lo. Devem ser feitas três medidas, sendo considerada a menor delas. O colo é considerado curto naqueles casos em que ele tem menos de 25mm nas gestações únicas, identificando assim as gestantes sob risco de evoluir para parto antes do termo. Atualmente, esse é o preditor mais forte e consistente da ocorrência de parto prematuro em mulheres assintomáticas. Esse modo de predição é indicado indiscutivelmente para mulheres com fatores de risco para PPT, mas a triagem universal durante o pré-natal ainda é objeto de debate. No entanto, a implementação dessa estratégia de rastreamento já é considerada razoável e pode ser implementada.

O teste de fibronectina fetal na secreção vaginal não é usado para predição, pois apresenta baixas taxas de sensibilidade nesses casos.

PROFILAXIA

Nas pacientes identificadas como de risco para parto prematuro podem ser realizadas intervenções para evitar esse desfecho, incluindo a administração de progesterona via vaginal, a realização de cerclage cervical e o uso de pessário vaginal.

A progesterona é o principal hormônio envolvido na manutenção da gestação e é responsável por manter o relaxamento do útero, de modo que é usada como profilaxia para TPPT com o objetivo de evitar o aparecimento de contrações uterinas, mantendo o miométrio quiescente. No miométrio, esse hormônio bloqueia o efeito estimulante da ocitocina e das prostaglandinas, além de aumentar a resposta alfa-adrenérgica, que é tocolítica. Deve ser administrada preferencialmente por via vaginal, entre 16 e 36 semanas de gestação, na dose de 200mg, sendo indicada para as pacientes classificadas como de risco para parto prematuro, o que inclui aquelas com história de prematuridade anterior e colo do útero curto (< 25mm) quando avaliado por meio de ultrassonografia transvaginal. A progesterona também é indicada como manutenção após tocólise bem-sucedida na mesma dose usada para profilaxia.

A cerclage consiste em um procedimento cirúrgico que promove reforço da cérvice uterina mediante uma sutura inabsorvível na altura do orifício interno do colo do útero. Está indicada nos casos de gestantes com diagnóstico de incompetência istmocervical, uma fraqueza na junção do orifício interno da cérvice com o segmento inferior, culminando na incapacidade de manter a gestação, que se manifesta por modificações do colo do útero já no segundo trimestre, resultando em protrusão ou rotura de membranas, aborto e parto prematuro. A cerclage pode ser profilática, quando realizada entre 12 e 16 semanas de gestação para pacientes com diagnóstico prévio de incompetência istmocervical ou para aquelas pacientes com colo curto à ultrassonografia ou alterações ao exame físico na gestação atual. Em casos de mulheres com dilatação cervical ou protrusão de membranas, pode ser tentada uma cerclage de emergência como tentativa heroica de manter a gravidez.

O pessário é um anel de silicone que se adapta à cérvice, sendo inserido em torno do colo do útero com o objetivo de alterar o ângulo entre o canal cervical e o útero, diminuindo o vetor de forças que atuam sobre esse canal. Trata-se de um instrumento eficaz na prevenção da evolução para parto prematuro em mulheres com comprimento do colo < 25mm.

CONDUTA SUGERIDA PARA GESTANTES EM TPPT

- Confirmação do diagnóstico correto de trabalho de parto prematuro com base nos sintomas, no exame físico, na medida do colo do útero e na dosagem de fibronectina fetal, quando necessária.
- Tocólise nos casos sem contraindicações e com idade gestacional < 34 semanas para retardar o nascimento e promover maturação pulmonar com corticoides, administração de antibioticoprofilaxia para sepse neonatal por estreptococo do grupo B e neuroproteção (nos casos com idade gestacional < 32 semanas).
- Administrar corticoides para gestantes com idade gestacional < 36 semanas para acelerar a maturação pulmonar fetal, mesmo que o parto seja iminente.
- Administrar antibióticos para profilaxia de sepse neonatal por estreptococo do grupo B (exceto nos casos com culturas de *swab* vaginal e anal negativas para esse patógeno).
- Administrar sulfato de magnésio para neuroproteção fetal em idade gestacional < 32 semanas, em caso de parto iminente, por no máximo 24 horas e no mínimo 4 horas antes da extração fetal.
- Gestações com idade gestacional > 34 semanas devem ter o trabalho de parto conduzido da mesma maneira que as gestações a termo. A via de parto é de indicação obstétrica.

Leitura complementar

American College of Obstetricians and Gynecologists. Antenatal corticosteroid therapy for fetal maturation. Committee Opinion Number 713, Aug 2017.

American College of Obstetricians and Gynecologists. Definition of term pregnancy. Committee Opinion No. 579, 2013.

American College of Obstetricians and Gynecologists. Magnesium Sulfate use in obstetrics. Committee Opinion Number 652, Jan 2016.

American College of Obstetricians and Gynecologists. Preterm (premature) labor and birth. Nov 2016.

Bittar RE, Zugaib M. Tratamento do trabalho de parto prematuro. Revista Brasileira de Ginecologia e Obstetrícia 2009; 31(8):415-22.

Blencowe H, Oestergaard M, Chou D et al. Preterm birth. WHO 2014;

Catov JM, Bodnar LM, Ness RB, Markovic N, Roberts JM. Association of Periconceptional multivitamin use and risk of preterm or small-for-gestational-age births. Am J Epidemiol [Internet] 2007; 166(3):296-303.

Cunningham FG, Leveno KJ, Bloom SL et al. Williams Obstetrics 24. ed. 2014.

Dória MT, Spautz CC. Trabalho de parto prematuro: predição e prevenção. Femina, set 2011; 39(9).

Fleischman A, Oinuma ML, Clark S. Rethinking the definition of "term pregnancy". Obstet Gynecol 2010; 116:136-9.

Gardosi J. Customized fetal growth standards: rationale and clinical application. Semin Perinatol 2017; 28(1):33-40.

Haas DM, Imperiale TF, Kirkpatrick PR, Klein RW, Zollinger TW, Golichowski AM. Tocolytic therapy – A meta-analysis and decision analysis. Obstet Gynecol [Internet] 2009; 113(3):585-94.

Heida KY, Velthuis BK, Oudijk MA et al. Cardiovascular disease risk in women with a history of spontaneous preterm delivery: A systematic review and meta-analysis. Eur J Prev Cardiol 2015; 23(3):253-63.

Kahhale S et al. Protocolos de obstetrícia: descrição, diagnóstico, tratamento. São Paulo: Estação W Comunicação, 2012.

Laughon SK, Albert PS, Leishear K, Mendola P. The NICHD Consecutive Pregnancies Study: Recurrent preterm delivery by subtype. Am J Obstet Gynecol 2014; 210(2).

Lockwood CJ. Diagnosis of preterm. Official Topic from UpToDate® 2017.

Matijasevich A, Silveira MF da, Matos ACG et al. Estimativas corrigidas da prevalência de nascimentos pré-termo no Brasil, 2000 a 2011. Epidemiol e Serviços Saúde 2013; 22(4):557-64.

McIntosh J et al. The role of routine cervical length screening in selected high- and low-risk women for preterm birth prevention. Society for Maternal-Fetal Medicine (SMFM), Sep 2016.

Mcmahon T, van Zijl PCM, Gilad AA. NIH Public Access 2015; 27(3):320-31.

NICE. Preterm labour and birth. Natl Inst Heal Care Excell 2015 Nov.

Robinson JN, Norwitz ER. Preterm birth: Risk factors and interventions for risk reduction. Off Top from UpToDate® 2017.

Romero R. Vaginal progesterone de creases preterm birth and neonatal morbidity and mortality in women with a twin gestation and a short cervix: an updated meta-analysis of individual patient data. 10.11002/uog.17397.

Silva Filho AL. Manual SOGIMIG de ginecologia e obstetrícia. 6 ed. Rio de Janeiro: MedBook, 2017.

Simhan HN, Berghella V, Iams JD. 40-Preterm labor and birth. In: Creasy RK, Resnik R, Iams JD (eds.). Creasy & Resnik's maternal-fetal medicine: principles and practice. 7. ed. Elsevier Inc 2014.

Villar J, Papageorghiou AT, Knight HE et al. The preterm birth syndrome: A prototype phenotypic classification. Am J Obstet Gynecol [Internet] 2012; 206(2):119-23.

Zhang G, Feenstra B, Bacelis J et al. Genetic associations with gestational duration and spontaneous preterm birth. N Engl J Med [Internet] 2017; NEJMoa1612665.

CAPÍTULO 41

Transtornos Hepáticos

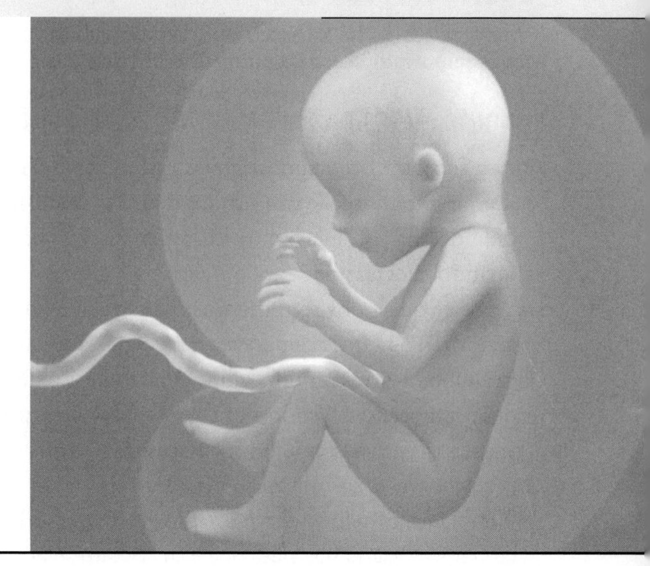

Rodrigo Dias Cambraia

INTRODUÇÃO

A gestação que envolve transtornos hepáticos certamente é motivo de assistência pré-natal em serviço especializado em gestação de alto risco. Alguns transtornos podem ser diagnosticados em propedêutica pré-natal. As gestantes com hepatopatias prévias deveriam ter o direito de saber, pelos médicos assistentes, dos riscos de uma gravidez.

Na assistência pré-natal de alto risco, é obrigatória uma estreita interação entre obstetrícia e hepatologia com livre acesso e agilidade em consultas e exames. A frequência das consultas e a necessidade de intervenções são determinadas pela natureza da patologia e pela gravidade da apresentação. Em gestantes cirróticas, impõe-se a necessidade de visitas e controles laboratoriais mais frequentes, enquanto nas grávidas apenas com hepatopatia crônica não cirrótica o controle pode ser ocasional com vigilância de eventos e ações preventivas. A transição entre o segundo e o terceiro trimestre deve ser sempre entendida como o período em que é maior a necessidade de vigilância.

A ocorrência de transtornos hepáticos na gestante não hepatopata exige a transferência para serviço de atenção pré-natal de alto risco. O acompanhamento do hepatologista deve ser frequente, às vezes diário. As decisões tomadas diante de patologias e complicações têm profundo impacto no bom desfecho de uma gestação, tornando o tema desafiante.

ALTERAÇÕES FISIOLÓGICAS HEPÁTICAS DA GRAVIDEZ

Durante a gravidez, o fígado é acometido por alterações circulatórias e hormonais. O aumento da frequência cardíaca, a hipotensão arterial e a baixa resistência vascular sistêmica resultam em elevação do débito cardíaco. Há aumento de 40% a 50% na volemia. Instala-se uma circulação hiperdinâmica, semelhante à dos hepatopatas crônicos. Entretanto, o fluxo sanguíneo para o fígado é mantido, resultando em diminuição proporcional da capacidade metabolizadora.

O *status* hiperestrogênico causa eritema palmar e telangiectasias. Há efeitos diretos na contratilidade da musculatura lisa biliar e modulação em transportadores biliares. Hipercoagulabilidade e alterações hemodinâmicas predispõem eventos trombóticos.

Há hipercortisolismo, ocasionando uma imunossupressão natural e modificando o curso das hepatopatias autoimunes e das relações vírus-hospedeiro.

Exames laboratoriais hepáticos podem exibir alterações, como diminuição da albumina (hemodiluição) e elevação da fosfatase alcalina (placentária). As aminotransferases, a GGT e o tempo de protrombina geralmente não sofrem alterações (Quadro 41.1).

Alterações hemodinâmicas e da coagulação podem causar sangramento digestivo em gestantes com hipertensão portal. Uma maior demanda de cobre para o feto pode melhorar as alterações hepáticas e neurológicas em gestantes portadoras de doença de Wilson. A hepatite autoimune pode ser controlada durante a gestação, mas com risco de agravamento no puerpério. Hepatites crônicas virais geralmente sofrem poucas mudanças de curso durante a gravidez (Quadro 41.2).

TRANSTORNOS HEPÁTICOS PREEXISTENTES NÃO RELACIONADOS COM A GRAVIDEZ

Cirrose hepática

A ocorrência de gestação em mulheres com cirrose hepática é incomum. Em geral, a evolução para cirrose hepática se dá

Quadro 41.1 Alterações hepáticas laboratoriais na gravidez

	Alteração na gravidez
Hg	↓ (segundo e terceiro trimestres)
Leu	↑
Plt	↔
Tempo de protrombina	↔
Fosfatase alcalina	↑
Albumina	↓
ALT	↔
GGT	↔
Bilirrubinas	↔
Alfafetoproteína	↑
Ácido úrico	↓

Quadro 41.2 Classificação das hepatopatias na gravidez

Hepatopatias relacionadas com a gravidez
Hiperêmese gravídica
Colestase intra-hepática da gravidez
Pré-eclâmpsia e eclâmpsia
Síndrome HELLP
Esteatose hepática aguda da gravidez
Hepatopatias não relacionadas com a gravidez
Preexistentes
Cirrose e hipertensão portal
Hepatites B e C
Autoimune
Doença de Wilson
Hepatopatias agudas
Hepatites virais
Colecistopatia calculosa
Síndrome de Budd-Chiari

em faixas etárias além da reprodutiva. Quando ocorre em idade reprodutiva, muito frequentemente há amenorreia e anovulação.

O principal motivo de atenção é a hipertensão portal e seu pior desfecho, a hemorragia digestiva alta (HDA) varicosa aguda. Em cerca de 80% dos casos de HDA, a mortalidade pode se situar entre 20% e 50% pelo episódio em si e pelas complicações decorrentes. Em geral, ocorre no segundo e terceiro trimestres, quando há hipervolemia e o aumento do volume fetal com compressão de colaterais. Não foi estabelecida profilaxia com ligadura elástica das varizes ou o uso de betabloqueadores não seletivos, os quais estão recomendados em casos de alto risco de rotura, como em pacientes cirróticas não gestantes. O episódio de HDA deve ser abordado por meio de endoscopia, sem aparente comprometimento fetal, e ligadura elástica de varizes. A esclerose de varizes pode ser utilizada em caso de inviabilidade da ligadura. O octreotídeo (análogo da somatostatina) pertence à categoria B e apresenta benefícios. Terapias como TIPS e *shunts* cirúrgicos (esplenorrenal distal e porto-cava) devem ser realizados em caso de risco grave à vida da gestante.

A descompensação hepática, com rápida deterioração clínica, geralmente se segue ao episódio de HDA. Há relatos de transplante hepático com benefício materno-fetal. Ascite e peritonite bacteriana espontânea são incomuns, uma vez que a pressão abdominal é elevada, impedindo o livre acúmulo de ascite. As cefalosporinas de terceira geração são preferidas para o tratamento, assim como podem ser usados diuréticos, caso necessário (espironolactona ou furosemida). Encefalopatia hepática pode ocorrer e ser tratada com antibióticos orais não absorvíveis ou lactulose.

Há a possibilidade de rotura de aneurisma da artéria esplênica, configurando emergência (abdome agudo hemorrágico), a qual deve ser conduzida cirurgicamente ou com embolização seletiva, caso haja tempo e disponibilidade.

Hemorragia uterina pós-parto também pode ocorrer em 7% a 10% dos casos, devendo ser considerada com atenção no manejo puerperal.

Hepatite crônica pelo vírus C (HCV)

Apesar de não haver recomendação universal para rastreamento do HCV em gestantes, sua pesquisa é importante no que diz respeito ao aspecto epidemiológico e obrigatória na presença de fatores de risco. Recomenda-se o tratamento das mulheres portadoras que desejam engravidar, mas não na gestação, em razão da falta de dados relativos à sua eficácia e segurança.

A infecção pelo HCV não causa problemas na gravidez, ocorrendo a normalização das enzimas hepáticas e uma discreta elevação da carga viral. Há maior incidência de colestase intra-hepática da gravidez (CIG) e suas complicações.

A infecção pelo HCV por si só não explica os desfechos adversos antigamente relacionados (prematuridade, baixo peso fetal, anomalias fetais). As gestantes cirróticas apresentam riscos (veja adiante).

A taxa de transmissão materno-fetal é de 5% a 15%, com taxa de cronificação entre 3% e 5% dos recém-nascidos infectados. Não há fatores preditivos de transmissão nem atitude preventiva específica. Procedimentos fetais invasivos devem ser evitados.

O tratamento do HCV com peg-interferon e ribavirina está contraindicado, e novos agentes com ação antiviral direta ainda não foram estudados para prevenção da transmissão materno-fetal.

A amamentação não está contraindicada, salvo em caso de lesões mamárias.

Pode haver clareamento viral no puerpério tardio em 10% a 25% dos casos.

Hepatite crônica pelo vírus B (HBV)

Diferentemente do HCV, a infecção materna pelo HBV apresenta alta transmissibilidade caso não sejam efetuadas medidas de prevenção materno-fetal. A recomendação de testar o HBsAg de gestantes é universal. A infecção do feto/recém-nascido geralmente não é aguda e na maioria dos casos evolui para cronicidade.

A gestante sabidamente portadora do HBV que não está medicada deve ser avaliada para receber terapia antiviral, caso necessário. O risco de infectividade está associado à carga viral e à presença do HBeAg. Ocorre aumento da carga viral no decorrer da gravidez, tornando necessária sua determinação no início da gestação e na transição entre o segundo e o terceiro trimestre. A profilaxia da transmissão materno-fetal está recomendada quando se constata presença de > 200.000UI/mL, devendo ser iniciada no início do terceiro trimestre e suspensa entre o parto e 12 semanas do puerpério. O tenofovir é a medicação recomendada, na dose de 300mg VO – um comprimido ao dia. A lamivudina pode ser usada em caso de indisponibilidade do tenofovir.

As gestantes em tratamento prévio devem ser reavaliadas quanto à necessidade de manutenção do tratamento (critérios de parada) ou realizarem a troca de medicação pelo tenofovir, quando em uso do entecavir.

A relação entre o HBV e as complicações da gestação é idêntica à do HCV e também não há recomendação específica de via de parto preferencial.

A vacinação do recém-nascido e/ou a administração de HBIg reduzem quase totalmente o risco de transmissão materno-fetal. A amamentação não é contraindicada quando a puérpera usa o tenofovir. Quando são administrados vacina e HBIg, o risco de transmissão pela amamentação é quase nulo.

O controle puerperal é necessário, podendo ocorrer reativação viral e aumento da atividade inflamatória.

Hepatopatias crônicas com potencial de agudização

As pacientes com hepatopatia crônica estabilizada em idade fértil podem readquirir a capacidade de engravidar, como nos casos de doença de Wilson (DW) e hepatite autoimune (HAI) bem controladas.

A ativação da HAI durante a gestação é improvável, havendo redução da atividade e do nível de aminotransferases. No entanto, em 10% dos casos pode ocorrer a reativação no terceiro trimestre. Exacerbação pode ocorrer de 4 a 6 semanas após o parto, o que exige a atenção médica. Corticoides e azatioprina podem ser utilizados, não havendo incidência de malformação fetal nem durante a gravidez nem na amamentação.

A DW está associada à melhora das manifestações clínicas durante a gravidez. Há aumento da demanda de cobre pelo feto e dos níveis de ceruloplasmina sérica materna. O tratamento deve ser mantido com a recomendação de diminuição das doses de penicilamina D e trientina no terceiro trimestre, devido à interferência na cicatrização. Os sais de zinco não necessitam de modificação de doses (Tabela 41.1).

TRANSTORNOS HEPÁTICOS RELACIONADOS COM A GRAVIDEZ

Hiperêmese gravídica

A hiperêmese gravídica ocorre em 0,3% das gestações e envolve sintomatologia que merece a atenção do hepatologista. A exclusão de etiologias infecciosas agudas virais e da possibilidade de toxicidade medicamentosa é importante. Raramente há disfunção hepática, mas a hospitalização é necessária para hidratação parenteral.

Colestase intra-hepática da gravidez (CIG)

A CIG é definida pelo aparecimento de prurido e icterícia na segunda metade da gestação, melhorando em 1 a 4 semanas após o parto. Tem relação direta com os hormônios, sendo mais frequente no terceiro trimestre, em gestações gemelares e com o uso de progesterona. Provavelmente há alguma relação genética, uma vez que o quadro é observado em casos familiares e em grupos étnicos distintos.

A CIG pode causar insuficiência placentária, parto prematuro e morte súbita fetal, devendo, portanto, receber acompanhamento em caráter de alto risco.

O diagnóstico é presuntivo, confirmado após melhora pós-parto. A elevação dos ácidos biliares estabelece um diagnóstico mais preciso, mas geralmente não disponível. O manejo clínico do prurido tem mais eficiência, segurança e evidência com ácido ursodesoxicólico (AUDC – 10 a 15mg/kg/dia, em três doses diárias).

Pré-eclâmpsia, eclâmpsia e síndrome HELLP

A combinação de hipertensão arterial e proteinúria após a 20ª semana de gestacão, associada à disfunção orgânica renal, hepática, neurológica e hematológica, define a pré-eclâmpsia, enquanto a eclâmpsia envolve crises convulsivas e a síndrome HELLP é uma forma grave da pré-eclâmpsia.

O envolvimento hepático se dá por depósitos de fibrina nos sinusoides com obstrução e isquemia hepática. Esses depósitos resultam da hemólise microangiopática por dano endotelial placentário. Tudo se inicia com a hipoperfusão

Tabela 41.1 Hepatopatias relacionadas com a gravidez

	Trimestre	Diagnóstico
HG	1 e 2	↑BT (×4), ↑ALT (×2 a 4)
CIG	1, 2 e 3	↑BT (×6), ↑ALT (×6), ↑Ác. biliares
Pré-eclâmpsia	2 e 3	↑BT (×2 a 5), ↑ALT(×10/50), ↓Plt
HELLP	2 e 3	↑ALT(×10 a 20), ↑LDH, ↓Plt, ↑Ác. úrico
EHAG	2 e 3	↑BT (×6 a 8), ↑ALT (×5 a 10)

HG: hiperêmese gravídica; CIG: colestase intra-hepática; EHAG: esteatose hepática aguda da gravidez.

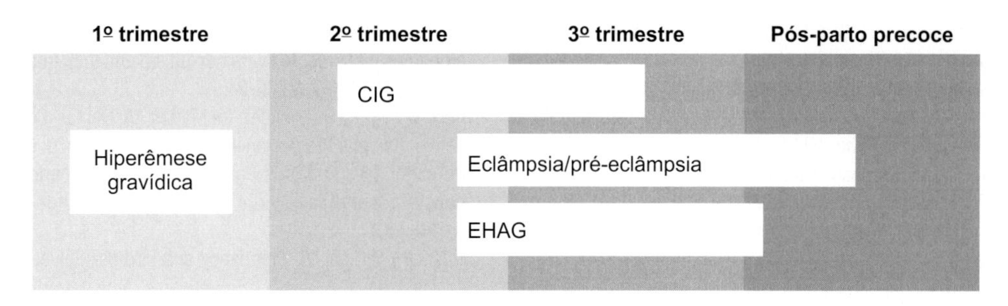

Figura 41.1 Hepatopatias relacionadas com a gravidez: apresentação temporal. (CIG: colestase intra-hepática; EHAG: esteatose hepática aguda da gravidez.)

placentária causada pela implantação anormal da placenta, a qual tem causa desconhecida.

O quadro clínico é variado com dor em hipocôndrio direito ou epigástrio, náuseas e vômitos, sangramentos e icterícia. Elevação de aminotransferases (TGO, TGP) ocorre em 30% dos casos, e a rápida piora hepática aponta para a gravidade da síndrome HELLP. Podem ocorrer infarto e rotura hepáticos com aumento da mortalidade perinatal e materna.

O tratamento é de suporte com cuidados intensivos.

Esteatose hepática aguda da gravidez (EHAG)

A EHAG consiste em uma disfunção hepática verdadeira com evolução rápida para insuficiência hepática materno-fetal e alta mortalidade. Ocorre acúmulo de ácidos graxos intra-hepáticos por impedimento à betaoxidação causado pela deficiência enzimática mitocondrial.

Presente caracteristicamente no terceiro trimestre, pode apresentar-se sutilmente como sintomas inespecíficos (anorexia, náuseas, dor abdominal), evoluindo com coagulopatia e encefalopatia ictéricas graves. Deve ser suspeitada nos casos em que não há explicação pertinente para os sintomas novos ou em caso de associação a alterações enzimáticas e de provas de coagulação. Os métodos de imagem, como ressonância magnética e tomografia computadorizada, têm pouco valor, e a biópsia confirma o diagnóstico, mas implica o risco de sangramento.

A conduta diante do diagnóstico de certeza ou de alta suspeição consiste na interrupção da gravidez. O prognóstico é definido pelo nível de comprometimento coagulatório, sendo as elevações de bilirrubinas e aminotransferases menos significativas para esse propósito (Figura 41.1).

EVENTOS HEPÁTICOS AGUDOS

Hepatites virais agudas

Quando adquiridas durante a gravidez, as hepatites virais agudas aumentam a morbimortalidade das gestantes e dos fetos. A presença de ascite e hipertensão arterial descarta o diagnóstico de hepatites agudas virais na gravidez. O tratamento é sintomático e suportivo.

As hepatites virais agudas A, B e C na gestação geralmente não diferem das que ocorrem em pacientes não grávidas. A hepatite viral A (HVA) tem risco de evolução fulminante. A transmissão vertical é improvável. A HVB, quando adquirida no terceiro trimestre, envolve maior risco de transmissão vertical. A forma aguda da HVC é rara. A hepatite aguda viral E (HVE) está relacionada com maior morbimortalidade, chegando a 20% no terceiro trimestre. Há taxas maiores de aborto espontâneo e morte intraútero, além de maior ocorrência de transmissão vertical.

Na hepatite aguda por herpes simples (HSV), embora rara, a mortalidade materna acontece em até 39% dos casos. Em geral, não há elevação das bilirrubinas. Lesões mucocutâneas ocorrem em 50% dos casos. O tratamento deve ser iniciado com aciclovir assim que a hipótese for aventada, não devendo ser aguardada a confirmação.

Colecistolitíase

A colecistolitíase ocorre em 10% das gestantes em virtude da mobilidade biliar diminuída, do aumento da secreção de colesterol no segundo e terceiro trimestres da gestação e da litogenicidade aumentada da bile. A cirurgia laparoscópica pode ser realizada com segurança até o segundo semestre. A colangiorressonância pode ser utilizada como propedêutica a partir do primeiro trimestre e a colangiopancreatografia com esfincterotomia pode ser feita se necessário. O risco de exposição do feto à radiação deve ser pesado contra o risco de persistência de obstrução biliar.

Síndrome de Budd-Chiari

A síndrome de Budd-Chiari consiste na obstrução total ou parcial das veias hepáticas e decorre do *status* protrombótico da gestação. O diagnóstico é ultrassonográfico (Doppler hepático) e o tratamento consiste na anticoagulação.

Leitura complementar

Berkley EM, Leslie KK, Arora S, Qualls C, Dunkelberg JC. Chronic hepatitis C in pregnancy. Obstet Gynecol 2008 Aug; 112(2 Pt 1):304-10.

Burroughs AK, Heathcote J. The liver in pregnancy. In: Dooley JS, Lok A, Burroughs AK, Heathcote J (eds.). Sherlock's diseases of the liver and biliary system. 12. ed.

Ch'ng CL, Morgan M, Hainsworth I, Kingham JGC. Prospective study of liver dysfunction in pregnancy in Southwest Wales. Gut 2002; 51:876-80.

Erlinger S. Intrahepatic cholestasis of pregnancy and hepatitis C virus: A criminal conspiracy? (Commentary). Clinics and Research in Hepatology and Gastroenterology 2014; 38:250-1.

Floreani A. Hepatitis C and pregnancy. World Journal of Gastroenterology, 20th Anniversary Special Issues (2): Hepatitis C virus.

Gorginzadeh M, Safari S, Alavian SM. Acute fatty liver of pregnancy: A lifethreatening condition requiring a life-saving approach. Hepat Mon Jun 2016; 16(6):e35256.

Haram K, Svedsen E, Abildgaard U. The HELLP syndrome: clinical issues and management. A review. BMC Pregnancy and Childbirth 2009; 9:8.

Hay JE. Liver disease in pregnancy. Hepatology 2008; 47(3).

Hyun MH, Lee YS, Kim JH et al. The efficacy and safety of Tenofovir to prevent mother-to-child transmission of hepatitis B virus. Alimeent Pharmacol Ther 2017; 45(12):1493-505.

Joshi D, James A, Quaglia A, Westbrook RH, Heneghan MA. Liver disease in pregnancy. Lancet 2010; 375:594-605.

Kia L, Rinnella M. Interpretation and management of hepatic abnormalities in pregnancy. Clin Gastroenterol Hepatol 2013; 11:1392-8.

Marschall H, Shemer, Ludvigsson JF, Stephansson O. Intrahepatic cholestasis of pregnancy and associated hepatobiliary disease: A population-based cohort study. Hepatology Oct 2013: 1385-91.

Money D, Boucoiran I, Wagner E et al. Obstetrical and neonatal outcomes among women infected with hepatitis C and their infants. J Obstet Gynaecol Can Sep 2014; 36(9):785-94.

Nabuco LC. Fígado e gravidez. In: Mattos AA, Dantas-Correa EB (eds.). Tratado de hepatologia. Rio de Janeiro: Editora Rubio 2010: 683-97.

Paternoster DM, Fabris F, Palu G et al. Intra-hepatic cholestasis of pregnancy in hepatitis C virus infection. Acta Obstet Gynecol Scand 2002; 81:99-103.

Tan J, Surti B, Saab S. Pregnancy and cirrhosis. Liver Transplantation 2008; 14:1081-91.

Visvanathan K, Dusheiko G et al. Managing HBV in pregnancy. Prevention, prophylaxis, treatment and follow-up. Gut 2016; 65(2):340-50.

Westbrook RH, Dusheiko G, Williamson C. Pregnancy and liver disease. J Hepatol 2016; 64:933-45.

Zhang YP, Wei-Qi K, Zhou SP, Gong YH, Rong Z. Acute fatty liver of pregnancy: a retrospective analysis of 56 cases. Chinese Med J 2016; mat 20, volume 129, issue 10.

CAPÍTULO 42

Hiperêmese Gravídica

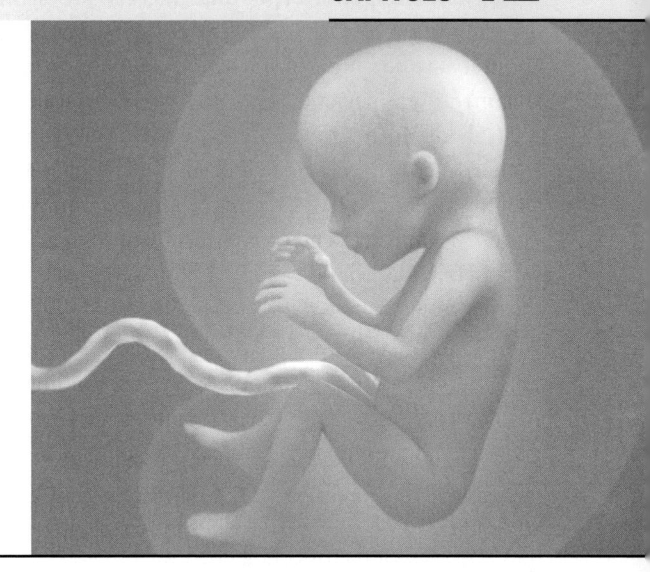

Alim Alves Demian

INTRODUÇÃO

A êmese gravídica é um quadro clínico frequente na gestação caracterizado por episódios de náuseas e vômitos. Dependendo do grupo estudado, sua incidência varia em torno de 50% a 85%. Consiste na ocorrência de vômitos simples sem repercussão orgânica e geralmente limitados. A hiperêmese gravídica (HG), no entanto, é caracterizada por vômitos incoercíveis com característica de repetição e que com o tempo, se não tratada adequadamente ou negligenciada, promove mudança no peso da paciente e alterações iônicas e metabólicas, podendo, em casos extremos, provocar danos neurológicos (encefalopatia de Wernicke). Sua incidência varia de 0,3% a 1% (alguns estudos relatam incidência de até 3%).

DIAGNÓSTICO

Sintomas presentes em até 80% das pacientes grávidas, as náuseas e os vômitos têm início próximo ao período da falha menstrual e podem persistir até a 16ª semana. Apesar de predominarem na parte da manhã, podem ocorrer durante todo o dia e são responsivos a mudanças na dieta e ao uso de antieméticos.

A piora do quadro com vômitos incoercíveis está associada à perda de peso após a 16ª semana, além de cetoacidose, alcalose metabólica (perda de cloreto pelos vômitos) e hipocalemia. Algumas pacientes apresentam também disfunção hepática. A perda de até 4% do peso é considerada HG leve, ao passo que perdas de peso >5% (alguns autores citam 8%) seriam diagnosticadas como HG grave.

ETIOLOGIA

Apesar de conhecida há muito tempo, a HG permanece como uma doença de etiologia variável e associativa. Sabe-se que modificações hormonais típicas da gravidez (títulos elevados de gonadotrofina coriônica humana [hCG], estrogênio e progesterona), alterações genéticas, presença de *H. pylori*, alterações psiquiátricas e pacientes jovens e primíparas representam fatores de risco, mas não foi estabelecido um agente patogênico definitivo. Fatores paternos, baixo peso antes da gestação, tabagismo e condições socioeconômicas não são considerados fatores agravantes.

Alterações hormonais

Gonadotrofina coriônica humana

Diversos estudos não conseguiram estabelecer uma relação entre o hCG e a HG, apesar de a presença de hCG aumentado nas gestações gemelares e na doença molar ser um reconhecido fator no desencadeamento da doença. Entretanto, ainda não é conhecido o mecanismo responsável por essa associação.

Estrogênio e progesterona

As pacientes com níveis elevados de estrogênio (p. ex., pacientes com sobrepeso) ou em uso de anticoncepcionais combinados apresentam taxas maiores de náuseas e vômitos. A explicação estaria na diminuição da velocidade do trato gastrointestinal (TGI) causada pelo estrogênio.

A progesterona diminui a força de contração da musculatura do TGI, lentificando o trânsito intestinal e facilitando a ocorrência de náuseas e vômitos.

Helicobacter pylori

O *H. pylori* é responsável por uma infecção prevalente em todo o mundo e também está presente em mulheres grávidas. Em trabalho recente, Ng Qx e cols. (2017) mostraram que o tratamento em pacientes com HG pode ser benéfico para o controle da doença. Segundo o American College of Obstetricians and Gynecologists (ACOG, 2015), o tratamento é seguro na gestação e pode ser importante nos casos refratários. London e cols. apresentaram resultados de um estudo realizado na Holanda, em que cerca de 10% das pacientes com HG tiveram teste positivo para *H. pylori*.

Fatores genéticos

A história familiar tem forte influência na HG. As mulheres cujas irmãs apresentaram a doença têm chance 19% maior de também apresentarem a doença, podendo chegar a 25% nos casos graves com nutrição enteral. Fatores genéticos paternos não estão relacionados com a doença.

Fatores psicossomáticos

A história psiquiátrica da paciente tem sido relacionada com a HG, mas diversos estudos têm relatado que, apesar de muitas pacientes com doença desenvolverem HG, a maioria não apresenta história prévia de doença psiquiátrica. As pacientes com depressão apresentam taxas até 50% maiores de HG do que aquelas sem depressão; no entanto, menos de 2% das pacientes com HG tinham depressão em sua história prévia.

COMPLICAÇÕES MATERNAS

Vômitos incoercíveis, prolongados, severos e de repetição podem acarretar complicações importantes – algumas com risco de morte para a paciente, como lesão renal (desidratação) com elevação de creatinina e necessidade de diálise, depressão, rotura diafragmática, rotura de esôfago, deficiência de vitamina K, síndrome de Müller-Weiss e encefalopatia de Wernicke.

Déficit de vitaminas K e B_1

Encefalopatia de Wernicke

A encefalopatia de Wernicke é uma deficiência grave de tiamina (vitamina B_1) que leva à encefalopatia aguda, caracterizada por três achados cardinais: confusão mental, oftalmoplegia e ataxia, e associada a achados necroscópicos de hemorragias puntiformes próximos ao terceiro e quarto ventrículos e no aqueduto cerebral.

Déficit de vitamina K

A HG pode ocasionar déficit de vitamina K por diminuição da absorção, promovendo sangramento materno (coagulopatias) e hemorragia intracraniana fetal. O diagnóstico materno pode ser suspeitado a partir da epistaxe materna e do sangramento de pele e mucosa.

COMPLICAÇÕES FETAIS

Fetos de mães com HG apresentam risco de crescimento intrauterino restrito e parto prematuro, além de poderem ser pequenos para idade gestacional com baixo escore de Apgar. Soma-se a isso a possibilidade de sangramento no sistema nervoso central naquelas pacientes com déficit de vitamina.

DIAGNÓSTICO LABORATORIAL E DE IMAGEM

Alterações nos exames laboratoriais podem auxiliar a avaliação do risco de HG. O aumento do hematócrito em pacientes com HG é sinal de desidratação, assim como níveis elevados de hemoglobina; no ionograma, a queda dos íons cloreto e potássio indica risco de alcalose metabólica, e a presença de cetonúria é sinal importante de privação alimentar.

O hCG quantitativo em níveis elevados impõe a necessidade do diagnóstico diferencial com mola hidatiforme.

A ultrassonografia (US) é importante para o diagnóstico diferencial de mola hidatiforme e para a definição de gravidez única ou múltipla, bem como para definir aborto molar, abortamento ou irritação peritoneal, levando aos vômitos (Basa e cols., 2016). Assim, em pacientes com queda dos níveis de vitamina K, a ressonância magnética é importante para avaliação do sangramento em locais de difícil acesso pela US (retroperitônio). O Quadro 42.1 esquematiza essas avaliações.

DIAGNÓSTICO DIFERENCIAL

- Gastroenterite.
- Colecistite.
- Pancreatite.
- Hepatite.
- Úlcera péptica.
- Pielonefrite.
- Esteatose hepática.

Quadro 42.1 Exames a serem avaliados em pacientes com hiperêmese gravídica

Exame	Avaliação
Hemograma	Desidratação
Ionograma	Avaliar dosagem de cloreto e potássio
Dosagem hCG quantitativo	Avaliar risco de doença trofoblástica
Rotina urina	Corpos cetônicos; pH; concentração
Amilase	Aumento 5 vezes VN (VN até 120UI/L)
Lipase	Aumento 5 vezes VN (VN até 160UI/L)
Enzimas hepáticas	Aumento das dosagens
TSH/T4L	Baixo TSH e elevação de T4L (estímulo hCG)
Bilirrubinas	Aumento
Ultrassonografia	Avaliar gestação (MH? Gemelar?)
RM	Sangramento cavitário (déficit de vitamina K)

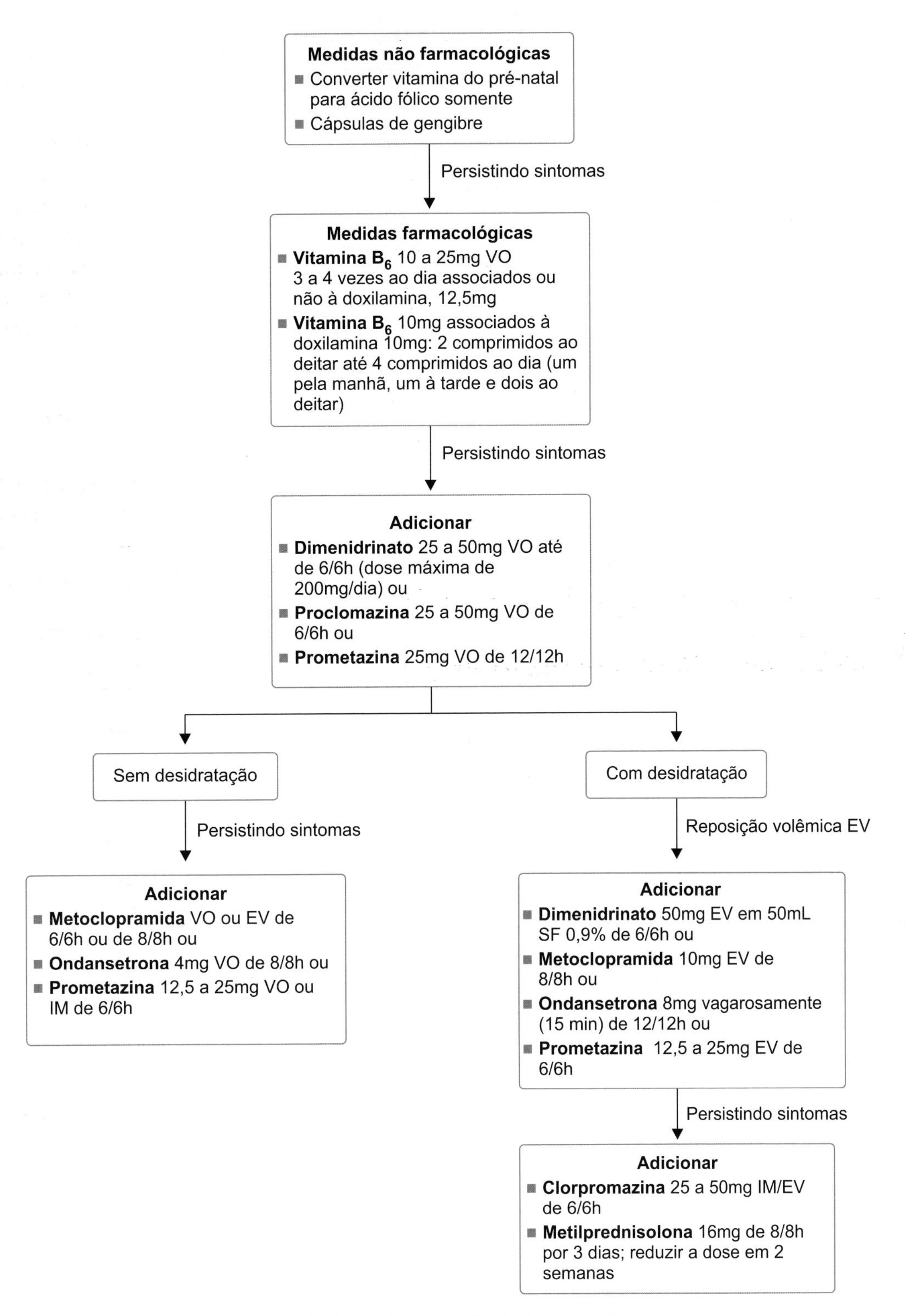

Figura 42.1 Conduta em caso de hiperêmese gravídica.

TRATAMENTO

O tratamento deveria ser iniciado antes da gestação com o uso de multivitamínicos, em especial a vitamina $B_{6,}$ isoladamente ou em associação a mudanças alimentares com menores intervalos entre as refeições e aumento da ingesta proteica, o que resolveria a êmese gravídica na maioria dos casos.

Nos casos de náuseas e vômitos de maior intensidade, ainda sem perda ponderal importante, além da vitamina B_6, o uso de doxilamina (anti-histamínico H1), em doses de 25mg à noite, associado a cápsulas de gengibre (250mg em quatro tomadas diárias), tem sido efetivo na suspensão dos episódios de vômito.

Em caso de HG moderada ou grave, a hospitalização é mandatória, iniciando com medidas dietéticas para prevenir novos episódios. A dieta é suspensa inicialmente e as necessidades calóricas e hídricas repostas por via venosa; a dieta só é liberada depois de cessados os episódios de vômito (cerca de 24 a 48 horas).

A dieta deve então passar a ser quente e em pequenas porções com alimentos secos e ricos em proteínas e carboidratos. Deve ser evitada a ingestão de água após a alimentação, e pequenos volumes de líquido são oferecidos nos intervalos das refeições.

A avaliação e o controle diário do peso inicial da paciente são importantes no acompanhamento e na classificação de risco:

- **Perda de peso < 8% do peso habitual e sem alterações hemodinâmicas:** desidratação leve.
- **Perda entre 8% e 15% do peso habitual e hipotensão:** desidratação moderada.
- **Perda de peso >15% do peso habitual e choque:** desidratação grave.

A reposição hidroeletrolítica e calórica da paciente deve ser fundamentada no seguinte parâmetro para suas necessidades diárias:

Reposição hídrica	35 a 45mL/kg
Sódio	1,5mEq/kg
Potássio	1mEq/kg
Cloreto	1,5 a 2mEq/kg
Calorias	15kcal/kg

Quadro 42.2 Opções terapêuticas para hiperêmese gravídica

Medicação	Dose	Observação
Vitamina B_6	10 a 25mg 8/8h	
Gengibre	250mg 6/6h	
Doxilamina	25mg ao deitar	Persistência de vômitos 12,5mg pela manhã
Doxilamina	25mg 8/8h	Persistência de vômitos
Prometazina	25mg 8/8h	
Metoclopramida	10mg 6/6h ou 8/8h	Risco de síndrome extrapiramidal
Ondansetrona	4mg 6/6h	
Prednisolona	16mg 8/8h 3 dias	Desmame em 15 dias; não usar no primeiro trimestre

As medicações antieméticas que podem ser usadas na gestação estão listadas no Quadro 42.2, à exceção da prednisona, que não deverá ser usada no primeiro trimestre da gravidez.

Em janeiro de 2018, o ACOG apresentou o Boletim Normativo 189 com o protocolo para o tratamento da HG (Figura 42.1).

Leitura complementar

ACOG Practice Bulletin Summary – Number 189, January 2018.

Baba Y, Morisawa H, Saito K, Takahashi H, Rifu K, Matsubara S. Intraperitoneal hemorrhage in a pregnant woman with hyperemesis gravidarum: vitamin K deficiency as a possible cause. Case reports in obstetrics and Gynecology. 2016, Article ID 5384943, 3 pages.

London V, GrubeS, Sherer DM, Abulafia O. Hyperemesis gravidarum: A review of recent literature. Division of Maternal-Fetal Medicine, Department of Obstetrics and Gynecology, State University of New York (SUNY), Downstate Medical Center, Brooklyn, NY, USA. Pharmacology 2017; 100:161-171.

Ng QX, Venkatanarayanan N, De Deyn MLZQ, Ho CYX, Mo Y, Yeo WS. A meta--analysis of the association between Helicobacter pylori (H. pylori) infection and hyperemesis gravidarum. Helicobacter 2017 Nov 26. doi: 10.1111/hel.12455.

Sharp et al. Treatment of nausea and vomiting in pregnancy: Factors associated with ED revisits. Western Journal of Emergency Medicine September 2016/ XVII (5).

Sheehan P. Hyperemesis gravidarum – Assessment and management. Reprinted from Australian Family Physician Vol. 36, No. 9, September 2007.

Seção IV

Intercorrências no Puerpério

CAPÍTULO 43

Afecções da Mama

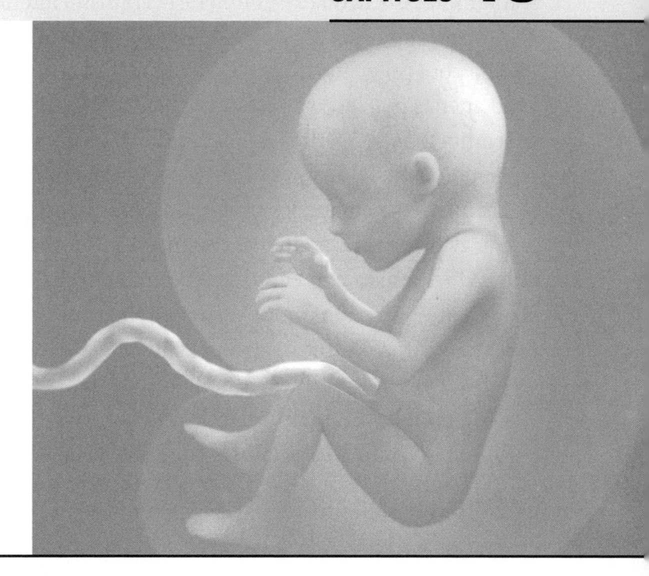

Antonio Fernandes Lages

INTRODUÇÃO

O incentivo à amamentação tem sido largamente abordado pelos meios de comunicação, o que tem motivado muitas mulheres a amamentar. No entanto, a falta de estrutura dos serviços de assistência médica para acolher e orientar essas mulheres se tornou motivo de preocupação para os profissionais ligados à assistência materno-infantil, pois, apesar de ser um ato natural, o aleitamento materno demanda um grande esforço da mulher em um período crítico de sua vida, que é o puerpério. Na maioria das vezes, esse esforço é excessivo, geralmente sem qualquer orientação médica e com várias intervenções de pessoas não qualificadas, que acarreta complicações clínicas e a interrupção da amamentação.

INGURGITAMENTO MAMÁRIO

O ingurgitamento puerperal precoce, iniciado entre 2 e 5 dias após o parto, constitui-se apenas em um fenômeno vasomotor relacionado com um desequilíbrio entre a irrigação sanguínea e a drenagem linfática, culminando em um linfedema que atinge o interstício com aumento do tamanho, endurecimento, calor e dor súbita de ambas as mamas sem, contudo, o aparecimento de leite. Nesses casos, a expressão e a massagem pouco contribuem para a resolução do quadro, pois não há excesso de leite como crê grande parte dos profissionais, sendo recomendados apenas o uso de analgésico, a sustentação adequada e o uso de compressas frias. O que se espera é a drenagem linfática, na grande maioria dos casos havendo resolução espontânea em até 24 a 36 horas.

INGURGITAMENTO VERDADEIRO (ACÚMULO DE LEITE)

Nesses casos, há um desequilíbrio entre a produção e a retirada do leite, levando ao acúmulo em setores ou em toda a mama. O acúmulo de leite pode ser segmentar, atingindo um segmento periférico ou ampolar, a região retroareolar, ou ainda generalizado, acometendo uma ou as duas mamas. A fisiopatologia do ingurgitamento segmentar está relacionada com fenômenos obstrutivos que atingem um ou mais canais em consequência de inflamações, compressão de ductos ou obstrução por pequenas "rolhas" de leite. O ingurgitamento generalizado geralmente está associado a dificuldades na amamentação, como fissuras ou amamentação inadequada, exigindo a oferta de alimentação artificial ao recém-nascido, o que leva à diminuição da frequência das mamadas e a um círculo vicioso com acúmulo e dificuldade de sucção, ocasionando a rejeição do seio pelo recém-nascido em função do esforço necessário para amamentar. Com o leite acumulado por mais de 2 horas, o organismo inicia a reabsorção do conteúdo, iniciada pela água, o que torna o leite mais espesso e dificulta ainda mais sua saída.

A conduta deve ser dirigida à causa básica com o tratamento das inflamações, a retirada do excesso de leite e a orientação e o apoio à mãe.

ADENITE AXILAR

A paciente apresenta dor e alteração inflamatória na região axilar frequentemente interpretada como inflamação ganglionar; contudo, trata-se de fenômeno que atinge as glândulas sudoríparas axilares, em fenômeno localizado e geralmente de resolução espontânea, sendo necessário apenas o uso de analgésicos por 3 a 5 dias.

MAMAS ACESSÓRIAS AXILARES

A mama acessória ou extranumerária constitui alteração congênita que atinge até 3% dos indivíduos, não constituindo patologia com potencial de risco. O tratamento cirúrgico é indicado apenas por motivos estéticos, diagnóstico diferencial ou desconforto. Os quadros de desconforto estão relacionados principalmente com a presença do tecido mamário acessório axilar que sofre alterações no período pré-menstrual, durante a gravidez e especialmente durante a lactação, pois o leite ali produzido não tem como ser escoado em razão da ausência de comunicação com os ductos mamários. O tratamento nessa fase é apenas sintomático, geralmente apresentando boa resposta com a diminuição do incômodo alguns dias após a descida do leite. O tratamento cirúrgico deve ser postergado para no mínimo 2 meses após completado o desmame.

FISSURAS MAMILARES

O ato de amamentação envolve o contato físico da boca do recém-nascido com o mamilo e a aréola por um período considerável desde o puerpério imediato. Esse contato levará à maceração da pele dessa região da mama, que com o tempo sofrerá descamação e a formação de nova pele mais resistente ao desgaste físico. Este fenômeno sofre várias influências, sobretudo da maneira de mamar, sendo a pega inadequada o principal fator desencadeante das fissuras, as quais são caracterizadas por roturas de profundidade variada da pele do mamilo, podendo chegar à perda de porções do epitélio, o que predispõe a sangramento e infecção secundária. Por ser uma condição extremamente dolorosa, a fissura é um importante fator determinante da interrupção precoce da amamentação. O tratamento básico consiste em limpeza local, orientação para a pega correta e o tratamento da infecção secundária, se for o caso. Muitas vezes, é necessário interromper a amamentação por 24 a 48 horas para diminuir a dor e promover o repouso do mamilo, mantendo a retirada manual do leite.

GALACTOCELES

O quadro básico da galactocele consiste na presença de uma nodulação na mama nem sempre dolorosa e de consistência elástica. Nesses casos, há obstrução e grande dilatação de um ducto lactífero, permanecendo uma bolha de leite. Casos de pequeno volume são acompanhados conservadoramente em virtude dos riscos de infecção relacionados com a punção. Contudo, coleções maiores podem levar à compressão da rede ductal, dificultando o fluxo de leite e tornando necessária a punção. Como regra geral, até três punções podem ser realizadas a intervalos de 2 a 5 dias. Caso a coleção persista, indica-se a drenagem com colocação de dreno tubular (sonda uretral número 8 ou 10) na tentativa de colabar a parede e solucionar o problema. Em casos raros, a persistência da galactocele é determinada pela presença de um fibroadenoma intracanalicular, sendo indicada cirurgia para exérese, preferencialmente após o desmame.

MASTITE PUERPERAL

Definição

Quadro agudo que se inicia entre a segunda e a quarta semana após o parto, a mastite puerperal está relacionada com estase láctea e fissuras papilares, levando à celulite do tecido conjuntivo interlobular.

Importância

A mastite puerperal causa grande morbidade puerperal e sua consequência mais frequente é a suspensão do aleitamento com grande impacto no desenvolvimento e morbidade do recém-nascido nas classes menos favorecidas da sociedade.

Incidência

A mastite puerperal acomete de 1% a 5% das puérperas. No entanto, de cada grupo de 20 mulheres com mastite, apenas uma chegará à fase de abscesso se o tratamento for adequado na fase inicial. Entretanto, tratamento deficiente ou inadequado implica a evolução para abscesso em até 70% dos casos.

Etiopatogenia

O fator mais importante é a amamentação inadequada, que pode se associar a outros fatores desfavoráveis inerentes à paciente, como inversão papilar ou medo de amamentar, insegurança e dificuldades em lidar com o bebê nas primeiras semanas. Esses fatores, juntos, levarão à apreensão errônea do complexo areolomamilar pelo lactente e ao aparecimento das fissuras mamilares, as quais, além de servirem de porta de entrada para agentes bacterianos, provocam dor nas mamas, inibindo ainda mais o aleitamento e agravando o ingurgitamento e a estase láctea.

A adição de alimentação artificial para o bebê constitui outro fator de complicação por influir diretamente no ingurgitamento. Essa estase favorece a invasão bacteriana, cujos agentes são microrganismos da própria flora oral do lactente. A invasão pode ocorrer por meio das fissuras mamilares, levando a um quadro de *mastite intersticial*, ou através dos ductos lactíferos, quando ocorre um quadro de *mastite parenquimatosa*. No primeiro caso, a disseminação bacteriana ocorre a partir dos linfáticos retroareolares e logo se difunde pela mama com intensa reação inflamatória. No segundo caso, a penetração bacteriana se dá através dos ductos, havendo comprometimento da porção distal dos lobos e formação de um quadro mais localizado. A forma mista da mastite puerperal também pode ocorrer, envolvendo interstício e parênquima.

Quadro clínico

- **Quadro inicial:** dificuldade de esvaziamento das mamas, ingurgitamento, hiperemia, calor e dor locais, podendo haver mal-estar geral e cefaleia.

- **Quadro avançado:** a dor e o mal-estar dificultam a manutenção do aleitamento, e a lactante apresentará agravamento do quadro, podendo evoluir com intensificação do processo inflamatório e febre, agora já com invasão bacteriana, tendendo à formação de abscesso. A drenagem espontânea dos abscessos, que em geral formam lojas que respeitam os ligamentos de Cooper, é a prova inequívoca de condução inadequada do quadro, seja por parte da mulher na demora em procurar assistência, seja, como na maioria das vezes, por um somatório de erros que envolvem a mulher, os familiares e a equipe de saúde.

Tratamento

Convém ter em mente a dinâmica do processo para que seja estabelecido o melhor tratamento para o momento em que o quadro é diagnosticado. É importante acompanhar a lactante diariamente para a compreensão da evolução do quadro. Na fase inicial, realiza-se exame clínico minucioso e, estabelecida a reação inflamatória determinada pela retenção do leite, procede-se ao esvaziamento das mamas. Nessa fase, também podem ser feitas compressas frias para amenizar a dor e utilizados anti-inflamatórios não esteroides. É imprescindível que a paciente entenda que o tratamento deve continuar em casa, mantendo o aleitamento ou a retirada manual do leite até que a dor e a hiperemia desapareçam.

Ao serem diagnosticadas fissuras, essas também devem ser tratadas com a correta apreensão do complexo areolomamilar pelo lactente. Se o processo inflamatório evoluir, ou seja, se não houver melhora dos sintomas com as medidas tomadas, a paciente estará propensa ao desenvolvimento de processo infeccioso, sendo necessário o uso de antibióticos, os quais só deverão ser prescritos quando não houver abscesso formado; nesse caso, procede-se à drenagem e à lavagem da loja abscedada. Em todos as fases, é importante manter o esvaziamento e as compressas frias.

Antibióticos

O uso de antibióticos é voltado para os agentes mais comumente encontrados – em 60% a 80% dos casos, o *Staphylococcus*, o *Haemophilus*, a *E. coli* e os *Bacteroides*. Assim, devem ser utilizados os agentes de largo espectro, como a cefalexina, ou excepcionalmente a associação de agentes.

Abscesso

A loja abscedada pode ser facilmente palpada ou pode estar oculta; nesses casos, quando todas as medidas anteriores falharam, deve-se suspeitar de abscesso oculto. O abscesso palpável deve ser drenado e, de acordo com a observação de 1.298 casos de abscesso puerperal tratados entre 1993 e 1998 na Maternidade Odete Valadares, o procedimento padrão consiste em: (1) punção com agulha fina na área suspeitada para confirmação do abscesso; (2) botão anestésico com xilocaína a 1% ou 2%, preferencialmente periareolar; (3) incisão de 0,5 a 1,0cm na área anestesiada para possibilitar a exploração da loja com pinça hemostática e drenagem da secreção purulenta; (4) lavagem da loja com soro fisiológico (0,9%); e (5) inserção de dreno tubular (sonda uretral 10 a 14) para lavagem. Se necessário, a sonda deve permanecer por 4 dias até a resolução do processo, devendo ser trocada diariamente. Após a retirada da sonda, ocorrerá o fechamento da pele por segunda intenção. Cabe ressaltar que, nos casos de abscessos simples sem comprometimento do estado geral da paciente, não há indicação para antibióticos após a drenagem, devendo a paciente ser acompanhada diariamente para assegurar a boa evolução. Em caso de suspeita de abscesso oculto, estará indicada a ultrassonografia. Em caso de abscesso único e sem sinais inflamatórios extensos pode-se recorrer ainda à drenagem fechada através da punção com agulha 40 × 12 após um ponto de infiltração anestésica. Associa-se antibiótico e reavalia-se a cada 2 a 3 dias, sendo necessárias em média cinco punções em dias alternados, conforme a literatura. Em 12% a 20% dos casos, não há resposta satisfatória, sendo necessário proceder à drenagem aberta após uma a três punções.

Queimaduras das mamas

Trata-se de uma complicação frequente do tratamento dos quadros de mastite puerperal, sendo mais uma iatrogenia. As queimaduras são causadas pelo uso de calor local nas mamas que, por estarem ingurgitadas e menos sensíveis à temperatura aplicada sobre a pele, tornam-se suscetíveis a queimaduras de primeiro, segundo e terceiro graus. Obviamente, o tratamento se torna mais difícil em casos de perda de substância provocada por graves queimaduras, sendo necessários a internação da paciente para tratamento da infecção secundária e, algumas vezes, o uso de enxertos de pele para reposição da área perdida.

Termoterapia em mama lactante

CALOR LOCAL

As intercorrências na mama em lactação são, em sua maioria, processos inflamatórios em virtude da conhecida predisposição às alterações originadas inicialmente a partir das modificações mamárias próprias da gravidez, com o aumento de até 10 vezes no aporte sanguíneo e dificuldade do retorno venoso e linfático e, secundariamente, com traumatismo e alteração da flora bacteriana local, determinados pelo início da produção do leite e o contato com a boca do recém-nascido no processo de amamentação. Em virtude da ampla utilização do calor local nos processos inflamatórios da pele, parece lógico pensar em sua aplicação nos casos de mastite na gravidez ou no período puerperal, mas esse raciocínio é por demais simplista e incorreto.

A revisão da literatura não demonstra base sólida para essa indicação. Mesmo livros clássicos que recomendam o calor local como adjuvante no tratamento da mastite puerperal o fazem de maneira empírica, e as referências bibliográficas citadas não dão consistência a essa indicação. As razões pelas quais o calor local falha em auxiliar o tratamento da mastite são discutidas a seguir.

Inicialmente, é necessário lembrar que o processo da mastite, ainda na fase inflamatória, ocorre na unidade morfofuncional da mama com ingurgitamento localizado, determinado pelo esvaziamento incompleto daquela unidade e com o consequente acúmulo de leite. Esse quadro, se não tratado corretamente, evoluirá para processo infeccioso em cerca de 70% das vezes e posteriormente para abscesso.

Essa unidade está localizada na profundidade da mama, quase sempre a 3cm ou mais da pele, e envolvida por gordura. Portanto, o calor aplicado à pele deverá ultrapassar o tecido gorduroso subcutâneo e essa camada de gordura em torno do lóbulo mamário. Por ser a gordura um bom isolante térmico, percebe-se o quão difícil seria o aquecimento dessa unidade a uma temperatura adequada do ponto de vista terapêutico. O estudo do comportamento da pele diante do calor comprovou que o processo de queimadura se inicia entre 40ºC e 44ºC, dependendo do tempo de exposição. A partir de 45ºC se dá com qualquer tempo de exposição, evoluindo progressivamente em função do tempo e do grau de temperatura.

TEMPO DE EXPOSIÇÃO

Estando a pele da mama a uma temperatura próxima a 37ºC, há uma margem de apenas 6ºC entre a temperatura normal da pele e a faixa de início da queimadura. Portanto, como o lóbulo mamário se encontra isolado por gordura e na profundidade da mama, para que o calor local atinja a temperatura teoricamente terapêutica o grau de aquecimento necessário no nível da pele seria muito próximo daquele suficiente para causar queimadura. Conclui-se, portanto, que a utilização do calor local nos processos inflamatórios da mama em lactação não tem base científica para sua indicação nem eficácia terapêutica comprovada e pode levar a queimaduras em um número considerável de casos.

A mastite ou abscesso mamário puerperal não é uma afecção da pele, mas da profundidade e como tal deve ser tratada. Citando a frase de Cooper (1846): "... aguardar flutuação para drenagem de abscesso mamário é sinal de pobreza clínica", mas, infelizmente, o que se vê recomendado em grande número de livros-texto é justamente isso: aplicar o calor local para forçar o processo de "flutuação", o que significa necrosar o tecido que separa o abscesso inicial e a pele.

FRIO LOCAL

A base para a utilização do frio seria semelhante à do calor, ou seja, a vasodilatação reflexa após o uso. A literatura não embasa seu uso na mama puerperal, embora seja constatada a facilitação do esvaziamento mamário, assim como um efeito benéfico, embora discreto, nos casos de ingurgitamento. Quanto aos processos inflamatórios, é válido o mesmo raciocínio em relação à camada isolante de gordura da mama, o que dificulta a variação da temperatura na profundidade. Em relação às queimaduras, o risco é menor, embora na nossa experiência haja registro de uma queimadura grave na mama por utilização de gelo seco (gelo de CO_2 diretamente sobre a pele), o que obriga a reforçar sempre que, quando se recomenda a compressa de gelo, deve ser enfatizado o uso do "gelo de geladeira", envolvido em tecido, de modo a evitar o contato com a pele.

Abscesso periférico inespecífico

Importância

O abscesso periférico inespecífico atinge um grande número de mulheres, causando dor, desconforto e deformação da mama pela necrose e cicatriz, caso não seja tratado adequadamente.

Etiopatogenia

Essa patologia consiste em um processo infeccioso causado por bactéria proveniente da via sistêmica ou da pele, muitas vezes associado às doenças sistêmicas, como diabetes, imunossupressão ou impetigo.

Quadro clínico

A infecção tem início abrupto em região periférica da mama e é rica em sintomas locais bem localizados, como dor e hiperemia, mas pobre em sintomas sistêmicos e raramente provocando leucocitose.

Faixa etária

Predomina na fase pós-menopausa, entre 55 e 70 anos de idade.

Diagnóstico

O diagnóstico de abscesso periférico inespecífico é fundamentado nos sinais e sintomas locais. Em função da idade coincidente com o predomínio dos casos de câncer, deve-se ter atenção ao diagnóstico diferencial com os quadros de malignidade (tumores abscedados). Os tumores malignos em fase de pré-ulceração geralmente têm área endurecida e hiperemia sem dor considerável. Já o carcinoma inflamatório apresenta caracteristicamente pele espessada, área de hiperemia extensa e pouca dor.

Tratamento

O antibiótico, iniciado rapidamente, pode reverter o processo, mas a paciente deverá ser reavaliada em no máximo 2 dias após o início da antibioticoterapia. A persistência do processo pode indicar a necessidade de ultrassonografia ou punção para verificar a possibilidade de coleção purulenta, o que levará à indicação de drenagem cirúrgica. A ausência de resposta ao antibiótico inicial, sem a formação de abscesso, pode indicar a necessidade de troca do antibiótico. Nas pacientes sem doenças sistêmicas, dá-se preferência às penicilinas ou cefalosporinas. Em caso de pacientes debilitadas, deve-se avaliar o uso de clindamicina, ciprofloxacino ou, ainda, esquema duplo com clindamicina e gentamicina.

Controle

Nas pacientes com mais de 40 anos de idade deve ser realizada mamografia de controle entre 6 meses e 1 ano após a remissão a fim de documentar as alterações cicatriciais do parênquima, facilitando o controle e aumentando a segurança no seguimento, pois a imagem dessa cicatriz interna poderá simular imagens espiculadas ou distorções características de malignidade à mamografia.

PRÓTESE MAMÁRIA E AMAMENTAÇÃO

As cirurgias plásticas mamárias são realizadas por diversos motivos, desde as reconstruções por malformações congênitas, após traumatismo ou após mastectomias, mas a principal razão continua sendo a estética, objetivando melhorar ou recuperar o aspecto original, a forma e o volume mamário. Nos EUA, a mamoplastia de aumento sempre foi a cirurgia mamária mais realizada, com o registro de crescimento a cada ano: em 2011 foram realizadas 307.000 cirurgias, enquanto em 2000 foram 214.000, o que representa um aumento de 45% no período.

Com relação às cirurgias plásticas estéticas, é grande a influência cultural, e nas últimas décadas verificou-se no Brasil uma alteração radical no padrão cultural em relação ao tamanho das mamas. Enquanto a cirurgia mamária mais realizada até os anos 1980 era a mamoplastia redutora, essa preferência foi alterada nos anos 1990, quando um grande número de mulheres passou a realizar a mamoplastia de aumento com a inclusão de próteses.

Conforme publicação da Sociedade Brasileira de Cirurgia Plástica, a mamoplastia de aumento já é a cirurgia plástica mais realizada no Brasil, representando 21% de todas as cirurgias estéticas (excetuando-se pequenas cirurgias – Tabela 43.1).

Com relação à amamentação após mamoplastia, pode-se dizer que em princípio qualquer procedimento cirúrgico sobre as mamas pode influenciar o sucesso desse processo em virtude dos mecanismos envolvidos não apenas no início da produção do leite, mas também em sua retirada pelo recém-nascido e na manutenção da produção em volume suficiente. Felizmente, os procedimentos menores, que não envolvem os mamilos, não costumam influenciar a lactação por atingirem pequenos segmentos mamários. Quanto às cirurgias maiores, podem ocorrer lesões de ductos ou mesmo a secção de unidades produtoras de leite, ou a via de acesso pode influenciar o fluxo de leite e dificultar a produção e/ou a retirada do leite. Apesar disso, na quase totalidade dos casos nunca se deve afirmar que uma paciente não poderá amamentar até que chegue aos primeiros 5 a 10 dias após o parto, quando poderá ser avaliada definitivamente a capacidade de produzir e garantir um fluxo adequado de leite para o recém-nascido. Convém então manter um otimismo responsável, estimulando a paciente a tentar, mas ao mesmo tempo procurando prepará-la para a possibilidade de insucesso, de modo que não haja frustração nem sentimento de culpa em caso de insucesso.

Tabela 43.1 Distribuição de cirurgias plásticas de médio e grande porte realizadas no Brasil entre setembro de 2007 e agosto de 2008

Total de cirurgias plásticas	629.000	
Cirurgias plásticas não estéticas	169.830	27%
Cirurgias plásticas estéticas	459.170	73%
Mamoplastia	151.526	33% das cirurgias estéticas
Mamoplastia de aumento	96.426	21% das cirurgias estéticas
Mamoplastia redutora	55.100	12% das cirurgias estéticas

Fonte: Sociedade Brasileira de Cirurgia Plástica. Pesquisa Datafolha. Cirurgia Plástica no Brasil, janeiro 2009. Disponível em: www.cirurgiaplastica.org.br.

MAMOPLASTIA REDUTORA

Com relação à mamoplastia redutora, são várias as técnicas utilizadas, não havendo uma técnica única que se aplique a todos os tamanhos e formas mamárias e não sendo possível generalizar sua influência na amamentação. Tendo em vista que as técnicas geralmente envolvem grandes incisões, dissecções de retalhos de pele, mobilização de complexo areolomamilar e todo o processo cicatricial posterior, muitos fatores podem influenciar a futura amamentação. Para análise da possível influência, será necessário saber o tamanho anterior das mamas, a técnica empregada, o curso da cicatrização e as possíveis complicações pós-operatórias. Caso a paciente tenha amamentado anteriormente, é necessário obter informações sobre o início e o transcurso da amamentação.

Principais possibilidades de transtornos da amamentação

Redução de parênquima

A quantidade de redução do parênquima será determinada pelo volume prévio das mamas e a expectativa da paciente. As técnicas de mamoplastia redutora costumam incluir a retirada de um triângulo do tecido da junção dos quadrantes inferiores da mama, uma região pobre em unidades produtoras de leite, o que diminui o impacto sobre a produção de leite, tornando essa uma complicação pouco frequente. São exceções as mamas muito grandes e quando a paciente deseja grande redução, o que leva à necessidade de ressecção de porção maior de tecido mamário, incluindo grande parte ou todo o quadrante central, diminuindo muito o parênquima remanescente e aumentando a possibilidade de hipogalactia.

Diagnosticado o quadro de hipogalactia, e desde que esteja comprovada a permeabilidade das vias condutoras de leite, a conduta será a estimulação com mamadas mais frequentes, assim como a retirada de leite, esvaziando a mama completamente de modo a manter a produção de leite. Para isso é fundamental a atuação em conjunto com o pediatra de modo a garantir a nutrição adequada do recém-nascido, complementando as mamadas em caso de necessidade.

Transposição de complexo areolomamilar

Esse procedimento tem como potenciais consequências a diminuição da sensibilidade e da irrigação sanguínea e a lesão de ductos, o que pode diminuir o estímulo, comprometendo a produção láctea, ou dificultar a drenagem, levando aos quadros de ingurgitamento com drenagem insuficiente. Cabe sempre lembrar que os ductos mamários são em número de oito a 12, cada um responsável pela drenagem de uma unidade produtora de leite, e que, por uma questão de defesa contra infecções, eles não se anastomosam, ou seja, em caso de fibrose com obstrução de um ducto, aquela unidade não tem como escoar sua produção de leite, caracterizando o ingurgitamento periférico, que se apresenta como uma área dolorosa, endurecida e hiperemiada em formato triangular com o vértice na direção do mamilo e se abrindo em direção à periferia de onde deveria estar fluindo o leite represado.

Esses casos devem ser acompanhados e, caso a produção das unidades restantes seja suficiente, a amamentação poderá prosseguir, tendo em vista que na unidade obstruída haverá absorção do leite e diminuição da produção láctea em razão da liberação local do fator inibidor da lactação. Nos casos que envolvem mais de uma unidade, dificilmente será possível a amamentação.

A transposição pode envolver ainda lesão de ductos principais, o que pode ser evidenciado por exame clínico, avaliando-se a região retroareolar por meio de palpação e constatando a dissociação entre o mamilo e o parênquima, o que inviabiliza qualquer tentativa de amamentação. Cabe lembrar ainda que a transposição do complexo areolomamilar leva essa região a ter uma circulação terminal, sendo necessária muita atenção ao conduzir casos de mastite que envolva a região.

A Figura 43.1 ilustra o caso de uma paciente que engravidou 4 anos após mamoplastia redutora e durante episódio de mastite puerperal apresentou necrose do complexo areolomamilar, necessitando de desbridamento extenso com perda de mais de 80% da mama.

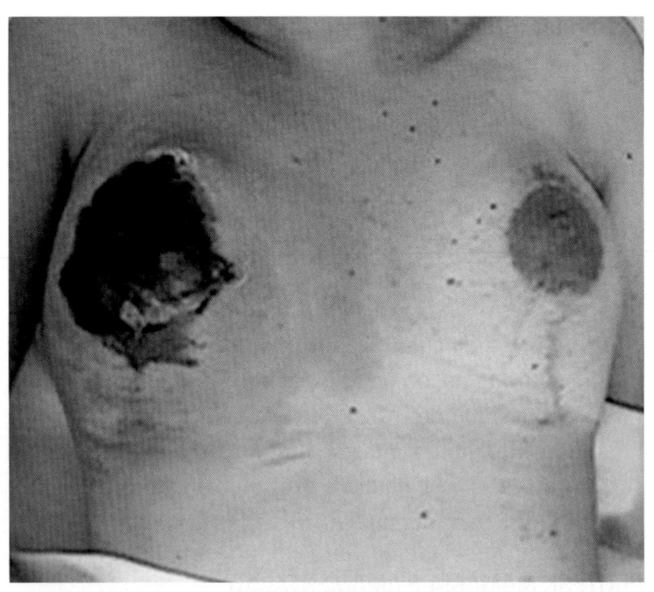

Figura 43.1 M.A.S. – 27 anos. Mamoplastia há 4 anos e parto há 18 dias.

Lesão de ductos

A lesão de ductos pode levar ao quadro de galactocele, em que o leite produzido não alcança o mamilo, acumulando-se em lojas no interior da mama e predispondo quadros infecciosos porque o leite, rico em proteínas e açúcar, se torna um excelente meio de cultura. As galactoceles pequenas, de até 10mL, geralmente são acompanhadas, e nas mais volumosas pode estar indicada a necessidade de punção, não havendo, entretanto, a garantia de que não voltarão a se encher novamente. A conduta definitiva nesses casos dependerá do ritmo de enchimento, podendo exigir novas punções ou a suspensão da lactação.

Cicatrização interna

As consequências dos processos cicatriciais são imprevisíveis, principalmente nos casos em que há hematomas, seromas ou processos infecciosos no pós-operatório. Por isso, é necessário avaliar caso a caso, uma vez que pode haver ainda grandes diferenças na cicatrização interna das duas mamas.

MAMOPLASTIA DE AUMENTO

A mamoplastia de aumento ou ampliação com inclusão de próteses mamárias é uma intervenção cosmética para ampliar o tamanho e o contorno de mamas pequenas. As indicações principais são mamas assimétricas, mamas que tiveram seu tamanho reduzido após a amamentação e mamas pequenas que apresentam discreta ptose. Também é muito utilizada para corrigir defeitos congênitos, como a amastia uni ou bilateral congênita ou iatrogênica e para corrigir a amastia provocada pela mastectomia, no tratamento ou na prevenção primária do câncer de mama.

Em mais de 90% dos casos, busca-se puramente um resultado estético, sem necessidade médica. O percentual restante é proveniente das cirurgias para reconstrução após o tratamento cirúrgico do câncer mamário. As cirurgias reconstrutoras têm como função principal a manutenção da estética e a melhora da autoestima da paciente, que, em uma análise mais profunda, serão fundamentais para o sucesso do tratamento geral. Nesses casos de reconstrução para o tratamento de câncer, a possibilidade de influenciar a amamentação é menos significativa, tendo em vista a média de idade das pacientes com câncer de mama (50 anos), as quais não mais estarão em idade reprodutiva.

Considerando o número crescente de mulheres que se submetem à mamoplastia de aumento em idades cada vez mais baixas, até mesmo na adolescência, a preocupação com o diagnóstico de complicações nas mamas submetidas ao aumento é cada vez maior nos consultórios de ginecologistas e obstetras, os quais serão os primeiros a detectar um problema, seja por meio do exame clínico das mamas, seja pelos exames de imagem. Todos devem estar atentos, uma vez que o exame das mamas com próteses apresenta particularidades e exige maior atenção e incidências especiais na mamografia para detecção de alterações no tecido mamário propriamente dito.

A mamoplastia de aumento utiliza próteses ou implantes preenchidos com gel de silicone ou com solução salina. A cirurgia pode apresentar ótimos resultados e baixo índice de complicações, principalmente após o surgimento de novas próteses de silicone em gel revestidas com membranas porosas texturizadas ou com espuma de poliuretano. As próteses de superfície lisa estão em desuso, pois acarretam uma porcentagem maior de complicações, como a contratura capsular. Além do material utilizado na superfície das próteses, os diferentes "perfis" dos implantes também colaboram para resultados estéticos melhores.

Prótese mamária e aleitamento

A mama como unidade produtora de leite tem em sua integridade e funcionalidade, aliadas a uma mulher motivada, a base para uma amamentação bem-sucedida. O preparo para a amamentação começa no início da gestação. A dilatação das veias superficiais da mama, a rede de Haller, é um dos primeiros sinais de probabilidade da gestação, e a adaptação continua com a hiperplasia das glândulas e o aumento de até 10 vezes no volume sanguíneo circulante nas mamas, aumentando com isso o volume e o peso das mamas. Do ponto de vista anatômico e funcional, as condições para o aleitamento incluem integridade da unidade produtora de leite, integridade das vias coletoras (ductos), permeabilidade dos seios galactóforos e mamilos e espaço para expansão do volume durante a gestação e a "descida" do leite.

Diante de uma paciente com prótese mamária, o histórico da cirurgia é fundamental para avaliação da possibilidade de aleitamento e também para a abordagem dos possíveis problemas apresentados. Inicialmente, é necessário conhecer a técnica e a via de acesso utilizadas, o que varia não apenas em tamanho e formato da mama no pré-operatório, mas também depende da preferência do cirurgião. Nos casos de mamas pequenas e flácidas, geralmente a técnica consiste na inclusão de prótese submuscular por via inframamária, periareolar ou transareolar, e mais recentemente tem sido utilizada também a via axilar, embora em pequeno número de casos. Nos casos de mamas grandes e flácidas, muitas vezes é associada a técnica da mamoplastia redutora com a inclusão da prótese. Nesses casos, é maior a prevalência de problemas com a futura amamentação, pois estarão presentes os riscos inerentes à mamoplastia redutora, somados à presença da prótese.

Volume mamário

Tendo em vista a necessidade de expansão da mama durante a gestação para prepará-la para a produção de leite com aumento progressivo da irrigação sanguínea e hiperplasia glandular, a prótese exercerá influência negativa nesse fenômeno, embora a repercussão clínica seja muito menos frequente do que seria esperado. A prótese ocupa parte do espaço que a mama ocuparia com a expansão, dificultando esse processo. O quadro encontrado é de dor mamária, iniciada principalmente no período de descida do leite, entre 2 e 5 dias após o parto, de moderada a acentuada intensidade, confundindo-se com o ingurgitamento precoce e com tendência à melhora após o estabelecimento da lactação. Ao exame, a paciente apresenta a mama endurecida, tensa, com a pele brilhante pela distensão, sendo difícil a palpação de unidades produtoras de leite e com escassa drenagem de colostro. O tratamento consistirá na sustentação adequada de modo a melhorar o retorno venoso e linfático, além do uso de analgésicos. Espera-se melhora até o quinto dia ou, caso isto não ocorra, deverá ser considerada a hipótese de que a amamentação não será bem-sucedida. Há casos em que a dor chega a ser insuportável, indicando a necessidade de enfaixamento mamário compressivo, restrição da ingestão hídrica e o uso de diuréticos em pequenas doses. Nos casos de difícil resolução, a amamentação não deve ser retomada.

Permeabilidade de seios galactóforos e mamilos

Conforme assinalado no tópico *Mamoplastia redutora*, os casos de obstrução das vias periféricas serão evidenciados por uma produção de leite sem drenagem, ou seja, passada a fase de ingurgitamento inicial, consegue-se palpar e massagear as unidades produtoras de leite, porém não há a saída de leite pelos mamilos. Muitas vezes, à palpação da região retroareolar, verifica-se verdadeira desconexão entre o mamilo e o parênquima e, nesse caso, não há a possibilidade de ela vir a amamentar.

Vias coletoras (ductos)

As técnicas de inclusão de prótese que passam pelo parênquima têm o potencial de lesar os ductos, os quais podem permanecer abertos para o interstício ou sofrer processo de fibrose com obstrução. Os ductos abertos podem ocasionar galactoceles durante a lactação, pois o leite se acumula em bolsas formadas no interior da mama, como descrito previamente.

As lesões de ductos podem levar ainda à denominada *drenagem reversa*, em que o leite é drenado para a cavidade em que se situa a prótese, permanecendo entre a cápsula e a prótese. Nos últimos 3 anos foram atendidos cinco casos com essas características. A apresentação consiste basicamente em assimetria mamária persistente após a tentativa de esvaziamento com massagem, expressão e utilização de bombas tira-leite.

O caso apresentado na Figura 43.2 mostra uma paciente com mamoplastia de aumento com inclusão de prótese há 4 anos pela via inframamária e que no oitavo dia pós-parto começou a apresentar assimetria mamária e dor discreta, sem sinais inflamatórios e sem outras alterações locais. A paciente procurou então o banco de leite, onde recebeu massagens e se procedeu ao esvaziamento da mama, sendo recomendado o uso de bomba tira-leite, que ela utilizou sem sucesso. Exame clínico mostrava parênquima palpável sem ingurgitamento. A ultrassonografia revelou grande volume de líquido em torno da prótese. A paciente foi submetida à punção, que revelou tratar-se de leite. O dreno foi mantido por 8 dias, e mais duas punções posteriores possibilitaram a manutenção da amamentação e a preservação da prótese.

Infecção por micobactéria de crescimento rápido

A micobactéria atípica, micobactéria não tuberculosa (Grupo 4 de Runyon), consiste em um microrganismo oportunista, com baixo poder de agressão, encontrado no solo e na água, mesmo em água potável de uso diário, resistente aos antibióticos comuns e presente em alguns casos de infecções pós-operatórias. Essa bactéria foi responsável por quadro de infecção que ocasionou surto em pacientes submetidas à laparascopia e que levou à mudança da rotina de esterilização de material para o procedimento no Brasil em 2008.

Outro grupo de infecções causadas por esse agente é caracterizado por infecção após inclusão de próteses, tendo em vista a baixa imunidade local com a formação de filme na periferia da prótese, onde a micobactéria se desenvolve. Em pacientes submetidas à inclusão de próteses mamárias, houve também um grande número de casos entre 2006 e 2008, principalmente no Espírito Santo e no Rio de Janeiro, sem o relato de casos relacionados com a amamentação. Em um caso registrado em 2011, 6 anos após a realização da mamoplastia e 15 dias após o parto, a paciente começou a apresentar assimetria mamária e dor. Não havia sinais inflamatórios, o que levou à suspeita de ingurgitamento, não comprovado, ou galactocele. A propedêutica com ultrassonografia revelou grande volume de líquido na cavidade em contato com a prótese. Realizada a punção, foi evidenciado líquido esverdeado, viscoso, e a cultura foi positiva para micobactéria (Figura 43.3). Mais tarde surgiram três casos semelhantes, e em apenas um deles o líquido não estava em contato direto com a prótese, mas em uma loja profunda na cápsula, comprimindo um ponto da prótese (Figura 43.4). Nesses casos, a recomendação é apenas de drenagem e acompanhamento, sendo a antibioticoterapia indicada apenas em caso de repercussão sistêmica, inicialmente claritromicina por 3 meses, avaliando-se também a retirada da prótese.

Na prática clínica, o mais comum é a drenagem parcial do leite pelo mamilo simultaneamente ao aumento desproporcional de uma das mamas, determinando assimetria importante. A ultrassonografia auxilia o diagnóstico diferencial entre acúmulo de leite entre a prótese e a cápsula fibrosa, dificuldade de escoamento do leite e mesmo carcinoma inflamatório da mama. A sequência apresentada nas Figuras 43.3 e 43.4 ilustra um caso em que o leite se acumulou entre a prótese e a cápsula fibrosa. Após drenagem de 300mL de leite nesse compartimento, foi possível preservar a prótese com a utilização de antimicrobianos, massagem e drenagem diária do leite.

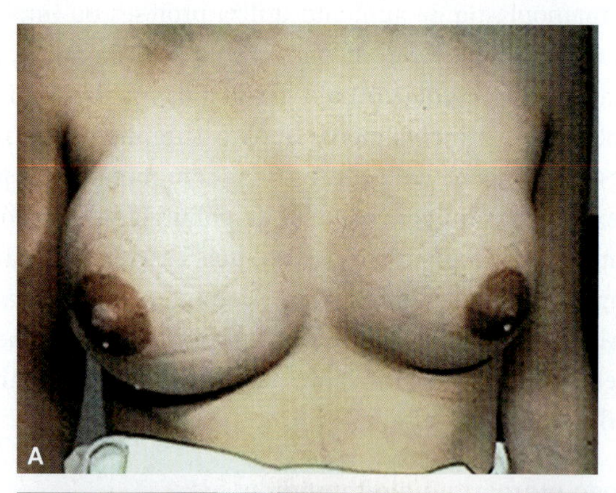

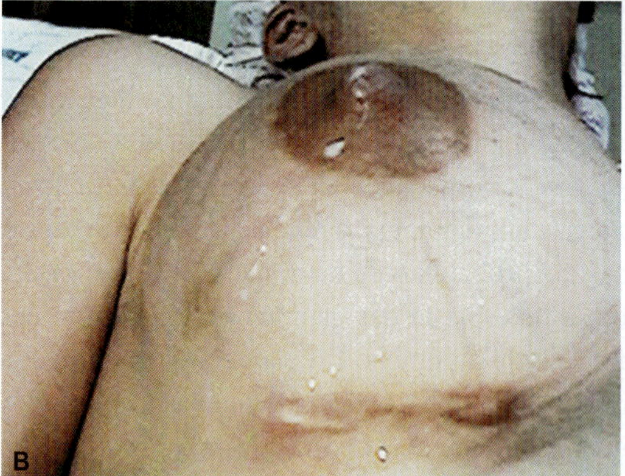

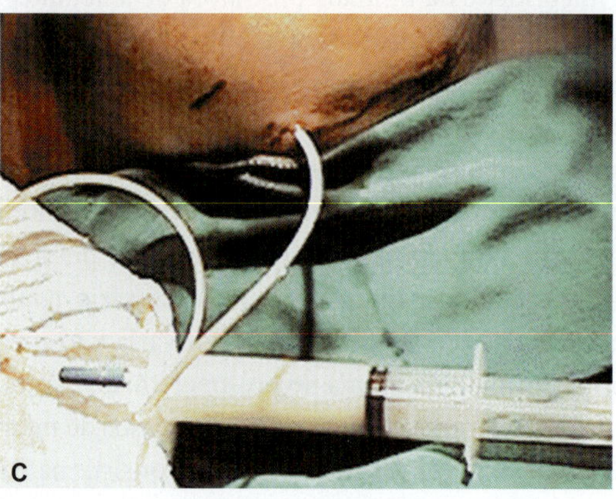

Figura 43.2A a **C** M.A.S. de 23 anos, apresentando coleção láctea junto à prótese 12 dias após o parto.

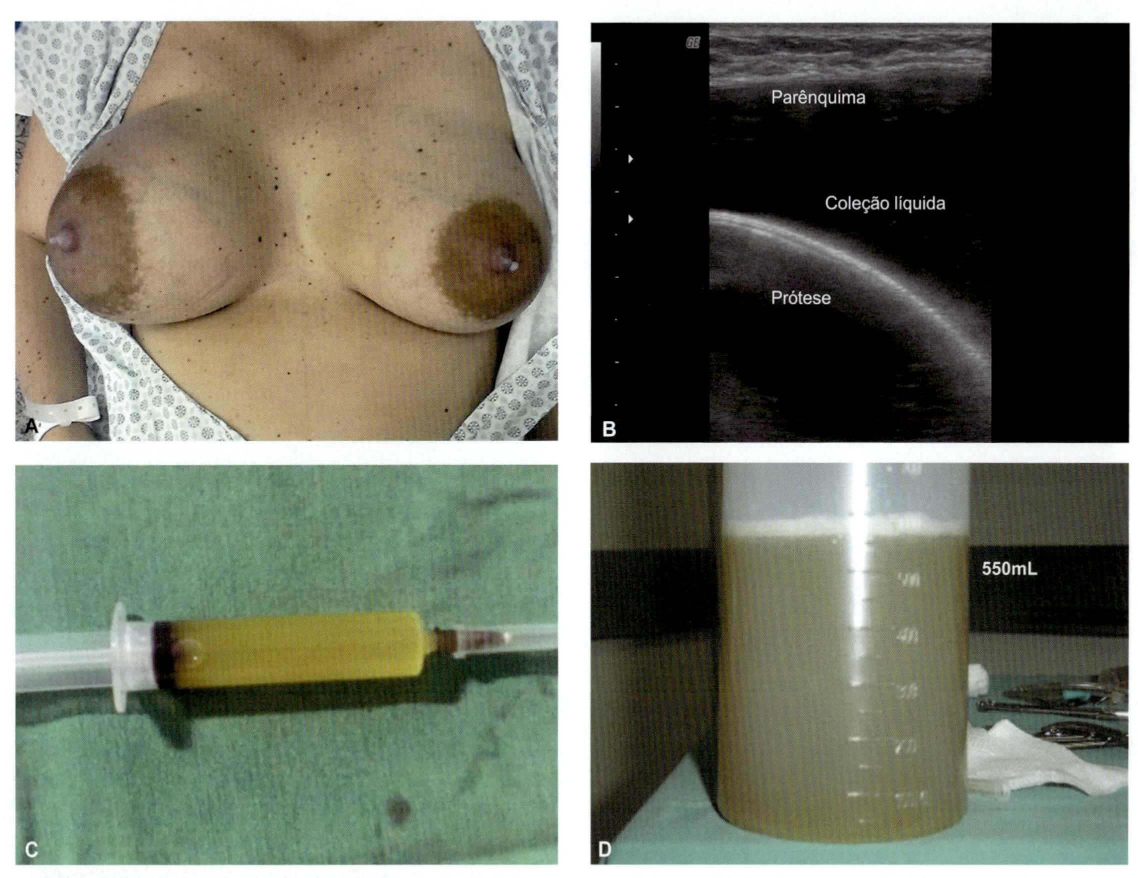

Figura 43.3A a **D** E.F.S. – 32 anos. Mamoplastia realizada 6 anos antes e parto há 22 dias. Paciente submetida à drenagem de coleção subcapsular.

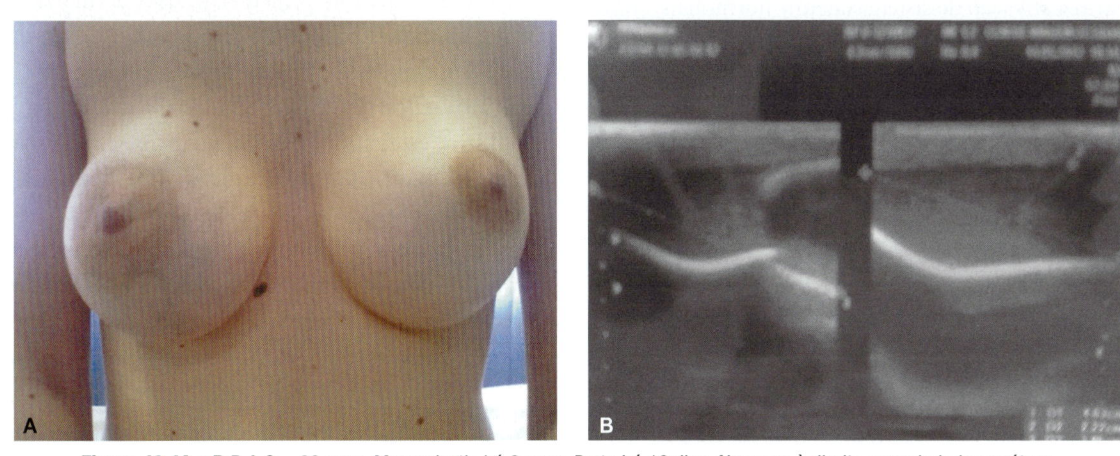

Figura 43.4A e **B** R.A.G – 23 anos. Mamoplastia há 2 anos. Parto há 18 dias. Abscesso à direita comprimindo a prótese.

Leitura complementar

Andrade RA, Coca KP, Abrão AC. Breastfeeding pattern in the first month of life in women submitted to breast reduction and augmentation. J Pediatr (Rio J) 2010; 86(3):239-44.

Barros ACDS, Silva HMS, Dias EM. Mastologia: condutas. 1. Ed. Rio de Janeiro: Revinter, 1999.

Bastos EM, Neto MS, Alves MT et al. Histologic analysis of zafirlukast's effect on capsule formation around silicone implants. Aesth Plast Surg 2007; 31(5):559-65.

Becker H, Springer R. Prevention of capsular contracture. Plast Reconstr Surg 1999; 103(6):1766-74.

Chiummariello S, Cigna E, Buccheri M, Dessy LA, Alfano C, Scuderi N. Breastfeeding after reduction mammaplasty using different techniques. Aesth Plast Surg 2008; 32:294-7.

Dornaus MF. A experiência de amamentação de um grupo de mulheres com mamoplastia redutora e de aumento [dissertação]. São Paulo: Universidade de São Paulo, 2005.

Harris JR, Lippman ME. Diseases of the breast. 4 ed. Philadelphia: Lippincott Willians & Wilkins, 2004.

Hughes V, Owen J. Is breast-feeding possible after breast surgery? MCN Am J Matern Child Nurs 1993; 18:213-7.

Hurst NM. Lactation after augmentation mammoplasty. Obstet Gynecol 1996; 87:30-4.

Neifert M, DeMarzo S, Seacat J, Yong D, Leff M, Orleans M. The influence of breast surgery, breast appearance and pregnancy induced breast changes on lactation sufficiency as measured by infant weight gain. Birth 1990; 17:31-8.

Souto GC, Giugliani ER, Giugliani C, Schneider MA. The impact of breast reduction surgery on breastfeeding performance. J Hum Lact 2003; 19:43-9.

CAPÍTULO 44

Miocardiopatia Periparto

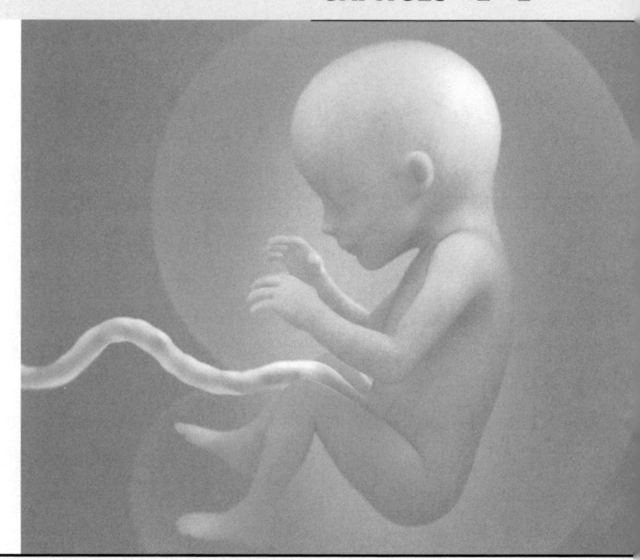

Mauro Moraes de Araújo Gonçalves
Juliana Rodrigues Soares Oliveira

INTRODUÇÃO

Ao longo da gestação e dos primeiros meses de puerpério ocorrem diversas alterações fisiológicas e adaptativas no organismo da mulher. O aumento da volemia e do débito cardíaco secundário à ativação de sistemas neuro-hormonais, como o sistema renina-angiotensina-aldosterona (SRAA), é fundamental para a manutenção da perfusão tecidual e hemodinâmica materno-fetal. Esse aumento do volume circulante durante a gestação leva a uma adaptação fisiológica do músculo cardíaco marcada por hipertrofia miocárdica e dilatação ventricular esquerda, resultando em aumento do débito cardíaco e do trabalho miocárdico.

Inicialmente descrita em 1849 como uma condição de insuficiência cardíaca (IC) de etiologia indeterminada associada à gravidez, a miocardiopatia periparto (MP) é uma condição rara, de extrema gravidade e de rápida evolução, que acomete gestantes entre o final da gestação e o puerpério. Em 1971, a partir dos estudos de Demakis e cols., foram elaborados os primeiros critérios de diagnóstico para a MP, considerando a incidência de IC entre o último mês de gestação e o quinto mês de puerpério na ausência de cardiopatia prévia e sem etiologia claramente definida. Posteriormente, os achados ecocardiográficos compatíveis com disfunção sistólica grave contribuíram para esclarecer e definir melhor os critérios diagnósticos dessa condição.

Atualmente, define-se MP como uma forma idiopática de IC associada à disfunção sistólica do ventrículo esquerdo (VE) com a redução da fração de ejeção do VE (FEVE) para menos de 45% na ausência de outras causas, sendo, portanto, diagnóstico de exclusão, que acontece no período entre o último mês de gestação e o quinto mês pós-parto.

Do ponto de vista funcional, a MP se comporta como uma disfunção primariamente sistólica com redução da reserva miocárdica, ocasionando desequilíbrio entre a oferta e a demanda de fluxo sanguíneo aos órgãos e tecidos.

A MP está entre as principais causas de mortalidade materna no puerpério, o que confere a essa entidade um caráter desafiador, demandando uma abordagem interdisciplinar no curso da doença: desde o diagnóstico na fase aguda, passando pela fase de estabilização, frequentemente em centros de terapia intensiva, até a fase de definição do prognóstico.

Nas últimas décadas, diversos estudos foram conduzidos com o objetivo de esclarecer os mecanismos fisiopatológicos envolvidos na MP. Mecanismos hormonais, genéticos, infecciosos e adaptativos foram descritos, mas ainda há grande incerteza sobre suas inter-relações e potenciais terapêuticos.

EPIDEMIOLOGIA

Estudos realizados em diversas populações espalhadas pelo mundo apontam uma incidência de MP desigual com maior prevalência em populações de ascendência africana. Em populações do norte da Europa, a incidência é de aproximadamente 1 a cada 10.000 nascidos vivos. Estudos demográficos com populações norte-americanas mostram incidência variável de 1 a cada 1.000 a 4.000 nascidos vivos com risco relativo de 15,7 para mulheres afro-americanas quando comparadas a populações não afro-americanas. Em populações específicas no Haiti, a incidência chega a 1 a cada 300 nascidos vivos, enquanto as nigerianas apresentam incidência de até 1 a cada 100 nascidos vivos. Apesar da forte correlação com populações afrodescendentes, há uma grande dificuldade em identificar fatores de risco específicos, em virtude das diferentes características sociais, nutricionais e genéticas das populações estudadas.

A correlação entre a MP e as doenças hipertensivas da gravidez, principalmente a pré-eclâmpsia (PE), é marcante. Uma metanálise realizada por Bello e cols. (2013), envolvendo 979 pacientes com diagnóstico de MP, mostrou a ocorrência de doenças hipertensivas (hipertensão gestacional, hipertensão crônica e PE) em até 37% dos casos, sendo 22% associados à PE.

A MP pode acometer gestantes de qualquer faixa etária, porém é mais comum em mulheres de idade superior a 30 anos, aumentando em até 10 vezes na faixa etária acima dos 40 anos quando comparadas com gestantes com menos de 20 anos. Outras condições associadas à MP incluem gemelaridade, multiparidade, desnutrição (deficiência de ferro e selênio), obesidade, abuso de drogas, *diabetes mellitus*, asma, tocólise prolongada, miocardites e infecções virais prévias.

FISIOPATOLOGIA

Historicamente, a MP foi descrita como uma falha no mecanismo adaptativo do músculo cardíaco às alterações fisiológicas da gravidez, principalmente em relação às alterações hemodinâmicas marcadas pelo aumento da volemia e do débito cardíaco. Funcionalmente, ocorre desequilíbrio entre a demanda metabólica sistêmica (aumentada no período periparto) e a capacidade funcional reduzida do músculo cardíaco.

A partir de 2007, Hilfiker-Kleiner e cols. descreveram o efeito da prolactina na fisiopatologia da MP. Esse estudo mostrou que a ausência de STAT3 (*Signal Transducer and Activator of Transcription 3*) em células do miocárdio de ratos leva a uma redução da ação das enzimas antioxidantes, principalmente da MnSOD (*manganese superoxide dismutase*), promovendo aumento de espécies reativas de oxigênio (ERO) no miocárdio e da expressão da catepsina D. A molécula de prolactina é clivada pela catepsina D, gerando o fragmento 16kDa-prolactina, que tem efeito antiangiogênico e pró-apoptótico no músculo cardíaco. Ainda nesse estudo, a supressão da secreção de prolactina com o uso do antagonista dopaminérgico D2 bromocriptina levou à redução na incidência de MP em ratos.

Em 2012, Patten e cols. demonstraram ainda o envolvimento de outros hormônios na cascata antiangiogênica, como o sFLT1 (*soluble fmslike tyrosine kinase 1*) de origem placentária, que leva à redução da expressão de VEGF (*vascular endotelial growth factor*), causando deficiência da angiogênese no músculo cardíaco e contribuindo para o desenvolvimento da MP. A secreção desse hormônio está marcadamente aumentada na PE e na gemelaridade, principalmente na fase final da gestação, o que explicaria, ao menos em parte, a correlação epidemiológica entre essas condições. Embora esse achado tenha grande relevância científica, alguns estudos também apontam elevações do sFLT1 no puerpério fisiológico em mulheres que não desenvolvem MP.

Estudos com populações africanas específicas mencionam distúrbios nutricionais, principalmente a deficiência de ferro e selênio, como fatores associados, porém os mesmos achados não foram reproduzidos na população geral.

Two-hit hypotesis

Conforme descrito, a sequência de eventos que resultam na ocorrência da MP ainda é marcada por diversas arestas e incertezas. Os mecanismos hormonais descritos a partir dos efeitos da prolactina e do sFLT-1 são insuficientes para justificar a ocorrência da MP, o que sugere que o segundo braço da fisiopatologia seja a predisposição do endotélio aos efeitos desregulados da antiangiogênese, da inflamação e da apoptose. Nesse conceito, predisposição genética, insultos inflamatórios e infecciosos prévios, deficiência nutricional e multiparidade compõem uma associação de fatores responsáveis pela maior suscetibilidade do endotélio aos eventos hormonais associados ao final da gestação e ao puerpério que levariam à ocorrência da MP (Figura 44.1).

Miocardiopatia periparto × doença hipertensiva da gravidez

Como descrito, há uma forte correlação entre as doenças hipertensivas da gestação e a ocorrência de MP. Curiosamente, essas pacientes apresentaram menos necessidade de suporte inotrópico durante a fase aguda e melhor recuperação funcional em 6 meses.

De acordo com as definições atuais, a MP é um diagnóstico de exclusão. Entretanto, os achados laboratoriais com a descrição de cascatas antiangiogênicas com o envolvimento de hormônios placentários, em concordância com estudos populacionais, sugerem que, ao menos em parte, a MP e as doenças hipertensivas da gravidez, principalmente a PE, tenham mecanismos fisiopatológicos inter-relacionados.

MANIFESTAÇÕES CLÍNICAS E DIAGNÓSTICO

O espectro da doença pode variar amplamente em termos de gravidade e falência orgânica. Os primeiros sintomas geralmente incluem dispneia progressiva (principalmente relacionada com o decúbito), edema e tosse. Hepatomegalia, tonteira, dor precordial, palpitações, lipotimia, síncope ou pré-síncope também podem estar presentes. Sinais de dilatação ventricular esquerda, como desvio de *ictus* cardíaco e B3, nem sempre estão presentes, pois não é em todo caso que há dilatação das câmaras cardíacas. Muitos desses achados, principalmente dispneia e edema, são também comuns nas fases mais avançadas da gestação e frequentemente são subvalorizados na condição de puerpério, atrasando o diagnóstico da MP.

A evolução da disfunção cardíaca é de curso rápido, resultando muitas vezes em admissão hospitalar com quadros

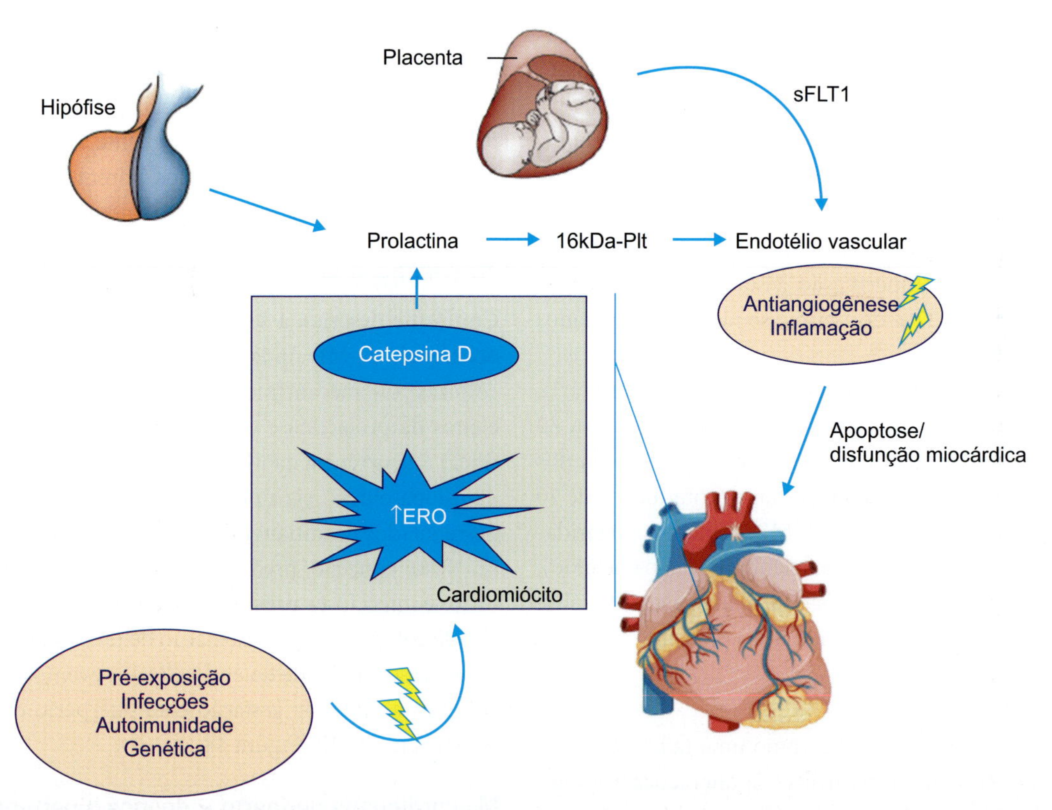

Figura 44.1 Fisiopatologia da MP – *two-hit hypotesis*: (1) mecanismos genéticos, autoimunes, infecciosos e inflamatórios e exposição prévia promovem a fragilidade das células cardíacas aos insultos hormonais relacionados com o final da gestação; (2) o aumento do estresse oxidativo marcado pelo aumento nas ERO leva ao aumento da atividade da enzima catepsina D, que atua na clivagem de prolactina em 16kDa-prolactina. A secreção placentária de sFLT1 atua juntamente com a 16kDa-prolactina nas células endoteliais, gerando um desequilíbrio da angiogênese, reduzindo a proliferação vascular e induzindo apoptose do miocárdio, culminando no desenvolvimento da MP.

graves de edema agudo de pulmão associados à insuficiência cardíaca aguda. A apresentação inicial pode variar entre insuficiência cardíaca classe funcional NYHA (New York Heart Association) I a IV, sendo as apresentações com NYHA III e IV as mais frequentes. Arritmias ventriculares complexas e até parada cardíaca à admissão também são descritas.

A MP pode acontecer desde o último mês de gestação até o quinto mês de puerpério. Entretanto, aproximadamente 80% dos casos ocorrem nas primeiras 4 semanas pós-parto, ao passo que 9% se desenvolvem no último mês de gestação e o restante após o primeiro mês de puerpério, conforme evidenciado na Figura 44.2.

A associação a eventos trombóticos é característica da MP, mesmo quando comparada a outras miocardiopatias. O estado de hipercoagulabilidade e as modificações mecânicas do VE são os principais mecanismos envolvidos. O achado de trombo no VE é descrito em 10% a 17% dos ecocardiogramas iniciais, sendo mais comum nas pacientes com disfunção sistólica grave do VE (FEVE < 30%). Dados de análise retrospectiva apontam o tromboembolismo como a complicação hospitalar mais frequente, presente em 6,6% dos casos, seguido de choque cardiogênico (1% a 4%). Apesar da gravidade e da rápida evolução da doença, a maioria dos casos de MP apresenta melhora funcional em 6 meses com taxa de mortalidade variável (veja *Prognóstico*). A MP está associada a arritmias ventriculares em até 20% dos casos nos primeiros meses pós-parto, principalmente quando associada à disfunção sistólica grave (FEVE < 30%).

O diagnóstico da MP depende de um alto grau de suspeição na presença de IC nova associada a alterações ecocardiográficas específicas (Figura 44.3). Os diagnósticos diferenciais incluem as causas de insuficiência respiratória aguda de etiologia pulmonar (pneumonia, edema agudo de pulmão hipertensivo associado à PE e embolia pulmonar) ou cardíacas (infarto agudo do miocárdio, Takotsubo e miocardites).

EXAMES COMPLEMENTARES

Biomarcadores

Atualmente não existe um perfil bioquímico específico para diagnóstico da MP, sendo a maioria dos biomarcadores ainda objeto de pesquisa. A dosagem de BNP (*brain natriuretic peptide*), importante marcador de insuficiência cardíaca, é um teste com alta sensibilidade nessa condição, pois se encontra elevado em quase todas as pacientes com MP, o que não ocorre no puerpério fisiológico. Em geral, níveis > 17.000fmol/mL são encontrados na fase aguda, o que contribui para o diagnóstico de IC.

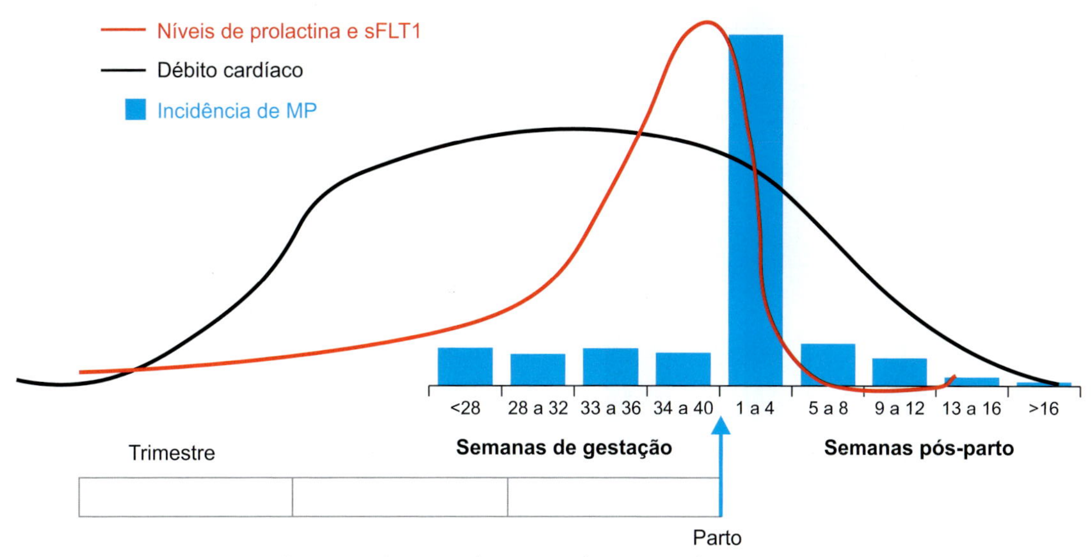

Figura 44.2 Incidência de MP durante a gestação e o puerpério. A incidência de MP é maior no período entre a primeira e a quarta semanas pós-parto, precedido por altos níveis dos hormônios prolactina e sFLT1. (Adaptada de Arany Z, Elkayam U. Peripartum cardiomyopathy. Circulation 2016; 133:1397-409.)

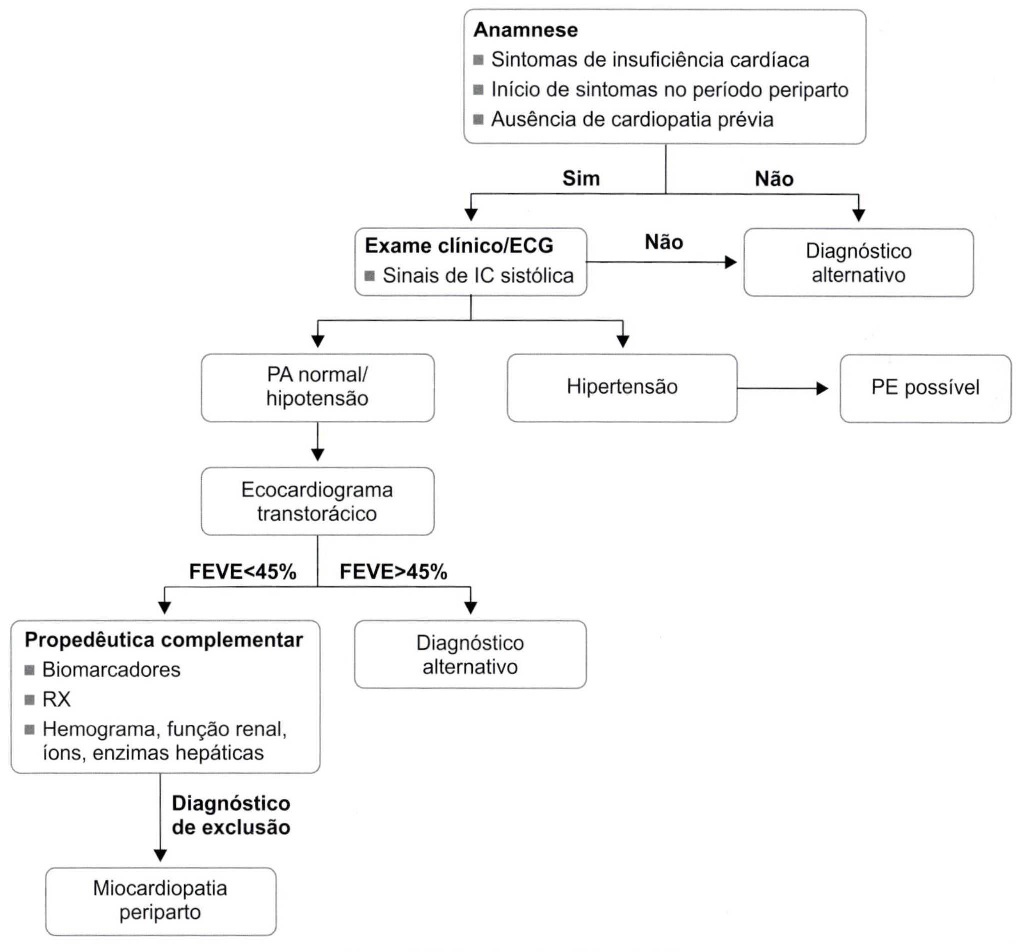

Figura 44.3 Algoritmo diagnóstico de MP.

A dosagem de troponina, exame de fácil realização e baixo custo, é amplamente difundida na atualidade. Na prática, a dosagem auxilia o diagnóstico diferencial de miocardites e de infarto agudo do miocárdio. Entretanto, aproximadamente 10% das pacientes com MP apresentam alterações nos níveis de troponina, achado que está associado a pior prognóstico em 6 meses.

Os níveis de creatinoquinase (CK) e proteína C reativa (PCR) frequentemente se encontram elevados, mas são alterações também comuns no puerpério normal (Figura 44.4).

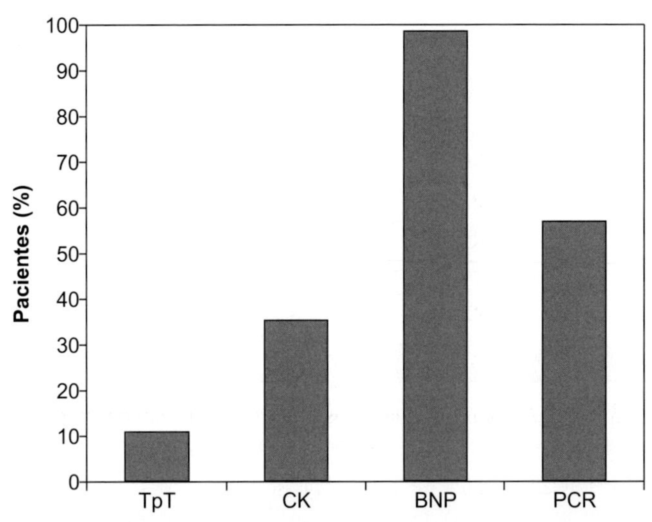

Figura 44.4 Biomarcadores na MP. Alterações dos biomarcadores na MP. (Adaptada de Haghikia A, Podewski E, Libhaber E et al. Phenotyping and outcome on contemporary management in a German cohort of patients with peripartum cardiomyopathy. Basic Res Cardiol 2013; 108:366.) (TpT: troponina T; CK: creatinoquinase; BNP: peptídeo natriurético cerebral; PCR: proteína C reativa.)

A dosagem de marcadores bioquímicos envolvidos na fisiopatologia da MP, como dimetilarginina assimétrica (ADMA), catepsina D, 16kDa-prolactina, interferon gama e microRNA-14a, é utilizada em pesquisas, mas precisa de maiores estudos para definição de sua aplicabilidade clínica.

Ecocardiograma

O ecocardiograma é o exame de escolha para o diagnóstico e deve ser solicitado sempre que houver suspeita clínica. O achado de disfunção sistólica do VE com FEVE < 45% é um dos critérios diagnósticos, mas pode evidenciar também dilatação de VE, aumento e disfunção do ventrículo direito (VD), aumento dos átrios, hipertensão pulmonar, regurgitações mitral e triscúspide funcionais e trombos intracavitários. Alguns achados ecocardiográficos são preditores de disfunção ventricular persistente, dentre eles a FEVE < 30%, a fração de encurtamento do VE < 20%, o diâmetro diastólico do VE > 60cm e a mudança fracional de área do VD reduzida.

Novas técnicas desse exame utilizam o Doppler tecidual (DT) e o *speckle tracking* (ST) para a obtenção de informações sobre a contratilidade miocárdica. O *strain longitudinal global* (SLG) avalia a deformação do músculo cardíaco a partir da reconstituição eletrônica de parâmetros derivados de DT ou ST. O SLG possibilita a detecção de disfunção ventricular de maneira mais acurada do que as técnicas convencionais de avaliação da função ventricular. Sorel e cols. mostraram que 12 meses após o diagnóstico as pacientes com MP com recuperação da função ventricular avaliada pela FEVE (> 50% pelo método de Simpson) apresentaram SLG menor quando comparadas com controles saudáveis. Novos estudos são necessários para avaliar se o SLG normal pode selecionar um grupo de pacientes, dentre as que recuperaram a FEVE, em que a retirada dos medicamentos e gestações futuras sejam mais seguras.

Eletrocardiograma

O eletrocardiograma (ECG) deve ser solicitado de rotina em caso de suspeita clínica de MP, principalmente com sintomas de dispneia. O ECG é fundamental na identificação de padrões de arritmias e no diagnóstico diferencial de infarto agudo, embolia pulmonar, miocardites, tamponamento cardíaco e outras causas de insuficiência respiratória. Não há um padrão eletrocardiográfico característico da MP, e as alterações são semelhantes àquelas encontradas em miocardiopatias de outras etiologias.

As alterações mais comuns são taquicardia sinusal e alterações do segmento ST-T. Um estudo da África do Sul avaliou os ECG de 78 pacientes com diagnóstico de MP, sendo apenas 4% dos ECG iniciais descritos como normais, e as alterações do segmento ST-T (inversão de onda T e infradesnivelamento de ST) apresentaram correlação à persistência de disfunção ventricular esquerda. Raramente o ECG pode apresentar onda Q na parede anterior. Os intervalos PR e QRS podem estar prolongados. Distúrbios de condução, fibrilação atrial e arritmias ventriculares são raros.

Radiografia de tórax

A radiografia de tórax exibe tipicamente aumento da área cardíaca, congestão venosa pulmonar e/ou edema intersticial e ocasionalmente evidencia também um derrame pleural. Além disso, pode auxiliar o diagnóstico diferencial com outras causas de dispneia, como as infecções pulmonares. Entretanto, não é um exame necessário para o diagnóstico de IC ou de MP, devendo ser individualizada sua indicação durante a gestação, pois expõe a paciente à radiação ionizante. Após avaliação clínica cautelosa, se ainda houver indicação do exame para esclarecimento diagnóstico, deve ser utilizada proteção fetal com avental de chumbo.

Ressonância magnética

A ressonância magnética (RM) tem valor diagnóstico principalmente para avaliação da função ventricular esquerda em casos de janela subótima, mas não é necessária para o diagnóstico de MP. A avaliação dos volumes ventriculares e das funções ventriculares esquerda e direita é mais acurada por meio da RM, além de apresentar maior sensibilidade para diagnóstico de trombos intracavitários quando comparada à ecocardiografia. A experiência com o uso da RM na MP é limitada e sua real utilidade nessa condição ainda está sendo avaliada.

A técnica de realce tardio após infusão de gadolínio identifica áreas do miocárdio com fibrose, morte celular e dano irreversível. As imagens dessa técnica delineiam as áreas com necrose e fibrose de maneira precisa. Relatos de casos e pequenas séries têm mostrado presença variável de realce tardio na MP com correlação à persistência de disfunção ventricular em 6 meses. Entretanto, o valor da RM no prognóstico da MP ainda precisa ser mais profundamente estudado.

A RM se utiliza de ondas eletromagnéticas para gerar as imagens, não usa radiação ionizante, e não há registro de efeitos prejudiciais para a mulher gestante ou para o feto. Por outro lado, os contrastes podem ser prejudiciais. O gadolínio atravessa a placenta e é excretado pelo feto no líquido amniótico, podendo ser engolido e reabsorvido pelo feto. Como a meia-vida no feto pode ser longa e existem poucos dados sobre a gestação humana, o gadolínio não é recomendado em gestantes.

TRATAMENTO

A abordagem terapêutica é uma ação multi e interdisciplinar com foco na identificação e no tratamento de fatores de piora (isquemia, arritmias, sepse), estabilização sintomática, otimização hemodinâmica e ventilatória, avaliação de terapia específica e tratamento de complicações, principalmente tromboses e arritmias. Com frequência, a estabilização medicamentosa torna possível o seguimento da gestação até uma melhor condição para o parto.

A fase inicial de estabilização do quadro de IC deve consistir no uso de diuréticos, betabloqueadores e bloqueio do eixo angiotensina-aldosterona (Quadro 44.1) à semelhança do tratamento convencional das IC de fração de ejeção reduzida. O uso de inibidores da enzima conversora de angiotensina (IECA) ou bloqueadores de receptores de angiotensina II (BRA) está contraindicado na fase pré-parto em virtude do risco de teratogenicidade. Ainda nessa fase, a perfusão placentária e o bem-estar fetal devem ser acompanhados em razão do risco de hipoperfusão placentária principalmente secundária ao baixo débito cardíaco associado à MP. No período pós-parto, o uso de IECA ou BRA é geralmente bem tolerado e deve ser iniciado assim que possível.

Em situações mais graves pode ser necessário o uso de inotrópicos. Nesses casos, a dobutamina é o principal agente, apesar de estudos apontarem riscos de piora funcional quando administrado em doses altas. Nos casos em que há necessidade de suporte inotrópico, deve ser considerado o uso de métodos de monitorização invasivos, como cateter de artéria pulmonar para avaliação das metas e da resposta terapêutica. O uso de levosimendan ainda é controverso, não havendo evidências claras de benefício. Estudos com a perhexilina mostram dados promissores, mas ainda não conclusivos, quanto à segurança e à eficácia desse medicamento.

O uso de uterotônicos deve ser realizado com cautela, pois os efeitos hemodinâmicos podem piorar a função cardíaca. A profilaxia de tromboembolismo venoso está indicada em todos os casos de MP. Já o uso de anticoagulação terapêutica com heparina não fracionada ou heparina de baixo peso está indicado na vigência de eventos trombóticos documentados ou FEVE < 35%.

Inibição da lactação

Os inibidores da prolactina integram uma classe de medicamentos promissores no tratamento da MP. Dentre eles, a bromocriptina tem ação dopaminérgica em receptores D2 com potente efeito de inibição da secreção hipofisária de prolactina.

Recentemente, estudos prospectivos com o uso de bromocriptina apontam para valiosos benefícios no uso da medicação, principalmente em situações de comprometimento funcional grave. A falta de estudos prospectivos, multicêntricos e randomizados com essas medicações ainda restringe seu uso. Entretanto, a forte correlação com a fisiopatologia da MP é um importante pilar em defesa desses fármacos como peças-chave no arsenal terapêutico.

Quando indicada em situações de instabilidade hemodinâmica e de importante redução na fração de ejeção, as doses de bromocriptina necessárias para supressão da secreção de prolactina variam de 2,5 a 5mg/dia com a manutenção do tratamento pelo menos por 6 semanas. A supressão esperada da secreção hormonal ocorre em 3 a 5 dias após o início do tratamento. Estudos com número ainda pequeno de casos apontam para melhora na recuperação da função cardíaca em 6 meses.

Dispositivos de suporte avançado

A evolução frequentemente rápida da MP pode levar à necessidade de dispositivos mecânicos de suporte hemodinâmico. O uso de balão intra-aórtico e de dispositivos de fluxo contínuo de suporte de VE e oxigenação por membrana extracorpórea (ECMO) é descrito como estratégia terapêutica temporária até a reversão do mecanismo fisiopatológico do periparto ou como ponte para a realização de transplante cardíaco.

Seguimento extra-hospitalar

Em geral, esse tratamento compreende medidas não farmacológicas e farmacológicas. As medidas não farmacológicas incluem recomendações embasadas em estudos observacionais e consistem em cessação do tabagismo, restrição do consumo de álcool, prevenção da obesidade, monitorização do peso e restrição de líquidos.

O tratamento farmacológico tem por objetivo a redução dos sintomas (inclusive reduzir a hospitalização), lentificar ou reverter a deterioração da função ventricular e reduzir a mortalidade. A melhora dos sintomas pode ser alcançada com diuréticos, betabloqueadores, IECA, BRA, inibidores da neprilisina e dos receptores de angiotensina (INRA), hidralazina mais nitrato, digoxina e inibidores da aldosterona. O aumento

Quadro 44.1 Fármacos para o tratamento da IC associada à MP

Fármaco	Classe (FDA)	Comentários
Inibidores da ECA	X	Contraindicados independentemente da idade gestacional Enalapril, captopril, quinapril e benazepril liberados na amamentação
Bloqueadores do receptor de angiotensina	X	Contraindicados independentemente da idade gestacional Risco na amamentação não pode ser excluído
Metoprolol	C	Pode causar bradicardia, crescimento intrauterino restrito e hipoglicemia É excretado no leite materno; compatível com amamentação
Atenolol	D	Maior taxa de restrição de crescimento fetal É excretado no leite em quantidade maior do que no plasma
Carvedilol	C	Risco na amamentação não pode ser excluído
Furosemida	C	É excretado no leite, sem efeitos adversos no lactente Pode reduzir o fluxo sanguíneo fetal e a lactação
Espironolactona	C	Pode produzir alterações no aparelho reprodutor de fetos Liberado na amamentação
Hidroclorotiazida	C	Atravessa a placenta, mas não altera o volume do líquido amniótico Pode levar à trombocitopenia neonatal; compatível com amamentação, apesar de reduzir a lactação
Amiodarona	D	Atravessa a placenta e pode causar hipo/hipertireoidismo naonatal, bócio, prematuridade e peso pequeno para idade gestacional Não é recomendado na lactação
Hidralazina	C	Compatível com amamentação
Cumarínico	D	Pode causar embriopatia varfarínica no primeiro trimestre Compatível com amamentação; dose < 5mg mais segura
Heparina de baixo peso molecular	B	Não atravessa a placenta e não é excretada no leite Segura na gestação e na amamentação
Heparina não fracionada	B	Não atravessa a placenta e não é excretada no leite Segura na gestação e na amamentação
Digoxina	C	Compatível com amamentação
Nitroglicerina	C	Risco na amamentação não pode ser excluído
Nitroprussiato	C	Risco na amamentação não pode ser excluído
Dobutamina	B	Risco na amamentação não pode ser excluído Não se sabe se é excretada no leite
Ivabradina	X	Risco na amamentação não pode ser excluído Não se sabe se é excretada no leite

Os fármacos são classificados pela FDA quanto a seu risco na gestação da seguinte maneira:

- **Classe A:** estudos controlados em mulheres não demonstraram risco para o feto no primeiro trimestre, não havendo evidência de risco nos demais períodos. A possibilidade de dano fetal é remota.
- **Classe B:** estudos em animais não demonstraram risco fetal, porém não existem estudos controlados em mulheres no primeiro trimestre, não havendo evidência de risco nos demais períodos.
- **Classe C:** estudos em animais não revelaram risco fetal, mas não há estudo controlado em mulheres nem em animais. O fármaco pode ser administrado se o risco compensa o benefício.
- **Classe D:** há evidência de risco em humanos, mas os benefícios podem ser aceitáveis, apesar dos riscos.
- **Classe X:** estudos em animais e em humanos demonstraram anormalidades, sendo o fármaco contraindicado para mulheres que estão ou querem se tornar gestantes.

da sobrevida já foi bem documentado com betabloqueadores, IECA, BRA, INRA, hidralazina mais nitrato e antagonista da aldosterona.

O objetivo inicial deve ser o alívio dos sintomas. Assim, os diuréticos de alça são introduzidos inicialmente e os IECA, durante ou após a otimização da terapia diurética com a dose titulada conforme a tolerância. Os BRA são alternativas aos IECA em pacientes intolerantes a essa classe de medicamentos. A hidralazina mais o nitrato devem ser usados em gestantes ou pacientes com contraindicações aos IECA e aos BRA por insuficiência renal ou hipercalemia. Os betabloqueadores devem ser indicados em pacientes estáveis e euvolêmicos e sua dose titulada conforme a tolerância. A espironolactona, a digoxina, a ivabradina e os INRA são acrescentados à terapia de acordo com indicações específicas de cada um.

Os níveis de IECA no leite materno não causam efeito adverso no bebê, devendo ser dada preferência aos medicamentos já estudados nesse cenário: enalapril, captopril, quinapril ou benazepril. Não existem dados sobre o uso dos BRA e dos INRA na lactação e, por isso, essas classes de medicamentos não são recomendadas nessa fase.

Os betabloqueadores são geralmente seguros e efetivos na gestação, embora estejam associados ao aumento do risco de crescimento intrauterino restrito. Dentre eles, o carvedilol, o metoprolol e o bisoprolol têm efeito comprovado na redução da mortalidade na IC com FEVE reduzida. Em geral, na gestação, os agentes B1 seletivos são preferidos (metoprolol e bisoprolol) por não interferirem no relaxamento uterino e na vasodilatação periférica mediados pelos receptores B2. O metoprolol é o agente de escolha em razão da maior experiência clínica e da menor incidência de efeitos adversos fetais. Os betabloqueadores estão relacionados com casos de apneia, bradicardia, hipotensão e hipoglicemia, principalmente com uso prolongado. Crianças nascidas de mães em uso de betabloqueadores devem ser monitorizadas por 72 a 96 horas.

Os diuréticos devem ser usados com cautela, pois podem causar a redução do fluxo placentário. A furosemida é o medicamento mais utilizado na prática clínica, e o risco de complicações é semelhante ao relatado em não grávidas. Um diurético tiazídico pode ser adicionado se a hipervolemia não for controlada apenas com o diurético de alça. Hemorragias e hiponatremia já foram relatadas em neonatos de gestantes que usaram tiazídico na gestação. Os diuréticos podem reduzir a lactação, mas não há relatos de efeitos adversos para os lactentes.

A combinação de hidralazina e nitrato é a terapia vasodilatadora de escolha na gestação e deve ser iniciada nas pacientes hipertensas, com disfunção ventricular importante ou na IC descompensada. A hidralazina é segura na lactação, mas não existem dados sobre os nitratos.

Os antagonistas da aldosterona foram associados à feminização de fetos masculinos em estudos em animais. Como não existem dados publicados nem experiência clínica, o uso dessa classe de medicamentos não é recomendado na gestação. Dados limitados sugerem que a espironolactona é aceitável na lactação.

A digoxina é geralmente segura na gestação, apesar de relatos esparsos de efeitos adversos. A passagem transplacentária da digoxina é descrita, e ela tem sido usada no tratamento de taquiarritmias fetais. O nível de digoxina no leite materno é pequeno, e nenhum efeito adverso foi relatado em neonatos.

Nas pacientes que recuperam a disfunção ventricular, não existem estudos que tenham avaliado os desfechos após a retirada dos medicamentos para IC. Especialistas recomendam que os medicamentos sejam mantidos pelo período de 1 ano. Se a função ventricular permanece normal pelo menos por 6 meses, pode-se tentar um desmame lento da terapia para IC, com acompanhamento clínico frequente (a cada 3 ou 4 meses) e monitorização ecocardiográfica (a cada 6 meses) para assegurar a estabilidade da função ventricular por um período de 1 a 2 anos após a retirada dos medicamentos.

Profilaxia de arritmias, ressincronizador e transplante

A decisão sobre a necessidade e o melhor momento para o implante de dispositivo cardiodesfibrilador implantável (CDI) e/ou ressincronizador cardíaco é extremamente difícil, sendo recomendado aguardar entre 3 e 6 meses para o implante, considerando a história natural da MP. A dificuldade está relacionada com os custos e as potenciais complicações do dispositivo colocado em uma paciente que pode recuperar a função ventricular e não necessitar do dispositivo em longo prazo.

Não há indicações específicas de implante do CDI para a MP, já que os dados sobre o uso do CDI nessa população são escassos. Pacientes com taquicardia ventricular sustentada ou história de morte súbita familiar na fase aguda podem ser candidatas ao CDI para prevenção secundária. As pacientes com classe funcional NYHA III ou IV persistente, apesar do tratamento medicamentoso otimizado que mantém FEVE < 30% por 6 meses, devem ser candidatas ao CDI para prevenção primária.

Os dados sobre o uso de ressincronizador cardíaco na MP são limitados. As principais indicações são: FEVE ≤ 35%, classe funcional NYHA II/III/IV com terapia medicamentosa otimizada por 3 meses, QRS > 120ms (maior benefício com QRS > 150ms), morfologia no ECG de bloqueio de ramo esquerdo (BRE) e ritmo sinusal.

As pacientes que permanecem sintomáticas (classe funcional NYHA III ou IV) apesar do tratamento medicamentoso otimizado e do ressincronizador cardíaco, quando indicado, devem ser avaliadas para transplante cardíaco. Relatos contemporâneos descrevem uma taxa de transplante que varia de 4% a 23%. A maior série de casos de transplante cardíaco por MP demonstrou piores desfechos se comparado a transplantes por miocardiopatias de outras etiologias: maior mortalidade, maior incidência de rejeição, menor sobrevida do enxerto e altas taxas de retransplante.

PROGNÓSTICO

A mortalidade varia de 1,4% a 30% entre os diversos estudos. As menores taxas de mortalidade são derivadas de estudos com a população branca norte-americana e as maiores provêm de estudos com a população negra norte-americana, assim como de estudos da África do Sul e do Haiti. A morte na MP é geralmente causada por falência progressiva de bomba, morte súbita ou eventos tromboembólicos.

A recuperação completa da função ventricular (definida como FEVE > 50%) tem sido reportada em 20% a 60% das pacientes, principalmente nos primeiros 6 meses de diagnóstico, embora a recuperação tardia (até 5 anos) também possa ocorrer.

Os principais preditores de mau prognóstico associados à persistência de disfunção ventricular esquerda são: FEVE ≤ 30%, fração de encurtamento do ventrículo esquerdo < 20, VE na diástole ≥ 60cm, função ventricular direita reduzida medida pela mudança fracional de área no ecocardiograma ou por volumes na RM cardíaca, troponina T elevada, raça negra, diagnóstico durante a gestação, multiparidade e idade entre 30 e 35 anos.

Os dados sobre o prognóstico obstétrico e fetal são escassos. Elkayam e cols. relataram os dados de 123 pacientes: parto cesáreo em 40% (a maioria por indicação obstétrica), parto prematuro em 25%, 5,9% de neonatos pequenos para idade gestacional, dois natimortos, uma morte neonatal e quatro neonatos com anomalias congênitas.

INTERRUPÇÃO DA GESTAÇÃO E PARTO

A decisão pela interrupção da gestação em vigência da MP deve seguir uma avaliação interdisciplinar entre equipes de cardiologia, medicina intensiva e obstetrícia e anestesia. Os possíveis efeitos adversos do tratamento da IC devem ser considerados na decisão pela interrupção da gravidez. O uso de ultrassonografias com a avaliação do bem-estar e do crescimento fetal é fundamental para a tomada de decisão.

A via de parto deve ser orientada principalmente pela condição clínica da gestante. Na situação eletiva com estabilidade hemodinâmica e bom controle da IC (paciente sem dispneia, sem necessidade de oxigênio suplementar e controle de edema), a via de parto preferencial é a vaginal com anestesia por bloqueio regional em razão do risco menor de complicações e menor repercussão hemodinâmica.

Na presença de instabilidade clínica, como edema agudo de pulmão, necessidade de agentes parenterais para controle da pré e pós-carga, IC progressiva ou choque cardiogênico, há indicação de parto cesáreo de urgência sob anestesia geral e monitorização invasiva.

Convém levar em consideração que a primeira manifestação de descompensação da MP é a dispneia associada a edema. A necessidade de oxigênio suplementar para adequação de trocas gasosas é um importante marcador de piora clínica com a indicação de técnicas anestésicas com monitorização invasiva e, frequentemente, suporte ventilatório.

ORIENTAÇÕES PARA FUTURAS GESTAÇÕES

O aconselhamento familiar é muito importante no seguimento dessas pacientes. Qualquer mulher com histórico de MP que deseje engravidar deve ser aconselhada sobre a maior chance de recorrência da doença e deve ser acompanhada em pré-natal de alto risco com o seguimento cardiológico e ecocardiográfico. A ocorrência de complicações graves acontece principalmente naquelas com disfunção ventricular persistente no período entre as gestações. Em estudo retrospectivo, Elkayam e cols. (2001) descrevem maior mortalidade na gestação subsequente em gestantes que permaneceram com disfunção ventricular e FEVE reduzida. Por esse motivo, é fortemente recomendável aguardar a recuperação completa da função ventricular antes de futuras gestações.

CONSIDERAÇÕES FINAIS

A MP é uma condição grave, de natureza rara, com incidência distinta em populações específicas e associada a alto grau de morbimortalidade no periparto. O mecanismo fisiopatológico é marcado pela incapacidade de adaptação do músculo cardíaco às alterações fisiológicas do periparto associada a um desequilíbrio da angiogênese, levando à disfunção das células cardíacas e à apoptose. A cascata de eventos que resultam nessa disfunção envolve fatores genéticos, insultos infecciosos, inflamatórios, desnutrição, multiparidade e história prévia de MP. Além desses, a ação de hormônios gestacionais de origem hipofisária e placentária, como prolactina e sFLT1, nos mecanismos de antiangiogênese é um importante cofator com promissoras possibilidades terapêuticas específicas.

As manifestações clínicas da MP estão associadas aos sinais de IC e hipoperfusão tecidual em um espectro amplo e potencialmente grave de sintomas. O tratamento da MP é fundamentado na estabilização sintomática, principalmente com o uso de diuréticos e inibição do sistema renina-angiotensina-aldosterona (SRAA). As manifestações graves da doença são geralmente conduzidas em terapia intensiva com suporte hemodinâmico e ventilatório. As principais complicações estão relacionadas com eventos trombóticos e arritmias. Em geral, a melhora funcional em 6 meses é marcante, mas casos graves podem evoluir com necessidade de transplante cardíaco.

Leitura complementar

Arany Z, Elkayam U. Peripartum cardiomyopathy. Circulation 2016; 133: 1397-409.

Ashrafi R, Curtis SL. Heart disease and pregnancy. Cardiol Ther 2017; 6: 157-73.

Bello N, Arany Z. Molecular mechanisms of peripartum cardiomyopathy: A vascular/hormonal hypothesis. Trends Cardiovasc Med 2015; 25(6):499-504.

Bello N, Rendon IS, Arany Z. The relationship between preeclampsia and peripartum cardiomyopathy: A systematic review and meta-analysis. J Am Coll Cardiol 2013; 62(18):1715-23.

Blauwet LA, Cooper LT. Diagnosis and management of peripartum cardiomyopathy. Heart 2011; 97:1970e1981.

Blauwet LA, Delgado-Montero A, Ryo K et al. Right ventricular function in peripartum cardiomyopathy at presentation is associated with subsequent left ventricular recovery and clinical outcomes. Circ Heart Fail 2016; 9:e002756.

Bozkurt B, Colvin CM, Cook J et al. Current diagnostic and treatment strategies for specific dilated cardiomyopathies: A scientific statement from the American Heart Association. Circulation 2016; 134:e579-e646.

Dinic V, Markovic D, Savic N et al. Peripartum cardiomyopathy in intensive care unit: An update. Front Med 2015; 2:82.

Elkayam U. Clinical characteristics of peripartum cardiomyopathy in the United States diagnosis, prognosis, and management. J Am Coll Cardiol 2011; 58(7): 659-70.

Ersbøll AS, Johansen M, Damm P et al. Peripartum cardiomyopathy in Denmark: A retrospective, population-based study of incidence, management and outcome. Eur J Heart Fail 2017; 19(12):1712-20.

ESC Guidelines for the diagnosis and treatment of acute and chronic heart failure (2016) Disponível em: https://www.ncbi.nlm.nih.gov/pubmed/27207191.

ESC Guidelines on the management of cardiovascular diseases during pregnancy (2011). Disponível em: https://www.ncbi.nlm.nih.gov/pubmed/21873418.

Gambahaya ET, Hakim J, Kao D et al. Peripartum cardiomyopathy among cardiovascular patients referred for echocardiography at Parirenyatwa Teaching Hospital, Harare, Zimbabwe. Cardiovasc J Afr 2017; 28:8-13.

Gentry MB, Dias JK, Luis A et al. African-American women have a higher risk for developing peripartum cardiomyopathy. J Am Coll Cardiol 2010 Feb; 16:55(7).

Gevaert S, Belleghem YV, Bouchez S et al. Acute and critically ill peripartum cardiomyopathy and 'bridge to' therapeutic options: a single center experience with intra-aortic balloon pump, extra corporeal membrane oxygenation and continuous-flow left ventricular assist devices. Crit Care 2011; 15:R93.

Goland S, Weinstein JM, Zalik A et al. Angiogenic imbalance and residual myocardial injury in recovered peripartum cardiomyopathy patients. Circ Heart Fail 2016; 9:e003349. Disponível em: http://circheartfailure.ahajournals.org/. Acesso em: 02 jan 2018.

Haghikia A, Podewski E, Libhaber E et al. Phenotyping and outcome on contemporary management in a German cohort of patients with peripartum cardiomyopathy. Basic Res Cardiol 2013; 108:366.

Hilfiker-Kleiner D, Haghikia A, Berliner D et al. Bromocriptine for the treatment of peripartumcardiomyopathy: A multicentre randomized study. Eur Heart J 2017; 38:2671-267.

Hilfiker-Kleiner D, Haghikia A, Nonhoff J et al. Peripartum cardiomyopathy: Current management and future perspectives. Eur Heart J 2015; 36:1090-7.

Hilfiker-Kleiner D, Kaminski K, Podewski E et al. A cathepsin D-cleaved 16 kDa form of prolactin mediates postpartum cardiomyopathy. Cell 2007; 128:589-600.

Hilfiker-Kleiner D, Sliwa K. Pathophysiology and epidemiology of peripartum cardiomyopathy. Nat Rev Cardiol 2014; 11:364-70.

Horn P, Saeed D, Akhyari P et al. Complete recovery of fulminant peripartum cardiomyopathy on mechanical circulatory support combined with high-dose bromocriptine therapy. ESC Heart Fail 2017. Disponível em: wileyonlinelibrary.com.

Hoy M, Flavin K, Prasad V. A complex obstetric case. J Intensive Care Soc 2017; 18(3):239-43.

Kamiya CA, Kitakaze M, Ishibashi-Ueda H et al. Different characteristics of peripartum cardiomyopathy between patients complicated with and without hypertensive disorders – Results from the Japanese Nationwide Survey of Peripartum Cardiomyopathy. Circ J 2011; 75:1975-81.

Kamiya CA, Yoshimatsu J, Ikeda T. Peripartum cardiomyopathy from a genetic perspective. Circ J 2016; 80:1684-8.

Kao D, Hsich E, Lindenfeld J. Characteristics, adverse events, and racial differences among delivering mothers with peripartum cardiomyopathy. JACC Heart Fail 2013 Oct; 1(5):409-16.

Karaye1 KM, Lindmark K, Henein M. Right ventricular systolic dysfunction and remodelling in Nigerians with peripartum cardiomyopathy: A longitudinal study. BMC Cardiovasc Disord 2016; 16:27.

Khan SG, Melikian N, Mushemi-Blake S et al. Physiological reduction in left ventricular contractile function in healthy postpartum women: Potential overlap with peripartum cardiomyopathy. PLoS ONE 2016; 11(2):e0147074.

Kolte D, Khera S, Aronow WS et al. Temporal trends in incidence and outcomes of peripartum cardiomyopathy in the United States: A nationwide population-based study. J Am Heart Assoc 2014; 3:e001056.

Laghari AH, Khan AH, Kazmi KA. Peripartum cardiomyopathy: ten year experience at a tertiary care hospital in Pakistan. BMC Res Notes 2013; 6:495.

McNamara DM, Elkayam U, Alharethi R et al. Clinical outcomes for peripartum cardiomyopathy in North America: Results of the IPAC study (Investigations of Pregnancy-Associated Cardiomyopathy). J Am Coll Cardiol 2015 Aug 25; 66(8):905-14.

Melo MA, Carvalho JS, Feitosa FE et al. Peripartum cardiomyopathy treatment with dopamine agonist and subsequent pregnancy with a satisfactory outcome. Rev Bras Ginecol Obstet 2016; 38:308-13.

Patel H, Schaufelberger M, Begley C et al. Experiences of health care in women with peripartum cardiomyopathy in Sweden: A qualitative interview study. BMC Pregnancy Childbirth 2016; 16:386.

Patten IS, Rana S, Shahul S et al. Cardiac angiogenic imbalance leads to peri-partum cardiomyopathy. Nature 2012; 485(7398):333-8.

Schelbert EB, Elkayam U, Cooper LT et al. Myocardial damage detected by late gadolinium enhancement cardiac magnetic resonance is uncommon in peripartum cardiomyopathy. J Am Heart Assoc 2017; 6:e005472.

Sliwa K, Blauwet L, Tibazarwa K et al. Evaluation of bromocriptine in the treatment of acute severe peripartum cardiomyopathy: A proof-of-concept pilot study. Circulation 2010; 121:1465-73.

Sliwa K, Hilfiker-Kleiner D, Mebazaa A et al. EURObservational Research Programme: a worldwide registry on peripartum cardiomyopathy (PPCM) in conjunction with the Heart Failure Association of the European Society of Cardiology Working Group on PPCM. Eur J Heart Fail 2014; 16:583-91.

Sliwa K, Hilfiker-Kleiner D, Petrie MC et al. Current state of knowledge on aetiology, diagnosis, management, and therapy of peripartum cardiomyopathy: a position statement from the Heart Failure Association of the European Society of Cardiology Working Group on peripartum cardiomyopathy. Eur J Heart Fail 2010; 12:767-78.

Sliwa K, Mebazaa A, Hilfiker-Kleiner D et al. Clinical characteristics of patients from the worldwide registry on peripartum cardiomyopathy (PPCM) EURObservational Research Programme in conjunction with the Heart Failure Association of the European Society of Cardiology Study Group on PPCM. Eur J Heart Fail 2017; 19(9):1131-41.

Stapel B, Kohlhaas M, Ricke-Hoch M et al. Low STAT3 expression sensitizes to toxic effects of b-adrenergic receptor stimulation in peripartum cardiomyopathy. Eur Heart J 2017; 38:349-61.

Tibazarwa K, Lee G, Mayosi B et al. The 12-lead ECG in peripartum cardiomyopathy. Cardiovasc J Afr 2012; 23:322-9.

Tiwari AK, Agrawal J, Tayal S et al. Anaesthetic management of peripartum cardiomyopathy using "epidural volume extension" technique: A case series. Ann Card Anaesth 2012; 15:44-6.

Wu VCC, Chen TH, Yeh JK et al. Clinical outcomes of peripartum cardiomyopathy: A 15-year nationwide population-based study in Asia. Medicine (Baltimore) 2017; 96:43.

CAPÍTULO 45

Anestesia para Gestação de Alto Risco

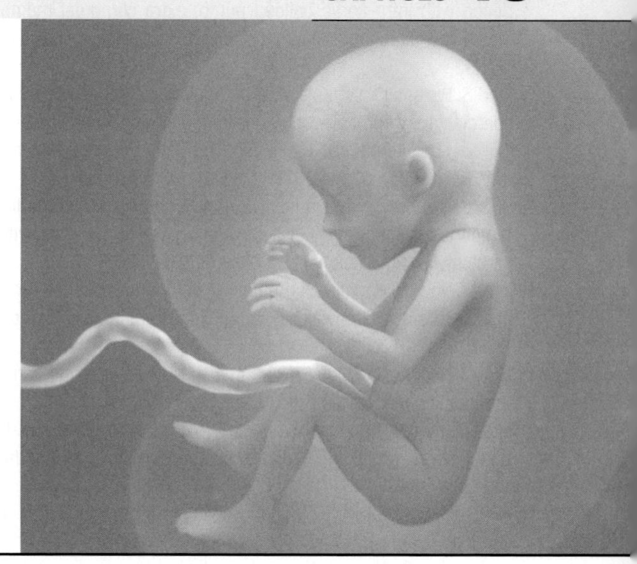

Bruno Carvalho Cunha de Leão
Luiz Eduardo Rias Cardoso
Klaus Morales

INTRODUÇÃO

A anestesia na gestação de alto risco contempla uma diversidade de cenários, mas neste capítulo serão revisados três temas: a anestesia em caso de síndrome hemorrágica, na gestante cardiopata e na gestante obesa mórbida, os quais se destacam pela prevalência e influência no desfecho obstétrico, assim como pela relevância para a prática anestésica.

ANESTESIA EM CASO DE SÍNDROME HEMORRÁGICA OBSTÉTRICA

Este tópico objetiva apresentar de maneira didática as evidências científicas e os principais protocolos referentes à síndrome hemorrágica obstétrica de interesse para a prática anestesiológica. A maior parte das evidências diz respeito à hemorragia pós-parto; entretanto, serão incluídas também as hemorragias anteparto, da segunda metade da gravidez.

A hemorragia materna permanece entre as principais causas de mortalidade materna no mundo. Acredita-se que os protocolos multidisciplinares para controle da síndrome hemorrágica possam e têm contribuído para diminuição da mortalidade materna. Segundo McLontock e James (2011), a hemorragia lidera as causas de mortalidade materna (cerca de 50%) com a maioria ocorrendo no pós-parto imediato. Em termos absolutos, 14 milhões de gestantes têm hemorragia pós-parto e 2% delas morrem, sendo considerado mais crítico o período até 4 horas do nascimento. Brace e cols. estimaram que a hemorragia materna grave ocorrerá em 3 a 7 mulheres a cada 1.000 partos, com perda sanguínea > 2.500mL, necessidade de mais do que 5 concentrados de hemácia e desenvolvimento de coagulopatia.

Outro dado interessante é que 99% das mortes ocorrem longe dos grandes centros, o que nos remete a questões ligadas à assistência. Em centros de excelência no Reino Unido, a mortalidade materna por síndrome hemorrágica ocupa apenas a sexta posição, sendo considerada, portanto, uma causa evitável de morte. A explicação para esse sucesso pode estar no constante treinamento de protocolos multidisciplinares que visem a um atendimento precoce e otimizado.

Evidências

Até pouco tempo atrás as evidências utilizadas nas diretrizes para síndrome hemorrágica obstétrica provinham de estudos no contexto do trauma. Essa validação externa, embora necessária, impedia que se enxergassem as peculiaridades do agravo materno. Na última década, diversos foram os estudos controlados randomizados (ECR) em obstetrícia, os quais norteiam os atuais protocolos.

Na pesquisa bibliográfica, a síndrome hemorrágica obstétrica adquiriu mnemônico internacional próprio: *postpartum haemorrhage* (PPH).

O papel do anestesiologista

O papel do anestesiologista na PPH, em primeira instância, é dar suporte à vida até a contenção do dano pelo obstetra. No entanto, em casos graves, a lesão orgânica estabelecida se torna o principal problema, embora não haja mais sangramento cirúrgico. Dados revisados na população inglesa associaram a PPH severa à ocorrência de uma ou mais síndromes críticas: síndrome de angústia respiratória do adulto (SARA), insuficiência renal aguda, coagulopatia, isquemia miocárdica e síndrome de Sheehan.

Diferentemente da hemorragia que acontece após o parto, em cenários anteparto as atenções são divididas com a preocupação fetal. Em casos graves, a retirada imediata do feto constitui a pedra angular do tratamento, devendo o anestesiologista fornecer condições para uma cesariana de emergência.

Reconhecimento e definição da PPH

O Royal College of Obstetricians and Gynecologists (RCOG) define e classifica a PPH em função da perda sanguínea. Esta é habitual entre 500 e 1.000mL e é denominada PPH maior quando acima de 1 litro, sendo classificada como severa quando as perdas ultrapassam os 2 litros.

A mensuração da perda sanguínea não pode atrasar a conduta, que tem a precocidade como premissa para o sucesso. Independentemente da categorização, o aspecto mais relevante para o anestesiologista é identificar situações de risco e agir rapidamente.

Um dos grandes desafios no manejo da PPH é a estimativa oportuna e correta do sangramento.

Na prática diária, costuma-se observar que a maior parte dos profissionais adota a estimativa visual da perda volêmica e a monitorização dos dados vitais das pacientes. A literatura mostra, no entanto, que a estimativa visual normalmente subestima a quantidade de sangue perdida, mesmo quando realizada por profissionais experientes.

Análise clínica

O principal protocolo de suporte ao paciente traumatizado, desenvolvido pelo Colégio Americano de Cirurgiões (Advanced Trauma Life Support – ATLS), se utiliza de sinais e sintomas clínicos para classificação de risco da paciente (Quadros 45.1 e 45.2). Esse sistema se popularizou tanto que passou a ser utilizado em diversos cenários, como na PPH.

Com base nesse protocolo, a identificação de uma hemorragia de terceiro grau ou segundo grau refratária autoriza o acréscimo de hemocomponentes à reposição volêmica. Entretanto, a gestante de terceiro trimestre apresenta diferenças significativas em relação à população geral.

A volemia do primeiro para o terceiro trimestre aumenta de 40 para 100mL/kg de peso ideal em virtude do aumento de

Quadro 45.1 Estimativa da perda sanguínea por avaliação predominantemente clínica

Parâmetro	Classe 1	Classe 2 (média)	Classe 3 (moderada)	Classe 4 (severa)
Frequência cardíaca	Normal (N)	N ou aumentada	Aumentada	Aumentada
Pressão arterial	N	N	N ou baixa	Baixa
Pressão do pulso	N	Diminuída	Diminuída	Diminuída
Frequência respiratória	N	N ou aumentada	N ou aumentada	Aumentada
Débito urinário	N	N	Diminuído	Muito diminuído
Escala de Glasgow	N	N	Anormal	Anormal
Déficit de bases	0 a –2mEq/L	–2 a –6mEq/L	–6 a –10mEq/L	< –10mEq/L
Estimativa do percentual da volemia perdida	< 15%	15% a 30%	> 30%	> 40%
Necessidade de produtos do sangue	Por enquanto desnecessários – 1.000mL cristaloide Continuar monitorizando	Possível	Administrar agora	Administrar agora Ativar protocolo de transfusão maciça

Fonte: adaptado de Mutschler A, Nienaber U, Brockamp T et al. A critical reappraisal of the ATLS classification of hypovolaemic shock: does it really reflect clinical reality? Resuscitation 2013; 84:309-13.

Quadro 45.2 Estimativa da perda sanguínea por avaliação da resposta ao tratamento inicial estabelecido no Quadro 45.1

Parâmetro	Resposta rápida	Resposta transitória	Resposta mínima ou ausente
Sinais vitais	Prontamente restabelecidos	Momentânea estabilização seguida por nova hipotensão e taquicardia	Inalterados em relação à análise inicial
Estimativa do percentual da volemia perdida	Mínima (< 15%)	Moderada (15% a 40%)	Severa (> 40%)
Necessidade de produtos do sangue	Baixa	Moderada a alta	Imediata
Tipo de hemácias	É possível aguardar tipagem e prova cruzada, caso se decida transfundir	Solicitar sangue tipo específico	Transfusão de emergência de sangue O negativo
Probabilidade de intervenção cirúrgica	Possível	Provável	Altamente provável

Fonte: adaptado de Mutschler A, Nienaber U, Brockamp T et al. A critical reappraisal of the ATLS classification of hypovolaemic shock: does it really reflect clinical reality? Resuscitation 2013; 84:309-13.

25% no volume eritrocitário e de 50% no volume plasmático. Desse modo, os sinais vitais somente se alterarão tardiamente, após perda > 1.000mL. O aumento do tônus adrenérgico também contribui para que a hipotensão seja mais tardia.

Didaticamente, ao se interpretar o Quadro 45.1, é possível dizer que as manifestações clínicas na gestante estão desviadas para a direita e que a ocorrência de hipotensão acarretará uma hemorragia bem mais severa do que no cenário não gravídico. Assim, não se deve esperar a queda dos níveis pressóricos, um pobre indicador de hipoperfusão, para a adoção das medidas ressuscitativas.

Nas últimas edições do ATLS, o choque hemorrágico classe II passou a ser considerado uma "zona cinzenta", podendo representar um estado de choque mais grave subvalorizado pela presença da normotensão (Quadro 45.1).

A recente diretriz inglesa de assistência ao trauma, elaborada na respeitável plataforma NICE (National Institute for Health and Care Excellence - UK), avalia de maneira sistemática todos os escores clínicos que visam à mensuração do estado hemorrágico. Dentre esses, o "índice de choque" (IS), validado por Vandrome e cols., demonstrou melhor capacidade preditiva, com sensibilidade de 79%, especificidade de 76% e área sobre a curva ROC (*receiver operating characteristic*) de 84%.

O IS se presta à avaliação do estado hemorrágico em pacientes normotensas, especificamente com pressão sistólica > 90mmHg, e é calculado pela simples divisão da frequência cardíaca pela pressão sistólica, sendo considerado normal quando entre 0,7 e 0,9. No estudo de base, a constatação de um IS > 0,9, 1,1 e 1,3 aumenta o risco de transfusão maciça em 1,61, 5,57 e 8,13 vezes, respectivamente.

Recentemente, o IS começou a ser estudado na PPH. Inicialmente, foram definidos os valores normais de IS para uma gestante de terceiro trimestre, após parto não complicado, com sangramento < 500mL. Nathan e cols. determinaram que o IS padrão nesse contexto seria de 0,66 (0,52 a 0,89) e que as intervenções rotineiras, como Syntometrine® e analgesia peridural, podem elevar o índice em apenas 0,03 e 0,05, respectivamente.

Os autores concluem que os valores de IS que se aproximam dos alcançados na população não gravídica podem contribuir na identificação precoce de uma hemorragia materna.

Na tentativa de desenvolver um escore mais específico para essa população, em 2003 um comitê inglês adotou o sistema MEOWS (*Modified Early Obstetric Warning System*), que visava selecionar gestantes de risco (Quadro 45.3). Uma vez identificado, esse grupo recebia uma atenção otimizada, caracterizada por avaliações frequentes e propedêutica laboratorial.

Quadro 45.3 Parâmetros utilizados no índice MEOWS (protocolo de alerta é aberto em caso de dois sinais amarelos ou um vermelho)

	Sinal amarelo □	Sinal vermelho ■
Temperatura (°C)	35 a 36	< 35 ou > 38
Pressão sistólica (mmHg)	90 a 110 ou 150 a 160	< 90 ou > 160
Pressão diastólica (mmHg)	90 a 100	> 100
Frequência cardíaca (bpm)	100 a 120	< 40 ou > 120
Frequência respiratória (irpm)	21 a 30	< 10 ou > 30
SpO_2 (%)	–	< 95
Dor	–	2 a 3
Neurológico	Vocaliza	Irresponsivo

Fonte: adaptado de Lewis G (ed.). Saving mothers' lives: Reviewing maternal deaths to make motherhood safer 2003-2005. The Seventh Confidential Enquiry into Maternal Deaths in the United Kingdom. London: CEMACH, 2007.

Em 2012, o escore MEOWS foi testado em 673 gestantes admitidas em uma maternidade londrina. A chance de as pacientes selecionadas pelo escore se tornarem críticas foi significativamente maior (39% *vs.* < 1%, p < 0,0001), sendo a PPH responsável por 43% dos cenários. A sensibilidade e a especificidade foram estimadas em 89% (IC 95%: 81 a 95) e 79% (IC 95%: 76 a 82), respectivamente. Os valores preditivos positivo e negativo foram de 39% (IC 95%: 32 a 46) e de 98% (IC 95%: 96 a 99), respectivamente.

A dificuldade em se estabelecer um corte clínico que divida as gestantes quanto ao nível de atenção está no baixo valor preditivo positivo, que pode gerar intervenções e custos desnecessários. Por outro lado, o bom valor preditivo negativo torna possível caminhar sem negligência. Independentemente da falta de consenso e popularização de um indicador universal, toda instituição deverá adotar um modelo que sirva como "gatilho' para abertura de protocolos de PPH. A presença de indicador positivo levará à seleção de uma subpopulação de risco e a um nível maior de atenção (Figura 45.1).

Método hematimétrico – Hemoglobina e hematócrito (Hb/Ht)

Boa parte das diretrizes orienta um *trigger* transfusional de Hb < 8mg/dL para a população de gestantes.

Entretanto, sabe-se que nos estados de choque hemorrágico a dosagem dos níveis de Hb/Ht é um pobre marcador da perda sanguínea aguda e que o organismo somente iniciará a redistribuição de fluidos para o intravascular 4 horas após o início da lesão, e que o processo se equilibraria totalmente após o segundo ou terceiro dia. Assim, diante de um choque hemorrágico, ainda que severo, a dosagem da hemoglobina estaria normal. A conduta mais plausível consiste no ajuste da volemia mediante mensuração clínica e gravimétrica da perda sanguínea com a análise hematimétrica em um segundo momento.

Método gravimétrico

Esse método se baseia na coleta possível de todo o sangue perdido pela paciente, em compressas, frascos ou coletores especiais. Obviamente, quando recolhido em material têxtil, o peso deste deverá ser subtraído, o que justifica o nome do método.

Para definição da perda volêmica por meio da pesagem das compressas sujas de sangue, deve-se inicialmente recordar que a densidade do sangue é de 1,04 a 1,06g/cm^3, muito próxima à da água. Assim, do ponto de vista prático, pode-se dizer que 1mL de sangue equivale a aproximadamente 1g de peso. Desse modo, para definição da perda volêmica basta pesar as compressas sujas de sangue e subtrair pelo peso estimado das compressas secas. A diferença entre esses pesos, em gramas, equivale aproximadamente ao volume em mililitros de sangue perdido até o momento.

A grande vantagem desse método é sua objetividade. A análise de índices que se baseiam nos níveis pressóricos e na frequência cardíaca, entre outros, estará profundamente comprometida em situações de dor, estresse e anestesia. O principal exemplo é a análise dos sinais clínicos após raquianestesia para cesariana. Nesse contexto, o comportamento clínico reflete muito mais a técnica anestésica e as aminas utilizadas do que qualquer outra variável. As consequências de uma atonia relevante, principal causa de PPH, não poderá ser mensurada por IS ou qualquer escore clínico, mas tendo por base o método gravimétrico. Fato é que essa estratégia, de baixo custo e grande dedicação laboral, tem sido sugerida como rotina em nossos protocolos.

O método pode superestimar o sangramento, caso o líquido amniótico não seja drenado imediatamente após uterotomia. Em contrapartida, pode subestimá-lo em razão da não coleta de sangue perdido. Por isso, são sugeridas a utilização de campos impermeáveis e a troca frequente de compressas. Ferramentas coletoras podem ser utilizadas para auxiliar a mensuração gravimétrica.

Mavis analisou sistematicamente os métodos de mensuração da perda sanguínea puerperal, revisando 56 publicações sobre o tema, inclusive cinco trabalhos sobre o método gravimétrico. Estes, exceto um, demonstraram falta de correlação entra a perda gravimétrica e a laboratorial.

Comeau descreve um método gravimétrico computadorizado com a utilização de sistemas de esponjas e aspirador e, segundo o autor, a chance de erro é de mais ou menos 2g.

O método visual conduz à interpretação errônea e não é confiável, devendo ser desencorajado. Dados objetivos, como hematimetria, podem ser úteis na mensuração de grandes hemorragias quando aferida certo tempo após o evento, porém não se presta à mensuração dinâmica das perdas. O autor conclui que a incorporação e o treinamento de técnicas de baixo custo, como o gravimétrico, devam ser implementados, sendo ideal a combinação de pelo menos dois métodos a fim de aumentar a acurácia. O objetivo, seja qual for o método utilizado, é identificar precocemente as situações de risco e conduzir de maneira individualizada essa população (Figura 45.1).

Existe algum marcador laboratorial capaz de predizer a síndrome hemorrágica materna?

Alguns trabalhos têm buscado preditores laboratoriais, especificamente da coagulação, para prever a PPH. Valores baixos, mas não deficiência propriamente dita, de fibrinogênio, fator de von Willebrand antígeno (fvWb), fator 11, plaqueta CD42b e *closure time* (*collagen ADP cartridge on the PFA100*) são marcadores independentes para risco significativo de PPH severa.

Pelo menos dois pesquisadores observaram a associação entre os níveis de fibrinogênio periparto e a perda sanguínea. A análise multivariada de Charbit e cols. (2007) e a de Cortet e cols. (2010) indicam o fibrinogênio como um preditor precoce para PPH. No primeiro trabalho, o risco relativo para PPH severa foi 2,36 vezes maior para cada diminuição de 1g/dL de fibrinogênio. O corte para valor preditivo positivo foi de 2g/dL (Figura 45.2). Como acontece em outros contextos, os testes populares da coagulação – tempo de tromboplastina parcial ativado (TTPa) e tempo de protrombina (TP) – demonstraram ser pobres preditores.

Naturalmente, as grávidas apresentam níveis de fibrinogênio mais elevados, o que sugere um fenômeno de condicionamento para trombotamponagem em seu tempo oportuno. Na análise de Simon e cols., a dosagem média do fibrinogênio pré-anestésico de gestantes a termo admitidas em trabalho de parto foi de 480mg/dL (4,8g L^{-1}; 12,1 a 9,0g L^{-1}), ou seja, de duas a três vezes o padrão não gravídico.

Cortet e cols. analisaram os preditores para ocorrência de PPH em partos vaginais. A incidência de PPH foi de 6,4% (9.365 mulheres), com a hemorragia assumindo critérios de severidade em 1.037 delas. Níveis de fibrinogênio < 200mg/dL predisseram positivamente a PPH severa em 99,3% dos casos (IC 95%: 98,4 a 100), porém com pequena sensibilidade (12,4%). O risco de desenvolver PPH severa em caso de níveis de fibrinogênio < 200 e 300mg/dL foi de 1,9 (1,16 a 3,09) e 11,99 (2,56 a 56,06) vezes, respectivamente.

Esses dados possibilitam afirmar que a hipofibrinogenemia gravídica (< 200mg/dL), embora pouco frequente, prediz PPH severa na quase totalidade dos casos. Essas evidências impulsionaram os protocolos a incluir a dosagem precoce do fator tão logo se suspeite de PPH. O RCOG recomenda a transfusão de crioprecipitado para toda dosagem < 150mg/dL, ao passo que o colégio francês recomenda a transfusão para toda dosagem < 200mg/dL.

Atrasos no manejo da hemorragia e a "hora de ouro"

A expressão "hora de ouro" na abordagem da PPH foi cunhada, ainda que em diferentes semânticas, na literatura vigente com o objetivo de chamar a atenção para a necessidade de uma abordagem precoce otimizada. Essa proposta visa reduzir a morbimortalidade relacionada com o choque hipovolêmico, uma vez que existe uma relação direta entre um desfecho desfavorável materno e o tempo decorrido para o controle do foco hemorrágico.

Assim como em todos os estados de choque, a ressuscitação deve ser implementada o mais precocemente possível de

Protocolo operacional padrão

População: gestantes com hemorragia puerperal

Na presença de hemorragia, sinalizar anormalidade se:
- Opinião baseada em especialista
- Índice choque (IS) > 0,9
- Índice MEOWS vermelho ou duplo amarelo
- Classificação da hemorragia ATLS ≥ 2
- Miotamponagem insatisfatória após terceira dose de ocitocina em "regra de três"
- Método gravimétrico estima perda > 1.000mL (preditor mais acurado, principalmente se a paciente estiver sob anestesia)

Especificações dos jelcos

Calibre	Diâmetro (mm)	Comprimento (cm)	Fluxo máximo (mL/min)
24G	0,7	1,9	20
22G	0,9	2,5	36
20G	1,1	3,2	60
18G	1,3	32 a 45	90
16G	1,8	45	180
14G	2,1	45	240

Conduta:

- Sinalizar paciente (inclusão do sistema de cores)
- Estabelecer venóclise calibrosa (utilizar ao menos um jelco calibre 18G)
- Colher gasometria arterial em seringa específica: remover bolhas de ar, ocluir a seringa para manter a amostra em ambiente anaeróbico; movimentar a seringa entre as mãos durante 10 a 15 segundos para misturar a heparina com o sangue; manter a seringa em gelo (ou gelox) até a análise do material
- Sequência de coleta para tubos plásticos pela CLSI H3-A6:
  1. Colher duas amostras frasco azul CITRATO (coagulograma e dosagem do fibrinogênio)
  2. Colher uma amostra frasco vermelho (creatinina, bilirrubina, LDH, TGO)
  3. Colher duas amostras frasco roxo EDTA (tipagem sanguínea e prova cruzada)
  4. Colher uma amostra frasco cinza (glicemia)
- Reserva de um pacote transfusional
- Comunicar chefe de plantão, anestesiologista e obstetra para discussão do caso
- Avaliação pré-anestesiológica
- Avaliação ginecológica (ao menos horária, definir periodicidade de maneira individualizada)
- Avaliação clínica dos dados vitais, sensório e temperatura (ao menos horária, definir periodicidade de forma individualizada; se houver recursos para tal, manter paciente em monitor multiparâmetros)
- Iniciar método gravimétrico, se couber
- Considerar suplementação de O_2
- Se temperatura central < 36°C, considerar aquecimento ativo
- Ácido tranexâmico 1g (quatro ampolas diluídas em 250mL de soro fisiológico, infundir em 30 minutos), se sangramento > 500 ou 1.000mL nos partos via vaginal e abdominal, respectivamente, assim como sangramento relevante a ponto de causar hipotensão

Pacote transfusional

4UI hemácias tipo específica
4UI PFC
Plaquetas (1 aférese ou 10 unidades)
Crioprecipitado(15 unidades)

Figura 45.1 Protocolo operacional padrão para a população de gestantes com hemorragia puerperal.

modo a evitar o agravamento do estado crítico, o qual é marcado por altos níveis de adrenalina, vasopressina, início das cascatas inflamatórias e grande ativação de t-PA. A hipoperfusão persistente no nível do endotélio vascular acarretará sua disfunção, estado intitulado hipoxia plégica. Nesse cenário, há a tendência à vasoplegia e ao comprometimento da resposta às aminas vasoativas.

Estudos sobre trauma demonstram que a persistência do dano e consequentemente da hemorragia está associada ao que se denomina tríade fatal, caracterizada por coagulopatia dilucional, hipotermia e acidose.

Embora a coagulopatia e a acidose sejam em alguns casos difíceis de combater, a hipotermia é um agravo mais factível de tratamento. Os esforços para manter a paciente normotérmica geralmente são negligenciados por desconhecimento de sua relevância. Sabe-se que uma temperatura central de 30°C está associada a 40% de trombocitopenia e alargamento em 50% das provas de coagulação, porém não são necessários níveis tão críticos para que sejam observadas as consequências. Metanálise publicada em 2008 na principal revista norte-americana de anestesiologia reúne os trabalhos sobre hipotermia e perda sanguínea. O autor consegue extrair dos dados

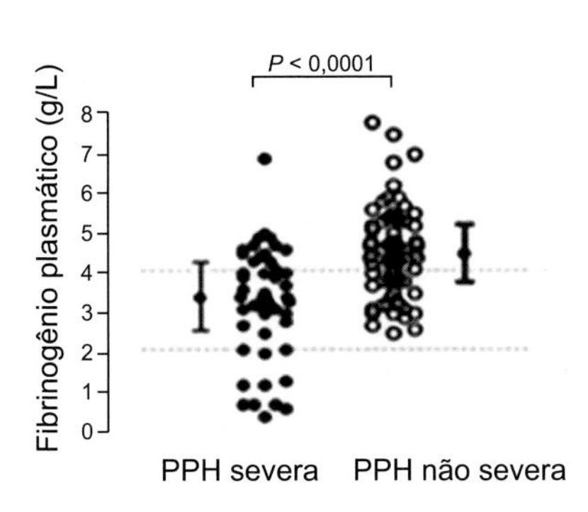

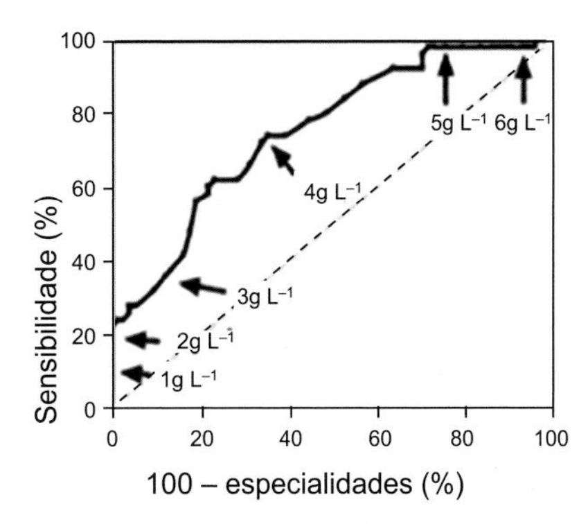

Figura 45.2 Descrição gráfica dos resultados de Charbit e cols. No primeiro gráfico é possível observar a distribuição das pacientes com hemorragia pós-parto severa (●) e não severa (○) conforme dosagem do fibrinogênio em g/L. No segundo gráfico, análise sob a curva ROC, tendo os níveis de fibrinogênio como preditor de hemorragia severa. (Adaptada de Charbit B. The decrease of fibrinogen is an early predictor of the severity of postpartum hemorrhage. J Thromb Haemost 2007 Feb; 5[2]:266-73.)

que para cada queda de um grau na temperatura há aumento de 20% na perda sanguínea.

Outro cuidado relevante é com a gerência fluida. A substituição de sangue perdido por soluções cristaloides em valores acima de uma volemia pode reduzir os níveis dos fatores de coagulação para menos de 30%. Os malefícios dessa diluição foram evidenciados mais recentemente no estudo de Neal e cols. (2012), que observaram que a ressuscitação de traumas graves com volumes de cristaloide > 1,5:1 mililitro em relação ao sangue foi fator de risco independente, elevando em 70% a ocorrência de disfunção múltipla de órgãos, SARA e síndrome do compartimento abdominal.

Outras linhas de pesquisa semelhantes também evidenciam o benefício da transfusão precoce de hemocomponentes em vez de cristaloides. Mas, o quanto administrar? Na última década, assistiu-se a embates referentes à polêmica da quantidade de plasma fresco que deveria ser ofertada às pacientes. Alguns autores se tornaram francos defensores da relação 1:1, ou seja, um mililitro de plasma para cada mililitro de hemácia. No entanto, os trabalhos eram pouco consistentes, em sua maioria retrospectivos, e com alto risco de vieses.

A recente diretriz inglesa de assistência ao trauma, citada anteriormente, também avaliou de maneira sistemática todos os estudos tipo ECR (estudo controlado randomizado) sobre o assunto e concluiu que a ressuscitação volêmica de pacientes politraumatizadas graves deve ser iniciada precocemente com hemocomponentes de modo equalizado, especificamente plasma fresco, plaquetas e hemácias na relação de 1:1:1.

Embora esse conceito de ressuscitação equalizada dos hemocomponentes esteja sendo validado para os protocolos de PPH, é necessário fazer ressalvas. As evidências de transfusão 1:1 ocorreram em pacientes politraumatizadas, já as vítimas de PPH em sua maioria não exibem níveis de lesão tecidual tão exuberante. Entretanto, independentemente do cenário, sabe-se hoje que, quanto maior a lesão, maior a necessidade de reposição precoce de todos os componentes fisiológicos do sangue.

À análise dos protocolos de PPH desenvolvidos na última década, verifica-se que todos propõem e autorizam a transfusão de hemocomponentes de maneira empírica em casos graves, obedecendo à sequência: hemácia, plasma, crioprecipitado e plaquetas. Contudo, em nenhum desses existe um marco claro para o início da transfusão, sendo aceito que toda gestante com sangramento que apresente hipotensão sem outra etiologia evidente deve receber precocemente concentrado de hemácias. Estados de choque hemorrágico avançado, de terceiro ou quarto grau, frequentemente cursam com alterações comportamentais, taquipneia e palidez cutâneo-mucosa, o que ilustra bem o padrão de emergência (Quadro 45.3).

Outra decisão difícil é quanto ao grau de especificidade das hemácias transfundidas, podendo ser tipo universal (0 negativa), tipo específica (sistema ABO Rh) ou idealmente após prova cruzada. Toda maternidade que se qualifique como "de alto risco" deve se empenhar para ter disponível pelo menos dois concentrados de hemácias tipo universal em seu banco de sangue. Isso se justifica pelo fato de que a tipagem e a prova cruzada demoram no mínimo 15 e 45 minutos para estarem disponíveis, respectivamente.

Por se tratar de uma circunstância rara, não existem estudos consistentes sobre a transfusão de sangue "O negativo", porém esta não é isenta de risco. Os protocolos orientam que sejam administrados em quantidades mínimas necessárias, acreditando que o receptor, ao incorporar essa tipagem em sua volemia, poderia, em maior ou menor grau, rejeitar as próximas transfusões específicas. No protocolo da Sociedade Inglesa de Hematologia, a decisão pela administração de hemácias "O negativo" pertence ao chefe de equipe.

Seria possível que a gestante em PPH manifeste coagulopatia mesmo após a transfusão de plasma fresco? A resposta é sim, provavelmente em função de hipofibrinogenemia. Sabe-se que o plasma fresco congelado (PFC) apresenta níveis variados de alguns fatores de coagulação, principalmente daqueles considerados lábeis, em ordem decrescente de instabilidade: fibrinogênio e fatores de coagulação V e VIII. Quanto maior o tempo de estoque do PFC, menor será a dosagem desses fatores, e a quantidade de fibrinogênio pode variar de 2 a 67mg por unidade de plasma (Tabela 45.1).

Já a quantidade de fibrinogênio no crioprecipitado não varia tanto como no PFC, podendo haver 100 a 250mg por bolsa de 15mL (Tabela 45.2). Cada unidade de crioprecipitado elevará o fibrinogênio em 5 a 10mg/dL.

Tabela 45.1 Concentração e meia-vida dos fatores de coagulação presentes no PFC

Fator	Concentração PFC (UI/mL)	Meia-vida (horas)	Nível hemostático
Fibrinogênio	2 a 67	100 a 150	1mg/mL
Fator II	80	50 a 80	40% a 50%
Fator V	80	12 a 24	10% a 30%
Fator VII	90	6	10% a 20%
Fator VIII	92	12	30% a 100%
Fator IX	100	24	20% a 60%
Fator X	85	30 a 60	10% a 40%
Fator XI	100	40 a 80	20% a 30%
Fator XIII	83	150 a 300	10%
FvW	80	24	20% a 50%
Proteína C	–	8	–
Proteína S	–	12 a 22	–
Fibronectina	–	24 a 72	–
AT III	100	45 a 60	–

Fonte: adaptada de Barros LM. Guia para uso de hemocomponentes/Ministério da Saúde, Secretaria de Atenção à Saúde, Departamento de Atenção Especializada e Temática. 2. ed. Brasília 2015; 136:p.il.

Em 2014, Collins e cols. propuseram um modelo teórico capaz de simular as variações plasmáticas nos níveis de fibrinogênio após infusão de PFC, crioprecipitado e concentrado do fator.

O modelo considera o fato de que, embora o PFC contenha fibrinogênio, é também um potente expansor plasmático, levando à diluição desproporcional de alguns fatores, assim como do hematócrito. A concentração de fibrinogênio média nos hemocomponentes considerada foi: PFC (2g/L; 1 unidade de 250mL tem 500mg), crioprecipitado (12g/L; 1 unidade de 12,5mL tem 150mg) e concentrado de fibrinogênio (1g em 50mL; 20g/L). Observe que para que se atinja o alvo de 2g/L de fibrinogênio plasmático seriam necessárias poucas unidades do concentrado, dezenas de crioprecipitado e teoricamente impossível com a infusão de PFC (Figura 45.3).

Embora o ideal seja a administração do crioprecipitado mediante dosagem sérica do fator, é possível não dispor desse tempo. Em alguns protocolos revisados, os autores admitem a

Tabela 45.2 Fatores de coagulação e sua meia-vida presentes em uma bolsa de crioprecipitado com volume de 10 a 15mL

Fatores de coagulação	Quantidade/bolsa	Meia-vida (horas)
Fibrinogênio	150 a 250mg	100 a 150
Fator VIII	80 a 150UI	12
FvW	100 a 150UI	24
Fator XIII	50 a 75UI	150 a 300

Fonte: adaptada de Simões BJ. Guia para uso de hemocomponentes/Ministério da Saúde, Secretaria de Atenção à Saúde, Departamento de Atenção Especializada e Temática. 2. ed. Brasília 2015; 136:p.il.

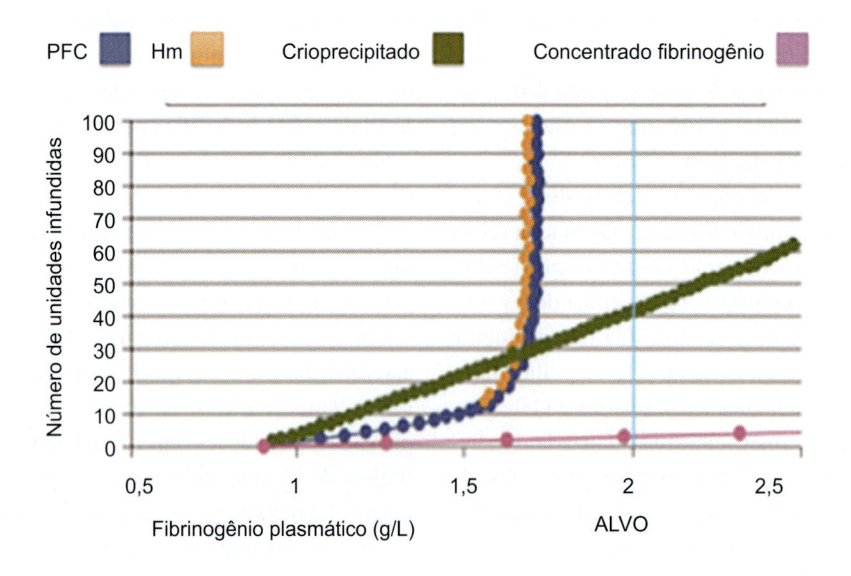

Padronização:

- PFC (1 unidade de 250mL tem 500mg de fibrinogênio)
- Crioprecipitado (1 unidade de 12,5mL tem 150mg de fibrinogênio)
- Concentrato de fibrinogênio (50mL têm 1g de fibrinogênio)

Figura 45.3 (Adaptada de Collins PW et al. Theoretical modelling of fibrinogen supplementation with therapeutic plasma, cryoprecipitate, or fibrinogen concentrate. Br J Anaesth 2014 Oct; 113[4]:585-95.)

transfusão empírica de crioprecipitado. No entanto, a infusão empírica de fibrinogênio carece de fundamentos científicos. Wikkelso e cols. conduziram de maneira randomizada, duplo-cega, a comparação do concentrado de fibrinogênio *versus* placebo em mulheres com PPH, não observando diferenças quanto às taxas de hemotransfusão e os demais desfechos.

A importância de conhecer precocemente os níveis de fibrinogênio e a demora em obter um resultado laboratorial impulsionaram a utilização das ferramentas de análise viscoelástica do sangue e o desenvolvimento de protocolos tipo *point of care*, os quais serão discutidos adiante.

Coloides – Estado atual na PPH

Se não existe grande diferença entre os cristaloides, o mesmo não pode ser dito em relação aos coloides, visto que esses têm perfil de segurança muito abaixo dos primeiros.

Os coloides estão associados a reação anafilática grave, disfunção renal e anormalidades da coagulação. Assim, para a administração de soluções coloides deve-se pautar em critérios de indicação e nunca estabelecer o uso rotineiro.

A explicação para a coagulopatia relacionada com os coloides está provavelmente associada à disfunção plaquetária, especificamente à diminuição dos níveis de FvWb e ristocetina. Outro possível mecanismo seria a hipocalcemia, não a realmente mensurada, mas sim as flutuações em seus níveis durante a infusão do coloide. O cálcio é um importante cofator em vários pontos do processo de coagulação, assim como um pré-requisito para a estabilidade do receptor GPIIBIIIA. Em função disso, a dose máxima na bula do hidroxetilamido 6%130/0,4 é de 20mL/kg/dia, não devendo ultrapassar 1.500mL/dia em um paciente de 70kg.

O efeito adverso potencialmente mais grave com o uso dos coloides é a ocorrência de reação anafilática crítica, a qual, felizmente, é muito rara (0,058%) com o coloide mais comercializado atualmente, o hidroxetilamido (HES).

O uso de solução coloide se baseia no fato de que as soluções cristaloides não exercem qualquer efeito coloidosmótico. A não manutenção da pressão oncótica estaria associada à pior distribuição do volume administrado, que se acumularia mais no interstício, causando edema tecidual e piora da oxigenação e da função orgânica. A despeito do discurso fisiológico convidativo, os coloides não alcançaram resultados espetaculares nas análises comparativas de doentes críticos e/ou cirúrgicos, obtendo resultados limitados ao contexto e ao sistema.

Quando a variável estudada foi a função do trato gastrointestinal, os coloides estudados promoveram a melhor perfusão orgânica e função pós-operatória, especificamente menor incidência de náuseas e vômitos pós-operatórios (NVPO).

O impacto relativo dos cristaloides e coloides sobre a função pulmonar tem sido tema de exaustivos debates. Embora os resultados não sejam consensuais, a maioria dos trabalhos demonstrou não haver diferença, e a menor parcela dos estudos verificou que os coloides estiveram associados a uma taxa menor de edema intersticial pulmonar, o que refletiu melhor índice de oxigenação e maior complacência pulmonar.

Como o benefício dos coloides não alcança consenso nas randomizações, o grande desafio e o principal questionamento das diretrizes atuais são definir quais pacientes se beneficiariam do uso de coloides. Obviamente, aquelas com baixa pressão oncótica com prejuízo no coeficiente de permeabilidade capilar, ocasionando distribuição anormal da volemia corporal. No entanto, alterações muito acentuadas na permeabilidade poderiam permitir até mesmo a passagem dos coloides de baixo peso molecular para o interstício, agravando o quadro; isso provavelmente explica o pior desfecho em situações de SARA e sepse.

Em 2013, a Agência Europeia de Medicamentos concluiu que as soluções com HES terão de deixar de ser utilizadas para o tratamento de doentes com sepses, queimaduras ou em estado crítico em virtude do risco aumentado de lesão renal e mortalidade. As soluções com HES podem continuar a ser usadas para o tratamento da hipovolemia causada por perda súbita de sangue, quando o tratamento apenas com cristaloides não for suficiente. Para minimizar os riscos potenciais nessas pacientes, as soluções com HES não devem ser utilizadas por mais de 24 horas, e a função renal deve ser monitorizada após a administração do HES. As soluções com HES devem ser utilizadas na dose eficaz mais baixa pelo período de tempo mais curto. O tratamento deve ser guiado por monitorização hemodinâmica contínua, de modo que a perfusão seja suspensa assim que forem alcançados os objetivos hemodinâmicos adequados. As soluções com HES estão contraindicadas em doentes com insuficiência renal ou terapêutica de substituição renal. A utilização do HES deve ser interrompida ao primeiro sinal de lesão renal. Um aumento da necessidade da terapêutica de substituição renal foi notificado até 90 dias após a administração do HES.

Suporte respiratório

Não foram encontrados estudos que comparem diferentes estratégias e abordagens das vias aéreas em gestantes no contexto da PPH. O RCOG (2011) recomenda que a manipulação das vias aéreas seja proporcional ao insulto hemorrágico, sem tempestividade. Convém lembrar que as gestantes apresentam maior dificuldade para a realização de laringoscopia e intubação traqueal quando comparadas à população de não grávidas. Segundo o RCOG, as pacientes conscientes devem ser mantidas em suplementação de oxigênio (O_2 sob máscara - 15L/min). Caso apresentem estado de agitação, sugestivo de choque de terceiro grau, a ressuscitação hemodinâmica deve ser instituída antes de ser considerada a intubação orotraqueal. Entretanto, caso evoluam com rebaixamento do nível de consciência, a ventilação mecânica invasiva não deverá ser postergada.

Fibrinólise, antifibrinolíticos e o estudo Woman

Entende-se como fibrinólise o processo fisiológico antagônico à formação do trombo de fibrina, o qual acontece subsequentemente à ativação do sistema de coagulação e tem por objetivo limitar o crescimento do trombo no sítio de lesão, assim como impedir sua formação na vasculatura vizinha saudável. O principal mediador desse processo é o fator tecidual ativador de plasminogênio (t-PA), que, como o próprio nome revela, ativará o plasminogênio em plasmina, a qual é responsável pela lise da fibrina.

A plasmina é uma enzima proteolítica capaz de lisar não somente a fibrina, mas também o fibrinogênio e eventualmente, de maneira não específica, também os fatores V e VIII. Os produtos de degradação do fibrinogênio e da fibrina (PDF) têm atividade anticoagulante, impedindo a polimerização dos monômeros de fibrina e agindo negativamente sobre a trombina e as plaquetas.

A mulher grávida, após o nascimento, experimenta uma ativação precoce e intensa de seu sistema fibrinolítico. Os níveis de t-PA aumentam duas vezes em relação aos níveis basais, o que caracteriza a gestação como um estado pró-fibrinólise.

Os antifibrinolíticos são fármacos utilizados há décadas no tratamento das hemorragias, inibindo de maneira competitiva t-PA e em menor grau, de modo não competitivo, a atividade da plasmina, favorecendo a integridade do trombo. Essa classe de medicamentos sempre foi considerada em situações de hiperfibrinólise primária, como é o caso das cirurgias cardíacas com extracorpórea e transplante hepático. Inicialmente, seu uso era temido em situações de hiperfibrinólise secundária, em razão da possibilidade de agravar quadros de CIVD associados. Os principais antifibrinolíticos disponíveis no mercado são o ácido aminocaproico e o ácido tranexâmico (TAX).

O TAX está entre os fármacos mais estudados em síndromes hemorrágicas e é de baixo custo. Os resultados demonstram sua capacidade de reduzir o sangramento e, em alguns trabalhos, a necessidade de alotransfusão sem acrescentar risco de tromboembolismo.

Os antifibrinolíticos sempre foram prescritos com ressalvas em gestantes, tendo em vista o maior risco de eventos tromboembólicos inerente a essa população. Diversos estudos demonstraram os benefícios do TAX em situações de PPH, porém, em função da heterogeneidade e da amostra reduzida, não foram capazes de levar ao desenvolvimento de diretrizes que atestassem sua segurança.

Em maio de 2017, finalmente foi publicado um dos estudos mais esperados em PPH, o *Woman Trial* (*World Maternal Antifibrinolytic*). Conduzido pelo departamento de saúde de Londres, sob o financiamento da fundação Bill & Melinda Gates, o estudo, iniciado em 2010, contou com a colaboração de quase 500 pesquisadores de 193 hospitais espalhados por 21 nações. Foram randomizadas 20.060 mulheres maiores de 16 anos que apresentavam PPH, a qual era caracterizada por sangramento > 500 ou 1.000mL nos partos via vaginal e abdominal, respectivamente, assim como gestantes que apresentavam sangramento relevante a ponto de causar instabilidade hemodinâmica. Conforme eram alocadas, as pacientes recebiam placebo ou TAX. O antifibrinolítico era infundido na dose de 1g, sendo possível novo *bolus* da mesma dose caso o sangramento persistisse após 30 minutos ou retornasse dentro das primeiras 24 horas.

A mortalidade foi reduzida no grupo TAX: 155 óbitos em 10.036 PPH *versus* 191 em 9.985 PPH (RR 0,81; IC 95%: 0,65 a 1; p = 0,045). Entretanto, o benefício foi ampliado quando o TAX foi utilizado de maneira precoce, especificamente nas primeiras 3 horas de PPH: 89 *versus* 127 óbitos (RR 0,69; IC 95%: 0,52 a 0,91; p = 0,008) (Figura 45.4). Não houve diferença entre os grupos para os demais desfechos estudados, como óbito por outras etiologias, taxa de histerectomia e eventos adversos, incluindo tromboembólicos (Figura 45.4).

Na Figura 45.5, o autor compara os resultados obtidos no estudo citado com outro estudo de metodologia semelhante

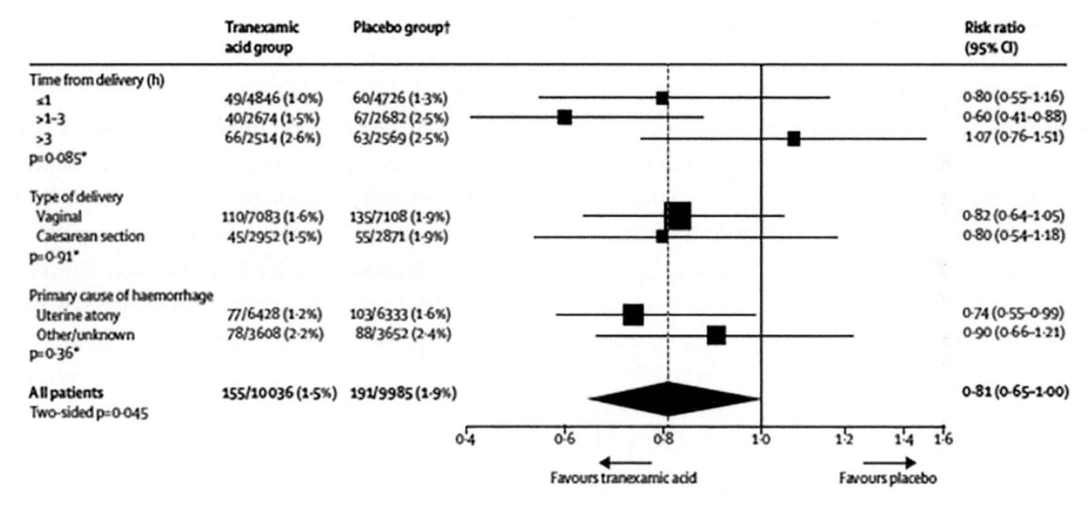

Figura 45.4 Mortes decorrentes de sangramento por subgrupo.

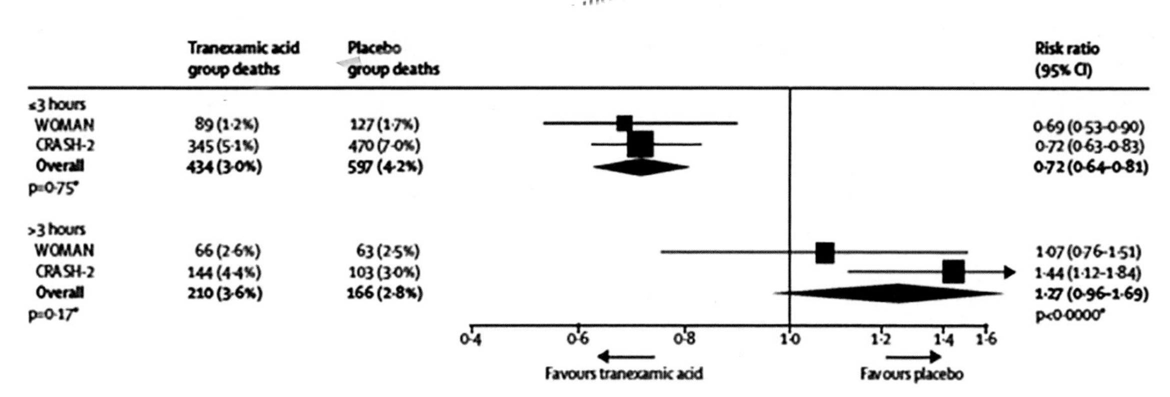

Figura 45.5 Tempo de tratamento.

e conduzido pelo mesmo grupo, porém em politraumatizados – o estudo *Crash 2*, no qual a administração precoce de TAX resultou em diminuição do sangramento e da mortalidade, porém, paradoxalmente, aumentou o risco quando administrado tardiamente. Esse aspecto temporal na análise dos dados foi fundamental na elaboração das diretrizes de atendimento ao politrauma, que consideram a administração do antifibrinolítico apenas quando houver a oportunidade de fazê-lo no máximo em 3 horas após o trauma. No *Woman*, a percepção foi incrivelmente semelhante.

Algoritmos no modelo *point of care*

A presença de coagulopatia sempre foi definida por testes laboratoriais convencionais (Quadro 45.4).

Na última década, o valor do coagulograma tem sido questionado nos mais diversos cenários. Na verdade, o coagulograma foi criado em contexto ambulatorial, visando ao acompanhamento de pacientes em anticoagulação, assim como ao diagnóstico das coagulopatias mais prevalentes, como hemofilias e von Willebrand. Além disso, o coagulograma pode não refletir a realidade, tendo em vista a correção de temperatura e do pH *in vitro*. Esses testes embasaram o tradicional modelo didático, *in vitro*, das vias intrínseca e extrínseca da coagulação. Embora seja uma maneira didática de estudo, não corresponde aos acontecimentos *in vivo*. O recente modelo, intitulado *novo modelo celular de coagulação*, substitui a velha concepção e se divide em iniciação, propagação, estabilização e fibrinólise (Figura 45.6).

Com base nesse novo modelo, a análise da coagulação tem sido feita por meio de ferramentas que promovem a análise viscoelástica do sangue, e em poucos minutos é obtido todo o processo de coagulação no modelo celular demonstrado graficamente.

Quadro 45.4 Definição dos distúrbios da coagulação por meio do coagulograma convencional

Tempo de protrombina (TP) > 18 segundos
Tempo de tromboplastina parcial ativada (TTPa) > 60 segundos
TP e/ou TTPa < 1,5 a 1,6 × o controle
RNI > 1,5
Atividade da protrombina < 70%

Nesse desenho se desenvolvem os pontos de cuidado ou *point of care*, com cada índice direcionando para uma intervenção específica (Figura 45.7).

Nos últimos anos aumentou o número de publicações de algoritmos com base no modelo *point of care*, os quais se caracterizam pela leitura rápida e abordagem precisa, sendo muito dinâmicos quando se dispõe da análise viscoelástica do sangue e de hemoderivados específicos.

As duas ferramentas disponíveis para análise rápida da paciente à beira do leito são a tromboelastografia (TEG) e a tromboelastometria rotacional (TEM). Ambas possibilitam a interpretação seriada do coágulo em sequências de poucos minutos.

Na análise viscoelástica do sangue, uma pequena amostra é colocada em uma cubeta onde está centralizado um pino. Na medida em que ocorre a coagulação, o pino se movimenta sob resistência maior, sendo a viscosidade e a elasticidade traduzidas em amplitude gráfica. No teste mais popular, o EXTEN (*measures the extrinsic coagulation*), o fator tecidual é acrescido à amostra. Embora o desenho, em sua amplitude máxima, demore até 40 minutos, é possível analisar com semelhante fidedignidade a amplitude nos primeiros 5 minutos (A5). A5 > 15mm tem sido utilizado para o diagnóstico inicial da coagulopatia.

Uma vez alterado ao EXTEN, são subsequentemente submetidos ao FIBTEN (*test measures the effect of fibrinogen*), no qual é adicionado um inibidor da função plaquetária, de modo a avaliar isoladamente o papel desempenhado pelo fibrinogênio na firmeza do coágulo. Valores de FIBTEN > 10 a 12mm indicam dificuldade de estabilização do coágulo por déficit ou disfunção do fibrinogênio.

Em gestantes, no terceiro trimestre, os valores normais de FIBTEM variam de 15 a 19mm.

O NICE Trauma 2016 avaliou de maneira sistemática todos os estudos que compararam as ferramentas mais modernas, TEG e TEM, com o coagulograma convencional. Embora concordem que o teste clássico de mensuração da atividade de protrombina (INR) seja uma ferramenta pouco sensível

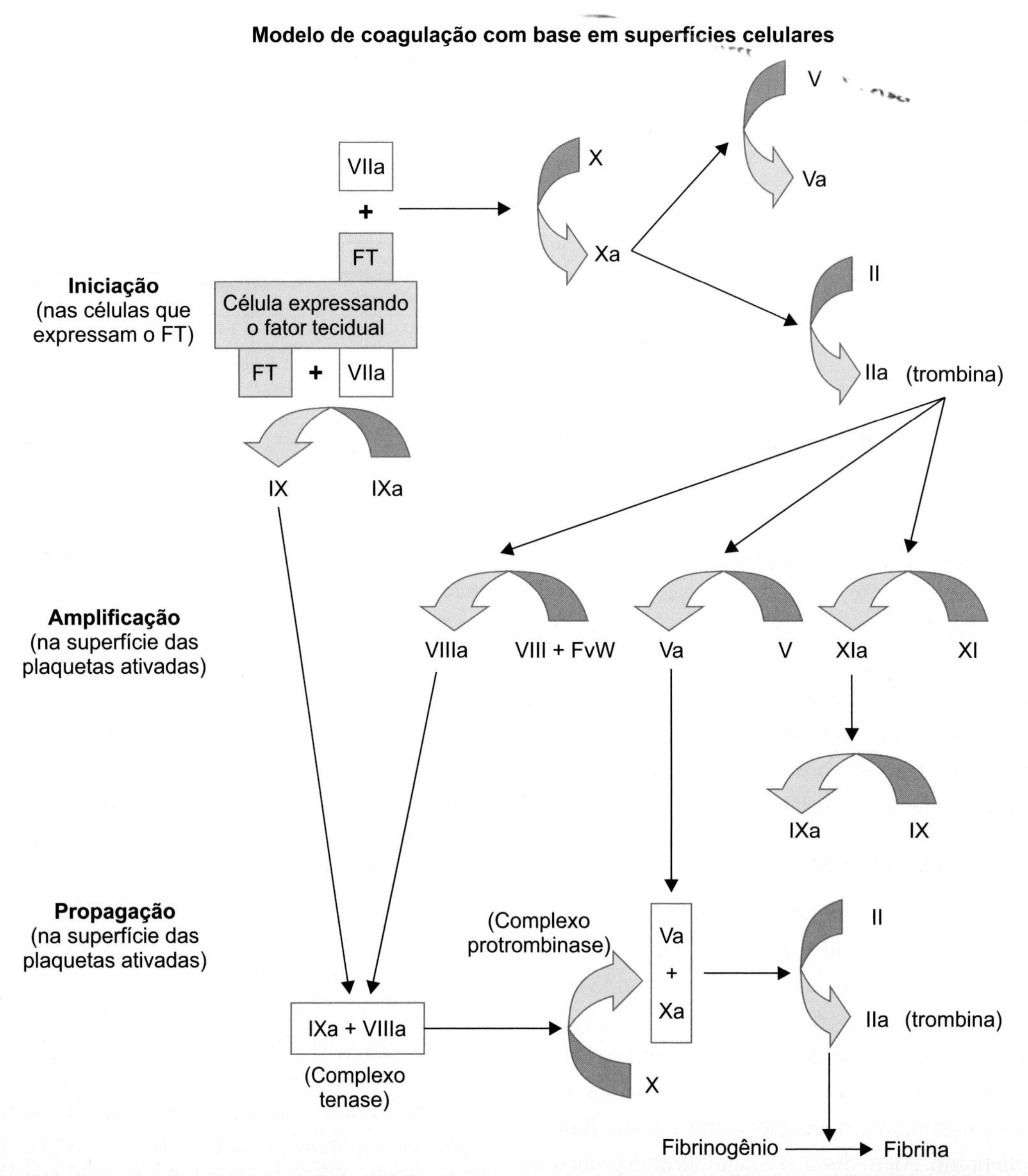

Resumo da teoria atual de coagulação com base em superfícies celulares

Iniciação	Amplificação	Propagação	Fibrinólise
■ O endotélio vascular e células sanguíneas são perturbados, expondo fator tecidual (FT) ■ Interação do FVIIa com o FT	■ A trombina ativa plaquetas, cofatores V e VIII e fator XI na superfície das plaquetas	■ Produção de grande quantidade de trombina, formação de um tampão estável no sítio da lesão e interrupção da perda sanguínea	■ O processo de coagulação é limitado para evitar a oclusão trombótica ao redor das áreas íntegras dos vasos

Figura 45.6 Representação do novo modelo da coagulação com base em superfícies celulares, compreendendo as fases de iniciação, amplificação e propagação. Fator tecidual (FT), ativado (a). (Ferreira CN. Adaptada de Vine AK. Recent advances in haemostasis and thrombosis. Retina 2009; 29[1]:1-7.)

no trauma, não recomendam rotineiramente o uso do TEG ou do TEM. Segundo a diretriz, embora sejam utilizados com sucesso no contexto de grandes cirurgias e UTI, não existem evidências de qualidade suficiente para sua recomendação formal na síndrome hemorrágica do trauma, além de ser necessária uma análise dos custos, incluindo os operacionais, tendo em vista a exigência de treinamento para sua execução.

Concentrado de fator liofilizado

São inúmeras as publicações que descrevem a utilização dos hemoderivados processados pela indústria nos mais diversos cenários críticos, a maioria proveniente de países desenvolvidos, os quais detêm as patentes. Destaca-se a comercialização do fator 1 liofilizado, do complexo protrombínico (fatores 2, 7, 9 e 10), do fator 7 e do fator 13. O fator 1 e o complexo

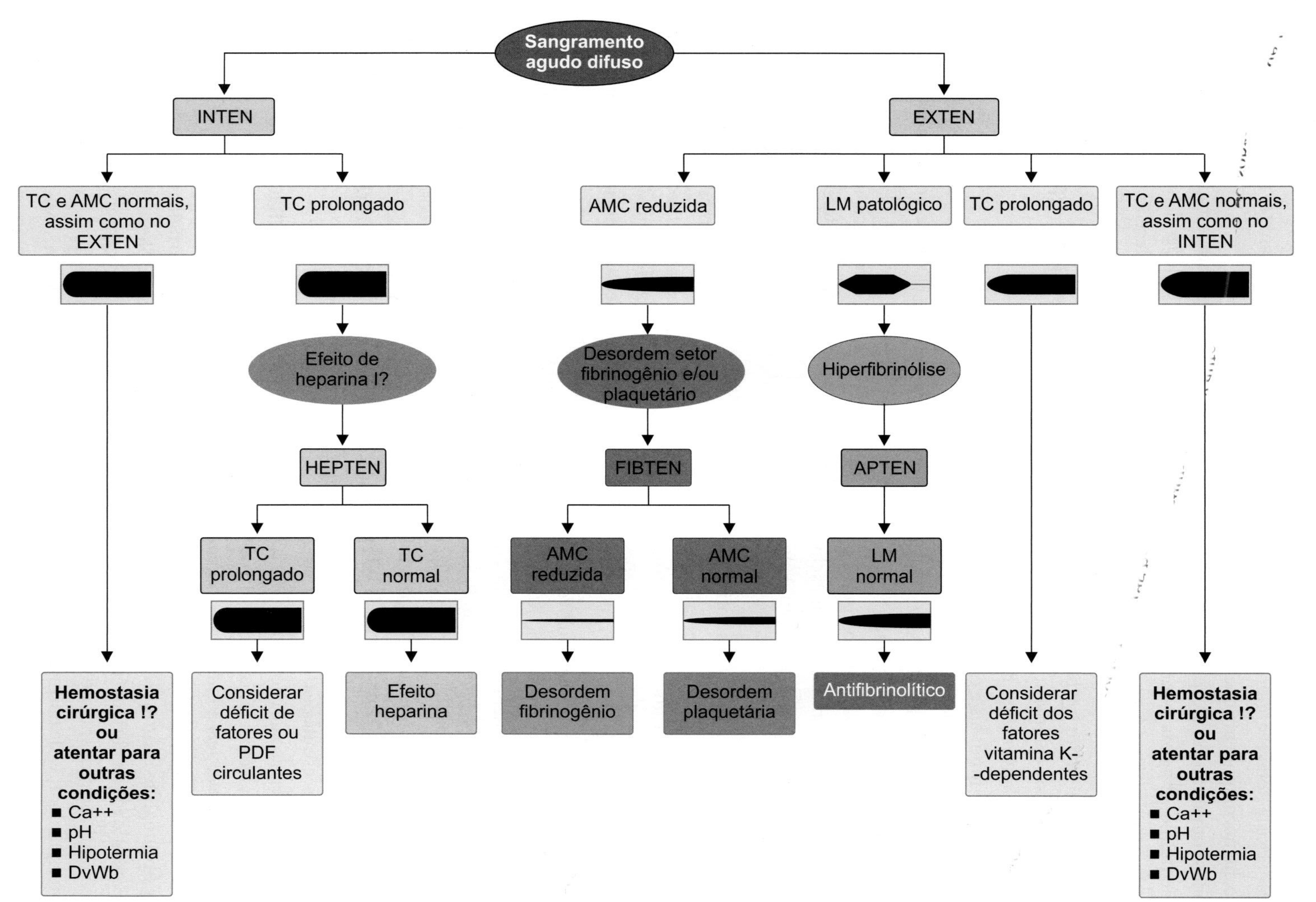

Figura 45.7 TC: tempo de coagulação. Amplitude de 2mm no gráfico. É o primeiro teste e o mais inespecífico. Pode indicar problema em qualquer fase da coagulação. TFC: tempo de formação do coágulo. Amplitude de 2 a 20mm. Informa precocemente sobre a cinética do coágulo, mas também é influenciado por problemas de firmeza. AMC: amplitude máxima do coágulo. Informa sobre a firmeza do trombo, a qual está relacionada com o setor plaquetário, fibrinogênio e mais raramente déficit fator 13. LM (ou % de AMC): percentual de lise do coágulo. Comumente analisado aos 30 minutos. Pode mensurar o grau de fibrinólise. (Adaptada de ROTEM diagnostic algorithm of the Essener Runde task force. Disponível em: https://www.haemoview.com.au/rotem-analysis.html.)

protrombínico são sugeridos por alguns autores como substitutos do crioprecipitado e do plasma fresco, respectivamente. Alegam-se como vantagens: sua pronta disponibilidade, a dispensa da necessidade de prova cruzada, a reposição específica do fator, o menor risco de sobrecarga hemodinâmica, eventos imunológicos e infecção. Existe notável argumentação contra o uso do plasma fresco, hemocomponente que reúne boa parte dos riscos relacionados com a transfusão, com destaque para a ocorrência de lesão pulmonar aguda associada à transfusão (TRALI – *transfusion-related acute lung injury*).

A TRALI se caracteriza por edema pulmonar bilateral e severa hipoxemia, sem comprometimento cardíaco, ocorrendo durante ou dentro de 6 horas, após completada a transfusão. Trata-se de uma complicação relativamente rara, ocorrendo em 1 a cada 5.000 unidades transfundidas e em 1 a cada 625 pacientes transfundidas. No entanto, a TRALI é considerada a principal causa de morbidade e mortalidade associadas à transfusão por diversos programas de hemovigilância.

Como os doadores de componentes sanguíneos implicados na TRALI são geralmente mulheres multíparas, a exclusão dessas doadoras tem sido sugerida pela Associação Americana de Bancos de Sangue.

Os protocolos *point of care* têm sido utilizados rotineiramente na abordagem da PPH em serviços norte-americanos, alemães e do Reino Unido. Dentre os protocolos, a proposta de Mallaiah e cols. é frequentemente citada nas publicações, assim como na propaganda dos insumos.

O protocolo é utilizado rotineiramente no Liverpool Women's Hospital desde 2011 e se baseia na disponibilidade do ROTEM (TEM International GmbH, Munique, Alemanha), assim como do concentrado de fibrinogênio (Haemocomplettan P; CSL Behring GmBH, Marburg, Alemanha) (Figuras 45.8 e 45.9). O estudo padrão que fundamenta a elaboração do protocolo incluiu 93 gestantes com hemorragia > 1.500mL, nas quais o FIBTEM A5 se mostrava > 12mm. Procedeu-se a uma comparação prospectiva de duas diferentes estratégias: de 2011 a 2012 as gestantes receberam o pacote clássico de choque e de 2012 a 2013, 3g do concentrado de fibrinogênio. O pacote clássico de choque (*shock pack*) se caracterizava pela administração equalizada (1:1:1) de hemácia, PFC e plaquetas.

A administração de fibrinogênio no grupo (*shock pack*) era regida pelo cálculo da quantidade de fibrinogênio presente no plasma: 0,8g em cada 300mL. Se o quantitativo não atingisse 3g, era utilizado crioprecipitado: 1,5g de fibrinogênio para cada 189mL de transfundido (Figura 45.8).

No grupo alternativo, intitulado *ROTEM-guided Fibrinogen Concentrate*, em vez da administração empírica de PFC era administrado tão somente na presença de um EXTEN > 100 segundos. Paralelamente, se FIBTEM A5 estivesse diminuído, administravam-se 3g do concentrado de fibrinogênio (Figura 45.9).

Os resultados, com significância estatística, apontaram benefícios da administração do concentrado de fibrinogênio, como menor necessidade de plasma, crioprecipitado, menor incidência de transfusão maciça (≥ 6 unidades de hemácia), assim como menor incidência de sobrecarga volêmica nas gestantes. Os autores declaram ter recebido financiamento da indústria.

Está em curso um grande estudo que compara os benefícios da administração independente e precoce do concentrado de fibrinogênio *versus* placebo mediante a constatação de PPH com FIBTEN A5 < 16mm.

Fator 7 ativado recombinante (F7ar) – O último recurso?

O F7ar é um dos mais recentes produtos da indústria de hemocomponentes. O concentrado de fator é obtido por tecnologia recombinante de DNA e é notadamente potente, sendo inicialmente desenvolvido para situações específicas: hemofilia tipo A e B e na rara deficiência do fator 7. Em 2002, começou a ser experimentado em diferentes contextos, como trauma e PPH. Apesar do aparente sucesso mediante um único *bolus* padrão de 90µg/kg, também esteve associado à ocorrência de eventos tromboembólicos. A última revisão da Cochrane que avaliou o F7ar em pacientes não hemofílicos reuniu 32 ECR. Apesar de o F7ar ser o fármaco hemostático mais eficaz, não teve sua segurança determinada pelos mesmos estudos, principalmente no que tange ao risco de trombose arterial. Assim, não é recomendado em pacientes não hemofílicos.

O único protocolo a recomendar a utilização do F7ar é o do RCOG (2011), segundo o qual o F7ar pode ser utilizado em situações de hemorragia não cirúrgica persistente e refratária às mediadas usuais, ou seja, os níveis de fibrinogênio e plaquetas devem ser normais com ausência de hipotermia, acidose e hipocalcemia. O benefício é observado em 15 minutos, sendo admitida a administração de novo *bolus* após 30 minutos.

Sistema de recaptura de hemácias (*cell salvage*)

Cell salvage, como é popularmente chamado o sistema de recaptura de hemácias, sempre foi utilizado com sucesso em cirurgias de grande monta, particularmente cardíacas e grandes procedimentos vasculares. Nesse cenário, há a perspectiva de sangramento passível de recaptura, sendo demonstrada a redução nas taxas de transfusão de sangue alogênico.

O uso desse sistema em obstetrícia, especificamente na PPH, é uma crescente. Levantamento de 2006 relatou que 40% das maternidades do Reino Unido já utilizaram a ferramenta.

Revisão da *Current Opinion* de 2014 avaliou de maneira sistemática as publicações relacionadas com o uso do *cell salvage* em cesarianas. Os autores encontraram seis publicações: quatro séries de caso e apenas dois estudos controlados, ambos de 1998.

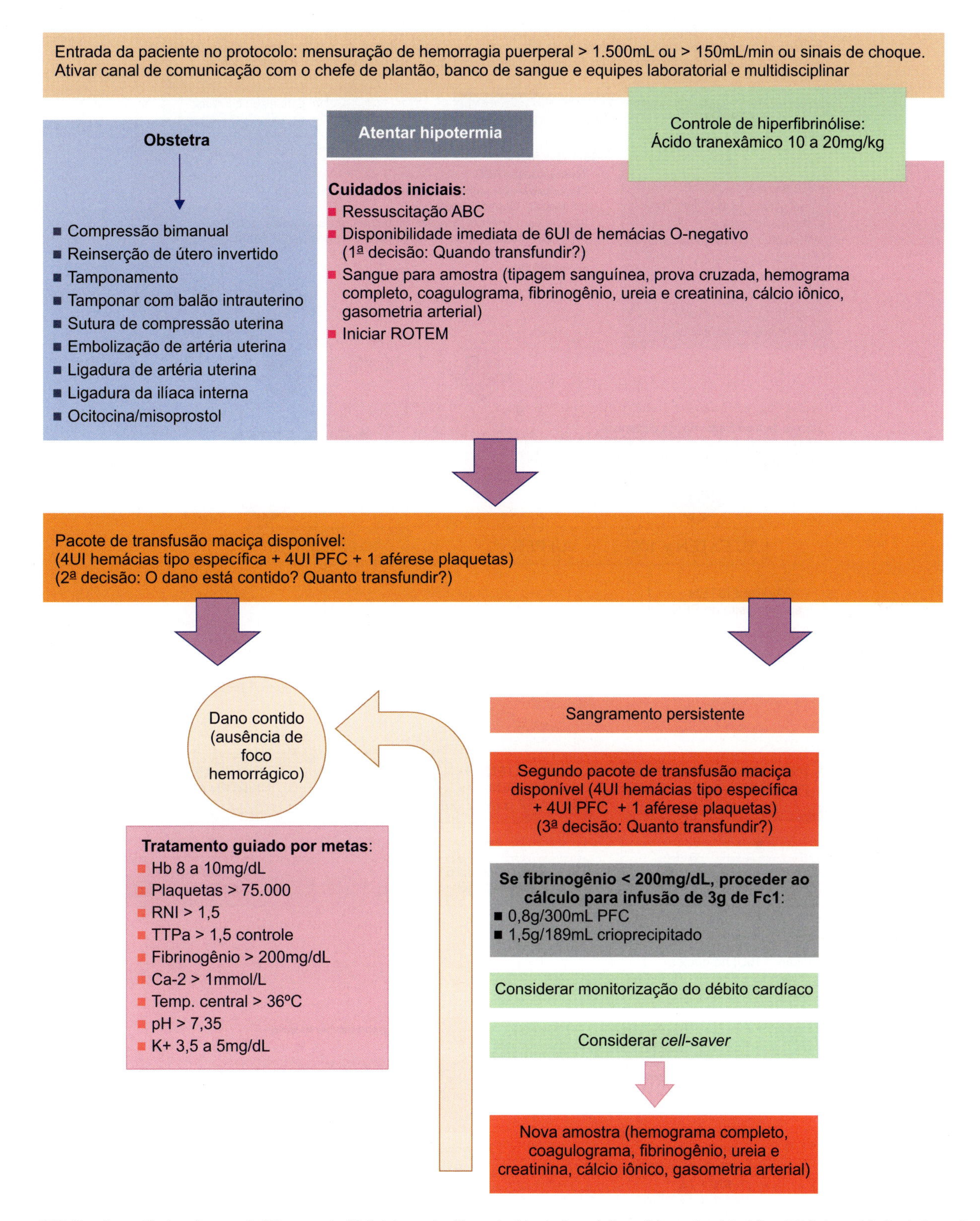

Figura 45.8 Algoritmo clássico de manejo HP segundo Mallaiah e cols. (Reproduzida de Association of Anaesthesist of Great Britain and Ireland. Anaesthesia 2015; 70:166-75.)

Um desses estudos consiste em uma coorte prospectiva multicêntrica, na qual não foi observada diferença significativa nos desfechos em relação ao controle, porém sugeriu uma aparente segurança após ter utilizado o sistema de recaptura em 89 cesarianas.

O segundo estudo foi um ECR em um pequeno número de cesarianas (68 pacientes). O *cell salvage* beneficiou esse grupo, diminuindo a taxa de transfusão (2,9% *vs.* 23,5%; p = 0,01), elevando a contagem da hemoglobina no quarto dia e encurtando o tempo de permanência hospitalar.

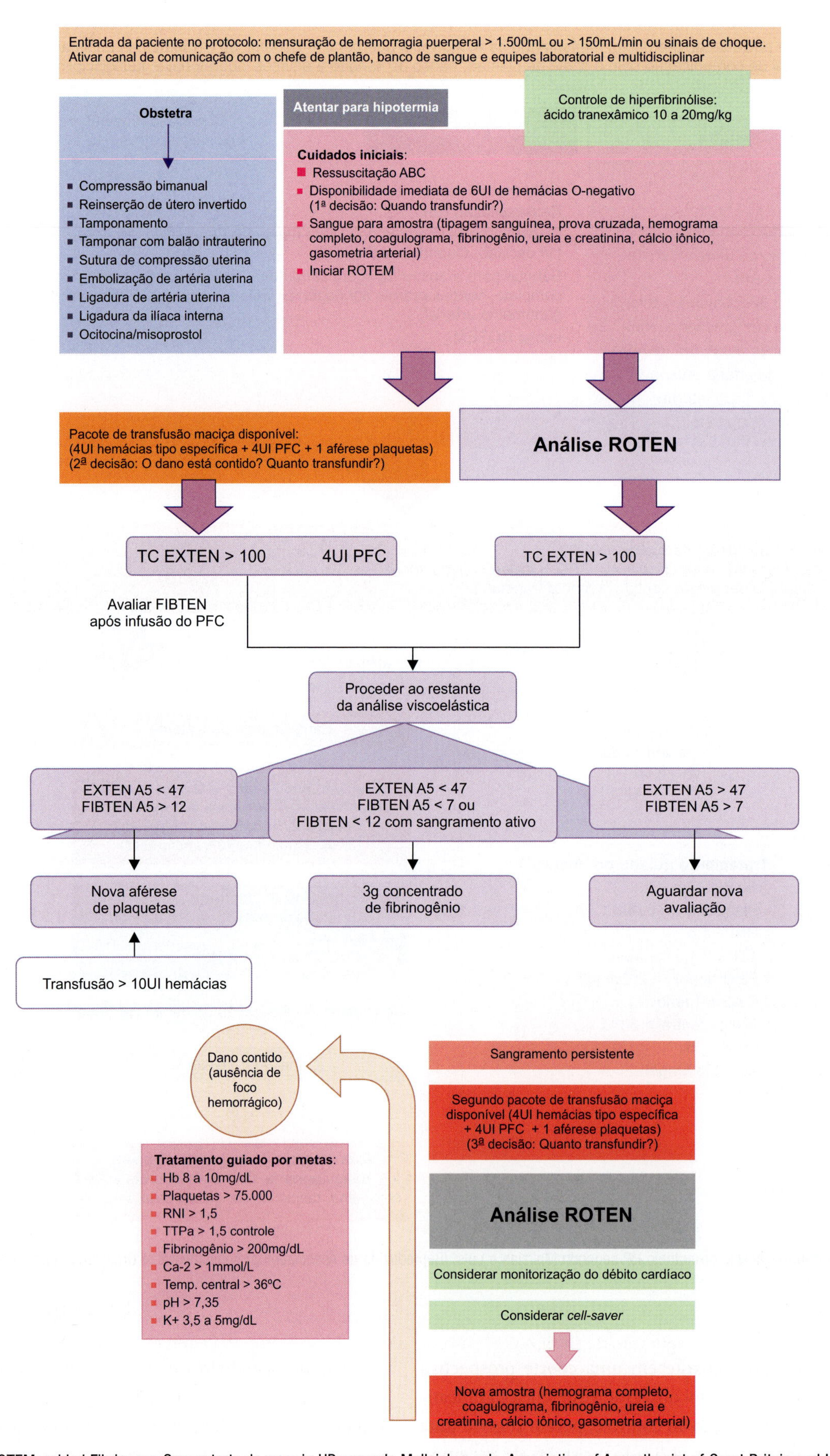

Figura 45.9 A ROTEM-guided Fibrinogen Concentrate de manejo HP segundo Mallaiah e cols. Association of Anaesthesist of Great Britain and Ireland. (Anaesthesia 2015; 70:166-75.)

Dentre os possíveis efeitos adversos, o risco de embolia do líquido amniótico é sem dúvida o mais temido. No entanto, ao menos teoricamente, a utilização do filtro antileucocitário e do sistema de lavagem eliminou parte desse problema. Dentre as séries, foi relatado apenas um possível caso, no qual a gravidade prévia da paciente não permite definir uma causalidade certa.

É muito esperada a finalização do estudo SALVO (*A randomised controlled trial of intra-operative cell salvage during caesarean section in women at risk of haemorrhage*), uma iniciativa da Bart's and the London School of Medicine que visa avaliar a utilização multicêntrica do sistema de recaptura em mais de 3.000 cesarianas. O desfecho primário é a taxa de transfusão, porém não menos importante será a definição da segurança da ferramenta quanto à ocorrência de embolia amniótica e aloimunização de mulheres Rh-negativas com filhos Rh-positivos.

Outra questão relevante quanto ao uso do *cell salvage* diz respeito ao custo. Em 2011, o custo para aquisição e o custo agregado do aparelho giravam em torno de 9.245 libras/ano. Estudo de farmacoeconomia observou que o aparelho possibilitou em 1 ano a reinfusão de 83 unidades de hemácias recapturadas, a um custo de 10.375 libras, ou seja, uma economia de 1.130 libras. Destaca-se o fato de que sua utilização se deu em situação com preditores para hemorragia aumentados.

Por outro lado, o *cell salvage* representou prejuízo no Magee-Women's Hospital of UPMC, em Pittsburgh, Pensilvânia, onde foi utilizado de maneira rotineira em cesarianas eletivas. Das 748 gestantes atendidas, apenas 13% receberam hemácias recapturadas.

À luz das evidências atuais, grandes instituições europeias regulamentam o uso do *cell salvage* em cesarianas de gestantes que se recusam a receber sangue e derivados, assim como em situações onde existam fortes preditores para hemorragia puerperal aumentada, especialmente nas formas de acretismo placentário.

Em uma perspectiva mais liberal, a Sociedade de Anestesiologia da Grã-Bretanha e da Irlanda recomenda que deva ser considerado em todos os casos de hemorragia de emergência, seja cesariana ou parto normal.

Coagulação intravascular disseminada (CIVD)

A CIVD é definida como uma síndrome adquirida caracterizada pela ativação difusa da coagulação intravascular, levando à formação e à deposição de fibrina na microvasculatura. A entrada de material pró-coagulante na circulação ativa o processo de coagulação com a geração de trombina e a subsequente deposição disseminada de trombos ricos em plaquetas e fibrina. Na maioria das vezes, o estímulo pró-coagulante é o fator tissular, lipoproteína normalmente não exposta ao sangue. A CIVD pode ocorrer por intensa exposição de lipoproteínas, como em casos de politrauma, porém o fator tissular pode estar sendo mimetizado por diversos tipos de proteínas estranhas à circulação, como patógenos, toxinas, embolia gordurosa e tumores, dentre outros.

Na CIVD aguda, não compensada, os fatores da coagulação e as plaquetas são consumidos em velocidade maior que a capacidade de produção. A formação aumentada de fibrina estimula a fibrinólise secundária, que se dá pela ação da plasmina. Esta digere a fibrina e o fibrinogênio, originando produtos de degradação da fibrinogênio-fibrina (PDF). Os PDF são anticoagulantes potentes e contribuem para as manifestações hemorrágicas da CIVD. A deposição de fibrina intravascular promove a fragmentação das hemácias e a anemia microangiopática. A trombose microvascular leva vários tecidos ao comprometimento do aporte sanguíneo e múltiplos órgãos à falência.

As citocinas, principalmente a interleucina-6 e o TNF/u3b1, têm ação central nesse processo. A ativação sistêmica da coagulação leva ao consumo e à consequente depleção dos fatores da coagulação e plaquetas, o que frequentemente resulta em manifestações hemorrágicas.

A CIVD é uma complicação clássica de condições obstétricas, como descolamento de placenta e embolia de líquido amniótico. Em ambos, além da síndrome hemorrágica, há material tromboplástico suficiente para o desencadeamento da coagulação disseminada. No entanto, a associação entre CIVD e PPH costuma ser controversa. Muitos acreditam que a CIVD na PPH não seja tão frequente quanto se imagina ou, quando presente, mais tardia. As manifestações microtrombóticas muito raramente são observadas na PPH. Além disso, na principal causa de PHH, a atonia uterina, a placenta não está mais presente.

A despeito dos questionamentos quanto à real incidência de CIVD, o mesmo não se pode dizer da hiperfibrinólise. Há a teoria de que a fibrinólise não ocorreria somente em função da placenta, mas sim pela ação da trombina, que ativaria o t-PA, assim como pela presença de altas concentrações de adrenalina e vasopressina na corrente sanguínea. A adrenalina e a vasopressina têm sido apontadas entre os principais hormônios estimuladores da produção de t-PA, estando aumentada principalmente em situações de sangramento severo e/ou em pacientes pobremente ressuscitadas hemodinamicamente. Charbit e cols. (2007) conduziram uma coorte de 128 pacientes com PPH, comparando a hemorragia severa com a não severa. No grupo de hemorragia severa houve alargamento do TP e do TTPa, diminuição dos níveis dos FCII e V, antitrombina e PTNC; entretanto, o complexo trombina-antitrombina e o dímero D estavam bem aumentados.

Com relação à CIVD aguda, os critérios que definem o diagnóstico são hipofibrinogenemia (fibrinogênio < 70 a 100mg/dL), aumento dos produtos de degradação da fibrina (PDF $> 40\mu g/mL$), alargamento do TTPa, do TP e do TT, além, é claro, de trombocitopenia. Anemia hemolítica com esquizócitos pode estar presente. De todos os fatores, o mais depletado é o fibrinogênio, que pode chegar a valores indetectáveis. Entre os PDF, o dímero D tem significado especial, pois só é liberado mediante degradação direta dos polímeros de fibrina e não dos monômeros ou do fibrinogênio, ou seja, aparece quando a fibrinólise é resultado da formação prévia de trombos. Na fibrinólise primária, os PDF estão elevados, mas o dímero D está normal. O TTPa e o TP podem estar normais em até 50% dos casos, enquanto os PDF e o dímero D estão elevados em 85% a 100% das pacientes. Entretanto, esses dois marcadores podem estar elevados no pós-operatório e até mesmo em caso de pós-parto normal. Logo, não podem isoladamente caracterizar a CIVD.

Em 2001, o Subcomitê da Sociedade Internacional de Trombose e Hemostasia (ISTH) do Comitê Científico e de Padronização da Coagulacão Intravascular Disseminada propôs que a definição da CIVD fosse delineada em duas fases: CIVD não manifesta, representada por disfunção hemostática sutil, e CIVD manifesta, reconhecida por sua fase descompensada.

Para o diagnóstico da CIVD manifesta, deve-se recorrer a um escore: a pontuação < 5 ou ≥ 5 classifica os casos em sutis e manifestos, orientando uma conduta expectante ou ativa, respectivamente (Tabela 45.3).

Qual a importância do diagnóstico de CIVD no contexto de PPH?

Nos casos de CIVD manifesta, além do tratamento da causa-base, é possível considerar a administração de anticoagulantes. Estudos não controlados envolvendo pacientes com diagnóstico de CIVD sugeriram benefício com o uso de heparina, porém ainda há a carência de trabalhos mais consistentes para determinar o risco de sangramento. Por outro lado, doses profiláticas de heparina por via subcutânea ou endovenosa podem prevenir tromboembolismo nas pacientes com CIVD e são recomendadas em muitos centros.

A restauração das vias naturais de anticoagulação parece ser um objetivo terapêutico adequado. A proteína C (PC) é um anticoagulante natural que promove fibrinólise, inibe trombose e inflamação e é um importante modulador desses processos em pacientes sépticas. Bernard e cols. demonstraram

Tabela 45.3 Sistema de pontuação para identificar pacientes com CIVD proposto pela Sociedade Internacional de Trombose e Hemostsia (ISTH)

Pontos	0	1	2
Plaquetometria (× 10^3 mL^{-1})	> 100	50 a 100	< 50
Dímero D (µg mL^{-1})	< 0,5	0,5 a 5	> 5
Prolongamento do tempo de protrombina (Δ acima ref.)	> 3	3 a 6	> 6
Fibrinogênio (mg/dL)	> 100	≤ 100	–
Escore ≥ 5 pontos: compatível com CIVD manifesta Escore < 5 pontos: ausência de CIVD ou não manifesta Continuar a avaliar seriadamente			

Fonte: adaptada de Taylor FB Jr. et al. Subcomitê em coagulação intravascular disseminada (ISTH). Thromb Haemost 2001; 86:1327-30.

recentemente, em um estudo clínico multicêntrico, duplo-ego e randomizado (PROWESS), que em pacientes com septicemia grave e evidências de disfunção de múltiplos órgãos (choque circulatório, acidose, oligúria e hipoxemia) o uso da PC recombinante foi eficiente em diminuir a mortalidade, independentemente da idade, da gravidade da doença, do número de órgãos comprometidos, do sítio da infecção ou do tipo de organismo envolvido. O aumento do risco hemorrágico não alcançou significância estatística. Nessa revisão não foram encontrados estudos específicos sobre a população obstétrica.

Inserção anormal da placenta – Um capítulo à parte

Placenta acreta, increta ou percreta é claramente uma condição preditiva de síndrome hemorrágica materna, histerectomia e morte materna.

Em seu relatório anual, a unidade perinatal do Reno Unido encontrou uma incidência de 40,6 histerectomias (IC 95%: 36,3 a 45,4) para cada 100.000 partos. Desses, 39% apresentavam placenta aderida, e o principal fator de risco era cesariana prévia (OR 3,52; IC 95%: 2,35 a 5,26).

Esse talvez seja o melhor contexto para um planejamento eficaz antes da ocorrência da PPH. Vários autores publicaram séries de casos em que demonstraram os benefícios da intervenção radiológica com balão oclusivo ou embolização de artérias pélvicas, porém ainda não há estudos randomizados que tenham comparado essa estratégia com a conduta convencional.

A despeito de um melhor nível de evidência, diversos protocolos recomendam que todas as pacientes com múltiplas cesarianas, placenta prévia (PP) ou acretismo evidenciado sejam submetidas a um planejamento multidisciplinar que inclua:

- Reserva prévia de sangue compatível.
- Disponibilidade de *cell salvage.*
- Disponibilidade de intervenção radiológica em artérias pélvicas.

Conduta anestésica nas hemorragias anteparto

As causas mais incidentes de hemorragia anteparto após 20 semanas gestacionais são PP e o descolamento prematura de placenta (DPP). Outras causas possíveis seriam a vasa prévia e a rotura uterina.

A escolha da técnica anestésica em pacientes com hemorragia anteparto nem sempre é fácil, assim como não foi encontrada diretriz que defina a direção mais segura. A raquianestesia, que apresenta inquestionáveis benefícios na maioria dos contextos obstétricos, pode, em casos de hemorragia, resultar em profunda hipotensão e parada cardíaca.

Por exemplo, em pacientes com DPP com hematoma retroplacentário significativo ainda normotensas, uma rápida e profunda simpatólise secundária à anestesia revelaria a verdadeira condição hemodinâmica até então mascarada à custa de mecanismos compensatórios.

Outro fator que limita a realização das técnicas regionais seria a possibilidade de desenvolvimento de coagulopatia, aumentando o risco de hematoma espinhal.

Em recente atualização sobre o tema, os autores sugerem que cesarianas eletivas em pacientes com PP sejam realizadas com cateter peridural, combinado ou não com raquianestesia, com o objetivo de impedir o prolongamento da cirurgia em vista da frequente associação ao acretismo e à necessidade de histerectomia. Considerando procedimentos de emergência, costuma ser preferida a indução de anestesia geral em sequência rápida; entretanto, na presença de obesidade mórbida ou predição de via aérea difícil, essa escolha poderá ser reconsiderada. Especificamente nesses casos, poderia ser útil a instalação prévia de um cateter peridural.

Com relação ao DPP, assim como na PP, a escolha da técnica anestésica dependerá da gravidade do caso, porém a condição fetal se impõe como variável preponderante. A gravidade do DPP pode ser classificada em graus I, II e III (Quadro 45.5).

Casos mais leves de DPP podem até ser conduzidos por via baixa, porém, nos casos de descolamentos maiores está quase sempre indicada a cesariana de urgência, tendo em vista que o prognóstico materno pode ser comprometido em função do choque hipovolêmico e da instalação de distúrbios da coagulação e insuficiência renal aguda.

Especialistas sugerem que a coagulação seja sempre avaliada previamente ao procedimento anestésico-cirúrgico, o que independe do grau de descolamento, pois casos parciais podem se agravar rapidamente. Além disso, o hematoma é retroplacentário e pouco exuberante clinicamente. A coagulopatia pode adivir do hiperconsumo local pelo extenso coágulo retroplacentário, exaurindo o organismo de fibrinogênio e de outros fatores de coagulação. Outro mecanismo desencadeante decorre da passagem de tromboplastina para a circulação materna, conduzindo à CIVD.

A análise viscoelástica, TEG e ROTEM são igualmente efetivos, porém notadamente mais rápidos, baratos, eficientes e completos quando comparados ao coagulograma convencional.

Quadro 45.5 Classificação da gravidade do descolamento de placenta

Classe	Clínica	Ocorrência (%)
Grau 0	Assintomático	
Grau 1	Sangramento ausente ou discreto, tônus uterino levemente aumentado, ausência de taquicardia e hipotensão maternas, coagulograma e BCF normais	31
Grau 2	Sangramento moderado justifica taquicardia e hipotensão postural na gestante. Elevação importante do tônus uterino com possibilidade de tétano. Estado fetal não tranquilizador. Fibrinogênio plasmático < 250mg/dL	11
Grau 3	Notadamente severo, tendo em vista choque hemorrágico e dor uterina. Feto morto. Fibrinogênio plasmático < 150mg/dL	58

Fonte: adaptado de Coleman J e cols.

Além da possível discrasia sanguínea, o anestesiologista deve estar atento a duas outras peculiaridades do DPP: a associação à pré-eclâmpsia e à atonia uterina. A atonia ocorre principalmente em casos de extravasamento de sangue para o miométrio, em que é frequente a histerectomia.

ANESTESIA NA GESTANTE CARDIOPATA

No Brasil, a incidência de cardiopatia na gestação varia de 1% a 1,5%, sendo a quarta causa de óbito não obstétrico. Entretanto, esse índice vem crescendo nos últimos anos em virtude do aumento da prevalência de fatores de risco cardiovasculares (como hipertensão, diabetes e obesidade), do aumento do número de gestações em idades mais avançadas e da melhora do tratamento das cardiopatias congênitas, oferecendo a essas mulheres a possibilidade de atingir a idade fértil.

Em países desenvolvidos, a cardiopatia congênita se tornou a principal causa, respondendo por 75% a 82% dos casos de doença cardíaca na gravidez. Entretanto, a realidade brasileira é diferente. Em 55% dos casos a etiologia é reumática, e 70% a 80% desses casos são representados pela estenose mitral, sendo também prevalentes as cardiopatias congênitas e a doença de Chagas.

O maior desafio consiste em avaliar as medidas adequadas para otimização do tratamento da gestante e os prejuízos que elas podem acarretar ao feto em desenvolvimento. Desse modo, a fim de minimizar os riscos para binômio materno-fetal, os cuidados e o aconselhamento de mulheres com suspeita de cardiopatia devem ser iniciados antes da gestação, o atendimento deve ser realizado por equipe multidisciplinar (obstetras, pediatras, cardiologistas e anestesiologistas) e o acompanhamento das pacientes de alto risco deve ser feito em centros especializados.

Alterações hemodinâmicas na gestação

Durante a gestação, alterações fisiológicas no sistema cardiovascular, usualmente bem toleradas pelas gestantes normais, podem levar à descompensação das pacientes cardiopatas e devem ser bem compreendidas para uma assistência adequada.

As alterações incluem aumento do volume sanguíneo (35% a 45%), com aumento do volume plasmático (45% a 55%) superior ao de eritrócitos (20% a 30%), levando a uma anemia fisiológica da gestação, aumento do débito cardíaco (40% a 50%) à custa do aumento do volume sistólico e da frequência cardíaca e redução da resistência vascular sistêmica. Durante o parto, alterações hemodinâmicas significativas podem ocorrer em consequência das contrações uterinas, compressão aorto-cava pelo posicionamento, dor, ansiedade, esforço com manobras de Valsalva e sangramento. O débito cardíaco pode aumentar 15% no início do trabalho de parto, 25% no primeiro estágio e 50%

no segundo. Entretanto, o maior aumento (80%) ocorre a partir do terceiro estágio devido à autotransfusão associada à involução uterina e pode se prolongar até o início do puerpério com a reabsorção do edema dos membros inferiores, promovendo grande impacto cardiovascular.

Alterações hemostáticas, com aumento da concentração de fatores de coagulação e da adesividade plaquetária, assim como redução da fibrinólise, levam a um estado de hipercoagulabilidade e consequentemente a um risco maior de eventos tromboembólicos. Esse risco se torna ainda mais relevante em virtude do retorno venoso prejudicado pela compressão do útero em crescimento.

Avaliação clínica

Uma avaliação pré-anestésica bem realizada é essencial para diagnóstico e detalhamento da doença cardíaca e de suas repercussões clínicas na gestação. Além disso, é o momento ideal para planejamento anestésico, orientação da gestante sobre as técnicas e os riscos envolvidos e para o esclarecimento de dúvidas.

A avaliação deve incluir os dados objetivos para estratificação do risco, os quais são prontamente obtidos por meio de anamnese, exame físico, eletrocardiograma, ecocardiografia transtorácica e, em pacientes cianóticas, gasometria arterial. De modo geral, as taxas de mortalidade materna e fetal dependem do tipo da cardiopatia, da reserva funcional de cada paciente e das medidas profiláticas e terapêuticas adotadas.

Na anamnese, é fundamental definir o tipo e a gravidade da lesão cardíaca ou a natureza de uma lesão residual, assim como detalhar os medicamentos em uso e as abordagens realizadas previamente, incluindo a existência de marca-passo ou cardiodesfibrilador implantável. Uma estimativa da capacidade funcional é valiosa, e o padrão atual nessa investigação é a classificação estabelecida pela New York Heart Association - NYHA (Quadro 45.6).

O exame físico é essencial, incluindo ausculta cardíaca, com detecção de novos ou mudança no padrão dos sopros, e avaliação da presença de hipoxemia ou de sinais sugestivos de falência cardíaca. Alterações de ritmo e sobrecarga cardíaca podem ser detectadas no eletrocardiograma e, por não envolver radiação, o ecocardiograma se tornou uma importante ferramenta durante a gestação, sendo o método preferencial para avaliação da função cardíaca.

Assistência ao parto

A via de parto vaginal é preferível na maioria das pacientes. Comparada à cesariana, apresenta menor perda sanguínea, além de menor risco de infecção e de complicações tromboembólicas. O início do trabalho de parto espontâneo é apropriado para as gestantes com função cardíaca normal e é mais indicado do que a indução do parto na maioria das pacientes com doença cardíaca.

Quadro 45.6 Classificação funcional da New York Heart Association (NYHA)

Classe I	Assintomático
Classe II	Sintomático aos esforços
Classe III	Sintomático à atividade normal
Classe IV	Sintomático ao repouso

As contrações devem promover a descida fetal sem esforço materno. Algumas medidas importantes consistem em oferecer analgesia precoce, evitar um período expulsivo prolongado, evitar a realização de manobras de Valsalva, com uso de fórceps baixo ou extrator a vácuo, e manutenção do desvio lateral do útero, impedindo a compressão aorto-cava.

Não existe consenso a respeito de contraindicações absolutas para o parto vaginal, sendo necessário avaliar individualmente a condição clínica materna no momento do parto e sua tolerância cardiopulmonar prévia. Na maioria dos casos, a cesariana é reservada para indicações obstétricas.

Entretanto, de acordo com as recomendações publicadas pela Sociedade Europeia de Cardiologia em 2011, deve-se considerar a realização de cesariana nas seguintes situações:

1. Estenose aórtica grave.
2. Dissecção de aorta aguda ou crônica.
3. Síndrome de Marfan com diâmetro da aorta > 45mm (considerar quando entre 40 e 45mm).
4. Hipertensão pulmonar grave (incluindo a síndrome de Eisenmenger).
5. Falência cardíaca aguda.
6. Pacientes com prótese valvar mecânica em uso de anticoagulantes orais (cesariana planejada como alternativa para se manter o menor tempo possível sem anticoagulação oral).

A analgesia para o trabalho de parto através dos bloqueios neuroaxiais (peridural ou técnica combinada raqui-peridural) pode ser realizada na maioria das gestantes, independentemente da afecção de base, com soluções diluídas de anestésico local associado a opioides lipofílicos, sem grandes repercussões hemodinâmicas. A analgesia deve ser realizada precocemente, evitando a estimulação simpática ocasionada pela dor.

Quando indicada a cesariana, a técnica anestésica deve ser avaliada individualmente. As técnicas neuroaxiais são amplamente utilizadas em obstetrícia e, no caso das pacientes cardiopatas, pode apresentar alguns efeitos hemodinâmicos favoráveis, como atenuação da resposta ao estresse e redução da pós-carga, favorecendo a ejeção e diminuindo o trabalho cardíaco. Entretanto, deve-se optar por uma técnica que torne possível a titulação da dose do anestésico local, seja através de peridural contínua ou raqui-peridural combinadas contínuas, evitando a instabilidade hemodinâmica em razão da queda brusca da resistência vascular sistêmica e do retorno venoso, normalmente secundários à raquianestesia em dose única. Inicia-se o bloqueio com doses baixas de uma solução de anestésico local associado a um opioide lipofílico, utilizando o cateter peridural para complementação até se estabelecer uma anestesia com nível adequado, além da administração de morfina ao final do procedimento com o objetivo de reduzir a dor pós-operatória.

Caso a paciente não tolere as alterações cardiovasculares associadas ao bloqueio ou esteja em uso de anticoagulantes, deve-se optar pela anestesia geral. Entretanto, essa técnica não está isenta de riscos, podendo ocorrer alterações hemodinâmicas deletérias, principalmente no momento da laringoscopia e da intubação traqueal e, a seguir, durante a ventilação com pressão positiva (que leva à redução do retorno venoso e do débito cardíaco). Nesses casos, além da monitorização básica, deve-se avaliar a indicação de monitorização arterial invasiva conforme a gravidade da cardiopatia.

Existem controvérsias na literatura sobre a indicação de profilaxia para endocardite bacteriana. De acordo com a Sociedade Europeia de Cardiologia, em virtude da falta de evidências convincentes, a profilaxia de endocardite bacteriana em pacientes de risco não está recomendada durante o parto vaginal ou cesariana. Entretanto, o American College of Cardiology e a American Heart Association consideram razoável a utilização no parto vaginal, no momento de rotura das membranas, das pacientes com cardiopatia congênita com maior risco de eventos adversos, incluindo as que apresentam prótese valvar e as com cardiopatia cianótica sem reparo ou com reparo paliativo (classe IIa, nível de evidência C).

Cardiopatias específicas

Valvopatia

ESTENOSE MITRAL

A doença reumática é a principal etiologia da estenose mitral e representa a cardiopatia valvar mais frequente no Brasil. Uma valva mitral estenosada dificulta o enchimento ventricular esquerdo, reduzindo o desempenho cardíaco, elevando as pressões atrial e pulmonar e evoluindo com edema pulmonar. Além disso, um átrio esquerdo dilatado predispõe ao surgimento de taquiarritmias atriais (fibrilação e *flutter*) e, consequentemente, complicações tromboembólicas.

Uma área valvar mitral é considerada normal quando apresenta 4 a 6cm^2, avaliada por meio da ecocardiografia. Dependendo da gravidade da estenose, a paciente pode evoluir com descompensação clínica na gestação devido ao aumento do volume sanguíneo e da frequência cardíaca. Isso é mais frequente nos casos de estenose moderada (área valvar entre 1,0 e 1,5cm^2) e grave (área valvar < 1cm^2), principalmente no segundo e terceiro trimestres, mesmo em pacientes previamente assintomáticas. Assim, aconselha-se o tratamento da valvopatia dessas pacientes antes da concepção, preferencialmente mediante intervenção percutânea. As pacientes com estenose mitral leve (área valvar > 1,5cm^2) costumam tolerar bem os sintomas durante a gravidez.

As pacientes sintomáticas ou que desenvolveram hipertensão pulmonar devem reduzir suas atividades e iniciar o uso de betabloqueadores. Diuréticos podem ser associados caso os sintomas persistam. A anticoagulação terapêutica é recomendada nos casos de fibrilação atrial paroxística ou permanente, trombose atrial esquerda ou tromboembolismo prévio.

O parto vaginal pode ser realizado em pacientes com estenose mitral leve e nos casos de estenose mitral moderada ou grave com classe funcional NYHA I/II, sem hipertensão pulmonar. A analgesia neuroaxial precoce deve ser oferecida para evitar as alterações hemodinâmicas associadas ao trabalho de parto.

A cesariana costuma ser reservada para indicações obstétricas. A anestesia neuroaxial pode ser realizada na maioria das vezes, sendo preferível a utilização de bloqueios com instalação lenta e titulação da dose (peridural ou raqui-peridural combinadas contínuas). Além disso, a cesariana também deve ser considerada em pacientes com estenose mitral moderada ou grave que apresentem classe funcional NYHA III/IV ou hipertensão pulmonar, apesar da otimização terapêutica. Nesses casos, a anestesia geral pode ser necessária, assim como a monitorização invasiva da paciente.

Os objetivos anestésicos mais importantes são:

1. Manutenção do ritmo sinusal, evitando taquicardia e tratando a fibrilação atrial, se presente.
2. Manutenção do retorno venoso, evitando a compressão aorto-cava.
3. Manutenção da resistência vascular sistêmica, tratando a hipotensão com vasopressores alfa-agonistas (como a fenilefrina).
4. Evitar o aumento da resistência vascular pulmonar, prevenindo e tratando dor, hipoxemia, hipercarbia e acidose.

ESTENOSE AÓRTICA

A principal causa de estenose aórtica em gestantes consiste na valva bicúspide congênita. Presente em 0,5% a 2% da população, também pode estar associada ao desenvolvimento de regurgitação aórtica e de dilatação e dissecção da raiz da aorta. Outras causas incluem doença reumática e calcificação, sendo esta última improvável em mulheres na idade fértil.

Uma valva aórtica normal apresenta área entre 3 e 4cm^2. Quando ocorre estenose da valva, o ventrículo esquerdo, em virtude da grande pressão necessária para ejeção, se torna hipertrófico e pouco complacente, resultando em um volume sistólico fixo. Nos casos de estenose aórtica grave, com área valvar < 1cm^2 e um gradiente de pressão transvalvar > 40mmHg, o risco é maior para as gestantes, que frequentemente evoluem com piora da classe funcional NYHA, edema pulmonar, arritmias e falência cardíaca. Desse modo, as mulheres em idade fértil sintomáticas ou as assintomáticas com prejuízo da função ventricular esquerda ou um teste de estresse cardíaco alterado devem ser desaconselhadas a engravidar antes da correção cirúrgica da valvopatia. Por outro lado, a estenose aórtica leve a moderada assintomática está associada a um prognóstico gestacional favorável.

O parto vaginal deve ser a primeira escolha na maioria das pacientes, estando a cesariana reservada para indicações obstétricas e para a estenose aórtica grave. Com relação à anestesia, o bloqueio neuroaxial vem sido historicamente considerado contraindicado em virtude do risco de colapso cardiocirculatório pela redução da pré e da pós-carga. Entretanto, as evidências clínicas atuais demonstram que uma anestesia neuroaxial titulada parece segura em pacientes com estenose aórtica leve a moderada na ausência de disfunção ventricular esquerda ou direita, outras lesões valvares significativas e hipertensão pulmonar. Em todos os demais casos, a anestesia geral se mantém como o procedimento de escolha. Monitorização invasiva pode ser necessária nesse contexto.

Os principais objetivos anestésicos são:

1. Manutenção do ritmo sinusal.
2. Manutenção do retorno venoso, evitando a compressão aorto-cava.
3. Manutenção da resistência vascular sistêmica, tratando a hipotensão com vasopressores alfa-agonistas (como a fenilefrina).
4. Evitar a depressão miocárdica durante a anestesia geral.

INSUFICIÊNCIA MITRAL E AÓRTICA

No Brasil, a principal causa da insuficiência mitral é a doença reumática. Entretanto, a lesão isolada é rara, pois geralmente acompanha a estenose mitral. Já em países desenvolvidos, o prolapso de valva mitral aparece em primeiro lugar. No caso da insuficiência aórtica, as principais etiologias são a doença reumática, a valva aórtica bicúspide e a dilatação da raiz da aorta associada à síndrome de Marfan.

As valvopatias regurgitantes crônicas do lado esquerdo do coração apresentam menor risco e costumam ser bem toleradas durante a gestação. As alterações hemodinâmicas, como aumento da frequência cardíaca e diminuição da resistência vascular sistêmica, promovem redução da fração regurgitante, favorecendo a ejeção ventricular. Entretanto, em casos de insuficiência valvar grave sintomática ou com disfunção ventricular esquerda, o risco cardiovascular materno pode estar aumentado.

O parto vaginal é indicado na maioria dos casos, assim como analgesia neuroaxial precoce em pacientes que se queixam de dor, a fim de evitar a ativação simpática com aumento da resistência vascular sistêmica. A cesariana, reservada para indicações obstétricas, pode ser realizada com bloqueio neuroaxial titulado, o qual é bem tolerado pela maioria das pacientes.

Entre os objetivos anestésicos estão:

1. Manutenção do ritmo sinusal com frequência cardíaca normal ou levemente aumentada.
2. Manutenção do retorno venoso, evitando a compressão aorto-cava.
3. Evitar o aumento da resistência vascular sistêmica.
4. Evitar a depressão miocárdica durante a anestesia geral.

Apesar da evolução favorável da maioria das lesões crônicas, a insuficiência valvar aguda pode ser extremamente grave. Em gestantes, a principal causa é a endocardite infecciosa. Além disso, a insuficiência mitral pode ser resultado de uma disfunção do músculo papilar associada à isquemia do ventrículo esquerdo, enquanto a insuficiência aórtica aguda pode ocorrer em um quadro de dissecção da aorta ascendente. Nesses casos, cirurgia de troca valvar pode ser necessária durante a gravidez.

ESTENOSE TRICÚSPIDE E PULMONAR

A estenose tricúspide reumática é raramente encontrada na gestação. Na maioria dos casos, aparece associada à estenose mitral reumática. Já a estenose pulmonar isolada costuma ser bem tolerada durante a gravidez, sem piora do prognóstico materno e fetal. Em casos graves ou quando associada a cardiopatias congênitas, como a tetralogia de Fallot, é aconselhada a correção da lesão antes da concepção.

INSUFICIÊNCIA TRICÚSPIDE E PULMONAR

Raramente encontradas como lesões isoladas, as regurgitações podem ocorrer na gestação como uma alteração funcional em razão da sobrecarga volêmica do ventrículo direito, sendo geralmente bem toleradas. Entretanto, quando associadas a cardiopatias congênitas, como a insuficiência mitral na anomalia de Ebstein, a lesão pode ser grave e precisar de reparo antes da gestação.

VALVA MECÂNICA E ANTICOAGULAÇÃO

O risco materno e fetal está aumentado em gestantes com valva mecânica, de acordo com o regime de anticoagulação utilizado. As vantagens e desvantagens de cada regime devem ser discutidas com a família, pesando os riscos e benefícios de cada um para a mãe e para o feto. Em todos os casos, é maior a incidência de abortamento, além de complicações hemorrágicas, parto prematuro e morte fetal.

Entretanto, em relação ao risco de trombose valvar, a anticoagulação oral com varfarina, monitorizada através do RNI, é mais efetiva e segura para a mãe. Conforme a literatura, a manutenção de varfarina durante toda a gestação resultou em risco de 3,9%, enquanto um regime com heparina não fracionada no primeiro trimestre e varfarina no segundo e terceiro trimestres mostrou risco de 9,2%. O uso da heparina não fracionada durante toda a gestação elevou o risco para 33%.

Como desvantagem, a varfarina atravessa a placenta e seu uso no primeiro trimestre pode ser teratogênico, resultando em embriopatias em 0,6% a 10% dos casos. Esse risco parece ser menor (< 3%) com dose diária < 5mg. Desse modo, a heparina não fracionada, apesar de associada a risco maior de trombose valvar, trombocitopenia e osteoporose, pode ser utilizada no primeiro trimestre no lugar da varfarina, uma vez que não atravessa a placenta. Além disso, a heparina de baixo peso molecular também pode ser uma opção quando a dosagem for monitorizada pelos níveis de anti-Xa. Doses fixas não são seguras, havendo grande risco de trombose valvar.

Apesar de não haver dados sobre pacientes gestantes, a adição de ácido acetilsalicílico (75 a 100mg por dia) é efetiva na redução do risco de tromboembolismo nas demais pacientes com valva mecânica. Assim, pode ser utilizado a partir do segundo trimestre.

Na medida do possível, o parto vaginal deve ser planejado, e a gestante deve ser internada para suspensão da anticoagulação oral e normalização do RNI com 36 semanas de gravidez. A varfarina deve ser substituída por heparina não fracionada em infusão contínua para atingir um TTPa > 2 vezes o controle, com suspensão 4 a 6 horas antes do parto. Caso ocorra um parto de emergência em uso de varfarina, deve ser indicada a cesariana, pois o feto também estará anticoagulado, apresentando maior risco de hemorragia intracraniana durante o parto vaginal. Nesses casos, deve ser administrado plasma fresco congelado.

Uma cesariana planejada deve ser considerada como alternativa em pacientes com grande risco de trombose valvar, de modo a assegurar o menor tempo possível sem anticoagulação oral.

Miocardiopatia

Miocardiopatia periparto

Miocardiopatia dilatada idiopática que ocorre no último mês da gestação ou até cinco meses após o parto, a miocardiopatia periparto é um diagnóstico de exclusão, quando nenhuma outra causa de falência cardíaca foi identificada. Os critérios ecocardiográficos consistem em um ventrículo esquerdo com fração de ejeção < 45% e dimensão diastólica final > 27mm/m^2 de área de superfície corporal. Apesar da etiologia ainda desconhecida, fatores de risco incluem: raça negra, idade > 30 anos, multiparidade, gestações múltiplas, hipertensão, pré-eclâmpsia, diabetes, tabagismo, abuso de cocaína e uso prolongado de agentes beta-agonistas.

O quadro clínico é típico de insuficiência cardíaca congestiva, e o tratamento inclui diuréticos, vasodilatadores, agentes inotrópicos e anticoagulantes. Em casos refratários, pode haver a necessidade de balão intra-aórtico, dispositivos de assistência ventricular e até transplante cardíaco. A evolução do quadro é variável, mas aproximadamente 50% das pacientes apresentam recuperação da função ventricular. Entretanto, existe risco aumentado de recorrência.

A via de parto deve ser preferencialmente vaginal, estando a cesariana reservada para indicações obstétricas ou falência cardíaca grave com instabilidade hemodinâmica, apesar da otimização do tratamento. Como técnica anestésica, o bloqueio neuroaxial titulado apresenta como vantagem a redução da pré-carga e da pós-carga, sem agir diretamente sobre a contratilidade, melhorando o desempenho cardíaco. Em virtude das alterações volêmicas e suas repercussões, podem ser necessários monitorização invasiva e cuidados intensivos no período pós-parto.

Miocardiopatia hipertrófica

A miocardiopatia hipertrófica consiste em um distúrbio autossômico dominante associado a hipertrofia miocárdica, que afeta o septo interventricular e o trato de saída do ventrículo esquerdo. As complicações podem ser mecânicas, como disfunção diastólica e falência cardíaca progressiva, ou eletrofisiológicas, como arritmias atriais e ventriculares, além de morte súbita.

Um marco da doença é a obstrução dinâmica do trato de saída do ventrículo esquerdo. A redução da pré-carga e da pós-carga aumenta o grau de obstrução, enquanto o aumento da pós-carga provoca efeito contrário. Felizmente, o aumento do volume sanguíneo permite que a maioria das pacientes tolere bem a gestação.

A ecocardiografia é indispensável para o diagnóstico e a determinação do prognóstico, uma vez que o risco materno está relacionado com o grau de obstrução. Um gradiente ≥ 30mmHg é considerado clinicamente significativo. Os betabloqueadores, cujos benefícios incluem a redução da contratilidade miocárdica com diminuição do grau de obstrução, além do controle da frequência cardíaca com maior tempo de enchimento ventricular, devem ser mantidos durante toda a gestação tanto nas pacientes sintomáticas como nas assintomáticas.

As pacientes assintomáticas de baixo risco podem apresentar parto vaginal. Entretanto, tendo em vista a possibilidade de complicações, um parto planejado é recomendado no restante dos casos. Para a cesariana, a decisão da técnica anestésica vai depender da gravidade da obstrução do trato de saída do ventrículo esquerdo. A anestesia geral, método tradicionalmente utilizado, tem como vantagem o efeito inotrópico negativo dos agentes inalatórios e venosos (como o propofol) que reduzem o grau de obstrução dinâmica. Assim, está recomendada para pacientes com gradiente ≥ 50mmHg ou com sintomas de falência cardíaca. Por outro lado, em pacientes assintomáticas com baixo gradiente, parece seguro um bloqueio neuroaxial titulado e de instalação lenta. Vasopressores alfa-agonistas, como a fenilefrina, devem ser utilizados para tratamento da hipotensão.

Os objetivos hemodinâmicos principais são:

1. Manutenção do ritmo sinusal em frequência baixa, tratando agressivamente a fibrilação atrial ou outra taquiarritmia.
2. Manutenção do volume intravascular e do retorno venoso, evitando a compressão aorto-cava.
3. Evitar a queda da resistência vascular sistêmica.
4. Evitar o aumento da contratilidade miocárdica e o uso de agentes inotrópicos (como dopamina e dobutamina).

Cardiopatia chagásica

A cardiopatia chagásica é a terceira causa mais frequente de cardiopatia durante a gestação no Brasil. As manifestações da doença podem incluir alterações eletrocardiográficas, insuficiência cardíaca, arritmias, tromboembolismo e morte súbita. O prognóstico depende fundamentalmente da forma clínica da doença, do grau e tipo de arritmia e do acometimento do sistema de condução e/ou função miocárdica.

As pacientes com função miocárdica preservada toleram bem a gestação e podem ser submetidas a bloqueio de neuroeixo tanto para analgesia como para cesariana. A anestesia geral fica reservada para os casos de miocardiopatia dilatada e de arritmias com comprometimento grave do desempenho cardíaco.

Aortopatia

Diversas patologias predispõem a dilatação e dissecção da aorta, como síndrome de Marfan, valva aórtica bicúspide, síndrome de Ehlers-Danlos e síndrome de Turner. Nessas pacientes, as alterações hemodinâmicas e hormonais da gestação podem promover o enfraquecimento da parede arterial com aumento do risco de dissecção aguda, principalmente no terceiro trimestre (50%) e no período periparto (33%). Na maioria dos casos, a dissecção ocorre na aorta ascendente (tipo A). Outros fatores de risco associados incluem hipertensão arterial e idade materna avançada.

A síndrome de Marfan é um distúrbio do tecido conjuntivo de herança autossômica dominante associada à dilatação da aorta, além de regurgitação aórtica e mitral. O risco de dissecção aguda está aumentado principalmente em caso de diâmetro da aorta > 40mm ou quando se observa aumento desse diâmetro durante a gestação. As pacientes devem manter o uso de betabloqueadores na gravidez a fim de reduzir a progressão da dilatação e assim prevenir a dissecção. Além disso, a presença de escoliose e ectasia dural pode dificultar a realização do bloqueio neuroaxial e provocar uma dispersão inadequada ou imprevisível do anestésico local.

A ocorrência de dissecção aguda tipo A é uma emergência cirúrgica. No primeiro e segundo trimestres de gestação, o reparo deve ser realizado com monitorização fetal em razão do grande risco de perda associada à hipotermia e circulação extracorpórea. Caso ocorra no terceiro trimestre com o feto viável, realiza-se a cesariana seguida da cirurgia aórtica. Enquanto isso, na dissecção tipo B (aorta descendente), o tratamento clínico é preferível na maioria dos casos.

Para o parto das pacientes com dilatação da aorta ascendente, o principal objetivo é reduzir o estresse cardiovascular do trabalho de parto com controle rigoroso da pressão arterial. A cesariana é recomendada para as gestantes com dilatação aórtica importante, dissecção ou regurgitação aórtica grave. Nos casos relacionados com a síndrome de Marfan, deve-se realizar a cesariana em caso de diâmetro da aorta > 45mm (classe IIa – nível de evidência C) ou > 40mm (classe IIb – nível de evidência C). A anestesia neuroaxial pode ser realizada de forma segura, sendo recomendada a monitorização invasiva para controle pressórico. Se possível o parto via vaginal, a analgesia neuroaxial deve ser precoce e eficaz.

Cardiopatias congênitas

Atualmente, muitas mulheres com história de cardiopatia congênita toleram bem a gestação. As pacientes com lesões menos complexas ou submetidas a correção cirúrgica prévia, assintomáticas e com boa função ventricular e valvar apresentam evolução favorável, sendo possível a via de parto vaginal na maioria dos casos. Entretanto, o risco será maior nos casos de cardiopatias complexas com redução da função ventricular, classe funcional NYHA III/IV ou associadas a complicações como hipertensão pulmonar e/ou cianose.

Coarctação de aorta

A coarctação de aorta é caracterizada pelo estreitamento da aorta próximo do canal arterial, podendo levar à hipertensão nos membros superiores associada à má perfusão dos membros inferiores e dos órgãos abdominais, incluindo o útero. As gestantes sem reparo cirúrgico ou com lesão residual apresentam risco aumentado de falência ventricular esquerda, rotura ou dissecção de aorta.

Em geral, as pacientes com lesão corrigida toleram bem a gravidez. A hipertensão arterial deve ser tratada adequadamente. Parto vaginal associado à analgesia neuroaxial é recomendado na maioria dos casos.

Comunicação interatrial, comunicação interventricular e persistência do canal arterial

As cardiopatias associadas a *shunt* esquerda-direita pequeno ou já reparado costumam ser bem toleradas durante a gestação. O risco aumenta principalmente nos casos que evoluíram com hipertensão pulmonar e síndrome de Eisenmenger.

Atenção especial deve ser direcionada para evitar a entrada de ar nos acessos venosos em virtude do risco de embolia aérea sistêmica quando a comunicação não foi corrigida. Se um bloqueio peridural for realizado, é prudente uma técnica de perda de resistência utilizando solução salina para localização do espaço. O parto vaginal espontâneo é apropriado para a maioria dos casos.

Tetralogia de Fallot

Cardiopatia cianótica mais frequente na gestação, a tetralogia de Fallot se caracteriza por comunicação interventricular, uma aorta dilatada acavalando o septo interventricular, obstrução da via de saída do ventriculo direito (estenose pulmonar ou infundibular) e consequentemente hipertrofia ventricular direita. Quando não corrigida, a gravidez apresenta risco elevado e não está recomendada.

As gestantes com tetralogia de Fallot corrigida e hemodinamicamente compensada apresentam evolução favorável. Entretanto, a presença de insuficiência pulmonar residual associada a hipertensão pulmonar, dilatação e disfunção ventricular direita pode predispor essas pacientes a complicações como arritmias e falência do ventrículo direito.

A via de parto segue as indicações obstétricas. Deve-se garantir a manutenção do volume intravascular, retorno venoso e pressões de enchimento a fim de melhorar o desempenho ventricular direito e o fluxo sanguíneo pulmonar. Além disso, convém evitar a redução da resistência vascular sistêmica e o aumento da resistência pulmonar para não intensificar o *shunt* direita-esquerda e a cianose. No parto vaginal, é desejável analgesia neuroaxial precoce. Na cesariana, na maioria dos casos se opta por um bloqueio titulável com instalação gradual, uma vez que a raquianestesia com punção única pode levar à queda abrupta da pressão arterial e da resistência vascular sistêmica, piorando a hipoxemia.

Síndrome de Eisenmenger

A síndrome de Eisenmenger pode ocorrer em cardiopatias associadas a uma comunicação entre a circulação sistêmica e a pulmonar. Inicialmente, um *shunt* esquerda-direita leva ao aumento no fluxo sanguíneo pulmonar que, ao longo do tempo, provoca um remodelamento vascular com aumento da resistência arterial pulmonar e desenvolvimento de hipertensão pulmonar, resultando em inversão do *shunt* para um fluxo direita-esquerda com hipoxemia e cianose.

A mortalidade materna é muito alta (20% a 50%), ocorrendo principalmente nos períodos periparto e pós-parto. As alterações hemodinâmicas da gestação promovem vasodilatação sistêmica com aumento do *shunt* direita-esquerda, além do desenvolvimento de falência ventricular direita. As pacientes com cianose também apresentam risco aumentado de fenômenos tromboembólicos.

Caso as condições maternas ou fetais deteriorem, uma cesariana precoce deve ser avaliada e planejada. Os cuidados anestésicos na hipertensão pulmonar são discutidos a seguir.

Hipertensão pulmonar

A hipertensão arterial pulmonar idiopática ou associada a cardiopatias congênitas pode ser definida por uma pressão de artéria pulmonar $\geq$ 25mmHg ao repouso com pressão de oclusão da artéria pulmonar $\leq$ 15mmHg na ausência de doença cardíaca esquerda, doença pulmonar ou tromboembolismo crônico. Apresenta alta taxa de mortalidade materna (17% a 33%), associada à ocorrência de crises hipertensivas pulmonares, trombose pulmonar e falência cardíaca direita refratária.

Não há consenso sobre a melhor via de parto, e a conduta em cada caso deve ser individualizada. Devem ser evitadas situações de emergência, e o parto deve ser programado a fim de avaliar a presença de terapia anticoagulante e sua suspensão de modo a possibilitar a realização de bloqueio neuroaxial para analgesia ou anestesia. Quando indicada a cesariana, um bloqueio de instalação lento e gradual pode ser benéfico, evitando a depressão miocárdica e a ventilação com pressão positiva associadas à anestesia geral.

Oxigênio suplementar atua como vasodilatador pulmonar e deve ser utilizado de rotina. Outros agentes podem ser utilizados, como óxido nítrico, nitroglicerina, bloqueadores do canal de cálcio e prostaglandinas. Monitorização arterial invasiva pode ser necessária, assim como acompanhamento pós-operatório em terapia intensiva. Entretanto, o cateter de Swan-Ganz está raramente indicado por estar associado a complicações importantes, como arritmias e rotura da artéria pulmonar, sem grandes benefícios demonstrados.

Os objetivos hemodinâmicos principais são:

1. Manutenção adequada do volume intravascular e do retorno venoso.
2. Evitar quedas bruscas e acentuadas da resistência vascular sistêmica.
3. Evitar o aumento da resistência vascular pulmonar, prevenindo e tratando dor, hipoxemia, hipercarbia e acidose.
4. Evitar a depressão miocárdica durante a anestesia geral.

Arritmia cardíaca

A incidência de arritmias pode estar aumentada na gestação em mulheres com ou sem cardiopatia prévia. Palpitações são frequentes e geralmente benignas, com Holter revelando extrassístoles atriais ou ventriculares. Nesses casos, substâncias como cafeína, álcool e cocaína devem ser evitadas, e o tratamento com betabloqueador pode ser considerado em gestantes muito sintomáticas.

Uma preocupação importante com o uso de antiarrítmicos na gestação são os potenciais efeitos adversos no feto. Betabloqueadores podem ser utilizados quando a função ventricular materna não está prejudicada, mas deve-se atentar para o risco de bradicardia e hipoglicemia fetais. Entretanto, a amiodarona deve ser evitada por estar associada à ocorrência de hipotireoidismo e restrição do crescimento fetal. Seu uso fica reservado para os casos de falha das demais terapias e na menor dose efetiva possível.

A cardioversão elétrica pode ser realizada com segurança para a mãe e o feto. Contudo, é prudente a monitorização da frequência cardíaca fetal durante o procedimento, e está recomendada a utilização de um desfibrilador bifásico.

Fibrilação e flutter atriais

Fibrilação e *flutter* atriais raramente são encontrados na gestação, exceto nos casos de hipertireoidismo ou doença cardíaca estrutural de base (estenose mitral reumática, cardiopatia congênita). Os objetivos terapêuticos principais consistem no controle da frequência cardíaca e na anticoagulação. Betabloqueadores são os agentes de escolha, mas também podem ser utilizados digoxina e bloqueadores do canal de cálcio. Caso haja instabilidade hemodinâmica, está indicada cardioversão elétrica.

Taquicardia supraventricular

Nos casos de taquicardia supraventricular paroxística por reentrada nodal ou envolvendo uma via acessória, manobras vagais podem ser realizadas. Se não houver resposta, a medicação de escolha é a adenosina. O uso de antiarrítmico profilático, como betabloqueadores ou digoxina, só deve ser considerado quando a taquicardia está associada a sintomas intoleráveis ou comprometimento hemodinâmico.

Taquicardia ventricular

Em geral, o surgimento de taquicardia ventricular está associado a doenças cardíacas, como miocardiopatia hipertrófica ou cardiopatias congênitas, com grande risco de morte súbita durante a gestação. Em pacientes previamente saudáveis, a principal causa é a taquicardia ventricular idiopática, que se origina no trato de saída do ventrículo direito.

Para o tratamento agudo das pacientes hemodinamicamente instáveis, é recomendada cardioversão imediata. Como agentes antiarrítmicos nas gestantes estáveis, podem ser utilizadas a lidocaína e a procainamida.

Bradiarritmias

Bradiarritmias e distúrbios de condução são raros em gestantes. As pacientes assintomáticas podem se tornar sintomáticas em razão do aumento da frequência e do débito cardíacos que ocorre na gestação. Entretanto, a evolução costuma ser favorável na ausência de cardiopatia estrutural. As pacientes com bloqueio atrioventricular de segundo grau Mobitz II e de terceiro grau podem precisar ou já fazer uso de marca-passo.

Coronariopatia

A ocorrência de infarto agudo do miocárdio na paciente grávida é rara, com incidência estimada em 2,8 a 6,2 a cada 100.000 gestações. Entre os fatores de risco, incluem-se idade materna elevada, tabagismo, dislipidemia, diabetes, hipertensão arterial e história familiar positiva. Ocorre principalmente no período periparto, e o mecanismo etiológico predominante é a aterosclerose (40%). Entretanto, percebe-se nas gestantes maior porcentagem de casos provocados pela dissecção coronária espontânea (27%) em relação às mulheres não grávidas, hipoteticamente em virtude das alterações hormonais com aumento nos níveis de progesterona e mudanças na estrutura da parede vascular.

O diagnóstico em gestantes é similar, mediante a associação de dor torácica, alterações eletrocardiográficas e marcadores enzimáticos, como a troponina. Contudo, muitas vezes os sintomas podem ser confundidos com sintomas da própria gestação, atrasando o estabelecimento do diagnóstico. Se um infarto com elevação de segmento ST for detectado, a conduta de escolha consistirá em intervenção coronária percutânea, uma vez que a angiografia também será capaz de diagnosticar uma dissecção coronária e por causa do alto risco de complicações hemorrágicas com a realização da trombólise.

Na maioria dos casos, o parto vaginal será apropriado. Deve ser realizada analgesia neuroaxial para redução do estresse cardiovascular, caso não haja contraindicações em razão do uso de medicamentos antiplaquetários e anticoagulantes. Cesariana pode ser necessária em pacientes com isquemia ativa ou instabilidade hemodinâmica a despeito da terapia medicamentosa adequada.

Coração transplantado

O coração transplantado não apresenta inervação autonômica. Desse modo, sem o tônus vagal que predomina em adultos jovens saudáveis, apresenta taquicardia sinusal moderada ao repouso. Além disso, só irá responder a medicações de ação direta sobre os receptores cardíacos, e a atropina não produzirá o efeito esperado.

O risco de vasculopatia coronariana está aumentado, sendo a principal causa de morte no primeiro ano após o transplante. Como os sintomas clássicos de angina não estão presentes por causa da desnervação, deve ser realizada monitorização eletrocardiográfica contínua.

A maioria das pacientes com função ventricular normal tolera bem a gestação e o trabalho de parto, estando a cesariana geralmente reservada para indicações obstétricas. A manutenção da pré-carga é essencial para o desempenho cardíaco, e atenção especial deve ser dada ao deslocamento uterino, evitando a compressão aorto-cava. Técnicas neuroaxiais contínuas são bem indicadas tanto para analgesia de parto como para a cesariana.

ANESTESIA NA GESTANTE OBESA MÓRBIDA

Segundo dados recentes de pesquisa realizada pelo IBGE, a prevalência de obesidade na população brasileira passou de 11,8%, em 2006, para 18,9%, em 2016. Nesse contexto estão mulheres em idade reprodutiva e, por conseguinte, o profissional de saúde encontrará cada vez mais em sua rotina diária gestantes com esse diagnóstico. A prevalência de obesidade na gestação duplicou na última década e pode atingir até 25% das gestantes.

Nessa população, encontram-se também pacientes classificadas com obesidade grau III (obesidade mórbida – IMC > 40kg/m^2), que impõem dificuldades importantes no manejo obstétrico e anestésico.

Sabe-se ainda que a obesidade pré-gestacional aumenta o risco de desenvolvimento de doenças na gestação, como hipertensão arterial sistêmica e tromboembolismo pulmonar, dentre outras. A obesidade gestacional aumenta o risco de intercorrências clínicas a longo prazo, como *diabetes mellitus*, hipertensão, acidente vascular encefálico e doença arterial coronariana, entre outras.

Fisiologia da gravidez e obesidade

As mudanças fisiológicas e anatômicas observadas durante a gestação colocam a parturiente em risco aumentado para a ocorrência de complicações anestésicas, o que ainda é agravado pela obesidade:

- **Aparelho cardiovascular:** aumento no débito cardíaco (na gestante obesa, cada 100g de tecido adiposo ocasionam aumento adicional de 30 a 50mL/min no débito cardíaco), expansão volêmica e anemia dilucional são as principais alterações observadas na gestação. A síndrome da hipotensão supina pode ser ainda mais acentuada na gestante obesa. Aproximadamente 60% das gestantes obesas apresentam hipertensão leve a moderada.
- **Aparelho respiratório:** deslocamento cefálico do diafragma em razão do útero gravídico, diminuição da complacência torácica em virtude do peso aumentado da caixa torácica e diminuição da capacidade residual funcional. Há também aumento no consumo de oxigênio e na frequência respiratória, o que pode levar à hipoxemia e à dessaturação. Vale lembrar também a incidência aumentada de apneia obstrutiva do sono em mulheres obesas, o que consequentemente contribui para o aumento da incidência de hipertensão arterial, hipertensão pulmonar, doença arterial coronariana, arritmias cardíacas e acidente vascular encefálico.
- **Aparelho gastrointestinal:** a diminuição do tônus do esfíncter esofagiano inferior, associada à pressão intra-abdominal aumentada, à diminuição da motilidade gastrointestinal e ao aumento da acidez gástrica, predispõe a gestante obesa a risco maior de aspiração de conteúdo gástrico, principalmente se submetida à anestesia geral.
- **Aparelho endócrino:** gestantes obesas estão mais predispostas ao desenvolvimento de *diabetes mellitus* gestacional e macrossomia fetal. A obesidade está associada como fator de risco independente à maior incidência de tromboembolismo venoso e fenômenos tromboembólicos em geral, agravando o estado de hipercoagulabilidade característico do período gestacional.
- **Vias aéreas:** o período gestacional é considerado um fator de risco para dificuldade na laringoscopia e intubação, o que é agravado se existe obesidade associada. Crescimento das mamas, acúmulo de tecido adiposo em dorso e na região do pescoço e edema de tecidos moles das vias aéreas superiores contribuem para a dificuldade em se obter uma via aérea definitiva se necessário. O risco de falha de intubação na gestante obesa é cerca de oito vezes maior quando comparado ao do paciente cirúrgico habitual. O escore de Mallampati, habitualmente utilizado para previsão de via aérea difícil, aumenta durante a gestação, sendo os escores 3 e 4 habitualmente encontrados na gestante obesa a partir do oitavo mês de gestação.

Complicações fetais e neonatais

A obesidade está associada a uma série de riscos para o feto, como aumento do risco de abortamento de primeiro trimestre, óbito fetal, defeitos no tubo neural, fenda palatina, hidrocefalia, hérnia diafragmática, macrossomia fetal (risco aumentado em duas a três vezes) e parto pré-termo.

Complicações intraparto

A taxa de cesariana é três vezes maior na gestante obesa mórbida quando comparada à de gestantes de peso normal. O trabalho de parto em gestantes obesas progride de maneira mais lenta e tem maior chance de necessitar de indução com agentes como misoprostol e ocitocina.

O anestesiologista deve ficar bastante atento à hemorragia pós-parto, que é mais comum em gestantes obesas mórbidas. O aumento exacerbado do útero para abrigar fetos macrossômicos, o volume de distribuição aumentado para os fármacos uterotônicos e a dificuldade de identificação do fundo uterino para realização de massagem bimanual são os fatores implicados nesse risco maior.

Avaliação pré-anestésica

A gestante com obesidade mórbida deve ser encaminhada para consulta pré-anestésica precocemente. Isso possibilitará ao profissional uma avaliação detalhada do *status* clínico da paciente, principalmente dos sistemas cardiovascular e respiratório. Ocasionalmente, é necessária a solicitação de exames laboratoriais adicionais e, eventualmente, de espirometria e ecocardiograma bidimensional.

O anestesiologista deve encaminhar as pacientes para interconsultas para melhor avaliação clínica, caso julgue necessário. Além disso, avaliações e discussões multidisciplinares com obstetras, pediatras e intensivistas podem ser de grande valia em casos selecionados.

No exame físico, deve-se atentar para:

- Exame da região lombar e tentativa de identificação da linha média. O coxim adiposo acentuado dificulta a palpação dos espaços para realização de anestesia regional.
- Avaliação cuidadosa da via aérea e planejamento prévio para a necessidade de equipamentos especiais, como fibroscópio e laringoscópios videoassistidos.
- O peso da paciente e a necessidade de planejar o mobiliário e os acessórios adequados para o parto (mesa cirúrgica, manguito para medida de pressão não invasiva, entre outros).
- Avaliação dos locais para acessos vasculares periféricos, os quais precisam ser calibrosos. Se houver necessidade, deve-se planejar monitorização invasiva.

Mesmo após a consulta pré-anestésica, entretanto, a maior parte das gestantes obesas mórbidas ainda não está completamente ciente do risco imposto pela obesidade para sua saúde e para o período do parto e das possíveis intercorrências anestésicas associadas.

Técnica anestésica

Analgesia de parto

As opções para analgesia de trabalho de parto em gestantes obesas mórbidas não diferem das cogitadas para gestantes não obesas, sendo o bloqueio de neuroeixo a modalidade de escolha nessas pacientes.

Como salientado previamente, a gestante obesa tem período de trabalho de parto prolongado, maior chance de fetos macrossômicos, desproporção cefalopélvica e necessidade maior de indução com ocitocina, o que contribui para a ocorrência de contrações mais dolorosas.

É de esperar maior dificuldade técnica na realização desses bloqueios, mas isso não deve impedir sua realização. A gestante pode inclusive auxiliar verbalmente o anestesiologista a partir da percepção sensorial da agulha indo mais à esquerda ou à direita da linha média.

A inclinação da mesa cirúrgica na posição de Trendelenburg em direção ao anestesiologista também ajuda a abrir os espaços interespinhosos, uma vez que a gestante tende a se inclinar para a frente contra a força gravitacional.

A instalação precoce de um cateter peridural na paciente obesa mórbida e a confirmação de seu posicionamento e funcionamento garantem ao anestesiologista e à equipe obstétrica conforto e segurança adicionais. No caso de cesariana de urgência ou na complementação de analgesia de parto, constituem uma ferramenta extremamente útil de trabalho, o que diminui a chance de complicações e intercorrências de uma anestesia geral nessas pacientes.

As mulheres obesas apresentam risco aumentado de falha inicial na primeira punção peridural (42% *versus* 6%), além de maior possibilidade de deslocamento do cateter para fora do espaço peridural. Os cateteres peridurais se deslocam com maior facilidade devido ao deslocamento da pele sobre o coxim adiposo aumentado.

Agulhas longas de peridural próprias para o grande obeso podem ser necessárias, já que a distância pele-espaço peridural é diretamente proporcional ao IMC (relação aproximada, mas não exata). Entretanto, a maioria das pacientes não apresenta distância pele-espaço peridural > 8cm, o que sempre leva à utilização de agulha de peridural habitual na primeira tentativa.

A incidência de punção inadvertida da dura-máter é maior em obesos mórbidos, porém a incidência de cefaleia pós-punção inadvertida é menor do que em mulheres não obesas.

A presença de gordura e a distensão do complexo venoso no espaço peridural podem levar ao deslocamento cranial da massa anestésica com chance maior de hipotensão e depressão respiratória.

Uma técnica também possível para analgesia de parto e bastante utilizada é a anestesia combinada (ráqui-péri), que confere um grau satisfatório de anestesia com início de ação mais rápido. Nessa modalidade, porém, o catater peridural não é testado inicialmente, já que o componente analgésico inicial se faz pela raquianestesia. Em uma urgência inicial não se sabe, portanto, se o cateter está ou não funcionante.

Em caso de dificuldade técnica em qualquer tipo de anestesia regional, o uso da ultrassonografia pode promover benefícios.

Anestesia para cesariana

ANESTESIA REGIONAL

A obesidade aumenta de maneira significativa a incidência de desfechos operatórios para o parto, além dos índices de morbidade materna, mortalidade, hemorragia intraparto, tempo operatório e incidência aumentada de infecção de ferida. A paciente costuma ter dificuldade em se manter na posição supina com descompensação respiratória durante a condução do procedimento anestésico.

A anestesia regional certamente ainda é a técnica anestésica de escolha para as gestantes obesas mórbidas, apesar das dificuldades de acesso encontradas.

Doses menores de anestésicos locais são utilizadas em pacientes obesas mórbidas em virtude da preocupação com a dispersão cefálica no neuroeixo e bloqueio anestésico alto. O aumento da pressão no neuroeixo pelo abdome gravídico e a menor quantidade de líquido cefalorraquidiano parecem ser a causa direta desse aumento na dispersão cefálica.

A raquianestesia em gestantes obesas mórbidas é usada com frequência, mas devem ser tomados cuidados adicionais. A altura do bloqueio é menos previsível em gestantes com obesidade severa quando comparadas a gestantes de peso normal.

Além disso, por ser em dose única, a raquianestesia oferece um período de tempo finito de anestesia para a cirurgia – o que pode ser limitante em procedimentos que costumam ser mais longos em razão dos obstáculos técnicos. Se a expectativa de tempo cirúrgico for < 2 horas, a raquianestesia poderá ser feita com segurança.

Se a cesariana for indicada após instalação de cateter peridural para analgesia de parto, este deve ser usado para titular a dose anestésica até atingir o nível ideal.

Para essa população de gestantes, provavelmente a anestesia combinada (ráqui-péri) é a primeira opção por combinar um bloqueio denso, com início rápido de ação e titulação fácil caso seja necessário tempo adicional de anestesia.

ANESTESIA GERAL

Nos casos de falha de bloqueio parcial ou total, ou cesariana de emergência, torna-se necessária a realização de anestesia geral.

A prevenção de aspiração de conteúdo gástrico deve ser feita rotineiramente. Se houver contraindicação já conhecida para anestesia regional, a profilaxia deve ser feita com antagonistas H_2 ou inibidores de bomba de próton via oral cerca de 60 a 90 minutos antes do procedimento. Em caso de cesariana de emergência, os inibidores são administrados por via endovenosa.

A via aérea da gestante é mais difícil de acessar e, por isso, as falhas de intubação são mais comuns, podendo chegar a 33%. O uso de coxins é mandatório para facilitar a laringoscopia, e por vezes é necessário o uso de fibroscópio ou mesmo a realização de intubação com a paciente acordada.

Na indução anestésica, a gestante deve ser pré-oxigenada efetivamente e intubada em sequência rápida, pois é considerada com estômago cheio mesmo se o tempo de jejum estiver adequado.

Propofol é o agente hipnótico de predileção, pois não tem farmacodinâmica alterada pelo excesso de tecido adiposo. O bloqueador neuromuscular de escolha é a succinilcolina. A dose do hipnótico e do BNM despolarizante deve ser calculada com base no peso corporal total e, se os BNM adespolarizantes forem utilizados, o cálculo é realizado com base no peso ideal.

Deve-se ter cuidado redobrado durante a extubação, pois a maior parte das mortes relacionadas com anestesia em obstetrícia acontece por eventos adversos nesse período (hipoventilação, obstrução de via aérea).

Cuidados pós-operatórios

Hemorragia, infecção de ferida operatória, trombose venosa profunda, tromboembolismo pulmonar, hipoventilação e depressão respiratória são mais comumente observados em gestantes obesas mórbidas.

Leitura complementar

Aawar N. Fibrinogen concentrate versus placebo for treatment of postpartum haemorrhage: study protocol for a randomised controlled trial. Trials 2015 Apr 17; 16:169.

AbouZahr C. Antepartum and postpartum haemorrhage. Health dimensions of sex and reproduction. 1. ed. Edited by Murray, J Lopez, A. Boston. Harvard School of Public Health on behalf of the World Health Organization and the World Bank, 1998: 165-87.

ACSCOT (According to the American College of Surgeons Committee on Trauma). Adaptado de Mutschler A, Nienaber U, Brockamp T et al. A critical reappraisal of the ATLS classification of hypovolaemic shock: does it really reflect clinical reality? Resuscitation 2013; 84:309-13.

Advanced Trauma Life Support – ATLS. Suporte avançado de vida no trauma para médicos. Manual do curso de alunos. 10. ed. Colégio Americano de Cirurgiões – Comitê de Trauma. 2016.

Aitkenhead AR, Rowbotham DJ, Smith G. Testbook of anaesthesia. 4, ed. New York-USA: Churchill Livingstone, 2001.

Alanis MC, Goodnight WH, Hill EG et al. Maternal super-obesity (body mass index > or 5 50) and adverse pregnancy outcomes. Acta Obstet Gynecol Scand 2010; 89(7):924-30.

Allard S et al. How we manage the haematological aspects of major obstetric haemorrhage. Br J Haematol 2014 Jan; 164(2):177-88.

Armstrong S, Fernando R, Ashpole K, Simons R, Columb M. Assessment of coagulation in the obstetric population using ROTEM(R) thromboelastometry. Intern J Obstet Anesth 2011; 20:293-8.

Athukorala C, Rumbold AR, Willson KJ et al. The risk of adverse pregnancy outcomes in women who are overweight or obese. BMC Pregnancy Childbirth 2010; 10:56.

Badve MH, Golfeiz C, Vallejo MC. Anesthetic considerations for the morbid obese parturient. International Anesthesiology Clinics 2014; 52(3):132-47.

Barnes EJ, Eben F, Patterson D. Direct current cardioversion during pregnancy should be performed with facilities available for fetal monitoring and emergency caesarean section. BJOG 2002; 109:1406-7.

Bernard GR et al. Efficacy and safety of recombinant human activated protein C for severe sepsis. N Engl J Med 2001; 344:699-709.

Beyer DA, Amari F, Ludders DW et al. Obesity decreases the chance to deliver spontaneously. Arch Gynecol Obstet 2011; 283(5):981-8.

Bliacheriene F. Anestesia para gestante cardiopata. In: Bliacheriene F, Torres ML (eds.) Condutas em anestesia: Obstetrícia. 1. ed. São Paulo: Atheneu, 2014: 49-53.

Bliacheriene F. Anestesia para gestante cardiopata. In: Cangiani LM, Carmona MJC, Torres MLA et al. Tratado de Anestesiologia SAESP. 8. ed. Rio de Janeiro: Atheneu, 2017: 2333-48.

Blood Transfusions in Obstetrics. RCOG Green-top Guideline No. 47. Royal College of Obstetricians and Gynaecologists. Published: 29/05/2015.

Bonanno C, Gaddipati S. Mechanisms of hemostasis at cesarean delivery. Clin Perinatol 2008; 35:531-47, xi.

Bonnet MP, Deneux-Tharaux C, Bouvier-Colle MH. Critical care and transfusion management in maternal deaths from postpartum haemorrhage. Eur J Obstet Gynecol Reprod Biol 2011 Oct; 158(2):183-8.

Brearton C, Bhalla A, Mallaiah S, Barclay P. The economic benefits of cell salvage in obstetric haemorrhage. Int J Obstet Anesth 2012; 21:329-33.

Bux J. Transfusion-related acute lung injury (TRALI): a serious adverse event of blood transfusion. Vox Sang 2005; 89(1):1-10.

Campos O, Andrade JL, Bocanegra J et al. Physiologic multivalvular regurgitation during pregnancy: a longitudinal Doppler echocardiographic study. Int J Cardiol 1993; 40:265-72.

Cantwell R, Clutton-Brock T, Cooper G, Dawson A, Drife J, Garrod D et al. Saving mothers' lives: Reviewing maternal deaths to make motherhood safer: 2006-2008.The Eighth Report of the Confidential Enquiries into Maternal Deaths in the United Kingdom. BJOG 2011; 118(Suppl 1):1-203.

Cedergren MI. Maternal morbid obesity and the risk of adverse pregnancy outcome. Obstet Gynecol 2004; 103:219-24.

Centre for Maternal and Child Enquiries (CMACE). Saving Mothers' Lives: reviewing maternal deaths to make motherhood safer: 2006-2008. The Eighth Report on Confidential Enquiries into Maternal Deaths in the United Kingdom. BJOG 2011; 118(Suppl 1):1-203.

Chan WS, Anand S, Ginsberg JS. Anticoagulation of pregnant women with mechanical heart valves: a systematic review of the literature. Arch Intern Med 2000; 160:191-6.

Chauleur C, Fanget C, Tourne G et al. Serious primary post-partum hemorrhage, arterial embolization and future fertility: a retrospective study of 46 cases. Hum Reprod 2008 Jul; 23:1553-9.

Chauleur C. Some hemostasis variables at the end of population distribuitions are risck factors for evere postpartum hemorrhages. Journal of Thrombosis and Haemostasis 2008; 6:2067-74.

Chevannes C, Harrod I, Bhalla A, Barclay P, Mallaiah S. Fast rotational thromboelastometry evaluation in major obstetric haemorrhage. Br J Anaesth 2012; 109:484P.

Coleman J, Srofenyo EK, Eric K et al. Maternal and fetal prognosis in abruptio placentae at Korle-Bu Teaching Hospital, Ghana. Afr J Reprod Health 2014; 18(4):115-22.

Collins PW et al. Theoretical modelling of fibrinogen supplementation with therapeutic plasma, cryoprecipitate, or fibrinogen concentrate. Br J Anaesth 2014 Oct; 113(4):585-95.

Comeau PJ. The blood loss analyzer: a new way to estimate blood loss. AANA J 1983; 51:81-4.

Cortet M. Association between fibrinogen level and severity of postpartum haemorrhage: secondary analysis of a prospective trial. Br J Anaesth 2012 Jun; 108(6):984-9.

Cristina Rossi A, Mullin P. The etiology of maternal mortality in developed countries: a systematic review of literature. Arch Gynecol Obstet 2012; 285:1499-503.

Dzik WH, Blajchman MA, Fergusson D et al. Clinical review: Canadian National Advisory Committee on Blood and Blood Products – Massive transfusion consensus conference 2011: Report of the panel. Critical Care 2011; 15:242.
Ekeroma AJ, Ansari A, Stirrat GM. Blood transfusion in obstetrics and gynaecology. Br J Obstet Gynaecol 1997; 104(3):278-84.
Eley VA, Donovan K, Walters E, Brijball R, Eley DS. The effect of antenatal anaesthetic consultation on maternal decision-making, anxiety level and risk perception in obese pregnant women. Int J Obstet Anesth 2014 May; 23(2):118-24.
European Medicines Agency's (EMA). Hydroxyethyl-starch solutions (HES) should no longer be used in patients with sepsis or burn injuries or in critically ill patients – CMDh endorses Pharmacovigilance Risk Assessment Committee (PRAC) recommendations EMA/640658/2013.
F. Morillas-Ramírez. Actualización del protocolo de tratamiento de la hemorragia obstétrica. Rev Esp Anestesiol Reanim 2014; 61(4):196-204.
Fabron Jr A, Lopes LB, Bordin JO. Lesão pulmonar aguda associada à transfusão. J Bras Pneumol, São Paulo abr. 2007; 33(2):206-12.
Faure E, Moreno R, Thisted R. Incidence of postdural puncture headache in morbidly obese parturients. Reg Anesth 1994; 19:361-3.
Ferreira CN, Sousa MO, Dusse LMSant'Ana, Carvalho MG. O novo modelo da cascata de coagulação baseado nas superfícies celulares e suas implicações. Rev Bras Hematol Hemoter [online] 2010; 32(5):416-21. [cited 2017-12-21].
Flood P, Rollins MD. Anesthesia for Obstetrics. In: Miller RD, associate editors. Miller's Anesthesia. 8. ed. Philadelphia: Elsevier, 2015: 2328-58.
Fries D, Innerhofer P, Reif C et al. The effect of fibrinogen substitution on reversal of dilutional coagulopathy: an in vitro model. Anesth Analg 2006; 102:347-51.
Gersh BJ, Maron BJ, Bonow RO et al. 2011 ACCF/AHA Guideline for the diagnosis and treatment of hypertrophic cardiomyopathy: a report of the American College of Cardiology Foundation/American Heart Association Task Force on Practice Guidelines. J Am Coll Cardiol 2011; 58:e212-60.
Guia para uso de hemocomponentes/Ministério da Saúde, Secretaria de Atenção à Saúde, Departamento de Atenção Especializada e Temática. 2. ed., 1. reimpressão. Brasília: Ministério da Saúde, 2015. 136 p.: il.
Hameed AB, Goodwin TM, Elkayam U. Effect of pulmonary stenosis on pregnancy outcomes – a case-control study. Am Heart J 2007; 154:852-4.
Hamlyn EL, Douglass CA, Plaat F et al. Low-dose sequential combined spinal--epidural: an anaesthetic technique for cesarean section in patients with significant cardiac disease. Int J Obstet Anesth 2005; 14(4):355-61.
Hannah L et al. Determination of normal ranges of shock index and other haemodynamic variables in the immediate postpartum period: a cohort study. PLoS One 2016; 11(12):e0168535.
Henry DA, Carless PA, Moxey AJ et al. Anti-fibrinolytic use for minimising perioperative allogeneic blood transfusion. Cochrane Database Syst Rev 2007(4):CD001886.
Heslehurst N, Simpson H, Ells LJ et al. The impact of maternal BMI status on pregnancy outcomes with immediate short-term obstetric resource implications: a meta-analysis. Obes Rev 2008; 9(6):635-83.
Hibbard JU, Lindheimer M, Lang RM. A modified definition for peripartum cardiomyopathy and prognosis based on echocardiography. Obstet Gynecol 1999; 94:311-6.
Hiratzka L, Bakris G, Beckman J et al. 2010 ACCF/AHA/AATS/ ACR/ASA/SCA/SCAI/SIR/STS/SVM guidelines for the diagnosis and management of patients with thoracic aortic disease. Circulation 2010; 121:e266-369.
Holcomb JB, Tilley BC, Baraniuk S et al. Transfusion of plasma, platelets, and red blood cells in a 1:1:1 vs a 1:1:2 ratio and mortality in patients with severe trauma: the PROPPR randomized clinical trial. JAMA 2015; 313(5):471-82.
Holfman M et al. A cell-based model of haemostasis. Thrombo Haemost 2001; 85:958-65.
Hood DD, Dewan DM. Anesthetic and obstetric outcome in morbidlyobese parturients. Anesthesiology 1993; 79:1210-8.
Immer FF, Bansi AG, Immer-Bansi AS et al. Aortic dissection in pregnancy: analysis of risk factors and outcome. Ann Thorac Surg 2003; 76:309-14.
Intão MCT, Franco RF. Coagulação intravascular disseminada. Medicina, Ribeirão Preto, jul/dez 2001; 34:282-91.
J.-G. Song S.-M. Jeong I.-G. Jun H et al. Five-minute parameter of thromboelastometry is sufficient to detect thrombocytopenia and hypofibrinogenaemia in patients undergoing liver transplantation. Br J Anaesth 1 Feb 2014; 112(2):290-7.
Kashuk JL et al. Thromboelastography: goal-directed management of postinjury coagulopaty. Pan Am J Trauma 2009.
Khairy P, Ionescu-Ittu R, Mackie AS, Abrahamowicz M, Pilote L, Marelli AJ. Changing mortality in congenital heart disease. J Am Coll Cardiol 2010; 56:1149-57.
Knight M, Kurinczuk JJ, Spark P, Brocklehurst P. United Kingdom Obstetric Surveillance System (UKOSS) Annual Report 2007. National Perinatal Epidemiology Unit, Oxford.
Kruithof EK, Tran-Thang C, Gudinchet A et al. Fibrinolysis in pregnancy: a study of plasminogen activator inhibitors. Blood 1987; 69:460-6.
Ladner HE, Danielsen B, Gilbert WM. Acute myocardial infarction in pregnancy and the puerperium: a population-based study. Obstet Gynecol 2005; 105:480-4.
Lewis G (ed.) Saving mothers' lives: Reviewing maternal deaths to make motherhood safer 2003-2005. The Seventh Confidential Enquiry into Maternal Deaths in the United Kingdom. London: CEMACH, 2007.
Lier H, Vorweg M, Hanke A, Görlinger K. Thromboelastometry guided therapy of severe bleeding. Essener Runde algorithm. Hamostaseologie 2013; 33(1):51-61.
MacLeod JB et al. Trauma and coagulopatia: a new paradigm to consider. Arch Surg 2008; 143:797-801.
Maitra G, Sengupta S, Rudra A, Debnath S. Pregnancy and non-valvular heart disease – Anaesthetic considerations. Ann Card Anaesth 2010; 13:102-9.
Malinowski AK1, Bomba-Opo D, Parrish J, Sarzyska U, Farine D. Venous thromboembolism in obese pregnant women: approach to diagnosis and management. Ginekol Pol 2017; 88(8):453-9.
Mallaiah S et al. Introduction of an algorithm for ROTEM-guied fibrinogen concentrade administration in major obstetric haemorrhage. Anaesthesia 2015; 70:166-75.
Maron MS, Olivotto I, Zenovich AG et al. Hypertrophic cardiomyopathy is predominantly a disease of left ventricular outflow tract obstruction. Circulation 2006; 114:2232-9.
Mavrides E, Allard S, Chandraharan E et al on behalf of the Royal College of Obstetricians and Gynaecologists. Prevention and management of postpartum haemorrhage. BJOG 2016; 124:e106-e149.
Mhyre JM, Khan FA. Anesthesia for the patient with peripartum hemorrhage. Disponível em: https://www.uptodate.com/contents/anesthesia-for-the-patient-with-peripartum-hemorrhage.
Mhyre JM, Riesner MN, Polley LS et al. A series of anesthesia-related maternal deaths in Michigan, 1985-2003. Anesthesiology. 2007; 106:1096-104.
Milne ME, Yazer MH, Waters JH. Red blood cell salvage during obstetric hemorrhage. Obstet Gynecol 2015 Apr; 125(4):919-23.
Mission JF, Marshall NE, Caughey AB. Pregnancy risks associated with obesity. Obst Gynecol Clin N Am 2015; 42:335-53.
Moreira WR, Andrade LC. Anestesia para gestante cardiopata. Rev Med Minas Gerais 2009; 19(4 Supl1):S21-S62.
Mushlin PS, Davidson KM. Cardiovascular disease in pregnancy. In: Datta S, Hepner DL. Anesthetic an obstetric management of high-risk pregnancy. 3.a ed. Philadelphia: Springer-Verlag, 2004: 155-206.
Naef RW III, Chauhan SP, Chevalier SP et al. Prediction of hemorrhage at cesarean delivery. Obstet Gynecol 1994; 83:923-5.
National Clinical Guideline Centre (UK). Major trauma: Assessment and initial management. London: National Institute for Health and Care Excellence (UK), 2016 Feb. Comitê de Trauma. 10.5 Haemorrhage shock prediction/risk tools.
Neal MD, Hoffman MK, Cuschieri J et al. Crystalloid to packed red blood cell transfusion ratio in the massively transfused patient: when a little goes a long way. Journal of Trauma and Acute Care Surgery 2012; 72(4):892-8.
NHS Maternity Statistics – England, 2011-2012. Health and Social Care Information Centre 2012. Disponível em: ttp://www.hscic.gov.uk/article/2021/WebsiteSearch?productid=10061&q=NHS+Maternity+Statistics+&-sort=Relevance&size=10&page=1&area=both#top
Nishimura RA, Carabello BA, Faxon DP et al. ACC/AHA 2008 guideline update on valvular heart disease: focused update on infective endocarditis: a report

of the American College of Cardiology/American Heart Association Task Force on Practice Guidelines. Circulation 2008; 118:887-96.

Norfolk D. Handbook of transfusion medicine. Norwich, UK: TSO, 2014.

Novikova N, Hofmeyr GJ, Cluver C. Tranexamic acid for preventing postpartum haemorrhage. Cochrane Database Syst Rev 2015; (6):CD007872.

O'Shaughnessy DF, Atterbury C, Bolton Maggs P et al. Guidelines for the use of fresh-frozen plasma, cryoprecipitate and cryosupernatant. Br J Haematol 2004; 126:11-28.

Ozier Y, Bellamy L. Pharmacological agents: antifibrinolytics and desmopressin. Best Pract Res Clin Anaesthesiol 2010; 24(1):107-19.

Parish JM, Somers VK. Obstructive sleep apnea and cardiovascular disease. Mayo Clin Proc 2004; 79:1036-46.

Perlow JH, Morgan MA. Massive maternal obesity and perioperative cesarean morbidity. Am J Obstet Gynecol 1994; 170:560-4.

Poirier P, Giles TD, Bray GA et al. Obesity and cardiovascular disease: pathophysiology, evaluation, and effect of weight loss: an update of the 1997 American Heart Association Scientific Statement on Obesity and Heart Disease from the Obesity Committee of the Council on Nutrition, Physical Activity, and Metabolism. Circulation 2006; 113:898-918.

Protocolo Hemorragia Puerperal. Belo Horizonte 2016. Disponível em: http://portalpbh.pbh.gov.br/pbh/ecp/files.do?evento=download&urlArqPlc=hemorragia-puerperal.pdf.

Rainaldi MP, Tazzari PL, Scagliarini G et al. Blood salvage during caesarean section. Br J Anaesth 1998; 80:195-8.

Rajagopalan S et al. The efects of mild periperative hypothermia on blood loss and transfusion requirement: A meta-analysis. Anesthesiology 2008; 108:71-7.

RCOG 2011a. Antepartum Haemorrhage Green-top Guidelines No. 63. 1. ed. Disponível em: www.rcog.org.uk/files/rcog-corp/.

RCOG 2011b. Placenta praevia, placenta praevia acreta and vasa praevia: diagnosis and management. Green-top Guidelines No 27. 1. ed. Disponível em: www.rcog.org.uk/files/rcog-corp/.

Rebarber A, Lonser R, Jackson S et al. The safety of intraoperative autologous blood collection and autotransfusion during cesarean section. Am J Obstet Gynecol 1998; 179:715-20.

Regitz-Zagrosek V, Blomstrom Lundqvist C, Borghi C et al. ESC Guidelines on the management of cardiovascular diseases during pregnancy: the task force on the management of cardiovascular diseases during pregnancy of the European Society of Cardiology (ESC). Eur Heart J 2011; 32:3147-97.

Roberts I et al. The CRASH-2 trial: a randomised controlled trial and economic evaluation of the effects of tranexamic acid on death, vascular occlusive events and transfusion requirement in bleeding trauma patients. Health Technol Assess 2013 Mar; 17(10):1-79.

Robinson HE, O'Conell CM, Joseph KS et al. Maternal outcomes in pregnancy complicated by obesity. Obstet Gynecol 2005; 106:1357-64.

Royal College of Obstetricians and Gynaecologists. The National Sentinel Caesarean Section Audit Report. 2001. Disponível em: http://www.rcog.org.uk/files/rcog-corp/uploaded-files/nscs_audit.pdf.

Sachs UJ, Kauschat D, Bein G. White blood cell-reactive antibodies are undetectable in solvent/detergent plasma. Transfusion 2005; 45(10):1628-31.

SALVO study group. Does current evidence support the use of intraoperative cell salvage in reducing the need for blood transfusion in caesarean section? Curr Opin Obstet Gynecol 2014 Dec; 26(6):425-30.

Schorn MN. Measurement of blood loss: review of the literature. J Midwifery Women's Health 2010 Jan-Feb; 55(1):20-7.

Sebire NJ, Jolly M, Harris JP et al. Maternal obesity and pregnancy outcome: a study of 287,213 pregnancies in London. Int J Obes Relat Metab Disord 2001; 25(8):1175-82.

Silversides CK, Colman JM, Sermer M, Siu SC. Cardiac risk in pregnant women with rheumatic mitral stenosis. Am J Cardiol 2003; 91:1382-5.

Simon L, Santi TM, Sacquin P, Hamza J. Pre-anaesthetic assessment of coagulation abnormalities in obstetric patients: usefulness, timing and clinical implications. Br J Anaesth 1997; 78:678-83.

Simpson E et al. Recombinant factor VIIa for the prevention and treatment of bleeding in patients without haemophilia. Cochrane Database Syst Rev 2012; (3):CD005011.

Siu SC, Sermer M, Colman JM et al. Prospective multicenter study of pregnancy outcomes in women with heart disease. Circulation 2001; 104:515-21.

Sliwa K, Hilfiker-Kleiner D, Petrie MC et al. Current state of knowledge on aetiology, diagnosis, management, and therapy of peripartum cardiomyopathy: a position statement from the Heart Failure Association of the European Society of Cardiology Working Group on peripartum cardiomyopathy. Eur J Heart Fail 2010; 12:767-78.

Snegovskikha D, Clebonea A, Norwitz E. Anesthetic management of patients with placenta accreta and resuscitation strategies for associated massive hemorrhage. Current Opinion in Anesthesiology 2011, 24:274-81.

Spahn DR et al. Management of bleeding following major trauma: an European guideline. Crit Care 2007; 11:R7.

Stahel PF et al. Transfusion strategies in postinjury coagulopathy. Current Opinion in Anaesthesiology 2009; 22:000.

Stangl V, Schad J, Gossing G, Borges A, Baumann G, Stangl K. Maternal heart disease and pregnancy outcome: a single-centre experience. Eur J Heart Fail 2008; 10:855-60.

Tan T, Sia AT. Anesthesia considerations in the obese gravida. Semin Perinatol 2011; 35:350-5.

Taylor FB Jr, Toh CH, Hoots WK et al. Towards definition, clinical and laboratory criteria, and a scoring system for disseminated intravascular coagulation. Thromb Haemost 2001; 86:1327-30.

Tedoldi CL, Freire CMV, Bub TF et al. Sociedade Brasileira de Cardiologia. Diretriz da Sociedade Brasileira de Cardiologia para Gravidez na Mulher Portadora de Cardiopatia. Arq Bras Cardiol 2009; 93(6 supl.1):e110-e178.

Tsoi E, Shaikh H, Robinson S et al. Obesity in pregnancy: a major healthcare issue. Postgrad Med J 2010; 86:617-23.

Tulp MJ, McDermott LF, Paech MJ, Nathan EA. Maternal knowledge of the impact of obesity on complications relevant to obstetric anesthetic care. J Obstet Anaesth Crit Care 2017; 7:37-42.

Turker G, Gurbet A, Aksu HA. Continuous spinal analgesia in parturients with severe heart disease. Int J Obstet Anesth 2007; 16(3):297-9.

Upadhyay K, Scholefield H. Risck management and medicolegal issues related to postpartum haemorrhage. Best Practice Research Clin Obstet Gynaecol 2008; 22:1149-69.

Vahanian A, Baumgartner H, Bax J et al. Guidelines on the management of valvular heart disease: the task force on the management of valvular heart disease of the European Society of Cardiology. Eur Heart J 2007; 28:230-68.

Vallejo M. Anesthetic management of the morbidly obese parturiente. Curr Opinion Anesthesiology 2007; 20:175-80.

Vandromme MJ et al. Identifying risk for massive transfusion in the relatively normotensive patient: utility of the prehospital shock index. J Trauma 2011 Feb; 70(2):384-8.

Vidovich MI. Cardiovascular disease. In: Chestnut DH, Wong CA, Tsen LC, Kee WDN, Beilin Y, Mhyre JM. Chestnut's obstetrics anesthesia: principles and practice. 5. ed. Philadelphia: Elsevier, 2014: 960-1002.

Vine AK et al. Recent advances in haemostasis and thrombosis. Retina 2009; 29(1):1-7.

Wang G, Bainbridge D, Martin J et al. The efficacy of an intraoperative cell saver during cardiac surgery: a meta-analysis of randomized trials. Anesth Analg 2009 Aug; 109(2):320-30.

Wang YC, Chen CH, Su HY, Yu MH. The impact of maternal cardioversion on fetal haemodynamics. Eur J Obstet Gynecol Reprod Biol 2006; 126:268-9.

Warnes CA, Williams RG, Bashore TM et al. ACC/AHA 2008 guidelines for the management of adults with congenital heart disease: a report of the American College of Cardiology/American Heart Association Task Force on Practice Guidelines. Circulation 2008; 118:e714-833.

Wee MY, Thomas D, Verma R et al. The Association of Anaesthetists of Great Britain and Ireland. Blood transfusion and the anaesthetist: Intra-operative cell salvage. AAGBI Safety Guideline. London: AAGBI; 2009.

WHO Guidelines for the Management of Postpartum Haemorrhage and Retained Placenta. 2009.

WOMAN Trial Collaborators. Effect of early tranexamic acid administration on mortality, hysterectomy, and other morbidities in women with post-partum haemorrhage (WOMAN): an international, randomised, double-blind, placebo-controlled trial Lancet 2017 May 27; 389(10084):2105-16.

CAPÍTULO 46

Neoplasia Trofoblástica Gestacional

Antonio Braga
Gabriel Costa Osanan

INTRODUÇÃO

A neoplasia trofoblástica gestacional (NTG) é a expressão utilizada para designar lesões malignas que se originam das vilosidades coriais e do trofoblasto extraviloso. Estão sob esse epíteto quatro formas clínico-histopatológicas distintas com diferentes graus de proliferação, invasão, disseminação e prognóstico, representadas pela mola invasora (MI – Figura 46.1), coriocarcinoma (CCA – Figura 46.2), tumor trofoblástico do sítio placentário (TTSP – Figura 46.3) e tumor trofoblástico epitelioide (TTE – Figura 46.4).

Aproximadamente 50% dos casos de NTG se originam de gestações molares, 25% de abortamentos ou gravidez ectópica e 25% de gestações de termo ou pré-termo. Já o TTSP e o TTE seguem gestações a termo ou abortamentos não molares em 95% das vezes.

O maior estudo epidemiológico realizado no Brasil observou evolução para NTG em 24,6% das pacientes com mola hidatiforme (MH) completa e em 7,6% após MH parcial.

A maior parte dos casos de NTG é representada por MI e CCA, formas da doença que cursam com elevados níveis de gonadotrofina coriônica humana (hCG), altamente responsivas à quimioterapia (QT), com taxas de cura > 90%. Por outro lado, o TTSP e o TTE, mais raros, têm produção escassa de hCG e são relativamente resistentes à QT, tornando a cirurgia a primeira linha de tratamento.

EPIDEMIOLOGIA E PREVALÊNCIA

A incidência dos CCA também varia expressivamente: de 1:14.000 gestações, segundo Hooper (1960), a 1:660.000, no cálculo de Hertig (1956). Essas flutuações são aceitáveis em razão dos numerosos casos falsamente positivos, dos diferentes critérios para o diagnóstico e, sobretudo, do condicionamento dos blastomas aos diversos fatores ambientais: estado nutricional, clima e condições socioeconômicas.

Especula-se que a paridade talvez condicione maior índice de CCA ou que o elevado número de multíparas propicie frequência mais alta desses tumores. Todavia, isso parece estar mais relacionado com a idade, o que refletiria apenas a maior frequência do câncer, em geral, nesse grupo.

A instalação e a manutenção de condição pró-oxidante na MH poderiam levar à progressão para NTG. Sabe-se que o nível persistentemente diminuído de retinol pode ser responsável pela proliferação de células trofoblásticas após o esvaziamento uterino do tecido molar, determinando o surgimento de NTG.

PATOGÊNESE E HISTOPATOLOGIA

A apresentação clínica da NTG é mais importante do ponto de vista do tratamento e do prognóstico do que para o diagnóstico histológico preciso.

A MI, outrora denominada *corioadenoma destruens*, é doença confinada ao útero, caracterizada pela presença de vilosidades coriônicas hidrópicas, com proliferação trofoblástica que invade diretamente o miométrio. Raramente alcança locais extrauterinos. A MI é sempre sequela da MH. As pacientes com MI podem apresentar resolução espontânea em 40% dos casos. O diagnóstico da MI é habitualmente clínico (NTG não metastática) e não histológico. A ultrassonografia (US) fornece subsídios de valor ao mapear, pelo Doppler colorido, a invasão do miométrio pelo trofoblasto, como mostra

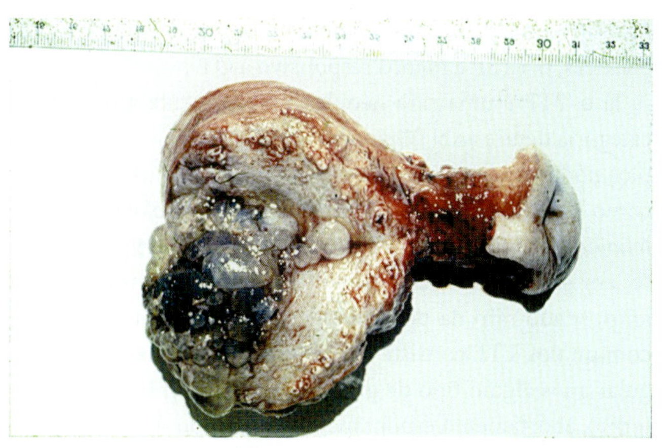

Figura 46.1 Mola invasora. Note a presença de vesículas ocupando a intimidade miometrial. Histerectomia realizada em razão de rotura uterina e hemoperitônio.

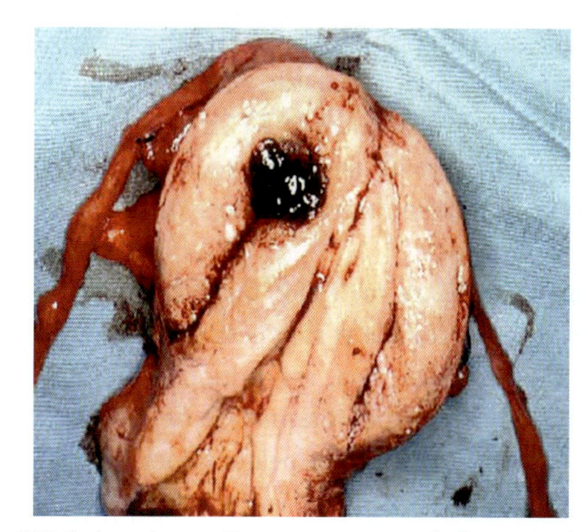

Figura 46.2 Coriocarcinoma. Observa-se uma grande área necro-hemorrágica ocupando grande parte do útero. Histerectomia em virtude da quimiorresistência.

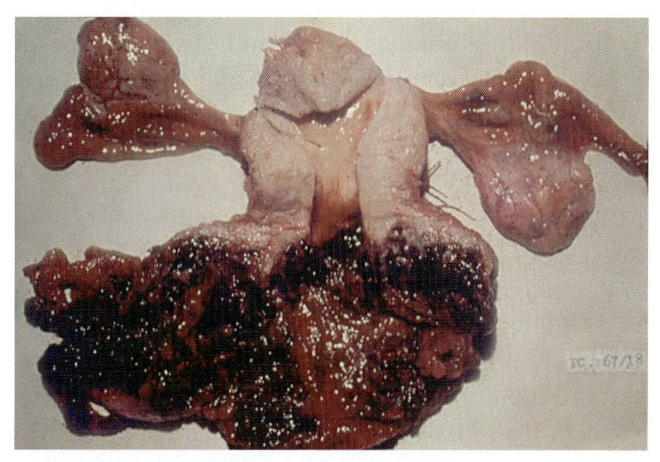

Figura 46.3 Tumor trofoblástico do sítio placentário. Presença de grande metástase vaginal, sangrante. Tentou-se exérese da área tumoral, sem sucesso, levando a paciente ao óbito por choque hemorrágico.

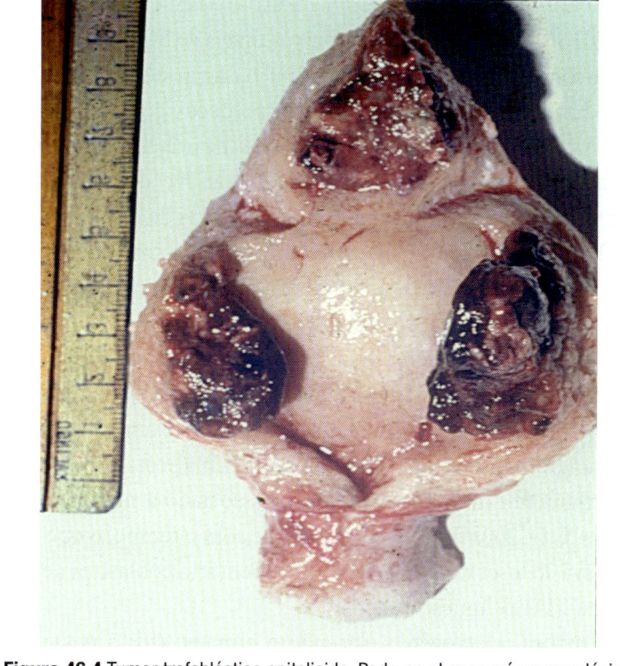

Figura 46.4 Tumor trofoblástico epitelioide. Pode-se observar área neoplásica uterina. Histerectomia realizada por quimiorresistência na vigência de níveis baixos/persistentes de hCG.

a Figura 46.5. A dilatação e a curetagem diagnóstica devem ser evitadas em virtude da possibilidade de perfusão uterina.

Já a constituição celular do CCA é dimórfica, com a presença de sincício e citotrofoblasto, mas não forma estrutura vilosa. É muito invasivo e metastático. Procede de qualquer tipo de gravidez: 50% de gestação normal, 25% de MH, 25% de abortamento e até de gravidez ectópica.

Os CCA se localizam em qualquer parte do útero. Eles têm superfície vermelho-escura (devido às hemorragias frequentes, repetidas, e à destruição de vasos). As dimensões variam de massas exíguas a volumosas que deformam o órgão e podem ser únicas ou múltiplas, irrompendo ou não para o peritônio. Algumas vezes, mantêm relação com a cavidade do órgão; em outras oportunidades isso não ocorre e é impossível o diagnóstico pela curetagem.

A consistência é diminuída (há necrose em graus variados), podendo os tumores desagregar-se à realização do estudo anatomopatológico.

O TTSP foi inicialmente descrito por Kurman e cols. (1976) como "pseudotumor trofoblástico" – uma lesão trofoblástica

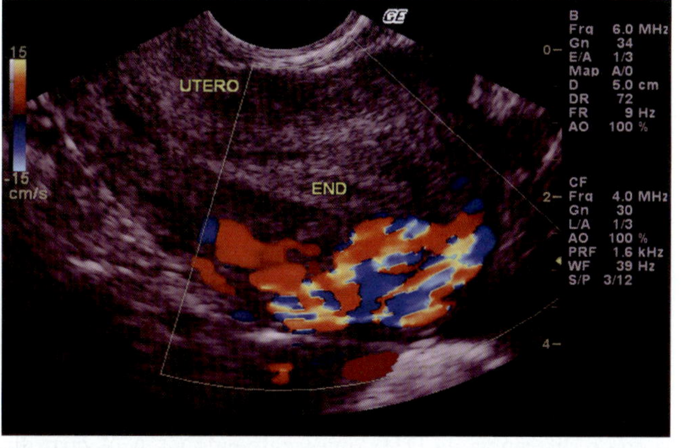

Figura 46.5 Ultrassonografia mostrando intensa vascularização miometrial em paciente com história da gravidez molar que cursa com hemorragia genital e níveis ascendentes de hCG.

invasiva que se comportava benignamente e que surgia após gestação tópica normal. Mais tarde, Scully e Young (1981) denominaram esse blastoma como TTSP, caracterizado essencialmente por um trofoblasto intermediário (citotrofoblasto extravilositário) que infiltrava o útero e os vasos; raramente estão presentes vilos.

Macroscopicamente, o TTSP forma uma massa branco-amarelada que invade o miométrio, podendo projetar-se para a cavidade uterina, assumindo aspecto polipoide. Forma rara de NTG, pode originar-se de qualquer tipo de gestação, sendo caracterizado pela ausência de vilosidades com proliferação de trofoblasto intermediário (extraviloso), apresentando constituição celular monomórfica, o trofoblasto intermediário, caracterizado por célula grande, poligonal e irregular.

O número de células de sinciciotrofoblasto está diminuído no TTSP, o que se reflete nos baixos níveis de hCG usualmente encontrados. No TTSP, ao contrário do que ocorre no CCA, não há tendência à invasão vascular precoce e generalizada. O CCA compreende células trofoblásticas de origem vilosa, produtoras de hCG-H, com concentração variável de células sinciciotrofoblásticas multinucleadas secretoras de hCG-regular. O TTSP, ao contrário, é neoplasia maligna do trofoblasto não viloso (intermediário), tecido morfológico e funcionalmente distinto, com citoplasma difuso denso.

O TTSP não é sensível à QT como as outras formas de NTG, sendo por isso importante sua distinção histológica. O TTSP geralmente apresenta quadro clínico de amenorreia ou de sangramento vaginal 2 a 5 anos após uma gestação normal, abortamento ou MH. O TTSP está associado a níveis baixos de hCG (< 200mUI/mL) e não cresce com o tempo, o que pode levá-lo a ser confundido com a doença trofoblástica gestacional (DTG) quiescente.

Embora o lactogênio placentário humano (hPL) possa ser útil para o diagnóstico de TTSP, seu uso está limitado à imuno-histoquímica e não como marcador tumoral plasmático. Maestá e cols. acreditam ser valiosa sua caracterização imuno-histoquímica com positividade para o hPL.

A necrose celular está usualmente ausente. Forma rara de NTG, apresenta características clínicas e terapêuticas diferenciadas, necessitando de estudo imuno-histoquímico de tecido tumoral para seu diagnóstico. O TTSP apresenta positividade difusa para hPL e MEL-CAM (CD146) (anticorpo específico do trofoblasto intermediário), sendo fracamente positivo para hCG e PLAP (fosfatase alcalina placentária).

O TTSP é produtor de β-hCG livre, o que se traduz na urina pela elevada concentração do fragmento *b-core* nessas pacientes. O hCG-b-livre > 35% é diagnóstico de TTSP (associado a níveis imuno-histoquímicos elevados de hPL [> +++]), o que o diferencia da DTG quiescente e do CCA. A cirurgia assume papel crítico nesses casos e, felizmente, na maioria das pacientes a doença está confinada ao útero e é curada pela histerectomia, pois, comparado com outras neoplasias trofoblásticas, o TTSP é menos responsivo à QT.

Já o TTE é uma rara neoplasia e representa a mais nova categoria dentre as NTG, reportada inicialmente como múltiplos nódulos uterinos de trofoblasto intermediário ou, ainda, como CCA atípico. A denominação *tumor trofoblástico epitelioide* foi cunhada por Mazur e Kurman em 1994. Acomete, em geral, mulheres de idade reprodutiva, entre 15 e 48 anos, sendo raro na pós-menopausa. A apresentação clínica comum dos TTE consiste em sangramento transvaginal irregular após algum tipo de gravidez, notadamente gravidez de termo, abortamento espontâneo e MH, embora a presença de amenorreia tenha sido recentemente relatada. Metástases, geralmente em pulmões, ocorrem em 25% dos casos. Existe elevação persistente de β-hCG em praticamente todos os casos de TTE, mas com valores baixos (< 2.500mUI/mL). Apesar do prognóstico favorável, evolução para óbito é observada em 10% das pacientes com TTE. O intervalo entre a gravidez precedente e a manifestação do tumor é variável de 1 a 18 anos (média de 6,2).

O diagnóstico diferencial do TTE é feito entre CCA, TTSP e carcinoma de células escamosas, utilizando-se, além da avaliação clínica e ginecológica, o exame histopatológico e a imuno-histoquímica. O estudo imuno-histoquímico do TTE mostra imunoexpressão focal dos marcadores trofoblásticos hPL e hCG e positividade para citoqueratina 18, antígeno epitelial de membrana (EMA), p63, PLAP e inibina-alfa e taxa de proliferação celular (Ki-67) > 10%. Chamam a atenção relatos sobre pacientes com associação de TTE a focos de TTSP ou de CCA em metade das vezes. Nesses casos, considera-se que os elementos trofoblásticos epitelioides levam à persistência de doença localmente invasiva e de resistência ao tratamento quimioterapêutico. Em virtude das semelhanças no comportamento biológico entre TTSP e TTE, o tratamento primário do TTE deve ser a cirurgia, sendo a QT considerada em caso de falha do tratamento cirúrgico.

REPERCUSSÕES DA NEOPLASIA TROFOBLÁSTICA GESTACIONAL SOBRE A GESTANTE

A apresentação clínica da NTG é variável, dependente do evento gestacional que a originou, da extensão da doença e de seu diagnóstico anatomopatológico.

Útero aumentado de volume, sangramento transvaginal irregular e persistência dos cistos tecaluteínicos nos ovários são sinais sugestivos de NTG. No entanto, mais de 50% das pacientes com NTG pós-molar não apresentam nenhum achado clínico e o diagnóstico é feito somente pelo platô ou aumento do hCG sérico dosado durante o seguimento após o esvaziamento uterino.

Quando o CCA está associado a antecedente gestacional não molar, não há sinais e sintomas típicos e estes são, em sua maioria, relacionados com a invasão tumoral no útero ou sítios de metástases, notadamente nos pulmões e na pelve.

A disseminação da NTG ocorre via hematogênica, mais frequentemente para pulmão (80% – Figura 46.6), vagina (30% – Figura 46.7), cérebro (10% – Figura 46.8) e fígado (10% – Figura 46.9).

As metástases pulmonares são em geral assintomáticas, porém, quando extensas, podem provocar dispneia, tosse, hemoptise e dor torácica.

Nódulos vaginais metastáticos ocorrem mais frequentemente nos fórnices e na região suburetral. Podem causar leucorreia purulenta e sangramento de difícil controle, uma vez que apresentam exuberante vascularização.

Sangramentos resultantes de perfuração uterina ou lesões metastáticas cursam com dor abdominal, hemoptise, melena e sinais e sintomas de aumento da pressão intracraniana, como cefaleia, convulsões, alterações na fala, distúrbios visuais e hemiplegia. É a NTG perfundida por circulação anômala,

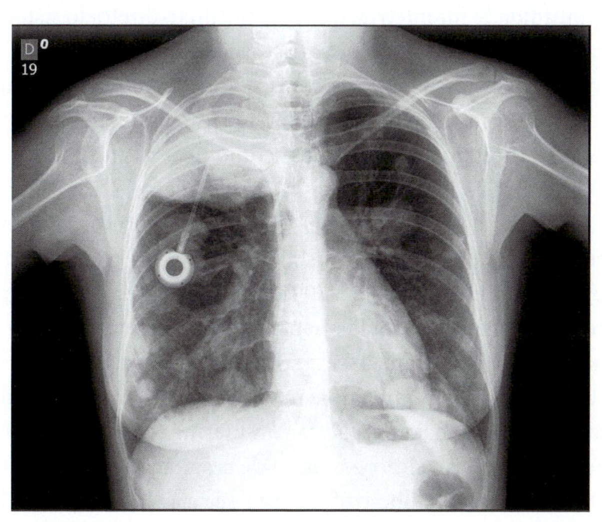

Figura 46.6 Metástase de neoplasia trofoblástica gestacional no pulmão.

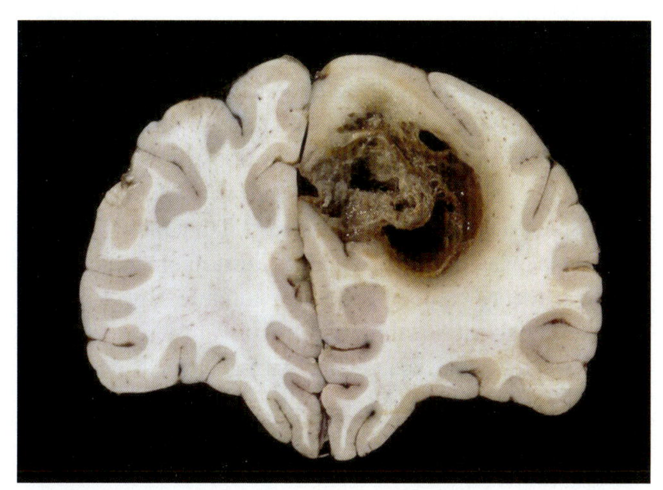

Figura 46.8 Metástase de neoplasia trofoblástica gestacional no cérebro.

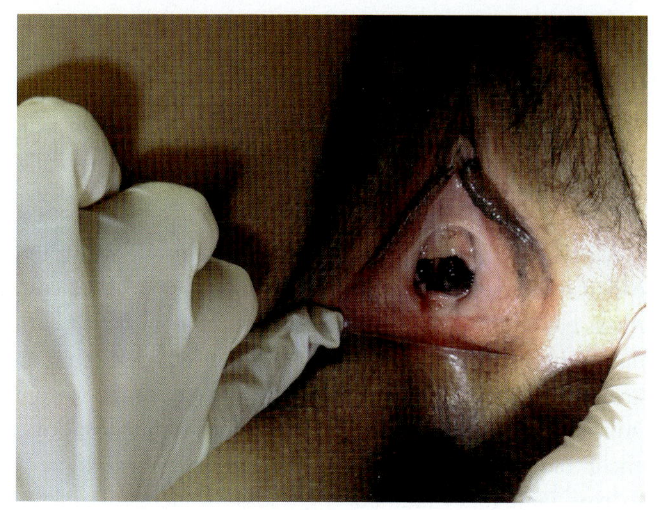

Figura 46.7 Metástase de neoplasia trofoblástica gestacional na vagina.

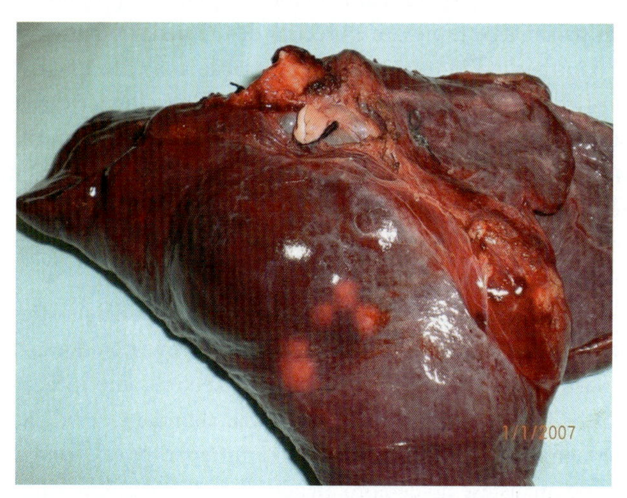

Figura 46.9 Metástase de neoplasia trofoblástica gestacional no fígado.

aberrante, com vasos frágeis que apresentam tendência ao sangramento. Em razão do risco elevado de hemorragia, biópsias de sítios metastáticos não são recomendadas.

Em quase todas as pacientes com TTSP e TTE há sangramento uterino anormal após longo período do evento gestacional anterior. São descritas também, ainda que em raras apresentações, virilização e síndrome nefrótica.

Uma vez que os sintomas podem ser mínimos ou até mesmo ausentes e o antecedente gestacional remoto, o diagnóstico de NTG deve ser suspeitado em toda mulher em idade reprodutiva com sintomas pulmonares ou sistêmicos inexplicáveis, notadamente na presença de metástases com sítio desconhecido de neoplasia primária.

DIAGNÓSTICO CLÍNICO, LABORATORIAL E RADIOLÓGICO DA NEOPLASIA TROFOBLÁSTICA GESTACIONAL

A avaliação sérica quantitativa de hCG é o pilar diagnóstico da NTG pós-molar, cujos critérios diagnósticos são:

1. Quatro valores ou mais de hCG em platô em um período > 3 semanas, ou seja, nos dias 1, 7, 14 e 21.
2. Aumento nos níveis de hCG por três medidas consecutivas ou mais, ao menos por 2 semanas, ou seja, nos dias 1, 7 e 14.
3. Diagnóstico histológico de CCA.
4. Níveis elevados de hCG por 6 meses ou mais.

Vale citar o estudo de Agarwal e cols., em que se avaliou o rigoroso seguimento clínico-laboratorial de pacientes com níveis elevados de hCG por 6 meses ou mais em detrimento da QT. Os resultados dessa investigação mostraram ser aceitável apenas o acompanhamento prolongado, evitando-se a utilização desnecessária de QT. Os mesmos resultados foram encontrados em mulheres brasileiras nas quais no seguimento expectante foi evitado que a QT fosse desnecessariamente empregada em 80% das pacientes com níveis de hCG persistentes por mais de 6 meses do esvaziamento uterino. Cabe ressaltar que essa espera não resultou em piora do prognóstico das pacientes que vieram a precisar de QT mais tardiamente.

Outra questão interessante em relação aos critérios diagnósticos da Federação Internacional de Ginecologia e Obstetrícia (FIGO) foi o estudo brasileiro que mostrou segurança na adoção da conduta inicialmente conservadora em pacientes com diagnóstico histopatológico de CCA não metastático em que os níveis de hCG se encontram em queda ou mesmo normais.

Ademais, podem ser incluídos como critérios diagnósticos de NTG os seguintes elementos clínicos considerados pelo Charing Cross Trophoblastic Disease Center como indicativos de tratamento: hemorragia vaginal abundante, evidência de hemorragia gastrointestinal ou intraperitoneal, evidência de metástase no cérebro, fígado ou trato gastrointestinal e opacidades radiológicas > 2cm na radiografia de tórax.

A US é ferramenta diagnóstica fundamental para o diagnóstico de NTG, e os vários tipos da doença podem apresentar aparência semelhante nos exames de imagem.

Massa miometrial focal é a imagem mais comum. Pode ser uniformemente hipo ou hiperecogênica, complexa ou ainda multicística. Espaços anecoicos intramiometriais resultam de hemorragia e necrose dos tecidos ou espaços vasculares.

Na doença mais extensa, pode-se observar também útero volumoso, heterogêneo e lobulado ou massa pélvica indiferenciada.

Ao mapeamento com Doppler colorido, encontra-se vascularização intensa e caótica com perda da continuidade dos vasos. O fluxo sanguíneo apresenta alta velocidade e baixa resistência, padrão inverso ao das artérias miometriais normais. Exceção se faz ao TTSP, que pode ser hipo ou hipervascular.

A radiografia de tórax é o método de imagem recomendado pela FIGO para avaliação de metástases pulmonares. Até 41% das pacientes com metástases pulmonares apresentam radiografia de tórax normal. Em geral, as micrometástases são mais bem avaliadas pela tomografia computadoriza (TC), porém com importância questionável, uma vez que sua presença não parece afetar a sobrevida a longo prazo.

Outros exames de imagem, como ressonância magnética (RM) e TC, não fazem parte da avaliação rotineira da NTG, ficando reservados para casos duvidosos ou em que há suspeita de metástases.

A TC é o método mais adequado para avaliação dos sítios mais comuns de metástases, exceto para lesões vaginais e cerebrais, mais bem observadas à RM.

Apesar de existirem poucos estudos a respeito, parece que a TC com emissão de pósitrons tem a capacidade de identificar sítios de doença metabolicamente ativa não evidenciados por outros exames. Além disso, também pode ser útil na diferenciação de cicatrizes uterinas e doença recidivante.

DIAGNÓSTICO DIFERENCIAL DA NEOPLASIA TROFOBLÁSTICA GESTACIONAL

A malformação arteriovenosa uterina (MAVU) é uma alteração vascular rara com menos de uma centena de casos relatados na literatura. Trata-se de dilatação no espaço interviloso da intimidade miometrial que permite fluxo direto do sistema arterial para o venoso, sem participação capilar.

A NTG é classificada, de cotio, como congênita ou adquirida. É congênita quando há diferenciação anômala no plexo capilar primitivo, resultando em comunicação anormal entre artérias e veias – fístula. Histopatologicamente, essas malformações são classificadas em cirsoides ou cavernosas conforme o diâmetro da fístula vascular. Nos casos congênitos, é comum a presença dessas alterações vasculares em diversas áreas do organismo, notadamente no cérebro; quando presentes no útero, em geral não se associam a hemorragia. Já a MAVU adquirida tem etiopatogenia relacionada com episódios traumáticos na matriz – curetagem uterina, carcinoma endometrial e cervical, cicatriz uterina de cesariana e exposição da mulher ao dietilestilbestrol. Consta ser a DTG a causa mais importante da MAVU adquirida.

Apesar de exibir clínica variável, a hemorragia transvaginal é o elemento sintomatológico mais frequente. Vale citar a metrorragia cataclísmica que se segue após curetagem, iatrogênica, que pode levar ao choque hipovolêmico se não instauradas imediatamente medidas para a estabilização hemodinâmica.

Ainda que o método padrão para o diagnóstico da MAVU seja a angiografia pélvica, a US com doplerfluxometria tem se mostrado recurso semiótico de valor com vantagem de ser procedimento inócuo e não invasivo. A TC, a histeroscopia e a RM ganham espaço no diagnóstico dessa anomalia vascular.

O tratamento contempla desde a conduta expectante, reservada às pacientes assintomáticas, até a histerectomia, naquelas refratárias ao tratamento farmacológico, desde que esteja presente hemorragia. Atualmente, a terapêutica com embolização seletiva da vasculatura uterina tem mostrado resultados promissores, principalmente nas jovens que mantêm desejo reprodutivo.

CLASSIFICAÇÃO E ESTADIAMENTO DA NEOPLASIA TROFOBLÁSTICA GESTACIONAL

Ao longo do tempo, diversos estadiamentos, classificações e sistemas prognósticos foram utilizados para NTG em todo o mundo, o que tornava difícil a comparação entre os resultados de trabalhos realizados em diferentes centros de referência.

Ante a necessidade de uma linguagem universal, critérios comuns de tratamento e um sistema de estadiamento mundialmente aceito, em 2002 a FIGO publicou um novo sistema de classificação para NTG (Quadro 46.1), que combinou seu antigo sistema de estadiamento anatômico com um sistema modificado de pontuação de fatores de risco da Organização Mundial da Saúde (OMS).

Nessa nova classificação, excluiu-se o grupo sanguíneo dos fatores de risco, atribuiu-se à metástase hepática pontuação 4 em vez de 3 e foi eliminado o grupo doença de médio risco. Por meio desse sistema, a paciente poderá ter seu tumor classificado em dois grupos: NTG de baixo risco, em caso de pontuação ≤ 6, e NTG de alto risco, com pontuação ≥ 7. O estadiamento é designado por um número romano seguido por um número arábico, que representam o estadiamento anatômico da FIGO e o escore modificado da OMS, respectivamente. TTSP e TTE são classificados separadamente.

O tratamento se baseia no escore total dos fatores de risco, o qual representa a chance de as pacientes desenvolverem resistência aos medicamentos de primeira linha.

TRATAMENTO DA NEOPLASIA TROFOBLÁSTICA GESTACIONAL

Há 50 anos, antes da introdução da QT no manejo da NTG, a taxa de mortalidade por MI chegava a 15%, ocorrendo mais frequentemente por hemorragia, sepse, fenômenos embólicos ou complicações cirúrgicas. Na presença de metástases, o CCA apresentava taxa de mortalidade de quase 100% e de aproximadamente 60% quando se realizava histerectomia por doença aparentemente não metastática.

Atualmente, mesmo com doença disseminada, a taxa de cura é superior a 90%. Estudo multicêntrico realizado no Brasil observou que das 5.250 pacientes com DTG estudadas, 21,79% evoluíram para NTG, sendo 81,3% classificadas como de baixo risco, 17,5% como de alto risco e 1,2% como TTSP.

Metotrexato (MTX), actinomicina-D (ActD), ciclofosfamida, vincristina, etoposídeo, cisplatina e paclitaxel são exemplos de agentes bastante efetivos no tratamento da NTG.

Após a normalização do hCG, os ciclos de QT, ditos QT de consolidação, são repetidos por mais três a quatro vezes, principalmente em caso de doença de alto risco, na tentativa de evitar recidivas.

Estudo recente realizado por Lybol e cols. observou taxa maior de recidiva em pacientes com NTG de baixo risco tratadas com dois em vez de três cursos de QT de consolidação. No entanto, trata-se de dados retrospectivos, necessitando de mais estudos, prospectivos e randomizados, para confirmação desses resultados.

Tratamento da neoplasia trofoblástica gestacional de baixo risco

A NTG de baixo risco inclui doença não metastática (estádio I) e doença metastática com escore FIGO/OMS < 7. Essas pacientes devem ser tratadas inicialmente com agente quimioterapêutico único: MTX ou ActD.

Quadro 46.1 Estadiamento e classificação da FIGO/OMS para neoplasia trofoblástica gestacional (NTG)

Estadiamento anatômico da FIGO				
Estádio I: Doença confinada ao útero				
Estádio II: Doença que se estende além do útero, porém limitada a estruturas genitais				
Estádio III: Doença que se estende aos pulmões com ou sem envolvimento do trato genital				
Estádio IV: Todos os outros sítios metastáticos				
Sistema de escore prognóstico da OMS modificado pela FIGO				
Fatores prognósticos	**Pontuação**			
	0	**1**	**2**	**4**
Idade	< 40	≥ 40	–	–
Gestação anterior	Mola	Aborto	Termo	–
Intervalo (meses)*	< 4	4 a 6	7 a 12	> 12
hCG sérico pré-tratamento (mUI/mL)	$<10^3$	10^3 a $< 10^4$	10^4 a $< 10^5$	$> 10^5$
Maior tumor, incluindo útero (cm)	< 3	3 a 4	≥ 5	–
Local de metástases	Pulmão	Baço, rim	TGI	Cérebro, fígado
Número de metástases	–	1 a 4	5 a 8	< 8
Falha à primeira quimioterapia	–	–	Monoterapia	Dois fármacos ou mais

*Intervalo (em meses) entre o fim do antecedente gestacional (quando conhecido) e o início dos sintomas.

Fonte: FIGO Oncology Committee Report. FIGO staging for gestational trophoblastic neoplasia 2000. International Journal of Gynaecology and Obstetrics 2002; 77:285-7.

Estudo retrospectivo relatou diminuição no número de ciclos de QT necessários para alcançar remissão e taxa de cura sem necessidade de QT adicional de 9,4% em mulheres submetidas a um segundo esvaziamento uterino. O benefício parece ser maior quando o hCG se encontra < 1.500UI/L no momento do esvaziamento. No entanto, essa recomendação permanece controversa, e estudos prospectivos e randomizados são necessários para confirmar os benefícios do esvaziamento uterino repetido.

Para esse grupo de pacientes, a terapia de primeira linha depende do desejo de preservar a fertilidade. Para pacientes com prole constituída, pode-se oferecer histerectomia total abdominal (HTA) associada a um ciclo de monoquimioterapia adjuvante com intuito de eliminar metástases ocultas.

Apesar da extensa experiência no tratamento da NTG de baixo risco acumulada ao longo dos anos e da descrição de mais de 14 tipos diferentes de regimes quimioterapêuticos, não há consenso acerca da primeira linha de tratamento. Na ausência de fortes evidências que confirmem a superioridade de um método, diversos tratamentos são arbitrariamente utilizados por diferentes centros. No entanto, há consenso sobre o uso de monoquimioterapia com MTX ou ActD para essas pacientes. São relatadas taxas de indução de remissão entre 50% e 90% para esses dois fármacos.

Três regimes são mais frequentemente utilizados: (1) MTX semanal intramuscular (IM) em baixas doses; (2) pulsos de ActD endovenosa (EV) a cada 2 semanas; e (3) várias outras dosagens de MTX com ou sem ácido folínico (AF) de resgate.

A Tabela 46.1 mostra as taxas de remissão primária de acordo com o regime de QT utilizado.

A variabilidade na resposta primária reflete diferenças nas dosagens dos medicamentos, horários e vias de administração, bem como na seleção de pacientes. De modo geral, a

Tabela 46.1 Taxas de remissão primária na neoplasia trofoblástica gestacional de baixo risco de acordo com o regime utilizado

Regime de QT	Taxa de remissão primária (%)
1. MTX 0,4mg/kg (máximo 25mg)/dia EV ou IM por 5 dias; repetir a cada 14 dias	87 a 93
2. MTX 30 a 50mg/m² IM semanalmente	49 a 74
3. MTX 1mg/kg IM, dias 1, 3, 5, 7; ácido folínico 0,1mg/kg IM, dias 2, 4, 6, 8; repetidos a cada 15 a 18 dias ou quando necessário	74 a 90
4. MTX 100mg/m² *push* EV, seguido por 200mg/m² em 500mL SG 5% a cada 12 horas; ácido folínico 15mg IM ou VO a cada 12 horas por 4 doses, começando 24 horas após o início do MTX; repetir a cada 18 dias ou quando necessário	69 a 90
5. ActD 10 a 13μg/kg EV diariamente por 5 dias; repetidos a cada 14 dias	77 a 94
6. ActD 1,25mg/m² EV a cada 2 semanas	69 a 90
7. Alternando regimes 1 e 5 (MTX/ActD)	100

Fonte: Lurain. Gestational trophoblastic disease II. Am J Obstet Gynecol 2011.

injeção IM semanal ou a infusão EV intermitente de MTX e protocolos com ActD a cada 2 semanas é menos efetiva do que protocolos com MTX e ActD por 5 dias e MTX/AF por 8 dias. Entretanto, apesar das diferentes taxas de remissão inicial com a QT primária, quase todas as pacientes são curadas com preservação da fertilidade.

O regime com MTX, 30 a 50mg/m² semanal, tem como vantagens a comodidade, o baixo custo e a baixa toxicidade, porém apresenta a menor taxa de resposta completa quando comparado a qualquer outro regime e não é terapia apropriada para doença metastática ou CCA.

A ActD tem sido utilizada como terapia primária quando há comprometimento renal ou hepático ou contraindicações ao uso do MTX e terapia secundária quando há resistência ao MTX. Apresenta mais efeitos adversos (náuseas, alopecia) do que o MTX, e há o risco de dano tissular local em caso de extravasamento durante a aplicação EV. Os regimes mais eficazes são ActD, 10 a 12mg/kg EV diariamente por 5 dias a cada 2 semanas, ou dose única de 1,25mg/m² EV a cada 2 semanas.

Diversos estudos têm comparado a eficácia de MTX *versus* ActD para o tratamento da NTG de baixo risco, a maioria retrospectiva e não randomizada.

Um estudo randomizado prospectivo recente do Gynecologic Oncology Group mostrou que ActD 1,25mg/m² EV a cada 2 semanas foi significativamente superior ao regime com MTX 30mg/m² IM semanal, com taxa de resposta completa de 70% *versus* 53% (p = 0,01), respectivamente. Contudo, ambos os regimes foram menos efetivos quando o escore era 5 ou 6 ou havia o diagnóstico histopatológico de CCA.

Outros estudos também relataram taxas superiores de remissão primária com ActD em pulsos quando comparada a regimes com MTX semanal, MTX por 5 dias e MTX/AF por 8 dias.

Atualização dos dados sobre tratamento da NTG no John I. Brewer Trophoblastic Disease Center, em Chicago, com 359 pacientes tratadas entre 1979 e 2006, encontrou taxas de remissão completa com agente único de 79% (78% com MTX e 86% com ActD), com 92% de resposta completa com terapia de agente único sequencial. Os 8% restantes alcançaram remissão com agentes múltiplos e/ou cirurgia adjuvante.

Estudo brasileiro comparou três regimes de QT para NTG de baixo risco – MTX por 5 dias, ActD por 5 dias e combinação de MTX e ActD (MACT) – e encontrou taxas de remissão primária de 69%, 71,4% e 79,1%, respectivamente (diferenças não significativas). Efeitos adversos foram significativamente mais frequentes no grupo MACT do que naqueles tratados com agente único. Os autores afirmam que os regimes com agentes únicos são tão efetivos quanto a combinação de agentes estudada e sugerem que a ActD é o agente menos tóxico e com melhor custo-efetividade para o tratamento da NTG de baixo risco. No entanto, ressaltam que o MTX, pela facilidade de administração, pode ser a primeira escolha em áreas com poucos recursos.

Embora o sistema de estadiamento da FIGO/OMS seja útil na determinação do tipo de QT a ser utilizada, diversos autores sugerem que alguns pontos ainda precisam ser refinados, como a pontuação atribuída ao pré-tratamento de hCG.

Estudo recente observou o desenvolvimento de resistência à primeira linha de QT quando a classificação da FIGO/OMS apresentava escore 6 ou quando o nível de hCG era > 100.000UI/L. Com base nesses achados, os autores sugerem mudança no ponto de corte para doença de baixo risco de 6 para 5 ou a atribuição de pontuação 6 em vez de 4 para as pacientes com hCG pré-tratamento > 100.000UI/L.

Evidências sugerem que todas as pacientes com hCG > 400.000UI/L devem iniciar tratamento quimioterapêutico com agentes múltiplos devido à resistência significativamente mais alta à monoquimioterapia.

Estudo realizado no Charing Cross Trophoblastic Disease Center também demonstrou redução da eficácia do esquema MTX/AF com o aumento do escore prognóstico. A taxa de resposta completa para pacientes com escore 0 e 1 foi de 75% com queda para menos de 50% quando o escore estava entre 3 e 5 e para 31% quando o escore era 6.

Independentemente do esquema de monoquimioterapia utilizado, a QT deve continuar até que o hCG retorne aos valores normais e que pelo menos mais três cursos de QT tenham sido administrados, após o primeiro hCG normal. O fármaco em uso deve ser substituído por outro caso seja observado platô de hCG ou se instale toxicidade que não permita dose ou frequência adequada de tratamento. Se houver elevação significativa de hCG, aparecimento de metástases ou resistência sequencial aos agentes únicos, deve-se instituir poliquimioterapia.

Ao que parece, qualquer regime de ActD promove taxas de remissão primária superiores aos esquemas com MTX, porém a maioria dos estudos compara ActD pulsada ao MTX semanal, regime que tem sido considerado menos efetivo do que aqueles com 5 e 8 dias de tratamento.

Quanto aos efeitos adversos, a comparação entre os estudos é difícil ante a heterogeneidade das pacientes envolvidas. Os efeitos adversos mais comuns para ambos os fármacos são náuseas, anemia e fadiga, semelhantes em ambos os regimes, pulsado de ActD e MTX em doses baixas. No entanto, Lertkhachonsuk e cols. relataram efeitos adversos mais graves, como alopecia e mucosite, no grupo que utilizou ActD.

Aguardam-se resultados de um estudo prospectivo e randomizado, com resultados previstos para 2016, que está sendo realizado pelo Gynecology Oncology Group, comparando MTX/AF por 8 dias a MTX por 5 dias com ActD pulsada na tentativa de definir qual o melhor agente para terapia de primeira linha.

Tratamento da neoplasia trofoblástica gestacional de alto risco

As pacientes com NTG metastática de alto risco (FIGO estádio IV e estádios II e II com escore > 7) devem ser tratadas com agentes quimioterapêuticos múltiplos, com ou sem radioterapia e cirurgia adjuvantes.

Ao longo dos anos, a terapia de escolha para agentes múltiplos tem sofrido mudanças. Nas décadas de 1970 e 1980, MTX, ActD e ciclofosfamida ou clorambucil (MAC) constituíam a primeira linha de tratamento, alcançando taxas de cura de 63% a 71%. No início dos anos 1980, sugeriu-se que o regime contendo ciclofosfamida, hidroxiureia, ActD, MTX/AF, vincristina e doxorrubicina (CHAMOCA) aumentava as taxas de remissão primária para 82%, porém observou-se que tanto a cura final como a taxa de remissão primária eram inferiores com CHAMOCA quando comparado ao regime MAC e que aquele resultava em maior toxicidade.

Em 1980, descobriu-se que o etoposídeo era um agente muito efetivo para NTG e que esquemas contendo esse fármaco em associação com alta dose de MTX, AF, ActD, ciclofosfamida e vincristina (EMA-CO) resultavam em aumento das taxas de remissão e sobrevida.

O regime EMA-CO (Quadro 46.2) tornou-se então a primeira escolha para o tratamento da NTG de alto risco por sua baixa toxicidade e altas taxas de resposta completa e sobrevida.

HTA primária ou secundária não é efetiva na redução da necessidade de QT ou taxas de indução de cura em mulheres com NTG de alto risco metastática, provavelmente em razão da maior carga de doença extrauterina presente nessas pacientes.

As taxas de remissão primária para o regime EMA/CO variam de 54% a 91% e, apesar de ser o esquema mais comumente empregado no tratamento de pacientes com NTG de alto risco, as evidências atualmente disponíveis são incompletas, pois não há na literatura estudos de alta qualidade que atestem a superioridade desse regime em comparação a outros esquemas de QT com agentes múltiplos.

Evidências sugerem que QT de indução com EP (etoposídeo $100mg/m^2$ e cisplatina $20mg/m^2$) por um ou dois ciclos antes do início do EMA/CO, em pacientes selecionadas, de alto risco (hCG > 100.000UI/L e escore FIGO/OMS > 12), é capaz de aumentar a sobrevida global e diminuir óbitos precoces.

Para determinação do tratamento mais eficaz e menos tóxico para esses casos, é necessária a realização de estudos bem conduzidos, multicêntricos e com controle de variáveis que possam influenciar as taxas de remissão e sobrevida, como escore de risco, presença de metástases hepáticas e cerebrais e uso de terapias adjuvantes (cirurgias, radioterapia, fator estimulador de colônia de granulócitos).

Tratamento do tumor trofoblástico do sítio placentário e do tumor trofoblástico epitelioide

Em virtude da raridade, o tratamento desses tumores tem sido fundamentado em pequenas séries de casos descritas retrospectivamente.

Quadro 46.2 Protocolos dos regimes EMA/CO e EMA/EP

Dia	Fármaco	Dose
EMA/CO		
1	Etoposídeo	100mg/m² diluídos em 200mL de solução salina e infundidos EV em 30 minutos
	ActD	0,5mg em *push* EV
	MTX	100mg/m² em *push* EV 200mg/m² por infusão EV em 12 horas
2	Etoposídeo	100mg/m² diluídos em 200mL de solução salina e infundidos EV em 30 minutos
	ActD	0,5mg em *push* EV
	Ácido folínico	15mg IM a cada 12 horas (4 doses) ou VO, começando 24 horas após o início do MTX
8	Ciclofosfamida	600mg/m² diluída em solução salina e infundida em 30 minutos
	Vincristina	1mg/m² em *push* EV
EMA/EP		
1	Etoposídeo	100mg/m² diluídos em 200mL de solução salina e infundidos EV em 30 minutos
	ActD	0,5mg em *push* EV
	MTX	100mg/m² em *push* EV 200mg/m² por infusão EV em 12 horas
2	Etoposídeo	100mg/m² diluídos em 200mL de solução salina e infundidos EV em 30 minutos
	ActD	0,5mg em *push* EV
	Ácido folínico	15mg IM a cada 12 horas (4 doses) ou VO, começando 24 horas após o início do MTX
8	Cisplatina	60mg/m² EV com hidratação prévia
	Etoposídeo	100mg/m² diluídos em 200mL de solução salina e administrados em 30 minutos

ActD: actinomicina D; MTX: metotrexato; EV: endovenoso; IM: intramuscular; VO: via oral.
Fonte: Goldstein DP, Berkowitz RS. Current management of gestational trophoblastic neoplasia. Hematol Oncol Clin N Am 2012.

Esses tumores são relativamente resistentes à QT, com propensão à disseminação linfática. Por esse motivo, HTA com ou sem linfadenectomia e salpingooforectomia bilateral ocupa papel principal no tratamento quando a doença está confinada ao útero e é por si só curativa em dois terços dos casos.

Pode haver resposta ao regime EP-EMA ou ao paclitaxel/cisplatina-paclitaxel/etoposídeo (TE-TP), esquemas indicados para pacientes com fatores prognósticos adversos ou doença disseminada.

Tratamento da neoplasia trofoblástica gestacional resistente ou recidivante

Quimiorresistência ocorre quando há platô ou aumento nos níveis de hCG, com ou sem o desenvolvimento de novas metástases, frequentemente enquanto a paciente está recebendo terapia. Por outro lado, o diagnóstico de recidiva exige pelo menos duas elevações nos níveis de hCG, na ausência de gestação, após alcançado um período de titulação normal. Ambas as condições representam um desafio para o tratamento da NTG.

Dados recentes registraram que o número de cursos de QT de consolidação administrados, o diagnóstico clínico-patológico de CCA, o nível inicial alto de hCG, a extensão da doença (metástases em cérebro, fígado e sistema gastrointestinal) e o alto escore de risco OMS são fatores de risco associados às taxas maiores de doença resistente.

Aproximadamente 5% das pacientes com NTG de baixo risco sem metástases e 10% a 15% daquelas com metástases desenvolverão resistência à QT primária. Para doença de baixo risco, tratamento de resgate com outro agente único (p. ex., ActD após QT com MTX) costuma ser suficiente quando o hCG está em platô. Quando há falha com a terapia sequencial com agente único, deve-se instituir poliquimioterapia, sendo EMA-CO o regime de segunda linha mais comumente utilizado.

Estudos recentes sugerem que o índice de pulsatilidade da artéria uterina ≤ 1 prediz aumento no risco de resistência ao MTX/AF em mulheres com NTG de baixo risco, podendo ser útil na estratificação das pacientes para terapia de primeira linha. Estudos prospectivos estão em andamento para confirmar esse achado.

Quimiorresistência e doença recidivante ocorrem mais frequentemente em pacientes com NTG de alto risco.

Cerca de 20% a 30% das pacientes de alto risco terão resposta incompleta à QT de primeira linha ou recidiva após remissão e necessitarão de QT de resgate. Em geral, esquemas com agentes alternativos, especialmente contendo cisplatina, são necessários após falha da QT inicial combinada.

Em virtude das altas taxas de cura e dos poucos casos de resistência à QT, a maioria dos estudos nesse grupo de pacientes é retrospectiva e embasada em séries de casos. Vários esquemas de resgate (Quadro 46.3) são utilizados em todo o

Quadro 46.3 Quimioterapia de resgate para NTG resistente ou recaídas

EP-EMA	etoposídeo, MTX, ActD, etoposídeo, cisplatina
BEP	bleomicina, etoposídeo, cisplatina
TE/TP	paclitaxel, etoposídeo /paclitaxel, cisplatina
FA	5-fluorouracil, ActD
FAEV	floxuridina, ActD, etoposídeo, vincristina
MBE	MTX, bleomicina, etoposídeo
VIP/ICE	ifosfamida, cisplatina, etoposídeo

Fonte: Ngu SF, Chan KKL. Management of chemoresistant and quiescent gestational trophoblastic disease. Curr Obstet Gynecol Rep 2014.

mundo, e não está claro quais regimes são mais efetivos e menos tóxicos, porém o regime EP-EMA é o preferido e recomendado pela FIGO. A taxa de resposta completa com esse esquema se mostra superior em resistência (81,8%) quando comparada às recidivas (42,9%), e os efeitos adversos mais comuns são mielossupressão, náuseas, vômitos e hepatotoxicidade.

Para predição de resistência à QT com EMA/CO, estudos recentes sugerem a utilização de nomogramas de regressão de hCG e início de QT com agente platínico em vez de EMA-CO quando o hCG pré-tratamento estiver acima do percentil 90.

Além da QT de resgate, procedimentos auxiliares, como HTA, ressecção cirúrgica de sítios de doença resistente, radioterapia e técnicas de quimioembolização, fazem parte do tratamento adjuvante dessas pacientes.

Powles e cols. relataram sobrevida global em 5 anos de 93% para pacientes com recidivas e de 43% para aquelas com doença quimiorresistente.

Quimioterapia profilática na neoplasia trofoblástica gestacional

A QT profilática é proposta no sentido de reduzir o risco de malignização após o esvaziamento molar. Uberti e Fajardo (2009), do Centro de Doenças Trofoblásticas de Porto Alegre, à semelhança do que fazem alguns centros mundiais de referência, recomendam a adoção de QT profilática com uma dose de ActD ($1{,}25mg/m^2$) no momento do esvaziamento uterino em pacientes com mola completa que preencham os critérios de alto risco para desenvolvimento de sequelas trofoblásticas.

Todavia, em pacientes disciplinadas, as baixas morbidade e mortalidade conseguidas pelo monitoramento seriado com o hCG e a instituição da QT apenas naquelas com NTG pós-molar superam o risco potencial e o pequeno benefício da QT profilática. Por isso, não a empregamos.

ACOMPANHAMENTO PÓS-TRATAMENTO DA NEOPLASIA TROFOBLÁSTICA GESTACIONAL

Após três dosagens consecutivas semanais de hCG indetectável e completada a QT, faz-se seguimento com dosagem sérica mensal de hCG por 12 meses. Alguns centros recomendam acompanhamento adicional após esse período. No New England Trophoblastic Disease Center (Harvard Medical School), especialistas recomendam 2 anos de seguimento para doença de alto risco, e no Charing Cross Trophoblastic Disease Center (Reino Unido) o seguimento é realizado por toda a vida com dosagem urinária de hCG a cada 6 meses após 5 anos de seguimento.

Contracepção é obrigatória durante o seguimento, preferencialmente com anticoncepcionais orais combinados. Dispositivos intrauterinos não devem ser inseridos até que os níveis de hCG se tornem indetectáveis.

RECIDIVA DA NEOPLASIA TROFOBLÁSTICA GESTACIONAL

O risco global de recidiva é de 3% a 9% no primeiro ano após a terapia e é incomum após 12 meses de hCG normal.

IMPACTO DA NEOPLASIA TROFOBLÁSTICA GESTACIONAL NO FUTURO REPRODUTIVO

No que se refere ao futuro reprodutivo após NTG, há muito se sabe do potencial mutagênico e teratogênico dos agentes quimioterapêuticos. Até 50% das pacientes tratadas com QT para linfoma de Hodgkin cursam com falência ovariana permanente e infertilidade. Os fatores associados aos efeitos gonadotóxicos da QT incluem a idade da paciente, o regime empregado, a dose e a duração do tratamento. Sabe-se que a quota de folículos ovarianos é determinada antes do nascimento, de modo que na menacme as células germinativas ovarianas não mais se proliferam, diferentemente do que ocorre nos testículos. Assim, agentes citotóxicos que necessitam da proliferação celular para atuar causam menos lesões ovarianas do que os agentes alquilantes que lesam o ácido desoxirribonucleico (DNA) na intimidade celular. Dos agentes frequentemente empregados no tratamento da NTG, são antiblásticos citotóxicos o MTX, a ActD, o etoposídeo e a vincristina, sendo alquilantes a cisplatina e a ciclofosfamida. Uma vez que há eventual lesão ovariana, por vezes com destruição folicular, por outras com fibrose ovariana, algumas pacientes experimentam elevação do hormônio folículo-estimulante (FSH) e do hormônio luteinizante (LH) com queda dos níveis de estradiol, podendo levar a uma amenorreia temporária. Trata-se de fenômeno passageiro que logo cede aos ciclos ovulatórios. Desse modo, são consignadas muitas gravidezes após QT para NTG.

Coube a Van Thiel e cols. (1970) a primeira investigação de gravidez após QT para tratamento de NTG. Os autores analisaram 88 gravidezes em 50 mulheres que receberam antiblásticos para NTG e concluíram não haver aumento de complicações obstétricas ou perinatais. Ainda assim, diagnosticaram três casos (4%) de anomalias congênitas: síndrome de Pendred, tetralogia de Fallot e hemangiomas múltiplos. Dois anos mais tarde, os autores especularam que mulheres que cursaram com NTG poderiam ter mecanismo de invasão placentária anômalo, pois observaram quatro casos (4%) de acretismo placentário em 90 gestações após NTG.

Ross procedeu à investigação sobre a evolução de gravidezes em mulheres tratadas para NTG. Das 96 gravidezes consignadas, resultaram 77 (81%) partos a termo com recém-nascidos saudáveis, 15 (16%) abortamentos espontâneos, dois (3%) natimortos e duas (3%) anomalias congênitas.

Importante trabalho foi apresentado por Song e cols. acerca do futuro reprodutivo após QT para MI e CCA. Entre 1959 e 1980, 256 pacientes foram submetidas à QT para NTG, das quais 205 (80%) engravidaram após a remissão, totalizando 355 gravidezes. Vinte e três (6,4%) interromperam deliberadamente a gravidez, 26 (7,3%) abortaram espontaneamente, duas (0,5%) gravidezes foram ectópicas, 20 (6,7%) tiveram partos pré-termo e cinco (1,4%) conceptos foram natimortos, sendo dois por causa não determinada e três por prolapso de cordão, placenta prévia total e anoxia intrauterina. Dos 303 (85,3%) nascidos vivos, seis (1,9%) morreram: três no período neonatal por anomalia congênita incompatível com a vida (anencefalia, hidrocefalia e cardiopatia) e três durante o primeiro ano de vida. As 295 (97,3%) crianças restantes apresentaram crescimento e desenvolvimento normais, tendo a mais velha 25 anos à época da elaboração do estudo. Noventa e quatro crianças foram submetidas a estudo citogenético de linfócitos periféricos, não sendo encontrado aumento de aberrações cromossômicas, o que mostra ser a quimioterapia indene à prole.

Com relação ao período em que ocorreram as gravidezes, os autores observaram que 40,6% das pacientes gestaram após 2 anos da remissão e 8,5% no primeiro ano após a remissão, sendo de 3 meses o menor intervalo de gravidez após a alta. Complicação obstétrica foi representada pelo acretismo placentário, presente em 26 (7,3%) gravidezes, responsável por 16 casos de hemorragia pós-parto e 10 casos de retenção placentária. Concluíram os autores que a QT não exerce efeito deletério nas gerações subsequentes à QT por NTG, nem altera o prognóstico materno. Creditaram o elevado índice de acretismo placentário às curetagens sucessivas, lesivas ao endométrio, não atribuindo ônus algum à QT.

Nos casos de NTG de alto risco, o tratamento é feito com esquemas contendo vários agentes quimioterapêuticos, a constituir poliquimioterapia. São regimes por vezes tóxicos, mas que têm promovido taxas de cura satisfatórias, mesmo em pacientes com múltiplas metástases. Uma vez curadas, mantendo a matriz reprodutiva, desejosas por nova gravidez, essas pacientes têm engravidado, e o resultado de suas gravidezes têm sido objeto de análise de vários estudos.

Ayhan e cols. analisaram 65 gravidezes de 49 mulheres tratadas para NTG. Ainda que os autores não comparassem os resultados entre monoquimioterapia (45 pacientes) e poliquimioterapia (quatro pacientes), as gravidezes após no mínimo 12 meses do último ciclo de QT resultaram em 42 (64,7%) partos a termo com recém-nascidos saudáveis, oito (12,3%) abortamentos espontâneos, sete (10,7%) abortamentos eletivos, quatro (6,1%) partos pré-termo, três (4,6%) gravidezes molares recorrentes e um (1,5%) natimorto, não sendo observada nenhuma malformação congênita nesse estudo.

Dados do J. I. Brewer Trophoblastic Disease Center de Chigago/EUA relataram 176 gravidezes em 122 pacientes tratadas com QT (esquemas de monoquimioterapia e QT com múltiplos agentes não estudados separadamente pelos autores) para NTG não metastática entre 1962 e 1982. Das gravidezes analisadas, 128 (72,7%) evoluíram para parto a termo com recém-nascidos saudáveis, 28 (15,9%) abortamentos espontâneos, 15 (8,5%) abortamentos eletivos, quatro (2,3%) partos pré-termo, um (0,7%) caso de DTG recorrente e um feto (0,7%) com anomalia congênita.

Importante trabalho foi realizado por Woolas e cols. no Charing Cross Gestational Trophoblastic Disease Center, em Londres/RU, a fim de determinar a influência da QT por agente único ou por múltiplos agentes no futuro reprodutivo das pacientes após tratamento de NTG. O estudo incluiu 728 pacientes com NTG atendidas entre 1957 e 1990. Das 392 pacientes que receberam monoquimioterapia (MTX), apresentando seguimento médio de 11,5 (2,7 a 27,2) anos, 327 (83,4%) cursaram com gravidez normal a termo e recém-nascidos hígidos, 38 (9,7%) com abortamentos espontâneos, 12 (3%) natimortos e 27 (6,9%) pacientes não conseguiram engravidar. Das 336 pacientes que receberam poliquimioterapia (incluindo regimes com ActD, ciclofosfamida, 6-mercaptopurina, vincristina, etoposídeo e cisplatina), apresentando seguimento médio de 12,8 (2,7 a 32) anos, 280 (83,3%) cursaram com gravidez normal a termo e recém-nascidos hígidos, 35 (10,4%) com abortamentos espontâneos, sete (2%) natimortos e 21 (6,2%) pacientes não conseguiram engravidar. Os autores concluíram não haver diferença significativa nos parâmetros obstétricos ou perinatais naquelas tratadas por mono ou poliquimioterapia. Contudo, salientaram o número elevado de natimortos quando se analisa o perfil perinatal global após QT, independentemente do número de agentes utilizados. Foram consignados 19 (2,6%) casos de natimortos na série apresentada, estatisticamente significativo quando comparada à população inglesa.

Garner e cols. analisaram 581 gestações em pacientes que receberam QT para NTG entre 1965 e 2001 no New England Trophoblastic Disease Center, em Boston/EUA. Observaram 393 (67,7%) gravidezes normais com partos a termo e recém-nascidos saudáveis, 99 (17%) abortamentos espontâneos, 35 (6%) partos pré-termo, 28 (4,8%) abortamentos eletivos, 10 (2,3%) casos de anomalias congênitas, nove (1,5%) natimortos e sete (1,2%) gravidezes ectópicas. Ainda que os autores não estudassem as gravidezes considerando o número de agentes usados no tratamento da NTG ou mesmo apresentassem o intervalo de tempo em que essas gravidezes ocorreram em relação ao término da QT, concluíram não haver diferença significativa entre os resultados obstétricos e perinatais das gravidezes após QT para tratar NTG. Contudo, reiteraram a observação de Woolas e cols. no que tange à incidência elevada de natimortos.

Recomenda-se para essas pacientes seguimento pré-natal normal com US no primeiro trimestre, cuidadosa avaliação da placenta e dosagem quantitativa do β-hCG 42 dias após o parto.

Sevitz relatou a primeira gravidez após CCA tratado com regime EMA/CO. Tratava-se de caso de mola recorrente com evolução para CCA metastático, em que foram necessários oito ciclos de EMA/CO para obter a cura. A paciente engravidou 12 meses após o término do regime EMA/CO e teve pré-natal normal e recém-nascido saudável.

Cabe salientar, entretanto, o possível potencial teratogênico dos quimioterapêuticos agrupados no regime EMA/CO. Bower e cols. verificaram três (2,6%) casos de anomalias congênitas ao analisarem 112 recém-nascidos de mulheres tratadas com EMA/CO para NTG. Ainda assim, os autores concluíram que gravidezes iniciadas 12 meses após o término da QT não cursam com incidência aumentada de malformações congênitas.

Lok e cols. investigaram os resultados obstétricos e a incidência de infertilidade em pacientes com NTG tratadas com regime EMA/CO. Nesse estudo, o seguimento após a alta foi mantido em 27 pacientes, das quais 18 (66,6%) retornaram aos ciclos ovulatórios normais, seis (22,2%) apresentaram ciclos irregulares e três (11,1%) tiveram amenorreia persistente. Dentre as 18 pacientes que retornaram aos ciclos ovulatórios, 12 conceberam, resultando em 21 gravidezes: 16 (76,1%) partos a termo com recém-nascidos saudáveis, dois (9,5%) abortamentos espontâneos e dois (9,5%) partos pré-termo com recém-nascidos malformados (cardiopatia congênita e anencefalia). Esses resultados não apresentaram significância estatística quando comparados à população da Holanda.

Durante o seguimento para NTG, as pacientes fazem dosagens periódicas do β-hCG para detecção de formas persistentes e metastáticas da doença. Após três dosagens consecutivas normais, dosa-se o hormônio em 15 dias e depois mensalmente até completar 12 meses, quando as pacientes são liberadas para engravidar. Contudo, não são raros os casos de gravidez antes da alta do seguimento.

Gravidez ainda no seguimento pós-NTG representa importante óbice à detecção precoce das recidivas dessa neoplasia. Recomenda-se, criteriosamente, que as gravidezes após QT ocorram depois de 12 meses do último ciclo de QT a fim de lobrigar NTG recidivante, o que é mais frequente no primeiro ano do seguimento. Ademais, deve-se propiciar intervalo suficiente para que os oócitos lesados pelos agentes antiblásticos possam ser substituídos pelo recrutamento de novos oócitos. Ainda que 12 meses após o término da QT sejam o intervalo recomendado pela maioria dos autores, salientando que 90% das recidivas ocorrem nesse período (Kohorn, 1999), outros autores (Mutch e cols., 1990; Kjer e Iversen, 1990) recomendam período ainda maior para uma nova gravidez após QT para NTG. Mutch e cols. sugerem que esse período deve ser de no mínimo 3 anos, uma vez que 50% das recidivas de NTG, em sua casuística, ocorreram em 3 meses, 85% antes de 18 meses, e foram necessários 36 meses para que se manifestassem todos os casos de recidiva.

Tuncer e cols. analisaram 41 pacientes com NTG que engravidaram antes de 1 ano após o último ciclo de QT. Todas as pacientes tinham pelo menos um valor de β-hCG normal, ocorrendo a gravidez, em média, 6,3 meses após o tratamento quimioterapêutico. Dessas 41 gravidezes, resultaram 24 (58,5%) partos a termo com recém-nascidos saudáveis, três (7,3) partos pré-termo, 10 (24,4%) abortamentos eletivos, três (7,3%) abortamentos espontâneos e uma (2,4%) gravidez molar recorrente. Houve um (2,4%) caso de recidiva de NTG durante a gravidez; tratava-se de CCA com metástase pulmonar que determinou a antecipação do parto com 28 semanas de gravidez para o início da QT. Ainda assim, os autores concluíram não haver risco aumentado nas gravidezes que acontecem com menos de 12 meses do último ciclo de QT, classificando essas gestações como "razoavelmente seguras".

Kohorn relatou a respeito da segurança de engravidar com menos de 1 ano pós-tratamento quimioterapêutico para NTG. Consignou 230 gestações antes de completar 1 ano de seguimento pós-NTG, cujos resultados evidenciaram 166 (72,2%) partos a termo com recém-nascidos saudáveis, 57 (25%) abortamentos eletivos, uma (2,2%) gravidez molar recorrente, cinco (2,2%) casos de recidiva de NTG e nenhum aborto espontâneo. A despeito dos resultados favoráveis, o autor recomenda que as pacientes aguardem no mínimo 12 meses após a QT para engravidar.

Entre 1966 e 1996, Lan e cols. avaliaram 22 pacientes que engravidaram menos de 1 ano antes da QT para NTG. Dessas gravidezes resultaram nove (40,9%) partos a termo com recém-nascido saudável, um (4,5%) parto pré-termo, seis (27,2%) abortamentos eletivos, quatro (18,1%) abortamentos espontâneos, um natimorto (4,5%) e dois (9%) casos de DTG recorrente: um de gravidez molar e outro de CCA pós-parto. O intervalo médio entre o final da QT e a gravidez foi de 10,2 meses no grupo em que prevaleceram os partos a termo com recém-nascidos saudáveis e de 5,8 meses naquele em que predominaram as perdas fetais, com diferença estatística significativa entre esses grupos. Os autores concluíram que gravidezes com menos de 1 ano após QT para NTG apresentam melhor prognóstico se a concepção ocorrer mais de 6 meses depois do término da QT; por outro lado, quando em menos de 6 meses, maiores são as chances de perdas fetais.

Blagden e cols. estudaram 230 mulheres que engravidaram antes de completar 1 ano pós-NTG, das quais 164 (71,3%)

evoluíram para parto a termo com recém-nascido saudável, 35 (15%) abortamentos eletivos, 26 (11%) abortamentos espontâneos, três (1,3%) casos de DTG recorrente, dois (0,8%) natimortos, três (1,3%) anomalias congênitas e 15 (7%) casos de recidiva da NTG, dos quais quatro (2%) no grupo de monoquimioterapia e 11 (5%) no de poliquimioterapia. Houve diferença significativa na incidência de gravidezes entre aquelas que receberam monoquimioterapia (22%) e aquelas tratadas com poliquimioterapia (10%). Atribui-se isso ao fato de o MTX – principal agente da monoquimioterapia – apresentar menos toxicidade, propiciando melhor recuperação ovariana, diferentemente dos esquemas com multiagentes. Abortamento espontâneo foi mais frequente naquelas tratadas com poliquimioterapia. Ainda assim, a incidência de abortamento espontâneo foi menor do que a habitualmente esperada para a população geral. Também não foi significativa a presença de anomalias congênitas consignadas nos produtos dessas gravidezes. Os autores sinalizaram por fim que, a despeito de não ter ocorrido morte materna por complicações decorrentes de NTG recidivante, uma paciente cursou a gravidez com dispneia intensa devido à extensa metástase pulmonar de CCA diagnosticada na gravidez. Assim, postergar a gravidez para 12 meses após o término da QT assevera, além da segurança à gestação e ao concepto, tempo suficiente para detectar NTG recidivante e suas complicações na gravidez.

Matsui e cols. analisaram 137 pacientes que engravidaram durante o seguimento pós-NTG no Hospital Universitário de Chiba/Japão. As gravidezes iniciadas com menos de 6 meses do último ciclo de QT cursaram com mais anormalidades gestacionais, quando comparadas àquelas após 12 meses da última QT. Os autores verificaram maior proporção de abortamento espontâneo, natimorto e DTG recorrente em pacientes que engravidaram dentro de 6 meses pós-quimioterapia (6/16 – 37,5% *versus* 11/99 – 10,5%).

Atualmente, os especialistas preconizam a contracepção pelo menos durante 1 ano em pacientes com NTG, depois do sucesso da QT. Entretanto, no caso de uma paciente conceber antes de completar 1 ano pós-tratamento, não é necessária a interrupção da gravidez, aconselhando-se pré-natal cuidadoso para vigiar o desenvolvimento e a viabilidade do feto.

Leitura complementar

Abrão RA, Andrade JM, Tiezzi DG, Marana HRC, Reis FJC, Clagnan WS. Treatment for low-risk gestational trophoblastic disease: Comparison of single--agent methotrexate, dactinomycin and combination regimens. Gynecol Oncol 2008; 108:149-53.

Agarwal R, Harding V, Short D et al. Uterine artery pulsatility index: a predictor of methotrexate resistance in gestational trophoblastic neoplasia. BJOG 2012; 106:1089-94.

Agarwal R, Teoh S, Short D, Harvey R, Savage PM, Seckl MJ. Chemotherapy and human chorionic gonadotropin concentrations 6 months after uterine evacuation of molar pregnancy: a retrospective cohort study. Lancet 2012; 379:130-5.

Alazzam M, Tidy J, Hancock BW, Osborne R, Lawrie TA. First-line chemotherapy in low-risk gestational trophoblastic neoplasia. Cochrane Database of Systematic Reviews 2012, Issue 7. Art. No. CD007102. DOI: 10.1002/14651858.CD007102.pub3.

Alifrangis C, Agarwal R, Short D et al. EMA/CO for high-risk gestational trophoblastic neoplasia: Good outcomes with induction low-dose etoposide-cisplatin and genetic analysis. J Clin Oncol 2013; 31(2):280-6.

Allen SD, Lim AK, Seckl MJ, Blunt DM, Mitchell AW. Radiology of gestacional trophoblastic neoplasia. Clin Radiol 2006; 61(4):301-13.

Andrijono A, Muhilal M. Prevention of post-mole malignant trophoblastic disease with vitamin A. Asian Pac J Cancer Prev 2010; 11(2):567-70.

Ayhan A, Ergeneli MH, Yüce K, Yapar EG, Hüsnü AK. Pregnancy after chemotherapy for gestational trophoblastic disease. J Reprod Med 1990; 35:522-4.

Belfort P, Freire NS, Braga A. Malformação arteriovenosa uterina após doença trofoblástica gestacional. Rev Bras Ginecol Obstet 2006; 28(2):112-21.

Berkowitz RS, Goldstein DP. Current advances in the management of gestational trophoblastic disease. Gynecol Oncol 2013; 128(1):3-5.

Berkowitz RS, Goldstein DP. Current management of gestational trophoblastic diseases. Gynecol Oncol 2009; 112:654-62.

Blagden SP, Foskett MA et al. The effect of early pregnancy following chemotherapy on disease relapse and foetal outcome in women treated for gestational trophoblastic tumours. Br J Cancer 2002; 86:26-30.

Bower M, Newlands ES, Holden L et al. EMA/CO for high-risk gestational trophoblastic tumours: results from a cohort of 272 patients. J Clin Oncol 1997; 15:2636-43.

Braga A, Campos V, Filho JR et al. Is chemotherapy always necessary for patients with nonmetastatic gestational trophoblastic neoplasia with histopathological diagnosis of choriocarcinoma? Gynecol Oncol 2017. pii: S0090-8258(17)31554-8.

Braga A, Torres B, Burlá M et al. Is chemotherapy necessary for patients with molar pregnancy and human chorionic gonadotropin serum levels raised but falling at 6 months after uterine evacuation? Gynecol Oncol 2016; 143(3):558-64.

Braga A, Uberti EMH, Fajardo MC et al. Epidemiological report on the treatment of patients with gestational trophoblastic disease in 10 Brazilian referral centers. Results after 12 years since International FIGO 2000 consensus. J Reprod Med 2014; 59:241-7.

Braga A. Doença trofoblástica gestacional. In: Montenegro CAB, Rezende-Filho (eds). Rezende-Obstetrícia. Rio de Janeiro: Gen 2014.

Chapman DR, Lutz HM. Report of a successful delivery after nonsurgical management of a choriocarcinoma-related pelvic arteriovenous fistula. Am J Obstet Gynecol 1985; 153(2):155-7.

Chapman-Davis E, Hoekstra AV, Rademaker AW, Schink JC, Lurain JR. Treatment of nonmetastatic and metastatic low-risk gestational trophoblastic neoplasia: Factors associated with resistance to single-agent methotrexate chemotherapy. Gynecol Oncol 2012; 125:572-5.

Clark ST, Radford JA, Crowther D, Swindell R, Shalet SM. Gonadal function following chemotherapy for Hodgkin's disease: a comparative study of MVPP and a seven-drug hybrid regimen. J Clin Oncol 1995; 13:134-9.

Cole LA, Dai D, Butler SA, Leslie KK, Kohorn EI. Gestational trophoblast diseases: 1. Pathophysiology of hyperglycosylated hCG. Gynecol Oncol 2006; 102:145-50.

Cyriac S, Rajendranath R, Sridevi V, Sagar TG. Etoposídeo, cisplatin-etoposídeo, methotrexate, actinomycin-D as primary treatment for management of very-high-risk gestational trophoblastic neoplasia. Int J Gynaecol Obstet 2011; 115(1):37-9.

Deng L, Zhang J, Wu T, Lawrie TA. Combination chemotherapy for primary treatment of high-risk gestational trophoblastic tumour. Cochrane Database of Systematic Reviews, 2013. Art. No. CD005196. DOI: 10.1002/14651858.CD005196.pub4.

El-Helw L, Hancock BW. Treatment of metastatic gestational trophoblastic neoplasia. Lancet Oncol 2007; 8:715-24.

Ferraz L, Burlá M, Lopes P, Braga A. Impacto da ingestão dietética e do estresse oxidativo em pacientes com doença trofobástica gestacional. Femina 2014; 42:153.

FIGO Committee. FIGO staging for gestational trophoblastic neoplasia 2000. FIGO Oncology Committee. Int J Gynaecol Obstet 2002; 77(3):285-7.

Garner EIO, Lipson E, Bernstein M, Goldstein DP, Berkowitz RS. Subsequent pregnancy experience in patients with molar pregnancy and gestational trophoblastic tumor. J Reprod Med 2002; 47:380-6.

Gilani MM, Yarandi F, Eftekhar Z, Hanjani P. Comparison of pulse metrotrexate and pulse dactinomycin in the treatment of low-risk gestacional trophoblastic neoplasia. Aust N Z J Obstet Gynaecol 2005; 45(2):161-4.

Goldstein DP, Berkowitz RS. Current management of gestational trophoblastic neoplasia. Hematol Oncol Clin N Am 2012; 26:111-31.
Hanna RK, Soper JT. The role of surgery and radiation therapy in the management of gestational trophoblastic disease. Oncologist 2010; 15:593-600.
Hickey M, Fraser IS. Clinical implications of disturbances of uterine vascular morphology and function. Bailliers Best Pract Res Clin Obstet Gynecol 2000; 14(6):937-51.
Hoekstra AV, Lurain JR, Rademaker AW, Schink JC. Gestational trophoblastic neoplasia: treatment outcomes. Obst Gynecol 2008; 112:251-8.
Hui P, Martel M, Parkash V. Gestational trophoblastic diseases. Adv Anat Pathol 2005; 12(3):116-25.
Hyman DM, Bakios L, Gualtiere G et al. Placental site trophoblastic tumor: Analysis of presentation, treatment and outcome. Gynecol Oncol 2013; 129:58-62.
Kani KK, Lee JH, Dighe M, Moshiri M, Kolokythas O, Dubinsky T. Gestational trophoblastic disease: Multimodality imaging assessment with special emphasis on spectrum of abnormalities and value of imaging in staging and management of disease. Curr Probl Diagn Radiol 2012; 41:1-10.
Khoo SK, Sidhu M, Baartz D, Yip WL, Tripcony L. Persistance and malignant sequelae of gestational trophoblastic disease: Clinical presentation, diagnosis, treatment and outcome. Aust N Z J Obstet Gynaecol 2010; 50(1):81-6.
Kjer JJ, Iversen T. Malignant trophoblastic tumours in Norway. Fertility rate after chemotherapy. Br J Obstet Gynaecol 1990; 97:623-5.
Kohorn EI. How soon is it safe to undertake pregnancy after trophoblastic tumor? Gynecol Oncol 1999; 73:343-4.
Kohorn EI. Worldwide survey of the results of treating gestational trophoblastic disease. J Reprod Med 2014; 59(3-4):145-53.
Kurman RJ, Scully RE, Norris HJ. Trophoblastic pseudotumor of the uterus: an exaggerated form of "syncytial endometritis" simulating a malignant tumor. Cancer 1976; 38(3):1214-26.
Lan Z, Hongzhao S, Xiuyu Y, Yang X. Pregnancy outcomes of patients who conceived within 1 year after chemotherapy for gestational trophoblastic tumor: a clinical report of 22 patients. Gynecologic Oncology 2001; 83:146-8.
Lertkhachonsuk AA, Israngura N, Wilailak S, Tangtrakul S. Actinomycin d versus methotrexate-folinic acid as the treatment of stage I, low-risk gestational trophoblastic neoplasia: a randomizes controlled trial. Int J Gynecol Cancer 2009; 19(5)985-8.
Lima LL, Parente RC, Maestá I et al. Clinical and radiological correlations in patients with gestational trophoblastic disease. Radiol Bras 2016; 49(4): 241-50.
Lok CA, van der Houwen C, tem Kate-Booij MJ, van Eijkeren MA, Ansink AC. Pregnancy after EMA/CO for gestational trophoblastic disease: a report from The Netherlands. Br J Obstet Gynecol 2003; 110:560-6.
Lurain JR, Nejad B. Secondary chemotherapy for high-risk gestational trophoblastic neoplasia. Gynecol Oncol 2005; 97:618-23.
Lurain JR, Sciarra JJ. Study and treatment of gestational trophoblastic diseases at the John I. Brewer Trophoblastic Disease Center, 1962-1990. Eur J Gynaecol Oncol 1991; 12:425-8.
Lurain JR. Gestational trophoblastic disease II: classification and management of gestational trophoblastic neoplasia. Am J Obstet Gynecol 2011; 204(1):11-8.
Lybol C, Sweep FCGJ, Harvey R et al. Relapse rates alter two versus three consolidation courses of methotrexate in the treatment of low-risk gestational trophoblastic neoplasia. Gynecol Oncol 2012; 125:576-9.
Lybol C, Westerdijk K, Sweep FCGJ, Ottevanger PB, Massuger LFAG, Thomas CMG. Human chorionic gonadotropin (hCG) regression nomograms for patients with high-risk gestational trophoblastic neoplasia treated with EMA/CO (etoposide, methotrexate, actinomycin D, cyclophosphamide and vincristine) chemotherapy. Ann Oncol 2012; 23(11):2903-6.
Maesta I, Braga A. Challenges of the treatment of patients with gestational trophoblastic disease. Rev Bras Ginecol Obstet 2012; 34(4):143-6.
Mao Y, Wan X, Lv Weiguo, Xie X. Relapsed or refractory gestational neoplasia treated with the etoposide and cisplatin/etoposide, methotrexate, and actinomycin D (EP-EMA) regimen. Int J Gynaecol Obstet 2007; 98:44-7.
Matsui H, Litsuka Y, Suzuka K et al. Early pregnancy outcomes after chemotherapy for gestational trophoblastic tumor. J Reprod Med 2004; 49:531-4.
Mazur MT, Kurman RJ. Gestational trophoblastic disease. In: Kurman RJ (ed). Blaustein's pathology of the female genital tract. 4th ed. New York: Springer 1994: 1049-93.
McGrath S, Short D, Harvey R, Schmid P, Savage PM, Seckl MJ. The management and outcome of women with post-hydatidiform mole low-risk gestational trophoblastic neoplasia, but hCG levels in excess of 100.000IUI-1. Br J Cancer 2010; 102(5):810-4.
Mousavi A, Cheraghi F, Yarandi F, Gilani MM, Shojaei H. Comparison of pulsed actinomycin D versus 5-day methotrexate for the treatment of low-risk gestational trophoblastic disease. Int J Gynaecol Obstet 2012; 116:39-42.
Mutch DG, Soper JT, Babcock CJ, Clarke-Pearson DL, Hammond CB. Recurrent gestational trophoblastic disease; experience of the Southeastern Regional Trophoblastic Disease Center. Cancer 1990; 66:978-82.
Ngu SF, Chan KKL. Management of chemoresistant and quiescent gestational trophoblastic disease. Curr Obstet Gynecol Rep 2014; 3:84-90.
Osborne RJ, Filiaci V, Schink JC et al. Phase III trial of weekly metrotrexate or pulsed dactinomycin for low-risk gestational trophoblastic neoplasia: A Gynecologic Oncology Group study. J Clin Oncol 2011; 29(7):825-31.
Pezeshki M, Hancock BW, Silcocks P et al. The role of repeat uterine evacuation in the management of persistent gestational trophoblastic disease. Gynecol Oncol 2004; 95:423-9.
Powles T, Savage PM, Stebbing J et al. A comparison of patients with relapsed and chemo-refractory gestational trophoblastic neoplasia. Br J Cancer 2007; 96(5)732-7.
Ross GT. Congenital anomalies among children born of mothers receiving chemotherapy for gestational trophoblastic neoplasms. Cancer 1976; 37: 1043-7.
Scully RE, Young RH. Trophoblastic pseudotumor: a reappraisal. Am J Surg Pathol 1981; 5(1):75-6.
Seckl MJ, Sebire NJ, Fisher RA, Golfier F, Massuger L, Sessa C. Gestational trophoblastic disease: ESMO Clinal Practice Guidelines for diagnosis, treatment and follow-up. Ann Oncol 2013; 24(Suppl 6):vi39-50.
Sevitz H. Term pregnancy after three trophoblastic disease events. Gynecol Oncol 1988; 29:255-6.
Sita-Lumsden A, Medani H, Fisher R et al. Uterine artery pulsatility index improves prediction of methotrexate resistance in women with gestational trophoblastic neoplasia with FIGO score 5-6. BJOG 2013; 120(8):1012-5.
Sita-Lumsden A, Short D, Lindsay I et al. Treatment outcomes for 618 women with gestational trophoblastic tumours following a molar pregnancy at the Charing Cross Hospital, 2000-2009. Br J Cancer 2012; 107:1810-4.
Song HZ, Wu PC, Wang YE, Yang XY, Dong SY. Pregnancy outcomes after successful chemotherapy for choriocarcinoma and invasive mole: long term follow-up. Am J Obstet Gynecol 1988; 158:538-45.
Sung WJ, Shin HC, Kim MK, Kim MJ. Epithelioid trophoblastic tumor: Clinicopathologic and immunohistochemical analysis of three cases. Korean J Pathol 2013; 47(1):67-73.
Taylor F, Grew T, Everard J et al. The outcome of patients with low risk gestational trophoblastic neoplasia treated with single agent intramuscular methotrexate and oral folinic acid. Eur J Cancer 2013; 49:3184-90.
Timmerman D, Van den Bosch T, Peeraer K et al. Vascular malformations in the uterus: ultrasonographic diagnosis and conservative management. Eur J Obstet Gynecol Reprod Biol 2000; 92(1):171-8.
Tuncer ZS, Bernstein MR, Goldstein DP, Berkowitz RS. Outcome of pregnancies occurring before completion of human chorionic gonadotropin follow-up in patients with persistent gestational trophoblastic tumor. Gynecol Oncol 1999; 73:45-7.
Uberti EM, Fajardo M do C, da Cunha AG et al. Prevention of postmolar gestational trophoblastic neoplasia using prophylactic single bolus dose of actinomycin D in high-risk hydatidiform mole: a simple, effective, secure and low-cost approach without adverse effects on compliance to general follow-up or subsequent treatment. Gynecol Oncol 2009; 114(2):299-305.
Van Thiel DH, Grodin JM, Ross GT, Lipsett MB. Partial placenta accreta in pregnancies following chemotherapy for gestational trophoblastic neoplasms. Am J Obstet Gynecol 1972; 112:54-8.
Van Thiel DH, Ross GT, Lipsett MB. Pregnancies after chemotherapy of trophoblastic neoplasms. Science 1970; 169:1326-7.
van Trommel NE, Massuger LF, Verheijen RH, Sweep FC, Thomas CM. The curative effect of a second curettage in persistent trophoblastic disease: a retrospective cohort survey. Gynecol Oncol 2005; 99(1):6-13.
Woolas RP, Bower M, Newlands ES, Seckl MJ, Short D, Holden L. Influence of chemotherapy for gestational trophoblastic disease on subsequent pregnancy outcome. Br J Obstet Gynecol 1998; 105:1032-5.
Yarandi F, Eftekhar Z, Shojaei H, Kanani S, Sharifi A, Hanjani P. Pulse methotrexate versus pulse actinomycin D in the treatment of low-risk gestational trophoblastic neoplasia. Int J Gynaecol Obstet 2008; 103:33-7.

CAPÍTULO 47

Hemorragia Pós-Parto

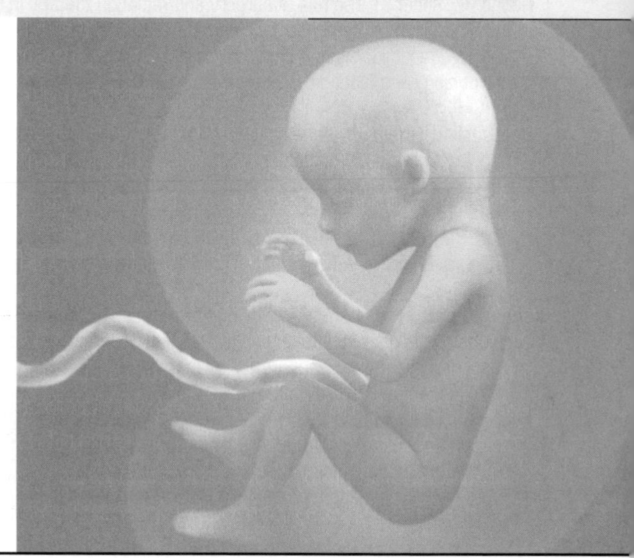

Gabriel Costa Osanan
Adriano Bueno Tavares
Mônica Iassanã dos Reis
Bremen de Múcio

INTRODUÇÃO

A hemorragia pós-parto (HPP) é uma das principais causas de morte no mundo. Estima-se que a cada cinco mortes maternas no mundo uma seja por causa de HPP. A maioria ocorre em países em desenvolvimento e poderia ser evitada com a adoção de medidas de complexidade variável.

No Brasil, a HPP é a segunda causa de morte materna, atrás apenas dos distúrbios hipertensivos. Em alguns estados brasileiros, como Minas Gerais, a HPP lidera as causas de morte materna.

ESTRATÉGIA "ZERO MORTE MATERNA POR HEMORRAGIA PÓS-PARTO"

Nesse sentido, o Ministério da Saúde do Brasil, com o apoio técnico da Organização Pan-Americana de Saúde/Organização Mundial da Saúde, acatou o projeto do Centro Latino-Americano de Perinatologia, Saúde das Mulheres e Reprodutiva (CLAP/SMR)/OPAS/OMS dedicado à prevenção da morte materna por hemorragia obstétrica, denominado *Cero Muertes Maternas por Hemorragia*.

Implantada no país desde 2015, a estratégia "Zero Morte Materna por Hemorragia" (0MMxH) tem como diretrizes o fortalecimento dos serviços de saúde, a eliminação das barreiras ao acesso aos serviços de saúde, o treinamento de pessoal para lidar com a hemorragia obstétrica e a garantia de disponibilidade de insumos necessários para a abordagem de sua forma grave. A estratégia 0MMxH tem mobilizado as três esferas de governo, a sociedade civil e as comunidades científicas não apenas nos estados prioritários em termos de morte materna, alcançando todas as regiões do país. O estado de Minas Gerais é considerado uma região prioritária no combate à morte materna por HPP.

O objetivo da estratégia é se expandir por todo o território nacional com o apoio do governo, das sociedades de classes profissionais e das universidades e da sociedade civil, contribuindo significativamente para a redução das mortes por hemorragia obstétrica no Brasil.

DEFINIÇÃO

Existem várias definições para HPP. A mais utilizada e tradicional é aquela recomendada pela Federação Internacional de Ginecologia e Obstetrícia (FIGO), que define HPP como perdas sanguíneas > 500mL após parto vaginal ou > 1.000mL após cesariana em 24 horas ou qualquer perda de sangue pelo trato genital capaz de causar instabilidade hemodinâmica.

A HPP maciça é tida como sangramento após parto, independentemente da via de nascimento, > 2.000mL/24h ou que necessite da transfusão mínima de 1.200mL (quatro unidades de concentrado de hemácias) ou que resulte na queda de hemoglobina ≥ 4g/dL ou que seja capaz de provocar distúrbios de coagulação (Quadro 47.1).

CLASSIFICAÇÃO

A *HPP primária* ocorre dentro das primeiras 24 horas pós-parto e apresenta como causas principais atonia uterina (a mais comum), retenção placentária (como acretismo e restos placentários, dentre outros), distúrbios de coagulação, inversão e rotura uterina, lacerações e hematomas no canal de parto. A HPP primária é a mais comum e em geral a mais grave,

Quadro 47.1 Critérios diagnósticos para HPP de acordo com as sociedades de especialistas

Sociedade	Critério diagnóstico (perda sanguínea)	
SCOG 2009	HPP – parto vaginal: > 500mL	HPP – cesariana: > 1.000mL
	Qualquer perda sanguínea capaz de determinar instabilidade hemodinâmica independentemente da via de parto	
FIGO 2012	HPP – parto vaginal: > 500mL	HPP – cesariana: > 1.000mL
	Qualquer perda sanguínea capaz de determinar instabilidade hemodinâmica independentemente da via de parto	
OMS 2012	HPP > 500mL (independentemente da via de parto) HPP grave: > 1.000mL	
CNGOF 2016	HPP > 500mL (independentemente da via de parto) HPP grave: > 1.000mL *Abordagem clínica da HPP também com base na velocidade do sangramento e na tolerância hemodinâmica da paciente*	
RCOG 2016	HPP > 500mL (independentemente da via de parto) *Leve: 500 a 1.000mL; moderada: 1.000 a 2.000mL; grave > 2.000mL*	
ACOG 2017	HPP > 1.000mL (independentemente da via de parto) ou HPP: qualquer perda sanguínea capaz de determinar instabilidade hemodinâmica	
RANZCO 2017	HPP > 500mL (independentemente da via de parto) HPP grave > 1.000mL	

HPP: hemorragia pós-parto; SCOG: Society of Obstetricians and Gynaecologists of Canada; FIGO: The International Federation of Gynecology and Obstetrics; OMS: Organização Mundial da Saúde; RCOG: Royal College of Obstetricians and Gynaecologists; ACOG: American College of Obstetricians and Gynecologists; RANZCO: The Royal Australian and New Zealand College of Obstetricians and Gynaecologists.

haja vista que as grandes perdas volêmicas agudas ocorrem usualmente nas primeiras horas após o parto.

A *HPP secundária* é a hemorragia que ocorre entre 24 horas e 6 a 12 semanas após o parto. Acomete aproximadamente 0,2% a 3% dos partos. O pico de incidência acontece nas primeiras 2 semanas após o nascimento. A HPP secundária apresenta como causas mais frequentes a retenção de restos placentários, a infecção puerperal (endometrite) e/ou a subinvolução do leito placentário, mas pode também surgir a partir de distúrbios de coagulação, pseudoaneurismas de artéria uterina, malformação arteriovenosa uterina, hematomas ou mesmo doença trofoblástica gestacional (que pode inclusive suceder uma gestação normal). Cerca de 15% dos casos de HPP secundária não terão sua causa definida.

A história de quadro semelhante em gestação anterior ou a ocorrência de HPP logo após o parto, especialmente naqueles casos associados à extração manual de placenta nesse parto, parecem ser fatores de risco para HPP secundária, a qual também pode ser causada por coagulopatias, relativamente frequentes e não diagnosticadas na população, como a doença de von Willebrand.

CAUSAS

O mnemônico dos 4T descreve didaticamente as principais causas da HPP e é apresentado no Quadro 47.2. Vale ressaltar que é essencial a definição da causa do sangramento para um tratamento eficiente.

A atonia é a causa mais comum, correspondendo a mais de 70% dos casos de HPP. O acretismo placentário tem se tornado uma causa cada vez mais importante de HPP grave, especialmente em países com altas taxas de cesariana.

Quadro 47.2 Causas de HPP – mnemônico 4T

4T	Causa específica
Tônus	Atonia uterina
Trauma	Lacerações, hematomas, inversão e rotura uterina
Tecido	Retenção de tecido placentário, coágulos, acretismo placentário
Trombina	Coagulopatias congênitas ou adquiridas, uso de medicamentos anticoagulantes

Nesse sentido, torna-se relevante avaliar o tônus uterino, a presença de lacerações/hematomas de canal de parto e restos placentários e a possibilidade de coagulopatias nas pacientes com HPP. Deve-se aventar a possibilidade de sangramentos no espaço retroperitoneal naquelas situações em que ocorrem lacerações cervicais ou vaginais altas.

ESTRATIFICAÇÃO DE RISCO

A estratificação de risco das gestantes com relação à HPP pode ser um procedimento relevante, uma vez que os quadros hemorrágicos mais graves costumam ocorrer nas pacientes que apresentam fatores de risco. Alertar a equipe assistencial e preparar a instituição para abordar um possível quadro grave de HPP são essenciais para o êxito assistencial, especialmente naquelas pacientes com coagulopatias e/ou acretismo placentário. Contudo, independentemente do porte, todas as instituições que atendem gestantes em trabalho de parto devem estar aptas a manejar um quadro de HPP, considerando que a maioria dos quadros hemorrágicos ocorre em pacientes sem fatores de risco identificáveis. Recomenda-se que a estratificação de risco seja realizada de maneira contínua durante todo o processo de cuidado (Quadro 47.3).

Quadro 47.3 Estratificação do risco de HPP

Risco	Características da paciente	Recomendações assistenciais
BAIXO	Ausência de cicatriz uterina Gravidez única ≤ 3 partos vaginais prévios Ausência de distúrbio de coagulação Sem história de HPP	Manejo ativo do terceiro estágio Observação rigorosa pós-parto por 1 a 2 horas em local adequado* Estimular a presença do acompanhante para ajudar a detectar sinais de alerta
MÉDIO	Cesariana ou cirurgia uterina prévia Pré-eclâmpsia leve Hipertensão gestacional leve Superdistensão uterina (gestação múltipla, polidrâmnio, macrossomia fetal) ≥ 4 partos vaginais Corioamnionite História prévia de atonia uterina ou hemorragia obstétrica Obesidade materna (IMC > 35kg/m^2) Indução de parto Miomatose	Manejo ativo do terceiro estágio Observação rigorosa por 1 a 2 horas em local adequado* Estimular a presença do acompanhante para ajudar a detectar sinais de alerta **Hemograma** **Acesso venoso periférico (Jelco 16G)** **Tipagem sanguínea**
ALTO	Placenta prévia ou de inserção baixa Pré-eclâmpsia grave Hematócrito < 30% + fatores de risco Plaquetas < 100.000/mm^3 Sangramento ativo à admissão Coagulopatias Uso de anticoagulantes Descolamento prematuro de placenta Placentação anômala (acretismo) Presença de ≥ 2 fatores de médio risco	Manejo ativo do terceiro estágio Observação rigorosa por 1 a 2 horas em local adequado* Estimular a presença do acompanhante para ajudar a detectar sinais de alerta Hemograma Acesso venoso periférico (Jelco 16G) Tipagem sanguínea **Prova cruzada** **Reserva de sangue (concentrado de hemácias)****

Fonte: OPAS 2018

* Evitar locais onde não há possibilidade de monitoramento adequado. Não encaminhar pacientes de médio e alto risco para enfermarias ou quartos que oferecem apenas vigilância de risco habitual.

** Reservar outros hemocomponentes de acordo com a necessidade específica de cada caso.

CESARIANA(S) ANTERIOR(ES) E RISCO DE ASSOCIAÇÃO A ACRETISMO PLACENTÁRIO

As taxas elevadas de cesariana têm determinado um aumento crescente nas taxas de acretismo placentário. As pacientes que apresentam quadros de cesariana(s) anterior(es) e placenta prévia apresentam grande risco de HPP em função da alta taxa de associação ao acretismo placentário.

Desse modo, tem sido recomendada a realização rotineira de ultrassonografia antenatal para localização da posição placentária nas pacientes com cicatriz uterina prévia (p. ex., cesariana anterior e miomectomia) para determinação do grupo de risco para acretismo placentário.

Recomenda-se ainda a verificação rotineira da posição da placenta (p. ex., leitura do laudo da última ultrassonografia, preferencialmente do terceiro trimestre) antes da realização de cesarianas eletivas, de modo a evitar o diagnóstico intraoperatório de um acretismo não suspeitado. Nos casos em que a placenta é prévia ou está inserida na parede uterina anterior (nos casos de cesariana anterior), deve ser afastado o risco de acretismo placentário antes do procedimento, sendo a ultrassonografia o exame de escolha.

Convém encaminhar para os centros de referência de investigação/abordagem de acretismo placentário as pacientes com placenta prévia (ou seja, a borda placentária se encontra a menos de 20mm do orifício interno do colo) ou com placenta na parede uterina anterior que atinge a cicatriz cirúrgica. Nos casos de suspeita de acretismo ou quando não for possível excluí-lo, o parto deve ocorrer em ambiente preparado para abordagem de um possível quadro de sangramento maciço no peri e pós-parto imediato (Figura 47.1).

PREVENÇÃO DA HEMORRAGIA

A prevenção da HPP é uma das estratégias mais racionais de combate à morbimortalidade por hemorragia após um parto. A atonia uterina pode ser prevenida em mais de 50% dos casos quando se utiliza a ocitocina profilática após todos os partos. Essa medida deve ser inserida como procedimento de rotina em todas os pontos de atenção ao parto, independentemente de seu porte (Quadro 47.4).

Prevenção medicamentosa universal com ocitocina

Existem na literatura diversos esquemas profiláticos, os quais apresentam variações com relação à dose, à via de administração e ao tipo de parto. Contudo, o esquema de 10UI intramuscular (IM) de ocitocina, proposto pela FIGO, é o mais utilizado atualmente. As divergências surgem quando se discute a profilaxia por via endovenosa (EV), situação mais comum durante as cesarianas (Quadro 47.5 e Figura 47.2).

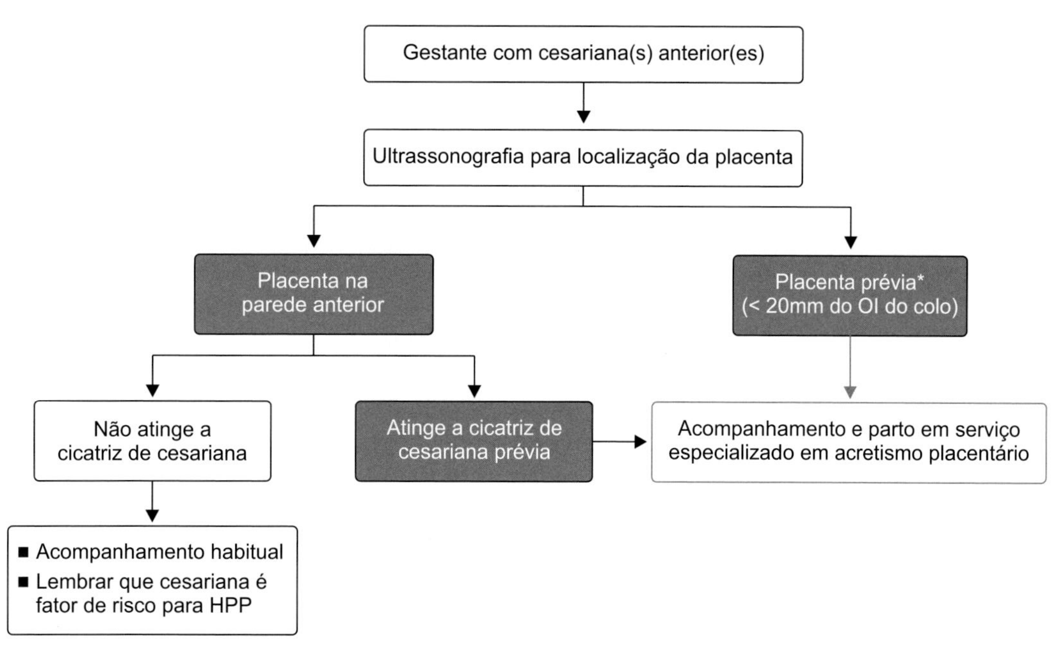

*Confirmar com ultrassonografia placenta prévia com 32 semanas de gestação.

Figura 47.1 Avaliação do acretismo placentário na paciente com cesariana anterior.

Quadro 47.4 Estratégias de prevenção da HPP

Medidas de prevenção	Características	Observações
Uso universal da ocitocina após o parto	Injetar 10UI IM de ocitocina, logo após o nascimento, em todos os partos (vaginais e cesarianas)	A ocitocina reduz em > 50% os casos de atonia uterina
Clampeamento oportuno do cordão umbilical	Realizar o clampeamento após 1 minuto de vida, na ausência de contraindicações	Nenhuma outra medida preventiva substitui a ocitocina profilática
Tração controlada do cordão umbilical	Realizar apenas se profissional treinado Associar a tração controlada de cordão à manobra de Brandt-Andrews (para estabilização uterina)	
Vigilância/massagem uterina após dequitação	Massagem gentil a cada 15 minutos nas primeiras 2 horas após a retirada da placenta	Utilizá-las em associação ao ocitócito
Outras medidas de prevenção propostas	Uso racional da ocitocina no trabalho de parto Episiotomia seletiva Evitar manobra de Kristeller Contato pele a pele com a mãe na primeira hora de vida Ácido tranexâmico nos partos de alto risco (em estudo)	Medidas adicionais de impacto variável

Fonte: adaptado da Organização Pan-Americana de Saúde, 2018.

Quadro 47.5 Esquemas profiláticos de ocitocina de acordo com a via de parto

Parto vaginal	10UI de ocitocina IM logo após o nascimento
Cesariana	10UI de ocitocina IM logo após o nascimento obs.: em pacientes anestesiadas, administrar preferencialmente em área indolor, como a do músculo vasto lateral da coxa) Opções de profilaxia EV 1. Esquema EV de ocitocina da "Regra dos Três": administrar 3UI de ocitocina, EV lenta, em no mínimo 30 segundos, e aguardar 3 minutos. Se após esse período o útero se mantiver hipotônico, repetir esse esquema até outras duas vezes, caso necessário. Persistindo a hipotonia uterina, iniciar imediatamente o tratamento da HPP por meio de uterotônicos de segunda linha. Contudo, se após qualquer dose de ocitocina o útero atingir o tônus adequado, inicia-se a dose de manutenção na velocidade de 3UI/h de ocitocina por 4 horas em bomba de infusão contínua (veja a Figura 47.2) ou 2. Esquema EV de 5UI de ocitocina em infusão lenta por 3 minutos, seguido de dose de manutenção (20UI de ocitocina diluídas em 500mL de SF 0,9% a 125mL/h) por 4 a 12 horas em bomba de infusão contínua

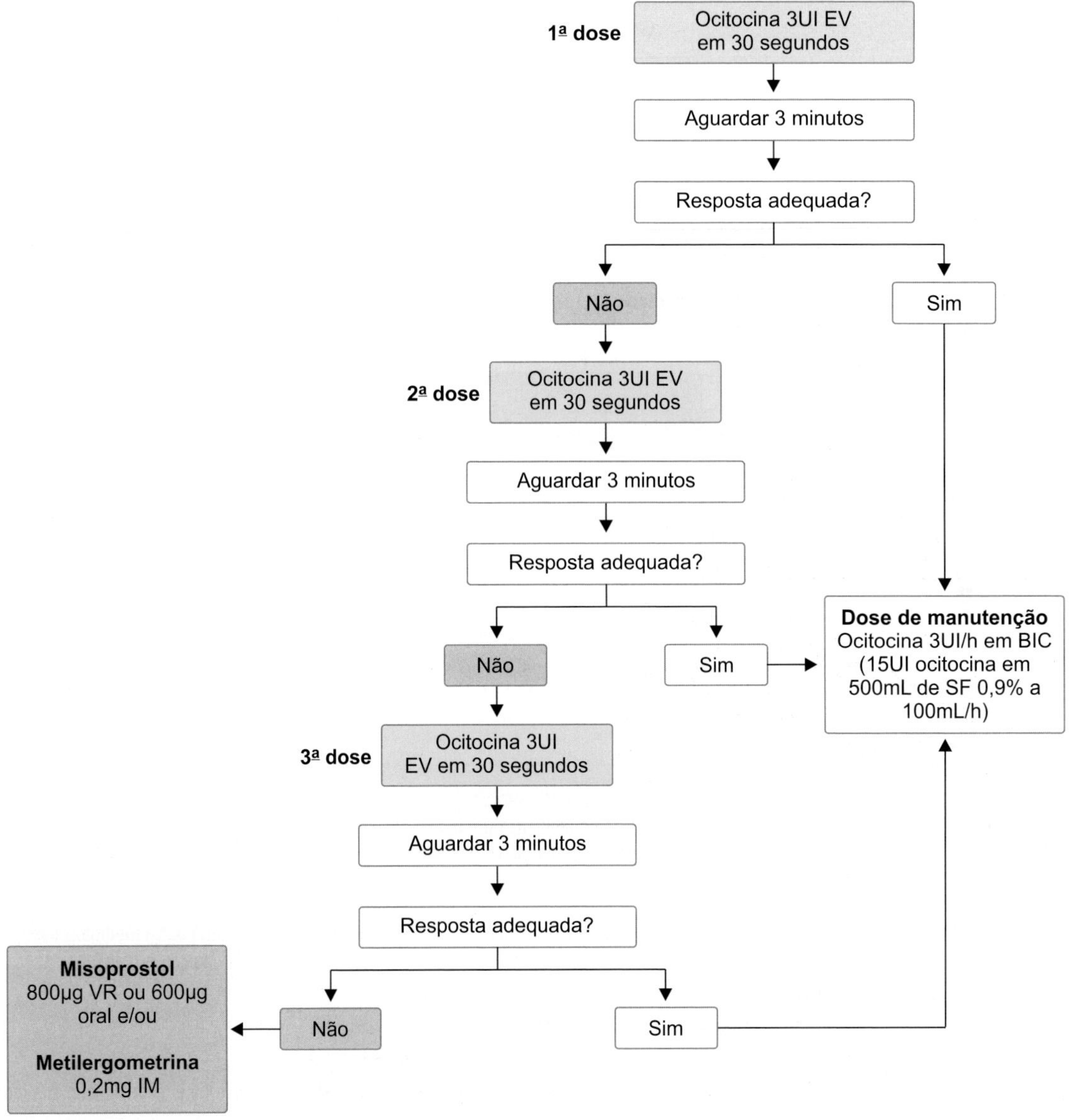

Figura 47.2 Esquema profilático de ocitocina EV para cesarianas – "Regra dos 3". A resposta adequada se refere ao tônus uterino pelo obstetra no momento da cesariana. A "Regra de 3 de ocitocina" se refere a um esquema profilático da atonia uterina e não de tratamento. (Adaptada de Balki & Tsen, 2014.)

Uma observação relevante sobre os esquemas endovenosos de ocitocina profilática diz respeito à necessidade de doses de manutenção, por 4 a 12 horas, em bomba de infusão contínua (em razão da meia-vida curta do fármaco por via endovenosa). Além disso, deve-se evitar infusão de 10UI em *bolus* (< 30 segundos) por causa do risco de colapso materno. Doses profiláticas de ataque > 5UI de ocitocina parecem não ter benefício adicional na prevenção da HPP.

Cabe destacar que as parturientes em trabalho de parto prolongado ou induzido com altas doses de ocitócito serão menos responsivas à ocitocina em função do *down regulation* nos receptores uterinos de ocitocina. Portanto, essas pacientes estão mais sujeitas à ocorrência de quadros de HPP e provavelmente necessitarão com mais frequência de uterotônicos de segunda linha (como derivados de ergot e/ou misoprostol) para controle desses sangramentos.

DIAGNÓSTICO E ESTIMATIVA DA PERDA VOLÊMICA

O diagnóstico e a estimativa da perda volêmica em um quadro hemorrágico são tarefas desafiadoras em obstetrícia. Contudo, todos os profissionais que atendem gestantes devem estar aptos a reconhecer e tratar um quadro de HPP. Existem várias metodologias para o diagnóstico e a estimativa das perdas volêmicas, e todas apresentam vantagens e desvantagens (Quadro 47.6).

A despeito da metodologia utilizada, em pacientes com suspeita de sangramento aumentado não devem ser aguardados os sinais clássicos de instabilidade hemodinâmica para o início do tratamento da HPP.

Quadro 47.6 Resumo das metodologias de estimativa da perda volêmica

Metodologia	Vantagens	Desvantagens	Observações
Estimativa visual	Simples, rápida e barata	Subjetiva	Subestima grandes sangramentos independentemente da experiência profissional
Pesagem de compressas e campos cirúrgicos	Melhor que a estimativa visual	Exige treinamento da equipe	1mL de sangue corresponde a aproximadamente 1g de peso Cálculo da perda (mL): peso de compressas e campos cirúrgicos sujos de sangue (gramas) menos peso do mesmo número de compressas e campos secos (gramas)
Dispositivos coletores	Melhor que a estimativa visual	Exige dispositivo coletor Pode sofrer interferência do líquido amniótico	Essa metodologia é melhor que as duas citadas (estimativa visual ou por pesagem) Especialmente útil após partos vaginais
Estimativa clínica	Simples, rápida e barata	Sinais clínicos de instabilidade hemodinâmica são mais tardios e surgem apenas após perdas sanguíneas volumosas	Refletem as adaptações hemodinâmicas ao sangramento Existem tabelas que correlacionam o grau de choque aos sinais clínicos e à estimativa da perda sanguínea O índice de choque é obtido pela divisão da frequência cardíaca materna pela pressão arterial sistólica

Quadro 47.7 Classificação de Baskett modificada: correlação da perda volêmica, índice de choque e sinais clínicos com o grau do choque hipovolêmico e a necessidade transfusional

Grau de choque hipovolêmico	Perda volêmica em % e mL	Nível de consciência	Perfusão	Pulso	PAS (mmHg)	Índice de choque	Transfusão
Compensado	10% a 15% 500 a 1.000mL	Normal	Normal	60 a 90	> 90	0,7 a 1,0	Usualmente não
Leve	16% a 25% > 1.000 a 1.500mL	Normal e/ou agitada	Palidez, hipotermia	91 a 100	80 a 90	1,0 a 1,3	Possível
Moderado	26% a 35% > 1.500 a 2.000mL	Agitada	Palidez, hipotermia, sudorese	101 a 120	70 a 79	1,3 a 1,7	Usualmente exigida
Grave	> 35% > 2.000mL	Letárgica ou inconsciente	Palidez, hipotermia, sudorese Perfusão capilar > 3"	> 120	< 70	> 1,7	Provável transfusão maciça

O Quadro 47.7, que apresenta a correlação do grau de choque com os dados vitais e o índice de choque, pode ser muito útil na abordagem do dia a dia.

O índice de choque (IC) é um parâmetro clínico calculado mediante a divisão da frequência cardíaca materna por sua pressão arterial sistólica. Valores ≥ 0,9 sugerem a possibilidade de ser necessária a hemotransfusão, e seu aumento parece estar associado ao agravamento do quadro materno. O IC se altera mais precocemente quando comparado aos dados vitais considerados isoladamente (Quadro 47.8).

Alguns estudos têm sugerido a possibilidade de cirurgia para o controle de danos em pacientes com índice de choque ≥ 1,7 e que realizaram histerectomia.

Nas situações em que persistem os sinais de instabilidade hemodinâmica após a resolução de um quadro de HPP, devem ser consideradas a presença de anemia grave que necessita hemotransfusão e/ou a presença de um sangramento ativo não identificado. Convém avaliar a hemotransfusão e revisar os possíveis sítios de sangramento (mnemônico 4T).

EXAMES LABORATORIAIS

Os exames laboratoriais podem ser úteis para avaliação da causa da HPP, de sua gravidade e da resposta terapêutica instituída.

A determinação dos distúrbios da coagulação por meio dos exames laboratoriais é essencial. Contudo, algumas alterações laboratoriais podem demandar tempo e não devem ser consideradas de maneira isolada no manejo das pacientes. Os níveis de hemoglobina, por exemplo, podem demandar horas para se alterarem de modo relevante na puérpera. Por outro lado, o hemograma pode revelar plaquetopenia (que pode tanto ser uma causa como uma consequência da hemorragia) e, portanto, direcionar o manejo da HPP.

O lactato e o excesso de base, usualmente dosados em pacientes com quadro hemorrágico grave, podem ser úteis na determinação da gravidade e da resposta ao tratamento da HPP. O lactato elevado por períodos prolongados (o que indica metabolismo anaeróbio tissular) pode ser marcador de gravidade do quadro de hipoxia tissular e, portanto, de morbimortalidade (especialmente quando ≥ 2mmol/L). Já o excesso de base pode se correlacionar com o grau de choque hipovolêmico relevante. São considerados valores indicativos de quadros de choque moderado os valores de excesso de base < –6mmol/L e graves aqueles quadros com excesso de base < –10mmol/L (Quadro 47.9).

HORA DE OURO

O conceito de *hora de ouro* foi recentemente introduzido em obstetrícia com o intuito de reduzir a morbimortalidade por

Quadro 47.8 Índice de choque: correlação dos valores com a gravidade do quadro hemorrágico e considerações de abordagem terapêutica

Índice de choque = Frequência cardíaca/Pressão arterial sistólica		
Valor	**Interpretação**	**Considerar/Aventar**
≥ 0,9	Risco de transfusão	Abordagem agressiva/transferência Traje antichoque não pneumático Hemotransfusão
≥ 1,4	Necessidade de terapêutica agressiva com urgência	Abordagem agressiva e imediata Traje antichoque não pneumático Abrir protocolo de transfusão maciça Avaliar ≥ CTI
≥ 1,7	Alto risco de resultado materno adverso	Abordagem agressiva e imediata Traje antichoque não pneumático Abrir protocolo de transfusão maciça Provável CTI

Fonte: adaptado da Organização Pan-Americana de Saúde, 2018.

Quadro 47.9 Correlação do excesso de base com o grau de choque hipovolêmico

Grau de choque	Excesso de bases (BE)	Transfusão maciça
Compensado (I)	≤ –2,0	Usualmente não
Leve (II)	> –2,0 a –6,0	Possível
Moderado (III)	> –6,0 a –10,0	Usualmente exigida
Grave (IV)	> –10,0	Provável transfusão maciça

Fonte: Mutchler M, 2013.

HPP, por se considerar que no choque hipovolêmico o tempo de sangramento ativo está relacionado com a sobrevida da paciente.

A *hora de ouro* na HPP consiste na recomendação de controle do sítio de sangramento puerperal, sempre que possível, dentro da primeira hora a partir do diagnóstico ou que pelo menos esteja em fase avançada do tratamento ao final desse período. Prefere-se, contudo, utilizar essa expressão para se referir ao princípio da intervenção precoce, agressiva e oportuna, sem atrasos, nas pacientes com quadro de hemorragia importante, de modo a evitar o surgimento da tríade letal do choque hipovolêmico (hipotermia, acidose e coagulopatia).

TRATAMENTO DA HEMORRAGIA

O tratamento da HPP deve ser focado na causa da hemorragia. Desse modo, devem ser revisadas rotineiramente as principais causas de HPP (mnemônico 4T) nos quadros de sangramento aumentado após um parto.

A melhor estratégia para o combate ao choque hipovolêmico da HPP consiste no controle oportuno do foco de sangramento. Ao final deste capítulo são apresentados um fluxograma e um *checklist* para direcionar o sequenciamento do tratamento para HPP (veja Anexo).

Tratamento medicamentoso da hemorragia

O tratamento medicamentoso da HPP consiste no uso de uterotônicos para combater a atonia uterina e no uso de antifibrinolítico (ácido tranexâmico) como terapia adjuvante para conter a HPP de qualquer origem. O agente de primeira escolha no tratamento da atonia é a ocitocina, pois ou é mais eficaz ou apresenta menos efeitos colaterais do que os agentes de segunda e terceira linhas.

O ácido tranexâmico deve ser iniciado imediatamente após o começo do sangramento, devendo ser evitado o uso da primeira dose 3 horas após o início do sangramento. Assim, nos casos de atonia, deve ser infundido concomitantemente aos uterotônicos.

O Quadro 47.10 apresenta as medicações uterotônicas e o ácido tranexâmico com suas respectivas doses e algumas observações.

Quadro 47.10 Medicações mais utilizadas na hemorragia pós-parto

Uterotônico de primeira linha	
Ocitocina (1ª escolha) Cada ampola de 1mL contém 5UI	**Posologia:** 5UI de ocitocina EV lento (3 minutos) associada a 20 a 40UI em 500mL SF 0,9% a 250mL/h. Manutenção a 125mL/h por 4 horas. Nos casos de atonia grave, avaliar dose de manutenção de ocitocina até 24 horas (a uma velocidade de 67,5mL/h ou 3UI/h)
	Início de ação EV: 1 minuto **Meia-vida da ocitocina EV:** 5 a 12 minutos **Efeitos colaterais:** hipotensão, taquicardia
Uterotônico de segunda linha	
Maleato de metilergometrina Cada ampola de 1mL contém 0,2mg	Injetar 0,2mg IM; repetir em 20 minutos se necessário (se a primeira dose falhar, é improvável que a segunda funcione) Nos casos de sangramentos graves, realizar mais três doses de 0,2mg IM a cada 4 horas (dose máxima: 1mg/24h)
	Início de ação IM: entre 2 e 5 minutos **Meia-vida IM:** 30 a 120 minutos **Contraindicações:** pacientes hipertensas (principal), doença vascular oclusiva (inclusive cardiopatia isquêmica), sepse, hipersensibilidade, uso de proteases para HIV
Uterotônico de terceira linha	
Misoprostol	**Colocar 800µg de misoprostol via retal e oral**
Comprimidos de 25, 100 ou 200µg	**Início de ação:** **Via retal:** 15 a 20 minutos **Via oral/sublingual:** 7 a 11 minutos
Antifibrinolítico	
Ácido tranexâmico Cada ampola de 5mL contém 250mg	**1g EV lento em 10 minutos (imediatamente após o início do sangramento ou em até 3 horas)** **Repetir 1g EV lento em caso de persistência do sangramento 30 minutos após a primeira dose ou de reinício do sangramento em até 24 horas** A cada 15 minutos de atraso na primeira dose do ácido tranexâmico ocorre redução de 10% em seu efeito hemostático Não realizar após 3 horas do início do sangramento

Fonte: adaptado da Organização Pan-Americana de Saúde, 2018.

Tratamento invasivo não cirúrgico

O tratamento invasivo não cirúrgico consiste basicamente na compressão uterina bimanual na atonia uterina, no uso do balão de tamponamento intrauterino e no uso do traje antichoque não pneumático.

Compressão uterina bimanual

A manobra de Hamilton deve ser a primeira realizada durante um quadro de atonia uterina para controle transitório do sangramento, enquanto se aguardam a realização e o início da ação dos agentes uterotônicos. Convém realizá-la após o esvaziamento da bexiga.

Balão de tamponamento intrauterino (BIT)

O BIT consiste em um importante arsenal terapêutico, especialmente nos casos de atonia não responsivos ao tratamento medicamentoso. Pode ser industrializado ou artesanal e ser utilizado com o traje antichoque não pneumático e/ou suturas compressivas. As taxas de sucesso para evitar um procedimento cirúrgico variam de 60% a 100%. Suas indicações, contraindicações e recomendações gerais devem ser conhecidas por aqueles que o utilizam.

INDICAÇÕES DO BIT

A principal indicação do BIT é o controle temporário ou definitivo do sangramento relacionado com a atonia uterina, nas situações em que os agentes uterotônicos falharam em controlar a HPP. Os BIT podem ser úteis no controle do sangramento do sítio placentário nos casos de placenta prévia ou na prevenção de inversão uterina recorrente.

CONTRAINDICAÇÕES DO BIT

Neoplasias e infecções cervicais, vaginais ou uterinas, sangramentos uterinos arteriais que exigem abordagem cirúrgica, suspeita ou presença de lacerações ou rotura uterina e anomalias uterinas que distorçam a cavidade uterina contraindicam o uso do BIT. Nos casos de acretismo placentário, existe um risco potencial de perfuração uterina ao se posicionar o BIT em função do adelgaçamento da parede uterina no local da invasão placentária.

RECOMENDAÇÕES GERAIS

O tempo máximo de permanência do BIT é de 24 horas. Sua capacidade volumétrica é de 500mL (podendo variar de acordo com o fabricante e se utilizado em partos vaginais ou cesarianas ou associado ou não a suturas compressivas). Nos casos de inserção do BIT durante uma cesariana, o volume a ser infundido deve ser mais baixo, em torno de 250 a 300mL.

Os BIT devem ser preenchidos preferencialmente com soro aquecido (ou pelo menos à temperatura ambiente) para evitar hipotermia (nunca infundir líquidos frios ou ar). Tem sido recomendado o uso de uterotônicos (p. ex., ocitocina) e antibioticoprofilaxia (p. ex., cefazolina) durante o período em que o balão estiver posicionado dentro da cavidade uterina. Deve-se realizar analgesia para sua colocação. Nos casos de queixa de dor excessiva, convém verificar se o balão está bem posicionado.

Se o BIT não conseguir conter o sangramento (teste do tamponamento negativo), está indicada a abordagem cirúrgica. Nos casos em que o BIT consegue conter o sangramento (teste do tamponamento positivo), a paciente deve ser mantida sob monitorização rigorosa. O BIT deve ser retirado após a estabilização da paciente. O esvaziamento deve ser gradual (a cada 50mL) para evitar a reativação súbita do sangramento. A retirada deve ocorrer sob monitorização contínua e em local que possibilite a abordagem definitiva em caso de novo sangramento e/ou choque hipovolêmico.

Traje antichoque não pneumático (TAN)

O TAN consiste em uma roupa de neoprene (com fixadores em velcro) que recobre a paciente do tornozelo ao abdome de maneira segmentada e não pneumática. Seu mecanismo de ação consiste em compressão circunferencial que redireciona o fluxo de sangue para as partes superiores do organismo, retirando-o da região em que está localizado e reduzindo o sangramento. Seus benefícios estão relacionados com esse mecanismo compressivo. Tem custo acessível e está sendo introduzido no Brasil (Quadro 47.11).

O posicionamento do TAN está indicado nos casos de hemorragia e instabilidade hemodinâmica ou sangramento importante com iminência de choque hipovolêmico e é contraindicado nas lesões supradiafragmáticas, doenças cardíacas e pulmonares graves (p. ex., estenose mitral, hipertensão, edema agudo de pulmão) ou gestações com feto vivo.

O TAN deve ser posicionado sempre do segmento 1 no sentido do segmento 6, ou seja, do tornozelo em direção ao abdome. Existem relatos de uso seguro do TAN por até 72 horas. O sucesso está vinculado à sua associação a um protocolo para tratamento da HPP.

O TAN não pode ser retirado de modo abrupto ou intempestivo sob o risco de novo choque hipovolêmico. A retirada deve ser gradual e ocorrer em local em que a paciente possa ser monitorizada. Nesse momento, deve-se contar com

Quadro 47.11 Vantagens e benefícios do traje antichoque não pneumático

Pode determinar redução da velocidade de sangramento
Pode possibilitar tempo extra para tratamento definitivo (transferência, transfusões etc.)
Pode facilitar a obtenção de acesso venoso na parte superior do corpo
Pode facilitar a reversão do choque
Pode reduzir a necessidade de transfusão
Pode reduzir a necessidade de intervenção cirúrgica
Pode ser utilizado com o balão de tamponamento intrauterino
Torna possível realizar procedimentos obstétricos necessários no manejo da hemorragia
Tecnologia de baixo custo por uso
Exige curto tempo de treinamento para seu manuseio

Quadro 47.12 Critérios e cuidados para retirada segura do TAN

Critérios mínimos
Sangramento < 50mL/h nas últimas 2 horas associada à: FC ≤ 100bpm PAS > 90 a 100mmHg Hb > 7g/dL
Regra dos 20 para retirada segura do TAN
Monitorizar a paciente por 20 minutos após a retirada de cada segmento do TAN Se nos 20 minutos ocorrer redução da PAS ≥ 20mmHg ou elevação da FC ≥ 20bpm após retirada de qualquer segmento, deve-se reposicionar imediatamente todo o traje, iniciando do segmento 1, e buscar novamente a localização do sítio do sangramento

PAS: pressão arterial sistólica; FC: frequência cardíaca

equipe capaz de abordar um quadro de sangramento vultuoso (por reativação). O Quadro 47.12 apresenta os critérios para retirada segura do TAN.

Tratamento cirúrgico

O tratamento cirúrgico pode ser conservador ou extirpativo, e a escolha da técnica de tratamento dependerá da causa, do volume e da localização do sangramento.

Anatomia cirúrgica do útero

O útero pode ser dividido didaticamente em duas áreas distintas quanto à vascularização: os segmentos 1 (S1) e 2 (S2) do útero. O S1 se refere à região do corpo e fundo uterinos e sua irrigação sanguínea ocorre principalmente pelos ramos ascendentes da artéria uterina e menos pelos ramos descendentes da artéria ovariana. Já o S2 corresponde à região uterina inferior, cérvice, parte superior da vagina e paramétrios. A irrigação de S2 se origina principalmente da artéria pudenda interna e de vasos acessórios colaterais das artérias ilíacas interna, uterinas e vesicais inferiores. Todos esses vasos de S2 apresentam localização subperitoneal e, portanto, deve-se atentar para sangramentos subperitoneais quando as lesões ocorrem nessas regiões (ou nas porções superiores da vagina).

Suturas hemostáticas

As suturas hemostáticas correspondem às ligaduras vasculares e suturas compressivas. Essas técnicas podem ser utilizadas isoladamente ou em conjunto.

LIGADURAS VASCULARES

As ligaduras vasculares mais conhecidas são as das artérias uterinas, ovarianas e hipogástricas e podem ser úteis no controle de sangramentos no segmento uterino S1 (corpo e fundo do útero). As taxas de sucesso variam de 80% a 90% nos casos de atonia uterina. A ligadura vascular seletiva baixa é útil nos casos de sangramento no S2 (região cervical).

SUTURAS COMPRESSIVAS

A sutura compressiva de B-Lynch e a de Hayman são as mais conhecidas. Ambas são úteis no controle dos sangramentos na região do corpo e fundo uterino (S1) por atonia, e sua eficácia nessas situações pode superar os 90%. A sutura de Cho pode ser útil em caso de sangramento de S1 e S2, especialmente nos mais localizados.

As suturas compressivas são frequentemente associadas à ligadura bilateral de artérias uterinas, mas também podem ser realizadas com o uso do BIT (Quadro 47.13).

Abordagem hemodinâmica

A abordagem hemodinâmica dos vasos pélvicos é útil em pacientes estáveis com sangramento persistente, mas não excessivo, ou em casos de procedimentos programados em função de necessidade de estrutura e equipe especializadas.

Nos casos de acretismo, tem sido cada vez mais utilizado o posicionamento de balão intra-aórtico (abaixo das artérias renais) ou de balões em ambas as artérias ilíacas comuns. Nesses casos, as redes de vasos colaterais formados são intensas e frequentemente impedem o controle do sangramento mediante embolização seletiva das artérias uterinas.

Histerectomia

A histerectomia representa a última etapa do tratamento cirúrgico, mas deve ser realizada antes da correção da coagulopatia. Não é considerada primeira a linha do tratamento cirúrgico por estar associada a perdas sanguíneas adicionais de até 2 litros de sangue. Contudo, quando indicada, não deve ser postergada para evitar o estabelecimento da tríade letal da hemorragia (coagulopatia, hipotermia e acidose). A histerectomia subtotal é mais rápida e de execução mais fácil.

Cirurgia para controle de danos

A cirurgia para controle de danos está indicada em pacientes instáveis com coagulopatia, hipotermia ou com distúrbio ácido-básico em que se estima um tempo cirúrgico prolongado. Seu objetivo básico é abreviar a laparotomia antes da depleção das reservas fisiológicas da paciente e assim corrigir a coagulopatia e o distúrbio ácido-básico e combater a hipotermia. A correção cirúrgica definitiva costuma ocorrer de 2 a 5 dias após

Quadro 47.13 Correlação entre a eficácia das suturas hemostáticas e a área de sangramento uterino

Sangramentos no corpo uterino (setor 1) Por atonia uterina	**Sangramentos no corpo uterino (setor 1) Por acretismo**	**Sangramentos no segmento inferior do útero, cérvice e parte superior da vagina (setor 2)**
Excelente eficácia: B-Lynch, Hayman e ligadura de artérias uterinas	Excelente eficácia: Cho	Excelente eficácia: Cho e ligadura vascular seletiva baixa
Boa eficácia: Cho	Boa eficácia: B-Lynch, Hayman e ligadura de artérias uterinas	Má eficácia: B-Lynch, Hayman e ligadura de artérias uterinas

Fonte: adaptado de Jaraquemada JP, 2011.

o procedimento, quando a paciente já se encontra estável. A cirurgia para controle de danos é realizada após a histerectomia.

Ressuscitação hemostática

As estratégias atuais de tratamento do choque hemorrágico têm como objetivos: (1) controle rápido do sangramento; (2) restauração da perfusão e oxigenação tecidual, e (3) abordagem precoce da coagulopatia. Essas ações objetivam evitar a tríade letal da hemorragia, ou seja, hipotermia, acidose e coagulopatia.

Infusão de líquidos

a reposição volumosa de líquidos, na relação de 3 litros de fluidos para cada 1 litro de sangue perdido, não é mais realizada, uma vez que a infusão de grandes volumes de cristaloides é uma conduta inadequada por poder aumentar a hemorragia e a mortalidade secundária à coagulopatia dilucional.

A infusão excessiva de líquidos pode determinar aumento na pressão arterial com consequente rotura de coágulos já formados e reativação de focos sangrantes. Além disso, pode promover a diluição dos fatores de coagulação (coagulopatia dilucional), acidose e hipotermia, o que por sua vez agrava o quadro hemorrágico.

Os protocolos atuais propõem a infusão racional de líquidos para o tratamento do choque hipovolêmico. Segundo essa recomendação, deve ser avaliada a resposta da paciente a cada 250 a 500mL de cristaloides infundidos de modo a determinar sua resposta hemodinâmica e a melhor conduta a ser considerada no momento. As pacientes que apresentam resposta inadequada (recorrência ou manutenção de instabilidade hemodinâmica) à infusão de cristaloides são candidatas à hemotransfusão. Os fluidos devem ser aquecidos para evitar hipotermia. O uso de coloides tem sido evitado em razão dos riscos, como indução de coagulopatia e insuficiência renal.

As pacientes com instabilidade hemodinâmica são candidatas à hemotransfusão imediata, assim como aquelas que já receberam 1.500mL de cristaloides e não apresentaram resposta adequada (rápida e sustentada).

Hemotransfusão

O uso de hemocomponentes e hemoderivados é uma etapa fundamental do tratamento das pacientes com choque hipovolêmico. Recomenda-se que todas as maternidades adotem protocolos transfusionais. As maternidades que não contam com unidade transfusional em suas instalações devem investir na estratificação de risco para HPP e criar fluxos especiais de transferência e/ou para atender eventuais hemotransfusões.

A maioria dos protocolos de transfusão maciça em obstetrícia se baseia nos protocolos do trauma, que são variados, mas que usualmente propõem uma relação de hemocomponentes de 4 ou 6 unidades de concentrado de hemácias (CH) associado a 4 unidades de plasma fresco congelado (PFC) e 1 *pool* de plaquetas (razão 4:4:1 ou 6:4:1). Independentemente da proposta de PTM utilizada, todos esses protocolos devem contemplar um fluxo especial para transfusão emergencial, em que se prevê a liberação de 2 unidades de CH "O negativo" sem prova cruzada.

Quadro 47.14 Metas transfusionais nas pacientes com hemorragias obstétricas

Hemoglobina > 8g/dL
Hematócrito > 21% a 24%
Plaquetas > 50.000 (ou > 100.000 se sangramento ativo)
Protrombina < 1,5 (× o plasma controle)
TTPa < 1,5 a 1,7 (× o plasma controle)
Fibrinogênio > 200mg/dL

TTPa: tempo de tromboplastina parcial ativado.

Uma característica específica do suporte hemoterapêutico em obstetrícia consiste em considerar que diante de um quadro de HPP ocorre a evolução mais precoce para quadros de hipofibrinogenemia grave. Assim, diante de quadros hemorrágicos, tem sido recomendado dosar o fibrinogênio e/ou promover sua reposição de maneira "mais precoce". A reposição pode ser realizada com uma dose de adulto de crioprecitado ou 2g de concentrado de fibrinogênio (se disponível), devendo o fibrinogênio ser mantido > 200mg/dL. Uma tendência atual nos quadros hemorrágicos obstétricos é a de propor transfusões maciças na proporção de 1 CH associado a 1 PFC, 1 unidade de plaqueta randômica e 1 unidade de crioprecipitado (razão 1:1:1:1) para que sejam atingidas as metas transfusionais (Quadro 47.14).

A hemotransfusão também pode ser guiada pelos resultados de provas viscoelásticas. A tromboelastografia (TEG) e a tromboelastometria (ROTEM) avaliam a capacidade hemostática do sangue à beira do leito e sinalizam o distúrbio de coagulação para definição dos hemocomponentes que a paciente deverá receber.

As provas viscoelásticas podem reduzir a quantidade de hemocomponentes transfundidos no sangramento maciço, mas não alteram a mortalidade por HPP. Para o uso dessas provas a instituição deve contar com equipamentos e reagentes específicos e promover treinamento para corretas execução e leitura. Uma das limitações é o alto custo do procedimento.

O Quadro 47.15 apresenta resumidamente os hemocomponentes mais utilizados na prática transfusional.

Tratamento de acordo com a causa

A atonia uterina é a principal causa de HPP, correspondendo a 70% dos casos, contudo não é a única.

Em todos os casos de sangramento pós-parto está recomendada a identificação da causa do sangramento. O sucesso do tratamento depende da localização correta do foco sangrante e de seu controle. Assim, sugere-se a revisão rotineira dos 4T nos quadros de hemorragia pós-parto.

As Figuras 47.3 a 47.6 apresentam os fluxogramas que relacionam as causas do sangramento de acordo com o mnemônico dos 4T.

Quadro 47.15 Hemocomponentes mais utilizados na prática clínica da HPP

Concentrado de hemácias (CH) 250 a 300mL/unidade	**Indicação**: anemias graves secundária a quadros hemorrágicos importantes Cada unidade eleva a hemoglobina em 1 a 1,5g/dL e o hematócrito em 3%
Plasma fresco congelado (PFC) 180 a 200mL/unidade	**Indicação**: sangramentos sempre que RNI > 1,5 ou TP > 1,5 × o valor normal, na reposição de fatores de coagulação e nas transfusões maciças
Concentrado de plaquetas (PLT) 50mL/unidade randômica	**Indicação**: sangramentos com contagens de plaquetas < 50.000/mm³ ou 100.000/mm³ se sangramento ativo ou portadores de disfunção plaquetária Cada unidade randômica aumenta as plaquetas em 5.000 a 10.000/mm³ Observação: 1 dose de adulto de PLT se refere a: 1 *pool* de plaquetas (volume: ± 250mL – equivale ± 5 unidades randômicas) 1 aférese de plaquetas (volume: ± 350mL – equivale ± 6 a 8 unidades randômicas) 7 unidades de plaquetas randômicas (volume: ± 300mL)
Crioprecipitado (CRIO) 10 a 20mL/unidade	**Indicação**: fibrinogênio < 200mg/dL, transfusão maciça Cada unidade randômica aumenta o fibrinogênio em 10mg/dL Observação: 1 dose de adulto de CRIO se refere a 7 a 10 unidades

Fonte: OPAS 2018, SES 2017.

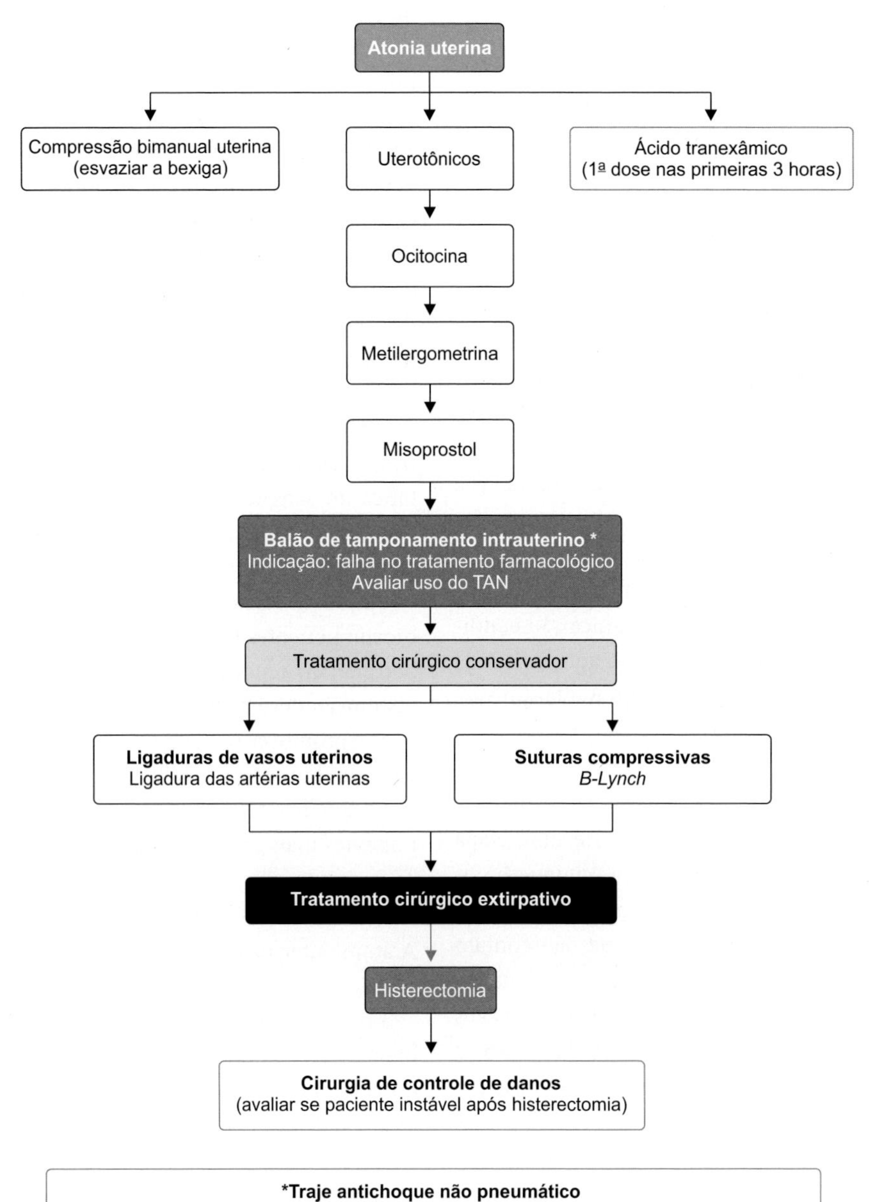

Figura 47.3 Tratamento da atonia uterina (tônus).

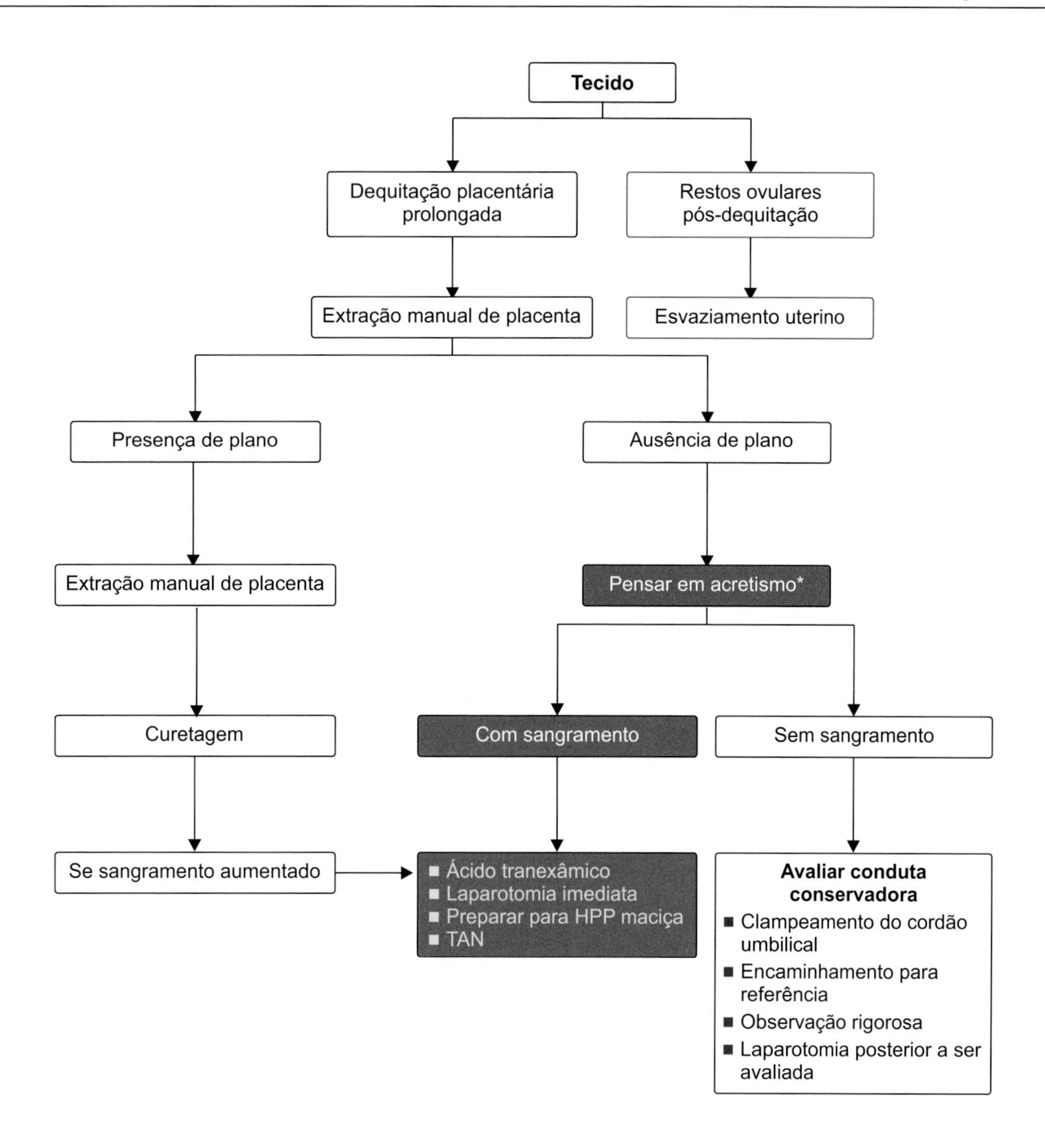

***Acretismo placentário:**

1. Parto em centro de referência com equipe experiente e preparada
2. Não tentar remover a placenta e extrair feto fora do sítio placentário
3. Considerar como formas de tratamento: histerectomia com placenta *in situ* (se extensão da doença definida e equipe capacitada) ou conduta conservadora

Ácido tranexâmico

- 1g EV em 10 minutos nas primeiras 3 horas
- Repetir 1g EV lento em caso de persistência do sangramento 30 minutos após a primeira dose ou reinício do sagramento em até 24 horas

Traje antichoque não pneumático

- Nas pacientes com instabilidade hemodinâmica ou em iminência de choque hipovolêmico

Figura 47.4 Abordagem dos restos placentários (tecido).

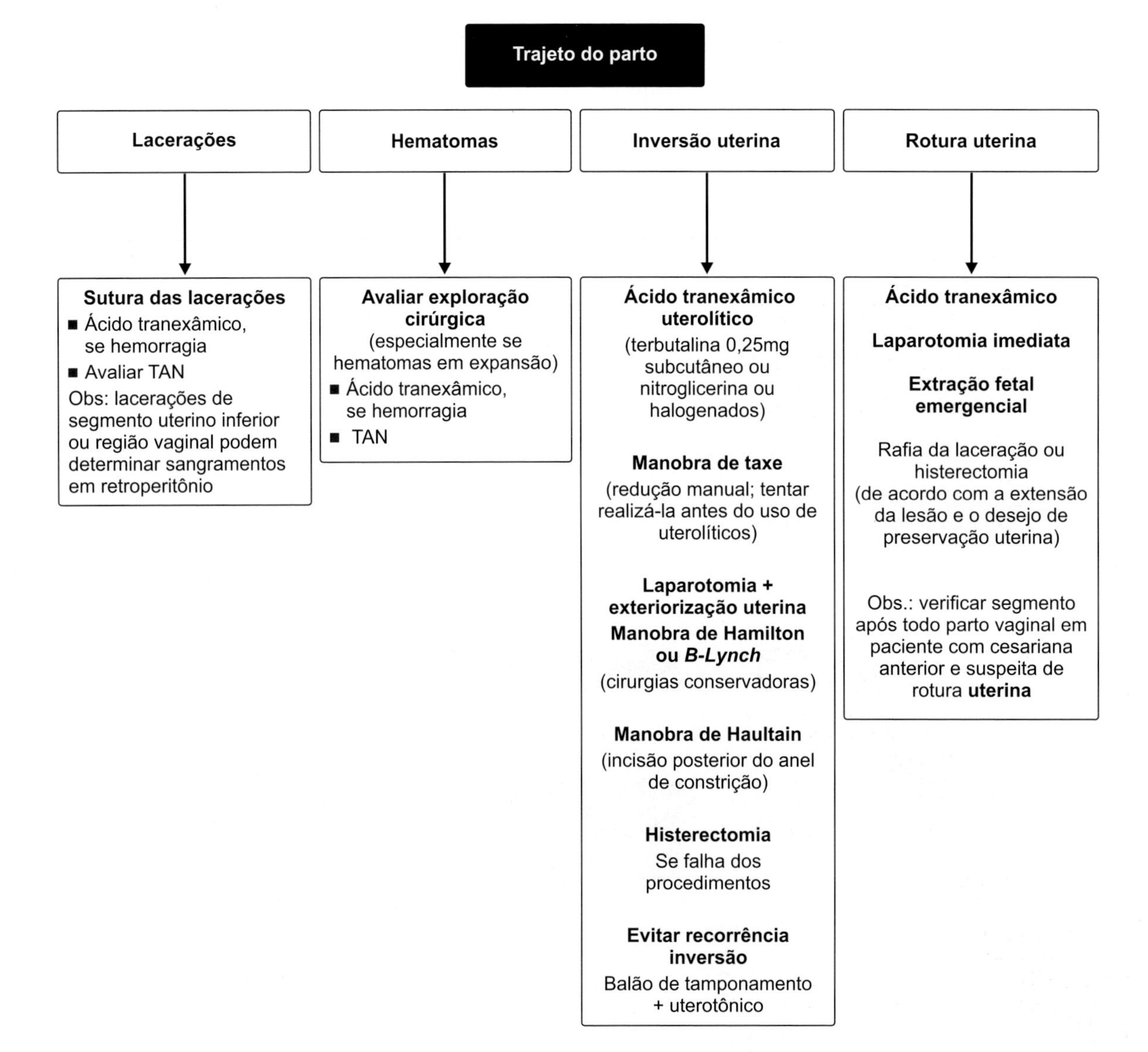

Ácido tranexâmico:

- 1g EV em 10 minutos nas primeiras 3 horas
- Repetir 1g EV lento em caso de persistência do sangramento 30 minutos após a primeira dose ou reinício do sangramento em até 24 horas

Traje antichoque não pneumático

- Nas pacientes com instabilidade hemodinâmica ou em iminência de choque hipovolêmico

Figura 47.5 Abordagem de lesões no trajeto do parto.

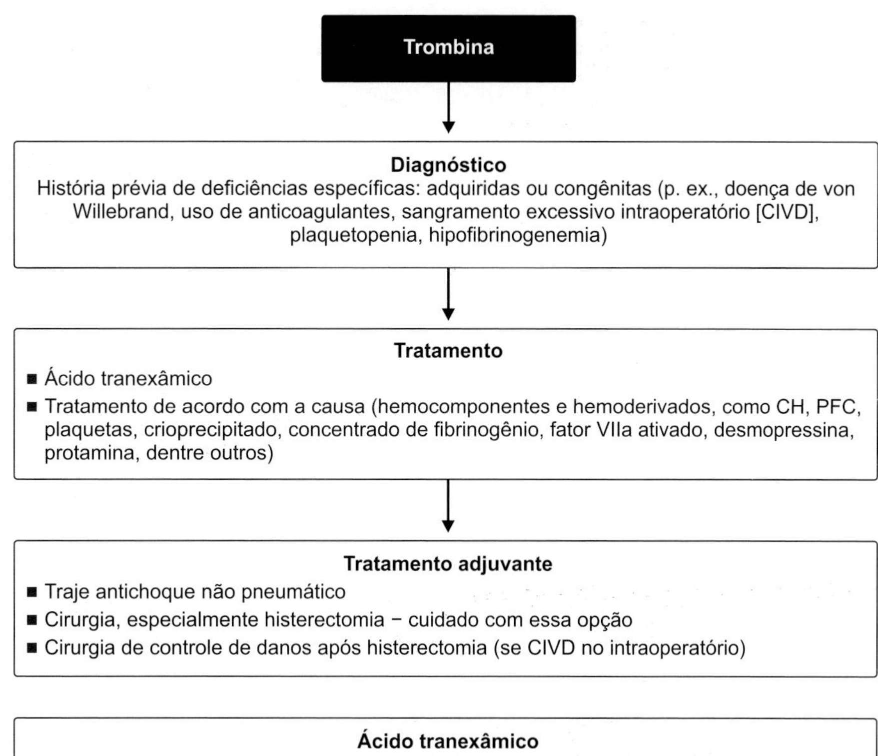

Figura 47.6 Abordagem de sangramentos por distúrbios de coagulação

Leitura complementar

Ajayi OA, Sant M, S, Bako A. Uterine rupture complicating sequential curettage and Bakri balloon tamponade to control secondary PPH. BMJ Case Rep 2013. DOI: 10.1136/bcr-2012-007709. Disponível em: http://www.ncbi.nlm.nih.gov/pmc/articles/PMC3603833/pdf/bcr-2012-007709.pdf.

Al Kadri HM, Al Anazi BK, Tamim HM. Visual estimation versus gravimetric measurement of postpartum blood loss: a prospective cohort study. Arch Gynecol Obstet 2011; 283(6):1207-123.

Allam IS, Gomaa IA, Fathi HM, Sukkar GF. Incidence of emergency peripartum hysterectomy in Ain-shams University Maternity Hospital, Egypt: A retrospective study. Arch Gynecol Obstet 2014; 290(5):891-6.

Althabe F, Alemán A, Tomasso G et al. A pilot randomized controlled trial of controlled cord traction to reduce postpartum blood loss. Int J Gynaecol Obstet 2009; 107(1):4-7.

Armbruster D, Lalonde A, Engelbrecht S, Carbonne B. Active management of the third stage of labor: Current evidence, instructions for use and global programmatic activities. In: A comprehensive textbook of postpartum hemorrhage. An essential clinical reference for effective management. 2. ed. London 2012:113-28. Disponível em: http://www.glowm.com/pdf/PPH_2nd_edn_Chap-15.pdf. Acesso: 08.01.2018.

Awan N, Bennett MJ, Walters WA Emergency peripartum hysterectomy: A 10-year review at the Royal Hospital for Women. Sydney: Aust N Z J Obstet Gynaecol 2011; 51(3):210-5.

Bakri YN, Amri A, Abdul Jabbar F. Tamponade-balloon for obstetrical bleeding. Int J Gynaecol Obstet 2001; 74(2):139-42.

Balki M, Ronayne M, Davies S et al. Minimum oxytocin dose requirement after cesarean delivery for labor arrest. Obstet Gynecol 2006; 107(1):45-50.

Balki M, Tsen L. Oxytocin protocols for cesarean delivery. Int Anesthesiol Clin 2014; 52(2):48-66.

Baskett PJ. ABC of major trauma. Management of hypovolaemic shock. BMJ 1990; (6737):1453-7.

Bodelon C, Bernabe-Ortiz A, Schiff MA, Reed SD. Factors associated with peripartum hysterectomy. Obstet Gynecol 2009 Jul; 114(1):115-23.

Bose P, Regan F, Paterson-Brown S. Improving the accuracy of estimated blood loss at obstetric haemorrhage using clinical reconstructions. BJOG Aug 2006; 113(8):919-24.

Burtelow M, Riley E, Druzin M, Fontaine M, Viele M, Goodnough LT. How we treat: management of life-threatening primary postpartum hemorrhage with a standardized massive transfusion protocol. Transfusion 2007; 47(9):1564-72.

Butwick AJ. Postpartum hemorrhage and low fibrinogen levels: The past, present and future. Int J Obstet Anesth 2013 Apr; 22(2):87-91. DOI: 10.1016/j.ijoa.2013.01.002. Epub 2013 Mar 7.

Carvalho JC, Balki M, Kingdom J, Windrim R. Oxytocin requirements at elective cesarean delivery: a dose-finding study. Obstet Gynecol 2004; 104(5 Pt 1):1005-10.

Charbit B, Mandelbrot L, Samain E et al. The decrease of fibrinogen is an early predictor of the severity of postpartum hemorrhage. J Thromb Haemost 2007; 5(2):266-73.

Clark SL, Hankins GD. Preventing maternal death: 10 clinical diamonds. Obstet Gynecol 2012 Feb; 119(2 Pt 1):360-4. DOI: 10.1097/AOG.0b013e3182411907.

Cortet M, Deneux-Tharaux C, Dupont C al. Association between fibrinogen level and severity of postpartum haemorrhage: Secondary analysis of a prospective trial. Br J Anaesth 2012; 108(6):984-9.

Dabelea V, Schultze PM, McDuffie RS Jr. Intrauterine balloon tamponade in the management of postpartum hemorrhage. Am J Perinatol 2007 Jun; 24(6):359-64.

Dahlke JD et al. Prevention and management of postpartum hemorrhage: a comparison of 4 national guidelines. Am J Obstet Gynecol 2015; 213(1):76.e1-10.

De Leeuw JW, de WIT C, Kuijken JP, Bruinse HW. Mediolateral episiotomy reduces the risk for anal sphincter injury during operative vaginal delivery. BJOG 2008; 115(1):1-4-8.

De Mucio B, Abalos E, Cuesta C et al. Latin American Near Miss Group (LANe-MG). Maternal near miss and predictive ability of potentially life-threating conditions at selected maternity in Latin America. Reprod Health 2016; 13(1):134.

Didly III GA, Paine AR, George NC, Velasco C. Estimating blood loss: Can teaching significantly improve visual estimation? Obstet. Gynecol 2004; 104(3):601-6.

Dossou M, Debost-Legrand A, Déchelotte P, Lémery D, Vendittelli F. Severe secondary postpartum hemorrhage: a historical cohort. Birth 2015; 42(2):149-55.

Doumouchtsis SK, Papageorghiou AT, Arulkumaran S. Systematic review of conservative management of postpartum hemorrhage: What to do when medical treatment fails. Obstet Gynecol Surv 2007; 62(8):540-7.

Duley LMM, Drife JO, Soe A, Weeks AD on behalf of the Royal College of Obstetricians and Gynaecologists (RCOG). Clamping of the umbilical cord and placental transfusion. Scientific Impact Paper No. 14. Disponível: www.rcog.org.uk/globalassets/documents/guidelines/scientific-impact-papers/sip-14.pdf 3. Acesso: 08.01.2018.

Dunham MP, Sartorius B, Laing GL, Bruce JL, Clarke DL. A comparison of base deficit and vital signs in the early assessment of patients with penetrating trauma in a high burden setting. Injury Sep 2017; 48(9):1972-7.

Edelmuth RCL, Buscariolli YS, Ribeiro Jr MAF. Cirurgia para controle de danos: Estado atual. Rev Col Bras Cir 2013; 40(2):142-51.

El Ayadi AM et al. Combined analysis of the non-pneumatic anti-shock garment on mortality from hypovolemic. BMC Pregnancy and Childbirth 2013, 13:208. Disponível em: http://www.biomedcentral.com/1471-2393/13/208.

El Ayadi AM et al. Vital sign prediction of adverse maternal outcomes in women with hypovolemic shock: the role of shock index. PLoS One 2016 Feb 22; 11(2):e0148729. DOI: 10.1371/journal.pone.0148729. eCollection 2016.

Escobar MF et al. Damage control surgery for the management of major obstetric hemorrhage: Experience from the Fundación Valle Del Lili, Cali, Colombia. Panamerican Journal of Trauma Critical Care & Emergency Surgery January-April 2017; 6(1):1-7.

FIGO Safe Motherhood and Newborn Health (SMNH) Committee. Prevention and treatment of postpartum hemorrhage in low-resource settings. Int J Gynaecol Obstet 2012; 117(2):108-18.

FIGO Safe Motherhood and Newborn Health Committee. International Federation of Gynecology and Obstetrics. Non-pneumatic anti-shock garment to stabilize women with hypovolemic shock secondary to obstetric hemorrhage. Int J Gynaecol Obstet Mar 2015; 128(3):194-5. DOI: 10.1016/j.ijgo.2014.10.014. Epub 2014 Nov 8.

Fitzpatrick KE, Sellers S, Spark P, Kurinczuk JJ, Brocklehurst P, Knight M. Incidence and risk factors for placenta accreta/increta/percreta in the UK: A national case-control study. PLoS One 2012; 7(12):e52893.

Florida Perinatal Quality Collaborative. Florida obstetric hemorrhage initiative toolkit: A quality improvement initiative for obstetric hemorrhage management. 2015:60. Disponível em: http://health.usf.edu/publichealth/chiles/fpqc/~/media/5EB396812B504B2ABC336812AE82D412.ashx. Acesso: 08.01.2018.

Fogarty M, Osborn DA, Askie L et al. Delayed vs early umbilical cord clamping for preterm infants: a systematic review and meta-analysis. Am J Obstet Gynecol 2018; 218(1):1-18.

Gabel KT, Weeber TA. Measuring and communicating blood loss during obstetric hemorrhage. J Obstet Gynecol Neonatal Nurs 2012; 41(4):551-8.

Gayet-Ageron A, Prieto-Merino D, Ker K, Shakur H, Ageron FX, Roberts I. Antifibrinolytic Trials Collaboration. Effect of treatment delay on the effectiveness and safety of antifibrinolytics in acute severe haemorrhage: a meta-analysis of individual patient-level data from 40.138 bleeding patients. Lancet 2018; 391:125-32.

Georgiou C. Balloon tamponade in the management of postpartum haemorrhage: a review. BJOG 2009 May; 116(6):748-57.

Grönvall M, Tikkanen M, Tallberg E, Paavonen J, Stefanovic V. Use of Bakri balloon tamponade in the treatment of postpartum hemorrhage: a series of 50 cases from a tertiary teaching hospital. Acta Obstet Gynecol Scand 2013 Apr; 92(4):433-8.

Gutierrez MC, Goodnough LT, Druzin M, Butwick AJ. Postpartum hemorrhage treated with a massive transfusion protocol at a tertiary obstetric center: A retrospective study. Int J Obstet Anesth 2012; 21(3):230-5.

Hoveyda F, MacKenzie IZ. Secondary postpartum haemorrhage: incidence, morbidity and current management. BJOG 2001; 108(9):927-30.

Jauniaux E, Bhide A, Kennedy A, Woodward P, Hubinont C, Collins S. FIGO Placenta Accreta Diagnosis and Management Expert Consensus Panel. FIGO consensus guidelines on placenta accreta spectrum disorders: Prenatal diagnosis and screening. Int J Gynaecol Obstet Mar 2018; 140(3):274-280.

Jelks A et al. Nonpneumatic antishock garment combined with Bakri balloon as a nonoperative "uterine sandwich" for temporization of massive postpartum hemorrhage from disseminated intravascular coagulation. Case reports in Obstetrics and Gynecology 2015. Volume 2015, Article ID 124157, 3 pages. Disponível em: http://dx.doi.org/10.1155/2015/124157.

Jiang H, Qian X, Carroli G, Garner P. Selective versus routine use of episiotomy for vaginal birth. Cochrane Database of Systematic Reviews 2017, Issue 2. Art. No.: CD000081.

Johanson R, Kumar M, Obhrai M, Young P. Management of massive postpartum haemorrhage: Use of a hydrostatic balloon catheter to avoid laparotomy. BJOG 2001 Apr; 108(4):420-2.

Kayem G et al. UK Obstetric Surveillance System (UKOSS). Uterine compression sutures for the management of severe postpartum hemorrhage. Obstet Gynecol 2011 Jan; 117(1):14-20.

Khan KS, Wojdyla D, Say L et al. WHO analysis of causes of maternal death: systematic review. Lancet 2006; 367:1066-74.

Kuzume A, Sugimi S, Suga S, Yamashita H, Yasuhi I. The routine uses of prophylatic oxytocin in the third stage of labor to reduce maternal blood loss. J Pregnancy 2017: 3274901.

Le Bas A, Chandraharan E, Addei A, Arulkumaran S. Use of the "obstetric shock index" as an adjunct in identifying significant blood loss in patients with massive postpartum hemorrhage. Int J Gynaecol Obstet Mar 2014; 124(3):253-5.

Leduc D, Senikas V, Lalonde AB on behalf of the Society of Obstetricians and Gynaecologists of Canada (SCOG). Clinical Practice Obstetrics Committee. Active management of the third stage of labour: prevention and treatment of postpartum hemorrhage. J Obstet Gynaecol Can 2009; 31(10):980-93.

Lertbunnaphong T, Lapthanapat N, Leetheeragul J, Hakularb P, Ownon A. Postpartum blood loss: visual estimation versus objective quantification with a novel birthing drape. Singapore Med J 2016; 57(6):325.

Maegele M et al. Early coagulopathy in multiple injury: an analysis from the German Trauma Registry on 8724 patients. Injury 2007; 38(3):298-304.

Main EK et al. National partnership for maternal safety: Consensus bundle on obstetric hemorrhage. Anesth Analg 2015; 121(1):142-8

Matthew B, Ed R, Maurice D, Magali F, Maurene V, Lawrence T. How we treat: management of life threatening primary postpartum hemorrhage with a standardized massive transfusion protocol. Transfusion 2014.

Mavrides E, Allard S, Chandraharan E et al on behalf of the Royal College of Obstetricians and Gynaecologists (RCOG). Prevention and management of postpartum haemorrhage. BJOG 2016; 124:e106-49.

McDonald SJ, Middleton P, Dowswell T, Morris PS. Effect of timing of umbilical cord clamping of term infants on maternal and neonatal outcomes. Cochrane Database of Systematic Reviews 2013, Issue 7. Art. No.: CD004074.

Miller S, Martin HB, Morris JL. Anti-shock garment in postpartum haemorrhage. Best Practice & Research Clin Obstet Gynaecol 2008; 22(6):1057-74.

Miller S. NASG frequently asked questions for clinicians. Safe Motherhood Program 2013. Disponível em: http://www.safemotherhood.ucsf.edu/wp-content/uploads/2014/08/NASG-FAQs-Clinicians.pdf.

Morel O et al. Pelvic arterial ligations for severe post-partum hemorrhage. Indications and techniques. J Visc Surg 2011 Apr; 148(2):e95-102. DOI: 10.1016/j.jviscsurg.2011.02.002. Epub 2011 Apr.

Mutschler M et al. Renaissance of base deficit for the initial assessment of trauma patients: a base deficit based classification for hypovolemic shock developed on data from 16,305 patients derived from the Trauma Register DGU Critical Care 2013; 17:R42.

Nathan HL et al. Shock index: an effective predictor of outcome in postpartum haemorrhage? BJOG 2015 Jan; 122(2):268-75. DOI: 10.1111/1471-0528.13206.

Nelson WL, O'Brien JM. The uterine sandwich for persistent uterine atony: combining the B-Lynch compression suture and an intrauterine Bakri balloon. Am J Obstet Gynecol 2007 May; 196(5):e9-10.

Nelson WL, O'Brien JM. The uterine sandwich for persistent uterine atony: Combining the B-Lynch compression suture and an intrauterine Bakri balloon. Am J Obstet Gynecol 2007 May; 196(5):e9-10.

Novikova N, Hofmeyr GJ, Cluver C. Tranexamic acid for preventing postpartum haemorrhage. Cochrane Database of Systematic Reviews 2015, Issue 6. Art. No.: CD007872.

Organização Pan-Americana da Saúde (OPAS). Recomendações assistenciais para prevenção, diagnóstico e tratamento da hemorragia obstétrica. Brasília: 2018. p.72.

Osanan GC, Padilla H, Reis MI, Tavares AB. Strategy for zero maternal deaths by hemorrhage in Brazil: A multidisciplinary initiative to combat maternal morbimortality. Rev Bras Ginecol Obstet mar 2018; 40(3):103-5.

Osanan GC, Rodrigues DM, Brandão AHF. Atonia, inversão e ruptura uterina. In: Manual emergências obstétricas. Febrasgo 2018 (in press).

Pacagnella RC, Souza JP, Durocher J et al. A systematic review of the relationship between blood loss and clinical signs. Plos One 2013 Mar 6; 8(3).

Palacios-Jaraquemada JM et al. Lower uterine blood supply: extrauterine anastomotic system and its application in surgical devascularization techniques. Acta Obstet Gynecol Scand 2007; 86(2):228-34.

Palacios-Jaraquemada JM, Fiorillo A. Conservative approach in heavy postpartum hemorrhage associated with coagulopathy. Acta Obstetricia et Gynecologica 2010; 89:1222-5.

Palacios-Jaraquemada JM. Efficacy of surgical techniques to control obstetric hemorrhage: analysis of 539 cases. Acta Obstet Gynecol Scand 2011; 90(9):1036-42.

Palacios-Jaraquemada JM. Placental adhesive disorders. Germany: Degrutyer 2012: 161.

Patel A, Goudar SS, Geller SE et al. Drape estimation vs. visual assessment for estimating postpartum hemorrhage. Int J Gynaecol Obstet 2006; 93:220-4.

Pavord S, Helena Maybury H. How I treat postpartum hemorrhage. Blood 2015; 125(1):2759-70. DOI 10.1182/blood-2014-10512608.

Pileggi-Castro C et al. Non-pneumatic anti-shock garment for improving maternal survival following severe postpartum haemorrhage: A systematic review. Reprod Health 2015 Mar 31; 12:28.

Porreco RP, Stettler RW. Surgical remedies for postpartum hemorrhage.Clin Obstet Gynecol 2010 Mar; 53(1):182-95.

Practice Bulletin 183. Committee on Practice Bulletins – Obstetrics of the American College of Obstetricians and Gynecologists (ACOG): Postpartum Hemorrhage. Obstet Gynecol 2017; 130(4):e168-e186.

Razvi K, Chua S, Arulkumaran S, Ratnam SS. A comparison between visual estimation and laboratory determination of blood loss during the third stage of labour. Aust N Z J Obstet Gynaecol 1996; 36:152-4.

RCOG. Blood transfusion in obstetrics. Green-Top Guideline No. 47. May 2015. Disponível em: https://www.rcog.org.uk/globalassets/documents/guidelines/gtg-47.pdf.

Reddy UM, Abuhamad AZ, Levine D, Saade GR. Fetal imaging. Obstet Gynecol 2014; 123:1070-82.

Ruiz Labarta FJ et al. Outcomes of pelvic arterial embolization in the management of postpartum hemorrhage: a case series study and systematic review. Eur J Obstet Gynecol Reprod Biol 2016 Nov; 206:12-21. DOI: 10.1016/j.ejogrb.2016.07.510.

Schorn MN. Measurement of blood loss: Review of the literature. J Midwifery Womens Health 2010; 55:20-7.

Secretaria de Estado de Saúde de Minas Gerais (SES-MG). Diretrizes de hemorragias puerperais: Prevenção e tratamento. 2017, p.28. Disponível: http://www.saude.mg.gov.br/images/documentos/Diretrizes%20Zero%20 Morte%20Materna%20.pdf. Acesso em: 01.08.2017.

Secretaria de Saúde da Prefeitura de Belo Horizonte (SES-PBH). Protocolo Hemorragia Puerperal 2016. Disponível em: http://portalpbh.pbh.gov.br/pbh/ecp/comunidade.do?app=saude&idConteudo=225873. Acesso em: 01.08.2017.

Sentilhes L, Brun S, Madar H, Deneux-Tharaux C. Tranexamic acid for preventing postpartum blood loss at cesarean delivery: is evidence sufficient? Acta Obstet Gynecol Scand 2016; 95:836.

Sentilhes L, Deneux-Tharaux C. Prophylactic tranexamic acid in addition to uterotonics may prevent blood loss for vaginal and caesarean deliveries. Evid Based Med 2016 Apr 7. pii: ebmed-2016-110382.

Sentilhes L, Merlot B, Madar H et al. Postpartum hemorrhage: prevention and treatment. Expert Rev Hematol 2016; 9(11)1043-61.

Sentilhes L, Vayssière C, Deneux-Tharaux C et al. Postpartum hemorrhage: guidelines for clinical practice from the French College of Gynaecologists and Obstetricians (CNGOF) in collaboration with the French Society of Anesthesiology and Intensive Care (SFAR). Eur J Obstet Gynecol Reprod Biol 2016; 198:12-21.

Soares ECS, Osanan GC, Bastos CO. Anestesia nas síndromes hemorrágicas da gestação. In: Cangiani LM et al. (eds.). Tratado de Anestesiologia. 8.ed. SAESP 2017: 2313-32.

Sohn CH et al. An increase in initial shock index is associated with the requirement for massive transfusion in emergency department patients with primary postpartum hemorrhage. Shock 2013; 40(2):101-5.

Sosa CG, Althabe F, Belizán JM, Buekens P. Risk factors for postpartum hemorrhage in vaginal deliveries in a Latin-American population. Obstet Gynecol 2009; 113(6):1313-9.

Stephens LC, Ruessel T. Systematic review of oxytocin dosing at caesarean section. Anaesth Intensive Care 2012; 40:247-252.

Sukprasert M, Choktanasiri W, Ayudhya NI, Promsonthi P, O-Prasertsawat P. Increase accuracy of visual estimation of blood loss from education programme. J Med Assoc Thai 2006; 89:S54-9.

Tarnow-Mordi W, Morris J, Kirby KR et al. for the Australian Placental Transfusion Study Collaborative Group. Delayed versus immediate cord clamping in preterm infants. N Engl J Med 2017; 377(25):2445-55.

Tindell K, Garfinkel R, Abu-Haydar E et al. Uterine balloon tamponade for the treatment of postpartum haemorrhage in resource-poor settings: A systematic review. BJOG 2013 Jan; 120(1):5-14. DOI: 10.1111/j.1471-0528.2012.03454.x. Epub 2012 Aug 13. Review.

Turan et al. Positive effects of the non-pneumatic anti-shock garment on delays in acessing care for postpartum and post abortion hemorrhage in Egypt and Nigeria. Journal of Women's Health 2011; 20(1):91-8.

Vintejoux E et al. Success factors for Bakri TM balloon usage secondary to uterine atony: a retrospective, multicentre study. Australian and New Zealand Journal of Obstetrics and Gynaecology 2015; 55:572-7.

WHO recommendations for the prevention and treatment of postpartum haemorrhage – WHO Library Cataloguing-in-Publication Data. World Health Organization 2012. Disponível em: http://www.ncbi.nlm.nih.gov/books/NBK131942/pdf/Bookshelf_NBK131942.pdf.

WOMAN Trial Collaborators. Effect of early tranexamic acid administration on mortality, hysterectomy, and other morbidities in women with post-partum haemorrhage (WOMAN): an international, randomised, double-blind, placebo-controlled trial. Lancet 2017; 389:2105-16.

World Health Organization. WHO recommendation on tranexamic acid for the treatment of postpartum haemorrhage. Geneva: World Health Organization 2017. p48. Licence: CC BY-NC-SA 3.0 IGO. Disponível em: http://apps.who.int/iris/bitstream/10665/259374/1/9789241550154-eng.pdf?ua=1. Acesso: 28/02/2018.

Wright CE, Chauhan SP, Abuhamad AZ. Bakri balloon in the management of postpartum hemorrhage: a review. Am J Perinatol 2014; 31(11):957-64.

ANEXO 1 – *KIT* DE HEMORRAGIA PÓS-PARTO

Item	Quantidade
Protocolo/*checklist*	1 fluxograma e 1 *checklist* plastificados disponíveis no *kit*
Soro fisiológico 0,9%	2 frascos de 500mL
Ringer lactato*	2 frascos de 500mL
Equipo de soro	2 unidades
Three-way + extensor	2 unidades
Ocitócito (5UI/1mL)	8 ampolas de 1mL
Metilergometrina (0,2mg/mL)	2 ampolas de 1mL
Misoprostol 200μg/cp	4 comprimidos
Ácido tranexâmico 250mg/ampola	4 ampolas
Jelco 16 ou 14	2 unidades cada
Jelco 18	2 unidades (para os casos em que não for possível AVP com jelco de maior calibre)
Seringas	2 unidades de 5mL e 2 unidades de 20mL
Agulhas	4 unidades 40 × 12mm e 4 unidades 25 × 8mm
Máscara facial de oxigênio + látex	1 unidade de cada
Sonda vesical de demora + coletor urinário	2 unidades
Termômetro	1 unidade
Manta térmica aluminizada adulto**	1 unidade
Balão de tamponamento intrauterino***	1 unidade (justificar o uso após procedimento)
Tubos de coleta de sangue	6 unidades de cada: tampa amarela/vermelha (soro), roxa (EDTA), azul (citrato de sódio), cinza (fluoreto), e seringa para gasometria
Facilitadores	Pedidos de exames já preenchidos e pré-aprovados Medicamentos que não possam estar disponíveis no *kit*****
Traje antichoque não pneumático	1 unidade

Observações: alguns equipamentos podem ser adicionados ao *kit* conforme avaliação e disponibilidade da instituição (p. ex., equipo para pressão intra-arterial [PIA] e acesso venoso central e bolsa pressórica para PIA).

* O Ringer lactato pode ser substituído por SF 0,9%.

** A manta térmica aluminizada pode ser substituída por cobertores ou dispositivos térmicos, como mantas térmicas (deve-se sempre adotar cuidados adequados com os dispositivos elétricos para evitar acidentes térmicos).

*** Se indisponível balão de tamponamento intrauterino, disponibilizar no *kit* o material necessário para confecção de um balão artesanal.

**** Medicamentos que não puderem ficar dentro do *kit* por questões de segurança ou necessidade de armazenamento refrigerado devem ter fluxo especial para estar prontamente disponíveis quando necessários.

ANEXO 2 – FLUXOGRAMA DE ATENDIMENTO DA HEMORRAGIA PÓS-PARTO

HEMORRAGIA PÓS-PARTO
"HORA DE OURO"

AJUDA

- Chamar obstetra de plantão imediatamente
- Chamar equipe multidisciplinar
- Anestesista/enfermeiro/técnicos de enfermagem
- Comunicar a paciente

COLETAR EXAMES

- Hemograma/prova cruzada/coagulograma/ fibrinogênio/ionograma
- Lactato e gasometria (nos casos graves)

MANTER OXIGENAÇÃO/PERFUSÃO TECIDUAL

- O_2 – acessos venosos calibrosos: 16G
- Elevação de membros inferiores (Trendelemburg)
- Infundir soro fisiológico ou Ringer lactato aquecido (avaliar resposta materna a cada 250 a 500mL infundidos; após 1.500mL, avaliar transfusão)
- Oxigênio a 8L/min em máscara facial
- Esvaziar a bexiga
- Sonda vesical de demora (monitorizar diurese)
- Prevenir a hipotermia (manta térmica – Tax: 15'/15')

DETERMINAR CAUSA DA HEMORRAGIA

4T (Tônus/Tecido/Trauma/Trombina)
Tratamento específico

AVALIAR GRAVIDADE DA PERDA VOLÊMICA

- Sinais clínicos (PA, Sat O_2, consciência, sangramento etc.)
- Índice de choque: ≥ 0,9 significa risco de transfusão maciça

TÔNUS*

(TRATAMENTO DA ATONIA)

1º COMPRESSÃO UTERINA BIMANUAL
(imediato)
+
2º OCITOCINA
5UI EV lento (3 min) seguidas de SF 0,9%, 500mL com 20UI ocitócito a 250mL/h EV

3º METILERGOMETRINA
1 ampol, 0,2mg IM
NÃO UTILIZAR EM HIPERTENSÃO

4º MISOPROSTOL
800μg, via retal
(lembrar início de ação)

5º BALÃO TAMPONAMENTO INTRAUTERINO

(avaliar TAN)

6º AVALIAR LAPAROTOMIA

TECIDO*

(REVISÃO CAVIDADE UTERINA)

DEQUITAÇÃO DEMORADA
(> 30 min sem sangramento excessivo: retenção placentária)

EXTRAÇÃO MANUAL PLACENTA SEGUIDA DE CURETAGEM

Se sem plano de clivagem, não insistir: risco de hemorragia grave por acretismo (veja conduta abaixo)

ACRETISMO PLACENTÁRIO
NÃO TENTAR RETIRAR PARTE DA PLACENTA
Avaliar histerectomia com placenta em sítio ou clampear o cordão e deixar placenta no local sem manipulá-la

RESTOS APÓS DEQUITAÇÃO
Revisão cavidade uterina
CURETAGEM

TRAUMA*

(REVISÃO CANAL PARTO)

SUTURA DAS LACERAÇÕES
(revisão colo uterino/ canal vaginal/ sítio cirúrgico)

HEMATOMAS
(toque vaginal/revisão do canal do parto ou área cirúrgica)

AVALIAR EXPLORAÇÃO CIRÚRGICA

INVERSÃO UTERINA
MANOBRA DE TAXE
Se falha: laparotomia

ROTURA UTERINA

LAPAROTOMIA

REVER SEGMENTO UTERINO DE PACIENTES COM CESARIANA PRÉVIA, APÓS PARTO VAGINAL

TROMBINA*

(COAGULOPATIA)

TESTES COAGULAÇÃO
+
HISTÓRIA CLÍNICA
(doenças, medicação)

TRATAMENTOS ESPECÍFICOS
Relacionados com a causa

+

ADJUVANTE
(exemplo: TAN)

+

TRANSFUSÃO

CUIDADO COM CIRURGIA

Se cirurgia em curso, aventar cirurgia de controle de danos

* **ÁCIDO TRANEXÂMICO:** como tratamento adjuvante na HPP (1g EV lento em 10 min dentro das primeiras 3h)
TRAJE ANTICHOQUE NÃO PNEUMÁTICO: nas pacientes com ou iminência de instabilidade hemodinâmica
TRANSFUSÃO: se instabilidade hemodinâmica ou avaliar após 1.500mL de cristaloides e HPP grave
AVALIAR TRATAMENTO CIRÚRGICO/LAPAROTOMIA: se falha do tratamento conservador
COMBATER A HIPOTERMIA: avaliar o uso de mantas térmicas/cobertores/soro aquecido

ANEXO 3 – *CHECKLIST* DO SEQUENCIAMENTO DO ATENDIMENTO DA HPP

A Ajuda/Avaliação inicial
____ Verbalização clara do diagnóstico para equipe/comunicar paciente
____ Chamar obstetra/anestesista/enfermeiros imediatamente
____ Estimar gravidade da perda inicial (através dos dados vitais e índice de choque ou perda sanguínea)
____ Avaliação rápida da causa da hemorragia (tecido, tônus, trajeto, trombina)
B Básico/Medidas gerais iniciais
____ Cateterização de 2 acessos calibrosos (J 16 ou 14) e iniciar infusão de SF 0,9%
____ Exames: hemograma/ionograma/coagulograma/fibrinogênio/prova cruzada. *Caso grave: lactato e gasometria*
____ Oxigenoterapia: 8 a 10L/min em máscara facial
____ Elevação dos membros inferiores (*posição de Trendelemburg*)
____ Monitorização materna contínua
____ Esvaziar bexiga e posicionar sonda vesical de demora (*monitorizar diurese*)
____ Avaliar antibioticoprofilaxia (*medicamento e doses habituais*)
C Controle da volemia/Reposição volêmica
____ Estimar gravidade da perda volêmica (índice de choque: FC/PASS ≥ 0,9: avaliar necessidade de transfusão)
____ Cristaloide: reavaliar a resposta da paciente a cada 201 a 500mL de soro infundido
____ Transfusão: se instabilidade hemodinâmica. Considerar após 1.500mL de cristaloide e HPP grave (*coagulopatia*)
D Determinar etiologia (4T – Tônus, Tecido, Trajeto, Trombina)
____ Determinar tônus uterino (*palpação uterina*)
____ Revisão da cavidade uterina (*restos de placenta*)
____ Revisão do canal de parto (lesão/hematoma: vagina, colo e segmento uterino – nos casos de cesariana prévia)
____ Avaliar história de coagulopatia (doenças prévias, CIVD, uso de medicamentos: AAS, heparina, varfarina etc.)
E Específico e adjuvante: Tratamentos
____ Tratar a causa específica da hemorragia: veja a Figura
____ Tratamento adjuvante: ácido tranexâmico 1g EV lento em 10 minutos, dentro das primeiras 3 horas
F Foco na atonia: se atonia confirmada, associada ou enquanto se procura outro foco
____ Compressão uterina bimanual (iniciar imediatamente, enquanto se aguarda o efeito dos uterotônicos)
____ Ocitocina (5UI EV lento + SF 0,9% 500mL com 20UI ocitócito (4 ampolas) a 250mL/h
____ Metilergometrina (1 ampola 0,2mg IM)
____ Misoprostol (800μg via retal/oral/sublingual)
____ Ácido tranexâmico (1g EV lento, em 10 minutos, logo após o início do sangramento e dentro das primeiras 3 horas, concomitante aos uterotônicos)
____ Balão de tamponamento intrauterino: se fala do tratamento medicamentoso; avaliar associação com o TAN
G Geral: avaliação pós-abordagem inicial
____ Reavaliação da hemorragia e do estado hemodinâmico da paciente (índice de choque)
____ Traje antichoque não pneumático nas pacientes com ou na iminência de instabilidade hemodinâmica
____ Transfusão de hemocomponentes caso seja necessário (*basear-se na clínica da paciente*)
____ Evitar a hipotermia – Tax: 15'/15' minutos na primeira hora; soro aquecido; manta térmica e/ou cobertores
____ Se falha tratamento conservador: avaliar tratamento cirúrgico
H Hora de avaliar tratamento cirúrgico/laparotomia
____ Sutura compressiva (B-Lynch, Hayman, Cho, outras)
____ Ligadura de vasos (uterinas e/ou ovarianas, hipográstricas)
____ Histerectomia
____ *Damage control* (empacotamento abdominal e outros)
I Intensa observação pós-hemorragia
____ Monitorização rigorosa no pré-parto (ou sala equivalente) nas primeiras 24 horas
____ Não encaminhar paciente para enfermaria (ou equivalente): risco de falta de monitorização rigorosa
____ CTI de acordo com a gravidade

CAPÍTULO 48

Infecção Puerperal

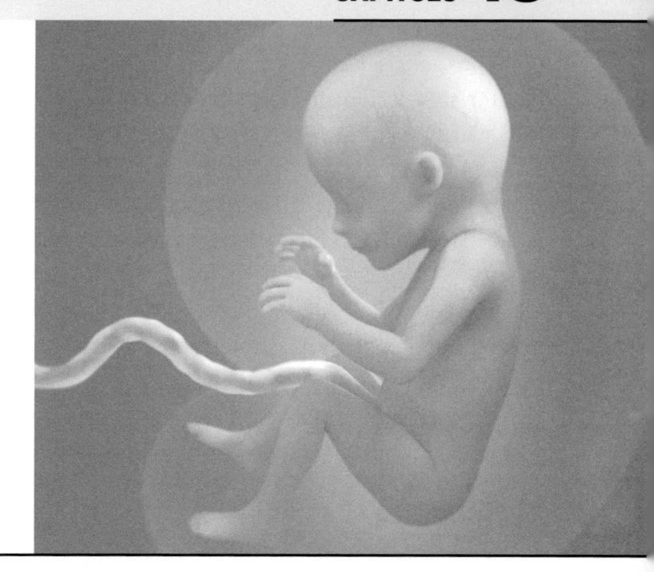

Maria Paula Moraes Vasconcelos
Priscila Freitas das Neves Gonçalves

INTRODUÇÃO

A infecção puerperal é uma das principais causas de morbimortalidade materna. Segundo a Organização Mundial da Saúde (OMS), cerca de 73% das mortes maternas são decorrentes de causas obstétricas diretas e 27,5% de causas indiretas. Hemorragia, distúrbios hipertensivos e sepse foram responsáveis por mais da metade das mortes maternas em todo o mundo, sendo cerca de 10% atribuídas à sepse, que é considerada a terceira causa direta de mortalidade materna.

Sepse é definida como disfunção orgânica ameaçadora à vida causada por uma resposta exacerbada do hospedeiro à infecção. Por não haver padrão-ouro para o diagnóstico de sepse na gravidez, o diagnóstico de bacteriemia é uma maneira de identificar mulheres em risco de morbidade e resultados adversos. Essa falta de especificidade das definições para sepse em razão das adaptações fisiológicas na gravidez se sobrepõe aos critérios e desafios da síndrome da resposta inflamatória em que o reconhecimento e o tratamento precoces da sepse visam à diminuição da mortalidade. Equilibrar o reconhecimento precoce com a intervenção injustificada continua a ser um desafio.

Um estudo que avaliou a associação entre febre intraparto, bacteriemia materna e bacteriemia neonatal sugere a necessidade de considerar a etiologia infecciosa para a maioria das mulheres que apresentam febre no trabalho de parto, independentemente de estar > 39°C.

Diversos fatores foram associados ao aumento do risco de infecções maternas periparto, incluindo condições maternas preexistentes, como desnutrição, diabetes, obesidade, anemia grave, vaginose e infecções por estreptococos do grupo B, além das condições durante o trabalho de parto e o parto, como rotura prolongada de membranas, múltiplos toques vaginais, remoção manual da placenta e cesariana. Como estratégia para redução das infecções periparto, as medidas preventivas nos locais em que existem esses fatores de risco se tornam fundamentais. O uso de antibióticos profilático e terapêutico é uma das intervenções mais comuns para prevenção de morbidade e mortalidade; no entanto, o mau uso de antibióticos é frequente na prática clínica, o que tem implicações na emergência de cepas de bactérias resistentes. A Estratégia Global da OMS para contenção da resistência antimicrobiana destaca a importância do uso adequado de antibióticos em diferentes níveis do sistema de saúde para reduzir o impacto da resistência antimicrobiana, assegurando o acesso ao melhor tratamento.

Prevenir e controlar a infecção puerperal desde o pré-natal até o período puerperal é medida fundamental na diminuição da mortalidade materna.

CONCEITO

Considera-se infecção puerperal qualquer infecção do trato genital ocorrida durante o período puerperal. Dentre outras manifestações, a paciente pode apresentar febre puerperal caracterizada pela temperatura corporal de no mínimo 38°C durante 2 dias quaisquer dos primeiros 10 dias pós-parto, excluídas as 24 horas iniciais.

Há necessidade de complementar o conceito de infecção puerperal com o de morbidade febril puerperal em razão da eventual dificuldade em caracterizar a infecção que ocorre após o parto.

O diagnóstico diferencial inicial da febre puerperal deve incluir endometrite, atelectasia, pneumonia, síndrome viral, pielonefrite e apendicite. A distinção entre esses distúrbios geralmente pode ser feita com base em exame físico e testes laboratoriais selecionados, como contagem de leucócitos, análise de urina e cultura e, em algumas pacientes, radiografia de tórax. A proteína C reativa (PCR), por apresentar elevações mais significativas nas infecções bacterianas, é utilizada tanto na avaliação inicial como para o acompanhamento do tratamento.

Quando considerada a indicação de readmissão hospitalar no período puerperal, a infecção puerperal é uma das três principais causas e ocorre, em média, no quinto dia pós-parto. Para identificar a taxa real de infecção puerperal é necessária a implantação de métodos de vigilância após a alta.

ETIOPATOGENIA

Em geral, a endometrite é uma infecção polimicrobiana associada à flora aeróbica e anaeróbica mista. As culturas são positivas, e a bactéria pode ser identificada em 10% a 20% dos casos, a menos que uma amostra seja obtida da parte superior do trato genital sem contaminação da vagina ou sangue; raramente há a confirmação laboratorial da etiologia microbiológica da endometrite.

A transmissão de microrganismos pode ter origem exógena, por contaminação externa, relacionada com o procedimento propriamente dito e condições locais de higiene, ou endógena, associada à própria flora genital da paciente.

A evidência do impacto de antibioticoprofilaxia na prevenção da endometrite pós-parto vaginal operatório, a vácuo ou a fórceps, sugere que a profilaxia antibiótica pode ter pouca ou nenhuma diferença na endometrite ou no tempo de permanência hospitalar, mesmo tendo ocorrido endometrite apenas no grupo que não recebeu antibióticos e nenhuma infecção no grupo que recebeu antibioticoprofilaxia. Quando é necessária a remoção manual da placenta ou ocorre laceração perineal de terceiro ou quarto grau, a antibioticoprofilaxia deve ser realizada.

Quando se compara o risco de infecção puerperal na cesariana realizada no segundo estágio do trabalho de parto com o do parto vaginal cirúrgico, o parto vaginal é associado a frequência menor de infecção puerperal, mas apresenta frequência maior de lacerações graves.

Estudo com o objetivo de correlacionar a hiperglicemia pós-operatória imediata à morbidade da ferida em mulheres diabéticas submetidas à cesariana demonstrou que os níveis glicêmicos no pós-operatório imediato não foram preditivos de morbidade da ferida.

PREVENÇÃO

A prevenção da infecção puerperal deve ser iniciada durante o período pré-natal com controle adequado das comorbidades maternas, orientação nutricional e de higiene, além da organização do acesso aos serviços de saúde em tempo oportuno.

Na assistência ao trabalho de parto, é necessário atentar para as boas práticas assistenciais e minimizar os fatores de risco para o desenvolvimento de infeções, como:

- Não realizar tricotomia com lâmina.
- Observar tempo de rotura de membranas amnióticas ≥ 18 horas.
- Observar a presença de qualquer infecção, em especial do trato geniturinário.
- Realização de procedimentos invasivos prévios.
- Toques vaginais com intervalo de 4 horas na primeira fase do trabalho de parto e depois de acordo com acompanhamento pelo partograma.
- Episiotomia seletiva.
- Proteção perineal adequada, evitando lacerações.
- Revisão adequada do canal de parto.
- Extração espontânea da placenta.
- Controle da hemorragia pós-parto.

Para realização da cesariana, quando indicada, deve ser utilizada técnica adequada, evitando os fatores de risco relacionados com as infecções do sítio cirúrgico, como:

- Tempo prolongado de cirurgia.
- Lesões acidentais.
- Cesariana de emergência e intraparto.
- Antibioticoprofilaxia inadequada.

O antibiótico de escolha é a cefalosporina de primeira geração cefazolina, 2g até 120kg e 3g quando > 120kg, devendo ser administrada nos 60 minutos que antecedem a incisão cirúrgica, em dose única. Em caso de duração da cirurgia > 4 horas e sangramento estimado > 1,5 litro, nova dose deve ser administrada. Administração antibiótica pré-incisão é mais eficaz do que a administração intraoperatória, levando à redução da morbidade infecciosa sem evidência de resultados neonatais adversos.

Em pacientes alérgicas à cefalosporina ou com reação anafilática grave, administra-se penicilina: clindamicina 900mg com ou sem aminoglicosídeo (gentamicina 5mg/kg).

Está recomendado o banho pré-operatório em chuveiro sem o uso de antisséptico.

As técnicas de antissepsia da pele devem ser seguidas rigorosamente. A limpeza vaginal com iodopovidona imediatamente antes da cesariana previne endometrite pós-cirúrgica. O procedimento deve ser realizado imediatamente antes da cirurgia em virtude do risco de exposição fetal ao iodo. As normas e rotinas de biossegurança, contemplando os equipamentos de proteção individual e os passos da cirurgia segura, devem ser sempre seguidas.

A normotermia deve ser mantida durante a cirurgia.

Recomenda-se a retirada da placenta mediante tração do cordão umbilical, evitando a remoção manual.

No controle pós-parto, a puérpera deve receber orientações sobre os sinais e sintomas de infecção, sobre o restabelecimento das relações sexuais em torno de 20 dias após o parto, quando já tiver ocorrido a cicatrização, e sobre a necessidade de higiene perineal no mínimo três vezes ao dia com água e sabonete e após eliminações fisiológicas, diurese e evacuação.

DIAGNÓSTICO

O diagnóstico deve ser realizado precocemente. Para isto são necessários alto grau de suspeição e uma avaliação completa com investigação da história da assistência ao parto, verificação da presença de febre, alterações dos lóquios, dor no local da sutura cirúrgica, presença de secreção na cicatriz, exame físico completo e criterioso com avaliação dos sinais vitais e observação de sinais de infecção local, completando com exames laboratoriais e de imagem necessários.

Critérios diagnósticos fundamentados nos critérios do National Healthcare Safety Network/Centers for Disease Control and Prevention (NHSN/CDC) e da Agência Nacional de Vigilância Sanitária (ANVISA)

Pós-parto normal

- **Endometrite:** microrganismo isolado em cultura de secreção ou tecido endometrial, obtido durante cirurgia por aspiração ou biópsia, ou presença de pelo menos dois dos seguintes critérios: febre ≥ 38°C em pelo menos duas aferições, dor em baixo ventre ou útero amolecido ou lóquios purulentos.
- **Infecção da episiotomia ou das lacerações vaginais:** presença de drenagem purulenta ou de abscesso.

Após cesariana

- **Infecção de sítio cirúrgico incisional superficial:** ocorre até 30 dias subsequentes ao ato cirúrgico, envolve apenas pele e tecido subcutâneo e apresenta pelo menos um dos seguintes critérios: drenagem purulenta da incisão superficial, ou cultura positiva de secreção ou tecido superficial obtido assepticamente, ou microrganismo isolado em cultura de secreção ou tecido endometrial obtido durante cirurgia por aspiração ou biópsia, ou incisão superficial aberta pelo cirurgião na vigência de pelo menos um dos seguintes sinais e sintomas: dor, hipersensibilidade, edema local, calor, hiperemia e cultura positiva ou não realizada; convém desconsiderar cultura negativa. Diagnóstico de infecção superficial estabelecido pelo médico assistente.
- **Infecção de sítio cirúrgico incisional profunda:** ocorre nos primeiros 30 dias após a cirurgia, envolve tecidos moles profundos (fáscia e/ou músculos) e apresenta pelo menos um dos seguintes critérios: drenagem purulenta da incisão profunda, mas não de órgão/cavidade, deiscência parcial ou total da parede abdominal ou abertura da ferida pelo cirurgião, temperatura axilar ≥ 38°C, dor ou aumento da sensibilidade local, exceto se a cultura for negativa, presença de abscesso ou outra evidência de que a infecção envolva os planos profundos da ferida, identificada em reoperação, exame clínico, histocitopatológico ou exame de imagem e diagnóstico de infecção incisional profunda pelo médico assistente.
- **Infecção de sítio cirúrgico** (órgão/cavidade)**:** ocorre até 30 dias após o ato cirúrgico, envolve qualquer órgão ou cavidade que tenha sido aberta ou manipulada durante cirurgia e apresenta pelo menos um dos seguintes critérios: cultura positiva de secreção ou tecido do órgão/cavidade obtida assepticamente, abscesso ou qualquer evidência de que a infecção envolva planos profundos da ferida identificada em reoperação, exame clínico, histocitopatológico ou de imagem e diagnóstico estabelecido pelo médico assistente.

TRATAMENTO E SEGUIMENTO

A corioamnionite, inflamação das membranas fetais (âmnio e córion), é uma infecção comum que afeta a mãe e a criança. As complicações neonatais associadas à corioamnionite incluem sepse neonatal precoce, pneumonia e meningite e também pode resultar em morbidade materna, como infecção pélvica e choque séptico. Calcula-se que a corioamnionite clínica ocorra em 1% a 2% dos partos e em 5% a 10% dos partos prematuros. A corioamnionite histológica é encontrada em quase 20% dos nascimentos a termo e em 50% dos partos prematuros. As mulheres com corioamnionite têm duas ou três vezes mais risco de cesariana e risco três a quatro vezes maior de infecção puerperal e hemorragia pós-parto.

Embora não tenham sido encontradas diferenças significativas na taxa de bacteriemia materna ou sepse neonatal precoce para o desfecho de pneumonia neonatal ou sepse, foi observada diferença significativa favorecendo o tratamento intraparto. Atualmente, são limitadas as evidências para definição do melhor esquema de antibióticos para essas pacientes, se os antibióticos devem ser mantidos no período puerperal e por quanto tempo. No entanto, não foram encontradas evidências sobre os efeitos adversos da intervenção.

Diante desses achados, a consultoria técnica da OMS em 2015 incluiu nas 20 recomendações sobre questões prioritárias relacionadas com a prevenção e o tratamento das infecções periparto um regime simples: ampicilina e gentamicina como antibióticos de primeira linha para o tratamento da corioamnionite e, nas mulheres que permanecem sintomáticas, manutenção do antibiótico por pelo menos 24 horas a 48 horas após os sintomas e sinais de infecção terem diminuído.

Para o tratamento da endometrite pós-parto, recomenda-se a combinação de clindamicina e gentamicina como antibióticos de primeira linha, após comparação dos vários esquemas de tratamento com cefalosporinas e penicilinas.

As pacientes que não respondem a essa terapia antibiótica podem ter um organismo resistente, geralmente enterococo, o qual pode ser adequadamente coberto pela adição de ampicilina ou penicilina ao esquema utilizado.

A fasceíte necrosante é uma complicação incomum, mas extremamente grave. Essa condição deve ser suspeitada se as margens da ferida se tornarem pálidas, cianóticas e com sensibilidade diminuída. Quando a ferida é explorada, o tecido subcutâneo é facilmente dissecado, mas o tecido muscular não é afetado. A fasceíte necrosante é uma condição que ameaça a vida e exige intervenção clínica e cirúrgica agressiva. Antibióticos de amplo espectro devem ser instituídos. A ferida deve ser completamente desbridada e removido todo o tecido necrótico.

CONSIDERAÇÕES FINAIS

A redução da mortalidade materna é um compromisso de todos. Considerando que a mortalidade por sepse é a terceira causa de mortalidade materna direta e sua diminuição está diretamente relacionada com os cuidados na assistência pré-natal e com o parto, além da vigilância no puerpério, é de fundamental importância o envolvimento da equipe de saúde por meio de ações integradas e articuladas na rede de atendimento em toda a linha de cuidado, desde o nível primário até o terciário.

PONTOS-CHAVE

Os principais pontos a serem considerados são:

1. Condução do pré-natal com controle adequado das comorbidades e orientação nutricional e de higiene.
2. Assistência ao trabalho de parto seguindo as boas práticas.
3. Higienização adequada das mãos.
4. Uso racional de antibióticos.
5. Orientação quanto aos cuidados no período puerperal e à identificação precoce de sinais e sintomas de infecção puerperal.
6. Avaliação puerperal incluída na rotina dos cuidados de saúde.
7. Implantação de métodos de vigilância após a alta.

Leitura complementar

Say L, Chou D, Gemmill A et al. Global causes of maternal death: a WHO systematic analysis. Lancet Glob Health 2014; 2:e323-e333.

Easter SR, Molina RL, Venkatesh KK, Kaimal A, Tuomala R, Riley LE. Clinical risk factors associated with peripartum maternal bacteremia. Obstet Gynecol 2017; 0:1-8.

WHO Recommendations for Prevention and Treatment of Maternal Peripartum Infections, 2015.

Hopkins L, Smaill FM. Antibiotic regimens for management of intraamniotic infection. Cochrane Database Syst Rev 2014 19 de dezembro; 12.

Clapp MA, Little SE, Zheng J, Robinson JN. A multi-state analysis of postpartum readmissions in the United States. Am J Obstet Gynecol Jul 2016; 215(1):13.e1-113.e10.

Mackeen AD, Packard RE, Ota E, Speer L. Antibiotic regimens for postpartum endometritis. Cochrane Database of Systematic Reviews 2015.

Liabsuetrakul T, Choobun T, Peeyananjarassri K, Islam QM. Antibiotic prophylaxis for operative vaginal delivery. Cochrane Database Syst Rev 2017 Aug 5; 8.

Brasil. Agência Nacional de Vigilância Sanitária. Medidas de prevenção e critérios diagnósticos de infecções puerperais em parto vaginal e cirurgia cesariana. Agência Nacional de Vigilância Sanitária. Brasília: Anvisa, 2017.

Bailit JL, Grobman WA, Rice MM et al. Evaluation of delivery options for second-stage events. Am J Obstet Gynecol May 2016; 214(5):638.e1-638.e10.

Johnston RC, Gabby L, Tith T, Eaton K, Westermann M, Wing DA. Immediate postpartum glycemic control and risk of surgical site infection. J Matern Fetal Neonatal Med Feb 2017; 30(3):267-71.

Romero R, Lockwood CJ. Pathogenesis of spontaneous preterm labor. In: Creasy RK, Resnik R, Iams JD, Lockwood CJ, Moore TR (eds) Creasy & Resnik's Maternal Fetal Medicine. Saunders, 2009.

CAPÍTULO 49

Intercorrências Psiquiátricas no Puerpério

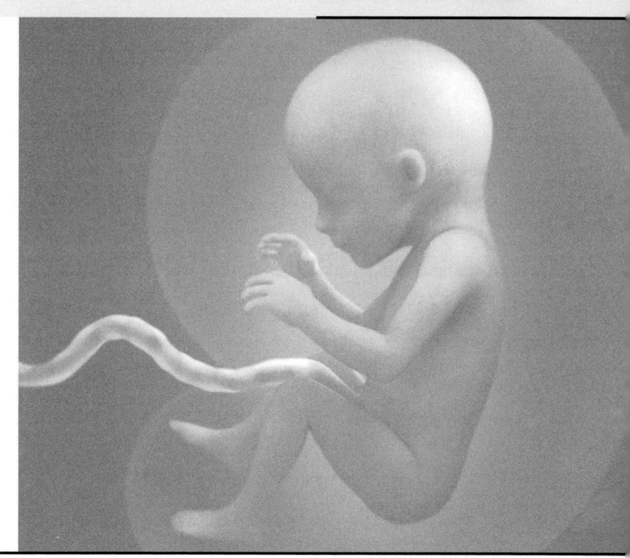

Rodrigo Barreto Huguet
Giovana Carvalho Mol
Tammy Amaral Ferreira

INTRODUÇÃO

A gestação e o puerpério envolvem alterações físicas, hormonais, psíquicas e sociais que podem se refletir diretamente na saúde mental tanto da mulher como de seu parceiro, devendo ser investigados ativamente os fatores de risco para os transtornos psiquiátricos nessas fases da vida para que possam ser estabelecidos o diagnóstico e o tratamento adequados o mais precocemente possível.

O planejamento da gravidez favorece o cuidado com a saúde mental da mulher, possibilitando a discussão sobre riscos e benefícios de iniciar, manter ou suspender medicamentos, psicoterapias e outras medidas protetoras. A gestação não planejada costuma apresentar risco maior de complicações.

Transtornos psiquiátricos subdiagnosticados e não tratados em gestantes podem ter graves consequências materno-fetais.

As complicações psiquiátricas no puerpério envolvem desde um transtorno benigno, como a disforia puerperal (*blues*), até uma emergência psiquiátrica, como a psicose puerperal, que demanda tratamento imediato e, em geral, internação.

EPIDEMIOLOGIA

A prevalência de transtornos psiquiátricos durante a gravidez e no período pós-parto é estimada em 25%, sendo mais frequente em mulheres com menos de 25 anos de idade.

Cerca de 50% a 85% das mulheres no pós-parto apresentam sintomas depressivos com menor intensidade e transitórios, caracterizados como disforia puerperal (*blues*).

O transtorno depressivo ocorre mais comumente em mulheres durante o puerpério do que em outras fases da vida. A prevalência da depressão nas puérperas é de 10% a 15%, sendo de 25% nas mães adolescentes. O risco de depressão puerperal (DP) em mulheres com história prévia de depressão não puerperal é de 25% a 30%, mas, se existe episódio prévio de DP, o risco de recorrência após novo parto é de 50%.

A depressão paterna pós-parto também é relativamente comum, ocorrendo em cerca de 10% dos pais.

A psicose puerperal (PP) tem prevalência de 0,1% a 0,2% nas primeiras 2 a 4 semanas após o parto. O risco de novo episódio de psicose pós-parto em outra gestação é de 50% a 90%. Até 50% das pacientes com transtorno afetivo bipolar apresentam episódios de humor no periparto.

O comportamento suicida, que inclui desde pensamentos de suicídio até o suicídio completo, exibe pico de prevalência no primeiro mês e no 12º mês após o parto, ocorrendo com maior frequência em mulheres que já apresentavam transtornos psiquiátricos. Pensamentos ou tentativas de suicídio em puérperas de maneira geral ocorrem em 6,16% dos casos, enquanto a taxa de tentativas de suicídio em puérperas com depressão pós-parto 1 ano após o nascimento de seus filhos é estimada entre 24% e 49%. Apesar disso, o suicídio materno completo não é um evento frequente durante o puerpério. Um estudo sueco encontrou cerca de 3,7 suicídios maternos a cada 100.000 nascidos vivos, considerando o período de 1 ano após o parto.

A taxa de infanticídio cometido por mulheres com psicose pós-parto não tratadas varia de 1% a 4%.

Em estudos transversais nos EUA, encontrou-se prevalência de 4,2% a 8,2% de transtorno de ansiedade generalizada (TAG) em puérperas.

Tabela 49.1 Prevalência dos transtornos psiquiátricos no puerpério

Transtornos psiquiátricos/evento	Prevalência no puerpério
Disforia puerperal	50% a 85%
Depressão pós-parto	10% a 15%
Psicose pós-parto	0,1% a 0,2%
Infanticídio na psicose pós-parto não tratada	1% a 4%
Suicídio materno	3,7 a cada 100.000 nascidos vivos
Transtorno de ansiedade generalizada	4,4% a 8,2%
Transtorno de estresse pós-traumático	1,5% a 5,6%
Fobia social	4,1% a 15%
Transtorno obsessivo-compulsivo	2,6% a 9%
Transtorno do pânico	3,3%
Uso de etílicos	36% a 47%

A prevalência de transtorno do estresse pós-traumático (TEPT) no periparto varia de 1,5% a 5,6% com pico na sexta semana.

Um estudo de Cantilino encontrou prevalência de 9% de transtorno obsessivo-compulsivo (TOC) no pós-parto, e em 2,3% dos casos teve início nessa época. Nesse mesmo estudo, a prevalência de síndrome do pânico foi de 3,3%. O puerpério é fator de risco significativo para descompensação dos ataques de pânico: 31% a 63% das puérperas que já eram acometidas previamente por transtorno do pânico apresentaram aumento da gravidade e da frequência das crises.

O uso de álcool costuma ser menor na gravidez em razão do temor de suas consequências para o feto. No entanto, no pós-parto, muitas mulheres retornam ao uso habitual da substância. A prevalência de consumo de etílicos na amamentação nos EUA é estimada em 36%, e na Austrália, 47% (Tabela 49.1).

ETIOLOGIA

A loucura já foi interpretada de diversas maneiras ao longo da história. Em se tratando do sexo feminino, frequentemente era associada à sexualidade.

Em 1856, o médico francês Victor Louis Marcé sugeriu que mudanças fisiológicas associadas ao puerpério influenciavam o humor materno.

O puerpério é a fase da vida da mulher mais vulnerável ao aparecimento e/ou à descompensação de transtornos psiquiátricos, o que se deve a uma associação de fatores genéticos à queda abrupta dos esteroides gonadais em mulheres neurobiologicamente sensíveis a mudanças hormonais e fatores psicossociais.

Há uma hereditariedade alta e específica para a psicose pós-parto, com evidência sugestiva de *linkage* no cromossomo 16p134. Estudos genéticos também apontaram fatores hereditários para a depressão pós-parto.

As alterações hormonais são prováveis fatores etiológicos de alterações psiquiátricas no período puerperal. Durante a gravidez, o cérebro é exposto a um aumento de 100 vezes nos níveis de estradiol, os quais diminuem abruptamente nos primeiros dias do puerpério. Ocorrem ainda alterações no eixo hipotálamo-hipófise-suprarrenal e nos níveis de ocitocina. É possível que algumas mulheres sejam mais sensíveis a variações hormonais em qualquer momento de suas vidas, incluindo período pré-menstrual, menarca, gestação, puerpério, menopausa e até mesmo durante o uso de anticoncepcionais. Foi demonstrada também uma associação inversa entre as alterações nos níveis de estradiol e a atividade cerebral da enzima monoaminoxidase A (MAO-A), que degrada serotonina, dopamina e noradrenalina. Os níveis de MAO-A ficam até 43% maiores 4 a 6 dias após o nascimento, o que leva à maior depleção dos neurotransmissores. Esse período coincide com o surgimento do *blues* e da depressão pós-parto precoce.

Além das alterações biológicas, a transição para a maternidade é marcada por mudanças psicológicas e sociais. Os primeiros dias do puerpério são vivenciados pela mulher com uma diversidade de emoções e expectativas, às vezes contraditórias. Além disso, ela está exposta a possível dor física, privação de sono, isolamento social e a modificações em sua sexualidade, imagem corporal e identidade feminina. O sentimento de incapacidade é muito frequente nessa fase.

Considerando que durante a gestação o feto é parte integrante de si, algumas puérperas podem interpretar o parto como uma mutilação de seu corpo. Psicologicamente, o nascimento promoveria uma falta permanente, que pode ser mais acentuada no caso de bebês que nascem com alguma deficiência física. O resultado pode ser traduzido em relações maternais extremamente protetoras.

O parto é o único evento de vida em que foi comprovada associação significativa com o aparecimento de sintomas obsessivos.

Estudos em diversas culturas não evidenciam relação de causalidade clara do *blues* com fatores psicossociais ou demográficos, eventos estressantes ou complicações obstétricas, sugerindo que a etiologia está associada fortemente a fatores biológicos. Alguns autores consideram que a disforia pós-parto teria um papel de proteção para a criança, visto que a labilidade emocional da mãe a distanciaria de outras preocupações e a deixaria mais disponível para os cuidados com o bebê.

Fatores de risco

Os fatores de risco mais bem estabelecidos para transtornos psiquiátricos pós-parto são o histórico de hospitalização psiquiátrica prévia e a história familiar de transtornos psiquiátricos, especialmente transtorno afetivo bipolar. Pacientes portadoras de transtornos mentais antes da gestação apresentam risco maior de descompensações no período pós-parto. A presença de ansiedade, depressão ou outros sintomas psiquiátricos na gestação aumenta o risco desses sintomas também no puerpério.

Mulheres com transtorno disfórico pré-menstrual ou que apresentam sintomas depressivos do segundo ao quarto dia do pós-parto são mais suscetíveis aos transtornos do humor no puerpério. Mulheres portadoras de TOC também apresentam risco elevado para o desenvolvimento de depressão pós-parto.

Outros fatores de risco para depressão pós-parto são idade < 16 anos, eventos estressantes nos últimos 12 meses, conflitos conjugais, puérpera solteira ou divorciada, desemprego (da paciente ou de seu cônjuge), suporte social ou emocional deficiente, primiparidade e alterações hormonais. Outros fatores associados incluem bebê de sexo oposto ao desejado, abortamentos espontâneos ou de repetição, parto prematuro, fatores culturais e história de abuso sexual ou de relação conflituosa com a mãe (Quadro 49.1).

São considerados fatores de proteção: otimismo, elevada autoestima, boa relação conjugal, suporte social adequado e preparação física e psicológica para as mudanças advindas com a maternidade.

Cerca de 50% a 60% das mulheres afetadas pela psicose pós-parto são primigestas e 50% dos casos envolvem partos associados a complicações perinatais não psiquiátricas.

Para mulheres com transtorno bipolar, os primeiros 30 dias após o parto acarretam um risco relativo de 23,3 de uma admissão psiquiátrica em comparação a qualquer outro período. De 30 a 60 dias após, esse risco é de 6,3. A cesariana aumenta 2,54 vezes o risco de transtornos afetivos.

Transtornos psiquiátricos maternos prexistentes, experiência de nascimento negativa e falta de apoio social são fatores de risco consistentes para TEPT no pós-parto.

Pensamentos e ideação suicidas devem ser investigados ativamente nas puérperas deprimidas que apresentam fatores de risco, a saber: mulheres jovens, solteiras, história familiar de suicídio/comportamento suicida, condição socioeconômica precária, conflitos familiares, violência doméstica, falta de suporte familiar, pais que rejeitam paternidade, discriminação racial, desigualdade de gênero, pertencer a minoria religiosa ou étnica, morar em áreas rurais, exposição a desastres e guerras, gestação de alto risco, gestação não desejada, doenças clínicas, história prévia ou atual de doença psiquiátrica, história prévia de ideia ou tentativa de suicídio e curto período de sintomas da depressão.

Quadro 49.1 Principais fatores de risco para depressão pós-parto

Biológicos	Psicossociais
História de transtorno de humor ou de ansiedade	Abuso sexual na infância
História de depressão na gestação	Conflitos com o parceiro, com a mãe ou violência no lar
História de depressão pós-parto	Gravidez precoce, não planejada, não desejada ou não aceita
História de transtorno disfórico pré-menstrual	Mães solteiras, baixo suporte social, emocional e/ou financeiro
História familiar de transtornos psiquiátricos	Baixo nível de escolaridade
História de internação psiquiátrica	Primiparidade
Parto cesáreo	Abuso de substâncias/tabagismo

QUADRO CLÍNICO E DIAGNÓSTICO

Disforia puerperal (blues)

A disforia puerperal é mais bem classificada como uma experiência benigna do puerpério do que como um transtorno psiquiátrico.

Os sintomas iniciam tipicamente do terceiro ao quarto dia após o parto, atingem o pico do quarto ao quinto dia e remitem até o 14º dia. Podem ocorrer mudanças de humor inesperadas, repentinas e transitórias, tendência ao choro, ansiedade, irritabilidade, alterações de apetite e sono, empatia exacerbada, sensibilidade excessiva à rejeição, comportamento hostil com familiares e até sentimentos de estranheza, despersonalização e elação. A tristeza pode estar presente, porém não é usual. Essa sintomatologia causa desconforto, mas não afeta a funcionalidade social e ocupacional da mulher nem sua capacidade de cuidar do recém-nascido.

Transtornos de ansiedade

Transtornos de ansiedade são bastante prevalentes no período perinatal e podem ser exacerbados ou precipitados no pós-parto. Estes incluem os transtornos de ansiedade generalizada, obsessivo-compulsivo, de pânico e de ansiedade social. Em muitos casos, a gravidade e o efeito dos sintomas de ansiedade não aumentam suficientemente para preencher critérios diagnósticos de um transtorno de ansiedade, mas causam níveis leves a moderados de estresse e comprometimento emocional.

A ansiedade materna pode ter efeito negativo sobre a galactopoese e sobre a qualidade do vínculo mãe-bebê, além de causar grande sofrimento. Existem evidências de que a ansiedade pós-parto grave tem efeitos adversos sobre a criança, com alta proporção de filhos inseguros e desorganizados, o que justifica a adoção de medidas terapêuticas e preventivas.

Transtorno de ansiedade generalizada (TAG)

O quadro clínico envolve a presença persistente de ansiedade ou preocupações excessivas. Essas preocupações estão relacionadas com diversos eventos e atividades de vida e são acompanhadas de sintomas como inquietação, fadiga, dificuldade de concentração, irritabilidade, tensão muscular e alterações do sono.

Muitas mães se tornam excessivamente preocupadas com a saúde e a segurança de seu bebê. O medo da morte no berço pode alcançar um nível patológico. A mãe permanece acordada, ouvindo a respiração da criança e verificando frequentemente se está viva. Esse medo pode durar meses e levar a uma prolongada privação de sono.

Transtorno obsessivo-compulsivo (TOC)

A obsessão de infanticídio foi um dos primeiros transtornos descritos no puerpério. Os sintomas obsessivos são particularmente assustadores e incluem pensamentos intrusivos e ruminantes sobre prejudicar ou matar o bebê, contaminá-lo por negligência e pensamentos ou imagens negativos em relação ao trabalho de parto. O conteúdo pode incluir também abuso sexual infantil.

Entretanto, não se observa a raiva patológica que precede o abuso infantil, e sim uma grande angústia e culpa pelos pensamentos. Os pensamentos obsessivos não estão relacionados com comportamentos infanticidas. Eles são intrusivos e egodistônicos, ou seja, não condizem com sua verdadeira intenção. A mãe geralmente é gentil e devotada, porém o medo de que seus pensamentos possam virar realidade pode levar a um menor contato com o bebê. A puérpera tenta resistir a esses pensamentos, ignorá-los ou neutralizá-los, muitas vezes com rituais compulsivos.

Transtorno do pânico (TP)

Mulheres portadoras de ataques de pânico podem apresentar aumento da sintomatologia já no final do período gestacional. Como as alterações fisiológicas associadas à gestação podem causar taquicardia, sudorese, tonturas e encurtamento da capacidade para inspirar, as mulheres podem interpretar esses sintomas de maneira catastrófica e apresentar ataques de pânico completos ou incompletos, de maneira recorrente.

Transtorno de estresse pós-traumático pós-parto (TEPT-PP)

Quase um terço das mulheres classifica seu parto como psicologicamente traumático e cerca de um quarto relata algum componente de sintomas clínicos sugestivos de TEPT-PP. Partos em que a mulher vivencia situações consideradas traumáticas podem desencadear o TEPT. Essas situações incluem dor intensa e prolongada, procedimentos obstétricos de urgência, experiência de ter sido humilhada pela equipe hospitalar, medo de morte ou morte do feto ou recém-nascido e percepção de anomalia congênita no bebê, dentre outras. Os sintomas podem aparecer no contexto do parto ou representar o agravamento de um TEPT preexistente.

A comorbidade entre TEPT-PP e depressão pós-parto (DPP) é alta, ocorrendo em até 72% dos casos. A presença do TEPT pode também aumentar a incidência de ideação suicida, evidenciada em 23% dos casos.

O quadro clínico se caracteriza por tensão, pesadelos, *flashbacks* e ativação autonômica, que podem continuar por algumas semanas ou meses e se manter até o final da próxima gravidez. O TEPT-PP pode afetar a decisão da mãe quanto a ter outros filhos no futuro, além de interferir na lactação, no desenvolvimento do vínculo mãe-bebê e, indiretamente, provocar efeitos adversos na saúde infantil.

Depressão pós-parto

A DPP se manifesta como alterações de sono e no apetite, mudanças de humor, ansiedade, irritabilidade, tristeza e choro, dúvidas frequentes, baixa concentração, reduzido interesse em atividades, pensamento de morte e até suicídio. Pensamentos ruminativos e obsessivos são comuns, como medo de machucar o bebê e culpabilidade por não se sentir capaz de exercer a maternidade. Podem ocorrer também dificuldades no vínculo entre mãe e recém-nascido, problemas na amamentação, prejuízos ao desenvolvimento neuropsicomotor da criança e comprometimento do peso do bebê.

A DPP aumenta o risco de depressão recorrente nas mulheres acometidas e acarreta a longo prazo riscos para seus filhos, como problemas interpessoais, comportamentais e até cognitivos.

As pacientes suscetíveis à DPP devem ser idealmente identificadas antes do nascimento de seus bebês, mas programas de rastreamento e diagnóstico não estão consolidados. A Escala de Depressão Pós-Parto de Edimburgo foi desenvolvida para evitar a identificação errônea da DPP com base em sintomas físicos, como fadiga e alteração de sono, muito comuns no pós-parto normal. Essa escala foca nas alterações cognitivas e afetivas da depressão, apresentando sensibilidade de 65% a 100% para DPP. Alguns autores consideram que deveria ser utilizada entre 4 e 6 semanas e entre 3 e 6 meses.

Psicose puerperal (PP)

A psicose pós-parto ou PP é um transtorno raro, porém dramático. Desenvolve-se de maneira súbita após o nascimento do bebê, geralmente entre o segundo e o 14º dia de puerpério. São frequentes sintomas maniformes, psicóticos ou catatônicos.

Os sintomas psicóticos costumam ser precedidos por sinais prodrômicos, como insônia, inquietação, agitação, perplexidade, episódios de choro e labilidade afetiva. Em geral, ocorrem sintomas afetivos associados, principalmente sintomas depressivos.

O quadro evolui rapidamente para uma psicose franca com comportamento grosseiramente desorganizado que representa uma mudança completa do funcionamento anterior da paciente. Observam-se flutuação do humor, confusão, comprometimento cognitivo sugestivo de *delirium*, comportamento bizarro, alucinações visuais e auditivas e até alucinações não usuais, como táteis e olfativas.

Além da desorganização do pensamento, geralmente a puérpera desenvolve delírios autorreferenciais, persecutórios e perda de *insight*, podendo apresentar desconfiança excessiva, incoerência, afirmações irracionais e preocupações obsessivas com a saúde do bebê e seu bem-estar. Crenças delirantes podem envolver a ideia de que o bebê está morto ou é defeituoso. A mãe pode negar o nascimento da criança, expressar pensamentos de ser solteira, virgem, perversa ou de estar sendo perseguida ou influenciada. Queixas quanto à incapacidade de se mover, ficar em pé ou caminhar também podem ocorrer. A síndrome pode ser acompanhada por alucinações auditivas do tipo vozes de comando e pensamentos de causar danos a si própria ou ao bebê. Pode ocorrer o homicídio "altruístico", no qual a mãe acredita que está salvando seu bebê de um destino pior do que a morte.

TRATAMENTO

Psicotrópicos na lactação

Aspectos gerais

O leite materno tem grande importância para a criança em termos nutritivos, imunológicos e psicológicos, fortalece a relação mãe-filho e contribui para o desenvolvimento cognitivo e motor da criança. No entanto, muitas mulheres interrompem a amamentação em virtude do uso de medicações psiquiátricas que são seguras, seja por receio pessoal, orientação de seu médico, seja por leitura da bula. A exposição do feto aos psicotrópicos é maior do que a do lactente, visto que o epitélio alveolar é uma barreira mais eficaz do que a placenta. A maioria das drogas passa para o leite materno em pequena quantidade e pode ou não ser absorvida pelo lactente.

Lactentes prematuros, recém-nascidos ou com doenças graves são mais sujeitos a apresentar efeitos adversos das medicações. Fármacos com meia-vida mais curta tendem a ser excretados mais rapidamente pelos lactentes. Deve-se evitar que o pico plasmático da medicação coincida com a amamentação. Pode-se usar o medicamento logo antes ou após a mamada ou antes do horário de maior sono do nenê. Convém evitar polifarmácia e prescrever a medicação pelo menor período e na menor dose possíveis. A mãe deve observar se ocorrem efeitos colaterais no bebê, como alterações no sono, na alimentação e no tônus, bem como agitação e distúrbios gastrointestinais.

As pacientes têm direito à melhor informação sobre os prós e os contras do uso de psicofármacos na lactação e qual a medicação mais bem indicada. Uma fonte atualizada para pesquisa de medicamentos na lactação é a Biblioteca Nacional de Medicina dos EUA, a LactMed, facilmente acessível pela internet.

Medicações

O uso de antidepressivos é em geral recomendado pela Sociedade Brasileira de Pediatria para as mães lactantes.

Os antidepressivos tricíclicos são compatíveis com a amamentação, exceto a doxepina. A clomipramina e a imipramina podem causar alteração do sabor do leite materno e rejeição pelo lactente. A nortriptilina tem a vantagem de ter uma dose terapêutica menor que a dos outros tricíclicos (a partir de 50mg/dia).

Entre os inibidores seletivos de recaptação da serotonina (ISRS), a fluoxetina tem meia-vida maior e é excretada em maior concentração no leite materno. São melhores opções a sertralina, a paroxetina e o escitalopram, que é preferível ao citalopram.

A venlafaxina geralmente é bem tolerada, bem como a desvenlafaxina, cuja concentração excretada no leite é ainda menor. Há poucas informações sobre a duloxetina, mas sua concentração no leite também é baixa. Deve-se ficar atento à sedação em bebês cujas mães usam mirtazapina. Há relato de convulsões em lactentes expostos à bupropiona.

Os benzodiazepínicos devem ser usados esporadicamente, pois podem causar sedação, sucção fraca e ganho ponderal insuficiente. O midazolam tem meia-vida mais curta e, portanto, eliminação mais rápida. O lorazepam também tem meia-vida curta e baixa concentração no leite. Outras opções para insônia são o zolpidem, que tem meia-vida curta, e a trazodona, que tem pequena concentração no leite.

Alguns antipsicóticos, como risperidona e haloperidol, podem provocar aumento da prolactina e da lactação. As fenotiazinas, como tioridazina, clorpromazina e levomepromazina, foram associadas a apneia e morte súbita do lactente. Lactentes cujas mães usam antipsicóticos devem ser monitorizados para sonolência e sedação. O haloperidol, a olanzapina e a quetiapina são bem tolerados e têm baixa concentração no leite. A risperidona tem concentração um pouco maior. Há poucas informações sobre o aripiprazol, porém se sabe que é eliminado em baixa concentração no leite.

O uso de carbamazepina e oxcarbazepina pelas mães geralmente não provoca efeitos nos lactentes, os quais, porém, devem ser monitorizados com relação a sedação, sucção fraca e icterícia. Há relato de três casos de disfunção hepática no lactente com o uso materno de carbamazepina. O ácido valproico tem pequena concentração no leite, e não há relatos de efeitos nos lactentes. Contudo, seu uso é contraindicado na gestação e deve ser evitado em mulheres em idade reprodutiva, pois tem risco maior do que 9% de teratogenicidade, incluindo defeitos no tubo neural. Além disso, seu uso durante a gestação pode prejudicar o desenvolvimento neurocognitivo da criança. A lamotrigina tem alta concentração no leite materno e, apesar de a maioria dos lactentes não apresentar reações, foram relatados alguns casos de sedação. A lamotrigina pode causar reações dermatológicas potencialmente fatais; portanto, se o lactente apresentar *rash*, a medicação deve ser interrompida até identificação da causa.

O lítio é uma das principais ferramentas no tratamento do transtorno bipolar, e sua suspensão frequentemente resulta em descompensação do humor. Apesar de a intoxicação do lactente por lítio ser potencialmente grave, há vários relatos de caso de uso de lítio pela mãe sem repercussões para o bebê. A concentração sérica de lítio no lactente tende a ser de cerca de um quinto a um quarto da litemia materna. Uma tentativa de reduzir a litemia no neonato consiste em suspender o lítio de 24 a 48 horas antes do parto e reiniciá-lo logo no

Quadro 49.2 Recomendações sobre o período de interrupção da amamentação após o uso de drogas pela nutriz

Drogas	Período de interrupção da amamentação
Álcool (etanol)	2 horas para cada *drink** consumido
Anfetamina e *ecstasy*	24 a 36 horas
Cocaína e *crack*	24 horas
Heroína e morfina	24 horas
LSD	48 horas
Maconha	24 horas

*Um *drink* corresponde a 340mL de cerveja, 141,7mL de vinho e 42,5mL de bebida destilada.

pós-parto. Alguns autores recomendam dosagem de lítio, ureia, creatinina e TSH a cada 4 a 12 semanas, enquanto outros sugerem controle pediátrico próximo com exames apenas quando necessário. Crianças prematuras e/ou desidratadas são mais sujeitas à intoxicação por lítio. O uso de outras medicações, como anti-inflamatórios, aumenta a litemia. O lítio deve ser interrompido se o bebê ficar inquieto, letárgico ou com dificuldades de alimentação.

O consumo de 0,3g/kg de álcool, o que corresponde aproximadamente a uma lata de cerveja, pode diminuir o consumo de leite pelo lactente em até 23% nas 4 horas seguintes. Também há relatos de alteração no odor e no sabor do leite após a ingestão de álcool, levando à recusa pelo lactente. Seu uso deve ser desaconselhado. Se utilizado, que seja esporadicamente e em doses baixas.

O tabagismo está associado à redução da produção láctea, ao menor tempo de aleitamento e ao risco de morte súbita do lactente. Pode ocorrer também alteração do sabor do leite. Recomenda-se a amamentação mesmo que não seja possível a interrupção do tabagismo, pois os filhos de mães tabagistas não amamentados têm risco maior de doenças respiratórias do que os que foram amamentados. O uso de gomas de mascar e adesivos de nicotina é seguro na amamentação e deve ser incentivado.

Mães dependentes de substâncias ilícitas não devem amamentar. As usuárias de drogas ocasionais podem amamentar após um intervalo de tempo variável (Quadro 49.2).

Disforia puerperal (*blues*)

Os sintomas geralmente atingem o pico no quinto dia pós-parto e remitem até o 14º dia. O tratamento é de suporte, com apoio nos cuidados com o bebê e a psicoeducação de que essas emoções fazem parte de uma resposta fisiológica, reduzindo os sentimentos de culpa da mãe. No entanto, é importante o acompanhamento, pois em 20% a 25% das pacientes os sintomas podem persistir por mais de 2 semanas e evoluir para DPP.

Álcool e drogas

Muitas pacientes com sintomas ansiosos e depressivos tendem a abusar de álcool e outras drogas, incluindo benzodiazepínicos, como uma tentativa frustrada de automedicação. Entretanto, o uso de álcool e outras drogas, assim como sua abstinência, pode agravar ou causar quaisquer sintomas psiquiátricos, desde ansiedade até um surto psicótico. Portanto, é prioritária a interrupção do uso tanto para o esclarecimento diagnóstico como para a melhora dos sintomas associados.

A postura do médico vai depender do estágio em que se encontra a paciente. Aquelas que não consideram o álcool e/ou as drogas um problema devem ser motivadas a realizar um tratamento mediante a conscientização sobre as consequências presentes e futuras da dependência química em sua saúde, na maternidade e na vida em geral. O uso de álcool e outras drogas interfere no cuidado com a criança e na amamentação. Contudo, a abordagem não deve ser confrontativa, o que tende a aumentar a resistência ao tratamento. As pacientes que querem se tratar devem ser auxiliadas a atingir seu objetivo e as pacientes já em abstinência devem fazer um trabalho de prevenção de recaída. O local do tratamento vai depender da gravidade, da crítica da paciente e da intensidade das crises de abstinência, podendo ser ambulatorial, em hospitais-dia, como Capes-AD, ou pode ser necessária a internação psiquiátrica em um primeiro momento.

Depressão pós-parto (DPP)

Psicoeducação

As portadoras de DPP podem se sentir muito culpadas pela dissonância entre como se sentem e como elas ou seu entorno acham que elas deveriam se sentir com a maternidade. Podem sentir culpa ainda pelas dificuldades concretas que a depressão lhes impõe para cuidar de seus bebês. Cria-se então uma situação cíclica, em que a paciente "fica mal por estar mal" e se angustia por estar deprimida, o que termina por agravar a depressão. Cabe ao médico e aos familiares esclarecer que elas não têm culpa e não escolheram se sentir assim, que a depressão é frequente e tem etiologia complexa e multifatorial, envolvendo fatores neuroquímicos, genéticos, ambientais e psicológicos, que não faz sentido elas se culparem por terem depressão mais do que por terem hipertensão arterial ou diabetes, que depressão é diferente de tristeza e que não se cura com fé e força de vontade, e que tem ótima resposta a tratamentos como antidepressivos e psicoterapia.

A insônia é um fator de risco para DPP em pacientes de alto risco, como as que já tiveram episódios anteriores ou apresentam forte história familiar. Os parceiros e as famílias devem ser orientados a auxiliá-las a ter alguns períodos de sono preservados. Além disso, devem ser oferecidas orientações de higiene do sono, como evitar o consumo de café à noite, não ter televisão no quarto, desligar o celular etc.

A depressão paterna pós-parto pode prejudicar a dinâmica familiar, dificultar o suporte à puérpera e está associada a distúrbios emocionais nas crianças, devendo também ser investigada e tratada.

Tratamento

Para a escolha do antidepressivo devem ser consideradas a resposta da paciente a tratamentos prévios, a eficácia, a tolerância, a segurança na amamentação, a praticidade e o custo.

Os ISRS, como escitalopram, sertralina e paroxetina, são eficazes e bem tolerados. As pacientes com depressão e compulsão alimentar podem ter mais benefícios com a fluoxetina, que reduz o apetite. As pacientes com insônia e hiporexia podem se beneficiar da mirtazapina, porém deve-se monitorizar a sedação no lactente. As pacientes com cefaleia ou outras dores crônicas podem se beneficiar da duloxetina ou dos tricíclicos, que podem melhorar os sintomas depressivos e dolorosos.

Pensamentos de suicídio devem ser pesquisados ativamente com perguntas como: "Você tem pensamentos ruins ou de morte?" As pacientes com sintomas depressivos mais graves devem ser tratadas com antidepressivos de dupla ação, serotoninérgica e noradrenérgica, como a venlafaxina em doses mais altas, a partir de 150mg/dia, ou antidepressivos tricíclicos, como a nortriptilina, a partir de 50mg/dia.

Não havendo melhora ou em caso de uma resposta apenas parcial em 2 a 3 semanas, pode-se aumentar a dose da medicação, trocar por um antidepressivo de outra classe, associar outro antidepressivo, associar lítio ou psicoterapia, principalmente em casos com componentes psicodinâmicos importantes. Não devem ser associados antidepressivos com ação serotoninérgica proeminente, o que pode causar uma síndrome serotoninérgica com tremores, hipertensão arterial, náuseas e outros sintomas. Associações mais complementares consistem em mirtazapina ou nortriptilina a um ISRS, venlafaxina ou duloxetina.

A eletroconvulsoterapia (ECT) é o tratamento mais rápido e eficaz, e deve ser indicado em casos de histórico de boa resposta à ECT, preferência da paciente e da família, catatonia, sintomas graves, como risco de suicídio importante e recusa alimentar, e refratariedade. Quando houver risco grave de suicídio, deve ser considerado ainda tratamento hospitalar ou em hospital-dia.

Mesmo com a remissão total dos sintomas, o antidepressivo deve ser mantido por uma fase de manutenção, variando de 6 meses até indefinidamente, dependendo do número e da gravidade dos episódios anteriores.

A depressão no transtorno bipolar tipo 1 deve ser tratada com medicações estabilizadoras do humor, como quetiapina, em doses em torno de 300 a 600mg/dia, e lamotrigina, 100 a 200mg/dia.

As psicoterapias com melhor eficácia antidepressiva estabelecida são a terapia cognitiva comportamental (TCC) e a psicoterapia interpessoal, as quais podem ser indicadas isoladamente em casos leves a moderados, mas devem estar sempre associadas aos antidepressivos em pacientes graves.

Transtornos ansiosos

Psicoeducação

As pacientes com sintomas ansiosos frequentemente se apresentam assustadas e culpadas, sem compreender o que está acontecendo. O médico deve reservar um tempo da consulta para escutá-las e orientá-las com calma. Do contrário, provavelmente não haverá aderência adequada ao tratamento.

Os ataques de pânico começam com um "gatilho", seja um pensamento ansiogênico ou uma sensação física, que desencadeia pensamentos catastróficos de que a paciente vai morrer, desmaiar ou se descontrolar, o que gera uma resposta adrenérgica com tremores, taquicardia, parestesias e outros sintomas. Isso aumenta os pensamentos catastróficos e se instala um ciclo vicioso. Essas preocupações têm mais peso na puérpera, que se preocupa com o bem-estar do bebê caso ela morra ou adoeça. Após exames físico e laboratoriais para descartar causas clínicas, como hipertireoidismo, anemia ou cardiopatia, deve-se explicar esse ciclo vicioso à paciente e tranquilizá-la. Elas devem ser orientadas que os sintomas de ansiedade são desagradáveis, mas não trazem riscos além do sofrimento emocional.

As pacientes com pensamentos obsessivos de machucar o bebê se sentem culpadas e apavoradas com a possibilidade de tais pensamentos virarem realidade. Trata-se de uma situação muito diferente das pacientes infanticidas com psicose pós-parto, que têm alteração do juízo de realidade e intenção de machucar a criança. Essas pacientes com pensamentos obsessivos tentam a todo custo evitá-los, porém com isso acabam focando a atenção neles e aumentando sua frequência, ficando presas a esse ciclo vicioso. "Quem muito se evita, se convive", já dizia Rosa.

Elas devem ser orientadas de que não são más mães por terem esses pensamentos, pelo contrário, provavelmente são conscienciosas em excesso, e que devem desistir de combater esses pensamentos automáticos e focar nos aspectos pelos quais elas são responsáveis, como a reflexão sobre esses pensamentos e suas ações. Nenhum pensamento pode obrigá-las a machucar seus bebês. Desse modo, paradoxalmente, esses medos vão se enfraquecendo e param de importuná-las.

Tratamento

O tratamento farmacológico consiste principalmente no uso de antidepressivos, em especial os que têm ação serotoninérgica, como ISRS, venlafaxina e duloxetina. Dentre os tricíclicos, o que tem ação serotoninérgica mais proeminente é a clomipramina. As pacientes com TOC podem precisar de doses mais altas dos antidepressivos. Os benzodiazepínicos devem ser usados de maneira judiciosa, em momentos de maior ansiedade ou à noite, principalmente se a paciente estiver amamentando.

A TCC é eficaz para os transtornos ansiosos em geral, porém, nos casos mais graves, deve estar associada aos antidepressivos.

Psicose puerperal

As pacientes com transtorno bipolar sem tratamento durante a gestação têm risco de 66% de recaída de qualquer episódio afetivo (e 17% de um episódio grave) no período pós-parto contra 23% das que mantêm suas medicações. As pacientes com episódios isolados de psicose pós-parto anteriores tiveram um risco de 31% de um novo episódio psicótico puerperal, que foi reduzido significativamente com o uso de lítio após o parto em dois estudos.

Desse modo, as pacientes com alto risco para psicose pós-parto, como portadoras de transtorno bipolar tipo 1, esquizofrenia ou transtorno delirante, devem manter o uso de lítio e/ou antipsicóticos durante a gestação e após o parto. As pacientes com episódios anteriores isolados de psicose pós-parto devem iniciar tratamento profilático com lítio ou antipsicóticos logo após o parto.

As pacientes de alto risco e seus familiares, bem como as parturientes com história familiar de psicose pós-parto, devem ser orientadas a monitorizar sinais como variações de humor, confusão mental, alucinações, pensamentos estranhos e culpa exagerada, principalmente nas primeiras 2 a 4 semanas do puerpério, e informar imediatamente o médico assistente caso ocorram.

Devem ser realizados exames clínico e neurológico para o diagnóstico diferencial, além de hemograma, glicemia, íons, dosagem de drogas na urina e funções renal, hepática e tireoidiana. As pacientes com um primeiro episódio devem fazer tomografia computadorizada de crânio ou ressonância magnética de encéfalo. Se houver sintomas neurológicos, como convulsões ou flutuação do nível de consciência, convém considerar dosagem de vitamina B_{12}, exame liquórico, pesquisa de anticorpos anti-NMDA e outros exames conforme o quadro clínico.

A psicose pós-parto é uma emergência médica. Com frequência, a internação hospitalar psiquiátrica é necessária em razão do rápido agravamento dos sintomas nessas pacientes, como recusa em alimentar-se ou ingerir líquidos, falta de crítica, recusa em seguir o tratamento, heteroagressividade e risco de suicídio e infanticídio. Em caso de suspeita importante de etiologia orgânica, a internação pode ser em hospital geral, em quarto com janela com grades, com acompanhante 24 horas e suporte psiquiátrico.

A maioria das publicações sobre o tratamento de PP é de relatos de caso, raramente com mais do que dez pacientes, com resultados favoráveis para o uso de antipsicóticos, lítio e ECT. Em um estudo prospectivo de 2015, os autores fizeram um algoritmo com 64 pacientes, em que usaram benzodiazepínicos por 3 dias, com remissão de quatro pacientes. As restantes tiveram o acréscimo de antipsicótico, na maioria dos casos haloperidol e, nas demais, olanzapina, risperidona e quetiapina, por 2 semanas, com remissão em mais 12 pacientes. Nas que não tiveram remissão, foi acrescentado lítio, o que levou à remissão quase todos os casos, exceto em uma paciente que recusou o uso de antipsicóticos. As pacientes que melhoraram apenas com antipsicóticos os mantiveram por 9 meses, e as que melhoraram com antipsicóticos e lítio mantiveram apenas o lítio por 9 meses. Cerca de 80% dos pacientes mantiveram a remissão nesse período de 9 meses. As recaídas aconteceram principalmente como episódios depressivos e foram mais frequentes no grupo que usava antipsicóticos. Cabe ressaltar que a maioria usou haloperidol, que não tem eficácia antidepressiva, ao contrário de outros antipsicóticos, como a quetiapina, que é aprovada pela Food and Drug Administration (FDA) para depressão bipolar.

Em virtude da gravidade e da rápida progressão, a medicação antipsicótica deve ser iniciada o quanto antes. Para a escolha do antipsicótico devem ser consideradas as seguintes variáveis: resposta prévia, eficácia antipsicótica, efeitos colaterais, eficácia como estabilizador do humor, praticidade e custo. O haloperidol, 2,5 a 15mg/dia, tem boa eficácia para sintomas psicóticos, porém pode causar efeitos colaterais neurológicos frequentes e potencialmente graves, como tremores, rigidez, distonia, discinesia tardia e síndrome neuroléptica maligna. Suas vantagens são acessibilidade, baixo custo e facilidade de administração (comprimido, gotas, intramuscular, endovenoso ou depósito – o haldol decanoato, usado como injeção mensal para pacientes não aderentes). A olanzapina, 10 a 20mg/dia, também tem ótima eficácia antipsicótica e posologia fácil, uma vez que um comprimido de 10mg/dia já é uma dose terapêutica, além de raros efeitos neurológicos. Entretanto, apresenta efeitos metabólicos frequentes e também potencialmente graves. As pacientes ganham em média três quilos e meio em 10 semanas de tratamento e têm aumento no risco de síndrome metabólica, diabetes, obesidade, hipercolesterolemia e hipertrigliceridemia. Trata-se de uma ótima opção para pacientes magras, disciplinadas, com hiporexia.

A risperidona, 3 a 6mg/dia, também tem boa eficácia, baixo custo, menos efeitos colaterais neurológicos do que o haloperidol e menos efeitos metabólicos do que a olanzapina. O aripiprazol, 10 a 30mg/dia, tem poucos efeitos colaterais neurológicos e metabólicos, porém tem custo mais alto e eficácia ainda não tão consolidada quanto os antipsicóticos citados anteriormente.

A quetiapina, 300 a 800mg/dia, causa poucos efeitos neurológicos e efeitos metabólicos similares aos da risperidona. Tem boa ação sedativa, o que pode ser útil no início do tratamento. Apresenta eficácia antipsicótica moderada, semelhante à do aripiprazol. É muito útil no tratamento do transtorno bipolar, pois trata as fases depressiva, de mania e de manutenção. Portanto, em caso de histórico pessoal ou familiar de transtorno bipolar ou alterações do humor na crise atual, pode ser uma boa opção, considerando-se a continuidade do tratamento e a possibilidade de evolução para transtorno bipolar. A clozapina, 300 a 800mg/dia, é o

Quadro 49.3 Recomendações sobre os transtornos psiquiátricos puerperais

Transtornos	Época	Sintomas	Manejo
Disforia puerperal	Terceiro ao 14º dia pós-parto	Labilidade afetiva, ansiedade, irritabilidade	Suporte emocional e nos cuidados com o bebê
Transtornos ansiosos	Todo o puerpério	Ansiedade com o bebê, ataques de pânico, pensamentos obsessivos	Antidepressivos, psicoterapia
Depressão pós-parto	Todo o puerpério	Humor deprimido, insônia, ansiedade	Antidepressivos, psicoterapia
Psicose puerperal	Entre o segundo e o 14º dia de puerpério	Agitação, delírios, perplexidade, labilidade afetiva	Antipsicóticos, internação psiquiátrica Avaliar lítio e ECT

antipsicótico mais eficaz e tem poucos efeitos neurológicos, mas efeitos metabólicos importantes. Apresenta risco de cerca de 1% de agranulocitose, exigindo monitorização hematológica periódica.

No início do surto, benzodiazepínicos também podem ser usados como adjuvantes (lorazepam, 2 a 8mg/dia, ou clonazepam, 2 a 6mg/dia), para tranquilização e melhora do sono. Deve-se tentar evitar a polifarmácia e a associação de vários fármacos da mesma classe, como antipsicóticos ou benzodiazepínicos. Se necessário, é preferível usar um medicamento de cada classe em doses mais altas, o que facilita o manejo de efeitos colaterais e reduz o risco de interações medicamentosas.

Convém considerar a adição ao esquema terapêutico de carbonato de lítio, 600 a 1.200mg/dia, em pacientes com histórico pessoal ou familiar de transtorno bipolar ou alterações do humor na crise atual. A dose deve ser aumentada gradualmente até se atingir uma litemia de 0,8 a 1,2mEq/L, medida 6 dias após o último aumento de dose.

A grande maioria dos pacientes tem boa resposta à farmacoterapia. No entanto, um estudo que comparou pacientes com PP e psicose não puerperal tratadas com ECT mostrou melhor resposta a esse procedimento nas com PP. Outro estudo, com 34 pacientes, também demonstrou boa resposta à ECT. O uso da ECT deverá ser considerado quando houver histórico de boa resposta prévia, preferência dos familiares e da paciente, recusa à medicação, hiporexia severa, catatonia e depressão psicótica, que tende a demorar mais para a recuperação.

Deve-se evitar o uso de antidepressivos em pacientes com histórico pessoal ou familiar de transtorno bipolar ou alterações maniformes ou mistas atuais, como agitação, irritabilidade e oscilações do humor. Nos casos de depressão psicótica puerperal em que o médico optar pelo uso adjuvante de antidepressivo, deve-se fazer monitorização frequente de sintomas maniformes em razão da possibilidade de viragem maníaca e evolução para transtorno bipolar (Quadro 49.3).

CONSIDERAÇÕES FINAIS

O bom especialista tem vários olhares: como ser humano, como médico generalista, e só depois como especialista. Não há como considerar questões técnicas dissociadas do contexto geral da paciente.

O psiquiatra deve procurar saber a idade reprodutiva da paciente, se tem relações sexuais regulares ou episódicas, com um ou múltiplos parceiros, se e quando planeja engravidar e quais métodos contraceptivos usa. Essas informações muitas vezes não são relatadas se não pesquisadas ativamente. Isso influencia a escolha e o planejamento do tratamento. Possibilita ainda que sejam discutidas, com a paciente e o parceiro, os riscos e cuidados antes, durante e após a gestação, bem como as possíveis escolhas terapêuticas.

O obstetra, o pediatra e o generalista devem conhecer os fatores de risco para os principais problemas psiquiátricos, seus sintomas e evolução, bem como o histórico pessoal e familiar da paciente. As questões emocionais muitas vezes também não são relatadas espontaneamente. Diagnóstico e intervenção precoces têm grande impacto no prognóstico, em especial em casos de psicose pós-parto.

Mesmo com todas as inovações tecnológicas, uma das principais ferramentas de trabalho sempre será o diálogo. O trabalho é desafiante e complexo, envolve inúmeras variáveis que por vezes são desconhecidas e se torna bem mais efetivo quando há comunicação de qualidade entre os médicos que assistem a paciente. Isso constitui o verdadeiro trabalho em equipe.

Leitura complementar

Andersen LB, Melvaer LB, Videbech P, Lamont RF, Joergensen JS. Risk factors for developing post-traumatic stress disorder following childbirth: a systematic review. Acta Obstet. Gynecol Scand 2012; 91:1261-72.

Babu GN, Thippeswamy H, Chandra PS. Use of electroconvulsive therapy (ECT) in postpartum psychosis: a naturalistic prospective study. Arch Women Ment Health 2013; 16:247-51.

Berga SL, Parry BL, Moses Kolko EL. Psychiatry and reproductive medicine. In: Sadock BJ, Sadock VA, Ruiz P, Kaplan and Sadock's comprehensive textbook of psychiatry. Philadelphia: Wolters Kluwer 2017: 6417-36.

Bergink V, Bouvy PF, Vervoort JSP et al. Prevention of postpartum psychosis and mania in women at high risk. Am J Psychiatry 2012; 169:609-15.

Bergink V, Burgerhout K, Koorengevel KM et al. Treatment of psychosis and mania in the postpartum period. Am J Psychiatry 2015; 172:115-23.

Bergink V, Rasgon N, Wisner KL. Postpartum psychosis: madness, mania and melancholia in motherhood. Am J Psychiatry 2016; 173:1179-88.

Bloch M, Rotenberg N, Koren D, Klein E. Risk factors associated with the development of postpartum mood disorders. J Affect Disord Sep 2005; 88(1):9-18.

Botega NJ, Silva JLP, Nomura ML. Gravidez e puerpério. In: Botega NJ. Prática psiquiátrica no hospital geral. Porto Alegre: Artmed, 2012: 464-84.

Brasil. Ministério da Saúde. Secretaria de Atenção à Saúde. Departamento de Ações Programáticas e Estratégicas. Amamentação e uso de medicamentos e outras substâncias. 2. ed. Brasília: Editora do Ministério da Saúde, 2010.

Brockington I. Postpartum psychiatric disorders. The Lancet 2004; 363:303-10.

Brockington I. Suicide and filicide in postpartum psychosis. Arch Women's Ment Health 2017; 20:63-9.

Butler AC, Chapman JE, Forman EM, Beck AT. The empirical status of cognitive--behavioral therapy: a review of meta-analyses. Clinical Psychology Review 2006; 26:17-31.

Camacho RS, Cantinelli FS, Ribeiro CS et al. Transtornos psiquiátricos na gestação e no puerpério: classificação, diagnóstico e tratamento. Rev Psiq Clín 2006; 33(2):92-102.

Cantilino A, Zambaldi CA, Sougey EB, Rennó Jr. J. Transtornos psiquiátricos pós-parto. Rev Psiq Clín 2010; 37(6):278-84.

Dekel S, Stuebe C, Dishy G. Childbirth induced posttraumatic stress syndrome: A systematic review of prevalence and risk factors. Frontiers in Psychology April 2017; 8(560).

Esscher A, Essén B, Innala E et al. Suicides during pregnancy and 1 year postpartum in Sweden, 1980-2007. Br J Psychiatry 2016; 208(5):462-9.

Geddes JR, Miklowitz DJ. Treatment of bipolar disorder. Lancet 2013; 381:1672-82.

Gentile S, Fusco ML. Untreated perinatal paternal depression: effects on offspring. Psychiatry Res 2017; 252:325-32.

Goodman JH, Watson GR, Stubbs B. Anxiety disorders in postpartum women: A systematic review and meta-analysis. Journal of Affective Disorders 2016; 203:292-331.

Hale TW, Rowe HE. Medications & mothers' milk. Springer Publishing Company: New York [online] 2017. Disponível em: http://www.medsmilk.com.

Hogan CS, Freeman MP. Adverse effects in the pharmacologic management of bipolar disorder during pregnancy. Psychiatric Clin North Am 2016; 39(3):465-75.

LactMed: A Toxnet Database. Drugs and lactation database (LactMed). Disponível em: http://toxnet.nlm.nih.gov/newtoxnet/lactmed.htm.

Leucht S, Cipriani A, Spineli L et al: Comparative efficacy and tolerability of 15 antipsychotic drugs in schizophrenia: a multiple-treatments meta-analysis. Lancet 2013.

Lewis BA, Gjerdingen D, Schuver K, Avery M, Marcus BH. The effect of sleep pattern changes in postpartum depressive symptoms. BMC Women's Health 2018; 18(1):12.

Lindström L, Lindström E, Nilsson M, Höistad M. Maintenance therapy with second generation antipsychotics for bipolar disorder – a systematic review and meta-analysis, Journal of Affective Disorders 2017.

Mahon PB, Payne JL, MacKinnon DF et al. Genome-wide linkage and follow up association study of postpartum mood symptoms. Am J Psychiatry 2009; 166:1229-37.

Maliszewska K, Bidzan M, ⊠wi⊠tkowska-Freund M, Preis K. Personality type, social support and other correlates of risk for affective disorders in early puerperium. Ginekol Pol 2016; 87(12):814-9. DOI: 10.5603/GP.2016.0094.

Moreno DH, Demétrio FN, Moreno RA. Depressão. In: Miguel EC, Gentil V, Gattaz WF (eds.) Clínica psiquiátrica. Barueri: Ed. Manole 2011: 698-710.

O'Hara MW, Wisner KL, Asher N, Asher H. Perinatal mental illness: Definition, description and aetiology. Best Practice & Research Clin Obstet Gynaecol 2014; (28):3-12.

Orsolini L, Valchera A, Vecciotti R et al. Suicide during perinatal period: epidemiology, risk factors and clinical correlates. Frontiers in Psychiatry 2016; 7:138.

Reed P, Sermin N, Appleby L et al: A comparison of clinical response to electroconvulsive therapy in puerperal and non-puerperal psychoses. J Affect Disord 1999; 54:255-60.

Sacher J, Wilson AA, Houle S et al. Elevated brain monoamine oxidase A binding in the early postpartum period. Arch Gen Psychiatry 2010; 67:468-74.

Sociedade Brasileira de Pediatria. Uso de medicamentos e outras substâncias pela mulher durante a amamentação. Nº 4, agosto 2017.

Tinkelman A, Hill EA, Deligiannidis KM. Management of new onset psychosis in the postpartum period. J Clin Psychiatry 2017; e1-2.

Viguera AC, Newport DJ, Ritchie J et al. Lithium in breast milk and nursing infants: Clinical implications. Am J Psychiatry 2007; 164(2):342-5.

CAPÍTULO 50

Tireoidite na Gravidez e no Pós-Parto

Bárbara Érika Caldeira Araújo Sousa
Kamilla Maria Araújo Brandão Rajão

INTRODUÇÃO

As tireoidites abrangem um amplo espectro de doenças caracterizadas por um processo inflamatório ou infeccioso da tireoide e são classificadas em agudas, subagudas e crônicas. A forma mais comum de tireoidite é a de Hashimoto (TH), também conhecida como tireoidite linfocítica crônica.

A TH acomete cerca de 5% da população adulta, sendo mais prevalente em mulheres entre a terceira e a quinta década. Sua patogênese não está bem esclarecida, mas acredita-se na existência de uma tolerância reduzida aos antígenos tireoidianos desencadeada por fatores genéticos e ambientais, tais como infecções viróticas, consumo de iodo e exposição a fatores hormonais, principalmente o estrogênio.

A principal característica laboratorial da TH é a positividade dos autoanticorpos antitireoperoxidase (anti-TPO), presente em 80% a 99% dos pacientes, enquanto os anticorpos antitireoglobulina (anti-Tg) estão presentes em até 60% dos casos. A maioria dos pacientes com TH é assintomática, mas há casos que evoluem com bócio difuso discreto, hipotireoidismo ou hipertireoidismo. Neste capítulo será abordada exclusivamente a TH com hormônio tireoestimulante (TSH) normal, enquanto o hipotireoidismo e o hipertireoidismo serão abordados em outra seção.

A autoimunidade tireoidiana com função tireoidiana preservada, ou seja, TSH dentro da faixa de referência na presença de anti-TPO e/ou anti-Tg positivos, é relativamente comum nas mulheres em idade reprodutiva e tem sido associada à infertilidade e a complicações obstétricas, como abortamento, parto pré-termo e redução do coeficiente de inteligência na prole.

A definição de normalidade do TSH na gravidez é um tema bastante controverso. Os níveis de TSH na gravidez são em geral mais baixos em relação aos das mulheres não grávidas, sobretudo no primeiro trimestre da gestação, devido ao estímulo que os altos níveis de gonadotrofina coriônica exercem sobre o receptor de TSH na tireoide com consequente aumento da produção dos hormônios tireoidianos e redução dos níveis de TSH por meio de um mecanismo de *feedback* negativo. Observa-se em geral um nadir do TSH no final do primeiro trimestre, até mesmo com níveis indetectáveis em cerca de 15% das gestantes, principalmente naquelas com níveis mais elevados de hCG. A partir do segundo trimestre, os níveis de TSH se elevam, mantendo-se dentro da faixa de normalidade para a gestação, e tendem a ficar estáveis no terceiro trimestre.

Apesar de a redução do TSH já ter sido considerada mais significativa no passado, estudos mais recentes e realizados em diferentes populações têm mostrado que a queda é modesta, sendo da ordem de 0,5 a 1,0mUI/L no limite superior da faixa de referência considerada normal fora da gestação. Cabe salientar que essa queda ocorre apenas no primeiro trimestre, mais tipicamente entre 7 e 12 semanas de gestação. Assim, de acordo com a mais recente diretriz americana de doenças tireoidianas na gravidez, as faixas de normalidade de TSH na gestação devem ser definidas idealmente por trimestre, considerando as características geográficas e étnicas da população local e tomando por referência a suficiência de iodo e a ausência de autoanticorpos tireoidianos. Na ausência desses dados, deve-se considerar uma redução média de 0,4mUI/L no limite inferior e de 0,5mUI/L no limite superior em relação ao valor de referência do TSH do adulto, ou seja, é considerado normal na gestação um valor de TSH entre 0,1 e 4,0mUI/L, sobretudo no primeiro trimestre.

Por conseguinte, o hipotireoidismo na gestação deverá ser definido em caso de TSH > 4,0mUI/L. Alguns estudos, no entanto, têm demonstrado risco maior de complicações nas gestações de mulheres anti-TPO-positivas em relação às negativas, mesmo na presença de níveis de TSH mais baixos. Assim, gestantes eutireoidianas com anti-TPO positivo e nível de TSH entre 2,5 e 4,0mUI/L poderão ser consideradas para tratamento com levotiroxina, visando principalmente à redução do risco de abortamento e prematuridade, conforme será discutido adiante.

As gestantes com doença tireoidiana autoimune (DTAI) e TSH normal que não forem tratadas com levotiroxina deverão ser monitorizadas durante a gestação, em virtude do risco elevado de hipotireoidismo, e também no puerpério, em razão do risco elevado de tireoidite, que pode ocorrer até 1 ano após o parto e será mais detalhada na última seção deste capítulo.

DOENÇA TIREOIDIANA AUTOIMUNE NA GRAVIDEZ

Prevalência e história natural

Os autoanticorpos tireoidianos anti-Tg e anti-TPO estão presentes em 2% a 17% das mulheres grávidas. A prevalência desses autoanticorpos na população geral aumenta com a idade, sendo de 9,2% e 11,3%, respectivamente, em mulheres com idade entre 20 e 29 anos e de 16,4% e 18,0%, respectivamente, naquelas entre 40 e 49 anos. São fatores de risco para a autoimunidade tireoidiana: história familiar de doença autoimune da tireoide, idade mais avançada, deficiência ou excesso de iodo e diagnóstico de outras doenças autoimunes.

Apesar de os títulos desses anticorpos reduzirem cerca de 50% a 60% no decorrer da gestação, por causa do estado de tolerância imune induzido pela gravidez, a função tireoidiana se altera em um grupo considerável de gestantes.

As gestantes com DTAI apresentam precocemente no primeiro trimestre níveis de TSH significativamente maiores, mas ainda dentro da faixa da normalidade, quando comparadas às gestantes sem doença tireoidiana autoimune. Os níveis de TSH permanecem elevados durante todo o período da gravidez, com 10% apresentando TSH > 3,0mUI/L no primeiro trimestre e 20% no segundo e terceiro trimestres, e cerca de 40% terão hipotireoidismo bioquímico próximo ao termo. Com relação aos níveis de T4 livre, observa-se redução significativa desses níveis, com 50% das mulheres com DTAI apresentando próximo ao termo níveis de T4 livre abaixo dos valores de referência, confirmando uma reserva tireoidiana reduzida. O risco de progressão para hipotireoidismo é maior com o TSH > 2,5mUI/L e quando o anti-TPO se apresenta elevado no período anterior a 20 semanas de gestação. Diante do risco acentuado de hipotireoidismo no grupo de gestantes eutireoidianas sabidamente positivas para os anticorpos anti-TPO ou anti-Tg, recomenda-se a dosagem sérica do TSH, junto à confirmação do diagnóstico de gravidez, que deverá ser repetida a cada 4 semanas até a 20ª semana de gestação.

Os autoanticorpos anti-TPO e anti-Tg atravessam livremente a placenta e seus níveis no sangue de cordão estão fortemente correlacionados aos níveis maternos no terceiro trimestre de gestação. Entretanto, essa passagem transplacentária não se associa a disfunção tireoidiana fetal ou neonatal. Existem, contudo, evidências de que a presença isolada dos autoanticorpos tireoidianos, mesmo com TSH normal, pode acarretar risco elevado de desfechos maternos e fetais desfavoráveis, como aumento de perda fetal, parto pré-termo e mortalidade perinatal aumentada.

Fisiopatologia

A gravidez cursa com um processo inflamatório que envolve mudanças na regulação das citocinas dentro do ambiente placentário-decidual. A desregulação desse processo pode se associar com abortamento e prematuridade. Os hormônios tireoidianos podem regular os fatores de crescimento angiogênicos e a produção de citocinas, além de influenciar a proliferação trofoblástica e decidual.

Dois mecanismos têm sido postulados sobre a associação entre autoanticorpos tireoidianos e abortamento ou parto pré-termo: (1) a presença desses anticorpos representa uma desregulação mais ampla do sistema imune, especialmente na interface materna-fetal, o que é corroborado, por exemplo, por evidências de que indivíduos anti-TPO-positivos podem apresentar alteração na expressão de citocinas pelos linfócitos T; e (2) os autoanticorpos tireoidianos podem se associar à redução da biodisponibilidade da tiroxina e da triiodotironina com consequente redução da capacidade da glândula tireoide em atender à demanda aumentada de hormônios tireoidianos na gravidez.

Complicações da doença tireoidiana autoimune na gravidez

Abortamento

Abortamento espontâneo, ou seja, perda gestacional em gestações com menos de 20 semanas, é observado em até 30% das gravidezes. Stagnaro-Greend e cols. foram os primeiros a demonstrar, em estudo prospectivo, que a positividade para anticorpos anti-TPO ou anti-Tg dobra o risco de aborto espontâneo, quando comparado a gestantes com anticorpos negativos. Uma revisão sistemática identificou dentre 31 estudos, totalizando 12.126 mulheres, que 28 demonstraram uma associação positiva entre anticorpos antitireoidianos e abortamento. Uma metanálise baseada em 19 estudos de coorte corroborou esses dados, demonstrando risco três vezes maior de abortamento na presença do anticorpo antitireoidiano positivo. Apesar dessa clara associação entre DTAI e abortamento espontâneo, os dados não comprovam causalidade, sendo ainda incertos os mecanismos subjacentes. Em alguns desses estudos, as mulheres com anticorpos antitireoidianos positivos que evoluíram com a perda gestacional apresentavam idade mais avançada e níveis de TSH discretamente mais elevados.

Abortamento recorrente é definido como duas perdas espontâneas consecutivas ou três ou mais abortamentos espontâneos e ocorre em cerca de 1% das mulheres. Dentre as diversas causas, destacam-se as disfunções endócrinas e as alterações imunológicas. As evidências sobre a associação entre DTAI eutireoidiana e perda gestacional recorrente são menos robustas, comparadas às relativas à perda gestacional esporádica.

Mulheres eutireoidianas anti-TPO-positivas submetidas à fertilização *in vitro* (FIV) também apresentam taxas maiores de abortamento espontâneo. Em metanálise de quatro estudos observacionais, totalizando mais de 1.000 mulheres submetidas à FIV, o risco de abortamento foi duas vezes maior entre aquelas anti-TPO-positivas do que entre as anti-TPO-negativas.

O tratamento da gestante com DTAI e TSH normal com a finalidade de redução do risco de abortamento espontâneo ainda carece de evidências científicas para que seja recomendado como rotina na prática clínica. Em um estudo prospectivo e randomizado, Negro e cols. observaram incidência significativamente menor de aborto no grupo de gestantes eutireoidianas e anti-TPO-positivas que foram tratadas com levotiroxina, comparado ao grupo não tratado. Entretanto, uma forte crítica a esse trabalho é que o início do tratamento ocorreu tardiamente, com 10 semanas de gestação, ao passo que as perdas gestacionais no grupo não tratado ocorreram antes da 11ª semana, enfraquecendo uma correlação entre o tratamento e o resultado encontrado. Com resultados contrários ao estudo de Negro, outros pesquisadores compararam a incidência de abortamento nas gestantes eutireoidianas anti-TPO-positivas tratadas com levotiroxina com gestantes eutireoidianas anti-TPO-positivas e anti-TPO-negativas, ambas não tratadas. Não foram encontradas diferenças significativas nas taxas de abortamento, e o TSH médio foi similar entre os grupos. Similarmente, uma metanálise não encontrou redução significativa na prevalência de abortamento em mulheres eutireoidianas positivas para anti-TPO que foram tratadas com levotiroxina.

A Associação Americana de Tireoide, em sua mais recente diretriz, determina que as evidências atuais são insuficientes para recomendar ou não a prescrição de levotiroxina para mulheres grávidas com DTAI e TSH normal. Entretanto, diante do risco aumentado de hipotireoidismo no decorrer da gestação, os níveis de TSH deverão ser monitorizados a cada 4 semanas durante a primeira metade da gravidez. Já as mulheres com DTAI e história de abortamento poderão ser consideradas para tratamento com levotiroxina, visto que existem potenciais benefícios e são mínimos os riscos à saúde materna e fetal. Nessas pacientes, a dose inicial de levotiroxina sugerida é de 25 a 50μg/dia.

A modulação do sistema imune para prevenção de perda gestacional recorrente mediante a administração de imunoglobulina venosa, com ou sem heparina, tem sido relatada com resultados interessantes na literatura. No entanto, os estudos compreenderam um pequeno número de pacientes e não foram adequadamente controlados, contando com a participação de mulheres que apresentavam outros autoanticorpos além dos tireoidianos. Portanto, tendo em vista o benefício questionável, a complexidade e o custo do tratamento, não está recomendada a administração de imunoglobulina venosa para prevenção de abortamento recorrente em mulheres eutireoidianas com anticorpo anti-TPO ou anti-Tg positivo.

Prematuridade

Parto pré-termo é definido como a ocorrência do nascimento antes de 37 semanas de gestação, sendo a principal causa de morbidade e mortalidade perinatais. A prevalência do parto pré-termo nos EUA é de 11,4%, e sua associação a anormalidades tireoidianas tem sido relatada, mas com resultados divergentes entre os estudos. Duas metanálises de estudos de coorte e caso-controle demonstraram que a presença dos autoanticorpos anti-TPO ou anti-Tg em gestantes eutireoidianas se associa a risco aproximadamente duas vezes maior de parto pré-termo. Contudo, são limitados os estudos de intervenção avaliando o benefício da levotiroxina na prevenção do parto pré-termo nessas gestantes eutireoidianas com DTAI.

Negro e cols., em estudo prospectivo e randomizado, administraram levotiroxina ou placebo a 115 gestantes eutireoidianas anti-TPO-positivas. Os resultados foram comparados com os desfechos maternos e fetais de gestantes eutireoidianas anti-TPO-negativas. Foi observada incidência de parto prematuro três vezes maior no grupo de gestantes anti-TPO-positivas não tratadas em relação aos grupos anti-TPO-positivo tratado e anti-TPO-negativo. Nazarpour e cols., em estudo de desenho similar, observaram taxa de parto pré-termo 30% menor nas gestantes eutireoidianas anti-TPO-positivas tratadas com levotiroxina comparadas às gestantes anti-TPO-positivas não tratadas. O número necessário para tratar (NNT) para prevenção de parto pré-termo foi de apenas 5,9. As mulheres com DTAI e TSH > 4,0mUI/L foram as mais beneficiadas com o tratamento. Por outro lado, um estudo restrito às gestantes com anti-TPO positivo e TSH < 2,5mUI/L não demonstrou nenhum benefício do tratamento com levotiroxina quanto à redução da incidência de abortamento e prematuridade.

Como pode ser observado, ainda são minoria os estudos prospectivos e randomizados que avaliam o impacto da levotiroxina na gestação de mulheres eutireoidianas com DTAI. Esta é, portanto, a principal barreira para que possam ser tomadas decisões embasadas em evidências científicas de qualidade na prática clínica.

O estudo inglês TABLET (*A Radomised Controlled Trial of the Efficacy and Mechanism of Levothyroxine Treatment on Pregnancy and Neonatal Outcomes in Women with Thyroid Antibodies*) se encontra atualmente em andamento e está avaliando os efeitos da levotiroxina em mulheres eutireoidianas com história de infertilidade ou perda gestacional recorrente. Outro estudo clínico multicêntrico e randomizado em andamento, o *T4Life trial*, está avaliando os efeitos do tratamento com levotiroxina nas taxas de nascidos vivos em gestantes eutireoidianas com história de abortamento recorrente. Muito em breve estarão disponíveis maiores esclarecimentos, principalmente no que diz respeito às indicações e aos benefícios do tratamento da mulher eutireoidiana com anticorpo antitireoidiano positivo, assim como do hipotireoidismo subclínico na gravidez.

Concluindo, existem atualmente evidências insuficientes para recomendação do tratamento da gestante eutireoidiana com anticorpo antitireoidiano (anti-TPO ou anti-Tg) positivo com o objetivo de prevenção do parto pré-termo.

Outras complicações obstétricas e fetais

Dois estudos de coorte demonstraram aumento das taxas de descolamento de placenta em gestantes com DTAI sem hipotireoidismo clínico. Há poucas publicações correlacionando a morte perinatal à presença de anticorpos antitireoidianos maternos.

Vários estudos têm avaliado a relação entre DTAI materna e o desenvolvimento cognitivo infantil. Um estudo holandês avaliou a função cognitiva verbal e não verbal de crianças aos 2 anos e meio de idade, cujas mães tiveram a função tireoidiana (TSH, T4 livre e anti-TPO) rastreada no fim do primeiro trimestre da gravidez. A prevalência de anti-TPO positivo nessa população foi de 4,7%. Como era esperado, o nível médio de TSH nas gestantes anti-TPO-positivas foi maior do que naquelas anti-TPO-negativas (3,8 × 1,5mUI/L). A função cognitiva das crianças não foi diferente entre os grupos de mães com DTAI ou com função tireoidiana normal. Entretanto, foi encontrado risco maior de déficit de atenção e hiperatividade nos filhos de mulheres com anti-TPO positivo na gravidez, sendo essa associação independente do nível de TSH materno. Wasserman e cols. encontraram índices maiores de perda auditiva neurossensorial em crianças aos 8 anos de idade, cujas mães tinham TSH normal e anti-TPO positivo na gravidez.

Uso do selênio na doença tireoidiana autoimune

Alguns estudos sugeriram que a administração de selênio poderia impedir a progressão da DTAI na gravidez, reduzindo as chances de evolução para hipotireoidismo. O selênio é incorporado à estrutura molecular de diversas enzimas que exercem ações antioxidantes e regulam a concentração dos hormônios tireoidianos. Um estudo populacional realizado na China, incluindo mais de 6.000 pessoas, demonstrou que baixas concentrações séricas de selênio se associavam a risco maior de hipotireoidismo subclínico, tireoidite autoimune e bócio. Negro e cols. randomizaram gestantes com DTAI, TSH normal e anti-TPO positivo para tratamento com 200μg/dia de selênio ou placebo. As gestantes do grupo tratamento apresentaram redução significativa da frequência de tireoidite pós-parto e redução das concentrações de anti-TPO comparadas ao grupo placebo. Entretanto, esse estudo não avaliou a iodúria, sendo o iodo um elemento fundamental para os efeitos tireoidianos do selênio.

As evidências disponíveis até o momento não permitem, portanto, recomendar a suplementação do selênio na DTAI com o objetivo de reduzir os títulos do anticorpo anti-TPO e de prevenir a evolução para hipotireoidismo.

DOENÇA TIREOIDIANA AUTOIMUNE E REPRODUÇÃO FEMININA

Prevalência e mecanismos fisiopatológicos

A DTAI representa a doença endócrina mais comum em mulheres na idade reprodutiva, com prevalência variando entre 5% e 15%. Trata-se de problema frequentemente subdiagnosticado, pois se apresenta de maneira assintomática e sem manifestar disfunção tireoidiana clínica por vários anos.

A relação entre DTAI e infertilidade tem sido extensamente investigada. Entretanto, os resultados dos estudos são de conflituosa interpretação em virtude da heterogeneidade das amostras e das diferenças nos ensaios utilizados para dosagem sérica dos anticorpos antitireoidianos e do TSH, além de diferenças étnicas e geográficas das populações, incluindo a influência do consumo do iodo na disfunção tireoidiana subjacente.

A infertilidade se apresenta em 10% a 15% dos casais e é definida como a incapacidade de concepção após 1 ano de intercurso sexual regular sem contracepção. As causas de ordem feminina são responsáveis por cerca de 35% dos casos de infertilidade, ao passo que as causas idiopáticas representam até 15% dos casos. Dentre as etiologias relacionadas com os problemas da reprodução feminina, podem ser citadas as disfunções ovulatórias e os fatores imunológicos que podem interferir no processo de fertilização, implantação e desenvolvimento inicial do embrião.

Os mecanismos fisiológicos e patogênicos responsáveis pela associação entre a infertilidade e a DTAI não estão muito claros. Um estudo detectou aumento dos linfócitos citotóxicos T no endométrio de mulheres com doença tireoidiana autoimune e abortamentos recorrentes. São descritos distúrbios na foliculogênese, espermatogênese, fertilização e embriogênese. Um estudo demonstrou a presença de anticorpos antitireoidianos nos folículos ovarianos, correlacionando-se com os níveis séricos, e outro, realizado em camundongos, relacionou o anticorpo anti-TPO com os defeitos na implantação do embrião pós-fertilização, levando ao aumento do risco de abortamento.

Vários estudos têm avaliado a prevalência de DTAI entre mulheres inférteis, sendo descrita a presença de autoanticorpos tireoidianos positivos (anti-TPO ou anti-Tg) em 40% a 65% das mulheres inférteis, comparada à taxa de 7% a 15% no grupo de mulheres férteis. Poppe investigou mais de 400 casais inférteis e 100 casais férteis pareados por idade. O risco de DTAI no grupo de casais inférteis foi duas vezes maior, sendo a associação mais robusta quando a endometriose era a causa da infertilidade ($p = 0,036$). Uma das hipóteses para essa associação é que a endometriose cursa com mudanças imunológicas, e a DTAI, apesar de ser uma doença específica da tireoide, pode se associar a outras doenças autoimunes. Outros estudos evidenciaram uma prevalência três vezes maior de DTAI em mulheres com síndrome dos ovários policísticos. Por outro lado, Abalovich não encontrou diferença na prevalência de DTAI entre grupos de mulheres férteis e inférteis. Um estudo brasileiro não encontrou nenhuma associação entre DTAI e endometriose.

Apesar dos resultados divergentes, a maioria das publicações conclui a favor da maior incidência de DTAI nas mulheres inférteis.

Função tireoidiana na reprodução assistida

A função tireoidiana da mulher que se submete às técnicas de reprodução assistida (TRA) pode sofrer transformações significativas. A hiperestimulação ovariana é necessária para o recrutamento de folículos e para a indução da ovulação. Os níveis de estrogênio obtidos nesse processo são marcadamente elevados e se assemelham aos encontrados no segundo trimestre de uma gestação espontânea. Observa-se ainda o aumento dos níveis da globulina transportadora da tiroxina (TBG), reduzindo os níveis das frações livres dos hormônios tireoidianos. As gestantes saudáveis e com dieta suficiente em iodo geralmente conseguem vencer a demanda aumentada de hormônios tireoidianos nas fases precoces da gravidez, sem alterações importantes no nível do TSH. No entanto, na hiperestimulação ovariana e na gravidez obtida por meio de TRA, o "estresse fisiológico" sobre a tireoide é ainda mais pronunciado.

Poppe e cols. avaliaram o comportamento da função tireoidiana de 35 mulheres inférteis com gravidez confirmada obtida por meio de TRA. Dessas, nove tinham o diagnóstico de DTAI. Todas foram submetidas à dosagem sérica dos níveis de TSH, T4 livre e anti-TPO previamente à hiperestimulação ovariana e a cada 20 dias, até completarem o primeiro trimestre de gravidez. O resultado confirmou aumento significativo do TSH após a hiperestimulação ovariana comparado aos valores basais (TSH 3,3 × 1,8mUI/L, $p < 0,0001$), sendo esse aumento mais pronunciado nas mulheres com DTAI. Por outro lado, foi observada redução dos níveis de T4 livre em relação aos valores basais ($p = 0,02$) nas mulheres anti-TPO-positivas.

Outros autores também demonstraram aumento dos níveis de TSH durante a estimulação ovariana com pico cerca de 1 semana após a administração da gonadotrofina coriônica, medicação indutora da ovulação. Dentre as mulheres com TSH basal normal (≤ 2,5mUI/L), 44% alcançaram TSH alterado (> 2,5mUI/L) ao final do tratamento. Nas com hipotireoidismo prévio adequadamente tratado, a hiperestimulação ovariana pode induzir aumento mais pronunciado do TSH comparado às mulheres sem o diagnóstico de hipotireoidismo, o que implica a necessidade de aumento da dose de levotiroxina.

Diante das mudanças esperadas na função tireoidiana das mulheres que se submeterão às técnicas de reprodução assistida, os níveis de TSH, T4 livre e anti-TPO devem ser sempre dosados antes da hiperestimulação ovariana e acompanhados durante a gravidez sucedente.

Doença tireoidiana autoimune e gravidez obtida por reprodução assistida: complicações e terapêutica

Duas metanálises analisaram os possíveis efeitos deletérios da DTAI na evolução da gravidez obtida por meio de reprodução assistida. Foi observado risco duas vezes maior de abortamento, além de redução nas taxas de nascidos vivos no grupo de mulheres eutireoidianas com autoanticorpos tireoidianos positivos, do que nas mulheres inférteis sem DTAI. Contudo, ambos os estudos incluíram coortes com amostragem pequena, populações de mulheres com diferentes causas de infertilidade e níveis variáveis de TSH, T4 livre e anti-TPO.

Outros autores não encontraram diferenças nas taxas de fertilização, implantação, gravidez, abortamento e nascidos vivos entre mulheres inférteis com e sem DTAI submetidas à reprodução assistida. Tan e cols. incluíram apenas casais inférteis por fator masculino e compararam a evolução da gravidez de 835 mulheres eutireoidianas com e sem DTAI submetidas à injeção intracitoplasmática de espermatozoide. Destas, 110 tinham anti-TPO e/ou anti-Tg positivo, e a média de TSH entre os grupos foi similar. Não foram encontradas diferenças nos índices de gravidez, nascimento, abortamento e prematuridade.

Unuane e cols., em uma coorte retrospectiva com mais de 3.000 mulheres, não demonstraram diferenças nas taxas de nascidos vivos em mulheres com e sem anti-TPO positivo submetidas à inseminação intrauterina. O estudo também foi incapaz de demonstrar diferenças na evolução da gravidez quanto às taxas de abortamento e prematuridade, comparando mulheres com nível de TSH menor e maior do que 2,5mUI/L.

Diante dos dados disponíveis, permanece incerto se existe correlação entre autoimunidade tireoidiana, perda gestacional e prematuridade no contexto da reprodução assistida.

Dados sobre os potenciais benefícios da levotiroxina no tratamento da DTAI associada à infertilidade são escassos. Um estudo retrospectivo com 164 mulheres submetidas à FIV relatou taxas maiores de gravidez nas mulheres com TSH ≤ 2,5mUI/L do que nas com TSH > 2,5mUI/L. Entretanto, outro estudo retrospectivo, envolvendo 1.055 mulheres submetidas à FIV, não encontrou diferença nas taxas de gravidez, abortamento e número de partos ao comparar mulheres com TSH < 2,5mUI/L e TSH entre 2,5 e 4,5mUI/L. Já as evidências de que concentrações mais elevadas de TSH (> 4,5mUI/L) se associam a pior evolução na reprodução assistida são mais robustas.

No que diz respeito ao tratamento da mulher infértil com TSH < 2,5mUI/L que se submeterá à reprodução assistida e apresenta autoanticorpos tireoidianos positivos, o estudo prospectivo de Negro e cols. demonstrou benefício do tratamento com levotiroxina quanto à redução do risco de abortamento (risco duas vezes menor em comparação ao grupo anti-TPO positivo não tratado). No entanto, as taxas de gravidez não foram influenciadas pela autoimunidade.

Dois ensaios sugerem um efeito positivo do uso de glicocorticoides em mulheres inférteis com anticorpo antitireoidiano positivo que se submeterão à reprodução assistida. Em um deles, 60 mulheres eutireoidianas com anti-TPO e/ou anti-Tg positivo, em preparo para FIV, foram randomizadas para tratamento com prednisolona 5mg/dia ou placebo, iniciando a medicação no dia do recrutamento do oócito e mantendo o uso até o primeiro trimestre de gestação. O grupo tratado com o glicocorticoide apresentou taxas significativamente maiores de gravidez e de nascidos vivos.

Em vista de quanto mais elevado o nível de TSH maior o impacto negativo do TSH sobre a evolução da gravidez na reprodução assistida, e como as concentrações de TSH são altamente variáveis, a diretriz americana considera prudente recomendar a prescrição de levotiroxina às mulheres inférteis que tentarão a gravidez por meio das TRA e que apresentam TSH > 2,5mUI/L, independentemente da presença de autoimunidade.

Com relação às mulheres inférteis com anti-TPO positivo e TSH < 2,5mUI/L que irão se submeter às TRA, as evidências são insuficientes para recomendar a prescrição de levotiroxina com a finalidade de obter melhores índices de gravidez e parto, assim como reduzir o risco de abortamento. A Diretriz Americana de Tireoide e Gravidez sugere que, mediante os potenciais benefícios em comparação aos riscos mínimos da terapia, pode ser realizada a prescrição de levotiroxina em doses baixas (25 a 50μg/dia). Já a prescrição de glicocorticoides a essas mulheres não está recomendada.

No caso da mulher submetida à reprodução assistida que evoluiu com alteração dos níveis de TSH durante a hiperestimulação ovariana, mas que infelizmente não teve a gravidez confirmada, recomenda-se o acompanhamento da função tireoidiana a cada 2 a 4 semanas, uma vez que os níveis hormonais tendem à normalização (Quadro 50.1).

TIREOIDITE PÓS-PARTO

A tireoidite pós-parto (TPP) é uma inflamação subaguda de origem autoimune da tireoide que causa disfunção tireoidiana no primeiro ano após o parto em mulheres com função tireoidiana normal previamente à gestação. Também conhecida como tireoidite linfocítica subaguda, tireoidite silenciosa ou indolor e tireoidite linfocítica com hipertireoidismo de resolução espontânea, a TPP é considerada uma variante da TH e também pode ocorrer após perdas gestacionais, incluindo abortamento espontâneo ou induzido.

Epidemiologia

A prevalência média de TPP na população varia de 1% a 17%, dependendo do tipo de estudo, sendo mais frequente em mulheres com outras doenças autoimunes, como *diabetes mellitus* tipo 1 (11% a 25% de prevalência), lúpus eritematoso sistêmico (14%) e doença de Graves (44%). História familiar ou pessoal positiva para doenças da tireoide, principalmente de TPP após gestação prévia, também confere risco elevado para o desenvolvimento da TPP, podendo chegar a 70% o risco de recorrência da TPP em gravidez subsequente. A presença de autoanticorpos antitireoidianos, como anti-TPO e anti-Tg, no final do primeiro trimestre da gravidez aumenta o risco para 33% a 50%. Algumas evidências sugerem ainda associação entre TPP e depressão pós-parto, assim como entre TPP e hepatite crônica viral. A TPP também pode se sobrepor ao quadro de TH com hipotireoidismo e reposição pré-gestacional de hormônio tireoidiano, desde que ainda exista algum tecido tireoidiano remanescente capaz de produzir hormônio tireoidiano.

Etiopatogenia e história natural

A TPP se caracteriza por uma inflamação linfocítica subaguda destrutiva de natureza autoimune da glândula tireoide nos primeiros 12 meses após o parto como parte de uma reativação do sistema imune que esteve suprimido durante a gravidez em mulheres geneticamente suscetíveis. Associa-se a alguns haplótipos HLA-D e HLA-B (*Human Leukocyte Antigen*) específicos e à ativação de complemento e ao aumento da atividade das células *natural killer* e da imunoglobulina G1 como parte de sua patogênese.

Os achados patológicos são similares aos encontrados na TH. As mulheres mais predispostas normalmente apresentam altos títulos de anticorpos anti-TPO no início da gestação, os quais caem depois em virtude da tolerância imunológica aumentada na gravidez e voltam a subir no pós-parto. Acredita-se que as mulheres predispostas ao desenvolvimento de TPP já têm, na verdade, uma doença autoimune subclínica da tireoide no início da gestação.

Quadro 50.1 Grau de recomendação e força da evidência (GRFE[1]), segundo a classificação da Associação Médica Brasileira, sobre o tratamento da gestante com doença tireoidiana autoimune (tireoidite de Hashimoto) e função tireoidiana normal[2]

Situação clínica	Orientação	GRFE
Suplementação de selênio em gestantes anti-TPO-positivas	Não recomendado	B
Levotiroxina na gestante eutireoidiana e anti-TPO-positiva com a finalidade de reduzir o risco de abortamento	As evidências são insuficientes para recomendar ou não. Considerar uso de baixa dose de T4 livre se história de perda gestacional e se TSH entre 2,5 e 4,0mUI/L	D
Imunoglobulina venosa para prevenção de perda gestacional recorrente e DTAI	Não recomendado	C
Levotiroxina na gestante eutireoidiana e anti-TPO-positiva com a finalidade de reduzir o risco de parto pré-termo	As evidências são insuficientes para recomendar ou não	D
Levotiroxina na mulher com hipotireoidismo subclínico e anti-TPO negativo que deseja gravidez natural	As evidências são insuficientes para recomendar a levotiroxina para aumento das taxas de fertilidade. Entretanto, tendo em vista os possíveis benefícios e os riscos desprezíveis, pode ser considerada baixa dose de levotiroxina (25 a 50µg/dia)	D
Levotiroxina na mulher eutireodiana com autoanticorpos tireoidianos positivos planejando gravidez natural	As evidências são insuficientes para recomendar ou não	D
Levotiroxina na mulher com TSH > 2,5mUI/L que planeja a reprodução assistida	Recomendado. A meta é manter o TSH < 2,5mUI/L	B
Glicocorticoide na DTAI com função tireoidiana normal e proposta de reprodução assistida	Não recomendado	B
Levotiroxina na mulher com autoanticorpos tireoidianos positivos e TSH < 2,5mUI/L que planeja gravidez por meio de reprodução assistida	As evidências são insuficientes para recomendar a levotiroxina para melhorar a taxa de gravidez e reduzir o risco de aborto nas mulheres submetidas à reprodução assistida. Entretanto, considerando-se os possíveis benefícios e os riscos desprezíveis, pode ser utilizada baixa dose de levotiroxina (25 a 50µg/dia)	D

Fonte: adaptado de Alexander EK et al. 2017 Guidelines of the American Thyroid Association for the Diagnosis and Management of Thyroid Disease during Pregnancy and the Postpartum. Thyroid 2017; 27(3):315-89.

[1] GRFE: nível A: estudos experimentais e observacionais de melhor consistência; nível B: estudos experimentais e observacionais de menor consistência; nível C: relatos de casos (estudos não controlados); nível D: opinião embasada em consensos, estudos fisiológicos ou modelos animais.

[2] Considera-se gestante eutireoidiana aquela com TSH dentro do valor de referência específico para o trimestre da gravidez e definido conforme a população local. Na ausência desses dados, considerar como TSH normal um valor entre 0,1 e 4,0mUI/L, sobretudo no primeiro trimestre de gravidez. Na presença de positividade para anti-TPO, alguns autores definem como alterado um TSH > 2,5mUI/L, sendo inclusive sugerida a prescrição de levotiroxina, especialmente em caso de história prévia de aborto.

A inflamação tireoidiana resultante danifica os folículos tireoidianos e ativa a proteólise da tireoglobulina estocada dentro dos folículos, levando a uma liberação descontrolada de grande quantidade de T3 (triiodotironina) e T4 (tiroxina) na circulação com consequente tireotoxicose. Cessa-se a síntese de novos hormônios (decorrente do dano às células foliculares e do próprio *feedback* negativo que os hormônios tireoidianos, em altos níveis, exercem sobre o TSH) e após a exaustão dos estoques de tireoglobulina surge um período de hipotireoidismo transitório com elevação do TSH. À medida que a inflamação vai cedendo, os folículos vão se regenerando e reassumindo a síntese e secreção dos hormônios tireoidianos. Desse modo, a maioria das mulheres recupera a função tireoidiana dentro do primeiro ano após o parto, mas algumas podem não recuperar completamente a função tireoidiana, evoluindo para tireoidite crônica e hipotireoidismo permanente em 10% a 20% dos casos. Dentre a maioria daquelas que recuperam o eutireoidismo, existe um risco de evolução futura para hipotireoidismo estimado em 20% a 40% dentro de 3 a 12 anos. Esse risco parece ser maior na presença de níveis séricos iniciais mais elevados de TSH e de anti-TPO, em caso de idade materna mais avançada e quando a criança é do sexo feminino. Um grande estudo prospectivo italiano mostrou, contudo, taxas mais elevadas de hipotireoidismo no final do primeiro ano após o parto, chegando a 50% das mulheres com TPP.

Quadro clínico

A apresentação da TPP pode ser semelhante à da tireoidite subaguda indolor, porém com curso clínico mais variável e sinais e sintomas geralmente discretos e transitórios. Apenas 20% a 30% das mulheres apresentam o curso trifásico típico, com a tireotoxicose se iniciando dentro de 1 a 4 meses após o parto e durando entre 2 e 8 semanas, seguida de hipotireoidismo com duração de 4 semanas até 6 meses com posterior recuperação e normalização da função tireoidiana. Já foram relatados, porém, episódios de tireotoxicose ocorrendo tão tardiamente quanto 1 ano após o parto. Vinte a 40% das mulheres com TPP podem, entretanto, se apresentar apenas com sintomas tireotóxicos, enquanto 40% a 50% se apresentam com hipotireoidismo isolado, que normalmente começa entre 3 e 8 meses após o parto, mas que também pode ocorrer até 12 meses depois.

A maioria das mulheres é assintomática na fase tireotóxica, e muitas vezes o reconhecimento só se dá de maneira retrospectiva, durante a fase de hipotireoidismo. Contudo, quando presentes, os sinais e sintomas de tireotoxicose são geralmente leves, consistindo sobretudo em fadiga, perda de peso, palpitações, intolerância ao calor, ansiedade, irritabilidade, taquicardia e tremores. Já a fase de hipotireoidismo costuma ser mais sintomática, apesar de os sintomas também serem usualmente leves, consistindo principalmente em falta de energia, dificuldade de concentração, alterações da memória, queixas álgicas, constipação intestinal, pele seca, parestesias e intolerância ao frio. Por vezes, a sintomatologia da TPP pode ser atribuída inadvertidamente ao estresse decorrente dos cuidados ao recém-nascido, dificultando ou atrasando o diagnóstico da disfunção tireoidiana presente. Um estudo mostrou que mulheres com TPP com anti-TPO positivo são mais sintomáticas do que aquelas com anti-TPO negativo.

A presença de anticorpos antitireoidianos está relacionada com o aumento do risco de depressão pós-parto, porém os resultados são discordantes quanto à associação entre TPP e depressão pós-parto. Já em relação à lactação, o hipotireoidismo pode eventualmente reduzir o volume de leite materno.

A maioria dos casos se apresenta com pequeno bócio difuso, de consistência mais firme, simétrico e indolor à palpação.

Diagnóstico

Após a suspeita clínica, o diagnóstico da TPP será estabelecido a partir das alterações da função tireoidiana, a depender da fase da disfunção no momento da avaliação laboratorial: a fase tireotóxica é caracterizada por níveis séricos baixos de TSH, acompanhados por níveis elevados ou no limite superior de T3 e T4 livre, correspondendo a um hipertireoidismo clínico ou subclínico, respectivamente, enquanto na fase de hipotireoidismo – que também pode ser clínico ou subclínico – os níveis de TSH estão elevados, com níveis baixos ou normais a baixos de T3 e T4 livre. Os anticorpos antitireoidianos são positivos, sendo os títulos de anti-TPO elevados em 60% a 85% dos casos e tendendo a ser mais altos durante ou logo após a fase de hipotireoidismo. Os níveis séricos de proteína C reativa e a velocidade de hemossedimentação são tipicamente normais, assim como a contagem de leucócitos.

À ultrassonografia, a tireoide pode se mostrar hipoecogênica e com fluxo vascular reduzido ao Doppler. Caso a captação de I-131 seja realizada em mulheres que não estejam amamentando (a qual é contraindicada em lactantes pelo fato de o I-131 ser secretado no leite materno), ela se encontrará baixa (< 5% em 24 horas). No entanto, como a identificação da fase tireotóxica da TPP muitas vezes se dá de maneira retrospectiva, quando a fase hipotireóidea é diagnosticada, a captação de I-131 raramente se faz necessária. Não há indicação de punção aspirativa da tireoide, a não ser em caso de detecção de nódulo; se realizada, revelará linfócitos, células foliculares tireoidianas e coloide, podendo ser visto algum grau de fibrose durante a fase de recuperação.

Diagnóstico diferencial

O principal diagnóstico diferencial se faz entre a fase tireotóxica da TPP e a doença de Graves, e a distinção entre essas duas entidades é de fundamental importância, visto que elas apresentam cursos clínicos bem distintos e exigem tratamentos também diferentes. O tempo de aparecimento e a intensidade dos sintomas tireotóxicos podem auxiliar essa distinção, uma vez que no caso da TPP eles tendem a aparecer mais precocemente, em geral dentro dos primeiros 3 meses após o parto, e ser mais brandos, enquanto uma doença de Graves não presente previamente tende a aparecer após 6 meses e a se apresentar com sintomatologia mais evidente.

A presença dos autoanticorpos antirreceptores do TSH (TRab) favorece o diagnóstico de doença de Graves, apesar de poder ocorrer em alguns casos de TPP, assim como a presença de bócio difuso mais volumoso e com sopro e de sinais de oftalmopatia, como a proptose. A razão T4:T3 pode ser útil, tendendo a estar elevada na fase tireotóxica da TPP e sendo maior do que na doença de Graves. Como salientado, a captação por 24 horas de I-131 está contraindicada em lactantes e raramente se faz necessária, mas, se realizada em mulheres não lactantes, se mostrará aumentada na doença de Graves. Caso a captação se faça realmente necessária para esse diagnóstico diferencial em lactantes, uma alternativa é realizá-la com radioisótopos de meia-vida mais curta, como I-123 ou Tc99m, descartando-se o leite com auxílio de bombas durante vários dias após a realização do exame.

A ultrassonografia com Doppler também pode ser útil, já que o fluxo vascular tende a estar aumentado na doença de Graves. Na prática clínica, contudo, na maioria das vezes essa avaliação adicional não é necessária, e a repetição dos testes de função tireoidiana (TSH, T4 livre e T3 séricos) dentro de 3 a 4 semanas já é suficiente para confirmar o diagnóstico de fase tireotóxica de TPP, e não Graves, visto que no primeiro caso o hipertireoidismo é transitório e provavelmente já terá melhorado nesse período.

Rastreamento e prevenção

Não há evidências suficientes que justifiquem o rastreamento de todas as puérperas para TPP. No entanto, em mulheres com risco maior, como aquelas sabidamente anti-TPO-positivas, portadoras de *diabetes mellitus* tipo 1, de hepatite crônica viral e com antecedentes pessoais ou familiares de disfunção tireoidiana, inclusive de episódio prévio de TPP, recomenda-se dosar TSH sérico dentro de 3 a 6 meses após o parto e, caso este se encontre alterado, deve-se proceder à avaliação dos níveis séricos de T4 livre e/ou T3 (em caso de TSH baixo), juntamente com nova dosagem de TSH e dosagem dos títulos de anti-TPO, em 1 a 2 semanas. Mulheres com depressão pós-parto também devem ter sua função tireoidiana avaliada.

Não há, até o momento, terapias bem estabelecidas com finalidade de prevenir a ocorrência da TPP nas gestantes de risco maior, sobretudo naquelas anti-TPO-positivas. A administração de levotiroxina ou iodo a grávidas eutireoidianas, mas com altos títulos de anti-TPO, não se mostrou eficiente. Apesar de a suplementação de selênio ter se associado à redução da atividade inflamatória em gestantes com hipotireoidismo autoimune e a menor risco de TPP naquelas anti-TPO-positivas em uma coorte italiana, a extrapolação desses dados para a prática clínica ainda necessita de mais evidências, visto que as populações podem diferir quanto à suficiência de selênio e que o uso do selênio tem sido associado a risco elevado de *diabetes mellitus* tipo 2.

Tratamento

Não há estudos prospectivos que tenham avaliado a melhor estratégia de tratamento da TPP. As recomendações são embasadas em estudos observacionais e em experiência clínica e vão depender do momento em que for realizado o diagnóstico. A maioria das mulheres será assintomática ou oligossintomática e, portanto, não necessitará de tratamento medicamentoso.

Como a fase tireotóxica é transitória e não há síntese aumentada de hormônios tireoidianos, apenas a liberação dos hormônios pré-formados, os agentes antitireoidianos não estão indicados, e o tratamento dessa fase consiste unicamente em betabloqueadores para os casos mais sintomáticos, apenas para alívio dos sintomas, que devem ser mantidos até a normalização dos níveis séricos de T3 e T4 livres. Os fármacos mais indicados são o propranolol, na dose de 40 a 120mg/dia, e o atenolol ou metoprolol, 25 a 50mg/dia, sempre na menor dosagem possível, sendo o primeiro mais apropriado para mulheres amamentando em razão de sua maior afinidade pelas proteínas plasmáticas, estando presente em menores concentrações no leite materno. Após a resolução da fase tireotóxica, recomenda-se dosar TSH sérico em aproximadamente 4 a 8 semanas (ou antes, caso surjam sintomas), a fim de se rastrear a fase hipotireóidea.

Já as mulheres com hipotireoidismo sintomático ou aquelas assintomáticas, mas com níveis de TSH > 10mUI/L ou que estejam lactando ou tentando engravidar, a reposição de levotiroxina deve ser iniciada em doses variadas, tipicamente entre 50 e 100μg/dia. Após instituído o tratamento, o objetivo é normalizar os níveis séricos de TSH. Já a duração da reposição de levotiroxina não está bem estabelecida. Tendo em vista a transitoriedade da disfunção tireoidiana, a maioria dos autores recomenda a redução gradual ou a suspensão da dose de levotiroxina após 6 a 12 meses, à exceção das lactantes e das mulheres que engravidaram novamente ou que estejam tentando engravidar. Entretanto, como não há dados de estudos prospectivos e controlados, a decisão sobre manter ou tentar suspender a terapia hormonal após esse período deve ser individualizada.

Após tentativa de redução ou suspensão da levotiroxina, deve-se avaliar a função tireoidiana a cada 6 a 8 semanas, sendo a elevação do TSH um forte indicativo de hipotireoidismo persistente e de necessidade de reposição de levotiroxina a longo prazo. Até 30% das mulheres com TPP não se recuperam da fase de hipotireoidismo inicial, e acredita-se que títulos muito elevados de anti-TPO e a gravidade do hipotireoidismo inicial, traduzida por níveis iniciais de TSH muito elevados (p. ex., > 50 a 100mUI/L), são preditores para o hipotireoidismo permanente, sendo recomendada assim a manutenção da levotiroxina indefinidamente.

As mulheres com hipotireoidismo assintomático e sem indicação para reposição de levotiroxina devem ser acompanhadas com dosagem de TSH e T4 livre séricos a cada 4 a 8 semanas, até a restauração do eutireoidismo, e devem ser aconselhadas a respeito das medidas contraceptivas nesse período.

Acompanhamento

As mulheres que tiveram TPP devem ser orientadas sobre o risco de episódios recorrentes após novas gestações e de desenvolvimento futuro de hipotireoidismo. Estudos mostram que 10% a 50% das mulheres que apresentaram recuperação da função tireoidiana após TPP vão desenvolver hipotireoidismo permanente, e fatores como multiparidade, hipoecogenicidade tireoidiana à ultrassonografia, idade materna mais avançada, história prévia de perda gestacional, altos títulos de anti-TPO e maior gravidade do hipotireoidismo inicial se associam ao risco maior. Portanto, essas mulheres devem ser alertadas sobre sinais e sintomas sugestivos de disfunção tireoidiana e acompanhadas periodicamente. Recomenda-se dosagem anual dos níveis de TSH séricos após recuperação de um episódio de TPP, especialmente nos primeiros 5 a 10 anos.

CONSIDERAÇÕES FINAIS

As tireoidites representam um grupo heterogêneo de afecções tireoidianas, a maior parte de natureza autoimune, e que podem acometer a mulher em qualquer época de sua vida, inclusive na gestação e no pós-parto. A doença tireoidiana autoimune, também conhecida como tireoidite de Hashimoto ou tireoidite linfocítica crônica, representa a principal causa de tireoidite e se caracteriza pela presença dos autoanticorpos tireoidianos anti-TPO e anti-Tg, podendo estar ou não associada a alterações na função tireoidiana em variados graus.

Os hormônios tireoidianos são importantes para a função reprodutiva normal, sendo a presença dos autoanticorpos tireoidianos na presença de TSH normal associada a diversas complicações, como abortamento e prematuridade. Já a associação à infertilidade e a desfechos adversos na gestação obtida por reprodução assistida é incerta, assim como a associação entre autoanticorpos tireoidianos e o atraso no desenvolvimento neurocognitivo da criança. Todas essas associações necessitam de confirmação em grandes estudos prospectivos, assim como seus mecanismos fisiopatológicos precisam ser mais bem compreendidos.

A definição de TSH normal na gestação é controversa principalmente porque os estudos são em sua maioria retrospectivos, com variações geográficas nas populações estudadas, variações no nível de suficiência de iodo e na frequência de positividade para os autoanticorpos tireoidianos, além de variações nas definições de hipotireoidismo em cada estudo individualmente. Conforme a última diretriz de doenças tireoidianas na gravidez, o TSH normal na gestação deve ser definido para cada trimestre de gravidez, considerando-se as flutuações nos níveis do TSH ao longo da gestação e as características geográficas e étnicas da população local. Na ausência desses dados, deve-se considerar normal na gravidez o valor de TSH entre 0,1 e 4,0mUI/L, sobretudo no primeiro trimestre.

As gestantes com anticorpo anti-TPO positivo e TSH entre 2,5 e 4,0mUI/L deverão ser monitorizadas ao longo da gestação em virtude do risco elevado de hipotireoidismo na gravidez. Alguns autores, no entanto, recomendam a prescrição de levotiroxina em baixas doses (25 a 50µg/dia) para essas gestantes, visando principalmente à redução do risco de abortamento e prematuridade. A prescrição de levotiroxina às gestantes com TSH < 2,5mUI/L e anticorpo anti-TPO positivo não se encontra recomendada, mas pode ser considerada na mulher infértil que irá se submeter às TRA. As gestantes com anti-TPO positivo e TSH normal que não foram tratadas com levotiroxina deverão ter a função tireoidiana monitorizada após o parto em virtude do risco elevado, na ordem de 30% a 50%, de TPP. O quadro clínico da TPP é variável, podendo se apresentar em 20% a 30% dos casos com um quadro trifásico típico, assim como pode se apresentar com tireotoxicose transitória oligo/assintomática ou com hipotireoidismo, o qual é permanente em 10% a 50% dos casos.

Leitura complementar

Abalovich M, Mitelberg L, Allami C et al. Subclinical hypothyroidism and thyroid autoimmunity in women with infertility. Gynecol Endocrinol 2010; 23:279-283.

Abbassi-Ghanavati M, Casey B, Spong C, McIntire D, Halvorson L, Cunningham F. Pregnancy outcomes in women with thyroid peroxidase antibodies. Obstet Gynecol 2010; 116(2 Pt 1):381-6.

Abdel R, Aly A, Abbassy A. Improved in vitro fertilization outcomes after treatment of subclinical hypothyroidism in infertile women. Endocr Pract 2010; 16(5):792-7.

Alexander E, Pearce E, Brent G et al. Guidelines of the American Thyroid Association for the Diagnosis and Management of Thyroid Disease during pregnancy and the postpartum. Thyroid 2017; 27(3):315-89.

Birmingham Clinical Trials Unit. Randomised controlled trial of the efficacy and mechanism of levothyroxine treatment on pregnancy and neonatal outcomes in women with thyroid antibodies (TABLET). Birmingham: University of Birmingham. Disponível em: http://www.birmingham.ac.uk/research/activity/mds/trials/bctu/trials/womens/tablet/index.aspx. Acesso em 22 de dezembro de 2017.

Burman KD, Ross DR, Mulder JE. Postpartum thyroiditis. In: UptoDate.

Busnelli A, Somigliana E, Benaglia L, Sarais V, Ragni G, Fedele L. Thyroid axis dysregulation during in vitro fertilization in hypothyroidtreated patients. Thyroid 2014; 24(11):1650-5.

Busnelli A, Vannucchi G, Paffoni A et al. Levothyroxine dose adjustment in hypothyroid women achieving pregnancy through IVF. Eur J Endocrinol 2015; 173(4):417-24.

Chai J, Yeung W, Lee C, Li H, Ho P, Ng H. Live birth rates following in vitro fertilization in women with thyroid autoimmunity and/or subclinical hypothyroidism. Clin Endocrinol (Oxf) 2014; 80(1):122-7.

Chen L, Hu R et al. Thyroid autoimmunity and miscarriage: a metaanalysis. Clin Endocrinol (Oxf) 2011; 74(4):513-9.

Crawford NM, Steiner AZ. Thyroid autoimmunity and reproductive function. Semin in Reprod Med 2016; 34(6):343-50.

De Leo S, Pearce EN. Autoimmune thyroid disease during pregnancy. Lancet 2017 December. In press.

Fumarola A, Grani G, Romanzi D et al. Thyroid function in infertile patients undergoing assisted reproduction. Am J Reprod Immunol 2013; 70(4):336-41.

Ghassabian A, Bongers-Schokking J, Rijke YB et al. Maternal thyroid autoimmunity during pregnancy and the risk of attention deficit/hyperactivity problems in children: the Generation R Study. Thyroid 2012; 22 (2):178-86.

Gracia CR, Morse CB, Chan G et al. Thyroid function during controlled ovarian hyperstimulation as part of in vitro fertilization. Fertil Steril 2012; 97(3): 585-91.

Huang C, Liang P, Diao L et al. Thyroid autoimmunity is associated with decreased cytotoxicity t cells in women with repeated implantation failure. Int J Environ Res Public Health 2015; 25(12):10352-61.

Janssen OE, Mehlmauer N, Hahn S et al. High prevalence of autoimmune thyroiditis in patients with polycystic ovary syndrome. Eur J Endocrinol 2004; 150:363-9.

Kiprov DD, Nachtigall RD, Weaver RC, Jacobson A, Main EK, Garovoy MR. The use of intravenous immunoglobulin in recurrent pregnancy loss associated with combined alloimmune and autoimmune abnormalities. Am J Reprod Immunol 1996; 36:228-34.

Korevaar TI, Schalekamp-Timmermans S, de Rijke YB et al. Hypothyroxinemia and TPO-antibody positivity are risk factors for premature delivery: the generation R study. J Clin Endocrinol Metab 2013; 98(11):4382-90.

Krassas GE, Poppe K, Glinoer D. Thyroid function and human reproductive health. Endocrine Reviews 2010; 31:702-55.

Kuijpens JL, Vader HL, Drexhage HA, Wiersinga WM, Van Son MJ, Pop VJ. Thyroid peroxidase antibodies during gestation are a marker for subsequent depression postpartum. Eur J Endocrinol 2001; 145:579-84.

Lazarus JH, Ammari F, Oretti R, Parkes AB, Richards CJ, Harris B. Clinical aspects of recurrent postpartum thyroiditis. Br J Gen Pract 1997; 47:305-8.

Lee YL, Ng HP, Lau KS et al. Increased fetal abortion rate in autoimmune thyroid disease is related to circulating TPO autoantibodies in an autoimmune thyroiditis animal model. Fertil Steril 2009; 91:2104-9.

Lukaszuk K, Kunicki M, Kulwikowska P et al. The impact of the presence of antithyroid antibodies on pregnancy outcome following intracytoplasmatic sperm injection-ICSI and embryo transfer in women with normal thyreotropine levels. J Endocrinol Invest 2015; 38(12):1335-43.

Männistö T, Vääräsmäki M, Pouta A et al. Perinatal outcome of children born to mothers with thyroid dysfunction or antibodies: a prospective population-based cohort study. J Clin Endocrinol Metab 2009; 94(3):772-9.

Mao J, Pop VJ, Bath SC, Vader HL, Redman CW, Rayman MP. Effect of low dose selenium monthy thyroid autoimmunity and thyroid function in UK pregnant women with mild-to moderate iodine deficiency. Eur J Nutr 2016; 55(1):55-61.

Michael AE, Papageorghiou AT. Potential significance of physiological and pharmacological glucocorticoids in early pregnancy. Hum Reprod Update 2008; 14(5):497-517.

Monteleone P, Parrini D, Faviana P et al. Female infertility related to thyroid autoimmunity: the ovarian follicle hypothesis. Am J Reprod Immunol 2011; 66:108-14.

Nazarpour S, Ramezani Tehrani F, Simbar M et al. Effects of levothyroxine treatment on pregnancy outcomes in pregnant women with autoimmune thyroid disease. Eur J Endocrinol 2017; 176:253-65.

Negro R et al. Levothyroxine treatment in thyroid peroxidase antibodypositive women undergoing assisted reproduction technologies: a prospective study. Human Reproduction 2005; 20(6):1529-33.

Negro R, Formoso G, Mangieri T, Pezzarossa A, Dazzi D, Hassan H. Levothyroxine treatment in euthyroid pregnant women with autoimmune thyroid disease: effects on obstetrical complications. J Clin Endocrinol Metab 2006; 91:2587-91.

Negro R, Greco G, Mangieri T et al. The influence of selenium supplementation on postpartum thyroid status in pregnant women with thyroid peroxidase autoantibodies. J Clin Endocrinol Metab 2007; 92:1263-8.

Negro R, Schwartz A, Stagnaro-Green A. Impact of levothyroxine in miscarriage and preterm delivery rates in first trimester thyroid antibody-positive women with TSH less than 2.5mlU/L. J Clin Endocrinol Metab 2016; 101:3685-90.

Nicholson WK, Robinson KA, Smallridge RC, Ladenson PW, Powe NR. Prevalence of postpartum thyroid dysfunction: a quantitative review. Thyroid 2006; 16:573-82.

Nohr SB, Jorgensen A, Pedersen KM, Laurberg P. Postpartum thyroid dysfunction in pregnant thyroid peroxidase antibody-positive women living in an area with mild to moderate iodine deficiency: Is iodine supplementation safe? J Clin Endocrinol Metab 2000; 85:3191-8.

Petta CA, Arruda MS, Zantut-Wittmann DE, Benetti-Pinto CL. Thyroid autoimmunity and thyroid dysfunction in women with endometriosis. Hum Reprod 2007; 22:2693-7.

Poppe K, Glinoer D, Tournaye H, Schiettecatte J, Haentjens P, Velkeniers B. Thyroid function after assisted reproductive technology in women free of thyroid disease. Fertil Steril 2005; 83(6):1753-7.

Poppe K, Velkeniers B, Glinoer D. Thyroid autoimmunity and female infertility. Thyroid International 2008; 4:1-11.

Projeto Diretrizes. Associação Médica Brasileira e Conselho Federal de Medicina. Disponível em: http://www.projetodiretrizes.org.br/projeto_diretrizes/texto_introdutorio.pdf. Acesso em: 20 dezembro 2017.

Reh A, Grifo J, Danoff A et al. What is a normal thyroid-stimulating hormone (TSH) level? Effects of stricter TSH thresholds on pregnancy outcomes after in vitro fertilization. Fertil Steril 2010; 94(7):2920-2.

Reimand K, Talja I, MetskulaK, Kadastik U, Matt K, Uibo R. Autoantibody studies of female patients with reproductive failure. J Reprod Immunol 2001; 51:167-76.

Roussev RG, Kaider BD, Price DE, Coulam CB. Laboratory evaluation of women experiencing reproductive failure. Am J Reprod Immunol 1996; 35:415-20.

Samuels MH. Subacute, silent, and postpartum thyroiditis. Med Clin N Am 2012; 96:223-33.

Seror J, Amand G, Guibourdenche J, Ceccaldi PF, Luton D. Anti-TPO antibodies diffusion through the placental barrier during pregnancy. PLoS One 2014; 9(1):e84647.

Stagnaro-Green A, Schwartz A, Gismondi R, Tinelli A, Mangieri T, Negro R. High rate of persistent hypothyroidism in a large-scale prospective study of postpartum thyroiditis in southern Italy. J Clin Endocrinol Metab 2011; 96:652-7.

Stagnaro-Green A. Approach to the patient with postpartum thyroiditis. J Clin Endocrinol Metab 2012; 97:334-42.

Stagnaro-Green A. Maternal thyroid disease and preterm delivery. J Clin Endocrinol Metab 2009; 94:21-5.

Stricker RB, Steinleitner A, Bookoff CN, Weckstein LN, Winger EE. Successful treatment of immunologic abortion with low-dose intravenous immunoglobulin. Fertil Steril 2000; 73:536-40.

Tan S, Dieterle S, Pechlavanis S, Janssen OE, Fuhrer D. Thyroid autoantibodies per se do not impair intracytoplasmic sperm injection outcome in euthyroid healthy women. Eur J Endocrinol 2014; 170(4):495-500.

Thangaratinam S, Tan A, Knox E, Kilby MD, Franklyn J, Coomarasamy A. Association between thyroid autoantibodies and miscarriage and preterm birth: Meta-analysis of evidence. BMJ 2011; 342:d2616.

Toulis KA, Goulis DG, Venetis CA, Kolibianakis EM, Negro R, Tarlatzis BC, Papadimas I. Risk of spontaneous miscarriage in euthyroid women with thyroid autoimmunity undergoing IVF: a meta-analysis. Eur J Endocrinol 2010; 162(4):643-52.

Turi A, Giannubilo SR, Zanconi S, Mascetti A, Tranquilli AL. Preconception steroid treatment in infertile women with antithyroid autoimmunity undergoing ovarian stimulation and intrauterine insemination: a double-blind, randomized, prospective cohort study. Clin Ther 2010; 32(14):2415-21.

Unuane D, Velkeniers B, Bravenboer B et al. Impact of thyroid autoimmunity in euthyroid women on live birth rate after IUI. Hum Reprod 2017; 32(4):915-22.

Van den Boogaard E, Vissenberg R, Land JA et al. Significance of (sub)clinical thyroid dysfunction and thyroid autoimmunity before conception and in early pregnancy: a systematic review. Hum Reprod Update 2011; 17(5):605-19.

Velkeniers B, Van Meerhaeghe A, Poppe K, Unuane D, Tournaye H, Haentjens P. Levothyroxine treatment and pregnancy outcome in women with subclinical hypothyroidism undergoing assisted reproduction technologies: systematic review and meta-analysis of RCTs. Hum Reprod Update 2013; 19(3):251-8.

Vissenberg R, Manders VD, Mastenbroek S et al. Pathophysiological aspects of thyroid hormone disorders/thyroid peroxidase autoantibodies and reproduction. Hum Reprod Update 2015; 21:378-87.

Vissenberg R, van den Boogaard E, van Wely M et al. Treatment of thyroid disorders before conception and in early pregnancy: a systematic review. Hum Reprod Update 2012; 18:360-73.

Vissenberg R, van Dijk MM, Fliers E et al. Effect of levothyroxine on live birth rate in euthyroid women with recurrent miscarriage and TPO antibodies (T4-LIFE study). Contemp Clin Trials 2015; 44:134-8.

Wasserman EE, Nelson K, Rose NR et al. Maternal thyroid autoantibodies during the third trimester and hearing deficits in children: an epidemiologic assessment. Am J Epidemiol 2008; 167(6):701-10.

Wasserman EE, Pillion JP, Duggan A et al. Childhood IQ, hearing loss, and maternal thyroid autoimmunity in the Baltimore Collaborative Perinatal Project. Pediatr Res 2012; 72(5):525-30.

Wu Q, Rayman MP, Lv H, Schomburg L et al. Low population selenium status is associated with increased prevalence of thyroid disease. J Clin Endocrinol Metab 2015; 100:4037-47.

CAPÍTULO 51

Feto de Mãe Diabética – Repercussões na Infância, na Adolescência e na Vida Adulta

Suzana Maria Pires do Rio

INTRODUÇÃO

Para a compreensão do prognóstico fetal a longo prazo de gestantes com hiperglicemia é necessário remontar aos estudos iniciados nas décadas de 1980/1990, que introduziram o conceito de programação fetal e que serviram de base para o entendimento dos efeitos do ambiente hiperglicêmico intrauterino sobre o feto, o recém-nascido (RN), a criança, o adolescente e o futuro adulto. A teoria da programação fetal surgiu a partir dos estudos de Barker nos anos de 1980, que demonstraram forte associação entre a má nutrição e/ou desnutrição intraútero (identificada como baixo peso ao nascimento) e as enfermidades cardiovasculares e o diabetes na vida adulta.

Estudos epidemiológicos e em modelos animais apoiam o conceito de que há um período crítico de programação durante o desenvolvimento embrionário e fetal em que exposições a ambientes adversos ou eventos neonatais podem tornar um indivíduo mais suscetível ao desenvolvimento de doenças na vida adulta, como obesidade e diabetes.

Os estudos de Barker levaram à hipótese da reprogramação metabólica fetal (teoria de Barker): doenças crônicas ocorreriam com maior frequência naqueles indivíduos que durante a vida intrauterina foram expostos a condições adversas. Sabe-se que o ambiente intrauterino influencia o desenvolvimento de um determinado fenótipo na descendência, embora seus mecanismos ainda não estejam completamente compreendidos.

Até um passado recente, os genes eram tidos como os únicos responsáveis pela passagem das características biológicas de uma geração à outra. No entanto, estudos mais recentes identificaram variações não genéticas (ou epigenéticas) que podem ser passadas aos descendentes.

O conceito de epigenética foi utilizado pela primeira vez por Conrad H. Waddington, nos anos de 1940, para designar as possíveis interações dos genes com o meio ambiente e que, por sua vez, influenciariam o desenvolvimento do embrião. Desde então, os estudos vêm demonstrando a ocorrência de processos moleculares em torno do DNA e que regulam a atividade do genoma independentemente da sequência de DNA. As mudanças epigenéticas podem ser herdadas no momento da divisão celular (mitose) e terão efeito na biologia do organismo, definindo diferentes fenótipos. Os processos moleculares envolvidos são: metilação de citosinas do DNA, modificações em aminoácidos das proteínas que se agregam ao DNA (as histonas) e os RNA não codificantes (os microRNA ou miRNA), possibilitando que determinados genes sejam expressos ou silenciados. Essas modificações que ocorrem no DNA ou na cromatina não envolvem mudanças na sequência de DNA. Trata-se de modificações da ativação de certos genes, mas não na estrutura básica do DNA.

O clínico precisa ter consciência de que as modificações epigenéticas produzirão células com características diferentes, mesmo no caso de um mesmo DNA e que, se esses estímulos ocorrerem durante um período considerado como a "janela crítica de desenvolvimento", acarretarão alterações na estrutura e na função de órgãos e tecidos ao longo da vida adulta.

Esse conhecimento se torna ainda mais importante quando se pensa em uma possível reversão das alterações epigenéticas a partir de modificações no estilo de vida dessa criança, como dieta saudável e atividade física, uma vez que estudos apontam para uma modificação no padrão da metilação do tecido adiposo e do músculo na presença de exercícios.

PROGNÓSTICO A LONGO PRAZO PARA OS FILHOS DE MÃES DIABÉTICAS

As consequências da exposição ao diabetes intraútero no sobrepeso e na obesidade infantil e o risco de diabetes tipo 2 (DM2) foram demonstrados em estudos epidemiológicos realizados com os índios Pima, que têm poucas diferenças genéticas entre si. Esses indígenas viviam originalmente na fronteira entre o México e os EUA. Parte da comunidade permaneceu no México e manteve seus hábitos de vida originais de alimentação e atividades físicas. Aqueles que passaram a viver no estado do Arizona adotaram, por motivos sociais e econômicos, os hábitos da população americana. A observação por parte de pesquisadores dessas duas populações de índios da mesma raça e geneticamente muito parecidas, sujeitas a condições de vida completamente diversas, desencadeou na década de 1960 uma série de estudos epidemiológicos que ajudam a compreender a influência do meio e dos hábitos dos indivíduos na geração das doenças.

Os índios Pima que habitam o Arizona se exercitam 2,5 vezes menos do que seus parentes mexicanos, ingerem uma dieta à base de carboidratos e gordura e apresentam altos índices de diabetes, hipertensão arterial e obesidade. A prevalência de diabetes nos índios Pima mexicanos é 5,5 vezes menor do que nos americanos.

Sabe-se que a glicose é o principal substrato energético para o feto e que sua passagem através da placenta se dá por difusão facilitada. Desse modo, um ambiente hiperglicêmico materno corresponderá a um ambiente hiperglicêmico fetal que, por sua vez, estimula o pâncreas fetal a produzir insulina, acarretando alterações potenciais sobre esse órgão e sobre a sensibilidade dos tecidos à insulina.

Atualmente, há evidências robustas de que um ambiente intrauterino hiperglicêmico é responsável não só por uma significativa morbidade em curto prazo no feto e no recém-nascido, mas também por um aumento do risco de desenvolver diabetes, bem como outras doenças crônicas não transmissíveis na idade adulta. O risco é maior em pacientes com diabetes pré-gestacional, mas *diabetes mellitus* gestacional (DMG) não reconhecido e/ou mal gerido pode ter consequências semelhantes. As principais doenças crônicas que podem acometer em longo prazo esses recém-nascidos são: obesidade, desenvolvimento de DM2 desde o final da infância, alterações cognitivas, distúrbios psiquiátricos, doenças cardiovasculares e doenças renais.

Obesidade

A exposição ao ambiente hiperglicêmico intrauterino resulta no aumento do número de neurônios no hipotálamo, expressando os potentes neuropeptídeos orexigênicos (NPY) e galanina, que persistem até a idade adulta.

A sobrenutrição materna pode levar à incapacidade do feto de aumentar a expressão do "transcrito relacionado com a cocaína e a anfetamina" (CART), potente neuropeptídeo orexigênico secretado no núcleo arqueado do hipotálamo, em resposta ao aumento da massa gorda corporal.

Estudos em animais demonstraram também que o hiperinsulinismo fetal durante o desenvolvimento embrionário desorganiza o sistema que controla a saciedade. A inativação seletiva dos genes receptores de insulina aumenta a ingestão de alimento e consequentemente a obesidade.

Por mecanismo ainda desconhecido, fetos cujas mães consumiram na gravidez dieta rica em gordura e açúcares têm as mesmas preferências após o nascimento, programando assim suas preferências alimentares.

Estudos demonstraram que os RN macrossômicos (peso ao nascimento entre 4.000 e 4.500g ou acima do percentil 90 para a idade gestacional) tinham essa condição resolvida por volta de 1 ano de idade. No entanto, observaram recorrência da obesidade na infância e entre adolescentes de 14 e 17 anos de mães diabéticas, cujo índice de massa corporal (IMC) foi de 24,6, quando comparados aos filhos de mães não diabéticas, cujos IMC foram em média de 20,9.

Em um estudo americano de âmbito nacional, os autores identificaram que 9,7% das crianças que apresentavam sobrepeso no início da adolescência haviam nascido de mães com diabetes gestacional em comparação com apenas 6,6% quando a condição não estava presente.

Em uma coorte prospectiva acompanhada na Suécia, o IMC de homens aos 18 anos de idade cujas mães tiveram *diabetes mellitus* durante a gravidez foi em média 0,94kg/m^2 maior do que o de seus irmãos nascidos antes do diagnóstico. Essa relação foi positiva após ajuste para idade materna, paridade e nível socioeconômico.

Estudo dinamarquês identificou risco de sobrepeso duas vezes maior em adultos nascidos de mulheres com DMG ou diabetes tipo 1 (DM1) quando comparados à população geral. Além disso, o risco de síndrome metabólica foi quatro vezes maior nos filhos de mães com DMG e 2,5 vezes maior nos filhos de mães com DM1, respectivamente.

Page, em 2014, publicou resultados de estudo realizado com pares de mães e filhos de origem mexicano-americana. Após ajustamento para variáveis de confundimento (idade, IMC e paridade), o IMC das crianças nascidas de mães com DMG foi maior.

Embora essas evidências pareçam robustas, é necessário levar em consideração a dificuldade para distinguir as influências da obesidade materna, do ambiente e do estilo de vida pós-natal da criança.

Diabetes mellitus tipo 2

O risco de desenvolver diabetes é em parte geneticamente determinado. A chance de desenvolver DM1 ao longo da vida é de 2% na prole de uma mãe com DM1, de 6% entre irmãos e de 65% entre gêmeos idênticos (*versus* 0,3% a 0,4%)

em indivíduos sem história familiar de diabetes. O desenvolvimento do DM2 também é influenciado pela suscetibilidade genética. O risco a longo prazo para um parente de primeiro grau de uma pessoa com DM2 é cinco a 10 vezes maior do que o de indivíduos pareados para idade e peso sem história familiar.

A prevalência de DM2 em filhos de mulheres Pima aumenta em até seis vezes entre aqueles com mães diabéticas ou pré-diabéticas. O surgimento de diabetes na infância e na adolescência ocorreu quase que exclusivamente entre os filhos de mães diabéticas e pré-diabéticas. Do mesmo modo, os filhos de mães com DM2 ou DMG nasceram com peso maior em todas as idades gestacionais avaliadas, quando comparados com os nascidos de mães não diabéticas.

Outro estudo com pares de irmãos Pima comparou o peso ao nascimento daqueles que nasceram antes e depois do desenvolvimento do diabetes materno. O risco de diabetes foi 3,7 vezes maior nos irmãos nascidos depois que a mãe desenvolveu diabetes ($p = 0,02$), e o IMC foi 2,6kg/m^2 mais elevado em descendentes de mães diabéticas do que em filhos de gestantes não diabéticas ($p = 0,003$).

Mais dados relacionados com os índios Pima demonstraram que 45% dos descendentes de mães com DMG desenvolveram DM2 entre 20 e 24 anos de idade, em comparação com descendentes de mulheres pré-diabéticas ou não diabéticas. Esse risco aumentado persistiu mesmo quando levados em consideração a história paterna do diabetes, a idade do início do diabetes nos pais e o IMC da criança, reforçando a hipótese de que, além de fatores genéticos, o ambiente intrauterino contribuiu para o desenvolvimento de diabetes.

Nos estudos de seguimento dos filhos de mães com DMG, observa-se que estes apresentavam secreção reduzida de insulina, enquanto na prole de mães com diabetes preexistente ocorria maior resistência à ação da insulina. Outra evidência de que as alterações epigenéticas provocadas pelo ambiente hiperglicêmico interferem no prognóstico pós-natal é o resultado de estudos que demonstraram que em qualquer faixa etária a incidência de diabetes foi maior naqueles expostos a esse ambiente em comparação com a prole de mães não diabéticas, a despeito de algumas delas terem desenvolvido a doença ao longo da vida.

Distúrbios cognitivos

Considera-se que o desenvolvimento neurocognitivo e, a longo prazo, das habilidades cognitivas estaria comprometido pela alteração na estrutura cerebral mediada por um ambiente rico em glicose e cetonas. Alguns estudos e revisões sistemáticas têm apontado nessa direção.

Bolaños e cols. publicaram em 2015 estudo com o objetivo de determinar se havia atraso no desenvolvimento neuropsicológico de crianças entre 7 e 9 anos nascidas de mães com DMG comparadas com crianças entre 8 e 10 anos cujas mães mantiveram a glicemia normal durante toda a gestação. Os achados demonstraram *performance* mais baixa nas habilidades gráfica, espacial e bimanual e presença maior de sinais neurológicos. Escores mais baixos de nível intelectual e memória também foram encontrados, corroborando a impressão de que o diabetes materno se associa à deficiência cognitiva leve.

Revisão sistemática de 2016 com o mesmo objetivo selecionou 14 estudos que haviam avaliado o desenvolvimento até 12 anos de filhos de mães com diabetes durante a gestação. Em virtude da diversidade de critérios para designar as habilidades cognitivas, os resultados se mostraram inconsistentes, embora tenham apontado para uma associação negativa entre diabetes durante a gestação e o desenvolvimento neurocognitivo.

Também em 2016 foi publicado estudo sobre os filhos adolescentes de mães com DM1, comparando a dosagem da hemoglobina glicada (HbA1c) durante a gestação com os resultados neurocognitivos futuros. Participaram dessa coorte 277 adolescentes, avaliados entre os 13 e os 19 anos de idade. O grupo de controle foi formado por 301 adolescentes. Os escores dos filhos de mães diabéticas foram significativamente menores para todos os índices de inteligência padronizados testados: inteligência global, inteligência verbal e não verbal e memória. As diferenças permaneceram mesmo após o ajuste para confundimento. Esse achado, no entanto, não foi associado aos níveis de HbA1c.

Serão necessários mais estudos prospectivos com controle para que possam ser avaliados os fatores de confundimento de modo a confirmar essa associação de maneira independente.

Distúrbios psiquiátricos

Estudos epidemiológicos vêm demonstrando um risco até sete vezes maior de desenvolvimento de distúrbios psiquiátricos, como esquizofrenia e distúrbio do espectro autista, com variados quadros de autismo entre os filhos de mães que tiveram diabetes na gestação.

Os mecanismos envolvidos seriam a formação excessiva de radicais livres de oxigênio em razão do maior estresse oxidativo, alterações do metabolismo lipídico, desordem no desenvolvimento dos circuitos neuronais e, finalmente, neuroinflamação crônica. Essas alterações têm sido demonstradas principalmente em estudos experimentais com ratas.

Em 2015, Xiang e cols. analisaram os resultados de uma coorte longitudinal retrospectiva multiétnica que envolveu 322.323 crianças nascidas entre 1995 e 2009 nos EUA e que tiveram o diagnóstico de distúrbio do espectro autista. Durante o seguimento dessas crianças, observou-se, após ajuste de fatores de confundimento, associação significativa dessa condição à exposição intrauterina à hiperglicemia materna.

Um grande estudo de base populacional realizado em Israel e publicado em 2016, envolvendo 231.271 nascimentos entre 1991 e 2014, 5,4% dos quais de mães com diabetes, mostrou que durante o intervalo de seguimento foi observada associação linear independente entre a gravidade do diabetes materno e a doença neuropsiquiátrica desenvolvida pelas crianças filhas de mães diabéticas.

Doenças cardiovasculares e renais

Estudos longitudinais demonstram que filhos de mães diabéticas têm risco aumentado de desenvolver doenças cardiovasculares, o qual pode ser decorrente de fatores genéticos ou do estilo de vida pós-natal, mas as evidências indicam também que a exposição intrauterina à hiperglicemia tem papel significativo. Quando comparadas com controles, as crianças expostas ao diabetes materno durante a gestação apresentaram um perfil de risco cardiovascular pior (aumento da dislipidemia, inflamação vascular subclínica e disfunção endotelial). Dislipidemia é expressa pelo aumento do colesterol total e do LDL. Os marcadores da inflamação vascular e a disfunção endotelial são o inibidor do ativador do plasminogênio 1 (PAI-1), a molécula de adesão vascular 1 (VCAM), a molécula de adesão intercelular 1 (ICAM), a E-selectina e o fator de crescimento insulina-*like* 1 (IGF-1), entre outros.

Os filhos de indígenas Pima que tiveram diabetes durante a gravidez também apresentaram pressão arterial sistólica (PAS) maior do que os filhos de mães que só desenvolveram DM2 depois da gravidez. Esse achado foi independente da obesidade materna.

Revisão sistemática recente confirmou a associação entre a exposição ao diabetes materno e a PAS aumentada na infância. No entanto, essa associação foi significativa apenas na descendência masculina, e há evidências de que possa ser influenciada pelo IMC materno pré-gestacional.

A angiotensina II (Ang II) também pode estar envolvida na deficiência de funções endoteliais e vasculares. Os modelos experimentais mostraram que a Ang II aumentava a vasoconstrição em resposta à endotelina-1 e, em seres humanos, induzia a apoptose de células endoteliais venosas umbilicais. Aumento na concentração de Ang II no sangue do cordão umbilical tem sido observado na prole de mães com diabetes gestacional.

A identificação dos biomarcadores em lactentes e crianças de mães diabéticas é um caminho para que sejam tomadas medidas preventivas de modo a minimizar ou evitar a ocorrência do risco cardiovascular programado ainda intraútero.

A exposição a um ambiente intrauterino diabético também é considerada um forte fator de risco para doença renal. A nefropatia diabética é a principal causa de doença renal em fase terminal. Em índios Pima, tem sido observado aumento da excreção urinária de albumina em filhos de mães diabéticas: 58% em filhos de mães com diabetes gestacional, 43% em filhos de mulheres que desenvolveram diabetes após a gravidez e apenas 40% nos filhos de gestantes não diabéticas. Essas alterações funcionais podem resultar em danos a glomérulos em desenvolvimento e em possível associação à diminuição do número de néfrons.

CONSIDERAÇÕES PARA O SEGUIMENTO DA GESTANTE DIABÉTICA

A partir do exposto, fica claro para a equipe multidisciplinar responsável pelo acompanhamento da gestante com diabetes durante o pré-natal que todo o investimento deve ser feito no intuito de mantê-la o mais próximo possível da euglicemia, a fim de melhorar o prognóstico de sua prole e, ao mesmo tempo, reduzir as complicações que poderão surgir em decorrência da hiperglicemia fetal persistente.

O rastreamento do DMG deve ser universal, e todas as gestantes que forem diagnosticadas com qualquer forma de diabetes devem ser prontamente orientadas sobre os riscos potenciais da hiperglicemia para o feto e receber o tratamento de acordo com sua condição clínica.

Muitos obstetras, endocrinologistas, nutricionistas e familiares tendem a relaxar o tratamento, considerando a hiperglicemia passageira, principalmente se o diagnóstico for de DMG. No entanto, a postura deve ser exatamente a oposta, devendo ser envidados todos os esforços para manter o controle glicêmico materno dentro das metas estabelecidas pela literatura. O tratamento com dieta, atividade física na ausência de contraindicação e uso de medicação antidiabetogênica oral ou insulina deve ser introduzido precocemente.

As mulheres diabéticas devem ser preparadas para engravidar em condições metabólicas e pressóricas adequadas, assim como sua condição emocional, familiar e econômica deve estar mais estruturada para esse período de cuidado mais intensivo, com medidas frequentes de glicemia (quatro a oito por dia), maior número de consultas de pré-natal, dieta mais restritiva quanto à ingestão de carboidrato, assim como maior possibilidade de internações para otimizar o controle glicêmico. Por isso, devem se programar com redução do peso e avaliação da situação metabólica com a dosagem da HbA1c.

Nos casos de mau controle glicêmico e/ou contraindicações identificadas, sugere-se protelar a gravidez até que a mulher se encontre em melhores condições. Muitas vezes será necessário substituir as medicações utilizadas, como os anti-hipertensivos e outros medicamentos potencialmente teratogênicos.

Para os obstetras fica a seguinte mensagem: como médicos da mãe e do feto, somos corresponsáveis não somente pelo prognóstico materno, mas também do recém-nascido, da criança, do adolescente e do adulto.

Leitura complementar

Barker DJP, Eriksson JG, Forsén T, Osmond C. Fetal origin of adult disease: strength of effects and biological basis. Int J Epidemiol 2002; 31:1235-9.

Bolaños L, Matute E, Ramírez-Dueñas ML. Neuropsychological impairment in school-aged children born to mothers with gestational diabetes. J Child Neurol 2015; 30(12):1616-24.

Bytoft B, Knorr S. Vlachova z et al. Long-term cognitive implications of intrauterine hyperglycemia in adolescent offspring of women with type 1 diabetes (the EPICOM Study). Diabetes 2016; Care Publish Ahead of Print, published online June 6.
Clausen TD, Mathiesen ER, Hansen T et al. Overweight and the metabolic syndrome in adult offspring of women with diet-treated gestational diabetes mellitus or type 1 diabetes. J Clin Endocrinol Metab 2009; 94(7):246.
Dabelea D, Hanson RL, Bennett PH, Roumain J, Knowler WC, Pettitt DJ. Increasing prevalence of type II diabetes in American Indian children. Diabetologia 1998; 41(8):904.
Dabelea D, Knowler WC, Pettitt DJ. Effect of diabetes in pregnancy on offspring: follow-up research in the Pima Indians. J Matern Fetal Med 2000; 9(1):83.
Dabelea D, Mayer-Davis EJ, Lamichhane AP et al. Association of intrauterine exposure to maternal diabetes and obesity with type 2 diabetes in youth: the SEARCH Case-Control Study. Diabetes Care 2008; 31(7):1422-6.
Dabelea D, Pettitt DJ. Intrauterine diabetic environment confers risks for type 2 diabetes mellitus and obesity in the offspring, in addition to genetic susceptibility. J Pediatr Endocrinol Metab 2001; 14(8):1085-91.
Gillman MW, Rifas-Shiman S, Berkey CS et al. Maternal gestational diabetes, birth weight, and adolescent obesity. Pediatrics 2003; 111(3):e221-6.
Lawlor DA, Lichtenstein P, Långström N. Association of maternal diabetes mellitus in pregnancy with offspring adiposity into early adulthood: sibling study in a prospective cohort of 280,866 men from 248,293 families. Circulation 2011; 25;123(3):258-65.
Lehnen H, Zechner U, Haaf T. Epigenetics of gestational diabetes mellitus and offspring health: the time for action is in early stages of life. Molecular Human Reproduction 2013; 19(7):415-22.
Marco LJ, McCloskey K, Vuillermin PJ et al. Cardiovascular disease risk in the offspring of diabetic women: the impact of the intrauterine environment. Experimental Diabetes Research Volume 2012 (2012), Article ID 565160, 10 p.
Mitanchez D, Yzydorczyk C, Siddeek B et al. The offspring of the diabetic mother e short- and long-term implications. Best Practice & Research Clinical Obstetrics and Gynaecology 2015; 29(2):256-69.
Moen GH, Sommer C, Prasad RB. Epigenetic modifications and gestational diabetes: a systematic review of published literature. European Journal of Endocrinology 2017; 176:R247-R267.
Page KA, Romero A, Buchanan TA, Xiang AH. Gestational diabetes mellitus, maternal obesity, and adiposity in offspring. J Pediatr 2013; 164(4):807-10.
Petitt DJ, Bennett PH, Knowler WC, Baird HR, Aleck KA. Gestational diabetes mellitus and impaired glucose tolerance during pregnancy. Long-term effects on obesity and glucose tolerance in the offspring. 1985; 34(Suppl 2):119-22.
Robles MC, Campoy C, Fernandez LG et al. Maternal diabetes and cognitive performance in the offspring: a systematic review and meta-analysis. PLOS ONE 2015; DOI:10.1371/journal.pone.0142583 Nov 13.
Sacks KN, Friger M, Shoham-Vardi I et al. Prenatal exposure to gestational diabetes mellitus as an independent risk factor for long-term neuropsychiatric morbidity of the offspring. Am J Obstet Gynecol 2016; (oral presentation) 251(3):380.e1-7.
Silverman BL, Rizzo TA, Cho NH, Metzger BE. Long-term effects of the intrauterine environment. The Northwestern University Diabetes in Pregnancy Center. Diabetes Care 1998; 21(Suppl 2):B142-9.
Vlachová Z, Bytoft B, Knorr S et al. Increased metabolic risk in adolescent offspring of mothers with type 1 diabetes: the EPICOM study. Diabetologia 2015; 58:1454-63.
Vrachnis N, Antonakopoulos N, Iliodromiti Z et al. Impact of maternal diabetes on epigenetic modifications leading to diseases in the offspring. Experimental Diabetes Research. Vol 2012 (2012), Article ID 538474, 6 p.
Xiang AH, Wang X, Martinez MP et al. Association of maternal diabetes with autism in offspring. JAMA 2015; 313(14):1425-34.

CAPÍTULO 4

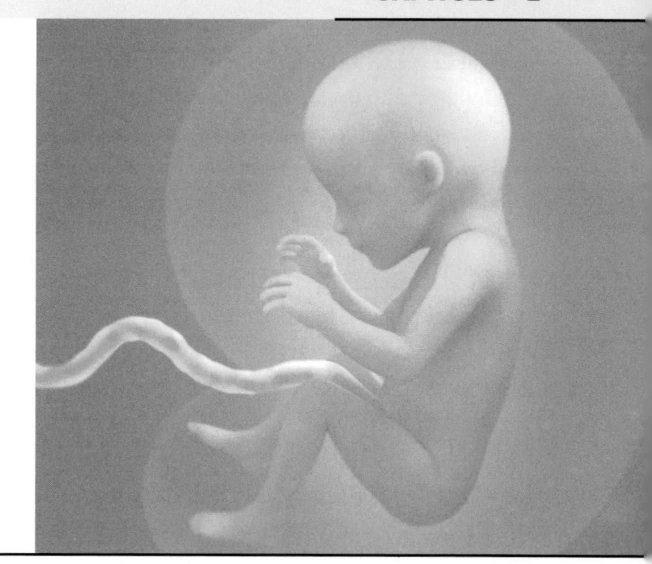

Modelo de Atención Obstetrica Basado en el Cuidado Crítico

Suzana Maria Pires do Rio

INTRODUCCIÓN

El reporte inter agencial de mortalidad materna para el año 2015 estableció una razón de mortalidad materna (RMM) a nivel mundial de 216 por 100 mil nacidos vivos. El 99% de las muertes maternas y 98% de muertes perinatales estimadas ocurren en países en vías de desarrollo(1). Las muertes maternas son consecuencia de hemorragia, trastornos hipertensivos asociados al embarazo, sepsis, complicaciones de aborto y causas indirectas por patología materna de base (2). Los análisis de estas muertes se asocian a la ausencia de protocolos de manejo, equipos de trabajo con competencias técnicas y no técnicas para manejo interdisciplinario y falta de unidades preparadas para la atención gestantes con emergencias obstétricas con personal entrenado en cuidado critico (3).

La baja razón de mortalidad materna (RMM) en los países desarrollados es debida a políticas nacionales bien definidas de cuidado materno que incluyen el manejo de las gestantes en condiciones criticas en un sistema de salud efectivo. Los Servicios de Emergencias Obstétricas (EmOC) y la organización de unidades locativas soportadas en concepto de cuidado critico obstétrico (CCO) han sido propuestas como estrategias efectivas para la disminución de la mortalidad materna (MM) (3,4).

El concepto de cuidado intensivo comenzó en 1960, con gran desarrollo a partir de 1988 cuando la Sociedad Americana de Cuidado Critico promulgó las definiciones y estableció las guías para la adecuación y funcionamiento de las unidades de cuidado intensivo (UCIs). En el año 2000 el departamento de Salud del Reino Unido recomendó el término de cuidado crítico obstétrico (CCO) para incluir los términos de alta dependencia y cuidado intensivo para gestantes.

Las opciones de organización alrededor del CCO son dependientes de las condiciones y del modelo hospitalario de cada país. El manejo puede realizarse en UCI abiertas o cerradas o unidades de alta dependencia obstétrica, concepto que nace de la iniciativa de algunos hospitales británicos para reducir potencialmente el traslado a UCI polivalentes de gestantes críticas (6-10). Cualquiera que sea el modelo, la filosofía es atención medica permanente a través de relación paciente: enfermera de 1:1 o 2:1 con el uso de variables clínicas y hemodinámicas estrictamente controladas (3,9). La admisión temprana con un muy bajo umbral para la atención de gestantes críticas en unidades preparadas para la monitorización materna y fetal continua, disminuye el riesgo de progresión y severidad de la morbilidad materna extrema.

NIVELES DE ATENCIÓN OBSTETRICA

Estimar el nivel de atención que requiere una paciente es indispensable para diseñar un modelo de atención basado en el cuidado crítico. Clasificar el nivel de complejidad no es una labor sencilla, depende de varios factores como el tipo de monitoria que la paciente necesita, la presencia de disfunción orgánica o alguna condición clínica de base (13). En el año 2010, la British Intensive Care Society promulgo el primer documento sobre niveles de atención para gestantes criticas, que se ha usado ampliamente en los hospitales de Reino Unido para definir las condiciones de atención

Se describen cuatro niveles de atención:

- **Nivel 0:** pacientes cuyas necesidades pueden suplirse en una sala de hospitalización general
- **Nivel 1:** pacientes que se encuentren en riesgo de que su condición se deteriore en algún momento, aquellas que

requieren un nivel de atención superior a una sala de hospitalización general o aquellas reubicadas desde un nivel más alto de atención.

- **Nivel 2:** pacientes que necesitan monitoria invasiva o tienen falla de un órgano, incluyendo soporte ventilatorio básico y ventilación mecánica no invasiva (VMNI)
- **Nivel 3:** pacientes que necesitan soporte ventilatorio avanzado solo, o soporte ventilatorio básico, más soporte de un órgano diferente.

Todas las pacientes embarazadas que se encuentren en un nivel de atención 1 o mayor deberán ser remitidas a una sala de partos equipada con todos los instrumentos y el personal especializado para el manejo de pacientes críticamente enfermos.

EPIDEMIOLOGIA DEL CUIDADO CRITICO OBSTETRICO

La incidencia real de gestantes admitidas en UCI es difícil de estimar debido a que la mayoría de los estudios corresponden a series retrospectivas donde se utilizan diferentes denominadores (total de admisiones en el hospital, admisiones totales en UCI o total de nacimientos), diferentes criterios de admisión y hay marcada variabilidad entre los centros de atención. La revisión sistemática de Pollock con pacientes en embarazo y hasta las 6 semanas de puerperio en UCI desde el año 1990 hasta el 2008, reporto una incidencia que varía de 0.7 en países desarrollados hasta 13.5 por 1000 nacimientos en países en desarrollo (6). El articulo de Escobar et durante un periodo de estudio de 6 años hasta el 2015, reporto 10956 pacientes y es probablemente la experiencia con mayor numero de atenciones en un modelo obstétrico basado en CCO en países en vías de desarrollo y en América Latina (7).

Las pacientes obstétricas pueden ser admitidas durante todos los periodos de la gestación, pero en la mayoría de las series reportadas entre el 58 y 93% de los casos corresponden a pacientes en el puerperio. En el reporte de Escobar, el 91% de las pacientes fueron admitidas durante la gestación y 32% fueron egresadas aun embarazadas (7), lo cual representa un gran cambio conceptual para este tipo de unidades, dando mayor fuerza al concepto de atención de pacientes graves aun en embarazo.

La revisión sistemática de Pollock reporto que el 70% de las admisiones fueron por condiciones propias del embarazo y en el estudio ICNARC sobre admisiones en UCI de mujeres entre 16 y 50 años, esta proporción fue del 61% (8)PubMed, EMBASE and CINAHL databases (1990-2008. Zeeman et al (9) reportaron sus admisiones utilizando el concepto de unidades integradas de cuidado intensivo e intermedio para el cuidado de la paciente embarazada críticamente enferma. Tal concepto consiste en una unidad de cuidado especial que busca impactar en la disminución de la morbilidad y la mortalidad de pacientes con disfunción orgánica aguda, quienes requieren mayor monitorización y vigilancia que la ofrecida en un pabellón general, y cuyo caso, si no se lo maneja apropiadamente, puede resultar en la muerte (10)119 women delivered with two maternal deaths (2.6/100,000

MODELO DE ATENCION SOPORTADO EN CUIDADO CRITICO OBSTETRICO

La Fundación Valle del Lili (FVL) en Cali, Colombia es una entidad privada sin fines de lucro de orientación académica con énfasis en la atención de pacientes de alta complejidad. El servicio de obstetricia fue creado inicialmente para la atención de gestantes de bajo riesgo y a partir del año 2005 aumento la cobertura a gestantes de alto riesgo. Con la implementación de los sistemas de vigilancia epidemiológicos (SV) de Mortalidad Perinatal (MP), MM y Morbilidad Materna Extrema (MME) se estableció la necesidad de la organización de la Unidad de Alta Complejidad Obstétrica (UACO). Esta unidad implemento un modelo de atención obstétrico soportado en CCO, con el fin de considerar esta opción dentro del ensamblaje para la reducción de la mortalidad materna y perinatal en países de bajos y medianos ingresos como Colombia.

Este modelo de atención obstétrica empezó su funcionamiento bajo el concepto de CCO en Julio del 2009. La implementación se describe a continuación.

Utilización de sistemas de vigilancia epidemiológica

los sistemas de vigilancia epidemiológicos (SV) de obligatorio cumplimiento en Colombia constituyen el sistema de información oficial de la FVL para la toma de decisiones institucionales (10-12). El sistema de vigilancia de MME utiliza los criterios de ingreso definidos por la Federación Latinoamericana de Sociedades de Ginecología y Obstetricia (FLASOG). Los resultados permiten establecer la carga de enfermedad de las gestantes atendidas y la necesidad de cambios en el modelo de atención.

Recurso humano

Para asumir el liderazgo académico y directivo de la UACO, se especializaron seis ginecólogos de manera progresiva en un programa formal de Medicina Critica y Cuidado Intensivo a partir del año 2007. Este personal, trabaja con doce ginecólogos que realizan cobertura presencial 24 horas al día durante los siete días de la semana. El grupo de ginecólogos recibe una capacitación en CCO y emergencias obstétricas durante 4 meses, con un proceso formal de recertificación cada dos años. Las interconsultas por el servicio de Medicina Fetal se establecieron durante las 24 horas del día. La FVL cuenta con especialistas clínicos y quirúrgicos disponibles para interconsultas las 24 horas del día, quienes fueron informados sobre la creación del servicio.

El grupo de enfermería, pilar de la ejecución del proyecto, es capacitado en un curso con doble modalidad en línea y presencial de 9 meses de evolución para la evaluación de temas en obstetricia básica, alto riesgo obstétrico y CCO. La selección de las enfermeras incluyo personal son subespecialidad en medicina materno fetal y cuidado intensivo. Todo el personal de apoyo fue recapacitado en el funcionamiento de la UACO.

Planta física

Se realizo la reconstrucción de la UACO durante un periodo de dos años a partir del año 2009. El proyecto inicio con dos camas con un crecimiento paulatino hasta un total de 31 camas. Todas las habitaciones son individuales con un grado de sofisticación similar a UCI, con sistemas de monitoria materna y fetal continua, oportunidad monitoria hemodinámica invasiva, soporte con oxígeno y succión, bombas de infusión, análisis de gases arteriales, kit de medicamentos e insumos para emergencias obstétricas, monitor de transporte, opción de ventilación mecánica no invasiva e invasiva durante los procesos de transferencia a UCI, oportunidad de reporte de laboratorios y pruebas radiológicas, opción de desfibrilación y equipos de vía aérea difícil en situaciones de paro.

Criterios de admisión

A partir del 2009 se establecieron los criterios de ingreso a UACO con un umbral adaptado a las necesidades maternas y fetales. Este proceso definio con las aseguradoras de salud el ingreso a la unidad sin restricciones de tipo administrativo. Al momento del inicio del proyecto, este tipo de criterios no estaban estandarizados en la evidencia. En el año 2014, se realizo el Consenso Colombiano de para la definición de los criterios de ingreso a unidades de cuidados intensivos en la paciente embarazada críticamente enferma con el respaldo de la Sociedad Colombiana de Ginecología y Obstetricia, la Sociedad Colombiana de Anestesiología y Reanimación y la Asociación Colombiana de Medicina Critica y Cuidado Intensivo (13), utilizado desde ese momento como el instrumento para sustentar el ingreso de las pacientes a la UACO.

Guías de manejo

Todos los protocolos de manejo clínico y quirúrgico de estudiantes, residentes, obstetras y enfermeras se revisaron de acuerdo a la evidencia con énfasis en el manejo de las emergencias obstétricas. Estas guías son re evaluadas cada dos años y sometidas a un proceso de validación y de medición de la adherencia por parte de Gestión Clínica de la institución. Se realizaron todas las guías de los procesos, procedimientos, toma de muestras y procesamiento de datos de la unidad,.

Monitoria fetal y atención obstétrica

Las modalidades terapéuticas en cuidado crítico pueden afectar la perfusión placentaria y a su vez el uso de medicamentos de patologías obstétricas, pueden generar cambios en las condiciones de una gestante critica. La respuesta fetal a este tipo de intervenciones debe asegurarse mediante pruebas de bienestar fetal que en el contexto del CCO no han sido bien definidas. Dentro de los procesos de seguridad en la UACO, se implemento un sistema de monitoria fetal continua que aunque es ampliamente utilizado en los países desarrollados (21), represento un cambio en el modelo de atención de Colombia. La monitoria fetal en este contexto es un sistema de alerta temprano para la evaluación de la placenta como órgano de perfusión y complementa la vigilancia durante de la reanimación materna y fetal. Adicionalmente la vinculación de manera permanente de los especialistas en medicina materno fetal dentro del grupo medico, permitió la unificación en la toma de decisiones frente a pruebas de bienestar fetal adicionales.

Uno de los puntos de mayor complejidad en este tipo de pacientes es el plan de manejo relacionado con el momento, el modo de realizar la finalización del embarazo y el equipo medico involucrado (intensivista, ginecólogo, neonatologo). La atención del parto dentro de la UCI puede ser la mejor opción en términos de calidad y seguridad, pero la mayoría de las UCIs polivalentes no cuentan con la infraestructura necesaria o las salas departo carecen de los sistema de monitoria de la UCIs y muchas veces las decisiones dependen de la expertica de los equipos y su capacidad resolutiva. En nuestro caso, la implementación de los espacios físicos con los requerimientos de una sala de parto y de UCI y la política de parto humanizado tuvieron un gran impacto en la practica obstétrica.

Estándares de seguridad

El modelo de seguridad institucional se implemento a partir del año 2009. En el año 2014, se adapto de acuerdo Modelo de seguridad para la atención de la emergencia obstétrica en instituciones de salud del Ministerio de Salud de Colombia (14). Los componentes utilizados en la UACO fueron:

- Implementación de sistemas de monitoria materna y fetal continua
- Implementación de atención del parto con estándares de parto humanizado.
- Evaluación de la respuesta institucional para la atención de la emergencia obstétrica dos veces al año utilizando un instrumento con el cual se identifican posibilidades de mejoramiento.
- Análisis individual de los eventos adversos utilizando el Protocolo de Londres con el Comité de seguridad institucional.
- Implementación de protocolos de seguridad y listas de chequeo en parto vaginal, cesárea y en el uso de oxitocina y sulfato de magnesio en bomba de infusión.
- Estandarización del kit para la atención de las emergencias obstétricas que incluye el proceso de reabastecimiento y seguimiento de los medicamentos
- Implementación de rondas de seguridad institucional 4 veces al año
- Implementación de 3 revistas medicas al día y de una revista del servicio con neonatología, anestesia y enfermería una vez al día
- Planeación estratégica anual en educación continuada utilizando escenarios de simulación en obstetricia y entrenamiento en trabajo en equipo, con recertificación formal cada 2 años.
- Educación permanente de los lideres académicos en competencias no técnicas que incluyan realización estrategias de comunicación (ejemplo: SBAR).

- Implementación de equipos de respuesta rápida en obstetricia, código rojo obstétrico y código azul obstétrico con elaboración de instrumentos guías básicos con esta información que se entregaron a todos los médicos del servicio de urgencias y de obstetricia.

INDICADORES PARA EL MONITOREO DE LA SEGURIDAD DE LAS PACIENTES EN UNA UNIDAD DE CUIDADO CRITICO OBSTETRICO

El mejoramiento del sistema de salud solo puede medirse en términos del comportamiento de los indicadores de calidad (25). Las medidas útiles de calidad permiten el conteo de las practicas clínicas con métodos reproducibles y comparables cuyos resultados pueden ser modificadas por cambio dentro de la practica. A nivel institucional, se implementaron indicadores de calidad para la evaluación de la estructura, los procesos y los resultados de la UACO. Estos indicadores no se encuentran definidos por política nacional y fueron definidos por las directivas institucionales de acuerdo a los parámetros internacionales, siendo validados y comparados anualmente dentro del proceso de evaluación de la UACO y se resumen en la tabla 1.

Tabla 1 Indicadores de seguimiento de la UCCO

Indicador	Frecuencia de Análisis	Cálculo
Indicadores de calidad de mortalidad materna y perinatal y morbilidad materna extrema		
Razón de Mortalidad materna	Mensual	Número de defunciones en maternas en el mes/Total de nacimientos en la institución durante el mes por 100.000
Tasa de Mortalidad perinatal	Mensual	Número de defunciones fetos mayores de 500 gramos o recién nacidos en los siguientes 7 días al parto en el mes/total de Recién Nacidos vivos en el mes por 1000
Razón de Morbilidad materna extrema (MME)	Mensual	Número de casos de MME certificadas en el mes/total de nacidos vivos en el mes por 100000
Índice de Mortalidad Materna	Mensual	Número de casos de muerte materna en el mes/Número de casos de muerte materna + número de casos de MME por 100
Relación MME/Muerte Materna	Mensual	Número de casos de MME certificados en el mes/Número de casos de muerte materna en el mes
Porcentaje de gestantes con tres o más criterios de inclusión	Mensual	Distribución de los casos de MME según criterios de inclusión (uno, dos, tres o más) por 100.
Indicadores de cuidado critico obstétrico		
Número de admisiones a la UCI – Nivel 3	Mensual	Número de pacientes con criterio de admisión para UCI nivel 3
Número de admisiones a la UCI – Nivel 2 o unidad de alta dependencia	Mensual	Número de pacientes con criterio de admisión para UCI nivel 3
Re admisión a la UCI	Mensual	Número de pacientes con criterio de admisión
Puntaje de APACHE II (Acute Physiology and Chronic Health Evaluation II)	Mensual	De acuerdo a la política institucional para la UCIs que exige la medición del puntaje de APACHE II (Acute Physiology and Chronic Health Evaluation II) en todos los pacientes criticas, se realizo la medición en las gestantes criticas en las primeras 24 horas de hospitalización en la UACO.
Indicadores de atención obstétrica		
Atención del parto con analgesia	Mensual	Número de partos con analgesia regional/número total de partos por 100
Porcentaje de cesáreas	Mensual	Número de cesáreas/Número de procedimientos (Partos + Cesáreas) totales del mes.
Incidencia de eclampsia en pacientes con trastorno hipertensivo (THE) del embarazo y tiempo de ingreso superior a 1 hora	Mensual	Número de pacientes con THE que presentan uno o más episodios de eclampsia tras 1 hora de ingreso en el mes/ número de pacientes con THE en el mes por 100
Incidencia de desgarros perineales de IV grado	Mensual	Numero de desgarros perineales de IV grado en el mes/Total de partos vaginales en el mes por 100
Incidencia de hemorragia postparto severa	Mensual	Número de pacientes con HPP severa en el mes/número total de partos o cesáreas en el mes por 100
Incidencia de endometritis	Mensual	Número de casos con endometritis en el mes/ total de partos o cesáreas en el mes por 100
Indicadores de política de seguridad		
Satisfacción de los pacientes	Mensual	El proceso institucional exige la medición de la satisfacción institucional al 20% de las pacientes hospitalizadas al momento del alta
Revisión de eventos adversos	Mensual	A cargo del comité institucional de eventos adversos
Medición de la adherencia a las guías medica de emergencias obstétricas	Mensual	A cargo del comité de Gestión Clínica
Adherencia a las listas de chequeo	Mensual	Todas las listas están disponibles de manera computarizada en el sistema y la adherencia se mide de acuerdo al reporte de estadísticas institucionales.
Seguimiento del programa de entrenamiento institucional	Mensual	El grupo de lideres médicos y de enfermería define un programa de educación y cada seis meses establece la adherencia del grupo medico. Se hace un énfasis especial en las competencias adquiridas en el equipo para el manejo de la emergencia obstétrica.

RESULTADOS DEL MODELO DE ATENCION SOPORTADO EN CUIDADO CRITICO OBSTETRICO

Las principales características y diagnósticos al momento de la admisión de las pacientes durante el estudio de la FVL, están resumidos en la tabla 2.

50% de las pacientes requirieron monitoria invasiva, 3.8% ventilación mecánica, 0.7% terapia de reemplazo renal y 10.5% transfusión de hemoderivados; 814 (9.3%) pacientes fueron llevadas a intervenciones quirúrgicas y 631 pacientes (7.2%) requirieron cirugías altamente complejas para el manejo de la hemorragia obstétrica mayor.

19% (1685) del total de pacientes admitidas reunían criterios de morbilidad materna extrema de acuerdo con el sistema de vigilancia epidemiológico colombiano; 100% de estas pacientes fueron admitidas a UCI: 26,4% requirieon transfusion de mas de 3 unidades de hemoderivados, 62,7% presentaron choque hipovolémico, 24,5% choque séptico y 12,7% eclampsia. Las disfunciones orgánicas mas comunes fueron la falla vascular (77%) y la falla metabólica (47%). El 100% de los casos de MME fueron analizacos por el comité de seguridad institucional y los resultados de los inicadores de resultado se reportan en la tabla 3.

Tabla 2 Características de pacientes atendidas en UACO, FVL

Características de las gestantes atendidas	
Edad materna[a]	27 Rango: 11-52 años
Edad gestacional al momento de la admisión(semanas de embarazo)[a]	35 (29-38) Rango 5-43 semanas
Control prenatal	
Si	9984 (99,1%)
No	972 (8,9%)
Nivel educativo	
Ninguno	172 (1,6%)
Primaria	3587(32,7%)
Secundaria	3985 (36,4%)
Técnico/ Universitario	3212 (29,3%)
Numero de embarazos previos al momento de la admisión[a]	2 (1-3) Rango: 1-16 embarazos
Diagnósticos al momento de admisión	
Trastornos hipertensivos	2727 (24%)
Complicaciones medicas preexistentes	725 (6,6%)
Hemorragia obstétrica	422 (3,8%)
Sepsis no obstétrica	324 (2,9%)
Sepsis obstétrica	303 (2,7%)
Complicaciones del aborto	105 (0,9%)
Otras causas	6350 (57,9%)
Vía de finalización del embarazo	
Aborto	408 (3, 7 %)
Parto vaginal	3750 (34, 2 %)
Parto Instrumentado	32 (0, 3 %)
Cesárea	3556 (32, 5 %)
Embarazo ectópico	52 (0, 5 %)
Embarazada al momento del alta	2780 (32%)
Edad gestacional al momento de la finalización	37 (34-39) Rango: 10-43 semanas
Peso fetal al nacimiento (g)[a]	2900(2367-3290) Rango: 100-4785
Días de hospitalización[a]	3 (2-5) Rango: 1-102
Días en UACO[a]	3 (2-5) Rango: 1-65

[a] Mediana.

Tabla 3

Indicador	Resultados (Promedio anual)	Cálculo
Indicadores de calidad de mortalidad materna y perinatal y morbilidad materna extrema		
Razón de Mortalidad materna	287 por 100,000 nacimientos	43 pacientes murieron para una tasa de mortalidad hospitalaria de 0.49%. Como nivel de atención IV, el numero de pacientes fallecidas es pequeño frente al total de atención. El estándar internacional para este tipo de centros no esta definido.
Tasa de Mortalidad perinatal	18 por 1000 nacimientos	La consolidación como centro de referencia, incremento la atención de neonatos con patologías perinatales muy complejas. Todos los casos de muerte fueron analizados por un comité interdisciplinario.
Razón de Morbilidad materna extrema (MME)	134 por 100,000 nacimientos	La alta razón de morbilidad maternal extrema fue también secundaria al proceso referido; al inicio del proyecto la RMME era del 15% y al final del reporte en el año 2016 del 57%.
Índice de Mortalidad Materna	1.6%	Este indicador evalúa la calidad del cuidad con una meta estándar internacional menor al 4% para un hospital de alta calidad, de acuerdo al sistema de vigilancia colombiano. Entre mas alto sea el indicador, mas mujeres en condiciones graves fallecen y desfavorece el resultado hospitalario, este es el indicador de calidad mas importante de la UACO.
Relación MME/Muerte Materna	55	Indicador de calidad don una meta que debe tartar de ser superior a una muerte por cada 35 csos de MME. Por encima de esta valor, es marcador de alta calidad y seguridad de la atencion.
Porcentaje de gestantes con tres o más criterios de inclusión	97%	Indica la severidad o carga de enfermedad de las gestantes con MME. La meta para un servicio obstétrico es que menos del 30% de las pacientes no reúnan mas de tres criterios de MME. Un valor mayor del 30% indica que el servicio obstétrico es altamente complejo.
Indicadores de cuidado critico obstétrico		
Numero de admisiones a la UCI – Nivel 3	32%	Al inicio del proyecto, 100% de los pacientes eran atención de nivel 2. Con el incremento de las actividades y camas, el numero de admisiones de nivel 3 se incremento
Numero de admisiones a la UCI – Nivel 2 o unidad de alta dependencia	68%	Numero de pacientes con criterio de admisión para UCI nivel 3
Re admisión a la UCI	0,4%	Todos los casos de readmisiones fueron analizados y las familias de las pacientes informadas al respecto
Puntaje de APACHE II (Acute Physiology and Chronic Health Evaluation II)	8.37 (±4.9)	El valor del puntaje de APACHE II menor y mayor reportados fueron de 2 y 43 respectivamente
Indicadores de atención obstétrica		
Atención del parto con analgesia	42%	En Colombia la analgesia obstétrica durante el trabajo de parto no es una práctica universal institucional. La FVL genero un proyecto con el servicio de anestesia para la implementación en toda la población atendida, independientemente de la cobertura del seguro medico. El indicador inicio con una cobertura del 15% hasta llegar al 83% de los partos vaginales atendidos en el año 2015.
Porcentaje de cesáreas	48%	En Colombia la tasa de cesáreas está por encima del objetivo global de la Organización Mundial de la Salud para que sea menor a 15 por 100 nacimientos. La Organización Panamericana de la Salud y Centro Latinoamericano de Perinatología, Salud de la Mujer y Reproductiva (CLAP) y diferentes revisiones al año 2015, han definido que la meta de la tasa institucional dependerá de los factores de riesgo de las pacientes atendidas y no hay estimativos de la tasa ideal en instituciones de alta complejidad obstétrica (15). Al inicio del proyecto la tasa de cesárea era del 70% con una reducción al 44% al año 2015 que se logro con el fortalecimiento de la estrategia de parto humanizado y seguridad en la atención obstétrica implementada con mayor fuerza a partir del año 2012.
Incidencia de eclampsia en pacientes con trastorno hipertensivo (THE) del embarazo y tiempo de ingreso superior a 1 hora	0,09%	Se evidenciaron muy pocos casos de eclampsia después de la primera hora de ingreso a la institución, con muy alta adherencia al protocolo de manejo de trastornos hipertensivos del embarazo.
Incidencia de desgarros perineales de IV grado	0,8%	Los diferentes reportes de indicadores consideran que esta incidencia esta entre 1 al 8% de partos vaginales. A nivel institucional la incidencia es el 0,8% sin mortalidad asociada (16).
Incidencia de hemorragia postparto severa	1,9%	La incidencia de HPP severa debe ser inferior a 4% del total de nacimientos. La UACO se consolido como centro de referencia para el manejo de la HPP masiva por la capacidad instalada para implementar todos los manejos descritos en la literatura (17,18).
Incidencia de endometritis	1%	La incidencia de endometritis postparto esta dentro de los estándares internaciones donde no debe superar el 1.5% de casos atendidos (17,18).

(*continua*)

Quadro 4.2 Indicadores da qualidade de mortalidade materna e perinatal e morbidade materna extrema (*continuação*)

Indicador	Resultados (Promedio anual)	Cálculo
Indicadores de política de seguridad		
Satisfacción de los pacientes	97%	Las pacientes insatisfechas con la atención hospitalaria fueron intervenidos en sus totalidad por el equipo de recursos humanos entrenado en este aspecto del área
Revisión de eventos adversos	152 cases con eventos adversos	5% de los eventos adversos fueron definidos como prevenibles. Se generaron 25 planes de mejoramiento que fueron cerrados al final del año 2016 en su totalidad. Estos planes incluyeron la implementación de la listas de chequeo, la creación de los equipos de respuesta rápida y de código rojo obstétrico, así como estrategias de comunicación para equipos de trabajo en crisis.
Medición de la adherencia a las guías medica de emergencias obstétricas	92%	La información oficial es generada en una oficina institucional independiente e la UACO e informada directamente al director medico para generar el respectivo plan de mejoramiento.
Adherencia a las listas de chequeo	50%	Esta adherencia fue reportada solamente durante el año 2016, porque el programa fue implementado a partir de este año.
Seguimiento del programa de entrenamiento institucional	85%	85% del total del proyecto de entrenamiento para médicos y enfermeras del grupo medico institucional fue desarrollado en el periodo de implementación del modelo. Un programa de entrenamiento en simulación formal con evaluación de competencias se llevo acabo cada 2 años, con un total de 95% de adherencia del grupo. Estas evaluaciones incluyeron al grupo ALSO Colombian (Advanced Life Support in Obstetrics) en el año 2014.

CONSIDERACIONES FINALES

Cada una de las decisiones alrededor de pacientes obstétricas críticas requiere un equipo interdisciplinario de especialistas para el difícil entendimiento y manejo de enfermedades durante la gestación, el parto y el puerperio. No existen guías detalladas de la implementación del CCO dentro de los modelos institucionales de seguridad y la experiencia citada puede ayudar a soportar la necesidad de establecer el modelo dentro del ensamblaje de los servicios de obstetricia en hospitales de referencia. Este concepto como estrategia para la reducción de la mortalidad materna puede ir a la par del desarrollo de las naciones, con una aproximación coordinada de todos los niveles en países en vías de desarrollo.

Bibliografía

1. Alkema L, Chou D, Hogan D, et al. Global, regional, and national levels and trends in maternal mortality between 1990 and 2015, with scenario-based projections to 2030: a systematic analysis by the UN Maternal Mortality Estimation Inter-Agency Group. Lancet 2015; published online Nov. http://www.thelancet.com/article/S0140673615008387/fulltext
2. Say L, Chou D, Gemmill A, et al. Global causes of maternal death: a WHO systematic analysis. Lancet Glob Health 2014;2(6):e323–33.
3. Patil V, Jigajinni S, Wijayatilake DS. Maternal critical care:¨One small step for woman, one giant leap for womankind'. Curr Opin Anaesthesiol. 2015 Jun;28(3):290-9
4. Bajwa SK, Bajwa SJ. Delivering obstetrical critical care in developing nations.Int J Crit Illn Inj Sci 2012;2:32-9.
5. The Maternal Critical Care Working Group. Providing equity of critical and maternity care for the critically ill pregnant or recently pregnant woman. London Royal College of Obstetricians and Gynecologists Available at: http://www.rcog.org.uk/files/rcog-corp/Prov_Eq_ MatandCritCare.pdf. Accessed June 6, 2014.
6. Bajwa SS, Kaur J. Critical care challenges in obstetrics: An acute need for dedicated and co- ordinated teamwork. Anesth Essays Res 2014;8:267-9.
7. ACOG Practice Bulletin. Critical care in pregnancy 2009;113 (2), part 1: 443-50
8. Saravanakumar K et al. High dependency care in an obstetric setting in the UK Anaesthesia. Anaesthesia 2008;63(10):1081–1086.
9. Sultan P1, Arulkumaran N, Rhodes A. Provision of critical care services for the obstetric population. Best Pract Res Clin Obstet Gynaecol. 2013 Dec;27(6):803-9.
10. Ortiz EI, Quintero CA, Mejía J, Romero E, Ospino L. Vigilancia de la morbilidad materna externa. Documento técnico y conceptual sobre la metodología de análisis de información para la auditoría de la calidad de la atención materna. Dirección General de Salud Pública, Ministerio de la Protección Social, Fondo de Población de las Naciones Unidas – UNFPA. Línea de gestión del conocimiento - convenio 620
11. Say L, Souza JP, Pattinson RC; WHO working group on Maternal Mortality and Morbidity classifications. Maternal near miss--towards a standard tool for monitoring quality of maternal health care. Best Pract Res Clin Obstet Gynecol. 2009 Jun;23(3):287-96.
12. Escobar MF. Cuidado crítico obstétrico: ¿cuál es el concepto? Acta Colombiana de Cuidado Intensivo 2013; 13 (3): 1-9.
13. Guidelines for intensive care unit admission, discharge, and triage. Task Force of the American College of Critical Care Medicine, Society of Critical Care Medicine. Crit Care Med 1999;27(3):633–8.
14. Zeeman GG, Wendel Jr GD, Cunningham FG. A blueprint for obstetric critical care. Am J Obstet Gynecol 2003;188(2):532–6.
15. Rojas-Suárez JA, González MV, Monsalve G, Escobar MF, Vasco M. Consenso colombiano para la definición de los criterios de ingreso a unidades de cuidados intensivos en la paciente embarazada críticamente enferma. Revista Colombiana de Obstetricia y Ginecología 2014 (65): 1; 47-74.
16. Guerrero J, Ortiz EI, Sarria O. Modelo de seguridad para la atención de la emergencia obstétrica en instituciones de salud. Ministerio de Salud y Protección Social de Colombia - Fondo de Población de las Naciones Unidas (UNFPA) SBN: 978 958 8735 66 5.
17. Gibson K1, Bailit JL. Cesarean delivery as a marker for obstetric quality. Clin Obstet Gynecol. 2015 Jun;58(2):211-6.
18. Friedman AM1, Ananth CV, Prendergast E, D'Alton ME, Wright JD. Evaluation of third-degree and fourth-degree laceration rates as quality indicators. Obstet Gynecol. 2015 Apr;125(4):927-37.

19. Lichtmacher A. Quality assessment tools: ACOG Voluntary Review of Quality of Care Program, Peer Review Reporting System. Obstet Gynecol Clin North Am. 2008 Mar;35(1):147-62
20. Davies SM, Geppert J, McClellan M, et al. Refinement of the HCUP Quality Indicators. Technical Review Number 4 (Prepared by UCSF-Stanford Evidence-based Practice Center under Contract No. 290-97-0013). AHRQ Publication No. 01-0035. Rockville, MD: Agency for Healthcare Research and Quality. May 2001
21. Pollock W, Rose L, Dennis CL. Pregnant and postpartum admissions to the intensive care unit: A systematic review. Intensive Care Med 2010;36:1465-7.
22. Intensive Care and National Audit Research Centre (ICNARC). Female admissions (aged 16–50 years) to adult, general critical care units in England, Wales and Northern Ireland, reported as "currently pregnant" or "recently pregnant." 1 January 2007 to 3 December 2007. <https://www.rcoa.ac. uk/system/files/PUB-ICNARC-ObsReport.pdf>; 2009 Accessed 17.04.14
23. Pettker CM1, Grobman WA. Obstetric Safety and Quality. Obstet Gynecol. 2015 Jul;126(1):196-206.
24. Gaffney A. Critical care in pregnancy--is it different? Semin Perinatol. 2014 Oct;38(6):329-40.
25. Baskett TF. Epidemiology of obstetric critical care. Best Pract Res Clin Obstet Gynaecol 2008;22(5):763-74.
26. Say L, Souza JP, Pattinson RC. Maternal near miss – towards a standard tool for monitoring quality of maternal health care. Best Practice & Research Clinical Obstetrics and Gynecology 23 (2009) 287–296
27. Oliveira Neto A, Parpinelli MA, Cecatti JG, Souza JP, Sousa MH. Factors associated with maternal death in women admitted to an intensive care unit with severe maternal morbidity. International Journal of Gynecology and Obstetrics 105 (2009) 252–256
28. Wanderer JP, Leffert LR, Mhyre JM, et al. Epidemiology of obstetric-related ICU admissions in Maryland: 1999–2008. Crit Care Med. 2013;41:1844–1852.
29. Cantwell R, Clutton-Brock T, Cooper G, et al. Saving Mothers' Lives: reviewing maternal deaths to make motherhood safer: 2006–2008. The Eighth Report of the Confidential Enquiries into Maternal Deaths in the United Kingdom. BJOG. 2011;118(suppl 1):1-203.

Acretismo Placentario

Rafael Cortés Charry
Gabriel Costa Osanan

INTRODUCCIÓN

En América Latina las 3 principales causas de mortalidad materna son: hemorragia postparto, hipertensión inducida por la gestación y sepsis, y en la última década cada una de ellas se han alternado el puesto como primera causa anual de dicha mortalidad.(1) Dentro de las hemorragias post parto, el acretismo placentario (AP) contribuye en gran medida a dicha mortalidad, especialmente cuando no se ha realizado el diagnóstico antenatal y nos enfrentamos a la situación de emergencia en el marco de un sangrado postparto incontrolable.

La prevalencia del acretismo placentario se ha incrementado de manera proporcional a la realización de cesárea en pacientes primigestas, debido a que muchas veces se les realiza esta primera cirugía sin una clara indicación; este hecho las predispone a la posibilidad de realizar cesárea en las gestaciones posteriores, lo cual constituye el principal factor de riesgo para AP, con cada nueva cesárea hay un incremento porcentual considerable para presentar esta patología.(2-4)

El profesor Erick Janiaux, en conjunto con expertos colaboradores alrededor del mundo, publican en el 2018 las guías de consenso para el diagnóstico y tratamiento del AP, avalado por la Federación Internacional de Ginecología y Obstetricia FIGO, en el cual se realizó la revisión y análisis de la literatura existente, bajo los estándares de medicina basada en la evidencia MEB, con la intención de estandarizar los modelos de atención prenatal, y se le asignaron niveles de evidencia y grados de recomendación a los conceptos emitidos en los tópicos de epidemiología, screening y diagnostico antenatal, cirugía preservadora de útero, cirugía no conservadora;(5-9) estos tópicos serán desarrollados a lo largo de este capítulo.

DEFINICIÓN Y CLASIFICACIÓN

El término acretismo placentario incluye una serie de anomalías de la inserción placentaria, donde la decidua basal es rebasada por el tejido placentario, el cual se inserta en las capas más profundas. De acuerdo a la superficie de inserción placentaria comprometida por este evento, se sub-divide en focal, cuando compromete unos pocos cotiledones, parcial si la superficie placentaria comprometida es del 50% o menor, y total si se compromete un porcentaje mayor al 50 %. De acuerdo a la profundidad de invasión es clasificada como en: "creta o acreta" cuando rebaza la decidua basal y se inserta en la pared miometrial superficial sin penetrarla, "increta" cuando invade el miometrio sin propasar la serosa uterina, y "percreta" cuando perfora la serosa e inclusive puede invadir las paredes de órganos vecinos. Estos conceptos tienen como base los hallazgos histopatológicos donde se evidenció esta alteración de la inserción placentaria, en piezas de histerectomía de pacientes que ameritaron resoluciones quirúrgicas de urgencia por retención placentaria, en el contexto de una hemorragia postparto.

En la actualidad el consenso FIGO sugiere que se debe usar el término "Espectro de Placenta Acreta", PAS por sus siglas en Inglés, para todos los casos en los que se diagnostique acretismo placentario, independientemente del grado de invasión o de la superficie comprometida. Este concepto tiene una mayor aplicabilidad clínica, debido a que las pacientes con diagnóstico de un PAS, deberá ser identificada como de alto riesgo obstétrico e incluida en los protocolos de vigilancia y resolución en centros de excelencia especializados.

Si bien es cierto que el grado de la profundidad de la invasión placentaria determina la gravedad del cuadro hemorrágico, en ocasiones puede ser difícil determinarlo con precisión en los estudios por imágenes realizados en el durante el control prenatal, este hecho puede derivar en la toma de decisiones incorrectas a la hora de elegir la técnica quirúrgica para la resolución, que puede impactar en el pronóstico de la paciente.

ETIOLOGÍA

Es lógico asociar que todo evento que provoque exposición de áreas de las capas uterinas profundas debido a la ausencia de la capa decidual, condiciona que la placenta busque insertarse en tejidos más profundos, este hecho es muy frecuente en las áreas de cicatrices posterior a cirugías que hayan provocado soluciones de continuidad y comprometido la indemnidad de la cavidad uterina; el mejor ejemplo son las cicatrices de cesáreas anteriores, en menor frecuencia las de miomectomía, legrados a repetición, histeroscopia operatoria con resectoscopia y radiaciones. También podemos encontrar áreas carentes de decidua en el útero de multíparas, que explica una mayor prevalencia de PAS en este grupo.

De igual manera se han implicado en la etiopatogenia del PAS factores que comprometen la migración ovular y la capacidad invasiva intrínseca del tejido trofoblástico, esto explicaría una mayor tendencia de PAS en los grupos de pacientes sometidas a protocolos de fertilización in vitro, aquellas con hábitos tabáquicos o con edad materna avanzada.

Dentro de las eventos clínicos mencionados anteriormente el que ha demostrado tener una mayor relación causal, es el número de cesáreas previas; es así como hay un incremento gradual de la prevalencia de PAS directamente proporcional al número de cesáreas, pero si a esta última condición le agregamos el diagnóstico simultaneo de una placenta de localización previa, el riesgo de presentar PAS es exponencial, es así como Silver y colaboradores, describen un incremento en la frecuencia de PAS del 3,3% en pacientes con placenta previa y una cesárea anterior, al 11,40,61 y 67%, cuando tienen dos, tres, cuatro, cinco cesáreas respectivamente, cifras significativamente mayores cuando fueron comparadas con el grupo de pacientes con cesáreas anteriores pero sin diagnóstico de placenta previa coexistente. Por este motivo, pacientes con esta condición requieren un estricto seguimiento y niveles de atención de excelencia, para hacer un diagnóstico temprano de esta condición y tomar todas las medidas necesarias tendientes a disminuir las posibles complicaciones.

DIAGNOSTICO

Previo a la aparición de los métodos de diagnóstico por imágenes, como la ecosonografía y la resonancia magnética nuclear, el diagnóstico del acretismo placentario se realizaba en el contexto del cuadro clínico de una paciente que durante el alumbramiento post parto o cesárea, presentaba una hemorragia profusa y choque, asociada a retención de la placenta, la cual no podía ser extraída a pesar de ejecutar todas las maniobras para su desinserción del lecho placentario, o era extraída de manera parcial con retención de cotiledones en lo profundo de las capas uterinas, o se producía inversión uterina debido a una tracción enérgica de una placenta adherida de manera firme al útero.

Desde la década de los 70, con el advenimiento del examen por ultrasonidos como examen complementario del control obstétrico, se ha incrementado el número de diagnósticos antenatales de anomalías de la inserción placentaria, principalmente el de placenta previa. A medida que se evolucionó en la tecnología, con la fabricación de equipos y transductores que perfeccionaron la calidad de resolución de las imágenes, y la incorporación de la vasta gama de la tecnología Doppler, se ha incrementado la posibilidad de realizar los diagnósticos de PAS de manera más temprana, aunque esto no ha tenido el efecto esperado en la disminución de la morbimortalidad por esta causa, debido a que no ha impactado debidamente en el incremento de las cirugías electivas para la resolución de los embarazos complicados con PAS, que es tal vez el factor más importante para disminuir el riesgo de mortalidad. Otro inconveniente lo representa la realización de sobre diagnósticos, debido a que no se han definido criterios ecosonográficos uniformes para que permitan estandarizarlo, o por el hecho que gran cantidad de diagnósticos prenatales de PAS no tienen el aval de la comprobación histológica posterior, inclusive en aquellos casos en los que la hubo que realizarse la histerectomía, el diagnóstico anatomopatológico ulterior no pudo comprobar la invasión.

Una vez que se tenga la sospecha de PAS mediante ultrasonografía convencional, en caso de pacientes con cesáreas anteriores y placenta de inserción previa, es necesario derivarla a un centro de excelencia, donde un nuevo examen ecosonográfico debe ser realizado por personas con mayor experiencia, y experto en el uso de tecnología Doppler color, espectral, power Doppler, 3D y si es posible reconstrucción vascular 3D. En las diferentes series la sensibilidad y especificidad para el diagnóstico de acretismo placentario con el uso combinado de estas tecnologías está en el rango de 77 a 87 % de sensibilidad con un 96 a 98% de especificidad y un valor predictivo positivo de 65 – 93%.

Para el diagnóstico de acretismo placentario se sugiere la realización del ecosonograma bajo las siguientes condiciones técnicas: vía trans-abdominal, vejiga llena (200-300 ml), transductor lineal de 5 a 7,5 mHz, presión suave del transductor sobre la pared abdominal.

Los signos ecosonográficos que sugieren el acretismo son: Lagunas intraplacentarias, disminución o pérdida de la interfase hipoecoica corio decidual, excresencias hacia la pared vesical en el sitio de inserción placentaria en el segmento, anomalías vasculares en el sitio de inserción placentaria entre otros. Figura 1.

La reconstrucción angio – 3D parece ser una prometedora técnica que combinada con las otras técnicas incrementaría la posibilidad de realizar un diagnóstico más específico en relación al grado de invasión placentaria y clasificarlo en consecuencia.

Figura 1 Ecosonografía, Power Doppler realizado con trasductor convex 3,5 - 5 mHz: corte sagital bajo de útero de gestante con 32 semanas, se evidencia infiltración vascular de segmento uterino y pared posterior de vejiga.

La Resonancia Magnética Nuclear (RMN) actualmente tiene una indicación más específica, en aquellos casos en los que sospechemos placenta increta con invasión a órganos vecinos, debido a que permitirá evidenciar el grado de compromiso de los órganos afectados, programar de esta manera la técnica quirúrgica, los recursos humanos y materiales necesarios, y establecer una logística para minimizar o enfrentar rápidamente las complicaciones intraoperatorias. En el preoperatorio también pueden ser útiles procedimientos como la cistoscopia, para evidenciar el grado de invasión de la pared vesical por parte del tejido placentario; esta oportunidad puede ser aprovechada para posicionar catéteres doble J, que favorecerá una identificación clara de los uréteres y evitar su lesión en caso que la paciente necesite una conducta quirúrgica no preservadora del útero, o en los casos de placenta percreta con sospecha de invasión vesical que amerite su reconstrucción.

Se han sugerido que la alteración de algunos marcadores bioquímicos como la hCG y la alfa feto proteína, pueden ser utilizados como marcadores del grado de invasión por el tejido placentario anormalmente inserto, pero ninguna de las publicaciones cuenta con el peso de la evidencia estadística, para recomendar su amplio uso.

Como cualquier otra entidad, la elaboración de una buena historia clínica e interrogatorio de la paciente, permitirá identificar los factores de riesgo para AP descritos anteriormente, que permite ingresar a la paciente a la consulta de seguimiento especializada en alto riesgo obstétrico. En esta consulta debemos estar pendientes de los síntomas y signos, que aunque no son patognomónicos, pueden estar relacionados con la posibilidad de acretismo placentario, placenta previa o las complicaciones derivadas; dentro de estos encontramos: dolor en hipogastrio generalmente referido en la zona de cicatriz de cesárea anterior, sangrado intermitente en la segunda mitad de la gestación sin evidencia de dinámica uterina, o hematuria que sugeriría una posible invasión de la pared vesical.

La principal limitación en el diagnóstico del AP, es la dificultad para determinar con exactitud la profundidad de la invasión, este hecho puede traer como consecuencia el sobre o sub-tratamiento que incide sobre la morbilidad posterior del paciente, debido a que puede ser escogida una conducta quirúrgica no adecuada.

TRATAMIENTO

El tratamiento del AP, depende del escenario clínico en el cual se presente, es así como en muchos casos el diagnóstico es realizado en el momento de una hemorragia profusa en el periodo del alumbramiento, donde no ocurre el desprendimiento placentario de manera espontánea, ni con las maniobras convencionales que favorecen su desprendimiento del lecho placentario; debemos proceder a realizar un tratamiento de emergencia, activando el protocolo de atención de las hemorragias obstétricas o código rojo. Debemos recordar que una vez iniciado el sangrado en estas condiciones, empieza a transcurrir la hora dorada de toda hemorragia postparto que representa el limité de tiempo máximo para controlar este sangrado, antes de que el mismo provoque daños irreversibles en la paciente o peor aún la muerte. Estos protocolos de actuación están bien descritos, para el momento de la activación del llamado "código rojo" e incluyen inicialmente terapéuticas médicas para los primeros 20 minutos de la hora dorada, mediante el uso de masaje uterino constante, oxigenoterapia, uso de terapia multimodal con uterotónicos, ácido tranexámico, reposición de pérdidas hemáticas. En los siguientes 20 minutos se instauraran, maniobras preservadoras del útero, como el balón de Bacry, sutura de B Lynch, traje antishock no neumático, además de otras técnicas tendientes a lograr la hemostasia. En los 20 minutos subsiguientes, como sucede en la mayoría de los casos graves de AP, debemos llegar hasta procedimientos quirúrgicos más agresivos como la histerectomía, cirugía de control de daños, si no se ha logrado cohibir el sangrado con las maniobras anteriormente expuestas. Toda institución que tenga una atención obstétrica, debería tener protocolizado pasos y procedimientos a activarse en el caso que se presente un caso de AP, diagnosticado en el contexto de una hemorragia.

El segundo escenario clínico, lo representan aquellos casos en los que el diagnóstico es realizado de manera precoz, durante el periodo de control prenatal; si este es sospechado o diagnosticado en un centro de atención obstétrica de baja complejidad, la paciente deberá ser referida a un centro de mayor polivalente, con capacidad disponibilidad de tecnología para el diagnóstico por imágenes, y para la participación de un equipo interdisciplinario que incluya obstetra, perinatólogo, imagenólogo (si es posible con experiencia en radiología invasiva), neonatólogo, cirujano con experticia en cirugía pélvica compleja o cirujano oncólogo, hematólogo, intensivista, psicólogo y enfermeras con alta capacitación entre otros; la institución debe tener una infraestructura y suficiencia de material para brindar una atención de alto nivel o centro de excelencia ( ). La cirugía de resolución obstétrica en estas circunstancias, debería realizarse de manera programada, lo cual influye en el buen pronóstico ulterior para la madre y producto.

En los casos de pacientes nulíparas, con placenta acreta focal, debe hacerse el intento de realizar terapéuticas a la preservación del útero que incluyen: resección parcial del miometrio comprometido con reconstrucción uterina y vesical, técnicas de tamponamiento con balón de Bacry, sutura hemostática de B-Lynch, dejar placenta in situ y uso de metotrexate entre otros. Para estos procedimientos la paciente debe ser debidamente informada que en cualquier momento puede surgir una complicación que haga necesario realizar una cirugía más compleja que comprometa su fertilidad, motivo por el cual es necesario, la firma de un consentimiento informado por parte de la paciente.

En los casos de multíparas con cualquiera de las formas del PAS y paridad satisfecha, la realización de la cesárea e histerectomía en el mismo acto operatorio, bajo una técnica sistematizada y de manera electiva, es el acto quirúrgico más comúnmente realizado, que ha demostrado disminuir las tasas de morbimortalidad en las pacientes con AP.

En general todos los casos dentro del PAS debe ser atendidos por un grupo de expertos, teniendo en cuenta que un grupo de expertos no siempre hace un equipo experto, por esta razón es necesario que este equipo actúe realmente de manera interdisciplinaria, en donde las decisiones sean tomadas en un consenso del grupo de actuación. Este ha motivado la aplicación de protocolos de atención y actuación institucional que han demostrado tener una real efectividad en los resultados satisfactorios para madre y producto. Nos permitimos sugerir el siguiente protocolo institucional, aplicado en los pacientes referidos para el diagnóstico y tratamiento de PAS en el Hospital Universitario de Caracas – Universidad Central de Venezuela; este protocolo esta resumido en el anagrama Cortés- Márquez, por los apellidos de sus autores, y contempla el uso de la palabra A.C.R.E.T.I.S.M.O. como base del mismo.

ANAGRAMA CORTÉS-MÁRQUEZ

A yuda especializada, la cual debe ser solicitada para tener un diagnóstico **A**nticipado, idealmente antes de la semana 26.

C heck list, que permita verificar periódicamente el recurso humano y material con los que cuenta su institución para enfrentar este caso, no deje todo a la memoria. (Formato de Lista de chequeo. Figura 2)

Figura 2. Lista de Chequeo para pacientes con acretismo placentario. Hospital Universitario de Caracas

R euniones semanales con el equipo de trabajo interdisciplinario. Este equipo debe estar conformado por el personal anteriormente enunciado, para trabajar coordinados y comunicados de tal manera que puedan dar respuestas rápidas en caso de una emergencia.

E steroides, Electiva y Eco en el pre o trans operatorio. Esto se refiere a que debemos asegurar la madurez pulmonar mediante el uso de esteroides, realizar idealmente una cirugía electiva a las 34 semanas de gestación, y realizar un eco minutos antes de la realización de la incisión en el útero que evite realizar una incisión a través de la placenta.

T écnica **anestésica neuroaxial y Toma de vías periféricas** de buen calibre. Esta técnica anestésica permitirá tomarnos el tiempo necesario para realizar las incisiones predeterminadas, y para la extracción del producto. La cateterización de las vías permite el acceso para la toma de muestras, reposición de pérdidas y monitorización hemodinámica.

I ncisiones predeterminadas y placenta Insitu. Se debe realizar idealmente una incisión amplia en piel y planos abdominales, casi siempre es una incisión media amplia; la histerotomía estará regida por la ubicación de la placenta realizada con antelación, que evite su lesión, y proceder posteriormente a sacar el producto; y sin realizar ninguna tracción, se procederá a pinzar el cordón e introducirlo en la cavidad uterina para dejarlo con la placenta insitu.

S istematizar la técnica no conservadora de Cesárea-Histerectomía. Consiste en seguir, si es posible, un orden en los pasos quirúrgicos a seguir; sugeriremos los siguientes: Histerorrafia en un solo plano, disección y referencia de uréteres (si previamente no han sido cateterizados a través de métodos endoscópicos perioperatorios), disección y referencia de arterias hipogástricas (este paso puede ser reemplazado por la cateterización preoperatoria con balones arteriales), no recomendamos ligadura hipogástrica inmediata, solo procederá a ligarlas en caso que el sangrado lo amerite; se realizará posteriormente la histerectomía, sugerimos el uso de torniquetes con drenes de Penrose que contengan sangrados de zonas específicas que permitan su uso (Figura 3 .Imágenes relacionadas con la técnica). La sistematización también es válida para cuando previamente se haya decidido realizar cirugías conservadoras.

Si en algún momento la cirugía se transforma en una emergencia por un sangrado incontrolable, con signos de descompensación de la paciente que indiquen una CID se debe contemplar la realización de un empaquetamiento o cirugía de control de daños.

M anejo racional de los hemoderivados y líquidos, en coordinación con el equipo de anestesiólogos, para evitar la sobre o sub reposiciones y evitar las complicaciones asociadas.

O bservación de signos sugestivos de las complicaciones corto, mediano o largo plazo: hemorragia, insuficiencia cardiaca, renal, hiponatremia, edema pulmonar, síndrome de Sheehan, stress emocional post traumático entre otros.

Definitivamente la cesárea–histerectomía ha demostrado ser la técnica más efectiva para la resolución de pacientes con AP, con un alto nivel de evidencia y un buen grado de recomendación en la revisión de la literatura relacionada. Debemos tener en cuenta que algunos centros han desarrollado experiencia con técnicas quirúrgicas conservadoras, pero que ameritarían estudios multicentricos con un mayor número de pacientes para dar una amplia recomendación, estas técnicas serán descritas a continuación. En la figura 3 se esquematizan las alternativas terapéuticas mayormente usadas.

Figura 3 Técnica quirúrgica no conservadora. A. Pinzamiento y ligadura del cordón, la placenta en la cavidad uterina. B. Histerorrafia en un solo plano. C. Referencia de uréteres. D. Disección y referencia de hipogástricas. E. Pieza de Histerectomía, útero abierto por su cara posterior, placenta acreta inserta en la cara anterior

ANATOMÍA QUIRÚRGICA DEL ÚTERO: SEGMENTOS 1 E 2

Los cirujanos que abordan los cuadros de acretismo placentario deben estar familiarizados con las áreas de irrigación del útero. El útero se puede dividir en dos áreas, conocidas como segmentos 1 (S1) y 2 (S2) del útero. El S1 se refiere a la región del cuerpo y fondo uterino y su irrigación sanguínea ocurre principalmente por las ramas ascendentes de la arteria uterina y menos por las ramas descendientes de la arteria ovárica. El S2 corresponde a la región uterina inferior, cérvix, parte superior de la vagina y los parametrios. La irrigación de S2 se origina, principalmente, de la arteria pudenda interna y de vasos accesorios colaterales de las arterias ilíacas interna, uterinas y vesicales inferiores. Todos estos vasos del S2 presentan localización subperitoneal. El reconocimiento de la anatomía uterina se vuelve esencial para definir las estrategias terapéuticas quirúrgicas en los casos de acretismo.

TRATAMIENTO CONSERVADOR EN EL ACRETISMO

El tratamiento conservador consiste en todos los procedimientos que pretenden evitar la histerectomía y sus consecuencias. Es una estrategia importante especialmente para aquellos pacientes que desean preservar la fertilidad. Su realización, sin embargo, depende de la ausencia de sangrado activo y relevante. Existen diferentes estrategias para evitar la histerectomía, que pueden ser utilizadas aisladamente o asociadas. Las más comunes son: El mantenimiento de la placenta en el sitio de inserción, y los procedimientos quirúrgicos conservadores (tales como: la técnica del "Triple P", la cirugía conservadora "One step" y la cirugía del taponamiento). Actualmente el intento de retirar la placenta, previamente descrita como una forma de tratamiento conservador en el acretismo, está proscrita pues puede precipitar un cuadro de sangrado incontrolable y shock hipovolémico severo.

Figura 4 Flujograma de alternativas de tratamientos quirurgicos en PAS

La conducta de dejar la placenta in situ es una estrategia que tiene como objetivos: a) reducir el sangrado relacionado con el intento de retirada de la placenta; b) preservar la fertilidad; c) disminuir la morbimortalidad relacionada con la histerectomía; d) En los casos de diagnóstico de acretismo intraparto, reducir el riesgo de una histerectomía no planificada.

Conducta expectante

El manejo expectante consiste en dejar la placenta in situ y esperar su reabsorción espontánea completa. La absorción completa de la placenta puede tardar 6 meses o más. Pero En el 75% de las pacientes el útero estará vacío después de una mediana de 13.5 semanas (rango, 4-60 semanas). Durante este período es esencial un segmento riguroso, en un servicio especializado para tratamiento del acretismo, para sorprender y tratar posibles complicaciones.

El manejo expectante inicial idealmente debe ser realizado con la paciente hospitalizada, y dependiendo de la gravedad del caso de acretismo, el riesgo de sangrado precoz y el acceso de la paciente al servicio de salud especializado. En los casos en los que sea posible realizar el control ambulatorio, se recomiendan consultas semanales en los dos primeros meses, y en ausencia de complicaciones, controles mensuales hasta la absorción completa de la placenta. La evaluación de estas pacientes debe consistir en el examen clínico (anamnesis y examen físico), control de laboratorio (hemograma y examen bacteriológico vaginal, si está disponible), y radiológico (ecosonografía pélvica), que tiene como finalidad detectar infección, sangrado, y evaluar el proceso de absorción placentaria. Se ha recomendado el uso de antibiótico (ampicilina-clavulanico o clindamicina en las pacientes alérgicas a penicilinas) en el postóperatorio de las pacientes sometidas a conducta expectante del acretismo. No está recomendado de rutina la dosificación seriada de hCG (ya que niveles negativos del examen no corresponden a la absorción total de la placenta); sin embargo, la presencia de elevación del hCG en las dosificaciones iniciales puede señalar una patología placentaria, como la enfermedad trofoblástica gestacional. El uso de la Resonancia Nuclear magnética, para evaluar el segmento uterino carece actualmente de evidencia científica para recomendar su uso, siendo así la ecografía pélvica el examen de elección para tal fin.

Se ha propuesto, también, el uso de terapias y/o procedimientos adyuvantes a la conducta expectante, con la intención de acelerar el proceso de absorción placentaria, vaciamiento uterino, y disminuir así las complicaciones. Todavía, estas asociaciones también necesitan una mayor evidencia. El uso del metotrexate, por ejemplo, es una terapia adyuvante la cual no está bien establecido su uso en pacientes con acretismo, se ha asociado en algunos casos con un mayor índice de infección e incremento de histerectomías posteriores, además se discute el hecho que en el acretismo, el "turnover" de células trofoblasticas es muy inferior en comparación con los cuadros de enfermedad trofoblástica gestacional y de embarazo ectópico; debemos tener en cuenta que el metotrexate puede tener efectos colaterales graves, incluyendo muerte materna.

Otros procedimientos adyuvantes que están en estudio, tales como la embolización o ligadura de vasos pélvicos preventivos, y la resección histeroscópica de tejidos retenidos, necesita una mayor evidencia para su recomendación.

Las pacientes que se someten a una conducta conservadora deben ser conscientes del riesgo de una histerectomía de emergencia, del riesgo de recurrencia de acretismo placentario en gestaciones subsecuentes (que puede alcanzar el 30%), y de la formación de adherencias intrauterinas y amenorrea que puede generar una condición de sub-fertilidad.

Procedimientos quirúrgicos conservadores:

Hay procedimientos quirúrgicos para el tratamiento del acretismo que pretenden evitar la histerectomía y preservar la fertilidad de las pacientes. Los procedimientos quirúrgicos conservadores más estudiados son la cirugía conservadora "one step", la técnica quirúrgica del "triple p", y la cirugía de tamponamiento. Esos procedimientos deben ser realizados en servicios experimentados en el tratamiento de los casos de acretismo placentario.

La cirugía conservadora "one step" consiste en una técnica de resección del área de acretismo seguida de una reconstrucción uterina inmediata y refuerzo de la vejiga. La desconexión vascular de los vasos recién formados y la separación de los tejidos uterinos invadidos de los tejidos vesicales invadidos es un paso esencial. Sin embargo, esa es una técnica quirúrgica muy dependiente del operador. El procedimiento involucra la localización placentaria perioperatoria y el nacimiento del feto a través de una incisión uterina por encima del borde superior de la placenta; devascularización pélvica; y resección en bloque de la zona de acretismo con escisión miometrial y reconstrucción de la pared uterina.

El procedimiento quirúrgico del "Triple P" és una cirugía que involucra: la localización placentaria perioperatoria y el nacimiento del feto a través de una incisión uterina por encima del borde superior de la placenta; la desvascularización pélvica (que implica la colocación preoperatoria de un balon de oclusión en la división anterior de las arterias ilíacas internas temporalmente para reducir el sangrado); y la escisión miometrial seguida de una reconstrucción del útero, sin intentarlo separar la placenta de la pared uterina.

Ya la técnica quirúrgica del taponamiento utiliza el cuello uterino como un taponamiento natural, invirtiéndolo en la cavidad uterina y suturando los labios cervicales anterior y/o posterior en las paredes anterior y/o posterior del segmento uterino inferior. Esta técnica parece ser rápida y eficiente. En la tabla 1 que hace parte de la publicación del consenso FIGO 2018, es un cuadro comparativo del nivel de evidencia y grado de recomendación para las diferentes técnicas conservadoras.

Tabla 1 Recomendaciones para el manejo conservador de los trastornos del espectro de placenta acreta (PAC)

Recomendaciones	Complejidad de la unidad	Calidad de evidencia y fuerza de la recomendación
Dejar la placenta in situ es una opción para las mujeres que desean preservar su fertilidad y aceptan monitoreo continuo a largo plazo en centros con la experiencia adecuada	Alta	Moderada y Fuerte
El abordaje extirpativo o la extracción manual forzada de la placenta deben abandonarse	Todas	Alta y Fuerte
Cuando se intenta un tratamiento conservador en casos de trastornos del SAP, diagnosticados prenatalmente, la posición de la placenta debe confirmarse con un ultrasonido preoperatorio. El equipo y el hospital deben estar preparados para una histerectomía de emergencia.	Alta	Moderada e Fuerte
Después de la entrega del feto, y solo en los casos en que no hay evidencia clínica de trastornos invasivos de PAC, el cirujano puede intentar cuidadosamente extraer la placenta mediante la tracción controlada del cordón umbilical y el uso de agentes uterotónicos. Cuidado: tiene un riesgo de sangrado voluminoso.	Todas	Baja y Fuerte
Terapia antibiótica posoperatoria (amoxicilina y ácido clavulánico o clindamicina en caso de alergia a la penicilina) debe administrarse profilácticamente para minimizar el riesgo de infección cuando la placenta se deja in situ	Todas	Baja y Débil
El uso de metotrexato no se recomienda hasta que haya más evidencia disponible sobre su eficacia y seguridad	Alta	Moderada y Fuerte
La desvascularización uterina quirúrgica o radiológica preventiva no se recomienda de forma rutinaria	Alta	Baja y Débil
No hay pruebas suficientes para recomendar el uso de la resonancia magnética y / o la medición de la β-hCG en suero para la monitorización de casos de manejo conservadores	Alta	Baja y Débil
Se debe informar a las mujeres que desean otro embarazo que el riesgo de recurrencia de los trastornos del SAP es alto	Todas	Alta y Fuerte
La cirugía conservadora de un solo paso es menos reproducible que otros enfoques de manejo conservadores, principalmente porque la eficacia de la hemostasia depende del operador.	Alta	Baja y Débil

Fuente: FIGO Consensus Guidelines on placenta acreta spectrum disorders: Conservative management. 2018.

Bibliografia

Chandraharan E, Rao S, Belli AM, Arulkumaran S.The Triple-P procedure as a conservative surgical alternative to peripartum hysterectomy for placenta percreta. Int J Gynaecol Obstet. 2012 May;117(2):191-4.

Cook JR, Jarvis S, Knight M, Dhanjal MK. Multiple repeat caesarean section in the UK: incidence and consequences to mother and child. A national, prospective, cohort. BJOG. 2013;120:85-91.

El Gelany SA, Abdelraheim AR, Mohammed MM, et al. The cervix as a natural tamponade in postpartum hemorrhage caused by placenta previa and placenta previa accreta: A prospective study. BMC Pregnancy Childbirth. 2015;15:295.

Faneites P. Mortalidad maternal en la region bolivariana de Latino-américa: área crítica. Rev Obstet Ginecol Venez 2008; 68 (1):18-24

Morlando M, Sarno L, Napolitano R, Capone A, Tessitore G, Maruotti GM, et al. Placenta accreta: incidence and risk factors in an area with a particularly high rate of cesarean section. Acta Obstet Gynecol Scand. 2013;92:457-60.

Palacios-Jaraquemada JM. Efficacy of surgical techniques to control obstetric hemorrhage: analysis of 539 cases. Acta Obstet Gynecol Scand. 2011;90(9):1036-42.

Palacios-jaraquemada JM. Placental adhesive disorders, 2012. Degrutyer. Germany. p.161.

Sentilhes L, Kayem G, Chandraharan E, Palacios-Jaraquemada J, Jauniaux E FIGO consensus guidelines on placenta accreta spectrum disorders: Conservative management. Int J Gynaecol Obstet. 2018 Mar;140(3): 291-298.

Silver RM, Landon MB, Rouse DJ, Leveno KJ, Spong CY, Thom EA, et al.; National Institute of Child Health and Human Development Maternal-Fetal Medicine Units Network. Maternal morbidity associated with multiple repeat cesarean deliveries. Obstet Gynecol 2006;107:1226-32.

Índice Remissivo

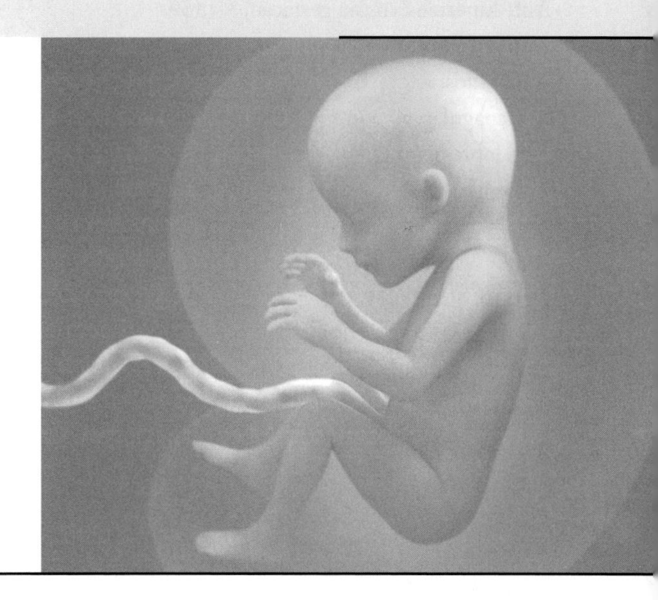

B

C

D

H

I

L

M

N

O

P

Q

R

S

T

U

V

Z